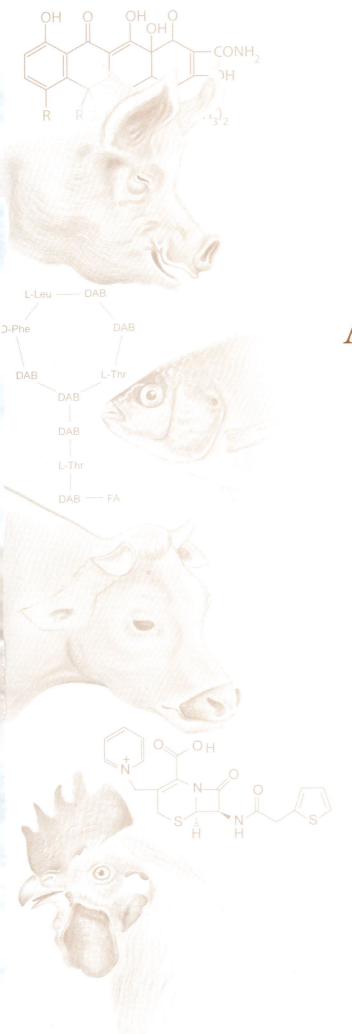

Medicamentos em Animais de Produção

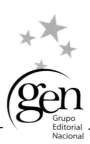

O GEN | Grupo Editorial Nacional reúne as editoras Guanabara Koogan, Santos, Roca, AC Farmacêutica, Forense, Método, LTC, E.P.U. e Forense Universitária, que publicam nas áreas científica, técnica e profissional.

Essas empresas, respeitadas no mercado editorial, construíram catálogos inigualáveis, com obras que têm sido decisivas na formação acadêmica e no aperfeiçoamento de várias gerações de profissionais e de estudantes de Administração, Direito, Enfermagem, Engenharia, Fisioterapia, Medicina, Odontologia, Educação Física e muitas outras ciências, tendo se tornado sinônimo de seriedade e respeito.

Nossa missão é prover o melhor conteúdo científico e distribuí-lo de maneira flexível e conveniente, a preços justos, gerando benefícios e servindo a autores, docentes, livreiros, funcionários, colaboradores e acionistas.

Nosso comportamento ético incondicional e nossa responsabilidade social e ambiental são reforçados pela natureza educacional de nossa atividade, sem comprometer o crescimento contínuo e a rentabilidade do grupo.

Medicamentos em Animais de Produção

Helenice de Souza Spinosa
Professora Titular do Departamento de Patologia da Faculdade de Medicina Veterinária e Zootecnia da Universidade de São Paulo – FMVZ/USP.

João Palermo-Neto
Professor Titular do Departamento de Patologia da Faculdade de Medicina Veterinária e Zootecnia da Universidade de São Paulo – FMVZ/USP.

Silvana Lima Górniak
Professora Titular do Departamento de Patologia da Faculdade de Medicina Veterinária e Zootecnia da Universidade de São Paulo – FMVZ/USP.

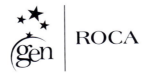

- Os autores deste livro e a EDITORA ROCA empenharam seus melhores esforços para assegurar que as informações e os procedimentos apresentados no texto estejam em acordo com os padrões aceitos à época da publicação, *e todos os dados foram atualizados pelos autores até a data da entrega dos originais à editora.* Entretanto, tendo em conta a evolução das ciências da saúde, as mudanças regulamentares governamentais e o constante fluxo de novas informações sobre terapêutica medicamentosa e reações adversas a fármacos, recomendamos enfaticamente que os leitores consultem sempre outras fontes fidedignas, de modo a se certificarem de que as informações contidas neste livro estão corretas e de que não houve alterações nas dosagens recomendadas ou na legislação regulamentadora. *Adicionalmente, os leitores podem buscar por possíveis atualizações da obra em* http://gen-io.grupogen.com.br.

- Os autores e a editora se empenharam para citar adequadamente e dar o devido crédito a todos os detentores de direitos autorais de qualquer material utilizado neste livro, dispondo-se a possíveis acertos posteriores caso, inadvertida e involuntariamente, a identificação de algum deles tenha sido omitida.

- Direitos exclusivos para a língua portuguesa
Copyright © 2014 by
EDITORA GUANABARA KOOGAN LTDA.
Publicado pela Editora Roca, um selo integrante do GEN | Grupo Editorial Nacional.
Travessa do Ouvidor, 11
Rio de Janeiro – RJ – CEP 20040-040
Tels.: (21) 3543-0770/(11) 5080-0770 | Fax: (21) 3543-0896
www.editoraguanabara.com.br | www.grupogen.com.br | editorial.saude@grupogen.com.br

- Reservados todos os direitos. É proibida a duplicação ou reprodução deste volume, no todo ou em parte, em quaisquer formas ou por quaisquer meios (eletrônico, mecânico, gravação, fotocópia, distribuição pela Internet ou outros), sem permissão, por escrito, da EDITORA GUANABARA KOOGAN LTDA.

- Capa: Bruno Sales

    Editoração eletrônica: Anthares

- Ficha catalográfica

S742m

Spinosa, Helenice de Souza
Medicamentos em animais de produção / Helenice de Souza Spinosa, João Palermo-Neto ; Silvana Lima Górniak. - 1. ed. - Rio de Janeiro : Guanabara Koogan, 2014.
il.

ISBN 978-85-277-2603-0

1. Farmacologia veterinária. I. Palermo-Neto, João. II. Górniak, Silvana Lima. III. Título.

14-13915.   CDD: 636.08951
               CDU: 636.09:615.1

Colaboradores

Adrienny Trindade Reis Costa
Médica-veterinária. Mestre em Medicina Veterinária pela Escola de Veterinária da Universidade Federal de Minas Gerais – EV/UFMG. Professora da disciplina de Doenças de Suínos da Pontifícia Universidade Católica de Minas Gerais – PUC – Betim/MG. Gerente Técnica do Instituto de Pesquisas Veterinárias de Minas Gerais – IPEVE/MG.

Alessandra Silva Lima
Médica-veterinária. Mestre em Medicina Veterinária (Clínica Veterinária) e Doutora em Ciências (Clínica Veterinária) pela Faculdade de Medicina Veterinária e Zootecnia da Universidade de São Paulo – FMVZ/USP.

Alexandre Teixeira Zocche
Especialista em Sanidade Avícola – UNOESC. Gerente Técnico da Elanco Brasil.

Aline Alberti Morgado
Médica-veterinária. Mestre e Doutoranda em Clínica Veterinária pela Faculdade de Medicina Veterinária e Zootecnia da Universidade de São Paulo – FMVZ/USP.

Alvimar José da Costa
Professor Titular de Parasitologia do Departamento de Patologia da Faculdade de Ciências Agrárias e Veterinárias de Jaboticabal – CPPAR/ FCAV/ UNESP. Supervisor do CPPAR.

André Furugen Cesar de Andrade
Doutor em Reprodução Animal pela Faculdade de Medicina Veterinária e Zootecnia da Universidade de São Paulo – FMVZ/USP. Professor Doutor do Departamento de Reprodução Animal da Faculdade de Medicina Veterinária e Zootecnia da Universidade de São Paulo – FMVZ/USP.

Andrea Micke Moreno
Médica-veterinária. Professora Doutora do Departamento de Medicina Veterinária Preventiva e Saúde Animal da Faculdade de Medicina Veterinária e Zootecnia da Universidade de São Paulo – FMVZ/USP.

Andreia Mauruto Chernak Leffer
Médica-veterinária pela Universidade Federal de Pelotas – UFPel. Mestre e Doutora em Ciências Biológicas (área de concentração em Entomologia) pela Universidade Federal do Paraná – UFPR. Pós-doutora pelo Programa de Pós-graduação em Patologia Experimental e Comparada da Faculdade de Medicina Veterinária e Zootecnia da Universidade de São Paulo – FMVZ/USP.

Aníbal Sant'Anna Moretti
Mestre em Produção Animal pela Escola de Veterinária da Universidade Federal de Minas Gerais – EV/UFMG. Doutor em Anatomia dos Animais Domésticos pela Faculdade de Medicina Veterinária e Zootecnia da Universidade de São Paulo – FMVZ/USP. Professor Titular do Departamento de Nutrição e Produção Animal da Faculdade de Medicina Veterinária e Zootecnia da Universidade de São Paulo – FMVZ/USP. Responsável pelo Laboratório de Pesquisa em Suínos da Faculdade de Medicina Veterinária e Zootecnia da Universidade de São Paulo – LPS/FMVZ/USP.

Antônio José Piantino Ferreira
Médico-veterinário. Professor Associado nível 3 do Departamento de Patologia da Faculdade de Medicina Veterinária e Zootecnia da Universidade de São Paulo – FMVZ/USP.

Áurea Wischral
Doutora em Reprodução Animal pela Faculdade de Medicina Veterinária e Zootecnia da Universidade de São Paulo – FMVZ/USP. Professora Associada do Departamento de Medicina Veterinária da Universidade Federal Rural de Pernambuco – UFPE.

Benito Soto-Blanco
Professor Associado do Departamento de Clínica e Cirurgia Veterinária da Escola de Veterinária da Universidade Federal de Minas Gerais – EV/UFMG.

Célia Aparecida Paulino
Médica-veterinária pela Universidade Estadual Paulista Júlio de Mesquita Filho – UNESP. Mestre e Doutora pelo Programa de Patologia Experimental e Comparada da Faculdade de Medicina Veterinária e Zootecnia da Universidade de São

Paulo – FMVZ/USP. Especialista em Saúde Pública pela Universidade de São Paulo – USP. Especialista em Patologia Clínica Veterinária da Universidade de São Paulo – USP. Professora Titular da disciplina de Farmacologia e Toxicologia em cursos de graduação e pós-graduação do Instituto de Saúde da Universidade Bandeirante de São Paulo – UNIBAN-Brasil.

Dario Abbud Righi
Médico-veterinário pela Faculdade de Medicina Veterinária e Zootecnia da Universidade de São Paulo – FMVZ-USP. Mestre e Doutor pelo Programa de Patologia Experimental e Comparada da Faculdade de Medicina Veterinária e Zootecnia da Universidade de São Paulo – FMVZ-USP. Supervisor de Credenciamento do Ministério da Agricultura, Pecuária e Abastecimento – MAPA.

Edir Nepomuceno da Silva
Professor Titular da Faculdade de Engenharia de Alimentos da Universidade de Campinas – UNICAMP. Diretor de P&D da Biocamp Laboratórios Ltda, Campinas, SP.

Elisabeth Gonzales
Médica-veterinária pela Faculdade de Medicina Veterinária e Zootecnia da Universidade de São Paulo – FMVZ/USP. Mestre em Agronomia (Nutrição Animal e Pastagens) pela Universidade de São Paulo – USP. Doutora em Zootecnia (Produção Animal) pela Universidade Estadual Paulista Júlio de Mesquita Filho – UNESP. Pós-doutorado na Katholieke Universiteit Leuven, em Leuven, Bélgica. Professora Livre-docente da Faculdade de Medicina Veterinária e Zootecnia da Universidade Estadual Paulista Júlio de Mesquita Filho – FMVZ/UNESP. Atua na área de Medicina Veterinária e Zootecnia, com ênfase em incubação, produção e nutrição de aves e as interações com a patologia aviária, principalmente doenças metabólicas.

Elizabeth Oliveira da Costa
Médica-veterinária e Doutora em Imunologia pela Universidade de São Paulo – USP. Professora Livre-docente e Titular Aposentada da Faculdade de Medicina Veterinária e Zootecnia da Universidade de São Paulo – FMVZ/ USP.

Fabiana Galtarossa Xavier
Médica-veterinária pela Faculdade de Medicina Veterinária e Zootecnia da Universidade de São Paulo – FMVZ/USP. Mestre e Doutora pelo Programa de Patologia Experimental e Comparada da Faculdade de Medicina Veterinária e Zootecnia da Universidade de São Paulo – FMVZ/USP. Fiscal Federal Agropecuário do Laboratório Nacional Agropecuário – LANAGRO/MG, do Ministério da Agricultura, Pecuária e Abastecimento – MAPA.

Felipe de Freitas Guimarães
Médico-veterinário pela Universidade de Santo Amaro. Residente em Zoonoses e Saúde Pública pela Universidade Estadual Paulista Júlio de Mesquita Filho – UNESP. Mestre e Doutor em Saúde Animal, Saúde Pública Veterinária e Segurança Alimentar no Departamento de Higiene Veterinária e Saúde Pública da Faculdade de Medicina Veterinária e Zootecnia da Universidade Estadual Paulista Júlio de Mesquita Filho – FMVZ/UNESP.

Fernando de Almeida Borges
Professor Adjunto de Doenças Parasitárias do Departamento de Medicina Veterinária da Faculdade de Medicina Veterinária e Zootecnia da Universidade Federal de Mato Grosso do Sul – FMVZ/UFMS.

Gilson Pereira de Oliveira
Pesquisador Aposentado da EMBRAPA. Vice-supervisor do CPPAR/ FCAV/ UNESP.

Guilherme Maia Mendes
Médico-veterinário pela Universidade de Brasília – UnB. Residência em Anestesiologia Veterinária (strictu sensu) pela Universidade Estadual Paulista Júlio de Mesquita Filho – UNESP. Fiscal Federal Agropecuário do Ministério da Agricultura, Pecuária e Abastecimento – MAPA.

Héber Brenner Araújo Costa
Médico-veterinário pela Escola de Veterinária da Universidade Federal de Minas Gerais – EV/ UFMG. Especialista em Processamento e Controle de Qualidade de Produtos de Origem Animal pela Universidade Federal de Lavras – UFLA. Especialista em Alta Gestão em Agronegócios pela Universidade de Brasília – UnB. Fiscal Federal Agropecuário. Coordenação de Controle de Resíduos e Contaminantes da Secretaria de Defesa Agropecuária do Ministério da Agricultura, Pecuária e Abastecimento – CCRC/ DAS/ MAPA.

Isis Machado Hueza
Médica-veterinária pela Faculdade de Medicina Veterinária e Zootecnia da Universidade de São Paulo – FMVZ/USP. Doutora em Patologia Experimental e Comparada e Pós-doutorado em Patologia pela Faculdade de Medicina Veterinária e Zootecnia da Universidade de São Paulo – FMVZ/USP, especificamente no Centro de Pesquisa em Toxicologia, o CEPTOX. Professora Adjunta na Universidade Federal de São Paulo – UNIFESP, Campus Diadema.

Izidoro Francisco Sartor
Doutor em Enfermidades Parasitárias dos Animais. Professor Voluntário da Universidade Estadual Paulista Júlio de Mesquita Filho – UNESP.

Jaci Clea de Carvalho Camargo
Médica-veterinária pela Universidade de São Paulo – USP. Especialista em Saúde Pública pelo Centro São Camilo de Desenvolvimento em Administração da Saúde e em Marketing pela Escola Superior de Propaganda e Marketing. Doutora pela Faculdade de Medicina Veterinária e Zootecnia da Universidade de São Paulo – FMVZ/USP. Atualmente atua na Zoetis Indústria de Produtos Veterinários.

Leandro Diamantino Feijó
Mestre e Especialista em Tecnologia e Inspeção de Produtos de Origem Animal pela Escola de Veterinária da Universidade Federal de Minas Gerais – EV/UFMG. Fiscal Federal Agropecuário da Secretaria de Defesa Agropecuária do Ministério da Agricultura, Pecuária e Abastecimento – MAPA. Coordenador de Controle de Resíduos e Contaminantes da Secretaria de Defesa Agropecuária.

Leonardo Pereira Mesquita
Médico-veterinário e Mestre em Ciências Veterinárias pela Universidade Federal de Lavras – UFLA. Doutorando em Patologia Experimental e Comparada pela Faculdade de Medicina Veterinária e Zootecnia da Universidade de São Paulo – FMVZ/USP.

Liliana del Carmen Revolledo Pizarro
Médica-veterinária pela Faculdade de Medicina Veterinária da Universidade Nacional Maior de San Marcos de Lima, Peru. Mestre e Doutora em Patologia Experimental e Comparada pela Faculdade de Medicina Veterinária e Zootecnia da Universidade de São Paulo – FMVZ/USP. Pós-doutora do Departamento de Patologia da Faculdade de Medicina Veterinária e Zootecnia da Universidade de São Paulo – FMVZ/USP.

Luciano Marcio Leocádio Rosa
Bacharel em Ciências da Computação pela Universidade Federal de Mato Grosso – UFMT. Agente de Inspeção, Sanitária e Industrial de Produtos de Origem Animal do Ministério da Agricultura, Pecuária e Abastecimento – AISIPOA/MAPA.

Manoel Adrião Gomes Filho
Doutor em Fisiologia pelo Instituto de Ciências Biomédicas da Universidade de São Paulo – USP. Professor Adjunto do Departamento de Morfologia e Fisiologia Animal da Universidade Federal Rural de Pernambuco – UFRPE.

Marcello Machado
Médico-veterinário pela Pontifícia Universidade Católica do Paraná – PUC-PR. Doutor em Ciências (área de concentração em Anatomia dos Animais Domésticos e Silvestres) pela Faculdade de Medicina Veterinária e Zootecnia da Universidade de São Paulo – FMVZ/USP. Professor Adjunto de Anatomia Animal do Departamento de Ciências Biológica e Veterinárias da Universidade Federal de Santa Catarina – CBV/UFSC.

Márcia dos Santos Rizzo
Médica-veterinária pela Universidade Estadual Paulista Júlio de Mesquita Filho – UNESP. Mestre e Doutora em Patologia Experimental e Comparada da Faculdade de Medicina Veterinária e Zootecnia da Universidade de São Paulo – FMVZ/USP. Especialista em Patologia Experimental pela Universidade de São Paulo – USP. Professora Adjunta da disciplina de Higiene Veterinária e Saúde Pública do Departamento de Clínica e Cirurgia Veterinária do Centro de Ciências Agrárias da Universidade Federal do Piauí – UFPI.

Maria Auxiliadora de Andrade
Médica-veterinária. Professora Associada nível 4 do Departamento de Medicina Veterinária da Escola de Veterinária e Zootecnia da Universidade Federal de Goiás – EV/UFG. Atua na Disciplina de Produção e Sanidade de Aves.

Maria Claudia Araripe Sucupira
Professora Doutora do Departamento de Clínica Médica da Faculdade de Medicina Veterinária e Zootecnia da Universidade de São Paulo – FMVZ/USP.

Maria Clorinda Soares Fioravanti
Médica-veterinária pela Universidade Federal de Goiás – UFG. Mestre em Medicina Veterinária pela Universidade Federal de Minas Gerais – UFMG. Doutora em Clínica Veterinária pela Universidade Estadual Paulista Júlio de Mesquita Filho – UNESP. Pós-doutorado pela Universidade de Córdoba, Espanha. Professora Associada e Pró-Reitora de Pesquisa e Inovação da Universidade Federal de Goiás – UFG.

Maria Madalena Pessoa Guerra
Doutora em Ciência Animal pela Escola de Veterinária da Universidade Federal de Minas Gerais – EV/UFMG. Professora Associada do Departamento de Medicina Veterinária da Universidade Federal Rural de Pernambuco – UFRPE.

Michiko Sakate
Professora Doutora aposentada da Faculdade de Medicina Veterinária e Zootecnia da Universidade Estadual Paulista Júlio de Mesquita Filho – FMVZ/UNESP.

Nilson Roberti Benites
Médico-veterinário pela Universidade de São Paulo – USP. Mestre e Doutor em Patologia Experimental e Comparada pela Universidade de São Paulo – USP. Professor Titular do Departamento de Medicina Veterinária e Saúde Animal da Faculdade de Medicina Veterinária e Zootecnia da Universidade de São Paulo – FMVZ/USP. Experiência na área de Medicina Veterinária com ênfase em doenças infecciosas dos animais e homeopatia.

Patrícia Tironi Rocha
Médica-veterinária pela Universidade Federal de Goiás – UFG. Trabalha na BRF em Curitiba como Especialista Agropecuária em Sanidade de Aves.

Paula de Carvalho Papa
Professora Doutora do Setor de Anatomia do Departamento de Cirurgia da Faculdade de Medicina Veterinária e Zootecnia da Universidade de São Paulo – FMVZ/USP. Mestre em

Fisiologia Humana (área de concentração em Endocrinologia) pelo Instituto de Ciências Biomédicas da Universidade de São Paulo – USP. Doutora em Medicina Veterinária (área de concentração em Fisiologia e Patologia da Reprodução) pela Faculdade de Medicina Veterinária da Universidade Justus-Lieb Giessen – Alemanha.

Paulo César Maiorka
Professor Associado do Departamento de Patologia da Faculdade de Medicina Veterinária e Zootecnia da Universidade de São Paulo – FMVZ/USP.

Pedro Leopoldo Jerônimo Monteiro Junior
Médico-veterinário pela Universidade Federal Rural de Pernambuco – UFRPE.

Priscilla Marques do Nascimento
Médica-veterinária. Doutoranda em Clínica Veterinária e Mestre em Ciências (Clínica Veterinária) pela Faculdade de Medicina Veterinária e Zootecnia da Universidade de São Paulo – FMVZ/USP.

Raphael Lucio Andreatti Filho
Professor Adjunto do Departamento de Clínica Veterinária da Faculdade de Medicina Veterinária e Zootecnia da Universidade Estadual Paulista Júlio de Mesquita Filho – FMVZ/UNESP.

Ricardo Titze de Almeida
Médico-veterinário pela Universidade Federal do Paraná – UFPR. Mestre em Ciências Biológicas (Farmacologia) pela Universidade de São Paulo – USP. Doutor em Patologia Molecular pela Universidade de Brasília – UnB – e pela Erasmus University da Holanda. Pós-doutorado no Instituto Max Planck, Göttingen, Alemanha. Professor de Farmacologia da Universidade de Brasília – UnB.

Rodrigo Moreira Dantas
Médico-veterinário pela Universidade Federal de Minas Gerais – UFMG. MBA em Gestão do Agronegócio pela Universidade de Brasília – UnB. Fiscal Federal Agropecuário da Secretaria de Defesa Agropecuária do Ministério da Agricultura, Pecuária e Abastecimento – MAPA.

Sildivane Valcácia Silva
Mestre em Ciências Veterinárias pela Universidade Federal Rural de Pernambuco – UFRPE.

Simone Maria Massami Kitamura Martins
Mestre em Nutrição e Produção Animal pela Faculdade de Medicina Veterinária e Zootecnia da Universidade de São Paulo – FMVZ/USP. Doutoranda em Reprodução Animal pela Faculdade de Medicina Veterinária e Zootecnia da Universidade de São Paulo – FMVZ/USP.

Suzana Bresslau
Médica-veterinária. Fiscal Federal Agropecuário da Divisão de Fiscalização de Aditivos do Ministério da Agricultura, Pecuária e Abastecimento – CPAA/ DFIP/ DAS/MAPA.

Thais Rabelo dos Santos
Doutoranda em Medicina Veterinária pela Faculdade de Ciências Agrárias e Veterinárias de Jaboticabal – CPPAR/ FCAV/ UNESP.

Vivian Ferreira da Silva
Mestre em Medicina Veterinária pela Universidade de São Paulo – USP. Atua na Farmabase Saúde Animal.

Wagner Loesch Vianna
Médico-veterinário pela Faculdade de Medicina Veterinária e Zootecnia da Universidade de São Paulo – FMVZ/USP. Mestre e Doutor pelo Departamento de Reprodução Animal da Faculdade de Medicina Veterinária e Zootecnia da Universidade de São Paulo – FMVZ/USP. Pesquisador da Equipe do Laboratório de Pesquisa em Suínos (LPS) – FMVZ – USP.

Wanderley Moreno Quinteiro Filho
Médico-veterinário pela Faculdade de Medicina Veterinária e Zootecnia da Universidade de São Paulo – FMVZ/USP. Mestre e Doutor pela Faculdade de Medicina Veterinária e Zootecnia da Universidade de São Paulo – FMVZ/USP. Pós-doutorando do Departamento de Patologia da Faculdade de Medicina Veterinária e Zootecnia da Universidade de São Paulo – FMVZ/USP.

Welber Daniel Zanetti Lopes
Doutorando em Medicina Veterinária pela Faculdade de Ciências Agrárias e Veterinárias de Jaboticabal, CPPAR/ FCAV/ UNESP.

Prefácio

Esta obra dedica-se à farmacologia aplicada aos animais de produção e tem como objetivo contribuir para a formação dos profissionais dessa importante área do agronegócio nacional, para os quais a aplicação do conhecimento e o desenvolvimento das habilidades e do raciocínio têm por finalidade não apenas a manutenção da saúde e do bem-estar dos animais, mas também a rentabilidade do negócio. O livro pretende também adequar-se às leis e às diretrizes de instituições governamentais do Brasil e do exterior, como o Ministério da Agricultura, Pecuária e Abastecimento (MAPA), a Agência Nacional de Vigilância Sanitária (Anvisa), a Food and Agriculture Organization (FAO), a World Organization for Animal Health (também denominada Organização Internacional das Epizootias – OIE), a Organização Mundial da Saúde (OMS) e o Codex alimentarius, que constantemente estabelecem medidas para viabilizar o emprego das boas práticas relacionadas com o uso de medicamentos veterinários e de aditivos zootécnicos em animais de produção.

São Paulo, junho de 2014

Helenice de Souza Spinosa
João Palermo-Neto
Silvana Lima Górniak

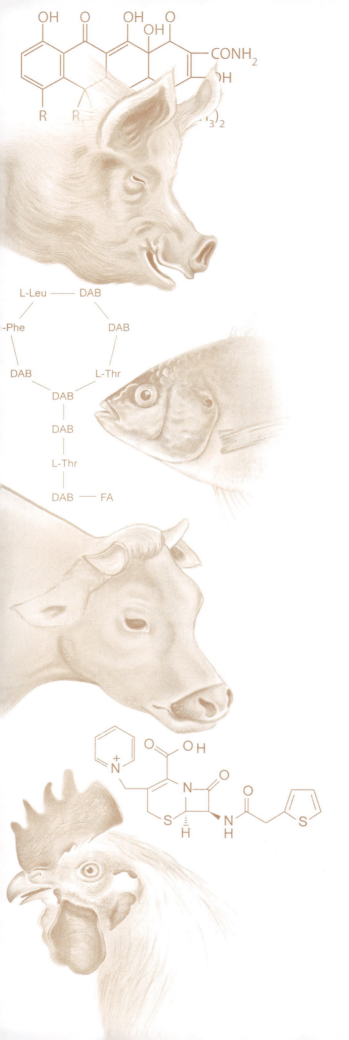

Sumário

Parte 1 | Farmacologia Geral, 1

1. Introdução à Farmacologia Aplicada aos Animais de Produção, 2
2. Morfofisiologia dos Animais de Produção, 7
3. Receituário Veterinário, 37
4. Farmacocinética, 48
5. Formas Farmacêuticas Veterinárias, 59
6. Anti-inflamatórios, 63
7. Antimicrobianos | Aspectos Gerais, 70
8. Antibiograma, 98
9. Desinfetantes, 106
10. Anti-helmínticos Utilizados em Medicina Veterinária, 114
11. Ectoparasiticidas, 128
12. Medicamentos Utilizados na Reprodução Animal, 135
13. Vitaminas, 143

Parte 2 | Farmacologia Aplicada, 159

Seção 1 | Ruminantes, 160

14. Medicamentos com Efeitos no Sistema Respiratório, 160
15. Medicamentos com Efeitos no Sistema Digestório, 163
16. Medicamentos com Efeitos no Sistema Reprodutor, 171
17. Tratamento Medicamentoso da Mastite, 185
18. Anti-helmínticos, 199
19. Ectoparasiticidas, 204
20. Aditivos Zootécnicos | Anabolizantes, Agonistas de Adrenorreceptores β, Ionóforos e Somatotropina, 212
21. Macro e Microelementos, 232
22. Fluidoterapia, 239

Seção 2 | Suínos, 246

23. Medicamentos com Efeitos no Sistema Respiratório, 246
24. Medicamentos com Efeitos no Sistema Digestório, 254
25. Medicamentos com Efeitos no Sistema Reprodutor, 261
26. Anti-helmínticos, 268
27. Ectoparasiticidas, 273
28. Aditivos Zootécnicos | Antimicrobianos e Agonistas de Adrenorreceptores β, 279

Seção 3 | Aves, 295

29. Medicamentos com Efeitos no Sistema Respiratório, 295
30. Medicamentos com Efeitos no Sistema Digestório, 302
31. Anticoccidianos, 312
32. Anti-helmínticos, 326
33. Ectoparasiticidas, 330
34. Aditivos Zootécnicos | Antimicrobianos, 335
35. Probióticos, Prebióticos e Fitases, 346

Seção 4 | Peixes e Camarões, 356

36. Medicamentos Utilizados em Piscicultura e Carcinicultura, 356

Seção 5 | Abelhas, 364

37. Medicamentos Utilizados em Apicultura, 364

Parte 3 | Farmacologia Veterinária e Saúde Pública Veterinária, 369

38. Biosseguridade na Produção Animal, 370
39. Panorama Mundial sobre o Uso de Medicamentos Veterinários e de Aditivos em Animais de Produção, 372
40. Avaliações de Risco | Resíduos de Medicamentos Veterinários em Produtos de Origem Animal, 380
41. Resistência Bacteriana, 399
42. Farmacovigilância Veterinária | Aspectos Gerais e Aplicados, 413
43. Legislação e Registro de Medicamentos e Aditivos Veterinários, 427
44. Plano Nacional de Controle de Resíduos em Produtos de Origem Animal, 446
45. Legislação Internacional para Registro de Produtos Veterinários, 458
46. Boas Práticas para Utilização de Medicamentos em Animais de Produção, 466
47. Fundamentos de Homeopatia em Animais de Produção, 482

Índice Alfabético, 499

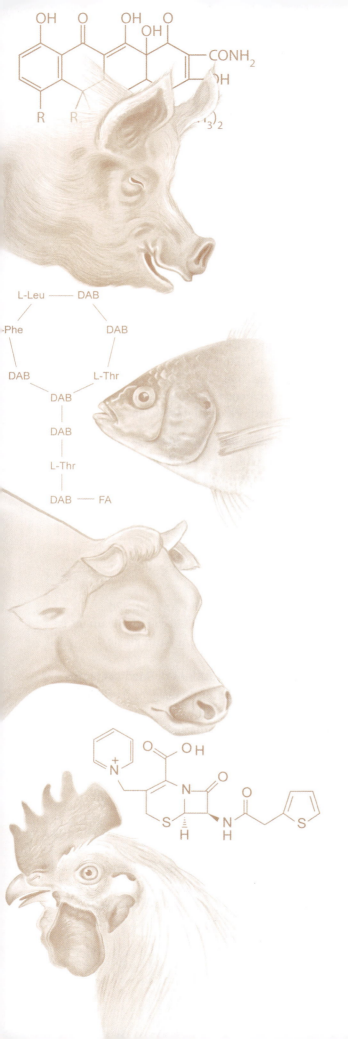

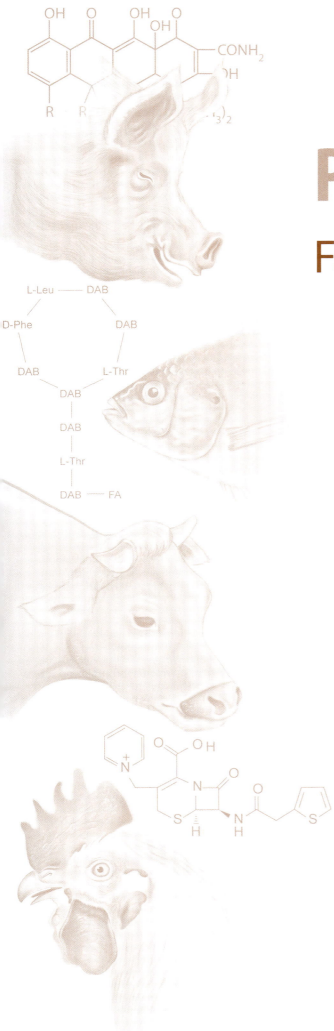

Parte 1
Farmacologia Geral

1 Introdução à Farmacologia Aplicada aos Animais de Produção

João Palermo-Neto e Helenice de Souza Spinosa

▶ Produção animal brasileira no contexto mundial

Segundo relatório da Organização das Nações Unidas para a Agricultura e Alimentação (Food and Agriculture Organization – FAO), 25.000 mortes diárias foram, em 2012, atribuídas à fome no mundo. Os números assustam. Ainda segundo a FAO, a falta de alimentos mata mais que guerras, AIDS, malária e tuberculose combinadas. A situação tenderá a se complicar uma vez que, em 50 anos, também de acordo com projeções da FAO, o mundo precisará de 100% a mais de alimentos do que produz atualmente. Estima-se que a população mundial alcançará a marca de nove bilhões de pessoas nas próximas cinco décadas, 70% das quais deverão se concentrar na área urbana. Isto significa, em níveis globais, a necessidade de 1 bilhão de toneladas adicionais na produção de cereais e de 200 milhões de toneladas anuais na oferta de carne. Acredita-se que esta nova sociedade será cada vez mais exigente em relação a questões econômicas, sociais, ambientais e a outras diretamente ligadas à qualidade dos produtos ofertados, em especial no que tange aos aspectos sanitários dos alimentos.

Além do tamanho da população, fato que exigirá maior quantidade de recursos naturais, a sociedade será constituída por cidadãos com maior renda. Nesse contexto, a cada ano, três bilhões de pessoas estão adentrando a classe média em economias emergentes, impulsionando a demanda por alimentos, em especial por produtos de origem animal. Esse fato é notório em nosso país: de 2003 a 2012, 40 milhões de brasileiros faziam parte da classe C (considerada a classe média), projetando-se a inclusão de mais de 12 milhões de pessoas até 2014. Em 2013, observou-se que 75% da população brasileira pertencem às classes A, B e C no Brasil. Esses números impressionantes têm grande relevância para a produção animal em nosso país, visto que a boa alimentação é uma das primeiras necessidades a serem satisfeitas pelo ser humano e é incluída como realização pessoal, tendo-se como certo que o sonho das classes emergentes é ter carne em suas mesas.

A Figura 1.1 mostra a projeção do consumo de carnes pelos brasileiros de 2011/2012 a 2021/2022. Depreende-se dessa análise que a preferência crescente dos brasileiros pela carne de frango deverá ser mantida. O crescimento projetado é de 2,7% ao ano, o que significa um consumo interno de 12,8 milhões de toneladas daqui a 10 anos. A carne bovina assume o segundo lugar no aumento de consumo com taxa anual projetada de 2,0% neste período, isto é, 9,4 milhões de toneladas de carne bovina deverão ser consumidas no Brasil em 2022. Em nível inferior de consumo, situa-se a projeção do consumo de carne suína, de 1,8% ao ano para os próximos anos.

O Brasil ocupa lugar de destaque na produção mundial de alimentos. Temos sistemas integrados de produção, mão de obra qualificada, abundância de grãos, disponibilidade de área, incidência de chuvas, temperatura, luminosidade e recursos hídricos favoráveis ao aumento da produção de alimentos. Estima-se que ainda temos 333 milhões de hectares de terra agricultável que podem ser incluídas na produção de alimentos, sem necessidade de que áreas sejam desmatadas. Por isso mesmo, as projeções de produção de carnes no Brasil mostram que esse setor deverá apresentar intenso crescimento nos próximos anos. Como se depreende da análise da Figura 1.2, projetam-se significativas taxas de crescimento no período 2011/2012 a 2021/2022 para a carne de frango que deve aumentar anualmente 4,2%; para a carne bovina, o crescimento projetado foi de 2,1% ao ano, valor que também representa significativa elevação. A produção de carne suína para a próxima década tem projeção de crescimento de 1,9% ao ano.

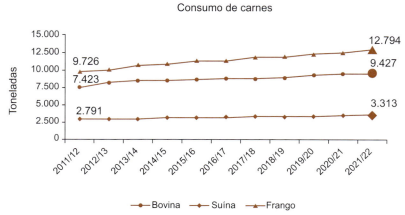

Figura 1.1 Projeção do consumo de carnes no Brasil de 2011/2012 a 2021/2022. Fonte: AGE/MAPA e SGE/Embrapa.

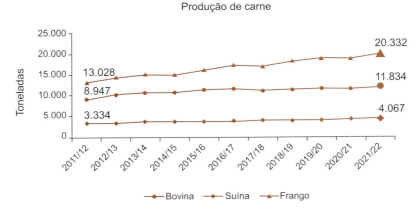

Figura 1.2 Projeção da produção de carnes no Brasil de 2011/2012 a 2021/2022. AGE/MAPA e SGE/Embrapa.

Em 2013 a produção de ovos aumentou 3,8%, passando de 31,5 bilhões de unidades em 2012 para 32,7 bilhões em 2013. Destes, 79% eram ovos brancos e 21%, vermelhos. Nesse contexto, quase a totalidade da produção de ovos (99%) vai para o mercado interno; o consumo *per capita* no Brasil manteve-se com aproximadamente 161,5 unidades nos anos 2012 e 2013. No que diz respeito ao leite, em 2013, o Brasil foi o terceiro maior produtor, alcançando a marca de 34,2 milhões de toneladas métricas.

O Quadro 1.1 mostra os principais estados brasileiros produtores de bovinos, suínos e de frangos de corte.

A evolução das exportações brasileiras de carnes bovina, suína e de frango está ilustrada na Figura 1.3. De sua análise, depreende-se o grande salto ocorrido em nossas exportações a partir dos anos 2000. Em especial, destaca-se que as exportações totais do setor avícola (frango, peru, pato, ganso e ovos) somaram 4,08 milhões de toneladas em 2013, ante 4,13 milhões em 2012, mostrando uma ligeira redução de 1,2%; o faturamento do setor com essas exportações, no entanto aumentou chegando a US$ 8,58 bilhões em 2013. Fatos como estes têm sido responsáveis pelo impacto significativo do agronegócio na economia nacional, conforme ilustrado na Figura 1.4.

Nesse contexto, a participação do Brasil nas exportações mundiais de produtos de origem animal em 2013 foi de 40%, 28% e 10,8% para carnes de frango, bovina e suína, respectivamente, e as projeções de exportação desses três tipos para os próximos 10 anos indicam elevadas taxas de crescimento. Como mostra a Figura 1.5, a taxa de crescimento anual prevista é de 3,0% para carne de frango e 2,2% para a carne suína. As exportações de carne bovina devem alcançar média de crescdimento anual de 2,1%.

Quadro 1.1 Principais estados brasileiros produtores de bovinos, suínos e frangos de corte em 2011.

Animais de produção	Estados produtores brasileiros
Bovinos	Mato Grosso, Mato Grosso do Sul, São Paulo, Goiás, Rondônia, Minas Gerais, Pará, Rio Grande do Sul, Paraná, Bahia, Tocantins, Maranhão, Acre, Santa Catarina
Suínos	Santa Catarina, Rio Grande do Sul, Paraná, Minas Gerais, Mato Grosso, Goiás, São Paulo, Mato Grosso do Sul
Frangos de corte	Paraná, Santa Catarina, Rio Grande do Sul, São Paulo, Goiás, Mato Grosso, Mato Grosso do Sul, Distrito Federal, Bahia

Fonte: IBGE. Diretoria de Pesquisas, Coordenação de Agropecuária. Pesquisa trimestral de abate de animais.

As carnes brasileiras têm sido exportadas para numerosos países. Em 2012, a carne bovina foi destinada a 135 mercados, sendo os principais: Rússia (26%), Egito (18%), Venezuela (16%), Hong Kong (18%), Chile (6%) e, entre outros, Irã (5%). A carne de frango foi exportada para 145 países (Arábia Saudita, União Europeia, Japão, Hong Kong, Emirados Árabes, África do Sul, China, Kuwait, Venezuela, Iraque e outros), e a Arábia Saudita foi nossa principal compradora, com 18%. Finalmente, a carne suína foi vendida para 74 países (Rússia, Hong Kong, União Europeia, Egito, Venezuela, Chile,

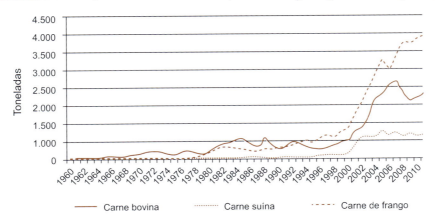

Figura 1.3 Evolução das exportações brasileiras de carnes bovina, suína e de frango. Fonte: USDA/XP Agro.

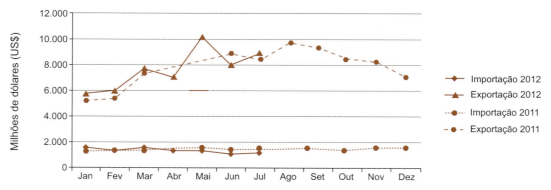

Figura 1.4 Balança comercial do agronegócio brasileiro em 2011/2012. Evolução mensal das exportações e importações. Fonte: MAPA/SRI/DPI.

Irã, EUA, Arábia Saudita e, entre outros, a Líbia), tendo como mercado principal a Rússia (22%).

Pelos motivos até então expostos, a expectativa é de que o mercado de produtos de origem animal se consolide de maneira crescente para que seja factível o cumprimento das projeções anteriormente realizadas. Nesse sentido, a demanda futura de produtos de origem animal, à semelhança do que ocorrerá com a agricultura de modo geral, será fortemente influenciada por transformações diversas em curso na sociedade mundial (ver a esse respeito também o *Capítulo 39*). Tais mudanças terão reflexos importantes no avanço do conhecimento e no desenvolvimento tecnológico, influenciando diretamente a produção animal. De fato, além do tamanho da população, a sociedade será constituída por cidadãos com maior renda, com maior número de idosos e com maior consciência ambiental, o que se refletirá em mudanças no comportamento alimentar, com maior poder de decisão e de cobrança; haverá maior preocupação com a qualidade do meio ambiente e com os alimentos de origem animal.

Far-se-á necessário, portanto, criar condições para intensificar a produção animal, incrementando a eficiência e a produtividade da cadeia produtiva, assegurando, ao mesmo tempo, sua inserção naquela que vem sendo denominada economia verde, que tem como principais vetores a melhoria do bem-estar dos animais, a qualidade dos alimentos e a preservação do meio ambiente. O atendimento a esse desafio necessitará de esforço conjunto dos governos, estabelecendo políticas adequadas e investindo em pesquisa em agropecuária; dos consumidores, influenciando o setor privado a produzir, a comercializar e a processar o que é exigido pelos mercados interno e externo; da ciência, desenvolvendo conhecimentos e tecnologias capazes de assegurar a oferta de produtos de qualidade em quantidade suficiente e que sejam, ao mesmo tempo, economicamente viáveis, ambientalmente corretos e socialmente justos; dos veterinários, zootecnistas, agrônomos e demais profissionais da área agropecuária utilizando, de maneira correta, essas tecnologias. Nesse contexto, o uso de substâncias químicas farmacologicamente ativas como medicamentos veterinários, desinfetantes, praguicidas e aditivos zootécnicos melhoradores do desempenho ocupará papel relevante desde que seja feito e se fortaleça considerando as cadeias de produção e os sinais emitidos pela sociedade. Estará, portanto, diretamente relacionado com o campo da farmacologia e, em especial, daquela aplicada aos animais de produção e dos farmacologistas.

▶ Farmacologia aplicada aos animais de produção

A farmacologia dirigida aos animais de produção é diferente daquela relativa aos animais de companhia e ao ser humano. De fato, não apenas trabalhamos com animais que são fisiológica e anatomicamente diferentes uns dos outros, mas também e, na maioria das vezes, com populações de animais e não com indivíduos. Nos sistemas de criação usados no Brasil, e muito especialmente em avicultura e suinocultura, convivem juntos e em um mesmo espaço muitos animais de perfil genético idêntico, mesma idade, mesmas con-

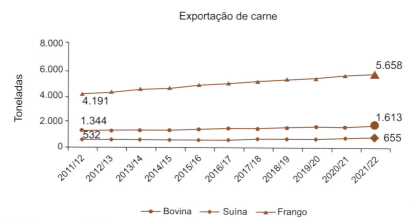

Figura 1.5 Projeção da exportação de carnes no Brasil de 2011/2012 a 2021/2022. Fonte: AGE/MAPA e SGE/Embrapa.

dições nutricionais, sanitárias e de higiene, que se alimentam da mesma ração ou do mesmo pasto, bebem a mesma água e respiram o mesmo ar. É evidente que o aparecimento de apenas um animal doente nesse plantel pode ocasionar risco de disseminação da doença a todos os outros animais, fato que tem graves consequências do ponto de vista de manejo, sanidade, mortalidade, rentabilidade do agronegócio e, mais importante, da qualidade do alimento produzido. Surge, assim, a necessidade de tratar todos de maneira preventiva ou profilática, o que é feito, geralmente, utilizando-se medicamentos por via oral, na ração ou em água de bebida medicada. Por outro lado, os aditivos zootécnicos melhoradores do desempenho têm a capacidade de aumentar a eficiência alimentar, isto é, o ganho de peso dos animais, fato que os torna importantes ferramentas para o aumento da produtividade. Assim, o uso de medicação profilática e/ou de aditivos zootécnicos torna-se às vezes mandatório. De fato, se não aumentarmos a produtividade, necessariamente devemos aumentar a área destinada à produção animal para atender à crescente demanda mundial por alimentos. Nesse sentido, apesar do insistente e crescente aumento de pesquisa em produção animal, ainda não se encontrou uma medida alternativa de manejo que seja, ao mesmo tempo, eficiente e economicamente viável para estas substâncias. É nesta situação que ganha destaque a *farmacologia aplicada aos animais de produção*.

A farmacologia (do grego *phármakon*, fármaco; e *logía*, estudo), como vasta área de conhecimento que é, possibilita abordagens diversas. A palavra "aplicada" agora apensa a ela, deriva do verbo "aplicar", que significa "que se aplicou", "voltado para o estudo de", "dirigido para a área de". A decodificação da palavra "aplicar", por sua vez, nos remete aos seguintes significados: pôr em prática, empregar, receitar, prescrever, ministrar, administrar. Portanto, esta obra diz respeito à ciência que estuda a ação de substâncias químicas farmacologicamente ativas usadas especificamente na prática do agronegócio. Em outros termos, pretende-se apresentar e discutir o uso racional de medicamentos e de aditivos zootécnicos em animais de produção, com especial destaque para bovinos, suínos e frangos de corte. Neste contexto, os conhecimentos básicos de farmacologia que serão apresentados fundamentarão o tratamento a ser instituído, otimizando os efeitos dos medicamentos e dos aditivos ao mesmo tempo que impedirão tanto o aparecimento dos efeitos colaterais indesejáveis nos animais tratados como níveis prejudiciais de resíduos de substâncias químicas nos alimentos dos animais tratados. Nesse sentido, cabe lembrar o que se lê no artigo 8º do Código de Defesa do Consumidor brasileiro:

> "Os produtos e serviços colocados no mercado de consumo não acarretarão riscos *à saúde do consumidor*, exceto aqueles considerados como normais e previsíveis em decorrência da natureza e fruição, obrigando-se os fornecedores, em qualquer hipótese, a dar as informações necessárias e adequadas a respeito."

Apenas o conhecimento qualitativo e quantitativo da ação (local de ação = receptor) do medicamento, do efeito que produz (consequência da atuação no local de ação) e de sua farmacocinética (movimento) no organismo daquela espécie particular de animal de produção possibilitará a formulação da posologia correta e a garantia de alimentos de boa qualidade, com o mínimo de resíduos químicos, com preservação do meio ambiente e respeitando o bem-estar dos animais. Nesse sentido, posologia (do grego *póson*, quanto; *logía*, estudo) é o estudo das dosagens dos medicamentos. *Dose* refere-se à quantidade do medicamento necessária para promover a resposta terapêutica ou o efeito como aditivo; enquanto *dosagem* inclui, além da dose, a frequência de administração e a duração do tratamento.

Portanto, a posologia e a farmacocinética dos medicamentos podem variar drasticamente entre as espécies animais. De fato, há mesmo contraindicações de alguns medicamentos em algumas espécies de animais de produção em função de suas características anatômicas e fisiológicas, e da própria suscetibilidade individual dessa espécie.

▶ Conceitos

Há vários termos que são empregados em farmacologia que se referem a substâncias químicas que causam efeito biológico em um organismo vivo. Nesta obra optou-se pelos conceitos a seguir.

▶ **Droga.** Qualquer substância química que, em quantidade suficiente (que não atue como alimento), possa agir sobre um organismo vivo, produzindo alterações. Estas alterações podem ser tanto maléficas como benéficas. A Agência Nacional de Vigilância Sanitária (Anvisa), órgão vinculado ao Ministério da Saúde, define droga como substância ou matéria-prima que tenha a finalidade medicamentosa ou sanitária. O leigo costuma associar esse termo a substâncias ilícitas de uso abusivo, como cocaína, maconha etc.

▶ **Medicamento.** Do latim *medicamentum*, de *medicare*, curar. Qualquer substância química utilizada em um organismo vivo, visando-se obter efeitos benéficos. São substâncias químicas destinadas a curar, diminuir, prevenir e/ou diagnosticar as enfermidades. Ressalte-se que todo medicamento é uma droga, porém nem toda droga é um medicamento. A Anvisa define medicamento como "produto farmacêutico, tecnicamente obtido ou elaborado com finalidade profilática, curativa, paliativa ou para fins de diagnóstico"; é uma forma farmacêutica terminada que contém o fármaco, geralmente em associação a adjuvantes farmacotécnicos.

▶ **Fármaco.** Termo que tem sido usado tanto como sinônimo de droga quanto de medicamento. Na terminologia farmacêutica, fármaco designa uma substância química conhecida e de estrutura química definida dotada de propriedade farmacológica.

▶ **Farmacodinâmica.** Do grego *phármakon*, fármaco; e *dunamikós*, força. Parte da farmacologia que estuda os mecanismos de ação dos medicamentos.

▶ **Farmacocinética.** Do grego *phármakon*, fármaco; e *kinetikós*, móvel. Parte da farmacologia que estuda o caminho percorrido pelo medicamento nos organismos; atualmente enfatiza-se a relação entre dose e mudanças de concentração dos fármacos nos vários tecidos do organismo, em função do tempo decorrido após sua administração, da via de administração e das condições fisiológicas e anatômicas próprias da espécie particular de animal medicada.

▶ **Remédio.** Do latim *remedium*, de *re* = inteiramente, mais *mederi* = curar. Tudo aquilo que cura, alivia ou evita uma enfermidade. Este termo abrange não só os agentes químicos (os medicamentos), como também os agentes físicos (duchas, massagens etc.).

▶ **Produto de uso veterinário.** Toda substância química, biológica, biotecnológica ou preparação manufaturada cuja administração seja aplicada de modo individual ou coletivo, diretamente ou misturada com os alimentos, destinada à prevenção, ao diagnóstico, à cura ou ao tratamento das doenças dos animais, incluindo aditivos, suprimentos promotores, melhoradores da produção animal, medicamentos, vacinas, antissépticos, desinfetantes de uso ambiental ou equipamentos, pesticidas e todos os produtos que, utilizados nos animais ou no seu *habitat*, protejam, restaurem ou modifiquem suas funções orgânicas e fisiológicas, bem como os produtos destinados ao embelezamento dos animais.

Com relação aos aditivos para produtos destinados à alimentação animal, o Ministérios da Agricultura, Pecuária e Abastecimento (MAPA) estabeleceu algumas definições e normas, conforme a seguir.

▶ **Aditivo.** Pela Instrução Normativa nº 15 do MAPA, de 26 de maio de 2009, considera-se aditivo para produtos destinados à alimentação animal a "substância, microrganismo ou produto formulado, adicionado intencionalmente aos produtos, que não é utilizada normalmente como ingrediente, tenha ou não valor nutritivo e que melhore as características dos produtos destinados à alimentação animal ou dos produtos animais, melhore o desempenho dos animais sadios e atenda às necessidades nutricionais ou tenha efeito anticoccidiano". Há ainda as categorias de aditivos, segundo a Instrução Normativa nº 13 de 30 de novembro de 2004 do MAPA, conforme a seguir.

Aditivos tecnológicos. Qualquer substância adicionada ao produto destinado à alimentação animal com fins tecnológicos (adsorventes, aglomerantes, antiaglomerantes, antioxidantes, antiumectantes, conservantes etc.).

Aditivos sensoriais. Qualquer substância adicionada ao produto para melhorar ou modificar as propriedades organolépticas destes ou as características visuais dos produtos (corantes e pigmentos, aromatizantes, palatabilizantes etc.).

Aditivos nutricionais. Toda substância utilizada para manter ou melhorar as propriedades nutricionais do produto (vitaminas, pró-vitaminas, oligoelementos, aminoácidos etc.).

Aditivos zootécnicos. Toda substância utilizada para influir positivamente na melhoria do desempenho dos animais. São os seguintes grupos funcionais: digestivos, equilibradores da flora e melhoradores de desempenho. Os *digestivos* são substâncias que facilitam a digestão dos alimentos ingeridos (p. ex., algumas enzimas), atuando sobre determinadas matérias-primas destinadas à fabricação de produtos para a alimentação animal. Os *equilibradores da flora* são os microrganismos que formam colônias ou outras substâncias definidas quimicamente que tenham efeito positivo sobre a flora do sistema digestório (p. ex., probióticos, prebióticos, simbióticos, ácidos orgânicos). E os *melhoradores de desempenho* são substâncias definidas quimicamente que melhorem os parâmetros de produtividade (p. ex., antimicrobianos, agonistas de adrenorreceptores beta, ionóforos, somatotropina bovina).

Anticoccidianos. Substância destinada a eliminar ou inibir protozoários.

▶ **Prêmix.** Mistura de aditivos para produtos destinados à alimentação animal ou mistura de um ou mais destes aditivos com matérias-primas usadas como excipientes que não se destinem à alimentação direta dos animais.

▶ **Nutracêutico.** Combinação dos termos "nutrição" e "farmacêutico" referindo-se a produto nutricional que se alega ter valor terapêutico, além de seu valor nutricional cientificamente comprovado. O alimento nutracêutico é definido como a substância que possa ser considerada um alimento ou parte de um alimento e proporcione benefícios tanto para a manutenção da saúde, como também significar prevenção e tratamento de doenças.

Nesta obra o termo "medicamento" será usado em detrimento aos demais, porque, nos próximos capítulos, será dada ênfase aos agentes empregados pelo médico-veterinário, visando à obtenção de *efeitos benéficos* sobre o organismo animal, estando, pois, em consonância com os conceitos anteriormente apresentados. Aditivo zootécnico, por sua vez, será empregado para designar os aditivos zootécnicos melhoradores do desempenho, como já definido.

▶ Bibliografia

Armstrong DW. A demanda mundial por proteína animal e suas implicações para a indústria de alimentos para animais. Disponível em http://api.ning.com/files/gYfUCB-yMqMKbLAhSFO9jLWvx4PxadTZlbX1uIJfCOfa39ipx5x8hc5KrS2AnQJmy6HuV3QE6 l8KlPouhqjf2uDvkNV5r-Km/ADemandaMundialporProtenaAnimalesuasImplicaesparaaIndstriadeAlimentosparaAnimais". Acessado em 29 de janeiro de 2012.

Blum. Outlook Brasil 2022. Projeções para o agronegócio. Disponível em http://www.beefpoint.com.br/cadeia-produtiva/giro-do-boi/fiespiconeoutlook-brasil-2022-projecoes-para-o-agronegocio-slides/. Acessado em 29 de janeiro de 2013.

Brasil. Decreto nº 79.094, de 5 de janeiro de 1977, que regulamenta a Lei nº 6.360, de 23 de setembro de 1976, que submete a sistema de vigilância sanitária os medicamentos, insumos farmacêuticos, drogas, correlatos, cosméticos, produtos de higiene, saneantes e outros.

Brasil. Decreto-Lei nº 467, de 13 de fevereiro de 1969, que dispõe sobre a fiscalização de produtos de uso veterinário, dos estabelecimentos que os fabricam e dá outras providências.

Brasil. Instituto Brasileiro de Geografia e Estatística – IBGE. Estatística da produção pecuária em junho de 2012. Disponível em http://www.ibge.gov.br/home/estatistica/indicadores/agropecuaria/lspa/estProdAgr_201209.pdf. Acessado em 29 de janeiro de 2013.

Brasil. Instrução Normativa nº 36 de 07 de junho de 2002, que torna obrigatória a venda sob prescrição de médico-veterinário dos produtos farmacêuticos de uso veterinário que contenham as substâncias listadas.

Brasil. Lei nº 5.991, de 17 de dezembro de 1973, que dispõe sobre o controle sanitário do comércio de drogas, medicamentos, insumos farmacêuticos e correlatos, e dá outras providências.

Brasil. Lei nº 9.787, de 10 de fevereiro de 1999, que altera a Lei nº 6.360, de 23 de setembro de 1976, que dispõe sobre a vigilância sanitária estabelece o medicamento genérico, dispõe sobre a utilização de nomes genéricos em produtos farmacêuticos e dá outras providências.

Brasil. Lei nº 12.689, de 19 de julho de 2012, que altera o Decreto-Lei nº 467, de 13 de fevereiro de 1969, para estabelecer o medicamento genérico de uso veterinário; e dispõe sobre o registro, a aquisição pelo poder público, a prescrição, a fabricação, o regime econômico-fiscal, a distribuição e a dispensação de medicamentos genéricos de uso veterinário, bem como sobre a promoção de programas de desenvolvimento técnico-científico e de incentivo à cooperação técnica para aferição da qualidade e da eficácia de produtos farmacêuticos de uso veterinário.

Brasil. Ministério da Agricultura, Pecuária e Abastecimento. Balança comercial do agronegócio – Julho de 2012. MAPA/SRI/DPI. Disponível em http://www.agricultura.gov.br/portal/page/portal/Internet-MAPA/pagina-inicial/internacional/indicadores-e-estatisticas acessado em 29 de janeiro de 2012.

Brasil. PLC – Projeto de Lei da Câmara nº 3 de 2005, que altera dispositivos do Decreto-Lei nº 467, de 13 de fevereiro de 1969, que estabelece o medicamento genérico de uso veterinário, dispõe sobre a utilização de nomes genéricos em produtos de uso veterinário e dá outras providências.

Brasil. Portaria SVS/MS nº 344, de 12 de maio de 1998 (versão republicada – 01/02/1999), que aprova o regulamento técnico das substâncias e medicamentos sujeitos a controle especial.

Bruinska J. The source outlook to 2050. By how much do land, water and crop yields need to increase by 2050? Disponível em: http://www.fao.org/fileadmin/templates/esa/Global_persepctives/Presentations/Bruinsma_pres.pdf, acessado em 29 de janeiro de 2012.

Euclides Filho K, Euclides VPB. Desenvolvimento recente da pecuária de corte brasileira e suas perspectivas. Bovinocultura de Corte. 2010; 1:11-38.

Euclides Filho K, Fontes RR, Contini E, Campos FAA. O papel da ciência e da tecnologia na agricultura do futuro. Revista Política Agrícola. 2011; 4:98-111.

FAO. A produção de alimentos precisa crescer 70% até 2050. Disponível em http://www.feedlatina.org/home/117 a 1340-fao-producao-global-de-alimentos-precisa-crescer-70-ate-2050. Acessado em 29 de janeiro de 2012.

Palermo-Neto J. Introdução à farmacologia aplicada à avicultura. In: Palermo-Neto J, Spinosa HS, Górniak SL. Farmacologia aplicada à avicultura. 1. ed. São Paulo: Roca, 2005. pp. 1-10.

Spinosa HS. Prescrição e legislação brasileira dos medicamentos. In: Spinosa HS, Górniak SL, Bernardi MM. Farmacologia aplicada à medicina veterinária. 5. ed. Rio de Janeiro: Guanabara Koogan, 2011. pp. 6-13.

2
Morfofisiologia dos Animais de Produção

Paula de Carvalho Papa e Marcello Machado

▶ Introdução

Neste capítulo, serão abordados os seguintes sistemas orgânicos: digestório, urinário, genital, respiratório, circulatório, muscular e tegumentar. Estes sistemas têm grande importância para a prática farmacológica em medicina veterinária de espécies mais relevantes para a produção animal: ruminantes, suínos, aves, peixes e abelhas. Em vez de descrevê-los separadamente para cada espécie, os autores optaram por enfocar os diferentes sistemas de maneira comparativa entre as espécies abordadas, evitando, assim, repetições desnecessárias de mecanismos anatomofisiológicos semelhantes. No entanto, o leitor com interesse específico em determinada espécie poderá ler mais a seu respeito em seções específicas, destacadas em itálico ao longo do texto.

No Brasil, os *ruminantes* de produção incluem os bovinos, bufalinos, caprinos e ovinos. Apesar de apresentarem muitas características em comum, as diferenças entre estas espécies serão salientadas, quando relevantes, sob o ponto de vista farmacológico. As descrições para *aves* serão embasadas nos dados existentes para as ordens galiformes (galinhas, perus, faisões etc.) e anseriformes (patos, marrecos, gansos etc.). No entanto, também serão enfatizadas diferenças significativas em estrutioniformes, ordem à qual pertencem as aves ratitas, como os avestruzes, devido ao recente crescimento de sua importância econômica como ave de produção. Os *peixes* de maior interesse econômico criados em cativeiro no Brasil são as tilápias e os pacus, espécies pertencentes a gêneros distintos, perciformes e characiformes, respectivamente. Outras espécies importantes, como a carpa, serão citadas quando existirem diferenças e implicações relevantes.

▶ Sistema digestório

O sistema digestório é responsável por preensão, redução mecânica, digestão química e absorção de alimentos, bem como pela eliminação dos resíduos resultantes do processo denominado digestão. Do ponto de vista farmacológico, os órgãos que compõem este sistema são importantes como vias de administração, absorção e excreção de determinadas classes de medicamentos. Em *ruminantes* e *suínos,* como em todos os demais vertebrados domésticos, este sistema é constituído pelo canal alimentar. Através deste canal, que se inicia na boca e termina no ânus ou no vento (no caso das aves), a digesta transita sucessivamente pelo interior dos órgãos que o constituem. Nos mamíferos, estes órgãos são: boca, faringe (orofaringe), esôfago, estômago, intestino delgado e intestino grosso. Associados ao canal alimentar estão as glândulas salivares, o fígado e o pâncreas, os chamados órgãos anexos ao sistema digestório, que participam do processo de digestão lançando secreções diretamente no lume do canal alimentar e/ou atuando no metabolismo dos compostos absorvidos. O conjunto do canal alimentar e seus órgãos anexos é morfológico e funcionalmente mais bem definido como sistema digestório, abarcando um conjunto de processos com íntimas relações embriológicas, topográficas ou fisiológicas. É importante lembrar que os dentes também são classificados como órgãos anexos ao sistema digestório, pois desempenham importantes funções mecânicas no processo de digestão.

A fórmula dentária para a dentição permanente nos *ruminantes* é dada por 0-0-3-3 e 3-1-3-3 para incisivos, caninos, pré-molares e molares na maxila e mandíbula, respectivamente. A dentição decídua segue a mesma fórmula, com a única diferença de não apresentar os dentes molares. É importante salientar que estes animais não apresentam dentes incisivos superiores. Neste local, rostralmente no palato, está o pulvino dentário, vulgarmente chamado de almofadas dentárias. Este pulvino é um espesso par de mucosas composto por grande quantidade de tecido conjuntivo e revestido por um espesso epitélio cornificado. Sua função é dar suporte ao ato de cortar o alimento, realizado pelos dentes incisivos inferiores. Do ponto de vista prático, a ausência dos incisivos superiores facilita a manipulação para procedimentos semiológicos, clínicos e cirúrgicos em ruminantes. A mandíbula apresenta um grande diastema (espaço entre um dente e outro) situado entre o canino e o segundo pré-molar, já que o primeiro é considerado ausente nestes animais. Vale salientar que os dentes caninos dos ruminantes são morfológica e funcionalmente semelhantes aos dentes incisivos e localizam-se lateralmente a estes, sendo, muitas vezes, de maneira equivocada, chamados de quartos incisivos ou incisivos laterais. Devem ser classificados como dentes caninos por sua origem embriológica, correspondente à dos dentes caninos de outras espécies de mamíferos. O diastema facilita a introdução da mão humana e é comumente usado para contenção da língua e para o auxílio no exame da cavidade oral. Além dos dentes e da cavidade oral própria (espaço delimitado pelos dentes, palato, língua e arco palatoglosso), a boca é constituída por lábios, vestíbulo oral (espaço entre os lábios e dentes e entre estes e as bochechas), língua e palatos duro e mole. O espaço sublingual pode ser utilizado como via alternativa para a administração de determinadas classes de medicamentos, principalmente quando for necessário evitar que o princípio ativo seja biotransformado no fígado. Muito utilizada para a passagem de sonda ruminal, a via oral também é empregada para a administração de medicamentos em ruminantes.

A disposição anatômica do estômago e o mecanismo fisiológico de digestão dos *ruminantes* podem ser explorados para administração e absorção de medicamentos. O estômago dos ruminantes é classificado como um órgão pluricavitário por ser constituído de 4 compartimentos, morfológica e funcionalmente distintos. O conjunto dos três primeiros compartimentos é chamado de proventrículo ou pré-estômago e, no sentido do trânsito da digesta, não considerando o animal em ruminação, compreende o retículo, o rume e o omaso. Nestes compartimentos, em resumo, a digesta sofre ação fermentativa pela ação dos microrganismos contidos no seu interior e passa por processo de seleção mecânica, no qual partículas menores prosseguem e outras maiores voltam à boca, por meio do mecanismo da ruminação, para serem trituradas e deglutidas novamente. No omaso, a digesta se entremeia entre as pregas musculares que partem da sua curvatura maior, as lâminas do omaso, para que seja compactada e seca antes de seguir para o abomaso. Em continuidade com o omaso está o abomaso, estômago químico, homólogo ao estômago dos seres humanos e demais animais com estômago unicavitário (Figura 2.1).

As diferenças entre bovinos e pequenos ruminantes são descritas com relação ao volume relativo final destas cavidades. Nos primeiros, o rume e o retículo representam 85% do volume total do estômago, nos últimos, apenas 80%, e o restante é ocupado pelo omaso e abomaso. O rume, maior dos compartimentos, é dividido em compartimentos menores denominados sacos. Os sacos do rume são delimitados e sustentados por projeções retilíneas salientes na mucosa. Essas projeções são chamadas de pilares do rume e são compostas por tecido conjuntivo e fibras musculares lisas. Sua principal função é promover os

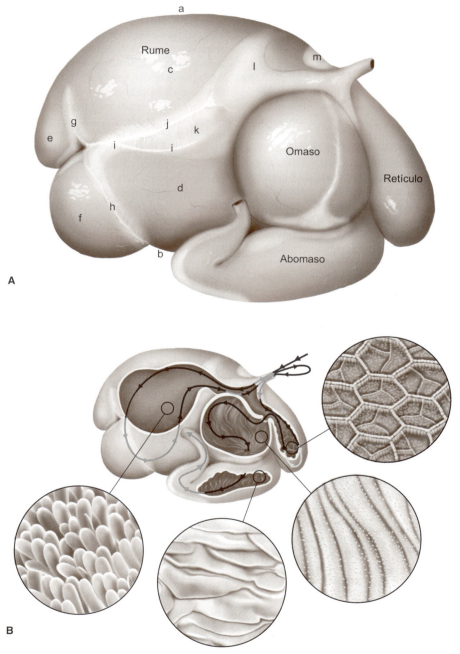

Figura 2.1 Estômago de ruminante (bovino). **A.** Representação semiesquemática da vista lateral direita do estômago de bovino adulto. Os quatro compartimentos constituintes estão representados de acordo com a sintopia que mantêm entre si quando *in situ*. O rume é delimitado dorsal e ventralmente pelas curvaturas dorsal (a) e ventral (b), respectivamente, e dividido em compartimentos menores, os sacos dorsal (c) e ventral (d), cujos prolongamentos, os sacos cegos caudodorsal (e) e caudoventral (f), são limitados pelos sulcos coronários dorsal (g) e ventral (h). O sulco longitudinal direito (i) denuncia o pilar interno que separa os sacos dorsal e ventral e delimita, juntamente com o sulco acessório direito (j), uma região isolada de mucosa, a ínsula do rume (k). O átrio do rume (l) comunica o retículo ao saco dorsal e o sulco ruminorreticular (m) denuncia o pilar interno entre estas partes. **B.** Detalhes da superfície mucosa de cada compartimento e trajeto (*setas*) da ingesta na ruminação.

movimentos ruminais tanto para a regurgitação dos alimentos como para a eructação. No primeiro caso, os movimentos apresentam sentido craniocaudal e têm início no retículo. No segundo, o sentido é oposto e têm início no saco cego caudoventral. O controle dessa motilidade é feito via nervo vago por meio de fibras parassimpáticas. A aferência desse sistema também utiliza o nervo vago até seu núcleo dorsal, situado na medula oblonga no tronco encefálico. Estímulos advindos do lume das cavidades combinadas do rume e do retículo, como distensão, consistência da digesta, pH, concentração de ácidos graxos voláteis e concentração iônica, são interpretados no encéfalo, provocam aumento ou diminuição da motilidade gástrica. O controle farmacológico deste processo costuma ser realizado em casos de atonia ruminal, caracterizada por grande ingestão de concentrado, aumento da fermentação, acúmulo excessivo de gases, queda acentuada do pH e parada da movimentação.

A saliva é produzida principalmente pelas glândulas salivares maiores (glândulas parótida, mandibular e sublingual), com participação menor das glândulas salivares menores. Estas estão dispersas sob a mucosa dos lábios, bochechas, língua, palato mole, faringe e esôfago, produzindo, em conjunto, um volume considerável de saliva. A ptialina, primeira enzima digestiva a atuar na digesta, é produzida pelas glândulas salivares maiores, enquanto a secreção das glândulas salivares menores é principalmente mucosa. A saliva tem papel importante no processo de ruminação e manutenção do pH do líquido ruminal, sendo necessária para a neutralização dos ácidos formados pela fermentação microbiana no rume e retículo. Por isso, sua produção é significativamente volumosa nos ruminantes. Em média e dependendo da raça, um bovino adulto produz de 100 a 200 ℓ de saliva por dia. Umidificado, o bolo alimentar passa pelo esôfago e chega ao cárdia, região onde o esôfago desemboca no estômago, que, em ruminantes, fica situado entre o retículo e o rume. A partir do cárdia, o bolo é distribuído para compartimentos que, representando uma única unidade morfofisiológica, recebem, atualmente, o nome de ruminorretículo. Deste grande compartimento, o alimento volta à boca para ruminação ou vai para o terceiro compartimento do pré-estômago, o omaso. No retículo, há o sulco do retículo, vulgarmente chamado de goteira esofágica. Nos bezerros lactentes, esta estrutura possibilita a passagem do fluxo de leite diretamente do esôfago para o omaso e deste, através do orifício omasoabomasal e por meio da força da gravidade, para o abomaso. O sulco do retículo tem margens musculares chamadas de lábios (direito e esquerdo), que se contraem e se fecham durante o ato de sucção, formando um verdadeiro tubo que conduz o leite ao omaso, o qual, ainda não totalmente desenvolvido, facilita a passagem do fluxo para o abomaso. Este reflexo também pode ser induzido farmacologicamente e ser utilizado para administração de medicamentos que não possam ficar no ruminorretículo. Por outro lado, o tempo de permanência do alimento no ruminorretículo, bem como seu retorno à boca e novamente a este compartimento, pode ser considerado ideal para outros medicamentos que devam ser absorvidos no próprio ruminorretículo, como alguns anti-helmínticos administrados sob a apresentação de *bolus* ruminais. No entanto, deve-se considerar que a biota ruminorreticular é capaz de biotransformar compostos por hidrólise ou redução e alterar a biodisponibilidade dos mesmos para absorção.

O processo de absorção em *ruminantes*, *suínos* e *aves* ocorre principalmente no duodeno, primeira porção do intestino delgado, e depende de alguns fatores como o pH da digesta e do medicamento administrado. Estruturalmente, os órgãos cavitários do sistema digestório são formados por três camadas denominadas túnicas: túnica mucosa (camada interna), túnica muscular (camada média) e túnica serosa (camada externa). A túnica submucosa, parte da túnica mucosa, é caracterizada por grande quantidade de vasos e nervos. Para serem absorvidos pelas células da camada da mucosa intestinal, os alimentos e medicamentos devem apresentar características lipossolúveis para que o processo de difusão passiva possa ocorrer. Uma vez absorvidos, alcançam o rico leito de capilares da submucosa e se dirigem ao sistema porta-hepático. Nos mamíferos, a veia porta é formada pela junção das veias mesentéricas caudal e cranial. Antes de entrar no fígado, ainda recebe como tributárias as veias astroesplênica e pancreaticaduodenal cranial. Por definição, um sistema porta consiste de uma rede venosa entre duas redes capilares. O sistema porta-hepático, por sua vez, está interposto entre a rede capilar do fígado e a rede de capilares venosos que drena o pâncreas, o baço, o estômago e os intestinos. No fígado, os capilares da veia porta distribuem o sangue rico em nutrientes e demais produtos da digestão para serem biotransformados no órgão. O padrão de lobação do fígado dos animais de produção varia, mas os processos fisiológicos envolvidos com a biotransformação de substâncias são semelhantes. Particularidades maiores são observadas nos ruminantes. Como nesses animais a digestão de carboidratos acontece por fermentação e os mesmos são absorvidos prontamente pelas papilas ruminais, pouco carboidrato digestível chega ao intestino para ser absorvido na forma de glicose. O fígado dos ruminantes produz a maioria da glicose utilizada por meio da gliconeogênese a partir do propionato, um dos três ácidos graxos voláteis produzidos durante o processo fermentativo (os outros dois são o acetato e o butirato). Além do propionato, aminoácidos absorvidos no intestino podem ser utilizados como fonte para a gliconeogênese. Por outro lado, a glicose produzida nestes animais nunca é utilizada para produção de ácidos graxos, o que é feito a partir do acetato. Este processo de utilização das fontes de energia é regulado pelos hormônios pancreáticos insulina e glucagon. Os metabólitos da digestão processados no fígado são excretados por um sistema de ductos que desemboca na vesícula biliar da qual, após adição da bile, são encaminhados através do ducto colédoco para o duodeno, desembocando na papila duodenal maior, com algumas variações espécie-específicas e sem significado fisiológico que mereça atenção especial neste capítulo. Esses produtos, assim como as substâncias biotransformadas pelo fígado, podem ser reabsorvidos pela mucosa intestinal ou então ser eliminados com as fezes. A bile, secretada pela vesícula biliar e depositada no duodeno, contém sais biliares importantes para emulsificação e digestão dos lipídios.

Sem dúvida, a maior diferença morfofuncional no sistema digestório de *suínos* e *ruminantes* (Figura 2.2) se deve ao estômago, que, na primeira espécie, é unicavitário (Figura 2.2B) e tem função apenas química. Entretanto, algumas outras particularidades merecem destaque. A fórmula dentária decídua e permanente para a espécie é, respectivamente, 3-1-3-0 e 3-1-4-3 para incisivos, caninos, pré-molares e molares na maxila e mandíbula. Seus dentes caninos são curvos e bem desenvolvidos e nos varões crescem durante toda a vida. A via oral é a via de eleição para diversas classes de medicamentos utilizados na espécie suína e a adição dos mesmos à ração facilita enormemente o manejo das criações em grandes granjas. Entretanto, quando administrados diretamente na boca do animal, deve-se atentar para uma peculiaridade anatômica importante na espécie, o divertículo faríngeo (Figura 2.2B).

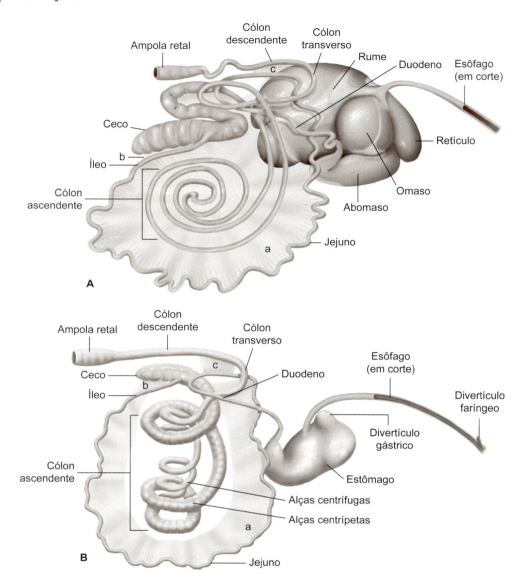

Figura 2.2 Representações semidiagramáticas dos órgãos do canal alimentar bovino (**A**) e suíno (**B**). **A.** Notar as alças centrípetas e centrífugas do cólon ascendente, dispostas em um mesmo plano. **B.** Notar as alças centrípetas e centrífugas (delgadas e lisas) do cólon ascendente, dispostas de forma cônica e os divertículos faríngeos e gástricos, localizados no esôfago e estômago, respectivamente. Mesentério (a); Prega ileocecal (b); Prega duodeno-cólica (c).

Localizado dorsalmente à entrada do esôfago, pode ser facilmente lesado por perfuração se uma seringa para administração oral for inserida muito profundamente. No estômago, o divertículo gástrico é único entre as espécies domésticas. Este consiste em uma pequena bolsa em fundo cego localizada na região fúndica, dorsalmente ao cárdia, contendo glândulas cárdicas disseminadas pela maior parte da sua superfície mucosa. O toro pilórico, localizado na região pilórica, logo na transição para o duodeno, é outra particularidade dos suínos, mas também é encontrado no abomaso de ruminantes. Constituído por uma espessa camada muscular e tecido adiposo, admite-se que participe da regulação do processo de esvaziamento gástrico. A mucosa do estômago dos suínos, assim como dos outros animais unicavitários e do abomaso dos ruminantes, apresenta glândulas que variam de função de acordo com a região onde se encontram. Assim, glândulas cárdicas produzem um muco viscoso e espesso, característico do revestimento gástrico, que é responsável pela formação de uma barreira alcalina e tamponamento do pH ácido do suco gástrico. As glândulas gástricas próprias, que ficam na região do fundo do estômago, são compostas por três tipos de células. As células acessórias produzem muco neutro, enquanto as células principais e parietais secretam pepsinogênio e ácido clorídrico, respectivamente. Já as glândulas pilóricas não apresentam células parietais, mas contêm células G produtoras de gastrina, além de muitos relatos também sugerirem a secreção de pepsinogênio.

Animais onívoros como o homem, os *suínos* apresentam fisiologia digestiva semelhante à dos seres humanos. Somado a isso, similaridades anatômicas entre as duas espécies comumente elegem a espécie suína como modelo experimental em estudos que investigam a biotransformação e a absorção intestinal de medicamentos e componentes da dieta, pois a mucosa intestinal de ambos exibe similar permeabilidade a alguns marcadores de transporte. No entanto, em estudos sobre absorção e biotransformação gastrintestinal de isoflavonoides de soja em suínos, foram observadas diferenças quando comparados a estudos similares em seres humanos. Sugeriu-se que tais diferenças se devam a maior densidade e/ou diversidade microbiana com capacidade de hidrolisar este composto no intestino delgado desses animais.

Os alimentos são digeridos quimicamente no estômago pelas peptidases e amilases e levados ao duodeno para continuação da digestão dos lipídios pelas lipases, e posterior absorção intestinal. No período absortivo, entretanto, ao contrário do que ocorre em ruminantes, o fígado promove a metabolização de glicose em glicogênio e também em ácidos graxos. A insulina é o principal hormônio regulador deste processo, e o glucagon age nesta espécie especialmente no período pós-absortivo, quando é necessária a reconversão do glicogênio em glicose para a utilização pelos tecidos. As reações de biotransformação (redução, oxidação, conjugação e hidrólise) ocorrem de maneira ubíqua e similar para mamíferos, aves e peixes, diferindo apenas na velocidade em que se desencadeiam. Essas diferenças espécie-específicas determinam, por exemplo, a biodisponibilidade ou a meia-vida de determinadas substâncias endógenas (hormônios metabolizados no fígado) e exógenas (medicamentos em geral). O processo de digestão nos mamíferos é controlado pelo sistema nervoso central, via sistema nervoso parassimpático, por intermédio dos nervos vago e pélvico, e via sistema nervoso simpático, por meio de fibras pós-ganglionares e plexos locais, como o mioentérico e o submucoso, localizados nas camadas serosa e submucosa, respectivamente. Além do sistema nervoso e dos hormônios insulina e glucagon, peptídios regulatórios como o peptídio regulatório intestinal e outros hormônios (gastrina e colecistoquinina) promovem o refinamento da regulação local da digestão.

O sistema digestório das *aves* apresenta determinadas particularidades anatômicas que o diferencia daquele dos mamíferos. É constituído de: cavidade oral (ou orofaringe), esôfago, estômago, intestino delgado, intestino grosso, cloaca, glândulas salivares, fígado e pâncreas (Figura 2.3). Como as aves não têm palato mole, e, por isso, não têm istmo orofaríngeo, não há delimitação nítida entre as partes nasal e oral da faringe. Portanto, a cavidade oral e a faringe constituem uma cavidade combinada, que pode ser referida como orofaringe. Na orofaringe estão as glândulas salivares, produtoras de secreção mucosa que lubrifica e facilita a deglutição do alimento. Não há lábios nem dentes e suas funções são desempenhadas pelas margens do bico e pelo ventrículo (estômago mecânico). Não existe epiglote para proteção da glote. Esta se fecha reflexamente durante a deglutição, juntamente com a cóana (fenda mediana que comunica as cavidades oral e nasal) e a fissura infundibular (abertura comum das tubas auditivas), direcionando, assim, o alimento ao esôfago. A túnica mucosa do esôfago contém glândulas cuja secreção lubrifica a passagem do alimento. Em sua face ventral, o esôfago se expande consideravelmente, formando um divertículo, o inglúvio (ou papo), cuja função é armazenar alimentos por curtos períodos enquanto o ventrículo está repleto. Existem receptores de pressão localizados no inglúvio, que estão envolvidos nos mecanismos de ingestão de alimentos. Nas aves, outros mecanismos relacionados com a ingestão alimentar envolvem a quantidade de energia e a osmolaridade da dieta, além da concentração plasmática de glicose. A motilidade do inglúvio para impulsionar o alimento ao estômago depende, além de seu grau de distensão, de fatores como excitação, medo e contrações ao longo do sistema digestório. O jejum prolongado tende a estimular as contrações do inglúvio e do esôfago,

que parecem ser reguladas preferencialmente por nervo vago esquerdo e fibras simpáticas. O inglúvio está dividido em duas porções (cervical e torácica) e, por ser relativamente distensível, pode ser palpado na entrada do tórax quando repleto. Ele é bem desenvolvido nos galiformes, pouco nos anseriformes e ausente nos estrutioniformes. Esta ausência, associada às finas paredes do bem desenvolvido proventrículo dos avestruzes, são características anatômicas que propiciam a síndrome da impactação gástrica, condição relativamente comum nessa espécie. O estômago das aves domésticas é composto de três compartimentos distintos. O primeiro, fusiforme e mais cranial, corresponde ao proventrículo (parte glandular), equivalente ao estômago unicavitário dos mamíferos, enquanto o segundo, de maneira arredondada e biconvexa, corresponde ao ventrículo (parte muscular). O proventrículo e o ventrículo são separados por uma constrição, o istmo gástrico, localizado na zona intermédia do estômago, região onde a túnica mucosa apresenta características histológicas intermediárias entre os dois compartimentos. Por fim, a terceira cavidade corresponde à parte pilórica do estômago, transição entre o ventrículo e o duodeno, que parte cranialmente da face direita do ventrículo. Esta é muito reduzida em galiformes e anseriformes, mas consideravelmente desenvolvida em estrutioniformes. Na maioria das espécies, a digesta passa diretamente pelo proventrículo e chega ao ventrículo para início da digestão mecânica. Um mecanismo de refluxo envia a digesta ao proventrículo, onde sofre ação do suco gástrico. As contrações gastroduodenais responsáveis pelo refluxo têm início no ventrículo, passam pelo proventrículo e finalmente alcançam o duodeno. As glândulas gástricas das aves são únicas dentre as espécies domésticas, pois suas células oxinticopépticas, presentes nos alvéolos, secretam tanto pepsina como ácido clorídrico em resposta ao estímulo produzido pelo alimento. Células produtoras de muco estão dispostas nos ductos principais dessas glândulas. Em galiformes e anseriformes, toda a mucosa do ventrículo é glandular; já em estrutioniformes, apenas uma pequena região dorsal. O pH do proventrículo pode ser regulado pela adição de ácido propiônico à dieta, o que acarreta diminuição do crescimento bacteriano por redução do pH e otimiza o crescimento dos animais de corte. O ventrículo é o órgão triturador dos alimentos. Está localizado próximo ao plano mediano, mas voltado para o antímero esquerdo da região abdominal da cavidade pleuroperitoneal (cavidades torácica e abdominal conjugadas devido à ausência do diafragma em aves) e sua margem ventral alcança a parede abdominal ventral, o que possibilita sua palpação. O órgão é constituído de um corpo e dois sacos cegos (cranial e caudal). O corpo apresenta paredes musculares bastante desenvolvidas, formadas pelos músculos grossos cranioventral e caudodorsal, que conferem o formato arredondado e biconvexo ao órgão, enquanto os sacos cegos apresentam paredes delgadas, formadas pelos músculos finos craniodorsal e caudoventral. A mucosa do ventrículo é revestida por uma resistente camada de muco que se solidifica e se renova constantemente, a cutícula gástrica, que é produzida pelas glândulas do próprio ventrículo e da parte pilórica do estômago. Em conjunto com as pequenas pedras e grãos de areia que estes animais ingerem e são depositados no ventrículo, a cutícula auxilia na trituração dos alimentos e também protege a mucosa contra eventuais danos mecânicos e químicos.

Os intestinos das aves ocupam principalmente a porção caudal da parte abdominal da cavidade pleuroperitoneal, sendo constituídos de duodeno, jejuno, íleo, cecos e reto (Figura 2.3). A cloaca, onde desemboca o reto, é uma câmara

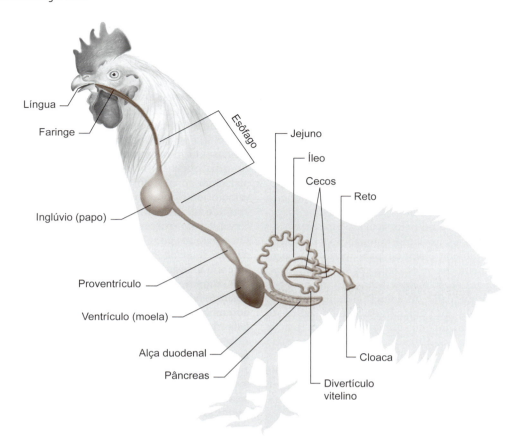

Figura 2.3 Representação semiesquemática dos órgãos do canal alimentar do galo doméstico. O proventrículo e o ventrículo são partes constituintes do estômago das aves domésticas e apresentam funções química e mecânica, respectivamente. Notar que os dois cecos presentes na espécie surgem na junção do íleo com o reto e apresentam curso retrógrado, acompanhando o íleo.

comum que recebe as porções finais dos sistemas digestório e urogenital. O duodeno é a porção mais ventral do intestino das aves e é formado por duas partes fixas, uma descendente (proximal), outra ascendente (distal), que ficam muito próximas uma à outra, interligadas por uma estreita prega de mesentério, formando uma alça que contém o pâncreas. A alça duodenal está relacionada com a face direita do ventrículo, contornando a sua curvatura caudal. Nos galiformes, o jejuno forma espirais frouxas ao longo da margem do mesentério. Já nos anseriformes, fica disposto em alças com forma de "U". Uma pequena excrescência na margem antimesentérica do intestino, o divertículo vitelino (ou divertículo de Meckel), denuncia o local onde havia a comunicação do intestino com o saco vitelino até determinado período após a eclosão. Este divertículo também é utilizado arbitrariamente para definir a transição do jejuno para o íleo. A estrutura mucosa varia do duodeno para o íleo: os vilos apicais dos enterócitos diminuem de tamanho, indicando menor capacidade absortiva. Os enterócitos são submetidos a renovação constante, o que leva a um estado absortivo ótimo. Desequilíbrios deste processo, causados por patógenos e/ou medicamentos, também podem levar a alterações no tamanho dos vilos e distúrbios de absorção. Por outro lado, adição de L-glutamina pode aumentar o tamanho dos vilos e, consequentemente, sua capacidade absortiva, além de promover maior crescimento nas aves de corte.

Os dois cecos se originam na junção ileorretal, acompanham o íleo de maneira retrógrada, e são relativamente longos nas espécies domésticas de produção. Os cecos dos avestruzes apresentam algumas diferenças morfológicas daqueles dos galiformes e anseriformes. Nos avestruzes, os cecos apresentam haustros (saculações) dispostos em padrão helicoidal, cujas pregas externas correspondem a cristas internas que, juntas, constituem uma forma de válvula em espiral que aumenta a superfície interna do órgão. Além disso, abrem-se na junção ileorretal através de um óstio comum. Já nos galiformes e anseriformes, os cecos são lisos e se abrem individualmente na junção ileorretal, através de distintos óstios cecais. Nos cecos, a fermentação microbiana da celulose e a absorção de ácidos graxos voláteis e outros metabólitos derivados do processo ocorrem.

Na maioria das aves, o segmento correspondente ao cólon dos mamíferos é extremamente curto e sem flexuras, por isso é melhor denominá-lo reto. Está localizado dorsalmente na parte abdominal da cavidade pleuroperitoneal, ventralmente ao sinsacro (conjunto de ossos fusionados que constituem a pelve). O reto é uma continuação direta do íleo que desemboca na porção proximal da cloaca. Uma prega de mucosa voltada caudalmente, a valva ileorretal, está na junção ileorretal de certos galiformes como galinhas e perus. Avestruzes apresentam o reto extremamente longo, medindo de 11 a 13 metros de comprimento em um animal adulto. Essas medidas superam o comprimento conjunto do jejuno com o íleo, cerca de 6 a 8 metros. Portanto, o reto constitui a maior porção do intestino destes animais. Pode ser dividido, nesta espécie, em uma parte proximal, com paredes finas e saculadas, e uma parte distal, com paredes espessas e lisas. A digesta adentra os cecos pela ação de movimentos antiperistálticos do reto. A estrutura das túnicas serosa, muscular e mucosa é similar em ambos os intestinos das aves. A mucosa apresenta vilos em toda a sua extensão, porém estes são particularmente longos no reto. A lâmina própria contém glândulas intestinais tubulares, que vão do piloro ao coprodeu e apresentam longos túbulos no duodeno, cecos e reto. A cloaca se abre para o exterior através do vento e é dividida internamente, por pregas de mucosa, em três compartimentos: coprodeu, urodeu e proctodeu. O coprodeu é a continuação ampuliforme do reto, separado deste por uma bem desenvolvida prega retocoprodeal em estrutioniformes, ausente em galiformes e anseriformes. Corresponde ao compartimento mais cranial da cloaca, onde são armazenadas as fezes até que sejam expelidas (exceto em avestruzes, que as mantêm no reto até a evacuação devido ao desenvolvido esfíncter da prega retocoprodeal). Nos galiformes, o coprodeu apresenta vilos semelhantes aos da mucosa retal, indicando que ainda há absorção na região. Também há criptas e glândulas, e todo o epitélio da região, assim como das demais partes da cloaca, apenas nos anseriformes, é do tipo estratificado escamoso. Caudalmente o coprodeu é delimitado pela prega coprourodeal. Na defecação, esta prega pode ser distendida pela pressão das fezes, de maneira que sua abertura central seja evertida através do vento. Além disso, tem a importante função de prevenir a defecação durante a postura e a ejaculação. O vento é a abertura externa da cloaca. É constituído de dois lábios, dorsal e ventral, invertidos para a cavidade do proctodeu. Na maioria das aves, forma uma abertura em feitio de fenda horizontal, enquanto nos anseriformes apresenta a forma de "U". Apesar de comumente utilizado em aves, o termo ânus é sugerido como mais adequado para designar a abertura terminal do intestino de animais que a apresentem separada das aberturas urogenitais.

O fígado é um órgão relativamente grande nas aves domésticas e está localizado na parte cranial da cavidade pleuroperitoneal. Consiste em dois lobos (direito e esquerdo) que confluem cranialmente, próximo ao ápice do coração. O lobo direito é maior que o seu contralateral e apresenta a vesícula biliar em sua face visceral. Dois ductos biliares, provenientes um de cada lobo, penetram na extremidade distal da alça ascendente do duodeno através do ducto hepatoentérico, próximo aos ductos pancreáticos, porém, somente o ducto oriundo do lobo direito é ligado à vesícula biliar. O ducto responsável por esta ligação é denominado hepatocístico. Completando o sistema de ductos que carreiam a bile, um ducto cistoentérico drena a bile armazenada na vesícula biliar para o duodeno. Nos avestruzes, que não apresentam vesícula biliar, o sistema é mais simples e consiste apenas na confluência dos ductos hepáticos para o ducto hepatoentérico. Como há mais de um sistema porta na cavidade pleuroperitoneal das aves, o sistema porta-hepático recebe sempre esta denominação para se diferenciar dos sistemas porta-renal e porta-adrenal destes animais. A formação do sistema porta-hepático difere dos mamíferos, uma vez que existem duas veias porta, uma esquerda e uma direita, sendo esta última a mais calibrosa e formada pela confluência das veias mesentéricas, proventriculoesplênica e gastropancreaticoduodenal. A veia porta-hepática esquerda, formada pela confluência das veias proventriculares e gástricas, desemboca em um dos dois vasos intra-hepáticos formados pela bifurcação da veia porta-hepática direita. A biotransformação hepática dos medicamentos varia entre as diferentes espécies de aves.

O pâncreas das aves consiste em três lobos (dorsal, ventral e esplênico). Os lobos dorsal e ventral constituem a maior parte do órgão e estão localizados entre as alças duodenais. Nos galiformes, geralmente se comunicam por intermédio de um pequeno istmo, ficando separados nos anseriformes. O lobo esplênico constitui uma pequena extensão destas duas porções até próximo ao baço. O pâncreas endócrino das aves apresenta a peculiaridade de que algumas ilhotas pancreáticas consistem exclusivamente em células do tipo A, as quais produzem glucagon, sendo denominadas ilhotas escuras, enquanto outras são constituídas predominantemente de células do tipo B, produtoras de insulina (ilhotas claras). O pâncreas exócrino produz dois tipos de secreção: a primeira, rica em bicarbonato e água, eleva o pH do conteúdo proveniente da moela quando alcança o duodeno; e a segunda é rica em enzimas para digestão de proteínas, carboidratos e gorduras. Nas aves de produção, os processos digestivos e absortivos adquirem grande importância, uma vez que promotores de crescimento e premixes são adicionados à alimentação.

Os *peixes* podem ser divididos em quatro grandes grupos, de acordo com a forma de seu corpo. Os fusiformes, os comprimidos lateralmente, os comprimidos dorsoventralmente e aqueles em forma de moreia. A tilápia e o pacu pertencem aos dois primeiros grupos, respectivamente. Em função dos diferentes formatos corporais, a topografia e a sintopia (relação de um órgão com órgãos vizinhos) se alteram.

Anatomicamente, o corpo dos peixes pode ser dividido em três grandes regiões distintas: cabeça, tronco e cauda. A cabeça se estende até o opérculo, na margem caudal das brânquias, e o tronco se estende deste até o ponto mais caudal da cavidade peritoneal, representado externamente nos peixes fusiformes pelas aberturas urogenital e anal. A cauda, terceira e última região corpórea, tem origem nessas aberturas e contém a nadadeira caudal.

A morfologia do sistema digestório dos peixes varia de acordo com o tipo de alimentação. Peixes carnívoros apresentam um canal alimentar mais simples e curto do que os peixes herbívoros ou detritívoros e onívoros. Os dentes estão presentes e sua morfologia varia com a espécie. A cavidade oral é desprovida de glândulas salivares, mas existe um considerável número de glândulas produtoras de muco. O esôfago é curto e termina em um estômago em forma de "U", "J", "Y" ou mesmo sem formato específico, que apresenta as regiões cárdica e pilórica distintas entre si interna, mas não externamente. Alguns peixes, como as carpas, não apresentam estômago definido. A digestão e, em alguns casos, a absorção de proteínas já têm início no estômago. O intestino pode ser dividido em delgado e grosso, apesar de muitas vezes ser classificado de outra maneira (anterior e posterior, ascendente e descendente etc.), de acordo com o autor. A transição do estômago para o intestino pode ou não ser identificada por cecos pilóricos, que aumentam a superfície de absorção. O arranjo das alças intestinais pode ser simples ou helicoidal, mas sempre termina no ânus (Figura 2.4). Estudos histofisiológicos determinaram três diferentes segmentos do intestino dos peixes, de acordo com suas características absortivas. O primeiro segmento ou segmento proximal corresponde a 60 a 75% do comprimento total do intestino e apresenta células que absorvem gorduras, enquanto o segundo segmento ou segmento médio corresponde a 20 a 25% do comprimento total e é responsável por absorver macromoléculas proteicas. O terceiro segmento ou segmento distal está implicado na absorção de água e eletrólitos e suas células são caracterizadas por invaginações citoplasmáticas e grande concentração de mitocôndrias na membrana basal. Em alguns teleósteos sem estômago, o intestino distal também absorve macromoléculas proteicas. Para que as gorduras adentrem a circulação, as mesmas podem ser hidrolisadas e convertidas em ácidos graxos nos enterócitos ou mesmo nas próprias células endoteliais. As lipases dos peixes são menos específicas do que as encontradas em mamíferos e

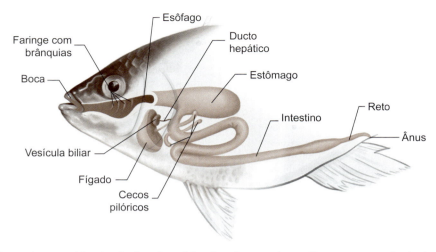

Figura 2.4 Representação semiesquemática dos órgãos digestórios de peixes carnívoros. Notar a penetração do ducto hepático e a presença dos cecos pilóricos na região pilórica do estômago.

determinam vias bioquímicas distintas. Em climas quentes e temperados, como no caso do Brasil, a absorção de gorduras localiza-se na região mais cranial do segmento proximal.

A absorção de proteínas complexas por pinocitose, ao contrário dos mamíferos, persiste por toda a vida adulta do peixe, independentemente de seus hábitos alimentares e da forma de seu segmento gastrintestinal. A porcentagem de proteína alimentar diária na dieta de peixes é alta, já que esta é a via preferencial para obtenção de energia. A insulina é secretada principalmente em resposta à proteína presente na dieta e não à glicose, como nos casos dos mamíferos, e regula diretamente a proteogênese, aumentando a incorporação de proteínas nos músculos e no fígado e suprimindo a gliconeogênese a partir de aminoácidos. A resposta da glicemia em relação à liberação de insulina é dependente da temperatura da água, ou seja, quanto maior a temperatura, mais curta será a duração da hipoglicemia. O pâncreas exócrino não pode ser identificado macroscopicamente sem dissecção, mas consiste em múltiplos ácinos e ductos que desembocam no intestino delgado ou nas veias porta-hepáticas. Além das lipases, seus ácinos secretam também peptidases. O pâncreas endócrino é menos difuso e localiza-se perto do fígado ou embebido em tecido hepático e suas células produzem e secretam insulina, glucagon, somatostatina e polipeptídio pancreático.

O fígado nem sempre é dividido em lobos (Figura 2.4), apresenta coloração escura e está localizado cranialmente na cavidade peritoneal, caudal ao septo transverso que a separa da cavidade pericárdica. A vesícula biliar se conecta ao fígado por meio do ducto hepático e à região pilórica do estômago por meio do ducto biliar. Os sais biliares são formados principalmente a partir do colesterol e reabsorvidos pelo intestino. Em conjunto com os músculos e as brânquias, o fígado é responsável pela metabolização do lactato a piruvato e também por estocar até um oitavo de todo o glicogênio disponível, depletado em estado de jejum. Assim como nos mamíferos, o sistema porta-hepático dos peixes é responsável por levar ao fígado as substâncias decorrentes do processo de digestão e da biotransformação de medicamentos absorvidos pelo sistema digestório e é composto, nos peixes, por duas veias porta principais (direita e esquerda) que, ao adentrarem o fígado, se anastomosam. A veia porta-hepática esquerda apresenta diâmetro maior do que a direita e é formada pelas veias intestinal, gastrintestinal e porta acessória esquerda. Já a veia porta direita origina-se da confluência das veias intestinal cranial e porta acessória direita. Existem, em algumas espécies, locais de comunicação entre o sistema porta-hepático e o sistema porta-renal.

Os processos oxidativos, redutivos, hidrolíticos e de conjugação equivalem qualitativamente aos dos mamíferos, mas a taxa de eliminação dos medicamentos não é comparável à de animais homeotérmicos. Apesar de existirem poucos estudos a este respeito, sabe-se que a meia-vida de agentes antimicrobianos e outros medicamentos que alcançam a circulação êntero-hepática é prolongada em peixes e répteis e que o aumento da temperatura ambiente acelera esta eliminação. Entre as diferentes espécies de peixes também existem grandes variações em relação à biotransformação e à excreção de medicamentos. No entanto, a via de eleição para a administração de medicamentos é a imersão em água medicada. Ração medicada ou injeções também podem ser utilizadas.

A absorção de medicamentos lipo e hidrossolúveis também está condicionada à temperatura da água, determinante de sua temperatura corporal. Vacinações em peixes que utilizaram a via oral ou anal para indução de resposta imunológica obtiveram êxito, apesar de outras formas de vacinação, como imersão, injeção e pulverização, serem mais comumente empregadas. A via oral também é utilizada para administração de hormônios como meio de regulação do ciclo reprodutivo em algumas espécies.

Sistema urinário

A embriologia dos sistemas urinário e genital apresenta muitos pontos em comum. Como exemplo, pode ser citada a origem dos ductos meso e metanéfricos, que se diferenciam no decorrer do desenvolvimento, respectivamente, em ductos deferentes, órgãos componentes do sistema genital masculino, e ureteres, órgãos componentes do sistema urinário, tanto masculino como feminino. Além disso, porções dos dois sistemas continuam em comum no animal adulto. No macho, a uretra carreia tanto urina como sêmen e, na fêmea, a mesma desemboca no vestíbulo da vagina. Devido a estas íntimas relações embriológicas e topográficas, e em parte funcionais, entende-se que os dois sistemas em conjunto constituem o aparelho urogenital.

No entanto, sob o ponto de vista fisiológico amplo, estes dois sistemas diferem consideravelmente em suas funções. O sistema urinário é responsável pela manutenção da homeostase. Para tal, exerce filtração sanguínea (filtração glomerular), equilíbrio hidreletrolítico e equilíbrio acidobásico, além de participar ativamente na conservação de nutrientes, excreção de produtos de biotransformação e regulação do metabolismo ósseo de cálcio e fósforo. O sistema genital é responsável, em termos gerais, pela produção de gametas e perpetuação da espécie. Farmacologicamente, os rins representam órgãos primordiais para a excreção dos medicamentos e seus produtos de biotransformação. Já os órgãos genitais e os processos reprodutivos constituem o foco para o desenvolvimento de medicamentos que visam melhorar os índices reprodutivos de animais de produção.

O sistema urinário compreende rins, ureteres, vesícula (ou bexiga) urinária e uretra. Nos rins, é produzida a urina. Através dos ureteres, a urina é encaminhada à vesícula urinária, onde é armazenada até que seja enviada ao meio externo pela uretra. Os rins são órgãos bilaterais, localizados dorsalmente na cavidade abdominal, a cada lado da coluna vertebral e predominantemente na região lombar. Nos suínos e pequenos ruminantes, apresentam forma de grão de feijão, mas naqueles são um tanto achatados no sentido dorsoventral. Diferentemente das demais espécies de mamíferos domésticos, o rim esquerdo dos suínos é mais cranial que o direito, mas este fato não tem qualquer implicação fisiológica. A principal característica de posicionamento dos rins dos ruminantes é o deslocamento medial do rim esquerdo, em virtude do espaço ocupado pelo rume no antímero esquerdo da cavidade abdominal. De acordo com o grau de repleção do estômago, esse deslocamento é maior ou menor.

Os *bovinos* apresentam a superfície externa dos rins com fissuras, ausentes em ovinos e caprinos, que denunciam a divisão lobar interna. Fissuras entre os lobos renais são uma característica embrionária observada nos rins dos mamíferos e mantida visível externamente após o nascimento nesta espécie de ruminante. Na margem medial do órgão, há o hilo renal, depressão através da qual penetram e partem os vasos e nervos renais, assim como o ureter. Com o hilo, o seio renal, espaço interior que contém vasos, gordura, e a pelve renal, porção dilatada do ureter que recebe a urina formada no parênquima renal, são continuados. O conjunto constituído de ureter, vasos e nervos renais é chamado de pedículo renal. A cápsula renal, constituída principalmente de tecido fibroso, envolve externamente o parênquima renal que, internamente, é dividido em uma camada periférica, o córtex renal, e uma camada subjacente, a medula renal. O tecido adiposo perirrenal, a cápsula adiposa renal e o pedículo renal conferem sustentação ao órgão na cavidade abdominal, embora possibilitem certo grau de mobilidade durante os movimentos respiratórios. O córtex e a medula, por apresentarem colorações distintas, são facilmente identificáveis macroscopicamente (Figura 2.5). O córtex é, em geral, mais escuro e de aspecto granular. A medula, mais clara, apresenta uma zona externa escurecida, no limite com o córtex, e uma zona interna mais pálida, prolongada até o seio renal. Seu aspecto radiado deve-se aos raios medulares, estendidos até o córtex e resultantes da disposição dos túbulos coletores, das alças do néfron e dos vasos sanguíneos interlobulares nela contidos. O néfron é a unidade funcional do rim e seu número é estimado em centenas de milhares de unidades na maioria das espécies domésticas. Cada uma das suas partes constituintes será discutida em detalhes no decorrer desta seção. No córtex, encontram-se as unidades filtradoras dos rins, os glomérulos renais (Figura 2.5). O glomérulo renal é um tufo de alças capilares, interposto entre uma arteríola aferente e outra eferente. A arteríola aferente leva ao glomérulo o sangue arterial proveniente da artéria renal, enquanto a eferente encaminha o sangue

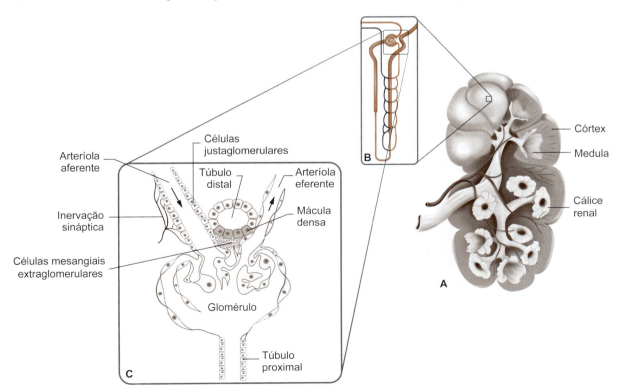

Figura 2.5 Representação semiesquemática do rim de bovino parcialmente em corte, com ênfase nos componentes do sistema coletor de urina e nas fissuras externas que denunciam a divisão lobar interna (**A**). Detalhe para o néfron (**B**), a unidade morfofuncional do rim, e seu aspecto microscópico (**C**).

filtrado novamente à circulação sistêmica por intermédio de um conjunto de vênulas que confluem para a formação da veia renal. A cápsula glomerular, tecido conjuntivo formado por um epitélio pavimentoso simples e que envolve o glomérulo, delimita a cavidade glomerular entre ela própria e o glomérulo renal. O filtrado glomerular é despejado na cavidade glomerular, de onde segue pelo sistema de túbulos renais constituintes do néfron, até que alcance a pelve renal, onde passa ser chamado propriamente de urina. O conjunto de glomérulo, cápsula glomerular e cavidade glomerular é denominado corpúsculo renal e é esta a estrutura que confere o aspecto granular ao córtex renal.

Em *suínos* e *bovinos*, a medula é disposta em massas separadas e de formato piramidal. Rins com esta conformação, chamados multipiramidais ou multilobares, apresentam a base da pirâmide renal no limite com o córtex renal e o ápice voltado para o seio renal, formando uma papila, a papila renal. Cada papila se encaixa em uma projeção da pelve renal chamada de cálice renal, onde é drenada a urina oriunda dos ductos papilares, que se abrem na área cribriforme de cada papila através dos forames papilares. A pelve renal é descrita como ausente em *bovinos*, pois estes animais apresentam prolongamentos dos ureteres que são continuados com os cálices renais sem que haja a formação de uma dilatação no interior do órgão. Um lobo renal é constituído de uma pirâmide renal e da porção cortical adjacente. Em *bovinos*, o limite entre os lobos é revelado pelas fissuras que penetram a partir da superfície do órgão, enquanto em *suínos* esse limite é denunciado por projeções do córtex entre a medula, chamadas de colunas renais. *Ovinos* e *caprinos* apresentam medula renal contínua, com seu parênquima constituindo uma única grande pirâmide. Rins com esta conformação são chamados de unipiramidais ou unilobares e, consequentemente, não apresentam papilas nem cálices renais, aos quais as papilas estão associadas em rins multipiramidais. Em animais com esse tipo de rim, os ductos papilares se abrem ao longo de uma região linear, chamada de crista renal, ao longo da qual a urina é drenada na pelve renal. Esse tipo de rim mantém um indício de sua ontogenia lobada, representado pelas artérias interlobulares que denunciam o local onde as pirâmides se fundem.

Em *ruminantes* e *suínos*, a filtração do sangue acontece nos glomérulos e o filtrado glomerular resultante é idêntico ao plasma em relação ao conteúdo de eletrólitos e água. A taxa de filtração glomerular é um parâmetro importante para avaliação da função renal. Nos mamíferos, a artéria renal, derivada da aorta abdominal, se divide em ramos cada vez menores até alcançar o nível de arteríola e perfundir o glomérulo renal. Para alcançar os túbulos renais, o sangue atravessa três camadas (endotélio, membrana basal e epitélio tubular) parcialmente fenestradas que possibilitam, então, a passagem de água, eletrólitos e outros componentes acelulares do plasma. A pressão hidrostática capilar favorece a formação do filtrado enquanto a pressão oncótica e a pressão hidrostática do ultrafiltrado se opõem a ela. Tamanho, forma, plasticidade e carga elétrica afetam a capacidade de alguns compostos de ultrapassar a barreira de filtração.

As alterações na taxa de filtração glomerular são moduladas por fatores sistêmicos e intrínsecos. Para entender esses mecanismos, a compreensão da organização histológica e morfológica das partes do néfron é fundamental. O chamado aparelho justaglomerular (Figura 2.5) é composto por estruturas anatômica e fisiologicamente relacionadas. A região entre o início do túbulo contorcido distal e/ou a porção final da parte espessa da alça do néfron está intimamente associada ao polo vascular do glomérulo renal do mesmo néfron. O epitélio desta região do túbulo renal apresenta um espessamento, a mácula densa, constituído de células sensíveis às concentrações iônicas e ao volume de água do filtrado glomerular. Células justaglomerulares, presentes na túnica média das arteríolas aferentes, produzem e secretam renina em resposta aos estímulos moleculares da mácula densa. Tais células também produzem renina por estímulo de barorreceptores que detectam queda da pressão sanguínea arteriolar. Por fim, células mesangiais extraglomerulares, dispostas perto do polo vascular do glomérulo e da mácula densa, completam o aparelho justaglomerular. Sua função específica não é bem compreendida, entretanto tem sido associada à secreção de eritropoetina. As aves têm aparelho justaglomerular completo, e uma substância vasopressora semelhante à renina é produzida pelas células justaglomerulares.

Há três mecanismos regulatórios de controle do fluxo sanguíneo entre as arteríolas aferente e eferente do glomérulo renal. O primeiro deles é o sistema renina-angiotensina-aldosterona, ativado quando ocorre diminuição da pressão de perfusão renal. Liberada no rim pelas células justaglomerulares, a renina atua no fígado catalisando a conversão do angiotensinogênio em angiotensina I. Esta, por sua vez, é convertida nos pulmões e no endotélio de diversos órgãos, inclusive nos rins, em angiotensina II, um potente vasoconstritor que também estimula a liberação de aldosterona pelo córtex da adrenal e vasopressina (também chamada de hormônio antidiurético, ADH) pela hipófise. A aldosterona aumenta a reabsorção de água e sódio nos ductos coletores e a vasopressina, a de água e ureia, o que leva a aumento do volume intravascular e consequente melhora da perfusão renal. Por retroalimentação negativa, a liberação de renina é então suprimida. O segundo mecanismo corresponde aos inúmeros fatores liberados pelo próprio endotélio. Tais fatores podem causar vasoconstrição ou vasodilatação e então alterar a taxa de filtração glomerular. Liberação de catecolaminas e de prostaglandinas altera diretamente o tônus vascular, além de estimular o sistema renina-angiotensina-aldosterona. Essas secreções são ativadas em resposta a modificações da composição do fluido tubular. A taxa de filtração glomerular, em termos farmacológicos, equivale à taxa de depuração de uma substância presente no plasma (*clearance*) e corresponde à soma de filtração e secreção subtraindo a taxa de reabsorção da substância. O terceiro mecanismo é denominado reflexo miogênico e corresponde à capacidade das arteríolas aferentes de se contraírem ou vasodilatarem, aumentando ou diminuindo a resistência ao fluxo sanguíneo, o que contribui para a manutenção da taxa de filtração glomerular e do fluxo renal em níveis constantes.

Uma vez formado, o filtrado caminha pelos túbulos renais, onde sofre modificação de composição e volume pelos mecanismos de reabsorção e secreção tubular existentes ao longo do néfron. Todos os mecanismos de transporte existentes nos túbulos são interdependentes. A reabsorção de sódio, no entanto, por utilizar grande parte do suprimento energético dos rins, tem papel determinante sobre os demais mecanismos que dependem de gradiente eletroquímico no epitélio tubular renal. Junto com o cloreto, o sódio presente no filtrado glomerular determina a reabsorção de água e também de outras substâncias como glicose e aminoácidos. Muitos medicamentos utilizam este mecanismo de estimulação ou inibição da reabsorção de sódio para alterar o transporte de outros solutos.

Além disso, o pH urinário influencia a reabsorção de medicamentos nos túbulos distais e a meia-vida de ácidos fracos e bases quando sua disponibilidade sistêmica depende de excreção renal. Alguns antimicrobianos, como a gentamicina, por exemplo, são eliminados por filtração glomerular e secreção tubular, enquanto outros como a oxitetraciclina, utilizam biotransformação hepática e excreção intestinal e são pouco excretados pelos rins.

Nas *aves*, os rins são praticamente simétricos e sua maior parte está contida nas fossas renais, depressões ósseas formadas pelo sinsacro e pelo íleo. São divididos em três partes (cranial, média e caudal), de acordo com a disposição das artérias ilíaca externa e isquiática. Cada divisão é irrigada, respectivamente, pelas artérias renais cranial, média e caudal. A drenagem venosa é realizada por diversas veias renais que desembocam na veia ilíaca comum e, por meio dela, na veia cava caudal. Além disso, há um sistema porta-renal constituído pelas veias porta-renais cranial e caudal, diferentemente dos mamíferos, cuja função é promover maior reabsorção e secreção tubular, com especial importância na secreção de uratos. As veias ilíacas interna e externa, isquiática e mesentérica caudal conduzem o sangue venoso dos membros pélvicos, cauda, pelve, reto e parte caudal da coluna vertebral para a veia porta-renal caudal. Um anel venoso, o círculo venoso porta-renal, é formado ventralmente aos rins pela confluência das veias porta-renais cranial e caudal. A veia porta-renal cranial comunica-se com o seio venoso vertebral interno, que também drena para os rins. Uma valva situada na veia ilíaca comum, a valva porta-renal, responde a agentes colinérgicos e adrenérgicos, abrindo-se e fechando-se, respectivamente, regulando o fluxo sanguíneo do sistema porta-renal. Quando aberta (por estimulação simpática), possibilita o fluxo venoso para a veia cava caudal e, quando fechada (por estimulação parassimpática), o que ocorre geralmente quando o animal está em repouso, a maior parte do sangue venoso é direcionada para os rins. Além de fluir para a veia cava caudal quando a valva está fechada, o sangue ainda pode fluir cranialmente do círculo venoso porta-renal para a circulação porta-hepática pela veia mesentérica caudal. O sangue venoso porta-renal chega aos rins por vasos venosos aferentes que formam as veias interlobulares na periferia do lóbulo renal. Estas, por sua vez, emitem ramos que formam capilares sinusoides que sofrem anastomoses porta-arteriais com as arteríolas eferentes do glomérulo, antes de alcançarem os túbulos renais. Os capilares sinusoides peritubulares reabsorvem grandes quantidades de soluto e água dos túbulos e drenam para uma veia intralobular central. As veias intralobulares das porções média e caudal de cada rim drenam para veias renais eferentes que convergem para a veia renal caudal, que se abre na veia ilíaca comum do lado cardíaco da valva porta-renal. Na parte cranial, as veias eferentes convergem para várias veias renais craniais que drenam na veia ilíaca comum ou diretamente na veia cava caudal. A administração intravenosa ou intramuscular de medicamentos nos membros pélvicos de aves deve levar em consideração que estes compostos, a depender de suas características, serão secretados pelos túbulos renais antes de serem reabsorvidos e adentrarem a circulação sistêmica. A reabsorção ocorre por difusão passiva e é influenciada pela concentração do medicamento e seu grau de ionização.

A arquitetura renal é lobada e lobulada, constando de lóbulos histologicamente bem definidos, agrupados em lobos menos distintos. Cada lóbulo consiste em uma região medular e outra cortical, e é totalmente envolto por túbulos coletores. Os túbulos coletores corticais e medulares desembocam em ductos coletores que confluem para formar os ramos secundários do ureter. Estes confluem e formam os ramos primários que, por sua vez, confluem para formar o ureter, portanto não há pelve renal. Devido às diferenças de níveis de disposição entre os lóbulos renais das aves, não há continuidade das camadas de córtex e medula como nos mamíferos. Há néfrons tanto no córtex como na medula. Os néfrons corticais representam a maioria e são semelhantes aos dos répteis, com glomérulos pequenos, sem a alça do néfron. Já os néfrons medulares estão em menor número e são morfologicamente semelhantes aos dos mamíferos (Figura 2.5). Em relação ao controle da taxa de filtração glomerular, este ainda é pouco estudado, mas sabe-se que pode ocorrer filtração intermitente nos glomérulos semelhantes aos dos répteis. O hormônio regulador é a vasotocina, análogo à vasopressina dos mamíferos, também capaz de causar constrição da arteríola aferente e diminuição da taxa de filtração glomerular.

Aves não têm vesícula urinária nem uretra. Os ureteres carreiam a urina dos rins ao urodeu, compartimento médio da cloaca. Deste local, a urina é levada por retroperistalse ao coprodeu e ao reto, podendo chegar aos cecos, onde fica armazenada até ser eliminada com as fezes. Água e solutos podem ser reaproveitados em certas aves, principalmente sob condições de desidratação.

O sistema urinário dos *peixes* consiste, na maioria das espécies, em um par de rins e ureteres que carreiam a urina para o exterior. Apenas algumas espécies de peixes ósseos têm vesícula urinária. Nestes animais, os rins são estruturas alongadas de coloração marrom-avermelhada, situadas dorsalmente na cavidade abdominal. Em algumas espécies, os rins direito e esquerdo se subdividem em rim cefálico e rim caudal, sendo que apenas o caudal apresenta função de filtração glomerular e formação de urina. Alguns peixes de água salgada não apresentam glomérulos renais e seus rins são formados por túbulos. Quando presentes, os glomérulos de peixes são semelhantes aos dos mamíferos e compostos por corpúsculos renais completos, envoltos pela cápsula glomerular. Também apresentam um aparelho justaglomerular com estrutura e função semelhantes à dos mamíferos (Figura 2.5). Após a filtração glomerular, o filtrado alcança os túbulos contorcidos proximais e distais, uma vez que a alça do néfron não está presente. A urina segue pelos ductos coletores e ureteres para alcançar o exterior ou a vesícula urinária nos peixes que a têm. Também há sistema porta-renal nesta classe de vertebrados. Este sistema drena o sangue das regiões mais caudais para os rins antes de ser lançado na circulação sistêmica.

Os peixes de água doce apresentam rins proporcionalmente maiores e com maior quantidade de glomérulos em relação aos rins dos peixes marinhos. Isso se deve à grande quantidade de água que passa pelo órgão, porém, tanto peixes marinhos como os de água doce precisam regular a osmolaridade do plasma para manutenção de níveis constantes de sais no meio intracelular, o que regula o volume celular. Os teleósteos são hipo-osmóticos com relação à água do mar, mas hiperosmóticos com relação à água doce. Para manutenção da concentração de sais no meio interno e da alta taxa de filtração glomerular, os peixes de água doce absorvem água pelas guelras (ou brânquias), mecanismo também dependente da temperatura da água. A concentração de cloreto de sódio (NaCl) é conservada por reabsorção no segmento distal e túbulo coletor. A urina resultante apresenta concentração menor ou igual a 10% da concentração de NaCl do plasma. Um mecanismo de secreção ativa do NaCl também já foi descrito, o que implica o carreamento de água por diferença osmótica. O controle da filtração e da reabsorção acontece por ação hormonal. No entanto, a aldosterona, importante regulador da função renal em mamíferos, está ausente na maioria dos peixes e sua função pressorregulatória passa a ser exercida pelo cortisol ou pela corticosterona. A vesícula urinária encontrada em teleósteos não é homóloga à dos mamíferos, pois apresenta origem embriológica mesodérmica e não endodérmica. Consiste em uma dilatação da porção final do ureter e apresenta as mesmas camadas histológicas do ureter. No caso dos peixes, a formação final de urina acontece na vesícula urinária e contém creatina, creatinina e outros compostos nitrogenados, mas pouca quantidade de ureia e amônia. As brânquias dos teleósteos de água doce também são capazes de realizar a absorção de NaCl, trocando-o por íons amônio (NH_4^+) e bicarbonato (HCO_3^-), processo que ocorre muito provavelmente nas células cloríndricas. Os peixes de água doce produzem grande quantidade de urina para balancear a reabsorção osmótica de água. Em relação ao equilíbrio acidobásico, nos peixes, existe contribuição pequena (estima-se que apenas 5% nos teleósteos) dos rins neste processo devido às trocas iônicas nas guelras e à ausência de gradientes iônicos consideráveis aliadas à água do meio externo.

▶ Sistema genital

A reprodução em vertebrados acontece de maneira cíclica, e pode depender ou não da estação do ano. No caso das fêmeas dos mamíferos, os eventos cíclicos podem acontecer uma ou várias vezes ao longo do ano, independentemente da estação, o que caracteriza um ciclo do tipo mono ou poliéstrico não sazonal, respectivamente, ou também uma ou várias vezes ao longo de uma única época do ano, o que caracteriza um ciclo do tipo mono ou poliéstrico sazonal. O ciclo estral corresponde ao intervalo de tempo entre momentos sucessivos de receptividade sexual, o que coincide ou antecede o momento da ovulação. A duração do ciclo estral varia entre as espécies. Os *bovinos* e *suínos* apresentam ciclos reprodutivos sucessivos ao longo de todo ano; por outro lado, *ovinos*, *caprinos* e *bubalinos* apresentam ciclos sucessivos restritos a determinada época do ano.

Os órgãos genitais femininos nos mamíferos compreendem órgãos internos – ovários, tubas uterinas, útero, vagina e vestíbulo da vagina (Figuras 2.6A e B) – e partes externas – vulva e clitóris. A função ovariana influencia a morfologia e a fisiologia de todos os demais órgãos genitais femininos de maneira cíclica. Esta ciclicidade possibilita que as fêmeas tenham várias oportunidades de se acasalarem e se tornarem gestantes. Neste caso, a fêmea entra em um período de anestro, no qual não há ciclicidade, até o momento ou logo após o parto. Outros fatores podem determinar o anestro das fêmeas, entre eles a lactação, o filhote, a estação do ano, o estresse e as doenças. Para animais de produção, ficar em estado de anestro se reflete em perdas econômicas significativas, o que deve ser evitado. Dessa maneira, o entendimento dos eventos morfofuncionais relacionados com a ciclicidade constitui a base para intervenções farmacológicas que visam otimizar a reprodução e, portanto, a produção.

O completo desenvolvimento morfológico destes órgãos acontece apenas ao término de uma primeira gestação sucedida de parto, portanto as descrições morfológicas e topográficas que se seguem dizem respeito a fêmeas adultas não gestantes. O ligamento largo do útero é uma vasta prega dupla de peritônio que parte dorsolateralmente das cavidades abdominal e pélvica e sustenta a maior parte do trato genital feminino interno (Figura 2.6). Todo o útero e parte da vagina são sustentados pela porção deste ligamento chamada de mesométrio, enquanto os ovários pelo mesovário e as tubas uterinas pela mesossalpinge. Por todos estes ligamentos passam nervos e vasos sanguíneos e linfáticos que penetram ou partem dos respectivos órgãos sustentados. As duas lâminas serosas do mesométrio se separam para envolver o útero e então passam a constituir o paramétrio, tecido conjuntivo frouxo subseroso (tela subserosa) que contém as redes vasculares e nervosas do útero. Não existe submucosa entre o endométrio (camada mucosa) e o miométrio (camada muscular) do órgão e o extrato vascular se dispõe entre a camada circular e a longitudinal do miométrio. A bolsa ovárica contém totalmente o ovário nas espécies mamíferas de produção e é uma cavidade formada por mesovário e mesossalpinge. Os ovários são órgãos ovoides, dispostos em par e suspensos na cavidade abdominal pela porção mais cranial do ligamento largo do útero, o mesovário. Porém, sua posição varia consideravelmente entre as espécies de produção. Em *ruminantes*, estão localizados imediatamente antes da entrada da cavidade pélvica, cranialmente ao osso pube e ventralmente ao corpo do íleo, ligeiramente dorsais ao nível de bifurcação dos cornos uterinos (Figura 2.6A). Nos *bovinos*, essa disposição se aproxima ou alcança o terço ventral da cavidade abdominal devido à extensão do mesovário. Portanto, à palpação retal, procedimento aplicável e de fundamental importância semiológica na espécie, eles devem ser palpados com a mão direcionada ventralmente. Os ovários apresentam uma extremidade tubárica, voltada para o infundíbulo da tuba uterina, e uma extremidade uterina, ligada ao corno uterino ipsilateral pelo ligamento próprio do ovário, localizado na margem cranial do mesovário. Vasos e nervos ovarianos partem e chegam através do hilo do ovário, situado na margem mesovárica do órgão. A margem oposta é aquela livre do ovário. O estroma ovariano é constituído de tecido conjuntivo fibroso e musculatura lisa, e é dividido em córtex e medula. O córtex é envolto por uma camada de tecido conjuntivo denso, a túnica albugínea do ovário, e constituído de um epitélio germinativo caracterizado por ser do tipo cúbico em animais jovens e pavimentoso em animais mais velhos, chamado de zona parenquimatosa. A medula, zona vasculosa, é a camada mais interna e apresenta grande quantidade de vasos sanguíneos. Em *suínos* (Figura 2.6B), a superfície ovariana é completamente irregular devido à grande quantidade de folículos e corpos lúteos, o que confere ao órgão um aspecto de amora ou cacho de uvas. Nesta espécie, a posição dos ovários é variável por estes estarem suspensos na cavidade abdominal por um longo mesovário, porém não ultrapassa os limites entre a cavidade pélvica e os rins.

O ciclo estral é caracterizado por duas fases principais, uma luteínica e outra folicular. A fase luteínica corresponde ao período entre a ovulação até início da regressão do corpo lúteo e a folicular entre a regressão e a ovulação seguinte. Nos *bovinos* e *suínos*, as duas fases juntas duram em média 21 dias (nas búfalas, até 26, e nas ovelhas, 16 dias). Por essa razão, é possível encontrar na superfície ovariana, por exame ultrassonográfico ou palpação retal (no caso dos bovinos), folículos em vários estágios de desenvolvimento concomitantemente a um corpo lúteo ou corpo *albicans* (formado após a regressão do corpo lúteo). *Bovinos* apresentam de duas a quatro, ovinos e caprinos de duas a três ondas de crescimento folicular, que consistem em recrutamento, seleção, dominância e atresia folicular. Estes eventos acontecem sob influência dos hormônios hipotalâmicos e hipofisários, mais precisamente pela ação do hormônio liberador de gonadotrofinas (GnRH) e do hormônio foliculoestimulante (FSH), mas também do 17β-estradiol produzido pelos próprios folículos (Figura 2.7).

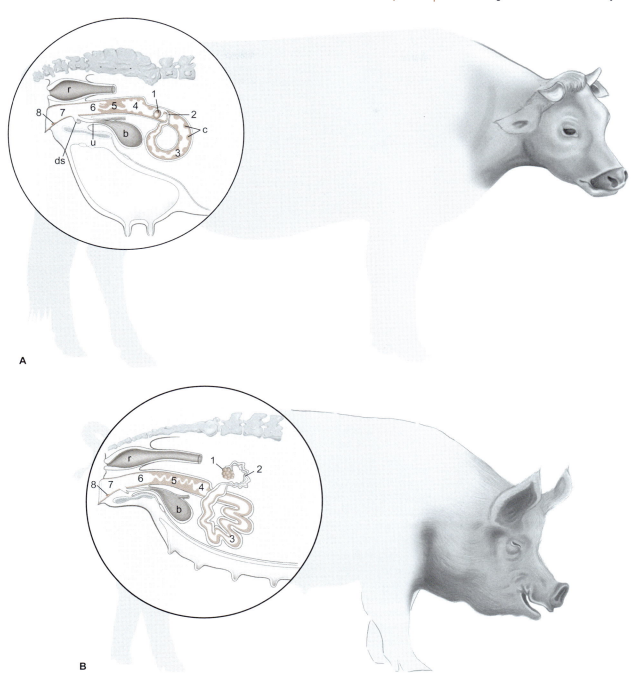

Figura 2.6 Representações semiesquemáticas dos órgãos genitais da vaca (**A**) e porca (**B**) *in situ*. Representado apenas o lado direito das partes pares. **A.** Observar ovário (1); tuba uterina (2); corno uterino (3), com as carúnculas uterinas (c), presentes também no corpo do útero (4), relacionado ventralmente com a bexiga urinária (b); cérvice (5); vagina (6), relacionada dorsalmente com o reto (r); vestíbulo da vagina (7); clitóris (8). Notar o divertículo suburetral (ds) no limite entre a vagina e o vestíbulo, ventralmente à uretra (u). **B.** Observar o ovário (1) em forma de "cacho de uvas"; tuba uterina (2); corno uterino (3), longo e disposto em alças; corpo do útero (4), muito curto na espécie; cérvice (5), consideravelmente longa, com os pulvinos cervicais dispostos em padrão alternado e relacionada ventralmente com a bexiga urinária (b); vagina (6), relacionada dorsalmente com o reto (r); vestíbulo da vagina (7); clitóris (8).

A ovulação do folículo dominante ocorre após inibição do crescimento de outros folículos antrais selecionados na mesma onda folicular por meio da inibina, produzida pelo folículo dominante, que inibe a liberação de FSH pela hipófise, além de um aumento significativo de outro hormônio hipofisário, o hormônio luteinizante (LH), cuja liberação também é controlada por mecanismo de retroalimentação pelo 17β-estradiol. *Suínos* não apresentam ondas de maturação folicular, mas um grupo de folículos que são recrutados concomitantemente e ovulam ao mesmo tempo. Outras funções do 17β-estradiol na fase folicular são a preparação do organismo da fêmea para a cópula e o desencadeamento do comportamento de estro. Após a ovulação, as células da teca e da granulosa remanescentes do folículo ovulatório sofrem um processo de luteinização, se transformam em células luteínicas pequenas e grandes, respectivamente, e começam a produzir progesterona em grande quantidade para manutenção da gestação, no caso de ter havido fecundação, ou da ciclicidade, possibilitando

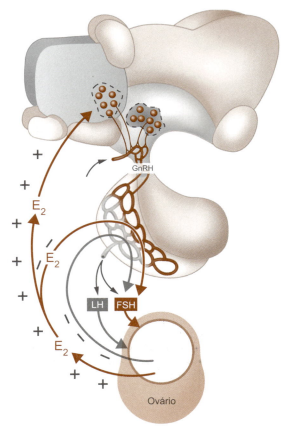

Figura 2.7 Representação esquemática do eixo hipotálamo-hipófise-gônada de bovino indicando os mecanismos de retroalimentação positiva (+) e negativa (–) do 17β-estradiol (E_2) sobre a liberação de hormônios hipofisários para indução da ovulação. GnRH = hormônio liberador de gonadotrofinas; LH = hormônio luteinizante; FSH = hormônio foliculestimulante.

um novo ciclo estral caso não haja concepção. Para manter a gestação, além da progesterona secretada pelo corpo lúteo, é necessário que o embrião secrete interferona-τ e que o útero não secrete prostaglandina $F_{2\alpha}$ ($PGF_{2\alpha}$) para indução da luteólise, o que certamente causaria um aborto, já que a progesterona proveniente do corpo lúteo possibilita ao útero sustentar o desenvolvimento do embrião em sua fase inicial. Caso não ocorra fecundação, o útero secreta $PGF_{2\alpha}$, que alcança o ovário via veia uterina, enovelando-se na artéria ovárica e então, por um mecanismo de contracorrente cruzado, possibilita a passagem do hormônio iniciador da luteólise funcional (queda da concentração plasmática de progesterona). Esta é sucedida pela estrutural, que aumenta a taxa de apoptose das células luteínicas e estromais, aumenta a infiltração de células inflamatórias e diminui a vascularização no corpo lúteo. As *porcas* apresentam outro mecanismo de reconhecimento materno da gestação que é a liberação de 17β-estradiol pelo concepto entre os dias 11 e 12 após a ovulação. Este hormônio não impede a secreção de $PGF_{2\alpha}$ pelo útero, mas a redireciona dos capilares da submucosa para o lume uterino, impedindo que a mesma alcance a circulação. Outra função da secreção do 17β-estradiol pelo concepto suíno é a indução de contratilidade endometrial para garantir que os conceptos sejam distribuídos uniformemente pelos cornos uterinos. Caso não existam pelo menos dois conceptos por corno, o redirecionamento da liberação de $PGF_{2\alpha}$ não ocorre e a luteólise interrompe a gestação.

Há duas abordagens principais utilizadas para manipular o momento da ovulação por motivos de manejo ou conveniência: a ovulação induzida hormonalmente e a superovulação. Caso exista um corpo lúteo funcional e os animais tenham que ser submetidos à sincronização de cio, é necessário que ocorra luteólise previamente, o que é alcançado com administração exógena de $PGF_{2\alpha}$, a qual, causando a queda da concentração plasmática de progesterona, possibilita que o GnRH seja liberado, estimulando a liberação de FSH, LH e 17β-estradiol, o que induzirá uma nova ovulação. Protocolos de inseminação artificial em tempo fixo utilizam a sincronização prévia com posterior aplicação de gonadotrofinas e GnRH em várias espécies domésticas, inclusive ruminantes e suínos. Dispositivos intravaginais de progesterona também são utilizados para sincronização de cio em *bovinos* e *ovinos*, pois se baseiam na capacidade da progesterona de suprimir a liberação de GnRH e gonadotrofinas, induzindo então o início de luteólise, a qual é sucedida por aplicação de $PGF_{2\alpha}$ exógena e gonadotrofinas. Para *suínos*, a manipulação do ciclo estral com progesterona é feita via administração do medicamento na ração. A super ou a hiperestimulação, bem como a estimulação ovariana (com aplicação de FSH ou gonadotrofina coriônica equina – eCG) em fêmeas monotocas (que gestam apenas um feto por vez) ou politocas, é feita para aumentar o número de descendentes de um animal de alto valor comercial. Após a inseminação artificial e a coleta de embriões, os mesmos são transferidos para fêmeas receptoras, o que envolve o conhecimento da anatomia de outros órgãos genitais, conforme descrito adiante. A artéria ovárica, ramo da aorta abdominal, e os ramos da artéria uterina suprem os ovários. A drenagem é feita pela veia ovárica que desemboca na veia cava caudal ou na veia renal do mesmo lado, a qual, por sua vez, conflui também para a veia cava caudal. Vasos linfáticos convergem para os linfonodos ilíacos mediais e lombares, enquanto a inervação é feita pelo plexo ovárico do tronco simpático e pelo nervo vago, parassimpático.

As tubas uterinas conduzem o ovócito ao útero e, quando há fecundação, o ovo. São constituídas de 3 partes: infundíbulo, ampola e istmo. As fímbrias do infundíbulo participam de maneira ativa na captura do ovócito, conduzindo-o para a ampola da tuba uterina, onde ocorre a fecundação, através do óstio abdominal da tuba uterina. O infundíbulo da tuba uterina, porção mais estreita do órgão, se abre na extremidade do corno uterino para carrear o ovócito ou o ovo através do óstio uterino da tuba uterina. Em todas as espécies domésticas, o útero se localiza na cavidade abdominal. De suas partes (cornos, corpo e cérvice), apenas a cérvice (ou colo) se prolonga até a cavidade pélvica. Os órgãos genitais femininos se desenvolvem a partir de ductos pares, os ductos paramesonéfricos (mullerianos). Nos mamíferos "inferiores" (monotremados e marsupiais), não há fusão dos ductos paramesonéfricos, por isso estes apresentam útero e vagina duplos. Nas espécies domésticas, a fusão ocorre até o corpo do útero, sendo que os cornos, tubas e ovários conservam sua característica par. A cérvice é a porção mais caudal do útero e o canal em seu interior, o canal cervical, se comunica com o corpo do útero e com a vagina através dos óstios interno e externo do útero, respectivamente. Nos *ruminantes*, a porção vaginal da cérvice (porção projetada no lúmen da vagina) forma, ao seu redor, um fundo cego que representa a porção mais cranial da vagina, o fórnix da vagina (Figura 2.6A), que deve ser conhecido para que, durante inseminações artificiais, as pipetas sejam introduzidas diretamente na cérvice, através do óstio externo do útero, sem causar lesões à região do fórnix. Já em *suínos*, a cérvice não se projeta na vagina, portanto não apresenta parte vaginal, por conseguinte, também não há formação de fórnix (Figura 2.6B). Dessa maneira, a transição entre a cérvice e a vagina nesta espécie acontece de maneira gradual. Além disso, a cérvice suína também é caracterizada por ser extremamente longa e apresentar, no canal cervical, projeções que se interdigitam e obliteram o órgão, os pulvinos cervicais. Ruminantes apresentam estruturas semelhantes, as pregas circulares da cérvice, que variam em número entre as espécies. Bovinos geralmente apresentam 4, caprinos, de 5 a 8, e ovinos, de 2 a 6. Outras particularidades do útero suíno incluem um corpo muito curto e cornos muito longos e em forma de alças, características morfológicas condizentes com a alta prolificidade da espécie. Glândulas cervicais produzem o muco que forma o tampão cervical durante a gestação.

A maior parte da vagina não é recoberta pelo peritônio, ou seja, localiza-se em uma posição extraperitoneal, apesar de uma pequena parte adentrar a cavidade pélvica. O epitélio se queratiniza durante o proestro e o estro, mas descama após esses períodos. A submucosa é rica em vasos sanguíneos que formam plexos numerosos. A transição entre a vagina e o vestíbulo da vagina é caracterizada embriologicamente pelo local onde os ductos paramesonéfricos desembocam no seio urogenital. Em porcas jovens, pode-se observar uma prega anular nesta região, enquanto outras espécies domésticas podem apresentar pregas transversais ou dobras mucosas. Outra estrutura que caracteriza a transição entre a vagina e o vestíbulo é o óstio externo da uretra. Nesta região, em ruminantes e suínos, há o divertículo suburetral, formações mucosas em fundo cego. Glândulas vestibulares, classificadas como maiores e menores, localizam-se ventral e lateralmente nas paredes do vestíbulo, mas a presença de ambos os tipos e sua localização varia entre as espécies. Produzem uma secreção que lubrifica o canal de cópula e parto e contém feromônios, que são atrativos para os machos. Para introdução de dispositivos de progesterona em ruminantes, a vagina é o órgão genital de escolha por ter uma camada submucosa bem vascularizada e por possibilitar que o medicamento seja absorvido adequadamente. Em qualquer momento do ciclo estral, intervenções farmacológicas devem ser baseadas nas modificações de concentrações plasmáticas de hormônios esteroides que influenciam o processo que pretende ser manipulado.

Assim como os órgãos genitais femininos, os genitais masculinos dos mamíferos compreendem órgãos internos e externos. Apesar de a localização do escroto ser extracorpórea, os testículos e epidídimos nele contidos são considerados órgãos internos, assim como os ductos deferentes e as glândulas genitais acessórias. O pênis, a uretra e o escroto são os órgãos externos (Figura 2.8). Do ponto de vista farmacológico, os testículos merecem especial atenção, pois são os responsáveis pela produção de testosterona, hormônio esteroide que confere aos machos características sexuais secundárias, muitas vezes indesejáveis ao manejo e ao sabor da carne, sendo, portanto, alvo de castrações cirúrgicas e químicas. Os testículos são órgãos elipsoides, morfológica e funcionalmente relacionados com o epidídimo, o qual está localizado em sua margem epididimária. O exame andrológico é especialmente importante nos animais de produção, portanto o conhecimento da anatomia, topografia e conformação geral do testículo e do epidídimo é fundamental para a sua prática. Ao leitor interessado neste procedimento, é sugerida a leitura de textos específicos da área. O comprimento e a conformação do escroto definem a localização e o posicionamento dos testículos e epidídimos. Em *ruminantes*, o escroto longo e pendular

mantém os testículos na região inguinal e em posição vertical (Figura 2.8A). Dessa maneira, sua extremidade capitata, que suporta a cabeça do epidídimo, está voltada dorsalmente e sua margem epididimária, caudalmente. Os *suínos* apresentam escroto curto que mantém os testículos na região inguinal, muito próximos ao corpo e em posição oblíqua, com a extremidade capitata voltada cranioventralmente e a margem epididimária craniodorsalmente (Figura 2.8B). O ducto deferente, continuação do ducto do epidídimo, parte da cauda do epidídimo, ascende pela face medial do testículo. Em conjunto com o plexo pampiniforme, a artéria testicular e o músculo cremaster constituem o funículo espermático. Este pode ser identificado à palpação e, na castração por Burdizzo, é esmagado e hemostasiado concomitantemente. O parênquima testicular é envolto pela túnica albugínea, e todo o testículo, o epidídimo e as estruturas do funículo espermático são envoltos pela túnica vaginal, que nada mais é do que uma evaginação de peritônio que acompanha o testículo no momento do descenso através do canal inguinal. Suínos são castrados entre 2 e 4 semanas de idade, geralmente por meio de castração aberta, ou seja, por incisões na pele e túnicas e remoção dos testículos e epidídimos. Para ambas as espécies, esta cirurgia é feita a campo e as condições de analgesia e higiene nem sempre são ideais. Atualmente, está em fase de teste clínico em cães um novo medicamento (gliconato de zinco), que, aplicado por injeção intratesticular, é capaz de esterilização por destruição do parênquima do testículo. Estudos com o mesmo medicamento também já vêm sendo desenvolvidos para as espécies de produção. Com o desenvolvimento destas abordagens, acredita-se que os conceitos de bem-estar animal também possam ser aplicados a animais de produção criados intensivamente. Outro tipo de manejo instituído em muitos países, mas abolido em vários países da União Europeia e no Brasil também, é a aplicação de anabolizantes como promotores de crescimento em suínos e bovinos e também de agonistas β_2-adrenérgicos (clembuterol) como aditivo agropecuário (ver *Capítulos 20, 28 e 45*).

Microscopicamente os testículos são constituídos por túbulos seminíferos, células de Leydig no interstício, capilares e vasos linfáticos. O compartimento tubular pode ser subdividido em epitélio seminífero, responsável pela produção dos gametas masculinos, células de Sertoli, células germinativas em desenvolvimento e células peritubulares. Os animais de produção geralmente são castrados pelos motivos mencionados e os efeitos dos hormônios sexuais não são visíveis. No entanto, a testosterona produzida pelas células de Leydig é responsável, no animal adulto, pelo estímulo da síntese proteica e, consequentemente, pelo crescimento do animal, além do desenvolvimento das características sexuais primárias e secundárias, contração do músculo cremaster para controlar a temperatura testicular, no comportamento sexual, espermatogênese, entre outras funções. Sua função anabólica benéfica ao crescimento do animal e acúmulo de massa muscular passa, então, a não ser utilizada quando os animais são castrados.

Nos animais inteiros, a regulação da secreção de testosterona acontece de maneira similar, mas não idêntica, à regulação descrita para 17β-estradiol e progesterona na fêmea (Figura 2.7). A descarga de GnRH do hipotálamo acontece em pulsos intermitentes durante o dia e a noite, seguida por pulsos de LH que acontecem por 4 a 8 vezes em um período de 24 h. O FSH também é liberado em pulsos constantes, mas suas concentrações são baixas devido à inibição constante determinada pelo hormônio inibina, produzido nos testículos. As células de Leydig, que respondem ao LH, produzem

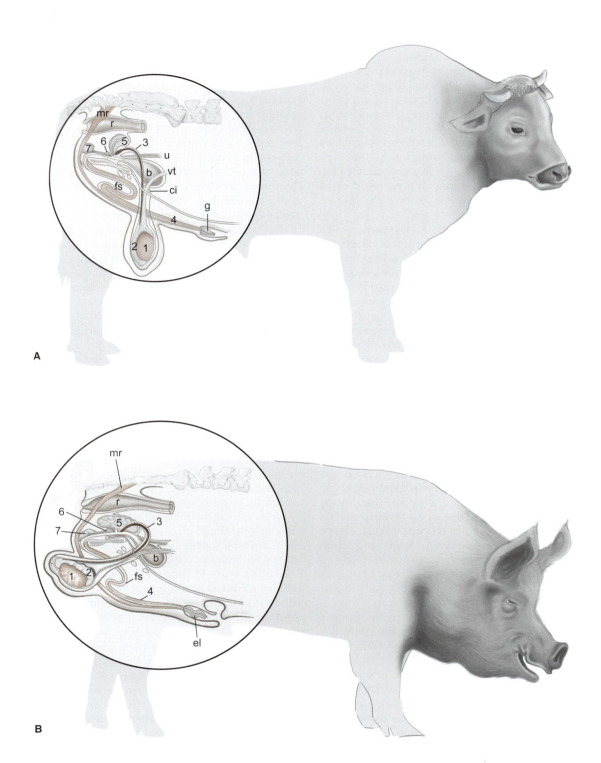

Figura 2.8 Representações semiesquemáticas dos órgãos genitais de touro (**A**) e cachaço (**B**) *in situ*. Representado apenas o lado direito das partes pares. **A.** Observar a posição perpendicular do testículo (1); epidídimo (2), voltado caudalmente; ducto deferente (3), curvado sobre o colo da bexiga urinária (b) para desembocar na uretra pélvica; pênis (4) e sua glande (g), flexura sigmoide (fs) e músculo retrator (mr); glândula vesicular (5); corpo da próstata (6), localizado ventralmente ao reto (r); glândula bulbouretral (7). Notar os vasos testiculares (vt) através do canal inguinal (ci) e o ureter (u) direito e sua conexão com o colo da bexiga urinária. **B.** Observar a posição oblíqua do testículo (1); epidídimo (2), voltado craniodorsalmente; ducto deferente (3), curvado sobre o colo da bexiga urinária (b) para desembocar na uretra pélvica; pênis (4) e sua extremidade livre (el) em espiral, flexura sigmoide (fs) e músculo retrator (mr); glândula vesicular (5), muito desenvolvida na espécie e localizada ventralmente ao reto (r), recobrindo o corpo da próstata (6); glândula bulbouretral (7).

e secretam testosterona de maneira pulsátil em menos de 30 min após o pico de LH por um período de 20 a 60 min. Então, a testosterona é transportada para a célula de Sertoli, onde é convertida a di-hidroepiandrosterona e 17β-estradiol, que são transportados pela circulação e exercem controle negativo sobre a produção de GnRH pelo hipotálamo.

Os órgãos genitais femininos nas *aves* domésticas de produção compreendem basicamente o ovário e o oviduto esquerdos, pois os do lado direito regridem durante os estágios iniciais de desenvolvimento e não se desenvolvem (Figura 2.9). Alguns autores consideram essa característica como forma de adaptação, para proporcionar maior leveza no ato de voar, apesar de aves não voadoras também apresentarem o mesmo padrão de desenvolvimento. As aves de rapina e o kiwi são exceção, pois apresentam órgãos genitais em ambos os antímeros.

Considerando as aves de produção, o ovário esquerdo situa-se craniodorsalmente na cavidade pleuroperitoneal e contacta pulmões, rins, intestinos, infundíbulo do oviduto e também o resquício do ovário direito. É envolto parcialmente pelo mesovário. Os folículos se ligam ao ovário por um pedículo (estigma folicular), que possibilita ao folículo ovular sem sangramento do parênquima. O local de ovulação, cálix, continua em inovulação por 1 semana (na galinha) ou mais de 1 mês (na pata). A formação de um corpo lúteo após a ovulação é discutida, mas não existe uma estrutura morfologicamente semelhante à encontrada em mamíferos. A determinação do sexo nas aves acontece antes da fecundação, pois os ovócitos apresentam cromossomos Z ou W, e os espermatozoides, apenas Z.

O oviduto se estende do ovário ao urodeu, na cloaca, e representa todo o trato genital (Figura 2.9). Situa-se na parte dorsal esquerda da cavidade pleuroperitoneal e se relaciona principalmente com rins, intestinos e ventrículo. Este órgão não apenas conduz o ovo até a cloaca como também lhe adiciona nutrientes e membranas que nutrem e protegem o embrião. É dividido em infundíbulo (secreta glicoproteínas), magno (secreta precursores de albumina), istmo (secreta albumina), útero (secreta a albumina restante, água e casca) e vagina.

Em *aves*, a fisiologia da reprodução está condicionada à oviposição, e alguns mecanismos de controle diferem daqueles descritos para os mamíferos. São três as fases de crescimento dos folículos que, após a ovulação, darão origem aos ovos: a fase inicial de crescimento lento (até o folículo alcançar 1 mm de diâmetro) pode durar de meses a anos; a fase de crescimento rápido, com deposição de vitelo, pode durar 2 meses; a terceira fase antecede a ovulação e dura, em média, 10 dias. Nesta fase, a maioria do vitelo e dos lipídios é depositada, fazendo com que o folículo alcance até 3,7 mm de diâmetro. No fígado, sob a regulação de gonadotrofinas e hormônios esteroides, ocorre a formação do vitelo, que é levado ao ovário pela circulação sanguínea. Após a ovulação, não existe a formação de corpo lúteo, mas as células da granulosa e da teca continuam sua produção hormonal por até 7 dias. Se não ocorrer ovulação, haverá atresia, com reabsorção do vitelo ou liberação do mesmo na cavidade peritoneal.

Para a formação do ovo, o folículo ovulado passa por infundíbulo, magno, istmo e útero. A vagina não está envolvida no mecanismo de formação, mas sim no de expulsão do ovo, junto com a cloaca. A motilidade do oviduto para transporte do ovo ao exterior é estimulada mecanicamente pelo próprio ovo e também pela $PGF_{2\alpha}$, que se liga a receptores específicos na musculatura do útero.

A galinha apresenta vários ciclos reprodutivos ao longo do ano, que são caracterizados por fases de postura intercaladas por fases de repouso. O período de tempo decorrido entre uma ovulação e outra varia entre 24 e 28 h dentro de uma sequência

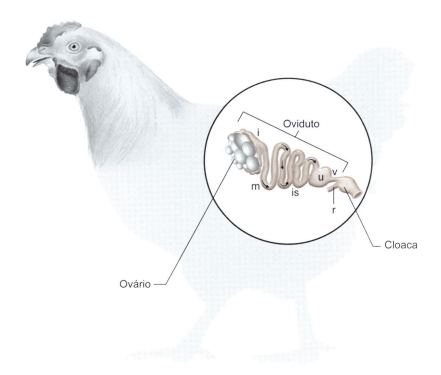

Figura 2.9 Desenho semiesquemático dos órgãos genitais da galinha *in situ*. Representado também o reto (r) em conexão com a cloaca, órgão comum aos sistemas digestório, urinário e genital. Observar o ovário repleto de folículos em diferentes estágios de desenvolvimento e os segmentos do oviduto: infundíbulo (i), magno (m), istmo (is), útero (u) e vagina (v). *Setas* indicam o trajeto do ovo no interior do oviduto.

ininterrupta de postura, a qual normalmente é seguida por 1 ou 2 dias sem oviposição. O LH é o hormônio responsável pela ovulação nas aves e seu padrão de secreção nas galinhas domésticas acontece por 4 a 11 h após o início da noite. Ao todo, as galinhas produzem aproximadamente 280 ovos durante 50 semanas de postura. Durante o período de troca de penas, que ocorre, normalmente, após 1 ano de postura, os órgãos genitais regridem. Esta troca pode ser induzida nas aves domésticas por restrição alimentar e hídrica e por diminuição das horas de luz, mas também farmacologicamente pela administração de tiroxina, prolactina e doses altas de progesterona. No folículo em desenvolvimento, a progesterona é produzida pelas células da granulosa, que respondem ao LH aumentando sua produção. Por outro lado, o pico pré-ovulatório de LH necessita de progesterona para ocorrer. As células da teca produzem estrógenos em resposta ao LH e ao FSH.

A disponibilidade de cálcio não influencia o padrão de secreção das gonadotrofinas nem a taxa de ovulação, no entanto, dietas com baixo teor deste mineral podem acarretar concentrações plasmáticas menores de LH. Ciclos claro-escuro com duração inferior a 24 h podem reduzir a frequência de ovulação devido à incapacidade de maturação dos folículos. E, ainda, a administração de bromocriptina (um agonista da dopamina que reduz a secreção de prolactina) em aves poedeiras aumenta a produção de hormônios esteroides e picos de LH, o que leva a aumento da oviposição.

Os órgãos genitais masculinos das *aves* consistem em um par de testículos, epidídimos e ductos deferentes e no falo, órgão copulador. Como os testículos estão localizados no interior da cavidade pleuroperitoneal, não há funículo espermático, túnica vaginal e escroto nas aves (Figura 2.10). Outras particularidades morfológicas pertinentes aos órgãos genitais desses animais são ausência de uretra e de glândulas genitais acessórias. A ausência do plexo pampiniforme é justificadas já que não existe necessidade de termorregulação testicular. Os testículos têm forma de feijão, são grandes e de coloração branca na época da reprodução, e pequenos e amarelados no período de quiescência. Posicionam-se contra as extremidades craniais dos rins, fixos pelo mesórquio e próximos à última costela. O epidídimo não apresenta divisões e corresponde a uma saliência discreta sobre cada testículo. Os dúctulos deferentes compõem o epidídimo e se reúnem para formar seu ducto, através do qual os espermatozoides chegam ao ducto deferente, estrutura espiralada, que os conduz até a cloaca e desemboca em uma papila na parede lateral do urodeu. O líquido seminal é formado nos testículos e nas células epiteliais dos ductos do epidídimo. No lábio ventral do vento (abertura externa da cloaca), localiza-se o falo, órgão análogo ao pênis dos mamíferos. Anseriformes e estrutioniformes apresentam falo longo, espiralado e protrátil, já os galiformes, falo curto, composto de um corpo fálico mediano e dois corpos fálicos laterais. Como não há uretra, o sêmen é despejado diretamente pelas papilas dos ductos deferentes no assoalho do urodeu, no sulco ejaculatório, de onde escorre pelo falo intumescido através do sulco fálico. Nas aves, a ereção ocorre por um mecanismo de aprisionamento de linfa em tecidos eréteis do falo. Para a inseminação, é necessário que o vento seja evertido e o falo, pressionado contra a mucosa cloacal da fêmea ou, no caso do falo protrátil, que este seja

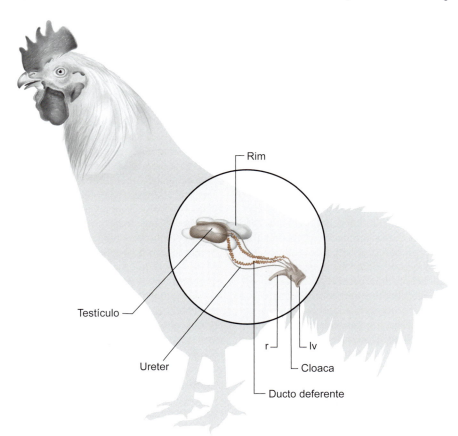

Figura 2.10 Desenho semiesquemático dos órgãos urinários e genitais do galo *in situ*. Representado também o reto (r) em conexão com a cloaca, órgão comum aos sistemas digestório, urinário e genital. Observar que os testículos, a cada lado, estão localizados próximo à extremidade cranial dos rins e que os ductos deferentes, convolutos, acompanham os ureteres, retilíneos, no trajeto até a cloaca. O lábio ventral (lv) da cloaca do galo contém o falo, órgão copulatório masculino, especialmente reduzido no estado quiescente.

introduzido na cloaca da fêmea. O sêmen não ejaculado pode ser reabsorvido pelas células de Sertoli do testículo ou pelo epitélio epididimário.

A maturação testicular e a produção hormonal são dependentes de hormônios liberados pelo eixo hipotálamo-hipófise. A glândula pineal também está envolvida no controle do desenvolvimento e maturação sexual em aves por meio de estímulos da secreção de gonadotrofinas. Um macho castrado se desenvolve vagarosamente em relação ao não castrado, além de depositar mais tecido adiposo e apresentar alterações nas articulações tibiotársica e tarsometatársica. Entre os fatores ambientais, o fotoperíodo afeta diretamente espermatogênese, crescimento e/ou regressão testicular. A testosterona é o esteroide produzido em maior quantidade nos testículos das aves responsável pelos mecanismos de retroalimentação positiva e negativa com os hormônios da hipófise e hipotálamo. No entanto, progesterona e 17β-estradiol também foram isolados em homogenato testicular.

Os *peixes* apresentam uma gama variada de estratégias reprodutivas que variam desde a oviparidade até a viviparidade placentária. Os peixes mais estudados em relação à sua fisiologia reprodutiva são os teleósteos, nos quais se incluem os pacus e as tilápias, peixes ovíparos. Os ritmos biológicos exercem influência marcante sobre a ciclicidade dos peixes, bem como as condições ambientais e as características geográficas. Os órgãos genitais da fêmea ovípara são os ovários pares e alongados, sustentados pelo mesovário (Figura 2.11). O suprimento vasculonervoso chega ao órgão pela margem dorsal. Após a ovulação, os ovos são liberados na cavidade corporal antes de serem transportados ao poro genital. Os órgãos genitais do macho consistem em testículos alongados suspensos pelo mesórquio, contínuo com o peritônio da bexiga natatória. São compostos por túbulos seminíferos que descarregam os espermatozoides em um ducto deferente curto, que carreia o sêmen ao poro genital (Figura 2.12).

Estímulos visuais são gerados por modificações ambientais e percorrem a mesma via que a luminosidade percorre nos mamíferos (retina, nervo óptico, pineal, hipotálamo) para exercer a regulação da reprodução por meio da secreção de GnRH. Os estímulos olfatórios, no entanto, percorrem o nervo olfatório e o nervo terminal, ligado diretamente ao hipotálamo e à hipófise, capaz também de liberar GnRH e exercer efeito direto na função reprodutiva. A piscicultura comercial utiliza as propriedades ovulatórias e espermiogênicas da molécula do GnRH para controlar a estação reprodutiva.

A hipófise secreta gonadotrofinas, em geral designadas como GtHI e GtHII, mas, recentemente, mais bem descritas como homólogas ao FSH e ao LH, respectivamente, dos outros vertebrados. Nos teleósteos, a neuro-hipófise invade a adeno-hipófise em suas partes distal e intermédia. Consequentemente, não há sistema porta-hipofisário ou este é pouco desenvolvido, mas hormônios carreados do hipotálamo chegam à hipófise e podem modular diretamente a secreção dos hormônios gonadotróficos. Extratos de hipófise são usados em criações de peixes e visam induzir a ovulação de um número maior de ovos.

O eixo hipotálamo-hipófise regula funções diversas, desde a gametogênese até o comportamento. Foram descritas 5 formas de GnRH que agem nas células gonadotróficas da hipófise via receptores específicos de membrana. Nos peixes, outros hormônios como a norepinefrina, a serotonina e a dopamina também podem determinar a liberação de GtH pela hipófise. Este mecanismo mais preciso de regulação pode ser utilizado com enfoque farmacológico aplicando-se moléculas semelhantes ao GnRH acompanhadas de antagonistas da dopamina para indução da ovulação, o que se comprovou mais efetivo do que a simples aplicação de GnRH. A morfologia da hipófise varia de acordo com o grau de maturação gonadal e a hipofisectomia causa regressão das gônadas, diminuição da gametogênese e inibição da esteroidogênese. GtHI ou FSH é a gonadotrofina mais abundante na circulação dos peixes em atividade sexual, enquanto o LH ou GtHII predomina durante a maturação sexual. Nos ovários e testículos, os GtH se ligam a receptores específicos na membrana plasmática das células-alvo. A produção de esperma e de ovócitos nos peixes pode ocorrer de três modos, como evento único, cíclico ou contínuo. Em geral, os ovários são estruturas pares localizadas dorsalmente na cavidade abdominal e fixos pelo mesentério dorsal. Apesar de variar entre as espécies de peixes em relação à morfologia externa, os testículos apresentam os mesmos tipos celulares que em mamíferos e aves, produzindo testosterona e outros andrógenos, mas também progesterona e deoxicorticosterona. As células da granulosa dos folículos produzem 17β-estradiol e estrona, além dos outros esteroides citados para o macho. O mecanismo de retroalimentação positiva ou negativa com hipófise e hipotálamo também ocorre. Além da influência hormonal, o crescimento dos ovócitos também depende da deposição de vitelogenina, produzida pelo fígado, em resposta ao estradiol.

Para que ocorra a fecundação, o sêmen dos peixes precisa adquirir motilidade, o que ocorre ao alcançar o meio externo ou o interior da fêmea. Após a fecundação, ocorre modificação da permeabilidade do ovo, o que possibilita tanto o desenvolvimento no ambiente externo quanto no útero, no caso dos peixes vivíparos. Os mecanismos de regulação do ciclo reprodutivo em peixes também sofrem variações espécie-específicas, cujo detalhamento não faz parte da abrangência deste capítulo.

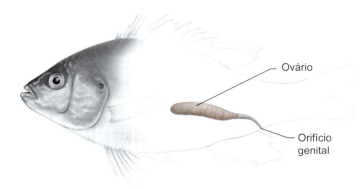

Figura 2.11 Sistema reprodutor feminino dos peixes.

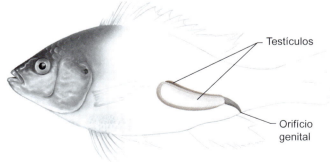

Figura 2.12 Sistema reprodutor masculino dos peixes.

Sistema respiratório

A principal função do sistema respiratório é promover a oxigenação do sangue e a eliminação de dióxido de carbono, processo que ocorre por difusão entre alvéolos pulmonares e células sanguíneas. Os órgãos do sistema respiratório ainda estão envolvidos em outras funções importantes no organismo, tais como fonação e olfação, especialmente importantes na reprodução animal, equilíbrios homeostático e acidobásico, e termorregulação. Os órgãos constituintes desse sistema transportam o ar atmosférico para o interior dos pulmões (Figura 2.13) e, destes, novamente para o exterior do corpo. Podem ser divididos em duas partes: a condutora, na qual o ar é filtrado, umidificado e aquecido; e a respiratória, na qual ocorrem as trocas gasosas. Nos mamíferos, a parte condutora é composta por nariz, cavidade nasal, seios paranasais, laringe, traqueia, brônquios e bronquíolos, enquanto a parte respiratória é basicamente composta pelos alvéolos pulmonares. *Ruminantes* e *suínos* têm bronquíolos que participam do processo de difusão de gases por apresentarem saliências periféricas semelhantes a alvéolos, revestidas por epitélio alveolar. Estes bronquíolos, chamados de respiratórios, medem cerca da metade do diâmetro de bronquíolos comuns, ou seja, menos do que 0,5 mm, e, juntamente com os alvéolos pulmonares, compõem a parte respiratória do sistema respiratório destes animais.

O ar adentra a cavidade nasal através das narinas. Esta é dividida em duas cavidades menores pelo septo nasal, no plano mediano. O septo é composto de cartilagem, duas partes ósseas (vômer e etmoide) e de uma parte membranosa que, no suíno, articula-se a uma terceira parte óssea, ao móvel osso rostral. A mucosa que reveste a cavidade nasal apresenta uma região chamada de respiratória e outra, olfatória. A mucosa respiratória contém células caliciformes e glândulas mucosas e serosas que atuam na retenção de impurezas e, juntamente com a rica vascularização, do aquecimento e umidificação do ar inspirado. A parte olfatória reveste especialmente as porções caudais das conchas etmoidais, adjacente ao septo nasal. Das paredes laterais da cavidade nasal partem as conchas nasais, finas lâminas espirais de tecido ósseo revestido por membrana mucosa que ampliam a superfície de mucosa em contato com o ar. Os seios paranasais são cavidades no interior de certos ossos da face e do crânio que se comunicam com a cavidade nasal. Portanto, também são revestidos por mucosa, porém uma mais fina e menos irrigada. Além de funções mecânicas que conferem resistência e leveza aos ossos da cabeça, participam da fonação e também proporcionam proteção térmica ao encéfalo e à cavidade nasal. O seio frontal é especialmente amplo em suínos e bovinos, se estendendo da cavidade nasal à região da nuca e, nos ruminantes, ao interior dos processos cornuais. As cóanas são as aberturas caudais da cavidade nasal que possibilitam que esta se comunique com a nasofaringe, de onde o ar inspirado é direcionado à traqueia pela laringe. A laringe é um órgão tubular composto por um conjunto de cartilagens, músculos e ligamentos que atua especialmente na fonação, deglutição e manutenção de uma via livre para a passagem de ar, mas também participa dos processos de tosse e espirro. A cartilagem epiglote atua como uma válvula, direcionando-se dorsalmente para ocluir quase por completo a laringe e direcionar o alimento ao esôfago durante a deglutição e, durante a respiração, direcionando-se ventralmente para possibilitar a passagem de ar dos pulmões para o exterior e vice-versa. É importante o conhecimento da sua localização e comportamento durante a passagem de sonda traqueal para ventilação pulmonar ou anestesia inalatória.

A glote é o espaço entre as pregas vocais direita e esquerda e as porções suprajacentes das cartilagens aritenoides. O espaço rostral até a epiglote é chamado de vestíbulo da laringe e a porção caudal até a traqueia, passando pela cartilagem cricoide, corresponde ao espaço infraglótico. O conjunto desses espaços constitui a cavidade da laringe. A inervação parassimpática da laringe é feita por ramos do nervo vago.

A traqueia (Figura 2.13) apresenta uma parte cervical e outra torácica e é formada por uma sequência de anéis cartilaginosos incompletos dorsalmente. Os anéis são unidos entre si por tecido conjuntivo elástico (ligamentos anulares) e um músculo liso, o músculo traqueal, se fixa internamente entre suas extremidades livres, percorrendo a traqueia em toda a sua extensão. A túnica mucosa traqueal é do tipo respiratório, semelhante à da laringe, e se continua nos brônquios. No tórax, cranialmente à bifurcação em brônquios principais, em ruminantes e suínos a traqueia emite um brônquio traqueal que se destina ao lobo cranial do pulmão direito. Os brônquios principais penetram nos pulmões através do hilo pulmonar e, junto com nervos e vasos sanguíneos e linfáticos que também passam por ali, constituem, a cada lado, a raiz do pulmão. Brônquios lobares penetram em cada lobo pulmonar e se ramificam em brônquios segmentares que se dividem no interior de cada segmento broncopulmonar até alcançarem o nível dos bronquíolos. Os ductos alveolares são ramificações dos bronquíolos que se comunicam com os alvéolos pulmonares, onde o processo de difusão de oxigênio e dióxido de carbono ocorre entre as paredes alveolares e o endotélio dos capilares que envolvem os sacos alveolares.

A cavidade torácica é revestida por pleura, membrana serosa de parede dupla que também reveste os pulmões (pleura visceral), formando os sacos pleurais. A pleura pulmonar é chamada de pleura visceral, enquanto a pleura parietal compreende a porção que reveste o diafragma, as paredes torácicas e o mediastino. O mediastino, espaço entre os sacos pleurais, concentra praticamente a totalidade dos órgãos intratorácicos, com exceção dos pulmões. As pleuras mantêm a pressão negativa do tórax, essencial para a expansão da cavidade torácica e consequente insuflação dos pulmões. A musculatura lisa pulmonar e as glândulas brônquicas sofrem influência excitatória parassimpática por fibras do nervo vago, o que induz broncoconstrição e secreção, enquanto as fibras simpáticas são inibidoras destas ações.

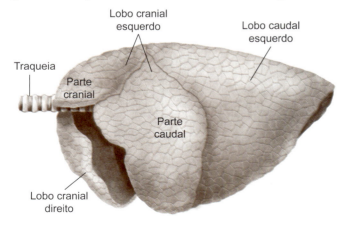

Figura 2.13 Vista lateral esquerda dos pulmões de bovino evidenciando a assimetria entre os pulmões direito e esquerdo e a lobulação característica do parênquima pulmonar da espécie.

O processo respiratório se divide em quatro etapas: transporte de ar para os pulmões até alcançar os alvéolos, troca de gases nos pulmões entre os alvéolos e os capilares sanguíneos pulmonares, transporte de gases no sangue e respiração tecidual por meio de troca entre os capilares teciduais e as células. A chamada barreira hematogasosa é formada pelo endotélio, sua lâmina basal e a célula epitelial alveolar. A pressão alveolar interna é determinante para o sucesso das trocas gasosas e o surfactante auxilia na manutenção desta pressão em níveis ideais. Outros fatores, como a capacidade de expansão pulmonar, são fundamentais no processo respiratório. Os pulmões, no entanto, não são apenas órgãos respiratórios, participam da manutenção da temperatura corpórea, pois, com o aumento da ventilação pulmonar, ocorre maior perda de calor e água. Eles auxiliam na manutenção do pH plasmático regulando a eliminação de ácido carbônico sob a forma de gás, têm a capacidade de filtrar êmbolos trazidos pela circulação venosa, impedindo que se alojem na circulação sistêmica arterial e ainda produzem enzimas que catalisam reações de conversão de angiotensina I em angiotensina II, um potente agente vasoconstritor.

O conhecimento dos órgãos do sistema respiratório, bem como seu funcionamento, é de fundamental importância em *aves*, uma vez que os sistemas atuais de criação intensiva propiciam o surgimento e a disseminação de afecções respiratórias. Nestes animais, este sistema é composto por cavidade nasal, laringe, traqueia, siringe, brônquios, pulmões e sacos aéreos. O acesso à cavidade nasal se dá pelas narinas, localizadas na base do bico. Há conchas nasais e a concha nasal caudal encerra o seio infraorbitário, que não é drenado naturalmente e, em geral, é sede de infecções. O ducto nasolacrimal se abre na cavidade nasal, bem como a glândula nasal (ou glândula de sal) presente em algumas espécies. A laringe ocupa o assoalho da orofaringe. É sustentada pelas cartilagens cricoide e aritenoides, que formam a glote e participam do mecanismo de fechamento da laringe para evitar que partículas estranhas adentrem as vias respiratórias inferiores, já que não há cartilagem epiglote. Não há cordas vocais e os sons de vocalização são produzidos na siringe, uma especialização membranosa do tecido traqueal e brônquico, localizada na bifurcação da traqueia. O músculo esternotraqueal aproxima a traqueia da siringe e auxilia a vocalização. Anseriformes apresentam uma estrutura óssea oca situada no lado esquerdo da siringe que funciona como caixa de ressonância. Os pulmões são pequenos, não apresentam lobação como nos mamíferos, e, ainda, apresentam cartilagens em seu parênquima (Figura 2.14). Localizam-se dorsalmente na cavidade pleuroperitoneal em contato íntimo com as costelas e vértebras, o que determina pouca capacidade de expansão e justifica a ausência de cavidade pleural. O brônquio primário adentra ventralmente o pulmão e é continuado pelo saco aéreo abdominal. Nesse trajeto, o brônquio primário chega a se subdividir em até 50 brônquios secundários que se comunicam com vários sacos aéreos (Figura 2.14). Os brônquios secundários emitem de 400 a 500 parabrônquios, na parede dos quais ocorrem as trocas gasosas. Os capilares aéreos, formados por prolongamentos do lume dos parabrônquios e constituídos por uma única camada de células epiteliais, formam uma rede que se entrelaça à rede capilar sanguínea e, por mecanismo de contracorrente, contribui para a grande eficiência do pulmão aviário na realização de trocas gasosas. Enquanto o gás flui pelos parabrônquios, o dióxido de carbono (CO_2) é constantemente eliminado do sangue e o oxigênio (O_2) retirado dos capilares aéreos. Variações da concentração de O_2 e CO_2 e os reflexos neuronais controlam a respiração e as trocas gasosas. Os sacos aéreos consistem em

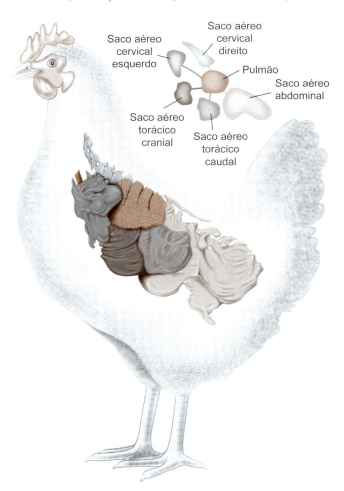

Figura 2.14 Representação semiesquemática da vista lateral esquerda da projeção do pulmão esquerdo e os sacos aéreos associados na galinha.

dilatações do sistema brônquico em íntima relação com as vísceras, ossos e músculos, responsáveis por fazer circular o ar inspirado, mas não pelas trocas gasosas. Os músculos respiratórios e as contrações do coração auxiliam a circulação do ar pelos pulmões, aumentando e diminuindo a pressão e o volume dos sacos aéreos.

Nos *peixes* de respiração branquial, como é o caso da maioria dos teleósteos, o sistema respiratório é composto por faringe (dividida em três cavidades: cavidade bucal e cavidades operculares) e quatro arcos branquiais completos e um semiarco, denominado pseudobrânquia. Entre as cavidades operculares e a bucal situam-se as válvulas maxilar e mandibular. As válvulas são determinantes para que um peixe seja ventilado artificialmente. Os arcos branquiais contêm cartilagens para sua sustentação (Figura 2.15). A porção cranial das guelras é modificada para impedir que debris e restos de alimentos adentrem o compartimento respiratório. Cada arco branquial apresenta duas fileiras de filamentos, denominados lamelas primárias, em sua porção caudal. Lamelas secundárias posicionam-se transversalmente às primárias. As guelras são irrigadas por um sistema arterial duplo, no qual uma artéria provê oxigenação da guelra e a outra oxigenação das lamelas e dos arcos branquiais (Figura 2.15). A função da pseudobrânquia não foi definida, mas sabe-se que apresenta ligação com a bexiga natatória.

Em *peixes*, a transferência de O_2 do meio para a célula pode ser dividida em várias etapas. A primeira é a ventilação das guelras, seguida da difusão branquial, do transporte

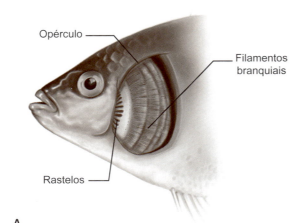
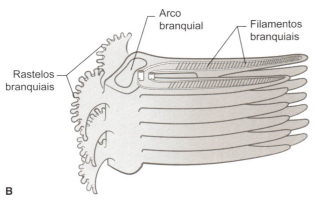

Figura 2.15 Brânquias de peixes teleósteos. **A.** Brânquias e seus quatro arcos in situ (opérculo removido). **B.** Representação esquemática dos filamentos e rastelos branquiais.

de O_2 pelo sangue e finalmente a difusão tecidual. Para que se estabeleça um fluxo ventilatório contínuo pelas guelras, é necessária a ação combinada da bomba bucal e da sucção opercular, além da contração da musculatura intrínseca dos arcos branquiais, o que ajusta o volume da cavidade branquial e regula a resistência ao fluxo de água. O fluxo ventilatório é determinado por frequência e amplitude respiratória. Em peixes que ficam parados por bastante tempo, a respiração pode ser intermitente. O mecanismo de contracorrente que se estabelece entre a entrada de água e o fluxo sanguíneo é muito eficiente para a troca de gases. Os peixes que nadam transferem o custo energético da respiração para os músculos da locomoção, o que possibilita que o nível de exercício não aumente o custo da respiração. O estilo de vida e o *habitat* influenciam as taxas de difusão branquial. Por difusão branquial, entende-se a passagem do gás pela superfície total lamelar elevada a um coeficiente numérico (entre 0,5 e 1,0) dependente da massa corporal. O coeficiente de permeabilidade (K) do gás no epitélio da guelra não foi determinado, mas acredita-se que seja equivalente a 30% do coeficiente de permeabilidade do gás na água e não se sabe se a temperatura exerce alguma influência sobre ele. O transporte de O_2 no sangue ocorre a partir da ligação com a hemoglobina ou pela dissolução do gás no próprio sangue, o que, nos peixes, corresponde a apenas 5% do total transportado. Redução do pH devido à produção de ácidos ou CO_2 diminui a afinidade da hemoglobina pelo O_2.

A bexiga natatória, presente em alguns peixes, supostamente relacionada com a manutenção da profundidade do animal na água, é derivada do sistema digestório e pode manter uma comunicação ativa com o esôfago por meio do ducto pneumático. Quando não existe esta comunicação, os peixes apresentam uma rede admirável composta por inúmeros vasos, ao redor da bexiga natatória. Peixes que vivem em águas profundas como os linguados e atuns, em geral, não apresentam este órgão na idade adulta, ou preenchem sua cavidade com lipídios, em vez de gás, para facilitar sua permanência no fundo.

▶ Sistema circulatório

O sistema circulatório é composto por coração, vasos (arteriais, venosos e linfáticos) e humores (sangue e linfa). Sua principal função é levar O_2 e nutrientes aos tecidos e carrear os metabólitos para serem eliminados. Para isso, o coração funciona como uma bomba propulsora e os vasos como condutores. A pressão existente dentro do sistema de tubos condutores (principalmente artérias e veias) determinará a velocidade do fluxo sanguíneo gerado pelos batimentos cardíacos dentro da circulação. O caminho percorrido por este fluxo determina padrões de distribuição e coleta do sangue, denominados circulação. Nos mamíferos e aves, são descritas duas circulações complementares entre si: a sistêmica e a pulmonar. No caso dos peixes teleósteos, existe apenas a circulação sistêmica. Outros tipos mais específicos de circulação, como a porta-renal e a porta-hepática, já foram descritos anteriormente neste capítulo, quando relevantes para a farmacologia.

A circulação sistêmica consiste em vasos arteriais e venosos, que partem e retornam ao coração, respectivamente, após transportarem sangue oxigenado para todos os tecidos e o produto de seu metabolismo, após passagem pelo fígado e/ou rins para o coração novamente. O coração dos mamíferos e das aves é dividido em quatro câmaras, sendo dois átrios, posicionados na base do coração ou dorsocranialmente, e dois ventrículos posicionados ventrocaudalmente. A artéria que parte do coração pelo ventrículo esquerdo é denominada aorta, dividindo-se em aorta ascendente, que irriga pescoço, cabeça e membros torácicos, e aorta descendente, que irriga tórax, abdome e membros pélvicos. O sangue que retorna do abdome e dos membros pélvicos percorre a veia cava caudal, e o que retorna da cabeça, pescoço e membros torácicos, a veia cava cranial. Ambas desembocam no átrio direito. Deste, o sangue passa para o ventrículo direito, de onde parte para os pulmões, onde será oxigenado. Neste momento, na ida do sangue venoso para os pulmões, tem início o trajeto da circulação pulmonar. Esta circulação é composta por artérias e veias pulmonares e também tem como pontos de partida e chegada o coração. Só que, neste caso, as artérias pulmonares que partem do ventrículo direito carreiam sangue venoso, e as veias pulmonares que retornam o sangue oxigenado ao átrio esquerdo carreiam sangue arterial. Do átrio esquerdo, o sangue passa ao ventrículo esquerdo, de onde é novamente bombeado para o organismo todo e a circulação sistêmica reinicia. Quando se afirma, do ponto de vista farmacológico, que uma substância alcançará a circulação porta-hepática e, portanto, será biotransformada no fígado antes de chegar à circulação sistêmica e ser distribuída para os tecidos-alvo (que podem ser músculos, ossos, pulmão, órgãos genitais), significa dizer que esta substância foi absorvida pela mucosa do sistema digestório e chegou às respectivas veias de drenagem que necessariamente confluem para a veia porta-hepática, que, por sua vez, carreia este sangue para o fígado, de onde são retirados nutrientes e processados os metabólitos. Do fígado, as veias hepáticas levarão este sangue, já processado, à veia cava caudal e esta, ao coração e pulmão, conforme descrito anteriormente, e, por último, ao coração para então ser redistribuído a todos os órgãos, músculos, ossos etc.

Como via de administração de medicamentos, este sistema também desempenha papel importante. Estruturalmente, os vasos são formados por três camadas: a túnica íntima constituída pelo endotélio, a túnica média, constituída por músculo liso e tecido conjuntivo elástico, e a túnica externa, constituída por tecido conjuntivo rico em fibras colágenas e elásticas. Esta bainha de tecido conjuntivo ao redor dos vasos sanguíneos possibilita que nervos e vasos linfáticos acompanhem o trajeto dos primeiros de maneira segura. Por outro lado, a desvantagem que existe neste tipo de arranjo morfológico é o risco de estas estruturas serem lesadas quando a via venosa é utilizada para administração de medicamentos. A lesão dos nervos pode causar desconforto enorme nos animais e diminuição ou até mesmo perda de função de grupos musculares. Quando um medicamento é administrado por via intravenosa, admite-se que sua dose total esteja disponível sistemicamente, o que não leva em consideração a biotransformação que esta substância pode sofrer nos pulmões, por exemplo, antes de ser distribuída pela circulação sistêmica. Por outro lado, a variabilidade de resposta ao medicamento diminui bastante e é a única via de administração possível quando uma substância pode causar danos teciduais ou é irritante, apesar de tromboflebites também serem possíveis. Em *ruminantes*, a via intravenosa de escolha é a veia jugular, situada lateralmente na região do pescoço, enquanto em *suínos*, a veia auricular é muito utilizada. No entanto, a necessidade de reaplicação dos medicamentos em menor intervalo de tempo faz com que a via intramuscular seja a de escolha em animais de produção.

▶ Sistema muscular

Muitas células do organismo apresentam a capacidade de contração, no entanto, apenas as células (fibras) musculares conseguem produzir movimentos a partir de suas contrações. Existem três tipos de fibras musculares: esqueléticas, lisas e cardíacas. No corpo dos vertebrados, essas fibras estão nos músculos esqueléticos da cabeça, do tronco e dos membros (Figuras 2.16 e 2.17), na parede das vísceras ocas e no coração, respectivamente. Como via de administração de medicamentos, a musculatura esquelética adquire grande importância. No entanto, do ponto de vista de alvo da ação de medicamentos simpático e parassimpaticomiméticos, os outros dois tipos de fibras musculares são muito relevantes. Para animais de produção, no entanto, a aplicação desses medicamentos é feita em menor escala, o que determinou o enfoque desta parte do capítulo nos músculos esqueléticos.

Os músculos esqueléticos podem ser classificados de várias maneiras. Segundo a arquitetura de suas fibras, podem ser classificados em paralelos e oblíquos; segundo o número de ventres, em monogástrico, digástrico e poligástrico; segundo o número de feixes musculares no local de origem, em bíceps, tríceps ou quadríceps; segundo sua função, em flexores, extensores etc. Os músculos esqueléticos se inserem no esqueleto por meio de tendões, faixas de tecido conjuntivo fibroso que apresentam forma alongada. Quando estas faixas se apresentam em formato achatado, são denominadas aponeuroses. Cada músculo é recoberto por um tecido conjuntivo (epimísio) chamado de fáscia. Cada feixe muscular recebe como envoltório o perimísio, e cada fibra muscular, o endomísio, originados do epimísio. O endomísio serve de suporte para passagem de fibras nervosas e também de uma densa rede de capilares. A depender do local no organismo, existe a deposição de maior ou menor quantidade de tecido adiposo sobre os envoltórios musculares. A vascularização dos músculos esqueléticos origina-se de artérias vizinhas aos mesmos, que

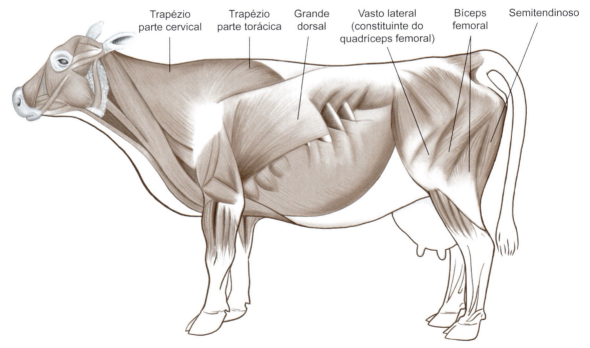

Figura 2.16 Musculatura esquelética superficial de bovino. Os músculos trapézio, quadríceps femoral e semitendinoso são os principais músculos de escolha para injeções intramusculares na espécie.

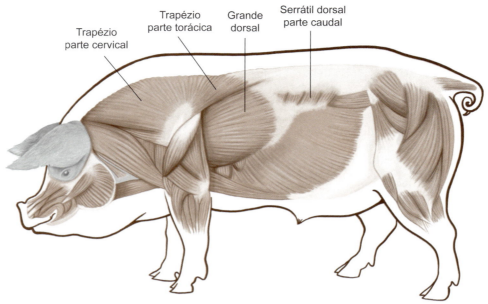

Figura 2.17 Musculatura esquelética superficial de suíno. O músculo trapézio é o músculo de escolha para injeções intramusculares na espécie.

penetram no músculo pelo denominado hilo vasculonervoso. Como o nome indica, pelo mesmo local penetram os nervos que determinarão a sensibilidade e a motricidade do músculo e também partem as veias e os vasos linfáticos que drenam determinado músculo. Os músculos esqueléticos apresentam contração voluntária e, para tal, seu arranjo microscópico é diferente do arranjo dos músculos lisos e cardíacos, de contração involuntária. As células musculares esqueléticas são alongadas e apresentam múltiplos núcleos localizados em sua periferia. Em seu citoplasma, são observadas as miofibrilas, compostas por miofilamentos que se arranjam longitudinalmente ao sentido da fibra e são responsáveis pela contração. Existem miofilamentos espessos e finos que se sobrepõem em algumas regiões da miofibrila (denominadas banda A) de aparência escura. A banda I, clara, é composta apenas por miofilamentos finos. No meio da banda A, existe a banda H, mais clara, onde não há mais sobreposição de miofilamentos e, bem no centro da banda H, existe a banda M, que contém miomesina e ajuda a manter os níveis de trifosfato de adenosina (ATP) para contração. Existe também a banda Z, localizada no centro da banda I, que serve como referência para determinação de uma unidade de sarcômero, que se estende de uma banda Z à outra.

Para que ocorra a contração muscular, é necessário que as unidades motoras, compostas por um axônio e um miócito, se contraiam em conjunto. Um impulso nervoso percorre o axônio e, quando chega à placa motora (região de maior proximidade entre a fibra nervosa e o miócito), provoca liberação de acetilcolina, que se liga a receptores na fibra muscular, o que resulta em abertura dos canais de sódio e influxo deste íon, responsável por iniciar a onda de despolarização. Durante a despolarização, a reserva de cálcio intracelular é liberada, assim como o ATP é hidrolisado e os sarcômeros se encurtam, causando a contração muscular. Após a despolarização, o cálcio é transportado ativamente para as cisternas, onde é estocado e a contração cessa. A contração das fibras musculares pode ser rápida ou lenta. Na contração rápida, estão envolvidas as fibras brancas que apresentam pouca quantidade de mioglobina e mitocôndrias e maior quantidade de retículo endoplasmático rugoso, o que possibilita maior estoque de cálcio e contrações mais rápidas, o que, por outro lado, causa fadiga em menor espaço de tempo. A energia que utilizam para a contração advém da respiração anaeróbica. As fibras vermelhas, de contração lenta, apresentam grande quantidade de mioglobina e mitocôndrias, condizente com a respiração aeróbica e o processo oxidativo para produção de energia. *Bovinos* e *ovinos* apresentam grandes quantidades de mioglobina em seus músculos esqueléticos, o que torna a coloração dos mesmos muito mais vermelha do que os músculos de *suínos*, aves ou peixes.

A quantidade de medicamento e a vascularização da musculatura determinam a taxa de absorção desta via de administração. O aumento do fluxo sanguíneo no local da administração também majora a taxa de absorção. Por outro lado, medicamentos vasoconstritores ou doenças que diminuam a perfusão muscular prejudicam a absorção dos medicamentos. Locais distintos também determinam taxas de absorção diferentes: em *bovinos*, por exemplo, a injeção intramuscular no músculo trapézio (localizado laterodorsalmente na região do pescoço) é absorvida mais rapidamente do que a injeção no músculo semitendinoso ou quadríceps femoral (localizados caudal e lateralmente, respectivamente, na região da coxa) ou mesmo uma injeção subcutânea na região do pescoço (Figura 2.16). Em *suínos*, o local de escolha para injeção intramuscular também é o trapézio, uma vez que é o local de melhor absorção muscular nestes animais, com menor tempo de resíduos do medicamento administrado e menor possibilidade de dano à carcaça. Além dos componentes morfológicos que embasam a utilização desta via, ela é também conveniente pelo tamanho dos grupos musculares. Por estas razões, é frequentemente escolhida para administração de medicamentos em animais. No entanto, existem desvantagens na utilização desta via que não podem ser desprezadas, entre elas, a possibilidade de o medicamento ser depositado no tecido adiposo perimuscular, nas fáscias, entre os músculos e consequente indução de danos teciduais por persistência de resíduos no local da injeção. O tempo de carência após aplicações intramusculares varia de acordo com o medicamento e a espécie animal (ver *Capítulo 4*).

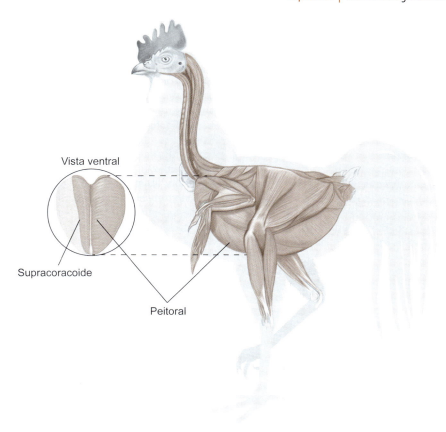

Figura 2.18 Representação semiesquemática da musculatura esquelética superficial do galo doméstico. Os músculos indicados são os músculos de escolha para injeções intramusculares. Na intenção de evitar que o medicamento passe pelo sistema porta-renal e tenha considerável fração eliminada pelos rins, antes de ser distribuído a todo o organismo pelo coração, tem sido sugerido não realizar aplicações na musculatura dos membros pélvicos. No detalhe o músculo peitoral direito foi removido para exposição do supracoracoide, de localização mais profunda.

Aves também apresentam esqueleto axial e apendicular, sendo que o apendicular apresenta-se bastante modificado em comparação aos mamíferos em função do voo. A estrutura muscular acompanha esta especialização, visto que podem-se observar músculos peitorais (peitoral superficial e supracoracóideo) bem desenvolvidos (Figura 2.18), que são palpados rotineiramente para se avaliar o estado de saúde da ave, além de servirem como local de administração intramuscular. O sentido da aplicação deve ser paralelo à pele para que a cavidade pleuroperitoneal não seja perfurada e a região cranial deve ser evitada, já que a irrigação pelas artérias peitorais cranial e caudal (ramos do tronco peitoral) adentra o músculo por esta região, e a perfuração das mesmas leva normalmente ao óbito do animal. Caso a injeção seja feita nos membros pélvicos, deve-se levar em consideração a existência do sistema porta-renal que biotransformará o medicamento antes que este alcance a circulação sistêmica. As aves têm músculos vermelhos e brancos (carne escura e carne clara, respectivamente). Os vermelhos têm maior quantidade de mioglobina, são mais vascularizados e apresentam em suas células mais mitocôndrias e lipídios, que utilizam como fonte de energia em vez do glicogênio. Como a gordura é uma fonte concentrada de energia, os músculos vermelhos são mais adaptados ao esforço contínuo. Em aves voadoras, os músculos peitorais também são do tipo vermelho.

Peixes teleósteos apresentam esqueleto axial e apendicular com os mesmos componentes do sistema locomotor dos mamíferos. Em relação à musculatura, também apresentam músculos lisos, cardíaco e estriados. No peixe adulto, pode-se reconhecer o padrão embriológico do desenvolvimento dos miótomos, bem característico na musculatura esquelética do tronco, que se estende da região occipital, passando pelas nadadeiras peitorais até a nadadeira caudal. As duas maiores massas musculares laterais são separadas dorsalmente pelo septo esqueletógeno horizontal. A massa epiaxial está localizada dorsalmente ao septo axial horizontal e a hipoaxial, ventralmente a ele (Figura 2.19). Entre esta musculatura e a pele, encontra-se o músculo lateral superficial, denominado músculo escuro ou vermelho. Esta musculatura escura, localizada entre as nadadeiras caudal e a peitoral, está envolvida com o nado e apresenta características histológicas diferentes dos músculos claros ou brancos, como maior acúmulo de lipídios, o que determina padrões diferentes de absorção de

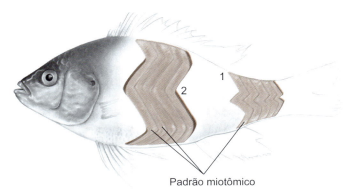

Figura 2.19 Figura esquemática representativa do padrão miotômico da musculatura esquelética de peixes. Observar o septo esqueletógeno horizontal (1) e o septo axial horizontal (2).

medicamentos injetados pela via intramuscular. A absorção de medicamentos injetados por esta via também depende da temperatura da água. Além disso, se a administração for feita na região próxima à nadadeira caudal, o medicamento será direcionado ao sistema porta-renal presente nos teleósteos, como no pacu e na tilápia.

▶ Sistema tegumentar

Tegumento comum é a designação referente à pele e seus anexos como um todo. Assim, dependendo da espécie, refere-se igualmente aos elementos de revestimento (pelos, penas e escamas), como as glândulas cutâneas (sebáceas e sudoríferas) e as especializações (glândulas mamárias, cornos, cascos e bicos). A pele envolve todo o corpo e faz limite com as membranas mucosas nas aberturas corpóreas. Suas funções englobam proteção contra abrasões e lacerações superficiais, invasão por microrganismos, absorção ou eliminação excessiva de água e termorregulação.

A pele é constituída por duas camadas: a epiderme (epitélio superficial) e a derme (camada fibrosa resistente), na qual se localizam os folículos pilosos, as glândulas cutâneas e os plexos vasculares. A camada mais profunda sob a derme, e pertencente a ela, corresponde a um estrato de tecido conjuntivo frouxo que é denominado tela subcutânea, algumas vezes utilizada como via de administração de medicamentos. No entanto, esta via, que em algumas espécies substitui a via intramuscular, como no caso de animais de companhia e equinos, não é muito utilizada em ruminantes e suínos. Existem relatos sobre o desenvolvimento de implantes subcutâneos de melatonina para desencadear a atividade cíclica de ovinos, mas sua utilização não é bem aceita em animais de produção. A tela subcutânea apresenta suprimento vascular menor em relação aos músculos, o que pode levar à persistência dos resíduos dos medicamentos.

A epiderme pode ser subdividida em camadas nas quais as células do estrato mais profundo (basal) se diferenciam e migram até alcançarem o estrato mais superficial (córneo), quando não mais apresentam núcleos e morrem, recebendo a denominação de queratinócitos. Existe uma substância intercelular de composição lipídica que se deposita entre as células do estrato córneo responsável pela prevenção da invasão de microrganismos e perda de água, mas não regula a permeabilidade das células, o que possibilita que certas substâncias lipídicas possam penetrar a pele, como é o caso de veículos para administração de medicamentos.

O processo de absorção de medicamentos aplicados topicamente envolve sua dissolução, liberação do mesmo pelo veículo ao qual estava combinado, penetração por difusão através do estrato córneo e permeação pelas camadas epidérmicas vivas até alcançar a derme para ser absorvido pela circulação sistêmica. A penetração pelo estrato córneo constitui-se geralmente no passo limitante no processo de absorção e apenas substâncias lipossolúveis conseguem se difundir pela camada de células mortas queratinizadas. Uma ou mais das seguintes vias podem ser utilizadas quando um medicamento é absorvido pela pele: via transcelular pelos queratinócitos, via intercelular pela matriz lipídica ou via ductos das glândulas sudoríferas e folículos pilosos. Apesar de a característica lipossolúvel ser fundamental neste processo, as substâncias também precisam apresentar algum grau de hidrossolubilidade para que possam atravessar as camadas epidérmicas vivas. Inclusive, o grau de hidratação da pele influencia o processo de absorção, bem como a biotransformação que ocorre na epiderme e as diferenças histológicas entre a pele das diferentes espécies. Em termos de permeabilidade cutânea dentre os mamíferos, estudos indicam que os coelhos apresentam a pele mais permeável, os *suínos* mais do que os coelhos e menos do que os primatas. Em relação à pele dos *ruminantes*, acredita-se que seja bastante permeável devido às propriedades emulsificantes da secreção sebácea e também à densidade de folículos e glândulas por unidade de área (Figura 2.20). A escolha da via cutânea de administração entre as diferentes espécies também leva em consideração aspectos de manejo, além das características morfofuncionais.

Não existem vasos sanguíneos ou linfáticos na epiderme e esta se nutre por difusão a partir da derme. Para que a passagem de nutrientes e resíduos entre as duas camadas ocorra, existe uma ampliação da área de contato entre ambas por meio de papilas da derme que se ajustam a depressões da epiderme. A derme apresenta vasos e nervos em abundância, além de folículos pilosos, glândulas sudoríferas e sebáceas. A tela subcutânea está presente quanto maior for a necessidade de movimentação da pele, mas pode estar ausente se o movimento for indesejável. Os vasos sanguíneos que nutrem a pele originam-se naqueles que nutrem fáscias e musculatura superficial. Uma rede mais superficial é observada sob as papilas dérmicas para realização da nutrição das células epidérmicas do estrato basal. Plexos capilares circundam os folículos pilosos e as glândulas cutâneas associadas. Variações de fluxo nos vasos da derme são desencadeadas para regulação da temperatura corpórea, uma vez que, em ambiente com temperatura aumentada, os vasos se dilatam, diminuindo seu fluxo, para tornar possível a dissipação do calor. O contrário ocorre em ambientes frios. A inervação da pele, em sua maioria sensorial, acompanha o trajeto dos vasos. Fibras pertencentes ao sistema nervoso autônomo estão presentes para regulação do calibre dos vasos, atividade das glândulas e ereção dos pelos.

Os pelos são estruturas que aparecem apenas nos *mamíferos* (Figura 2.20). Podem ser classificados em três tipos: pelos de proteção, de cobertura e táteis. Os pelos de proteção se arranjam de maneira regular para promover o escoamento da água e impedir que esta entre em contato com a pele e a resfrie. Cada pelo cresce a partir de um folículo, que pode abrigar mais de um pelo. Há variações locais consideráveis em relação à forma dos pelos de proteção. Nos *suínos*, são denominados cerdas e têm consistência dura. Na cauda dos *bovinos*, são longos. Nos *ovinos*, a cobertura externa de pelos conhecida como emaranhado lanoso apresenta característica áspera. Os pelos lanosos ou de cobertura são finos, mais numerosos e mais curtos que os de proteção ou revestimento. A pele dos *bovinos*, por exemplo, apresenta em torno de 2.000 pelos com glândulas sebáceas e sudoríferas associadas por centímetro quadrado. Os *ovinos* apresentam entre 1.000 e 2.000 pelos na mesma área. Os pelos táteis são mais espessos e se projetam além dos de proteção. Em geral, situam-se na face e seus folículos localizam-se profundamente, podendo alcançar os músculos superficiais. São irrigados abundantemente e têm mecanorreceptores contidos em seu folículo, os quais recebem estímulos táteis e os propagam a partir de modificações do movimento ondulatório do sangue.

As glândulas cutâneas têm origem em folículos pilosos primitivos e mantêm este vínculo. São compostas por células secretoras que despejam seu produto em ductos que desembocam no folículo piloso, a partir do qual é lançado na superfície cutânea ao lado da projeção dos pelos. Há glândulas sudoríferas e sebáceas, as quais podem se especializar formando subvariedades. As sebáceas produzem uma secreção oleosa

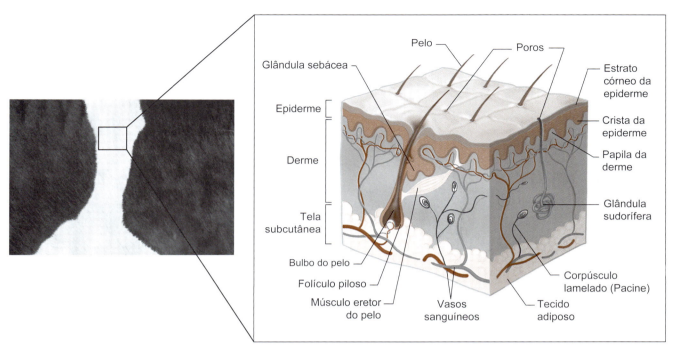

Figura 2.20 Representação esquemática dos principais componentes das camadas da pele dos mamíferos. Notar que a irrigação sanguínea da pele não atinge a epiderme e é proveniente da tela subcutânea. As glândulas sudoríferas e sebáceas, bem como as terminações nervosas sensitivas (corpúsculo de Pacini) também podem ser observadas. Detalhe: superfície da pele de um bovino malhado.

que lubrifica e impermeabiliza a pele e a pelagem e também dissemina o suor, retardando o crescimento bacteriano e podendo servir como marcador territorial. Em *bovinos* e *ovinos*, as glândulas sebáceas secretam quantidades grandes de material lipoide para proteção da pele, o que também facilita a absorção percutânea de compostos aplicados topicamente. Variações sazonais na composição destas secreções podem afetar a absorção de medicamentos moderadamente lipossolúveis. A lanolina é a designação da secreção sebácea de ovinos coletada e utilizada na indústria farmacêutica para produção de pomadas e certos cosméticos. *Suínos* apresentam glândulas sebáceas especializadas denominadas glândulas do carpo. Elas se localizam na face mediopalmar dos ossos do carpo e são utilizadas em demarcações territoriais, inclusive para marcar as fêmeas no momento da cópula. As glândulas sudoríferas espalham-se por todo o corpo, mas estão menor quantidade nos *suínos*. Determinadas raças de *bovinos* transpiram ao longo do pescoço e nos flancos.

De acordo com a utilização da pele, a epiderme pode se apresentar mais ou menos espessa. Os cascos dos *ruminantes* e dos *suínos* (Figura 2.21), por exemplo, são especializações da pele constituídas por queratinização do estrato córneo, que servem para proteger os tecidos subjacentes. Nos ruminantes, o casco consiste em parede, sola e bulbo. Na transição entre a epiderme cutânea e o duro tecido córneo da parede do casco, existe uma faixa estreita de tecido intermediário, denominada perioplo. A parede é fortemente dobrada sobre si mesma, formando sulcos, áreas vulneráveis que, muitas vezes, são perfuradas. Sua constituição é de tecido córneo tubular e intertubular, adjacentes à derme. A sola é uma área lisa situada entre as paredes que se mistura ao ápice do bulbo, o qual corresponde à face caudal e também a uma parte da superfície da base do casco. O tecido córneo bulbar pode sofrer descamação e então servir de porta de entrada para microrganismos, que podem destruir a derme subjacente e estruturas mais profundas. O casco também deve ser aparado regularmente caso o crescimento supere o desgaste, evitando, dessa maneira, dores e claudicação nos animais. A principal diferença do casco do suíno é o bulbo proeminente e destacado da sola. Devido às condições de criação sobre piso de concreto, raramente necessita de aparos.

As glândulas mamárias são consideradas anexos cutâneos (Figura 2.22), exclusivos dos mamíferos, utilizados para nutrir a prole. Nos bovinos, caprinos e, em menor escala, nos ovinos essas glândulas adquiriram importância econômica tal que qualquer afecção das mesmas é prontamente tratada.

Os *bovinos* têm quatro glândulas mamárias consolidadas em massa única, o úbere, localizado entre a região hipogástrica do abdome e a região inguinal, muitas vezes se projetando entre os membros pélvicos. Seu aspecto varia bastante de acordo com o estado funcional, suas características raciais e individuais. Cada glândula mamária corresponde a um quarto que contém um dos tetos principais (papila mamária); um sulco, situado medialmente e denominado intramamário, divide o úbere em metades esquerda e direita. A pele que reveste a glândula mamária é fina, flexível e móvel, exceto sobre os tetos, que não são recobertas por pelos. Para sua sustentação, existem lâminas faciais resistentes que circundam e envolvem a substância glandular, emitindo septos que se fundem com o tecido conjuntivo do órgão e constituem o aparelho suspensório mamário. Atualmente, devido à seleção para animais que produzam quantidades cada vez maiores de leite, são relatadas ocorrências de rupturas deste aparelho. As glândulas mamárias são constituídas por alvéolos que produzem e ductos excretores que conduzem o leite. Esses ductos convergem em outros cada vez mais calibrosos até formarem os ductos lactíferos que convergem para o seio lactífero, situado na parte ventral da glândula que se prolonga até o interior do teto. Os ductos das diferentes glândulas não se comunicam, mas uma afecção de um dos quartos pode ser transferida ao outro do mesmo antímero por meio do tecido

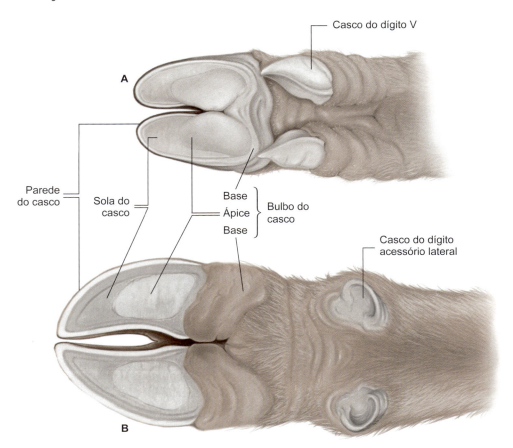

Figura 2.21 Vistas palmar dos dígitos da mão esquerda de suíno (**A**) e bovino (**B**). Notar que o dígito V do suíno é mais desenvolvido que o dígito II e que a base do bulbo do casco é muito desenvolvida no bovino.

de sustentação. A saída do leite se dá pelo óstio papilar situado ao final do ducto papilar (Figura 2.22). A descamação deste ducto produz um material gorduroso de efeito bactericida que auxilia no fechamento da passagem para microrganismos. Existe um esfíncter, formado pelo espessamento do músculo liso da parede do teto, que mantém o ducto papilar fechado. O úbere dos *pequenos ruminantes* é constituído por duas glândulas mais (caprinos) ou menos (ovinos) separadas entre si. Também apresentam aparelho suspensório mamário com irrigação e drenagem que corresponde ao dos bovinos. Os *suínos* têm de sete a nove pares de glândulas mamárias, sendo que cada uma tem dois ductos papilares que desembocam em óstios papilares distintos.

Em *bovinos*, estima-se que, para cada litro de leite formado, entre 500 e 670 ℓ de sangue devam fluir pelo úbere. Para tal, existe a irrigação proveniente da artéria pudenda externa e do ramo mamário da artéria perineal ventral. Os nutrientes e medicamentos carreados pelo sangue que chegam aos capilares da tela subcutânea atravessam a barreira sangue-leite que consiste em células endoteliais, membrana basal dos capilares, esporadicamente, células mioepiteliais que circundam os alvéolos e epitélio secretor alveolar. A drenagem é feita por diversas veias, entre elas, as pudendas externa e interna e a veia subcutânea. O crescimento do úbere durante a gestação pode ser dividido em duas fases: na primeira metade da gestação, o sistema de ductos se desenvolve, enquanto, na segunda metade, predomina o desenvolvimento das unidades secretoras, os alvéolos. O crescimento final depende da ação hormonal hipofisária e gonadal. A prolactina e a progesterona estimulam o desenvolvimento dos alvéolos enquanto o hormônio do crescimento, o 17β-estradiol e a corticotropina (ACTH) são responsáveis pela formação dos ductos. A manutenção da secreção de leite depende do hormônio do crescimento, mas também da de ACTH e do hormônio estimulante da tireoide (TSH), além da própria sucção ou ordenha que estimula liberação de prolactina, ocitocina e ACTH. A administração de hormônio do crescimento exógeno induz aumento artificial na produção de leite em até 19%. A administração de progesterona e estrógenos também pode ser utilizada durante 1 semana para induzir a lactação, apesar da quantidade de leite não alcançar valores normais. No entanto, estes animais podem continuar participando dos programas de sincronização de ciclo estral para inseminação artificial em tempo fixo. Vacas leiteiras produzem leite por até dez meses, o que corresponde a 2 meses antes do parto seguinte, para que o úbere possa involuir e se desenvolver novamente. A formação do leite tem início nas células alveolares que sintetizam lipídios, proteínas e carboidratos e os excretam no lume dos alvéolos. Durante o período de lactação, o leite é estocado no sistema de ductos e alvéolos e uma parte no seio lactífero. Quando o estímulo da sucção ou ordenha ocorre, as células mioepiteliais que circundam os alvéolos e ductos respondem à liberação de ocitocina pela neuro-hipófise e se contraem, fazendo com que o leite seja liberado para o seio lactífero e, então, para o exterior. Estímulos visuais, olfatórios e auditivos também podem estimular a liberação de ocitocina, mas apenas o estímulo manual mecânico induz liberação de prolactina e produção de leite.

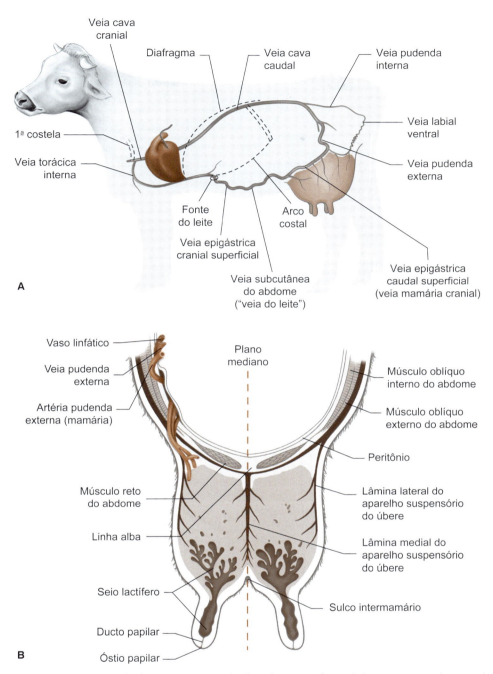

Figura 2.22 A. Desenho semiesquemático da drenagem venosa do úbere bovino. A fonte do leite corresponde a uma lacuna entre os músculos do tórax e abdome para a passagem da veia subcutânea do abdome, conhecida como "veia do leite" e formada pela anastomose entre as veias epigástricas superficiais, cranial e caudal, durante a primeira lactação. O fluxo sanguíneo aumentado no úbere em crescimento causa distensão venosa, torna as valvas ineficientes e proporciona a anastomose, permitindo que o sangue flua em ambas as direções. **B.** Desenho semiesquemático do assoalho do abdome e quartos craniais do úbere bovino em secção transversal. As lâminas mediais, direita e esquerda, do aparelho suspensório do úbere estão em aposição no plano mediano e constituem o ligamento suspensório (do úbere). Notar que as lâminas do aparelho suspensório emitem lamelas para o interior do tecido glandular à medida que se dirigem ventralmente.

A capacidade de um medicamento atravessar a barreira sangue-leite e penetrar no leite depende de seu grau de ionização, lipossolubilidade e ligação a proteínas plasmáticas. Dessa maneira, ácidos ou bases fracas, não conjugados e lipossolúveis alcançam concentrações ótimas no leite. Inflamações da glândula mamária (mastite) induzem alterações do pH do leite e, consequentemente, do grau de dissociação de medicamentos que podem, então, não desempenhar a atividade antimicrobiana desejável para o tratamento. De acordo com o grau da mastite, pode-se optar ou associar uma preparação intramamária introduzida via óstio papilar e ducto papilar. No entanto, caso exista comprometimento acentuado ou indicação para ordenhas sucessivas, esta via de administração não é adequada, sendo necessário fazer uso de via sistêmica.

Nas *aves*, a pele também é composta por epiderme e derme, sendo a epiderme caracterizada por epitélio queratinizado estratificado, similar, porém mais fino que nos mamíferos. A pele das aves é recoberta por penas, em vez de pelos, que conferem à ave maior leveza para o voo, forma aerodinâmica para o corpo e ainda auxiliam a transformar os membros torácicos em asas. A pele é mais fina nas regiões providas de penas e mais grossa em regiões lisas, solta, rompendo-se com facilidade. A vascularização e a inervação não são abundantes e, portanto, ferimentos não sangram nem causam tanta dor como nos mamíferos. Para aplicações subcutâneas, recomenda-se a região dorsal localizada entre o pescoço e tronco. Durante o choco, as aves domésticas apresentam queda das penas, espessamento da pele e aumento da vascularização da região torácica ventral. As cristas e as barbelas são crescimentos ornamentais da pele, cujas bordas são utilizadas para aplicações intradérmicas. Os bicos são os correspondentes funcionais aos lábios e dentes dos mamíferos, derivados da pele, constituindo uma cobertura córnea para as partes rostrais do maxilar e da mandíbula e crescendo continuamente para compensar o desgaste natural. A forma do bico varia de acordo com a dieta, pois ele tem inervação abundante, que o torna muito sensível. Em criações comerciais, é comum a retirada do bico em animais jovens para que não ocorra canibalismo e também a retirada da papila do esporão no pintainho. As escamas presentes nas penas e pés são placas córneas da epiderme. As aves não têm glândulas sebáceas nem sudoríferas, apenas as glândulas uropigeais (localizadas dorsalmente às vértebras caudais), da orelha externa e do vento. A secreção sebácea das glândulas uropigeais é transportada para as penas do corpo e asas quando do alisamento das mesmas com o bico.

As penas são estruturas epidérmicas altamente especializadas. As penas de contorno são visíveis externamente e modificam o contorno do corpo, da asa e da cauda, como o próprio nome indica, encobrem as penugens e criam um espaço morto que isola o corpo. A parte embutida da pena, cálamo, ocupa o folículo da pena, que também recebe os músculos da pena, semelhantes aos músculos eretores do pelo em mamíferos, os quais abaixam ou levantam grupos inteiros de penas. As aves sofrem a muda de penas uma vez ao ano, o que pode acontecer de modo sequencial ou de uma só vez, como no caso de patos e gansos. A pena antiga é empurrada para fora do folículo por crescimento epidérmico na base do mesmo. Este fica desocupado e uma nova pena começa a crescer.

A pele dos *peixes* também pode ser dividida em epiderme e derme e apresenta, como particularidade em alguns peixes, as escamas. A pele do pacu, do ponto de vista comercial, apresenta grandes vantagens, inclusive em relação à pele bovina, devido à sua resistência, resultado da disposição de entrelaçamento das fibras colágenas. A epiderme é delgada e apresenta camadas sobrepostas de células epiteliais com algumas células produtoras de muco, o que facilita o deslocamento do peixe no ambiente aquático. As escamas se inserem na derme através de dentículos de formato e tamanhos diferentes. Entre a epiderme e a derme, ao contrário de outros vertebrados, existe uma fina membrana basal. Nos peixes, a pele, junto com as guelras e os rins, é responsável pelo transporte de íons. Relatos sobre o transporte dos íons Ca^{2+} e Cl^- afirmam que até 50 e 65%, respectivamente, desses íons podem ser trocados pela pele, provavelmente em função da densa rede de capilares encontrada na derme.

▶ Bibliografia

Aires MM. Fisiologia. 2. ed. Rio de Janeiro: Guanabara Koogan, 1999.
Baggot JD. Encyclopedia of pharmaceutical technology. 3. ed. New York: Informa Healthcare, 2007.
Baumel JJ, King AS, Breazile JE *et al.* Handbook of avian anatomy: nomina anatomica avium (prepared by the International Committee on Avian Anatomical Nomenclature, World Association of Veterinary Anatomists). 2. ed. Cambridge: Nuttall Ornithological Club, 1993.
Blazquez FJH. Absorção de lipídeos e proteínas no intestino do peixe antártico Noothenia neglecta. Ultraestrutura. Tese de Livre Docência, 1996. 124f.
Cunningham J. Textbook of veterinary physiology. 3. ed. Philadelphia: Saunders Company, 2002.
Dyce KM, Sack WO, Wensing CJC. Tratado de anatomia veterinária. 3. ed. Rio de Janeiro: Elsevier, 2004.
Evans DH. Physiology of fishes. 2. ed. Boca Raton: CRC Press, 2000.
Getty R. Anatomia dos animais domésticos. 5. ed. Rio de Janeiro: Guanabara Koogan, 1986.
Hoffmann G, Volker H. Anatomia y fisiologia de las aves domésticas. Zaragoza: Heraldo de Aragón, 1969.
International Committee on Veterinary Gross Anatomical Nomenclature. Nomina anatomica veterinaria. 5. ed. Hannover, Columbia, Gent, Sapporo: ICVGAN Internatinal Committee, 2005.
King AS, McLelland J. Birds: their structure and function. 2. ed. London: Baillière Tindall, 1984.
Komnenou ATh, Georgiades GK, Savvas I *et al.* Surgical treatment of gastric impaction in farmed ostriches. J Vet Med A. 2003; 50: 474-7.
König HE, Liebich HG. Anatomia dos animais domésticos: texto e atlas colorido. Porto Alegre: Artmed, 2002.
McLelland J. A colour atlas of avian anatomy. London: Wolf Publishing, 1990.
Nickel R, Schummer A, Seiferle E. Anatomy of the domestic birds. Berlin: Verlag Paul Parey, 1977.
Nickel R, Schummer A, Seiferle E. Lehrbuch der Anatomie der Haustiere. Band II: Eingeweide. 9. ed. Stuttgart: Parey Verlag, 2004.
Noga EJ. Fish disease: diagnosis and treatment. 1. ed. Iowa: Blackwell Publishing, 1996.
Schaller O. Nomenclatura anatômica veterinária ilustrada. São Paulo: Manole, 1999.
Skadhauge E, Warüi CN, Kamau JMZ *et al.* Function of the lower intestine and osmoregulation in the ostrich: preliminary anatomical and physiological observations. Q J Exp Physiol. 1984; 69: 809-18.
Sturkie PD. Avian physiology. 4. ed. New York: Spring, 1986.

3
Receituário Veterinário

Helenice de Souza Spinosa

▶ Introdução

O médico-veterinário pode prescrever aos animais tanto os medicamentos registrados no Ministério da Saúde/Agência Nacional de Vigilância Sanitária (Anvisa) como aqueles registrados no Ministério da Agricultura, Pecuária e Abastecimento (MAPA). No primeiro caso, o medicamento é desenvolvido e aprovado para uso humano e o médico-veterinário também o utiliza para os animais, em geral cães e gatos, devido à facilidade de aquisição pelo proprietário nas farmácias e drogarias que o comercializam. Nesse caso, o profissional deve atender às orientações da Anvisa para a prescrição de medicamentos de controle especial.

Quanto aos destinados ao uso em animais, estes só podem ser receitados pelo médico-veterinário, que, por sua vez, deve atender às normas estabelecidas pelo MAPA.

A *prescrição* ou *receita* é uma ordem escrita de próprio punho (manuscrita), com letra legível, em vernáculo, feita pelo profissional devidamente habilitado (médico, médico-veterinário ou dentista) para a transmissão de instruções ao paciente e/ou farmacêutico. Também pode ser datilografada ou informatizada. Considerando ser uma ordem escrita, o tempo verbal a ser utilizado na prescrição é o "imperativo".

Como é um documento, deve ser redigida a tinta (azul ou preta), tendo validade de 30 dias, com exceção da prescrição de antimicrobianos registrados na Anvisa, cuja validade é de 10 dias; portanto, o profissional deve datá-la, indicando, antes disso, a localidade (cidade) onde está sendo feita a prescrição. O profissional deve garantir sua autenticidade, colocando o carimbo com sua identificação profissional e apondo sua assinatura, ao término do documento, inutilizando possíveis espaços em branco.

O autor da prescrição medicamentosa é responsável por esse documento, respondendo legalmente pelo seu conteúdo; as informações aí contidas devem ser claras, concisas e objetivas.

A prescrição constitui um documento que envolve responsabilidades sob os aspectos:

- *Clínico*: o diagnóstico da enfermidade que acomete o paciente reflete a decisão terapêutica do profissional, que deve, então, indicar o(s) medicamento(s) mais adequado(s) para a situação
- *Profissional*: o medicamento deve ser prescrito, em particular, para uma dada espécie animal e na posologia adequada
- *Legal*: há medicamentos que, para serem comercializados, devem obedecer à legislação específica; portanto, o profissional deve conhecê-la.

As prescrições podem ser higiênicas ou medicamentosas. As higiênicas contêm instruções a respeito dos meios que podem auxiliar o tratamento de enfermidades ou podem ser necessárias para garantir o restabelecimento da saúde do paciente (alimentos, bebidas, temperatura ambiente, condições de repouso, exercícios, clima, habitação etc.). Estas instruções são chamadas, nesta situação, de *regime* ou *dieta*.

Já as prescrições medicamentosas, como o próprio nome diz, são aquelas que contêm medicamentos, os quais podem ser de três categorias:

- *Medicamentos farmacopeicos* (anteriormente denominados oficinais ou oficiais): são os inscritos na Farmacopeia Brasileira. A Farmacopeia Brasileira é o "código oficial farmacêutico do país", no qual se estabelecem os requisitos mínimos de qualidade para fármacos, insumos, drogas vegetais, medicamentos e produtos para a saúde, com o foco para a espécie humana. A escolha dos medicamentos que devem ser incluídos na Farmacopeia é feita considerando-se aqueles que constam da relação nacional dos medicamentos essenciais (Rename) ou da lista da Organização Mundial da Saúde (OMS). Ainda são incluídos os medicamentos de escolha dos programas especiais de saúde e os produtos novos de grande interesse terapêutico
- *Medicamentos magistrais*: são aqueles preparados na farmácia a partir da prescrição feita por um profissional habilitado que estabelecerá a composição, a forma farmacêutica e a posologia. Em vista disso, tais medicamentos são de autoria do profissional, que os compõe de acordo com as exigências clínicas de determinado paciente
- *Especialidades ou especialidades farmacêuticas*: são medicamentos elaborados pela indústria farmacêutica, que os submete à apreciação dos órgãos governamentais. No caso de medicamentos destinados para uso em seres humanos, o registro é feito no Ministério da Saúde/Anvisa, e os formulados para uso em animais são registrados no MAPA. Estes medicamentos podem receber um nome comercial dado pelo fabricante.

Com relação às especialidades farmacêuticas que recebem um nome comercial, o Ministério da Saúde/Anvisa exige que as embalagens e materiais promocionais exibam também, logo abaixo, a Denominação Comum Brasileira (DCB) ou, na sua falta, a Denominação Comum Internacional (DCI). O fabricante que desenvolve e registra um medicamento pela primeira vez serve de referência para os demais que venham a produzir outro com o mesmo princípio ativo.

A Lei nº 9.787, publicada em 10 de fevereiro de 1999, dispôs sobre a utilização de nomes genéricos em produtos farmacêuticos. Assim define-se como:

- *Medicamento de referência*: "produto inovador registrado no órgão federal responsável pela vigilância sanitária e comercializado no país, cuja eficácia, segurança e qualidade foram comprovadas cientificamente junto ao órgão federal competente, por ocasião do registro"
- *Medicamento similar*: "aquele que contém o mesmo ou os mesmos princípios ativos, apresenta a mesma concentração, forma farmacêutica, via de administração, posologia e indicação terapêutica, preventiva ou diagnóstica, do medicamento de referência registrado no órgão federal responsável pela vigilância sanitária, podendo diferir somente em

características relativas ao tamanho e forma do produto, prazo de validade, embalagem, rotulagem, excipientes e veículos, devendo sempre ser identificado por nome comercial ou marca"
- *Medicamento genérico*: "medicamento similar a um produto de referência ou inovador, que se pretende ser com este intercambiável, geralmente produzido após a expiração ou renúncia da proteção patentária ou de outros direitos de exclusividade, comprovada a sua eficácia, segurança e qualidade, e designado DCB ou, na sua ausência, pela DCI."

Nessa mesma lei é apresentado o conceito de biodisponibilidade e bioequivalência. Assim, *biodisponibilidade* "indica a velocidade e a extensão de absorção de um princípio ativo em uma forma de dosagem, a partir de sua curva concentração/tempo na circulação sistêmica ou sua excreção na urina". A *bioequivalência* "consiste na demonstração de equivalência farmacêutica entre produtos apresentados sob a mesma forma farmacêutica, contendo idêntica composição qualitativa e quantitativa de princípio(s) ativo(s), e que tenham comparável biodisponibilidade, quando estudados sob um mesmo desenho experimental".

Com relação aos medicamentos veterinários, recentemente foi promulgada a Lei nº 12.689 de 19 de julho de 2012 (que altera o Decreto-Lei nº 467 de 13 de fevereiro de 1969) que introduz o conceito de produto veterinário, medicamento de referência, medicamento similar e genérico de uso veterinário. Assim, tem-se:

- *Produto de uso veterinário*: toda substância química, biológica, biotecnológica ou preparação manufaturada cuja administração seja aplicada individual ou coletivamente, diretamente ou misturada com os alimentos, destinada à prevenção, ao diagnóstico, à cura ou ao tratamento das doenças dos animais, incluindo aditivos, suprimentos promotores, melhoradores da produção animal, medicamentos, vacinas, antissépticos, desinfetantes de uso ambiental ou equipamentos, pesticidas e todos os produtos que, utilizados nos animais ou no seu *habitat*, protejam, restaurem ou modifiquem suas funções orgânicas e fisiológicas, bem como os produtos destinados ao embelezamento dos animais
- *Medicamento de referência de uso veterinário*: medicamento veterinário inovador registrado no órgão federal competente e comercializado no país, cuja eficácia, segurança e qualidade tenham sido comprovadas cientificamente nesse órgão, por ocasião do registro
- *Medicamento similar de uso veterinário*: medicamento de uso veterinário que contém o mesmo princípio ativo do medicamento de referência de uso veterinário registrado no órgão federal competente, com a mesma concentração e forma farmacêutica, mas cujos excipientes podem ou não ser idênticos, devendo atender às mesmas especificações das farmacopeias autorizadas e aos padrões de qualidade pertinentes e sempre ser identificado por nome comercial ou marca
- *Medicamento genérico de uso veterinário*: medicamento que contém os mesmos princípios ativos do medicamento de referência de uso veterinário, com a mesma concentração, forma farmacêutica, via de administração, posologia e indicação terapêutica, podendo ser com este intercambiável e diferir apenas em características relativas a tamanho, formato, prazo de validade, embalagem, rotulagem, excipientes e veículos do produto, geralmente produzido após a expiração ou a renúncia da proteção patentária ou de outros direitos de exclusividade, comprovadas suas bioequivalência, eficácia e segurança por meio de estudos farmacêuticos, devendo sempre ser designado pela DCB ou, na sua ausência, pela DCI.

Os medicamentos de referência e similares de uso veterinário devem apresentar também, obrigatoriamente, com o mesmo destaque e de modo legível, nas embalagens, nos rótulos, nas bulas, nos impressos, nos prospectos e nos materiais promocionais, a DCB ou, na sua falta, a DCI.

▶ Composição da prescrição

A prescrição é feita, em geral, em papel de cor branca, com formato retangular, medindo 14 × 20 cm (Figura 3.1). Uma prescrição apresenta várias partes. A primeira é o *cabeçalho* no qual está impresso o nome da instituição (clínica ou hospital veterinário) ou o nome completo e a categoria profissional (médico, médico-veterinário ou dentista), sua especialidade (se for o caso), número de inscrição na respectiva categoria profissional (CRM, CRMV, CRO) e endereço profissional completo; pode ser acrescido, ainda, do número de inscrição no cadastro junto à Receita Federal (CPF ou CGC) e inscrição municipal. A segunda parte é a *superscrição*, em que há o espaço destinado para a identificação do paciente (espécie animal, raça, nome do animal, idade), identificação do proprietário e respectivo endereço. Segue a *inscrição*, que começa com a indicação da via de administração, a qual deve receber grifo; logo abaixo coloca-se o nome da especialidade farmacêutica, sua apresentação (concentração, forma farmacêutica – comprimidos, gotas, xarope, ampolas etc.) e a quantidade de embalagens (1 frasco, 2 caixas etc.). Caso seja um medicamento magistral, logo baixo da indicação da via de administração, colocam-se os constituintes da fórmula com as respectivas quantidades; se houver necessidade de fornecer alguma instrução ao farmacêutico (p. ex., tipo de acondicionamento ou de embalagem, quantidade a ser aviada etc.), esta deve ser colocada logo

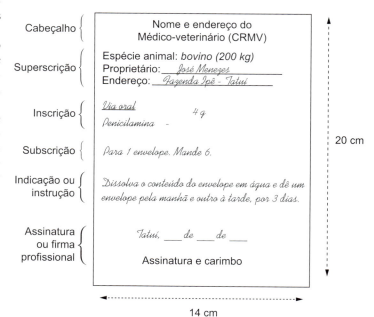

Figura 3.1 Receita convencional impressa, em papel geralmente de cor branca (14 × 20 cm), pelo profissional para a prescrição de medicamentos. Mostra-se a prescrição de um medicamento magistral que deve ser aviado em uma farmácia de manipulação.

abaixo da fórmula, sendo este espaço chamado de *subscrição*. A seguir, vem a *indicação* ou *instrução*, na qual se emprega o verbo no imperativo, e serve para dar informações claras e objetivas relativas à posologia do medicamento (frequência e duração do tratamento) e também sobre a via de administração, caso esta não tenha sido claramente definida na inscrição. Esta última situação ocorre quando se usa a expressão "uso externo" na inscrição ao se referir à administração por vias parenterais (intramuscular, subcutânea, intravenosa). No caso de haver a necessidade de prescrição de outro medicamento, deve-se separar um do outro com traços e iniciar a prescrição do segundo medicamento, escrevendo-se a via de administração e assim por diante. A última parte da prescrição é a *assinatura* ou *firma profissional*, na qual se identifica a localidade, coloca-se a data, a assinatura e o carimbo do profissional.

Com relação às vias de administração empregadas na elaboração de uma prescrição, ressalte-se que se deve dar preferência ao uso de termos que indiquem claramente a via a ser utilizada, como "uso local", "via oral", "via intramuscular", "via subcutânea" e "via intravenosa". Tradicionalmente, a expressão "uso interno" é usada para indicar a administração de medicamento pela boca, sendo sugerido que seja substituído pela expressão por via oral. A expressão "uso externo" é frequentemente empregada como sinônimo de "uso local" ou "uso tópico" ou, ainda, para indicar que o medicamento deve ser administrado por via parenteral (intramuscular, subcutânea, intravenosa). Neste último caso, se na inscrição da prescrição for usada a expressão "uso externo", na indicação obrigatoriamente deve ser indicada a via de administração parenteral que será empregada (p. ex., "aplique, por via intramuscular, 3 mℓ").

Na elaboração da prescrição, emprega-se o sistema métrico decimal, isto é, múltiplos e submúltiplos do grama (g) para sólidos e de mililitros (mℓ) para líquidos. Na falta de dispositivos de medidas apropriados para a dispensação de medicamentos podem ser utilizadas medidas aproximadas, como os utensílios domésticos, cuja capacidade está definida na Farmacopeia Brasileira, a saber: colher de sopa, 15 mℓ; colher de sobremesa, 10 mℓ; colher de chá, 5 mℓ; e colher de café, 3 mℓ.

Recomenda-se que, na prescrição, sejam usados algarismos arábicos, com exceção do número de gotas, que deve ser escrito em algarismos romanos, a fim de se chamar a atenção para a quantidade prescrita e evitar erro na dose a ser administrada.

Não devem ser usadas abreviaturas, nem mesmo para os elementos químicos contidos na tabela periódica; a única exceção refere-se às abreviações do sistema métrico decimal (múltiplos e submúltiplos de grama – g – e litro – ℓ –).

▶ Fórmulas farmacêuticas

As fórmulas farmacêuticas, também chamadas de formulações, são elaboradas com a finalidade de facilitar a administração dos medicamentos. A área da ciência farmacêutica que trata da preparação de medicamentos é a *farmacotécnica*; nela se estudam o preparo, a purificação, as incompatibilidades físicas e químicas, e a escolha da forma farmacêutica (*i. e.*, a forma física de apresentação do medicamento) mais adequada à finalidade pretendida.

Nas indústrias farmacêuticas, existem profissionais capacitados, com conhecimentos de farmacotécnica, para desenvolver novos produtos, visando obter o melhor aproveitamento dos efeitos do medicamento no organismo animal. Da mesma maneira, quando se elabora um medicamento magistral, é necessário ter conhecimentos de farmacotécnica a fim de alcançar os objetivos terapêuticos. Portanto, o médico-veterinário deve ter conhecimentos sobre a apresentação, a estabilidade, a interação medicamentosa, dentre os vários outros fatores a serem cuidadosamente observados para se obter eficiência com o emprego de determinada formulação por ele elaborada e mandada aviar em uma farmácia de manipulação.

Em geral, uma fórmula é constituída por:

- *Princípio ativo, base medicamentosa ou base*: substância principal da fórmula. As formulações podem ter mais de um princípio ativo
- *Adjuvantes*: são substâncias empregadas para auxiliar a preparação da fórmula farmacêutica, tais como conservantes, estabilizantes, diluentes, desagregantes, aglutinantes, deslizantes, antiaderentes etc. Estas substâncias devem ser inócuas nas quantidades adicionadas e não devem prejudicar a eficácia terapêutica do medicamento
- *Corretivos*: são substâncias que tornam mais agradáveis, ou pelo menos mais aceitáveis, os constituintes de formulações orais. São exemplos os *edulcorantes*, que corrigem o sabor, e os *flavorizantes*, que corrigem o sabor e o odor
- *Veículo ou excipiente*: meio no qual o princípio ativo é colocado. Em geral, veículo é empregado para líquidos e excipiente, para sólidos. Empregam-se as abreviaturas latinas *q.s* ou *q.s.p.* (*quantum sufficit*, quantidade suficiente para) referindo-se à quantidade que deve ser acrescentada para completar o volume ou a massa desejada.

▶ Prescrição de medicamentos sujeitos a controle especial

Alguns medicamentos que podem trazer riscos maiores para a saúde do animal, do ser humano, direta ou indiretamente pelo consumo de produtos de origem animal, quando usados sem o devido acompanhamento do profissional, estão sujeitos à regulamentação específica. Nesse sentido, tanto a Anvisa como o MAPA estabelecem normas para uso de alguns medicamentos, as quais são apresentadas a seguir.

● Normas da Anvisa

As substâncias entorpecentes, psicotrópicas, precursoras e outras sob controle especial são tratadas na Portaria nº 344, de 12 de maio de 1998, da Secretaria de Vigilância Sanitária (SVS) do Ministério da Saúde, que estabeleceu o "regulamento técnico sobre substâncias e medicamentos sujeitos a controle especial". Atualmente, cabe à Anvisa atualizar as listas de substâncias sujeitas ao controle especial, o que é feito por meio de resoluções de sua diretoria colegiada (RDC), as quais estão disponíveis aos interessados no seu *site* (www.anvisa.gov.br/e-legis).

Esta portaria relaciona no anexo I as substâncias e os medicamentos sujeitos ao controle especial em listas identificadas por letras maiúsculas em: A (A1, A2 e A3), B (B1 e B2), C (C1, C2, C3, C4 e C5), D (D1 e D2), E e F.

As listas A1 (relaciona as "substâncias entorpecentes", como morfina e análogos), A2 (relaciona as "substâncias entorpecentes de uso permitido somente em concentrações especiais", como codeína e tramadol) e A3 (relaciona as "substâncias psicotrópicas", como anfetamina e análogos) contêm os medicamentos sujeitos à notificação de receita A (Quadro 3.1 e Figura 3.2). Estes medicamentos recebem tarja preta, na qual se encontra impresso "venda sob prescrição médica. Atenção: pode causar dependência física ou psíquica." A notificação de receita A tem coloração amarela e é fornecida pela autoridade sanitária estadual ou municipal, por delegação de competência da Anvisa, mediante solicitação do profissional ou da instituição. Esta notificação pode conter no máximo 5 ampolas e, para as demais formas farmacêuticas de apresentação, pode conter a quantidade correspondente no máximo a 30 dias de tratamento.

A lista B1 (relaciona as "substâncias psicotrópicas", como benzodiazepínicos e barbitúricos) contém os medicamentos sujeitos à notificação de receita B (Quadro 3.1 e Figura 3.3). A lista B2 (relaciona as "substâncias psicotrópicas anorexígenas", como aminorex, femproporex, mazindol etc. – Quadro 3.1) contém os medicamentos sujeitos à notificação de receita B2; essa notificação de receita é idêntica à B, sendo acrescido apenas o número 2 ao lado da letra "B", atendendo a recente RDC nº 58 de 5 de setembro de 2007, da Anvisa. Estes medicamentos recebem tarja preta, na qual está impresso "venda sob prescrição médica – o uso abusivo deste medicamento pode causar dependência". Ambas as notificações têm cor azul e devem ser impressas pelo profissional ou instituição, contendo sequência numérica fornecida mediante solicitação junto à autoridade sanitária estadual ou municipal. A notificação de receita B1 pode conter no máximo 5 ampolas e, para as demais formas farmacêuticas de apresentação, quantidade correspondente no máximo a 60 dias de tratamento, enquanto a notificação de receita B2 deve ser utilizada para tratamento igual ou inferior a 30 dias. Na notifica-

Quadro 3.1 Medicamentos sujeitos a controle especial pelo Ministério da Saúde/Agência Nacional de Vigilância Sanitária (Anvisa).

	Medicamento	**Receituário**
Lista A1	Alfentanila, buprenorfina, butorfanol, di-hidromorfina, fentanila, hidrocodona, hidromorfona, levometorfano, levorfanol, metadona, morfina, normorfina, petidina, tebaína	Notificação de receita A + receita comum
Lista A2	Codeína,* dextropropoxifeno,* di-hidrocodeína,* etilmorfina,* nalorfina, norcodeína,* tramadol**	Notificação de receita A + receita comum
Lista A3	Anfetamina, clobenzorex, clorfentermina, dexanfetamina, fenciclidina, levanfetamina, levometanfetamina, metanfetamina, metilfenidato	Notificação de receita A + receita comum
Lista B1	Alobarbital, alprazolam, amobarbital, barbital,*** bromazepam, butalbital, clonazepam, clorazepam, clorazepato, clordiazepóxido, diazepam, estazolam, fenobarbital,*** fludiazepam, flunitrazepam, flurazepam, glutetimida, loprazolam, lorazepam, meprobamato, metilfenobarbital (prominal),*** metilprilona, midazolam, nitrazepam, norcanfano (fencanfamina), nordazepam, oxazepam, oxazolam, pentazocina, pentobarbital, secobarbital, tiamilal, tiopental	Notificação de receita B + receita comum
Lista B2	Codeína,* dextropropoxifeno,* di-hidrocodeína,* etilmorfina,* nalorfina, norcodeína,* tramadol**	Notificação de receita B2 + receita comum
Lista C1	Acepromazina, ácido valproico, amantadina, amitriptilina, amoxapina, buspirona, butriptilina, carbamazepina, cetamina, clomipramina, clorpromazina, clorprotixeno, clozapina, desflurano, desipramina, dissulfiram, divalproato de sódio, doxepina, droperidol, enflurano, etomidato, etossuximida, fenitoína, feniprazina, flumazenil, fluoxetina, flupentixol, gabapentina, galantamina, haloperidol, halotano, hidrato de cloral, imipramina, isoflurano, levomepromazina, lítio, loperamida,† loxapina, maprotilina, metisergida, metopromazina, metoxiflurano, mianserina, misoprostol,†† naloxana, naltrexona, nialamida, nomifensina, nortriptilina, oxcarbazepina, paroxetina, pimozida, pipotiazina, primidona, promazina, propofol, protriptilina, selegilina, sertralina, sevolfurano, sibutramina, sulpirida, tacrina, tetracaína, topiramato, tranilcipromina, triclofós, trifluperidol, valproato de sódio	Receita de controle especial (duas vias)
Lista C5	Androstanolona, bolasterona, boldenona, cloroxomesterona, clostebol, deidroclormetiltestosterona, drostanolona, estanolona, estanozolol, etilestrenol, fluoximesterona, formebolona, mesterolona, metandienona, metandranona, metandriol, metenolona, metiltestosterona, mibolerona, nandrolona, noretandrolona, oxandrolona, oximesterona, oximetolona, prasterona, somatropina, testosterona, trembolona	Receita de controle especial (duas vias)
Antimicrobianos	Ácido clavulânico, ácido nalidíxico, ácido oxolínico, ácido pipemídico, amicacina, amoxicilina, ampicilina, axetilcefuroxima, azitromicina, aztreonam, carbenicilina, cefaclor, cefadroxila, cefalexina, cefalotina, cefazolina, cefoperazona, cefotaxima, cefoxitina, ceftadizima, ceftriaxona, cefuroxima, ciprofloxacino, claritromicina, clindamicina, cloranfenicol, daptomicina, dicloxacilina, difenilsulfona, di-hidroestreptomicina, doripeném, doxiciclina, eritromicina, ertapeném, espectinomicina, espiramicina, estreptomicina, etionamida, fenilazodiaminopiridina (fempiridina ou fenazopiridina), 5-fluorocitosina (flucitosina), fosfomicina, ftalilsulfatiazol, gemifloxacino, gentamicina, griseofulvina, imipeném, isoniazida, levofloxacino, mandelamina, meropeném, metampicilina, metronidazol, minociclina, miocamicina, moxifloxacino, neomicina, netilmicina, nistatina, nitrofurantoína, norfloxacino, ofloxacino, oxacilina, oxitetraciclina, pefloxacino, penicilina G, penicilina V, piperacilina, pirazinamida, rifamicina, rifampicina, rosoxacino, roxitromicina, sulfadiazina, sulfadoxina, sulfaguanidina, sulfamerazina, sulfametizol, sulfametoxazol, sulfametoxipiridazina, sulfametoxipirimidina, sulfatiazol, sulfona, teicoplanina, tetraciclina, tianfenicol, tigeciclina, tirotricina, tobramicina, trimetoprima, vancomicina	Receita comum (duas vias)

*Preparações à base desses princípios ativos, misturados a um ou mais componentes, cuja quantidade de entorpecentes não exceda 100 mg por unidade posológica e a concentração não ultrapasse 2,5% nas preparações de formas indivisíveis, devem ser prescritas em Receita de Controle Especial, em duas vias. **Preparações à base de tramadol, misturadas a um ou mais componentes, cuja quantidade de entorpecentes não exceda 100 mg por unidade posológica, são prescritas com receita de controle especial, em duas vias. ***Os medicamentos que contenham fenobarbital, metilfenobarbital (prominal) e barbital devem ser prescritos em receita de controle especial, em duas vias e os dizeres de rotulagem e bula devem apresentar a seguinte frase "Venda sob prescrição médica – só pode ser vendido com retenção da receita". †Os medicamentos à base da substância loperamida devem ter no rótulo a informação "venda sob prescrição médica sem retenção de receita". ††Só será permitida a compra e o uso do medicamento contendo a substância misoprostol em estabelecimentos hospitalares devidamente cadastrados pela autoridade sanitária para este fim.

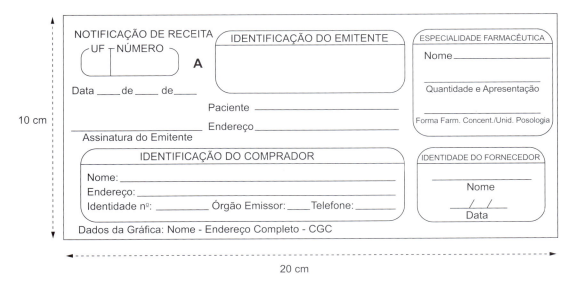

Figura 3.2 Notificação de receita A. Fornecida pela Autoridade Sanitária (vinculada à Agência Nacional de Vigilância Sanitária – Anvisa) ao profissional devidamente cadastrado, sendo impressa em papel de cor amarela, medindo 20 × 10 cm. O talonário tem um canhoto com fração numérica, data, nome do paciente/proprietário do animal, nome do medicamento, quantidade e dosagem.

ção de receita B2, as fórmulas medicamentosas não podem conter anorexígenos associados entre si nem a outros medicamentos como ansiolíticos, antidepressivos, diuréticos, hormônios, laxantes, substâncias simpaticolíticas ou parassimpaticolíticas.

As notificações de receitas A e B são documentos que, juntamente com respectiva receita propriamente dita, autorizam a aquisição de medicamentos à base de substâncias constantes das listas A e B e ficam retidas pela farmácia ou drogaria, enquanto a receita é devolvida ao proprietário do animal devidamente carimbada, como comprovante da aquisição do medicamento de controle especial.

O médico-veterinário pode também prescrever medicamentos contidos nas listas C1 e C5. A lista C1 (Quadro 3.1) relaciona "outras substâncias sujeitas a controle especial", como os neurolépticos (acepromazina, clorpromazina, droperidol etc.), os anticonvulsivantes (ácido valproico, carbamazepina, fenitoína etc.), os antidepressivos (amitriptilina, doxepina, imipramina etc.), além de buspirona, cetamina, etomidato, halotano, hidrato de cloral, misoprostol, propofol, tetracaína etc. A lista C5 (Quadro 3.1) contém as "substâncias anabolizantes", como androstanolona, boldenona, clostebol, estanolona, metenolona, nandrolona, testosterona e trembolona. Estes medicamentos estão sujeitos à receita de controle especial, de cor branca, em duas vias, apresentando, em destaque, em cada uma das vias, os dizeres "1ª via – retenção da farmácia ou drogaria" e "2ª via – orientação ao paciente". Esta última é devolvida ao paciente devidamente carimbada, comprovando o atendimento (Figura 3.4).

As listas C2 (relaciona as "substâncias retinoicas para uso sistêmico", como acitretina, adapaleno, bexaroteno, isotretinoína e tretinoína), C3 ("substâncias imunossupressoras" – talidomida) e C4 ("substâncias antirretrovirais", como abacavir, darunavir, didanosina, estavudina, zidovudina) con-

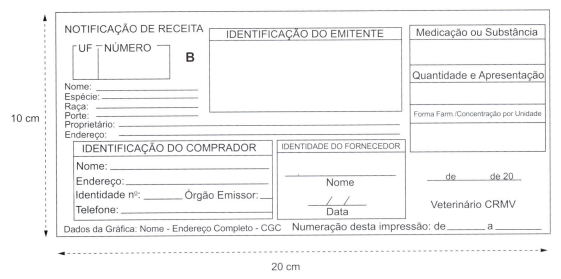

Figura 3.3 Notificação de receita B. É confeccionada pelo próprio profissional, devendo ser impressa em papel de cor azul, medindo 20 × 10 cm. O talonário tem um canhoto com as seguintes informações: fração numérica (fornecida pela autoridade sanitária vinculada à Agência Nacional de Vigilância Sanitária – Anvisa), data, nome do paciente/proprietário do animal, nome do medicamento, quantidade e dosagem.

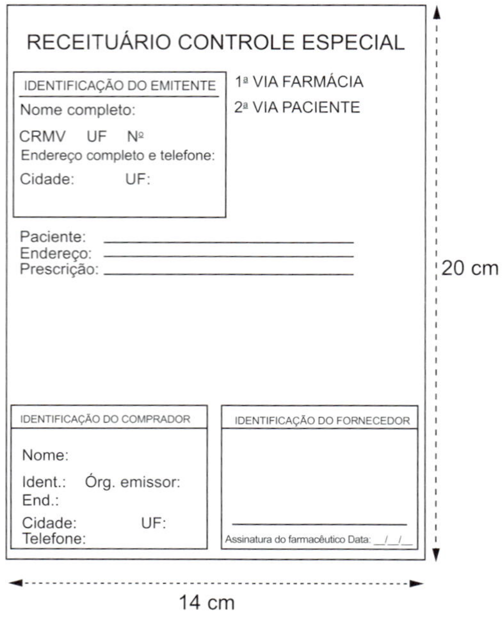

Figura 3.4 Receituário de controle especial para prescrição de medicamentos contidos nas Listas C1 e C5 (atualizadas pela Anvisa). É confeccionada pelo próprio profissional, devendo ser impressa em papel de cor branca (14 × 20 cm).

têm substâncias sujeitas também à notificação de receita especial, porém só podem ser receitadas por profissionais inscritos no Conselho Regional de Medicina.

A lista D1 ("substâncias precursoras de entorpecentes e/ou psicotrópicos") relaciona substâncias sujeitas à receita médica sem retenção, enquanto a lista D2 ("insumos químicos utilizados como precursores para fabricação e síntese de entorpecentes e/ou psicotrópicos") contém substâncias sujeitas ao controle do Ministério da Justiça. A lista E relaciona as "plantas que podem originar substâncias entorpecentes e/ou psicotrópicas" e a lista F contém as "substâncias de uso proscrito no Brasil", como a estricnina.

Recentemente, a Anvisa publicou a RDC nº 20, de 5 de maio de 2011, que "dispõe sobre o controle de medicamentos à base de substâncias classificadas como antimicrobianos, de uso sob prescrição, isoladas ou em associação". Essa resolução dispõe que a prescrição de antimicrobianos deve ser feita no receituário comum (não há modelo específico), em duas vias (a primeira fica de posse do proprietário e a segunda fica retida na farmácia/drogaria), contendo os seguintes dados obrigatórios: identificação do paciente, nome do medicamento, dose ou concentração, forma farmacêutica, posologia e quantidade, além da identificação do profissional (inscrição no Conselho Regional) ou da instituição, endereço completo, assinatura, carimbo e data de emissão. Essa receita tem validade de 10 dias a partir da data de emissão e pode conter a prescrição de outras categorias de medicamentos desde que não sejam sujeitos a controle especial. Em situações de tratamento prolongado, a receita pode ser utilizada para aquisições posteriores dentro de um período de 90 dias a contar da data de sua emissão, e deve conter a indicação de uso contínuo, com a quantidade a ser utilizada para cada 30 dias.

Normas do MAPA

A Instrução Normativa nº 10, de 30 de abril de 2001, do MAPA "proíbe a importação, a produção, a comercialização e o uso de substâncias naturais ou artificiais, com atividade anabolizante, ou mesmo outras dotadas dessa atividade, mas desprovidas de caráter hormonal, para fins de crescimento e ganho de peso em bovinos de abate". Esse mesmo documento no artigo 2º "faculta a importação, a produção, a comercialização e o uso de anabolizantes hormonais ou assemelhados, naturais ou sintéticos, com atividades estrogênica, androgênica e progestogênica, exclusivamente para fins terapêuticos, de sincronização do estro, de transferência de embriões, de melhoramento genético e de pesquisa experimental em medicina veterinária"; e, no seu parágrafo 4º menciona que o uso dessas substâncias "somente será permitido mediante prescrição e orientação de médico-veterinário".

O MAPA, por intermédio da Secretaria de Defesa Agropecuária (SDA), publicou recentemente a Instrução Normativa SDA nº 25 de 8 de novembro de 2012 que estabelece "os procedimentos para a comercialização das substâncias sujeitas a controle especial, quando destinadas ao uso veterinário, relacionadas no anexo I desta instrução normativa, e dos produtos de uso veterinário que as contenham". Esta instrução normativa relaciona no anexo I, à semelhança do que faz a Anvisa, as substâncias e os medicamentos sujeitos ao controle especial em listas identificadas por letras maiúsculas: A (A1 e A2), B, C (C1, C2, C4 e C5) e D1.

A lista A1 relaciona as "substâncias entorpecentes" (como morfina e análogos) e a lista A2 relaciona as "substâncias entorpecentes de uso permitido somente em concentrações especiais" (como codeína, diprenorfina e o tramadol) (Quadro 3.2). A lista B relaciona as "substâncias psicotrópicas e precursoras" (como os benzodiazepínicos e os barbitúricos) (Quadro 3.2). Tanto os medicamentos da lista A como os da lista B devem apresentar uma tarja preta com os dizeres "venda sob prescrição do médico-veterinário, com retenção obrigatória da notificação de receita" e na bula deve constar "atenção: o uso pelo homem pode causar graves riscos à saúde". Os medicamentos contidos nas listas A e B são adquiridos no comércio mediante a apresentação da notificação de receitas veterinárias A e B, respectivamente.

Ambas as notificações de receitas veterinárias A e B são impressas a expensas do MAPA, na forma de talão com numeração sequencial das folhas, sendo três vias para cada número, apresentando obrigatoriamente em destaque em cada uma das vias os dizeres: "1ª via – estabelecimento fornecedor"; "2ª via – responsável pelo animal"; e "3ª via – médico-veterinário prescritor". A notificação de receita veterinária deve conter somente um produto de uso veterinário e, no máximo, a quantidade de produto suficiente para 30 dias de tratamento.

A notificação de receita veterinária A é de cor amarela e a B de cor azul; ambas medem 20 × 15 cm (Figuras 3.5 e 3.6); no ato da entrega do talonário de notificação de receitas veterinárias A e B, o médico-veterinário ou a pessoa por ele autorizada deve estar com o carimbo de identificação do profissional e o fiscal federal agropecuário do setor responsável pela fiscalização de produtos veterinários na Superintendência Federal de Agricultura (SFA) deve apor o carimbo do médico-veterinário no campo "identificação do emitente" em todas as folhas do talonário.

A prescrição de produtos de uso veterinário que contenham substâncias da lista C2 (substâncias retinoicas) deve ser feita por meio de notificação de receita veterinária C2 (Figura 3.7). Nesses produtos, cartucho, cartucho-bula, rótulo, rótulo-bula ou invólucro devem apresentar uma faixa horizontal de cor vermelha,

Quadro 3.2 Medicamentos de uso veterinário sujeitos ao controle especial pelo Ministério da Agricultura, Pecuária e Abastecimento (MAPA – Instrução Normativa SDA nº 25, de 8 de novembro de 2012).

	Medicamento	Receituário
Lista A1 (substâncias entorpecentes)	Alfentanila, buprenorfina, butorfanol, dietiltiambuteno, difenoxilato,* di-hidromorfina, etorfina, fentanila, hidrocodona, levalorfano, metadona, morfina, oximorfona, petidina, propoxifeno, remifentanila	Notificação de receita A (3 vias)
Lista A2 (substâncias entorpecentes permitidas em concentrações especiais)	Acetildi-hidrocodeína,** codeína,** dextropropoxifeno,*** di-hidrocodeína,** diprenorfina, etilmorfina,** folcodina,** nalbufina,† tramadol††	Notificação de receita A (3 vias)
Lista B (substâncias psicotrópicas e precursoras)	Alprazolam, barbital,‡ bromazepam, clonazepam, clorazepato, clordiazepóxido, diazepam, estazolam, fenobarbital,‡ flunitrazepam, flurazepam, hexobarbital, lorazepam, mefentermina, midazolam, metoexital, pentazocina, pentobarbital, tiamila, tiopental, vimbarbital, zolazepam	Notificação de receita B (3 vias)
Lista C1 (outras substâncias sujeitas a controle especial)	Acepromazina, amitriptilina, azaperona, buspirona, carbamazepina, cetamina, clomipramina, clorpromazina, detomidina, desflurano, dexmedetomidina, divalproato de sódio, droperidol, embutramida, enflurano, etomidato, fenitoína, flumazenil, fluoxetina, gabapentina, haloperidol, halotano, hidrato de cloral, imipramina, isoflurano, lamotrigina, levomepromazina, loperamida,‡‡ laprotilina, mebezônio, medetomidina, metisergida, metocarbamol, metoxiflurano, naloxona, naltrexona, nortriptilina, oxicarbazepina, paroxetina, primidona, promazina, propofol, protriptilina, proximetacaína, romifidina, selegilina, sertralina, sevoflurano, tetracaína,§ tiletamina, topiramato, tranilcipromina, valproato de sódio, vigabatrina, xilazina	Notificação de receitas C1, C4 e C5 (3 vias)
Lista C2 (substâncias retinoicas)	Acitretina,§§ adapaleno,§§ isotretinoína,§§ tretinoína§§	Notificação de receita C2 (3 vias)
Lista C4 (substâncias antirretrovirais)	Zidovudina (AZT)	Notificação de receitas C1, C4 e C5 (3 vias)
Lista C5 (substâncias anabolizantes e agonistas beta-adrenorreceptores, que interfiram no metabolismo animal)§§§	Androstanolona, bolasterona, boldenona, clembuterol,**** cloroxomesterona, clostebol, drostanolona, estanolona (androstanolona), estanozolol, etilestrenol, fluoximesterona, formebolona, mesterolona, metandienona, metandranona, oxandrolona, oximesterona, oximetolona, prasterona, salbutamol,**** somatotropina, testosterona, trembolona	Notificação de receitas C1, C4 e C5 (3 vias)
Lista D1 (substâncias precursoras de entorpecentes e/ou psicotrópicos)	Efedrina, ergometrina, ergotamina e di-hidroergotamina	Prescrição sem retenção de receita

*Não se aplica a produtos que contenham mais de 2,5 miligramas de difenoxilato por unidade posológica, calculado como base, e uma quantidade de sulfato de atropina equivalente a, pelo menos, 1% da quantidade de difenoxilato. **Não se aplica a produtos que contenham acetildi-hidrocodeína, codeína, di-hidrocodeína, etilmorfina, folcodina, associadas ou não a outros componentes, cuja quantidade destes entorpecentes não exceda 100 mg por unidade posológica, e a concentração não ultrapasse 2,5% nas preparações de formas indivisíveis. ***Não se aplica a produtos que contenham dextropropoxifeno, associado ou não a outros componentes, cuja quantidade deste não exceda 100 mg por unidade posológica e a concentração não ultrapasse 2,5% nas preparações indivisíveis. †Não se aplica a produtos que contenham nalbufina, associada ou não a outros componentes, cuja quantidade não exceda 10 mg de cloridrato de nalbufina por unidade posológica. ††Não se aplica a produtos que contenham tramadol, associado ou não a outros componentes, cuja quantidade não exceda 100 mg de tramadol por unidade posológica. ‡Não se aplica a produtos que contenham fenobarbital e barbital, sujeitos à notificação de receita veterinária de controle especial. ‡‡Não se aplica a produtos que contenham loperamida, sujeitos à venda sob prescrição de médico-veterinário sem retenção de receita. §Não se aplica a produtos que contenham tetracaína, quando se tratar de preparações farmacêuticas de uso tópico, otorrinolaringológico, especialmente para colutórios e soluções utilizadas no tratamento de otite externa, sujeitos à venda sob prescrição de médico-veterinário sem retenção de receita. §§Não se aplica a produtos que contenham as substâncias da lista C2 para uso tópico. §§§Não se aplica a produtos que contenham as substâncias da lista C5 para uso tópico, sujeitos à venda sob prescrição de médico-veterinário sem retenção de receita. ****Não se aplica a produtos que contenham clembuterol e salbutamol associadas ou não a outros componentes, cuja quantidade não exceda 0,5 mg/mℓ por unidade posológica, sujeitos à venda sob prescrição de médico-veterinário sem retenção de receita.

contendo os dizeres: "venda sob prescrição do médico-veterinário, com retenção obrigatória da notificação de receita." A bula desses produtos de uso veterinário deve repetir os dizeres anteriormente citados e acrescentar os seguintes: "venda sob prescrição do médico-veterinário com retenção obrigatória da notificação de receita. Atenção: uso proibido em animais prenhes. A mulher grávida não pode ingerir tal substância, pois a mesma pode causar graves defeitos no feto." Quanto ao talonário de notificação de receita veterinária C2, este deve ser feito a expensas do médico-veterinário, também em três vias ("1ª via – estabelecimento fornecedor"; "2ª via – responsável pelo animal"; e "3ª via – médico-veterinário prescritor"), em papel de cor branca com dimensões 20 × 15 cm, cabendo ao MAPA a distribuição da numeração e a fiscalização do emprego dessa notificação de receita.

Para a prescrição de produtos de uso veterinário que contenham substâncias das listas C1 (neurolépticos, antidepressivos etc.), C4 (zidovudina – AZT) e C5 (substâncias anabolizantes e agonistas beta-adrenorreceptores), deve ser empregada a notificação de receita veterinária apropriada (Figura 3.8), assinalando no campo específico a qual lista pertence o produto. Da mesma maneira que a notificação de receita veterinária C2, esse talonário é feito a expensas do médico-veterinário, em três vias ("1ª via – estabelecimento fornecedor"; "2ª via – responsável pelo animal"; e "3ª via – médico-veterinário prescritor"), em papel de cor branca no tamanho 20 × 15 cm, cabendo ao MAPA a distribuição da numeração e fiscalização do emprego dessa notificação de receita. Os produtos das listas C1, C4 e C5 sujeitos à notificação de receita veterinária devem apresentar no cartucho, cartucho-bula, rótulo, rótulo-bula ou

Ministério da Agricultura, Pecuária e Abastecimento
Secretaria de Defesa Agropecuária
Departamento de Fiscalização de Insumos Veterinários
Coordenação de Fiscalização de Produtos de Uso Veterinários

A NOTIFICAÇÃO DE RECEITA VETERINÁRIA Nº 000-000-UF

1 IDENTIFICAÇÃO DO ANIMAL E DO PROPRIETÁRIO

1.1 Nome do animal: | 1.2 Espécie: | 1.3 Raça:
1.4 ID tatuagem: | 1.5 Pelagem cor: | 1.6 Idade: | 1.7 Peso kg
1.8 Nome do proprietário do animal: | 1.9 Cidade-UF:
1.10 Localização do animal/endereço ou propriedade: | 1.11 Cidade-UF: | 1.12 CEP:

2 PRODUTO DE USO VETERINÁRIO

2.1 Nome do produto: | 2.2 Quantidade e apresentação: | 2.3 Concentração por unidade posológica:
2.4 Prescrição: espécie, gênero, nº animais, dose, intervalo entre dose, duração do tratamento, período de carência:

3 IDENTIFICAÇÃO DO COMPRADOR

3.1 Nome do comprador: | 3.2 CPF/CNPJ: | 3.3 Telefone:
3.4 Endereço: | 3.5 Cidade-UF: | 3.6 CEP:

4 IDENTIFICAÇÃO DO PRESCRITOR
Local e data:
Carimbo e assinatura do Médico-veterinário

5 IDENTIFICAÇÃO DO FORNECEDOR
Local e data:
Carimbo e assinatura do responsável técnico do estabelecimento fornecedor

1ª via: Fornecedor; 2ª via: responsável(is) pelo(s) animal(is); 3ª via: prescritor
Atenção: válida por 30 dias

15 cm

20 cm

Figura 3.5 Notificação de receita veterinária A. O talonário é fornecido pelo Ministério da Agricultura, Pecuária e Abastecimento (MAPA) ao médico-veterinário devidamente cadastrado, sendo impresso em papel de cor amarela, medindo 20 × 15 cm. A numeração das folhas é sequencial, em três vias para cada número, sendo a 1ª via do estabelecimento fornecedor, a 2ª via do responsável pelo animal e a 3ª via do médico-veterinário prescritor.

B NOTIFICAÇÃO DE RECEITA VETERINÁRIA Nº 000-000-UF

1 IDENTIFICAÇÃO DO ANIMAL E DO PROPRIETÁRIO

1.1 Nome do animal: | 1.2 Espécie: | 1.3 Raça:
1.4 ID tatuagem: | 1.5 Pelagem cor: | 1.6 Idade: | 1.7 Peso kg
1.8 Nome do proprietário do animal: | 1.9 Cidade-UF:
1.10 Localização do animal/endereço ou propriedade: | 1.11 Cidade-UF: | 1.12 CEP:

2 PRODUTO DE USO VETERINÁRIO

2.1 Nome do produto: | 2.2 Quantidade e apresentação: | 2.3 Concentração por unidade posológica:
2.4 Prescrição: espécie, gênero, nº animais, dose, intervalo entre dose, duração do tratamento, período de carência:

3 IDENTIFICAÇÃO DO COMPRADOR

3.1 Nome do comprador: | 3.2 CPF/CNPJ: | 3.3 Telefone:
3.4 Endereço: | 3.5 Cidade-UF: | 3.6 CEP:

4 IDENTIFICAÇÃO DO PRESCRITOR
Local e data:
Carimbo e assinatura do médico-veterinário

5 IDENTIFICAÇÃO DO FORNECEDOR
Local e data:
Carimbo e assinatura do responsável técnico do estabelecimento fornecedor

1ª via: fornecedor; 2ª via: responsável(is) pelo(s) animal(is); 3ª via: prescritor
Atenção: válida por 30 dias

15 cm

20 cm

Figura 3.6 Notificação de receita veterinária B. O talonário é fornecido pelo Ministério da Agricultura, Pecuária e Abastecimento (MAPA) ao médico-veterinário devidamente cadastrado, sendo impresso em papel de cor azul, medindo 20 × 15 cm. A numeração das folhas é sequencial, em três vias para cada número, sendo a 1ª via do estabelecimento fornecedor, a 2ª via do responsável pelo animal e a 3ª via do médico-veterinário prescritor.

C2 **NOTIFICAÇÃO DE RECEITA VETERINÁRIA** **Nº 000-000-UF**

1 IDENTIFICAÇÃO DO ANIMAL E DO PROPRIETÁRIO

1.1 Nome do animal:
1.2 Espécie:
1.3 Raça:
1.4 ID tatuagem:
1.5 Pelagem cor:
1.6 Idade:
1.7 Peso kg
1.8 Nome do proprietário do animal:
1.9 Cidade-UF:
1.10 Localização do animal/endereço ou propriedade:
1.11 Cidade-UF:
1.12 CEP:

2 PRODUTO DE USO VETERINÁRIO

2.1 Nome do produto:
2.2 Quantidade e apresentação:
2.3 Concentração por unidade posológica:
2.4 Prescrição: espécie, gênero, nº animais, dose, intervalo entre dose, duração do tratamento, período de carência:

3 IDENTIFICAÇÃO DO COMPRADOR

3.1 Nome do comprador:
3.2 CPF/CNPJ:
3.3 Telefone:
3.4 Endereço:
3.5 Cidade-UF:
3.6 CEP:

4 IDENTIFICAÇÃO DO PRESCRITOR
Local e data:
Carimbo e assinatura do Médico Veterinário

5 IDENTIFICAÇÃO DO FORNECEDOR
Local e data:
Carimbo e assinatura do responsável técnico do estabelecimento fornecedor

1ª via: fornecedor; 2ª via: responsável(is) pelo(s) animal(is); 3ª via: prescritor
Atenção: válida por 30 dias

15 cm

20 cm

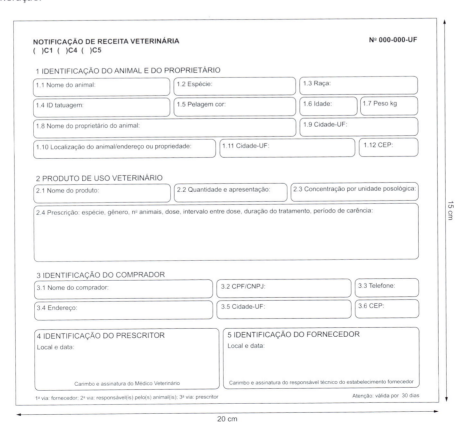

Figura 3.7 Notificação de receita veterinária C2. O talonário de notificação de receita C2 deve se feito a expensas do médico-veterinário, em três vias, em papel de cor branca no tamanho 20 × 15 cm, cabendo ao Ministério da Agricultura, Pecuária e Abastecimento (MAPA) a distribuição da numeração.

NOTIFICAÇÃO DE RECEITA VETERINÁRIA **Nº 000-000-UF**
( )C1 ( )C4 ( )C5

1 IDENTIFICAÇÃO DO ANIMAL E DO PROPRIETÁRIO

1.1 Nome do animal:
1.2 Espécie:
1.3 Raça:
1.4 ID tatuagem:
1.5 Pelagem cor:
1.6 Idade:
1.7 Peso kg
1.8 Nome do proprietário do animal:
1.9 Cidade-UF:
1.10 Localização do animal/endereço ou propriedade:
1.11 Cidade-UF:
1.12 CEP:

2 PRODUTO DE USO VETERINÁRIO

2.1 Nome do produto:
2.2 Quantidade e apresentação:
2.3 Concentração por unidade posológica:
2.4 Prescrição: espécie, gênero, nº animais, dose, intervalo entre dose, duração do tratamento, período de carência:

3 IDENTIFICAÇÃO DO COMPRADOR

3.1 Nome do comprador:
3.2 CPF/CNPJ:
3.3 Telefone:
3.4 Endereço:
3.5 Cidade-UF:
3.6 CEP:

4 IDENTIFICAÇÃO DO PRESCRITOR
Local e data:
Carimbo e assinatura do Médico Veterinário

5 IDENTIFICAÇÃO DO FORNECEDOR
Local e data:
Carimbo e assinatura do responsável técnico do estabelecimento fornecedor

1ª via: fornecedor; 2ª via: responsável(is) pelo(s) animal(is); 3ª via: prescritor
Atenção: válida por 30 dias

15 cm

20 cm

Figura 3.8 Notificações de receitas veterinárias C1, C4 e C5. O talonário de notificação deve se feito a expensas do médico-veterinário, em três vias, em papel de cor branca no tamanho 20 × 15 cm, cabendo ao Ministério da Agricultura, Pecuária e Abastecimento (MAPA) a distribuição da numeração.

invólucro uma faixa horizontal de cor vermelha, contendo os dizeres "venda sob prescrição do médico-veterinário, com retenção obrigatória da notificação de receita". A bula desses produtos de uso veterinário deve destacar os dizeres "atenção: o uso pelo homem pode causar graves riscos à saúde".

A mesma Instrução Normativa SDA nº 25 (de 8/11/2012) dispõe também sobre a aquisição de produtos de uso veterinário que contenham substâncias sujeitas a controle especial pelo próprio profissional para utilização em procedimentos clínicos, cirúrgicos, contenção e sedação. Isso é feito pelo emprego da notificação de aquisição por médico-veterinário (Figura 3.9). O talonário dessa notificação de aquisição é feito a expensas do médico-veterinário, em duas vias para cada número, apresentando em destaque em cada via os seguintes dizeres "1ª via – estabelecimento fornecedor"; "2ª via – médico-veterinário"; emprega-se papel de cor branca no tamanho 20 × 15 cm, cabendo ao MAPA a distribuição da numeração e a fiscalização do emprego dessa notificação de aquisição. Cada notificação de aquisição por médico-veterinário deve conter, no máximo, quatro apresentações de produtos de uso veterinário e a quantidade de cada apresentação deve ser expressa por extenso, sem emenda ou rasura.

O médico-veterinário deve arquivar em ordem cronológica a 3ª via das notificações de receita veterinária e a 2ª via das notificações de aquisição por médico-veterinário, ficando à disposição da fiscalização exercida pelo MAPA pelo prazo mínimo de 2 anos a partir da data da prescrição ou aquisição.

Os produtos que contenham substâncias da lista D1 (Quadro 3.2) ficam sujeitos à venda sob prescrição de médico-veterinário sem retenção de receita.

Quanto aos antimicrobianos, merecem destaque duas Instruções Normativas do MAPA. Uma delas, a Instrução Normativa nº 9 de 27 de junho de 2003, no seu artigo 1º proíbe "a fabricação, a manipulação, o fracionamento, a comercialização, a importação e o uso dos princípios ativos cloranfenicol, nitrofuranos e os produtos que contenham estes princípios ativos, para uso veterinário e suscetível de emprego na alimentação de todos os animais e insetos". Já a Instrução Normativa nº 26, de 26 de julho de 2009, estabeleceu o "regulamento técnico para a fabricação, o controle de qualidade, a comercialização e o emprego de produtos antimicrobianos de uso veterinário". Esse regulamento define, em seu artigo 21, que "os produtos antimicrobianos de uso veterinário só podem ser comercializados ao usuário sob prescrição do médico-veterinário, e devem conter a informação "venda sob prescrição do médico-veterinário" em letras maiúsculas, em destaque, na sua rotulagem.

▸ Considerações finais

O uso das boas práticas de uso de medicamentos veterinários é fundamental para minimizar os riscos à saúde humana decorrentes do emprego de medicamentos veterinários em animais produtores de alimentos, além de proteger a saúde dos animais (para mais informações, ver *Capítulo 46*).

Deve ser ressaltado também que o MAPA, preocupado com remanescentes residuais nos alimentos, em decorrência do uso de medicamentos veterinários e praguicidas, ou por acidentes envolvendo contaminantes ambientais, implantou

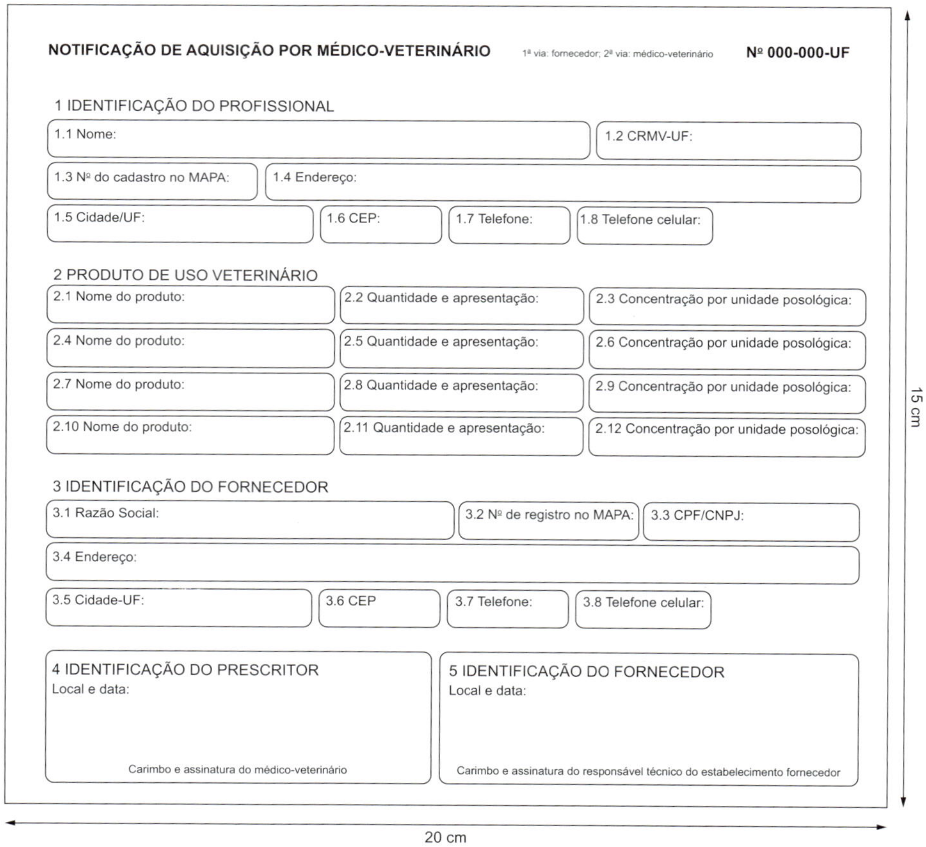
NOTIFICAÇÃO DE AQUISIÇÃO POR MÉDICO-VETERINÁRIO 1ª via: fornecedor; 2ª via: médico-veterinário Nº 000-000-UF

1 IDENTIFICAÇÃO DO PROFISSIONAL
1.1 Nome:
1.2 CRMV-UF:
1.3 Nº do cadastro no MAPA:
1.4 Endereço:
1.5 Cidade/UF:
1.6 CEP:
1.7 Telefone:
1.8 Telefone celular:

2 PRODUTO DE USO VETERINÁRIO
2.1 Nome do produto:
2.2 Quantidade e apresentação:
2.3 Concentração por unidade posológica:
2.4 Nome do produto:
2.5 Quantidade e apresentação:
2.6 Concentração por unidade posológica:
2.7 Nome do produto:
2.8 Quantidade e apresentação:
2.9 Concentração por unidade posológica:
2.10 Nome do produto:
2.11 Quantidade e apresentação:
2.12 Concentração por unidade posológica:

3 IDENTIFICAÇÃO DO FORNECEDOR
3.1 Razão Social:
3.2 Nº de registro no MAPA:
3.3 CPF/CNPJ:
3.4 Endereço:
3.5 Cidade-UF:
3.6 CEP
3.7 Telefone:
3.8 Telefone celular:

4 IDENTIFICAÇÃO DO PRESCRITOR
Local e data:
Carimbo e assinatura do médico-veterinário

5 IDENTIFICAÇÃO DO FORNECEDOR
Local e data:
Carimbo e assinatura do responsável técnico do estabelecimento fornecedor

Figura 3.9 Notificação de aquisição por médico-veterinário. O talonário de notificação de aquisição é feito a expensas do médico-veterinário, em papel de cor branca no tamanho 20 × 15 cm, em duas vias para cada número, sendo a 1ª via do estabelecimento fornecedor e 2ª via do médico-veterinário, cabendo ao Ministério da Agricultura, Pecuária e Abastecimento (MAPA) a distribuição da numeração.

o plano nacional de controle de resíduos e contaminantes (PNCRC), em produtos de origem animal, a fim de garantir o fornecimento de alimentos seguros (para mais informações, ver *Capítulo 44*). Esse plano foi instituído pela Portaria Ministerial nº 51, de 6 de maio de 1986, e adequado pela Portaria Ministerial nº 527, de 15 de agosto de 1995.

A Anvisa também se propôs monitorar os resíduos de medicamentos veterinários, considerando os possíveis riscos à saúde humana decorrentes do emprego desses medicamentos em animais produtores de alimentos, os quais podem estar associados aos resíduos em níveis acima dos limites máximos recomendados (LMR). Para tanto, implantou, em 2003, o programa nacional de análise de resíduos de medicamentos veterinários em alimentos expostos ao consumo (PAMVet). Este programa tem como objetivo avaliar o potencial de exposição do consumidor a resíduos de medicamentos veterinários pela ingestão de alimentos de origem animal adquiridos no comércio, monitorando resíduos em amostras de leite bovino, carne de frango, carne bovina, carne suína, pescado, ovo de galinha e mel de abelha. O critério adotado na seleção dos medicamentos veterinários a serem investigados neste programa considerou: aqueles que deixam resíduos nos alimentos; aqueles cuja presença de resíduo no alimento oferece risco potencial à saúde humana; os utilizados na medicina veterinária que impliquem alto potencial de exposição do consumidor; e aqueles para os quais haja disponibilidade de metodologia analítica confiável, sensível, prática e de custo acessível para programas de controle. Esse programa está sendo implantado de maneira gradativa, tendo sido iniciado pelo monitoramento de resíduos em leite bovino e ampliado para carnes (bovina, de aves, suína e equina), ovos, mel e pescado, envolvendo a pesquisa de resíduos de antimicrobianos, praguicidas, contaminantes ambientais etc.

O médico-veterinário, o produtor rural, a indústria de medicamentos e os órgãos governamentais trabalham em conjunto para garantir que os produtos de origem animal não apresentem resíduos de medicamentos que possam prejudicar a saúde do consumidor.

▶ Bibliografia

Agência Nacional de Vigilância Sanitária (Anvisa). Farmacopeia brasileira. 5. ed. Anvisa 2010. Disponível em: http://www.anvisa.gov.br/hotsite/cd_farmacopeia/pdf.

Agência Nacional de Vigilância Sanitária (Anvisa). Formulário nacional. 2. ed. Anvisa 2011. Disponível em: http://www.anvisa.gov.br/farmacopeiabrasileira/arquivos/FNFB%202%20Vers%C3%A3o%20DICOL%2009%20Dez%202012.pdf.

Brasil. Decreto nº 5.053, de 22 de abril de 2004, que trata do regulamento de fiscalização de produtos de uso veterinário e dos estabelecimentos que os fabriquem ou comerciem, e dá outras providências.

Brasil. Decreto nº 79.094, de 5 de janeiro de 1977, que regulamenta a lei nº 6.360, de 23 de setembro de 1976, que submete a sistema de vigilância sanitária os medicamentos, insumos farmacêuticos, drogas, correlatos, cosméticos, produtos de higiene, saneantes e outros.

Brasil. Decreto-Lei nº 467, de 13 de fevereiro de 1969, que dispõe sobre a fiscalização de produtos de uso veterinário, dos estabelecimentos que os fabricam e dá outras providências.

Brasil. Lei nº 5.991, de 17 de dezembro de 1973, que dispõe sobre o controle sanitário do comércio de drogas, medicamentos, insumos farmacêuticos e correlatos, e dá outras providências.

Brasil. Lei nº 9.787, de 10 de fevereiro de 1999 (D.O 11/2/1999, Seção 1, pág.1). Altera a Lei nº 6.360, de 23 de setembro de 1976, que dispõe sobre a vigilância sanitária estabelece o medicamento genérico, dispõe sobre a utilização de nomes genéricos em produtos farmacêuticos e dá outras providências.

Brasil. Lei nº 12.689, de 19 de julho de 2012 (Altera o Decreto-Lei nº 467, de 13 de fevereiro de 1969, para estabelecer o medicamento genérico de uso veterinário; e dispõe sobre o registro, a aquisição pelo poder público, a prescrição, a fabricação, o regime econômico-fiscal, a distribuição e a dispensa de medicamentos genéricos de uso veterinário, bem como sobre a promoção de programas de desenvolvimento técnico-científico e de incentivo à cooperação técnica para aferição da qualidade e da eficácia de produtos farmacêuticos de uso veterinário).

Brasil. Ministério da Agricultura, Pecuária e Abastecimento. Instrução Normativa nº 9, de 27 de junho de 2003, no art. 1º – "Proibir a fabricação, a manipulação, o fracionamento, a comercialização, a importação e o uso dos princípios ativos cloranfenicol, nitrofuranos e os produtos que contenham estes princípios ativos, para uso veterinário e suscetível de emprego na alimentação de todos os animais e insetos."

Brasil. Ministério da Agricultura, Pecuária e Abastecimento. Instrução Normativa nº 26, de 9 de julho de 2009 estabelece o regulamento técnico para a fabricação, o controle de qualidade, a comercialização, o emprego de produtos antimicrobianos de uso veterinário.

Brasil. Ministério da Agricultura, Pecuária e Abastecimento. Instrução Normativa nº 10, de 30 de abril de 2001, "proíbe a importação, a produção, a comercialização e o uso de substâncias naturais ou artificiais, com atividade anabolizante, ou mesmo outras dotadas dessa atividade, mas desprovidas de caráter hormonal, para fios de crescimento e ganho de peso em bovinos de abate".

Brasil. Ministério da Agricultura, Pecuária e Abastecimento. Instrução Normativa nº 25 de novembro de 2012, que estabelece os procedimentos para a comercialização das substâncias sujeitas a controle especial, quando destinadas ao uso veterinário, relacionadas no anexo I desta instrução normativa, e dos produtos de uso veterinário que as contenham.

Brasil. Ministério da Agricultura, Pecuária e Abastecimento. Instrução Normativa nº 36, de 07 de junho de 2002, que torna obrigatória a venda sob prescrição de médico-veterinário os produtos farmacêuticos de uso veterinário que contenham as substâncias listadas.

Brasil. Ministério da Agricultura, Pecuária e Abastecimento. Instrução Normativa nº 42, de 20 de dezembro de 1999, altera o plano nacional de controle de resíduos em produtos de origem animal (PNCR) e os programas de controle de resíduos em carne (PCRC), mel (PCRM), leite (PCRL) e Pescado (PCRP).

Brasil. Ministério da Saúde, Agência Nacional de Vigilância Sanitária (Anvisa) – RDC nº 58, de 5 de setembro de 2007. Dispõe sobre o aperfeiçoamento do controle e fiscalização de substâncias psicotrópicas anorexígenas e dá outras providências.

Brasil. Ministério da Saúde, Agência Nacional de Vigilância Sanitária (Anvisa). Programa Nacional de Análise de Resíduos de Medicamentos Veterinários em Alimentos Expostos ao Consumo – PAMVet, novembro de 2003.

Brasil. Ministério da Saúde, Agência Nacional de Vigilância Sanitária (Anvisa). RDC nº 20, de 5 de maio de 2011. Dispõe sobre o controle de medicamentos à base de substâncias classificadas como antimicrobianos, de uso sob prescrição, isoladas ou em associação.

Brasil. Portaria SVS/MS nº 344, de 12 de maio de 1998 (versão republicada – 01/02/1999), que aprova o regulamento técnico das substâncias e medicamentos sujeitos a controle especial.

Compêndio de Produtos Veterinários – SINDAN. Sindicato Nacional da Indústria de Produtos para Saúde Animal. Disponível em: http://www.cpvs.com.br/cpvs/index.html.

Destruiti ABCB. Noções básicas de farmacotécnica. 3. ed. São Paulo: Senac, 2004.

Estado de São Paulo. Secretaria de Saúde. Resolução SS-145 de 07/05/93. Disposição sobre a normatização de procedimentos na distribuição da numeração de notificação de receita B. Diário Oficial do Estado. São Paulo, 1993. pp. 22-3.

Nicoletti MA. Aspectos farmacocinéticos relevantes na elaboração de medicamentos e rações. In: Palermo-Neto J, Spinosa HS, Górniak SL. Farmacologia aplicada à avicultura: boas práticas no manejo de medicamentos. São Paulo: Roca, 2005. pp. 37- 52.

Spinosa HS. Prescrição e legislação brasileira dos medicamentos. In: Spinosa HS, Górniak SL, Bernardi MM. Farmacologia aplicada à medicina veterinária. 5. ed. Rio de Janeiro: Guanabara Koogan, 2011. pp. 6-13.

Vieira FC, Pinheiro VA. Formulário veterinário farmacêutico. São Paulo: Pharmabooks, 2004.

4
Farmacocinética

Silvana Lima Górniak

▶ Introdução

Embora os mecanismos de ação farmacológica, em geral, sejam similares na maioria dos seres vivos, sabe-se que a intensidade e a duração de seus efeitos costumam variar de acordo com a espécie animal considerada. Estas variações são, em grande parte, atribuídas aos fatores farmacocinéticos. Portanto, o estudo desses fatores aplicado à medicina veterinária revela, de modo geral, diferenças importantes. A extrapolação de dados farmacocinéticos de uma espécie animal para outra, ou mesmo para os seres humanos em geral, pode produzir resultados totalmente inesperados.

O estudo da farmacocinética de uma substância química é a maneira mais segura e menos onerosa de responder aos questionamentos relativos a posologia (ou seja, dose, frequência de administração e duração do tratamento), vias de administração, influência da alimentação quando a administração é feita por via oral, e adaptação da posologia para certas situações, como estados patológicos (nefropatias, hepatopatias etc.), entre outras.

O efeito farmacológico de um medicamento em determinado animal está relacionado basicamente com a concentração deste na biofase, isto é, no local de ação ou na intimidade dos tecidos. Entretanto, a mensuração desse agente nesses locais de ação é uma tarefa bastante complicada. Por este motivo, dá-se preferência à utilização de metodologias pouco invasivas, como, por exemplo, a detecção e a mensuração do medicamento em amostras biológicas como sangue, leite e urina. Desse modo, na maioria das vezes, por exemplo, é possível assumir que a concentração plasmática de qualquer medicamento apresente relação com as concentrações teciduais e estas, por sua vez, com a biofase. Assim, mudanças na concentração plasmática refletirão mudanças na concentração destas substâncias nos tecidos e, consequentemente, haverá alteração dos efeitos farmacológicos.

A farmacocinética é o estudo do movimento de um medicamento no interior de um organismo vivo, ou seja, é o estudo de alguns processos que possibilitam que o medicamento atinja seu alvo e promova o efeito farmacológico. Estes processos são a *absorção* e a *distribuição* do medicamento do local em que foi administrado para aquele em que exercerá efeitos farmacológicos. Após exercer seus efeitos, o medicamento deve ser *biotransformado* e *excretado* do organismo. Para que todos estes processos ocorram e para que um medicamento exerça seu efeito em determinado local de ação no interior de um organismo vivo, é necessário que o mesmo, após a dissolução da forma farmacêutica, consiga atravessar as barreiras celulares e alcance o seu local de ação (biofase). A Figura 4.1 ilustra estes processos.

▶ Absorção

Absorção é definida como a penetração de substância externa em determinado organismo, que chega até o sangue por meio de uma série de processos. A absorção de um medicamento é influenciada por fatores como lipossolubilidade, hidrossolubilidade, estabilidade química, peso molecular, carga elétrica, forma farmacêutica, velocidade de dissolução e concentração do medicamento no local de absorção.

Para que determinado medicamento seja absorvido é necessário que ele atravesse as diversas membranas biológicas, como o epitélio gastrintestinal, o endotélio vascular e as membranas plasmáticas. O pH do meio, o pKa do medicamento, a constituição das membranas celulares e o transporte pelas membranas são de grande importância nestes fenômenos.

▪ pH, pKa e difusão

Muito poucos medicamentos são exclusivamente solúveis em água ou em gorduras. Moléculas não ionizadas e solúveis em lipídios podem difundir-se através das áreas lipídicas das membranas. A maioria destas substâncias é um ácido ou uma base fraca, portanto, estão no organismo em determinado pH parcialmente ionizado e parcialmente em estado não ionizado.

Íons pequenos podem passar através de membranas pelos canais aquosos. Porém, em geral, eles são muito grandes para se difundirem nestes canais, restando apenas o movimento transmembrana de moléculas não ionizadas. Portanto, para se conhecer a proporção do medicamento a ser absorvido (ou excretado como será visto mais adiante), é necessário conhecer

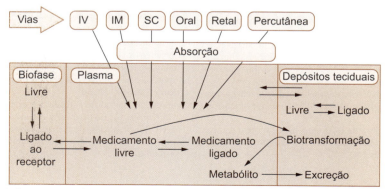

Figura 4.1 Caminho farmacocinético percorrido por um medicamento no interior do organismo. IV = intravenosa; IM = intramuscular; SC = subcutânea.

o pKa (que é definido como o logaritmo negativo da constante de ionização ou de dissociação) do medicamento e o pH do meio em que ele está dissolvido, bem como a constante de dissociação do medicamento.

Assim, para o cálculo da proporção entre as formas ionizada e não ionizada de um medicamento, em determinado pH, deve-se usar a equação de Henderson-Hasselbach: para ácidos, pH – pKa = log (I/NI); para bases, pH – pKa = log (NI/I). Em que I = forma iônica e NI = forma não iônica.

Quando o pH de uma solução aquosa de um ácido ou de uma base estiver ajustado de modo que a metade de determinado medicamento esteja nesta solução na forma não ionizada e a outra metade na forma ionizada, ele representará a constante de dissociação ou pKa de um composto. Dessa maneira, nesta situação, as duas espécies químicas (ionizada e não ionizada) aparecerão na proporção 1:1.

Cabe lembrar que não necessariamente uma base apresentará valor de pKa acima de 7,0 nem um ácido fraco abaixo de 7,0. Exemplo disso são os barbitúricos que, sendo ácidos fracos, têm pKa acima de 7,0, e a anilina, classificada como base fraca, tendo pKa por volta de 4,4.

A parte não ionizada das moléculas de um medicamento tem característica mais lipossolúvel que a parte ionizada. Como as membranas celulares dos organismos vivos são predominantemente lipídicas, a parte não ionizada é mais facilmente absorvida. Conclui-se, portanto, que as cargas de elétrons existentes na molécula de um medicamento têm fundamental importância na determinação da velocidade de sua absorção através das membranas celulares e das barreiras tissulares.

- **Membranas celulares**

As membranas celulares ou biológicas são envoltórios que apresentam espessura de, aproximadamente, 7,5 nanômetros (nm), independentemente da espécie animal, e são constituídas de uma camada dupla de lipídios, a saber: fosfolipídios, (fosfolipídios e esfingomielina), glicolipídios e colesterol. Estes lipídios são anfipáticos, ou seja, são moléculas que têm afinidade por água em uma das extremidades e apresentam estruturas hidrofóbicas na outra extremidade, denominada de cauda polar.

Esta camada dupla de lipídios das membranas tem como característica a impermeabilidade à maioria das moléculas polares e aos íons, sendo, entretanto, permeável às moléculas apolares. O modelo do mosaico fluido proposto por Singer e Nicholson (1972) é o que melhor explica as propriedades da membrana. Este modelo propõe que a membrana é composta de moléculas globulares de proteína que penetram em ambos os lados da camada dupla fosfolipídica fluida e têm como funções o transporte, a intercomunicação e a transdução genética. As moléculas de lipídios individuais podem mover-se lateralmente, dotando a membrana de fluidez, flexibilidade e impermeabilidade para as moléculas altamente polares. A Figura 4.2 ilustra os aspectos deste modelo.

Passagem de medicamentos por membranas biológicas

A passagem de medicamentos por membranas biológicas pode ocorrer pelos mecanismos apresentados a seguir.

▶ **Transporte sem carreador.** Neste tipo de transporte, não há interferência ativa das membranas nem gasto energético. Pode ser realizado por difusão simples ou por filtração.

Difusão simples. Neste tipo de transporte não há gastos de energia, as moléculas do soluto (medicamento) distribuem-se da região em que estão mais concentradas para outra de menor concentração. Para que este processo ocorra, é necessário que as moléculas do soluto sejam apolares e apresentem peso molecular compatível com a camada dupla lipídica da membrana a ser atravessada.

Filtração. Mecanismo comum de transferência de muitas substâncias hidrossolúveis, polares ou apolares que apresentam tamanho pequeno. O medicamento atravessa as membranas celulares através de canais que têm tamanhos variados pelos diferentes tecidos orgânicos. Nas membranas do endotélio capilar, por exemplo, o tamanho é de 4 a 8 nm, enquanto no endotélio intestinal é de apenas 0,4 nm. A permeabilidade às substâncias químicas através de canais aquosos é importante na excreção renal.

▶ **Transporte mediado por carreador.** Neste sistema há envolvimento de uma molécula transportadora, isto é, uma proteína transmembrana que se liga a uma ou mais moléculas ou íons, modifica a sua conformação e libera essas moléculas do outro

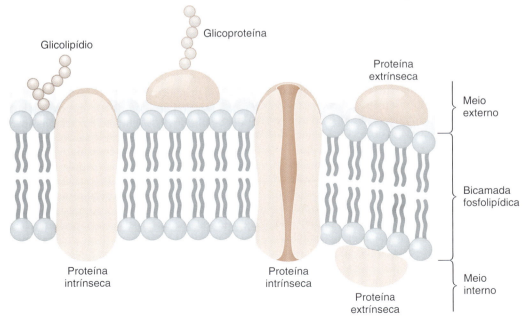

Figura 4.2 Estrutura de uma membrana de acordo com o modelo proposto do mosaico fluido.

lado da membrana. Estes sistemas podem operar de maneira puramente passiva, ou seja, sem gasto de energia. Quando ocorre sem este gasto, o transporte é denominado difusão facilitada. Quando há gasto de energia, obtida por meio da hidrólise do ATP, denomina-se transporte ativo.

Como está vinculado a um carreador, esse transporte apresenta a característica da saturação. Além disso, deve-se considerar que pode haver inibição competitiva se houver outra molécula que se ligue ao transportador.

▶ **Pinocitose e fagocitose.** Tanto a pinocitose como a fagocitose são processos nos quais há absorção por meio da invaginação da membrana celular em torno de uma molécula ou de várias pequenas moléculas, englobando-as junto com as gotículas do meio extracelular. O processo é denominado fagocitose quando ocorre com partículas sólidas; e pinocitose quando ocorre com partículas líquidas. Nos dois tipos de processo, há necessidade de energia.

Vias e formas de administração de medicamentos

Durante a escolha da via de administração de um medicamento, devem ser considerados vários fatores, como a necessidade de efeito sistêmico ou localizado, a latência para o efeito (curto ou longo), as características físico-químicas do medicamento (resistente à hidrólise em meio ácido), entre outros. As principais vias de administração utilizadas em medicina veterinária estão relacionadas a seguir.

Vias enterais

A via enteral compreende a administração de medicamentos pelas vias *oral*, *ruminal* (a qual tem seu uso restrito a medicamento com ação no rume, como alguns anti-helmínticos; contudo, o uso desta via vem caindo em desuso e, portanto, esta não será abordada) e *retal*. A via enteral é bastante conveniente, entretanto, alguns medicamentos são destruídos ou alterados pelo ácido gástrico ou pela flora intestinal antes mesmo de serem absorvidos, quando a veiculação é oral. Para que um medicamento seja absorvido por estas vias e passe para a circulação sistêmica, é necessário que ele seja liberado da sua forma farmacêutica, ocorrendo a dissolução (suspensões, comprimidos, cápsulas, géis, pós ou líquidos), e que tenha a capacidade de atravessar as barreiras celulares do trato gastrintestinal.

Administração oral

Uma das principais vias de administração de medicamentos é a oral. O trato gastrintestinal apresenta significativas diferenças no que se refere a sua morfologia e fisiologia, o que se reflete em grande variação da absorção do medicamento, de acordo com a região do trato gastrintestinal considerada.

Em relação à cavidade bucal, pode-se considerar que, independentemente da espécie animal, a absorção é facilitada neste local pela existência do epitélio estratificado pavimentoso, não queratinizado. Além disso, é uma área ricamente vascularizada. Portanto, a absorção é muito rápida, principalmente na zona sublingual, na base da língua e na parede interna bucal. A absorção de medicamentos nessa cavidade apresenta uma grande vantagem: em ampla maioria das espécies animais a circulação venosa desemboca na veia jugular e, dessa maneira, os medicamentos absorvidos neste local não passam pelo fígado, o que poderia inativá-los devido ao efeito de primeira passagem (ver adiante, neste mesmo capítulo). Além disso, deve-se considerar que muitos medicamentos podem ser inativados pelo conteúdo gástrico e a absorção na cavidade bucal evitaria tal efeito.

O esôfago é revestido pelo epitélio cornificado, o que promove uma barreira que impede que haja absorção de substâncias neste nível. Deve-se considerar que, em relação às aves, este local tem importância quando da administração de medicamentos por via oral, haja vista que o esôfago apresenta uma dilatação chamada de inglúvio ou papo (para mais informações, ver *Capítulo 2*) e, portanto, a absorção de medicamentos nesse nível é desprezível; assim sendo, se a administração destes for veiculada ao alimento, dependendo da característica deste (muito seco), o medicamento pode ficar retido por um longo período no papo (de 3 a 20 h) e, consequentemente, há retardo em sua absorção.

No estômago, embora o revestimento da mucosa estomacal seja simples, sem queratina, o que possibilitaria a absorção intensa de medicamentos neste local, em monogástricos deve-se considerar muco, necessário para a proteção do epitélio contra a corrosão produzida por secreção de ácidos e enzimas, o que compromete a absorção de substâncias.

Em animais poligástricos, o rume, na maioria das vezes, impede o uso da via oral para administração de medicamentos, pois seu volume — cerca de 60 ℓ para bovinos e 4,5 ℓ para ovinos e caprinos — funciona como um compartimento diluidor, alterando a velocidade de absorção de determinados medicamentos. O pH do rume varia entre 5,5 e 6,5, podendo reter medicamentos de caráter básico. A flora presente neste reservatório gástrico pode, também, inativar medicamentos por meio de transformações metabólicas de natureza hidrolítica ou redutora. Antimicrobianos de caráter básico, mesmo quando administrados por via parenteral, também podem se difundir e alcançar altas concentrações no líquido ruminal, onde ficam retidos pelo efeito do pH, levando a alteração dos processos de fermentação que ocorrem no rume. Ainda, deve-se considerar que o rume representa um importante local para a absorção de substâncias — a extensão de absorção do rume-retículo fica em torno de 60% da capacidade total do trato gastrintestinal.

Em carnívoros e onívoros, a velocidade de esvaziamento gástrico representa o fator fisiológico mais importante no controle da velocidade de absorção de medicamentos, pois o principal local de sua absorção fica no intestino delgado. Em herbívoros ruminantes, os fatores que determinam a absorção de medicamentos certamente não estão ligados ao esvaziamento gástrico, uma vez que dificilmente os compartimentos gástricos dos ruminantes ficam vazios.

O local primário para a absorção de medicamentos (ácidos e bases fracas, bem como de compostos neutros) é o intestino delgado, particularmente em relação aos monogástricos. No entanto, dependendo do pKa do medicamento, a absorção pode ocorrer também de maneira significativa em outros locais do trato gastrintestinal. Ainda, deve-se considerar que bases fortes (pKa superior a 10) ou ácidos fortes (pKa inferior a 3) são mal absorvidos quando administrados por via oral, uma vez que, em qualquer porção do trato gastrintestinal, substâncias com estas características se apresentam na sua forma ionizada. Por isso, há vários medicamentos com aplicações clínicas relevantes, como os aminoglicosídios, que não podem ser administrados por via oral, por apresentarem alta polaridade.

O motivo para que o intestino delgado seja o principal local de absorção de medicamentos administrados por via oral se deve, basicamente, à sua extensa área ricamente vascularizada. Esta porção do trato gastrintestinal é revestida por um epitélio colunar simples, assentado sobre uma membrana basal e uma camada de tecido da submucosa que é muito bem perfundida por extensa rede capilar sanguínea e linfática. Uma importante adaptação anatômica neste local são as vilosidades intestinais, as quais possibilitam aumentar a área da superfície do intestino delgado em torno de 600 vezes mais do que se fosse apenas um tubo.

Efeito de primeira passagem e atuação de microrganismos

Este efeito refere-se à passagem da substância química absorvida pelo trato gastrintestinal até o fígado através da veia porta, onde é biotransformada para, posteriormente, poder alcançar o restante do organismo. Em geral, o efeito de primeira passagem é inconveniente, pois é necessária uma dose maior, se comparada com outras vias, para administrar o medicamento por via oral.

O efeito de primeira passagem se aplica a todas as espécies animais. No entanto, tendo as herbívoras capacidade maior de biotransformação de substâncias, verifica-se que o efeito de primeira passagem nestas espécies será bem maior que em omnívoros ou carnívoros.

Embora o efeito de primeira passagem no fígado seja a maior fonte de variação na biodisponibilidade do medicamento administrado oralmente, deve-se considerar que herbívoros têm complexa fauna e flora no rume-retículo em ruminantes, como já comentado, ou no ceco-cólon se forem equídeos. Assim, a biotransformação do medicamento pode ocorrer por estes microrganismos (normalmente por hidrólise ou redução), antes mesmo que este seja absorvido do trato gastrintestinal. Isso também contribuirá significativamente para a quantidade de medicamento que é absorvida. Do mesmo modo, devido à exuberante flora presente tanto no papo como no intestino das aves, grande parte do medicamento pode sofrer processos de redução e hidrólise, diminuindo, por conseguinte, a quantidade de medicamento que alcança a circulação sem estar inalterado.

Por outro lado, vale lembrar que a utilização de alguns medicamentos, como alguns antimicrobianos, pode causar a morte de parte da fauna e flora do rume-retículo ou ceco-cólon, provocando, assim, profundo dano ao ecossistema do trato gastrintestinal.

Formulação de medicamentos por via oral

A administração de medicamentos por via oral é bem mais segura que por vias parenterais e evita que haja irritação tissular nos locais de injeção. No entanto, a grande variação inter e intraespécies na biodisponibilidade é muito marcante quando se administra o medicamento por esta via. É fundamental considerar as particularidades de anatomia e fisiologia do trato gastrintestinal da espécie animal e a quantidade total de medicamento a ser administrado.

As formulações farmacêuticas disponíveis por via oral para os animais incluem: soluções, líquidos, suspensões, géis, pastas, cápsulas, tabletes, *bolus* ruminal, pós e grânulos para a adição no alimento, pós solúveis para adição na água de bebida e prêmix para adição no alimento.

O tipo de formulação escolhido é determinado pela solubilidade e pelas propriedades físico-químicas do medicamento, espécie animal na qual se deseja utilizar o medicamento e período de tempo razoável para o aparecimento do efeito.

Há formulações de medicamentos por via oral de liberação prolongada. Os principais motivos para se utilizar este tipo de fármaco são a redução na manipulação do animal e, consequentemente, a diminuição do seu estresse, e a grande conveniência na administração.

Em espécies monogástricas, há grande complicação para a confecção desse tipo de produto pela indústria farmacêutica devido ao tempo do trânsito no trato gastrintestinal (9 a 12 h no intestino), o que limita a duração da liberação lenta. Assim, o intervalo de administração em monogástricos é de 12 a 24 h.

Em ruminantes, existem formulações únicas, denominadas *bolus*, nas quais costumam ser usados antiparasitários (ivermectina, fembendazol etc.) que liberam o medicamento por, aproximadamente, 140 dias.

Administração retal

Na administração por via retal, o medicamento não sofre o efeito de primeira passagem, isto é, ao ser absorvido, não penetra pela veia porta, escapando, portanto, da biotransformação hepática, seguindo diretamente ao coração, onde é distribuído para os vários compartimentos do organismo. Essa via tem como desvantagens a absorção irregular e incompleta e a irritação da mucosa retal, sendo de utilização restrita em medicina veterinária.

Vias parenterais

As vias de administração parenteral mais usuais são a intravenosa, a intramuscular e a subcutânea. As vias restantes têm utilização restrita visando a efeitos específicos.

Via intravenosa

A via intravenosa tem como vantagens a obtenção rápida de efeitos farmacológicos, a possibilidade de administração de grandes volumes, em infusão lenta, e de substâncias irritantes, devidamente diluídas, e a possibilidade de controlar melhor a dose administrada. Apresenta como desvantagens riscos de embolias, infecções por contaminação, sendo imprópria para administração de substâncias oleosas ou insolúveis. Rotineiramente, para animais de grande e médio portes, utiliza-se a veia jugular. Em suínos, utiliza-se a veia marginal da orelha e a cava-cranial.

Via intramuscular

A administração intramuscular de medicamentos é comumente usada em animais. Esta via oferece a conveniência de ser fácil de administrar e pela grande quantidade de produtos disponíveis neste tipo de preparação. Deve-se, no entanto, considerar alguns fatores quando se escolhe esta via de administração, tais como o propósito e o tempo de administração, o aparecimento do efeito desejado, o período de carência ao serem considerados os animais produtores de alimento e o custo.

A possibilidade de uso da preparação farmacêutica parenteral em uma espécie animal, em particular, depende da formulação farmacêutica. As variações farmacêuticas incluem: concentração do medicamento na preparação (determina o volume a ser injetado); a natureza do veículo e outros ingredientes (veículos) e a probabilidade de causar irritação no local da injeção, o que determina o padrão de absorção e a influência na biodisponibilidade sistêmica do medicamento. O volume da preparação administrada e a vascularidade do local de administração determinam a taxa de absorção. A deposição do medicamento injetado entre as massas musculares ou no tecido adiposo ou ainda uma formulação que cause dano tissular produz padrão errático de absorção que é refletido pela concentração plasmática do medicamento.

O local de administração intramuscular pode afetar sobremaneira a concentração plasmática e, consequentemente, a biodisponibilidade. Essa variação se deve às diferenças regionais no fluxo sanguíneo no músculo esquelético e a área de superfície de absorção. Em bovinos e caprinos, a aplicação da injeção intramuscular no músculo trapézio (localizado latero-dorsalmente na região do pescoço) apresenta absorção superior se comparada ao músculo semitendinoso ou quadríceps femoral (localizados caudal e lateralmente, respectivamente, na região da coxa) – para mais informações, ver *Capítulo 2*. Em suínos, o músculo lateral do pescoço deve ser sempre o local de escolha para a administração de injeção intramuscular, pois apresenta melhor absorção que em outros locais, menor resíduo do medicamento e evita danos na carcaça.

A desvantagem potencial da injeção por via intramuscular é a deposição errática do medicamento no tecido adiposo ou planos fasciais intermuscular e a produção de dano tissular com persistência do medicamento no local de injeção. A Figura 4.3 mostra o local de deposição correta do medicamento ao se proceder à administração por via intramuscular.

Via subcutânea

A via subcutânea é preferível quando se necessita que um medicamento seja absorvido de maneira lenta e contínua. É menos dolorosa que a injeção por via intramuscular (menos estresse). A maioria dos fatores que influencia a absorção por via intramuscular também afeta a absorção por via subcutânea, ou seja, a concentração da substância administrada, o suprimento sanguíneo, a área da superfície de absorção, a irritação tissular, a precipitação do medicamento no local da aplicação, o local correto de depósito do medicamento e a persistência do seu resíduo. A absorção por tecido subcutâneo é mais lenta e errática do que a administração por via intramuscular, portanto, há variação e limitação do suprimento sanguíneo no subcutâneo. A Figura 4.3 representa o local de deposição correta do medicamento ao se proceder à administração por via subcutânea.

Formulação de medicamentos por via parenteral

A formulação de medicamentos para uso parenteral em animais inclui: soluções aquosa e oleosa, emulsão, suspensões aquosa e oleosa e dispositivo de liberação lenta de implantação no subcutâneo. A formulação medicamentosa para este tipo de administração deve ser estéril e livre de agentes pirógenos. Se forem formulações líquidas, estas devem ser preferencialmente tamponadas e próximas ao pH fisiológico e isotônicas com os líquidos orgânicos.

Um medicamento está imediatamente disponível para absorção somente quando se apresenta como solução aquosa e quando não ocorre nem precipitação nem dano tissular no local da administração. Deve-se considerar que há grande variação da farmacocinética conforme o veículo empregado.

Via tópica

Utilizada normalmente para obtenção de efeitos terapêuticos localizados. No entanto, pode haver absorção de certos medicamentos pela pele íntegra. Em geral, isto ocorre quando existem gorduras ou solventes de gordura na formulação. No caso de praguicidas utilizados para controle de ectoparasitos, pode ocorrer um quadro tóxico por absorção do princípio ativo através da pele íntegra.

Outro fator a ser levado em consideração para esta via é a existência de lesões na pele onde o medicamento é aplicado, o que pode acarretar, dependendo da extensão e da gravidade da lesão cutânea, a absorção de quantidades consideráveis do princípio ativo, levando a efeitos sistêmicos indesejáveis.

Aplicação tipo pour-on ou spot-on

Utilizada principalmente para controle de ectoparasitos, em pequenos e grandes animais. O medicamento é aplicado sobre o dorso (*pour-on*) ou cernelha (*spot-on*) do animal. São exemplos os praguicidas organofosforados e piretroides que são substâncias lipossolúveis; estes se difundem pela camada gordurosa existente sobre a epiderme, agindo em toda a superfície corpórea.

Esta via é considerada tópica, porém, dependendo do princípio ativo utilizado e do veículo, este princípio ativo pode ser absorvido pelo organismo, apresentando efeitos sistêmicos.

Administração por via percutânea

Embora a pele receba aproximadamente 6% do débito cardíaco, o fluxo sanguíneo varia muito entre as espécies animais. O processo de absorção de uma substância aplicada envolve os seguintes estágios: dissolução da substância e liberação do veículo, penetração da substância (por difusão) no estrato córneo e permeação pelas camadas vivas da epiderme até a derme, onde ocorre a absorção do medicamento.

A penetração pelo extrato córneo é geralmente a fase taxa-limitante no processo de absorção. Somente substâncias lipossolúveis podem se difundir pelas células mortas, compactadas e queratinizadas do estrato córneo. Há grande variação na biodisponibilidade do medicamento quando se consideram os veículos. As várias espécies animais podem apresentar diferenças na absorção percutânea a diferentes substâncias químicas. Por exemplo, praguicidas organofosforados, utilizados no controle de ectoparasitos, quando aplicados sobre a pele, apresentam diferenças de toxicidade, de acordo com a espécie animal. Portanto, mesmo na utilização da via tópica, que, à primeira vista, parece ser a mais segura, faz-se necessário o conhecimento sobre a toxicidade do produto utilizado para determinada espécie.

Administração por via intramamária

Esta via é utilizada para o tratamento de mastites. Os detalhes deste tipo de administração são apresentados no *Capítulo 17*.

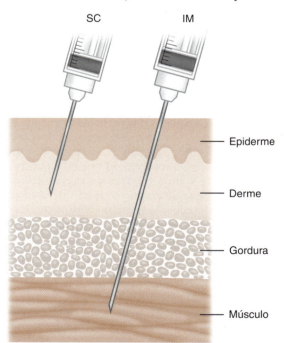

Figura 4.3 Inserção correta da agulha quando da administração subcutânea (SC) e intramuscular (IM).

Em relação à formulação de fármacos para a aplicação pela via mamária, estes são preparados para liberarem rápida ou lentamente o medicamento por longo período de tempo. É condição fundamental que a formulação a ser empregada por via intramamária não produza irritação no epitélio mamário.

▪ Biodisponibilidade

Entre as várias espécies animais, há diferenças na biodisponibilidade de um medicamento que são marcantes ao serem comparadas espécies monogástricas e poligástricas.

A biodisponibilidade mede a quantidade de um medicamento, contido em determinada forma farmacêutica, que, ao ser administrado a um organismo vivo, vai para a circulação sanguínea de maneira inalterada.

Os dados de biodisponibilidade são utilizados para determinar a quantidade de um medicamento absorvido a partir de determinada forma farmacêutica, a velocidade de absorção do medicamento, a permanência do medicamento nos líquidos do organismo e sua correlação com as respostas farmacológicas e/ou tóxicas.

Estas informações têm importância para determinação da posologia do medicamento e da sua forma farmacêutica, principalmente quando da utilização de um dado medicamento com pequena margem de segurança, como alguns antimicrobianos.

A aplicação dos conhecimentos de biodisponibilidade em estudos comparativos de duas ou mais formulações diferentes, contendo o mesmo princípio ativo, administrado na mesma dose, pela mesma via e na mesma espécie animal, é denominada *bioequivalência*. Os estudos de bioequivalência são utilizados para avaliação entre as especialidades farmacêuticas com o mesmo princípio ativo, porém de fabricantes diferentes (genéricos e similares), ou para mudanças em procedimentos farmacotécnicos diferentes.

A Figura 4.4 mostra uma curva típica para o estudo de biodisponibilidade de um medicamento administrado, por via intramuscular, em dose única. Nesta curva observam-se três parâmetros:

- Pico de concentração máxima ($C_{máx}$) que representa a concentração mais elevada no compartimento intravascular após administração do medicamento
- Tempo do pico de concentração máxima ($T_{máx}$) que representa o intervalo de tempo necessário para que ocorra o pico da concentração máxima, sendo que este parâmetro tem íntima relação com a velocidade de absorção do medicamento

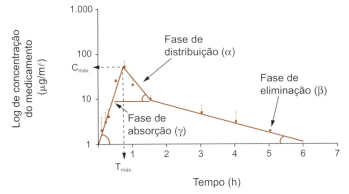

Figura 4.4 Curva log concentração × tempo, de um medicamento administrado, por via intramuscular, em que $C_{máx}$ é o pico de concentração máxima e $T_{máx}$ é o tempo do pico de concentração máxima.

- Área sob a curva de concentração (ASC), que representa a quantidade de medicamento absorvida após administração de dose única. Ela é matematicamente avaliada pela determinação da área dos trapezoides lineares sob a curva. Para entender melhor o conceito de ASC, considere a seguinte situação: determinado medicamento foi administrado por via intramuscular a um suíno, e, em diferentes tempos, dosou-se a concentração plasmática deste medicamento.

▶ Distribuição de medicamentos

Após a absorção, um medicamento pode ficar sob a forma livre no sangue, ser sequestrado para depósitos no organismo ou ligar-se a proteínas plasmáticas (Figura 4.1). Neste último caso, uma quantidade significativa de medicamentos absorvidos por um organismo tende a se ligar de maneira reversível às proteínas plasmáticas. Cabe ressaltar que somente a fração livre do medicamento tem a capacidade de deixar o plasma para alcançar seu local de ação, porém existe um equilíbrio dinâmico destas duas formas. Quando a fração livre abandona a circulação, uma nova porção do medicamento ligado se libera das proteínas, refazendo este equilíbrio. Desta maneira, pode-se considerar a ligação com proteínas plasmáticas como um reservatório circulante do medicamento potencialmente ativo. Por outro lado, com a mudança nos níveis destas proteínas plasmáticas, como nas hipoproteinemias, pode ocorrer aumento da toxicidade de medicamentos que apresentam alta afinidade por essas proteínas.

A administração concomitante de dois medicamentos com alta porcentagem de ligação plasmática pode ocasionar aumento da atividade ou da toxicidade de um deles. Isto ocorre porque estes dois medicamentos competem pelos mesmos locais de ligação dessas proteínas, havendo, portanto, o deslocamento de um deles para a forma livre, responsável pelos efeitos farmacológicos e/ou tóxicos.

A albumina plasmática é a mais importante proteína plasmática envolvida na ligação com medicamentos, no entanto, existem outras como a β-globulina e a glicoproteína ácida. Parece haver preferência de medicamentos ácidos por albumina e de medicamentos básicos por β-globulina e glicoproteínas ácidas. Importante destacar que as aves apresentam menor quantidade de albumina proporcionalmente aos mamíferos, fazendo com que medicamentos de caráter ácido em aves se apresentem, no plasma, em maior quantidade livre, se comparados à concentração plasmática destes mesmos medicamentos em mamíferos.

Outro fato de importância é que somente o medicamento na forma livre é distribuído para os tecidos. Assim, define-se distribuição como o fenômeno em que um medicamento, após ter chegado ao sangue, isto é, após a sua absorção, sai deste compartimento e vai para o seu local de ação.

Os medicamentos abandonam a via circulatória para o espaço intercelular por processo de difusão através das membranas celulares dos capilares ou ainda por poros ou fenestrações existentes nas paredes dos capilares. A velocidade com que a concentração de determinado medicamento livre demora em se equilibrar entre o plasma e o líquido dos demais compartimentos depende, basicamente, do grau específico de vascularização de determinado tecido. Este equilíbrio é conseguido rapidamente em órgãos bem perfundidos como coração, fígado, rins e cérebro, denominados compartimento central, quando comparados com pele, ossos ou depósitos de gordura, denominados compartimento periférico.

As diferenças nas concentrações de alguns fármacos encontradas nos tecidos distintos, após tempo suficiente para a difusão dos mesmos pelos compartimentos específicos, podem ser explicadas por diferentes afinidades dos medicamentos pelos vários tecidos ou, ainda, pela existência de transporte especializado.

Na distribuição, é importante considerar a água corporal (50 a 70% do peso do organismo), que é distribuída nos quatro compartimentos, a saber: líquido extracelular do plasma sanguíneo (4,5%); líquido intersticial (16%) e linfa (1 a 2%); líquido intracelular (30 a 40%) e líquido transcelular, que é constituído pelo líquido cefalorraquidiano, intraocular, peritoneal, pleural, sinovial e secreções digestivas (2,5%).

No interior de cada um destes compartimentos aquosos, as moléculas do medicamento existem em solução livre e na forma ligada, na forma molecular ou iônica, de acordo com o pH do compartimento. Portanto, o equilíbrio da distribuição entre os vários compartimentos depende da capacidade de um medicamento atravessar as barreiras teciduais de cada compartimento, da ligação do medicamento no interior desses compartimentos, da ionização e da lipo ou hidrossolubilidade das moléculas dos medicamentos.

Armazenamento nos compartimentos

Certos medicamentos têm como característica a afinidade por certos tecidos, levando a efeitos maléficos ou benéficos. Por exemplo, o antimicrobiano tetraciclina se acumula no tecido ósseo, o que pode acarretar deformidades ósseas em animais em fase de crescimento. Por outro lado, a griseofulvina, um antifúngico, se deposita na queratina, favorecendo o tratamento da infecção por dermatófitos.

É fundamental que se conheça esta característica de acumulação de medicamentos no organismo, principalmente quando se empregam doses repetidas, pois, neste caso, há possibilidade de ultrapassar a saturação destes depósitos, fazendo com que o medicamento se encontre livre no plasma, possibilitando promover efeitos tóxicos no paciente. Portanto, conhecendo esta característica é possível realizar o cálculo da dose correta para se obter a concentração necessária de medicamento livre para produzir o efeito terapêutico no local desejado, e não os efeitos adversos.

Volume aparente de distribuição

Para a melhor compreensão deste parâmetro farmacocinético, considere que 100 mg de um medicamento são adicionados a 1 ℓ de água, sob duas condições distintas, conforme mostrado na Figura 4.5. No frasco A, a concentração é de 100 mg/ℓ, enquanto no B há carvão ativado, que adsorve 99 mg do medicamento. Logo a concentração no frasco B é de 1 mg/ℓ.

A concentração de qualquer substância é dada pela relação:

$$C = \frac{\text{Massa (dose)}}{\text{Volume}}$$

Deste modo, caso não se conheça o volume do frasco, pode-se calculá-lo como:

$$\text{Volume} = \frac{\text{Massa (dose)}}{\text{Concentração do medicamento no plasma}}$$

Ou, ainda, volume aparente de distribuição (Vd):

$$Vd = \frac{\text{Quantidade de medicamento no organismo}}{\text{Concentração do medicamento no plasma}}$$

Considerando, em particular, os frascos, na situação A, tem-se V = dose/concentração = 100 mg/100 mg/ℓ = 1 ℓ; na situação B, tem-se V = dose/concentração = 100 mg/ℓ mg/mℓ = 100 ℓ.

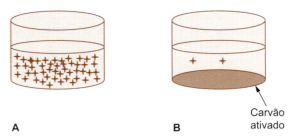

Figura 4.5 Exemplo de parâmetro farmacocinético.

Define-se como volume aparente de distribuição (Vd) o volume de líquido necessário para conter a quantidade total de medicamento no organismo na mesma concentração presente no plasma. Deve-se ressaltar que o Vd é o volume teórico ocupado por uma substância, caso essa se dissolvesse homogeneamente pelo organismo animal, e a sua concentração, em todas as partes, fosse igual à do plasma. Na situação A, houve distribuição homogênea da substância por todo o organismo. Entretanto, na situação B, houve sequestro, ou seja, houve um local em que a substância (medicamento) se concentrou em quase toda a sua totalidade. Extrapolando-se para um organismo vivo, pode-se imaginar que determinado medicamento foi sequestrado por determinado tecido, por exemplo, o adiposo, e assim o organismo se apresenta como se tivesse 100 ℓ.

Suponha que um medicamento tenha sido totalmente absorvido do seu local de aplicação, tenha alcançado equilíbrio em sua distribuição entre os diversos tecidos do organismo e que não esteja ocorrendo biotransformação ou eliminação do mesmo. Se forem conhecidas a massa (dose) da substância administrada e a concentração média desta no organismo, pode-se determinar o Vd no qual o medicamento foi dissolvido por meio da relação: concentração = massa/volume. Caso o valor deste volume seja maior que aquele correspondente ao volume total de água do animal em questão, presume-se que o medicamento não foi distribuído uniformemente pelo organismo em estudo, concentrando-se em um ou mais compartimentos, geralmente locais de biotransformação, eliminação ou acúmulo.

Eliminação de medicamentos

A maioria dos medicamentos é eliminada por meio de uma combinação de *biotransformação* com *excreção*. A biotransformação promove decréscimo na lipossolubilidade do medicamento e, dessa maneira, possibilita que os metabólitos sejam rapidamente excretados.

Biotransformação

No organismo animal, os medicamentos ou agentes tóxicos passam por várias reações químicas conhecidas como biotransformação, visando favorecer sua eliminação. A substância química formada por estas reações, habitualmente mais polar e menos lipossolúvel do que a molécula original, é denominada *metabólito*, o qual está apto a deixar o organismo, principalmente por via urinária.

A biotransformação não apenas favorece a eliminação de um medicamento, como também, normalmente, resulta na inativação farmacológica deste. Contudo, há várias exceções, por isto é incorreto denominar biotransformação como sinônimo de destoxificação. Assim, muitos metabólitos de medicamentos, após passarem pela biotransformação, podem apresentar atividade farmacológica semelhante àquela da substância que lhe deu origem, como na biotransformação de enrofloxacino para ciprofloxacino. Em outras situações, o metabólito pode apresentar atividade farmacológica superior àquele composto que lhe deu origem, como o desfuroilceftiofur, produto de biotransformação do ceftiofur. Outra possibilidade é a ativação farmacológica; assim, na biotransformação do prontosil rubrum, um corante azoico sem atividade antimicrobiana, há formação do metabólito, o para-aminobenzenossulfonamida, com boa atividade antimicrobiana. Finalmente, é ainda possível que um metabólito possa apresentar atividade tóxica, como é o caso de alguns compostos formados quando da biotransformação, por oxidação, de sulfas.

Os animais terrestres desenvolveram mecanismos enzimáticos localizados principalmente no fígado e que são responsáveis pela biotransformação de compostos lipossolúveis; estas enzimas, que promovem a biotransformação, localizam-se celularmente no retículo endoplasmático liso. Toda substância química absorvida pelo trato gastrintestinal vai obrigatoriamente até o fígado através da veia porta, onde pode ou não ser biotransformada e, como já comentado neste mesmo capítulo, sofre o efeito de primeira passagem, para posteriormente alcançar o restante do organismo. Além do fígado, muitos outros órgãos e tecidos têm enzimas que normalmente biotransformam substratos endógenos, podendo também transformar substratos exógenos com suficiente semelhança molecular com seus substratos endógenos naturais.

Nos processos de biotransformação de medicamentos há duas etapas: as reações de *fase I* e de *fase II*.

As reações de fase I, de maneira geral, ocorrem no sistema microssomal hepático, no interior do retículo endoplasmático liso, podendo ser de oxidação, redução ou hidrólise. Uma substância pode ser o substrato para mais de uma enzima e, por esta razão, pode gerar vários metabólitos. Para que estas reações ocorram, é necessário o sistema P-450, que são proteínas do grupo heme, de peso molecular aproximado de 50.000 dáltons, que, quando oxidadas, têm afinidade por substratos hidrofóbicos. O sistema P-450 compreende uma grande família de enzimas relacionadas (as denominadas CYP), porém distintas, que diferem uma da outra na sequência de aminoácidos, na regulação por inibidores e por agentes indutores e na especificidade da reação que catalisam. A nomenclatura proposta para estas isoenzimas é feita levando-se em consideração as famílias e subfamílias que codificam as CYP com base na porcentagem de sequências idênticas de aminoácidos que cada isoenzima tem. Dessa maneira, as enzimas com mais de 40% de sequências idênticas pertencem à mesma família que é designada por numeral arábico colocado após as letras CYP (p. ex., CYP1 e CYP2). Quando a semelhança ultrapassar 55%, as enzimas pertencem à mesma subfamília, que é identificada por letras maiúsculas (p. ex., CYP1A e CYP1B). Pode ocorrer a descoberta de uma segunda enzima com mais de 55% de sequências iguais. Para diferenciar esta da primeira, é então acrescentado um algarismo arábico (p. ex., a CYP1A1 e CYP1A2). Os diferentes membros da família têm distintas especificidades no substrato. No entanto, algumas enzimas atuam sobre os mesmos substratos, porém em velocidades diferentes.

É importante lembrar que há substâncias, inclusive medicamentos, como o fenobarbital, a fenilbutazona e o diazepam, que promovem aumento da capacidade de biotransformação de substâncias, pois causam aumento na concentração de enzimas envolvidas nestas reações de fase I. De maneira contrária, há outros medicamentos como o cloranfenicol, a cimetidina, os organofosforados e o cetoconazol que promovem a diminuição na concentração dessas enzimas.

As reações de fase II, denominadas também reações sintéticas ou de conjugação, envolvem o acoplamento entre o medicamento ou seu metabólito a um substrato endógeno, como o ácido glicurônico, radicais sulfatos, acetatos ou ainda aminoácidos. Os produtos das oxidações originados da fase I podem, na fase II, sofrer reações mais profundas, que, em geral, inativam os medicamentos quando estes ainda apresentam atividade farmacológica, levando frequentemente a aumento na hidrossolubilidade dos mesmos. Algumas destas reações são catalisadas por enzimas citoplasmáticas e algumas por enzimas citocrômicas, agindo em separado ou em combinação. Dentre estas, uma das mais importantes é a conjugação com ácido glicurônico. O ácido uridinodifosfoglicurônico (UDPGA) é capaz de combinar-se com moléculas receptoras que podem ser bases ou ácidos fracos, fenóis ou alcoóis, formando os glicuronídios. Outro tipo de conjugação possível é com a glutationa, que exerce papel extremamente importante na proteção dos hepatócitos e de outras células contra lesões tóxicas. O produto desta conjugação são normalmente os ácidos mercaptúricos.

▪ Excreção

Embora o rim seja a via mais importante de excreção, alguns compostos podem também ser eliminados pela bile. Outras vias menos importantes de excreção são: pulmão, saliva, suor e glândula mamária. A seguir, serão descritos os tipos de excreção.

Excreção renal

O rim é a principal via de excreção de compostos que têm como característica seu alto grau de ionização e baixa lipossolubilidade. Os mecanismos são:

- *Filtração glomerular*: quando há a passagem de substâncias com peso molecular inferior a 20.000 dáltons. Substâncias que estejam ligadas à albumina não passam por este processo, como a creatinina e a inulina que não se ligam às proteínas plasmáticas, não são secretadas nem reabsorvidas. Isto possibilita que suas depurações sejam utilizadas como medidas da taxa de filtração glomerular
- *Secreção tubular*: as moléculas da substância são transportadas por dois sistemas de transporte ativo (bombas); um deles transporta substâncias ácidas fracas e o outro transporta substâncias básicas fracas. Estes dois sistemas de transportes (para ácidos e para bases) tornam possível que haja competição para a excreção. Entretanto, medicamentos somente competem se pertencerem à mesma classe química, ou seja, ácidos competem com ácidos e bases com bases. A secreção tubular é o principal sistema de excreção de substâncias pelo rim
- *Reabsorção tubular*: este mecanismo está ligado ao pH. Neste processo é realizada a absorção de substâncias de lipídios solúveis não iônicos. Assim, medicamentos com alta solubilidade e elevada permeabilidade tubular são lentamente excretados. A maioria dos medicamentos é ácida ou base fraca; portanto a rapidez na excreção ou o aumento do tempo de retenção destas substâncias no organismo depende do pH da urina. Assim, em animais que têm urina com caráter mais ácido, como os carnívoros, os medicamentos e/ou seus metabólitos que apresentam características de ácidos fracos são, em grande parte, reabsorvidos nos túbulos renais; o inverso ocorre para as substâncias de

caráter básico. Seguindo este mesmo raciocínio em relação aos herbívoros, cuja urina é alcalina (exceto lactentes que apresentam urina ácida), os medicamentos que apresentam caráter ácido ou básico têm, respectivamente, aumento ou retardo na excreção urinária.

Outro parâmetro que deve ser considerado é a depuração renal (*clearance*) que é definida como o volume de plasma que é completamente depurado pelos rins por unidade de tempo. A taxa de filtração glomerular pode ser determinada medindo-se o *clearance* de substâncias que sejam filtráveis por capilares renais e não sejam nem excretadas nem reabsorvidas pelos túbulos e não exerçam nenhum efeito na função renal. Normalmente as substâncias utilizadas para medir o *clearance* renal são a inulina e a creatinina.

Há grande variação no *clearance* de inulina quando se consideram as diferentes espécies animais, portanto há grande variação de eliminação entre as espécies animais. A seguinte fórmula é empregada para calcular a depuração renal:

$$\text{Depuração renal} = \frac{\text{concentração urinária}}{\text{concentração plasmática}} \times \text{velocidade do fluxo urinário}$$

Excreção biliar

Alguns medicamentos e seus respectivos metabólitos são eliminados pela via hepática por intermédio da bile.

Os fatores que determinam esta forma de excreção incluem o tamanho e a polaridade da molécula do fármaco a ser eliminado. Medicamentos com peso molecular elevado, isto é, acima de 300, têm grande probabilidade de serem excretados pela bile. A excreção biliar tem importância também na eliminação de substâncias orgânicas polares que não sejam reabsorvidas pelo intestino, como cátions e ânions orgânicos.

A excreção biliar pode, para determinado medicamento, ter ou não importância, dependendo, em parte, da espécie animal a ser considerada. Exemplificando, ratos e cães apresentam boa capacidade de excreção via bile, gatos e ovinos, moderada, enquanto cobaias, coelhos e primatas têm má excreção por esta via. Esta diferença na excreção encontrada nas várias espécies baseia-se em substâncias que apresentam peso molecular entre 300 e 500 dáltons. Para moléculas maiores, nas quais estão incluídas moléculas conjugadas com glicuronídio, em todas as espécies consideradas a excreção é preferencialmente via bile.

Algumas substâncias eliminadas na bile, ao alcançarem o intestino, podem ser reabsorvidas. Este fato depende da lipossolubilidade, ou, ainda, da conjugação destes medicamentos com glicuronídios, sendo que, neste último caso, estes compostos podem sofrer hidrólise causada pela β-glicuronidase sintetizada pelos microrganismos da flora bacteriana intestinal, e tornar a ser reabsorvidos pelo organismo. Esta excreção hepática, seguida de reabsorção intestinal, é denominada de ciclo êntero-hepático de um medicamento. Este processo, quando ocorre de modo significativo, é responsável muitas vezes pelo retardamento na excreção total de determinados medicamentos, que podem ser encontrados no organismo vários dias após a administração da última dose.

Excreção láctea

O leite apresenta pH levemente inferior ao do sangue, variando entre 6,4 e 6,8 em animais sadios. Portanto, pode-se supor que há facilitação na excreção de medicamentos que apresentem caráter básico.

Após a administração de um medicamento a um animal em lactação, de maneira geral, a concentração deste é similar no plasma e no leite materno, isto porque o epitélio da glândula mamária, funcionando à semelhança de uma membrana lipídica, possibilita a passagem, por difusão, de substâncias apolares. Este fato se reveste de grande importância se considerarmos a administração de medicamentos para animais produtores de leite e o consumo deste produto com resíduo destes e/ou seus metabólitos pelo ser humano (ver *Capítulo 40*). Assim, nestes animais, deve-se considerar que o medicamento administrado sistemicamente à lactante, na maioria das vezes, é excretado no leite, o que potencialmente pode constituir um problema para os filhotes, já que estão expostos a estas substâncias. Vale ressaltar que recém-nascidos não apresentam o sistema de biotransformação hepático completamente desenvolvido, sendo mais suscetíveis aos efeitos adversos dos diferentes medicamentos.

Outro fato relevante se refere à possibilidade da exposição humana a medicamentos e/ou seus metabólitos presentes no leite destes animais submetidos aos tratamentos. Portanto, caso seja necessária a utilização de algum agente terapêutico no período de lactação, precisa-se respeitar o período de eliminação do medicamento, antes da utilização do leite.

Excreção pelo ovo

Vários medicamentos, principalmente os antimicrobianos, são normalmente administrados, seja na alimentação ou na água de bebida, em galinhas poedeiras. Como resultado há grande preocupação de que os resíduos possam ficar retidos nos ovos, representando, da mesma maneira que como já comentado para o leite, potencial risco para o consumidor. De fato, inúmeros trabalhos vêm consistentemente revelando que os ovos apresentam via de eliminação de medicamentos.

Dos três principais constituintes do ovo, gema, clara e casca, a gema é a que apresenta o maior tempo para desenvolvimento. Os precursores deste constituinte do ovo são produzidos no fígado e, em seguida, transportados pela circulação aos folículos da gema, no ovário. São vários folículos em desenvolvimento ao mesmo tempo, em diferentes estágios de crescimento. A gema cresce exponencialmente, durante, aproximadamente, 11 dias, sendo que do tamanho inicial de 8 mm, pesando 1 g, se desenvolve até 35 mm aproximadamente, quando chega a 20 g. Os medicamentos que se depositam na gema rapidamente se acumulam neste local, sendo que a ave pode produzir ovos com resíduos desta substância na gema até 10 a 11 dias após a administração do medicamento. Posteriormente à maturação da gema, segue-se a produção da clara, que leva ao redor de 2 a 3 h. Esta parte do ovo consiste em duas frações, uma aquosa e a outra gelatinosa e é formada principalmente em uma parte do oviduto denominada *magnum*, antes da formação da casca, que é constituída basicamente de carbonato de cálcio, em um processo que demora aproximadamente 24 h.

De maneira geral, os resíduos de medicamentos vão ser encontrados em maior concentração e por maior período de tempo na gema do ovo. A deposição de substâncias na gema é em forma de camadas concêntricas, e a quantidade do medicamento depositado vai depender da fase de formação do ovo, da concentração plasmática do medicamento, bem como das propriedades físico-químicas do mesmo. A difusão reversa da gema para a membrana plasmática e daí para o sistema vascular não ocorre; portanto, uma vez que a substância se depositou na gema, esta permanece lá. Quanto maior a lipossolubilidade da substância, maior é a penetração na gema. A máxima concentração do medicamento neste local, de maneira geral, ocorre 3 dias após o medicamento alcançar a máxima concentração plasmática.

Meia-vida de eliminação

Outro dado importante para o estudo farmacocinético é o de meia-vida de eliminação ($t_{1/2\beta}$), a qual é definida como o tempo necessário para que a concentração plasmática de determinado agente terapêutico se reduza à metade. Exemplificando: suponha que a concentração de um medicamento, após a administração intravenosa de uma única dose, é de 100 ng/mℓ de sangue; após 24 h, esta concentração se reduz para 50 ng/mℓ de sangue. Portanto, para este medicamento a $t_{1/2\beta}$ é de 24 h, isto é, o tempo necessário para que a concentração sanguínea caia pela metade. Este conceito é fundamental para se preconizar a posologia.

▶ Fatores que modificam os efeitos dos medicamentos no organismo

A espécie animal é, sem dúvida, o principal fator que deve ser considerado, no que se refere à alteração dos efeitos dos medicamentos no organismo. No entanto, outras condições, inerentes tanto ao medicamento como ao paciente (além da espécie animal), devem ser consideradas.

A absorção, a solubilidade, a forma farmacêutica e a concentração do medicamento, bem como a área ou a superfície de absorção, a circulação sanguínea e o pH local são os principais parâmetros a serem considerados. Em geral, medicamentos na forma líquida ou em suspensões são mais bem absorvidos do que aqueles na forma sólida, pois, neste último caso, deve haver dissolução do medicamento para que ocorra absorção do princípio ativo.

Particularmente em relação à administração oral de medicamentos, o efeito de primeira passagem e a interação com alimentos do trato digestório têm grande impacto sobre a absorção. Os medicamentos podem interagir com os alimentos de diferentes modos. Assim, de acordo com o grau de lipossolubilidade ou hidrossolubilidade que apresentam, os medicamentos podem se dissolver mais ou menos nos alimentos, sendo o principal fator que altera sua absorção. Também podem interagir com os alimentos formando complexos ou até mesmo sofrendo degradação. Um exemplo é a interação da tetraciclina com sais de cálcio, magnésio e ferro que sequestram este antibiótico, quelam estes sais e reduzem de modo apreciável a absorção do fármaco. Acrescente-se ainda que alimentos no trato gastrintestinal podem alterar a motilidade intestinal e interferir com a absorção do medicamento.

Com relação à área de absorção e à concentração do fármaco, existe correlação positiva entre estes fatores e o grau de absorção. A circulação sanguínea na área de absorção explica alguns recursos empregados para melhorar a absorção, como a aplicação local de calor ou de massagens para aumentar a circulação local. Por outro lado, o emprego de vasoconstritores pode limitar a circulação local e, consequentemente, a absorção.

Nos processos de distribuição do medicamento, os fatores que alteram a ligação deste com as proteínas plasmáticas podem ser de natureza patológica ou fisiológica. Os distúrbios hepáticos reduzem a síntese proteica, podendo produzir proteínas anômalas, alterar enzimas hepáticas ou promover variações na bilirrubinemia. Também algumas disfunções renais podem levar à hipoproteinemia, acarretando também mudanças farmacocinéticas relevantes.

A idade do animal tem implicações diretas nas variações fisiológicas e pode trazer diferenças grandes na farmacocinética. Assim, os recém-nascidos têm menores níveis de proteínas plasmáticas, além de uma proteína denominada alfafetoproteína, que não tem a capacidade de se ligar aos medicamentos, e, portanto, acarreta maior proporção medicamento livre e, consequentemente, maior biodisponibilidade, podendo causar aumento da ação farmacológica ou mesmo do efeito tóxico. Em contrapartida, nos animais idosos há redução do *clearance,* do volume total de água e da massa muscular e aumento dos depósitos de gordura corporal. Em conjunto, estes fatores podem acarretar aumento do volume de distribuição de medicamentos lipossolúveis e diminuição deste parâmetro farmacocinético para os hidrossolúveis.

Na prenhez, ocorre aumento do volume plasmático da fêmea e também alteração na concentração plasmática das proteínas, chegando aos níveis de 70 a 80% dos valores normais ao seu final. Estes fatos podem alterar as proporções das ligações dos medicamentos a estas proteínas, mudando, por conseguinte, os parâmetros farmacocinéticos. A biotransformação de substâncias catalisadas por isoenzimas do sistema microssomal hepático CYP pode estar aumentada (CYP3A4, CYP2D6, CYP2C9) ou diminuída (CYP1A2, CYP2C19) na gestante. Portanto, dependendo do medicamento, é necessário realizar o ajuste da dose no decorrer da prenhez.

Outros parâmetros que devem ser considerados nos estudos farmacológicos estão ligados à cronobiologia. As variações circadianas, definidas como aquelas alterações consideradas dentro de um período de tempo de um dia, e as que ocorrem nas diferentes espécies animais, tais como mudança dos valores de pH estomacal, aumento do peristaltismo intestinal, fluxo sanguíneo hepático e filtração glomerular, também podem alterar a farmacocinética.

O uso prolongado de alguns medicamentos pode também aumentar ou diminuir a atividade do sistema microssomal hepático, como já comentado anteriormente, e interferir nos seus efeitos no organismo animal.

▶ Considerações gerais sobre a farmacocinética em peixes

Ainda é incipiente o conhecimento sobre o comportamento de substâncias em animais de vida aquática. Assim, fatores como a grande diferença em anatomia e fisiologia entre animais de vida terrestre e peixes de várias espécies, com suas características peculiares (de maneira geral, os poucos dados de que dispomos vêm de estudos com salmão e truta), bem como o próprio ambiente aquático são os principais fatores para o pouco conhecimento que se tem sobre a farmacocinética nestes animais. No entanto, algumas características são conhecidas.

Em relação à forma de administração de medicamentos em peixes, a principal e amplamente empregada, justamente pela dificuldade de administração de outra maneira, é por meio de *ração medicada* (para mais informações, ver *Capítulo 36*). Tal forma de administração requer que o animal o ingira espontaneamente. No entanto, deve-se considerar que, em processos infecciosos, o apetite em peixes é significativamente afetado, praticamente deixando de se alimentar. Portanto, não há tratamento terapêutico de antimicrobianos, e estes são empregados somente com finalidade preventiva.

A absorção de substâncias ocorre, normalmente, no nível do estômago, e bases fracas são bem absorvidas neste nível. Após a absorção, o medicamento passa pelo fígado, sofrendo, da mesma maneira que em mamíferos, o efeito de primeira passagem, sendo que a sua biodisponibilidade depende do catabolismo hepático.

Outra via de administração de medicamentos em peixes é diretamente na água. Por esta via pode-se realizar tratamento tópico, ou seja, os peixes são banhados com a preparação medicamentosa, sem que haja absorção da mesma (p. ex., tratamento com triclorfon para tratar infestação por ectoparasitos). No outro tipo de tratamento veiculado diretamente na água, o medicamento pode ser absorvido pelas guelras e tem por finalidade o tratamento sistêmico. Deve-se levar em conta que, neste caso, se houver queda na tensão de oxigênio, há maior passagem de água pelas guelras do animal, o que pode levar o animal a ficar mais exposto ao medicamento indiretamente.

Em ambas as formas de adição do medicamento na água, é necessário considerar alguns fatores, tais como o pH da água e os íons na mesma. Dessa maneira, por exemplo, a tetraciclina apresenta grande diminuição de biodisponibilidade quando administrada diretamente na água (menor que 10%), devido aos íons cálcio e magnésio, que, como já comentado neste mesmo capítulo, são íons que quelam o antimicrobiano, impedindo sua absorção.

Grande parte do medicamento absorvido nas guelras é inicialmente transportada para os rins, onde pode sofrer o efeito de primeira passagem renal. Os rins dos peixes são similares àqueles de mamíferos (para mais informações, ver *Capítulo 2*), no entanto, têm sistema portal renal, onde o sangue da veia porta irriga os túbulos e os expõe a uma fração muito maior do débito cardíaco que quando comparado aos mamíferos. Ainda, deve-se considerar que, da mesma maneira que ocorre com aves e répteis, as substâncias administradas na veia caudal caem diretamente nos túbulos. Portanto, ao se fazer uso de administração parenteral (intramuscular), esta deve ocorrer na porção cranial do peixe.

A eliminação por via biliar e o ciclo êntero-hepático de substâncias também ocorre em peixes.

Em relação à distribuição, os medicamentos podem se acumular na gordura. Portanto, a diminuição de oferta de alimentos promove rapidamente a redistribuição da substância no organismo, pois há a mobilização desta nos reservatórios de gordura.

A biotransformação de medicamentos nos peixes é qualitativamente semelhante à dos mamíferos, tanto em relação à fase I quanto à fase II. No entanto, parecem ser os rins o principal local de biotransformação de substâncias. Uma grande diferença que deve ser considerada é que peixes são animais heterotérmicos, também denominados ectotérmicos (animais de sangue frio), e manifestam variações térmicas corpóreas de acordo com as oscilações térmicas do meio em que vivem. Portanto, a temperatura da água tem fundamental influência na taxa de biotransformação de substâncias. Alguns estudos com antimicrobianos mostram que a meia-vida de eliminação destes medicamentos aumenta de maneira significativa, quando há queda da temperatura. Assim, por exemplo, a queda de temperatura de 20°C para 11°C aumenta até 100% a meia-vida de eliminação de antimicrobianos. Por isso, o ideal seria que a dose do medicamento fosse ajustada de acordo com a temperatura da água; no entanto, na prática clínica isto não ocorre. Como há grande implicação na meia-vida de eliminação e também preocupação com resíduos na carne do peixe, é prática realizar os períodos de retirada do medicamento com base em "graus dias" (°C × dias) na criação de salmão e trutas. Este cálculo se faz multiplicando-se a média de temperatura da água diária pelo total de número de dias medido. Assim, por exemplo, 130° dia representa um período de carência de 13 dias a 10°C, ou 10 dias a 13°C. Deve ser salientado, ainda, que a atividade de antimicrobianos está atrelada à temperatura da água. Assim, por exemplo, a concentração inibitória mínima (CIM) de várias quinolonas é duas a três vezes maior a 4°C que a 15°C.

▶ Bibliografia

Baggot D. Veterinary dosage forms. In: Boylan JC, Swarbrick J (eds.). Encyclopedia of pharmaceutical technology. 2. ed. New York: Dekker, 2007. pp. 3941-77.

Baggot JD. Clinical pharmacokinetics in Veterinary Medicine. Clin Pharmac. 1992; 22:254-73.

Bill RL. Clinical pharmacology and therapeutics for the veterinary technician. 3. ed. St Louis: Mosby Elsevier, 2006.

Davis LE, Westfall BA. Species differences in biotransformation and excretion of salicilate. Am J Vet Res. 1972; 33:1255-62.

Dorrestein GM. The pharmacokinetics of avian therapeutics. Veterinary Clinics of North America – Small Animal Practice. 1991; 21:1241-64.

Dorrestein GM, van Miert AS. Pharmacotherapeutic aspects of medication of birds. Journal of Veterinary Pharmacology and Therapeutics. 1988; 11: 33-44.

Flório JC, Sousa AB. Farmacocinética. In: Spinosa HS, Górniak SL, Bernardi MM. Farmacologia Aplicada à Medicina Veterinária. 5. ed. Rio de Janeiro: Guanabara Koogan, 2011. pp. 27-46.

Górniak SL, Spinosa HS. Farmacologia veterinária: considerações sobre a farmacocinética que contribuem para explicar as diferenças de respostas observadas entre as espécies animais. Revista CFMV. 2003; 9(30):15-22.

Goetting V, Lee KA, Tell LA. Pharmacokinetics of veterinary drugs in laying hens and residues in eggs: a review of the literature. Journal of Veterinary Pharmacology and Therapeutics. 2011; 34:521-56.

Gremmels JF, van Miert AS. Veterinary drugs: disposition, biotransformation and risk evaluation. Analyst. 1994; 119:3521-28.

Hernandez E, Rey R, Puig M, Garcia MA, Solans C, Bregante MA. Pharmacokinetics and residues of a new oral amoxicillin formulation in piglets: a preliminary study. The Veterinarian Journal. 2005; 170(2):237-42.

Jordan FTW. Antimicrobial medication. In: Jordan FTW. Poultry Diseases. London: Baillière Tindal, 1990. pp. 41-2.

Kan CA, Petz M. Residues of veterinary drugs in eggs and their distribution between yolk and white. Journal of Agriculture and Food Chemistry. 2000; 48:6397-403.

Martinez MN. Physicochemical properties of pharmaceuticals – Uuse of pharmacokinetics in veterinary medicine. Journal of Veterinary Medical Association. 1998; 213:1274-7.

Martinez MN. Volume, clearance, and half-life: use of pharmacokinetics in Veterinary Medicine. Journal of Veterinary Medical Association. 1998; 213: 1122-7.

Nebbia C. Biotransformation enzymes as determinants of xenobiotic toxicity in domestic animals. The Veterinary Journal. 2001; 161:238-52.

Nightingale CH, Murakawa T, Ambrose PG. Antimicrobial pharmacodynamics in theory and clinical practice. New York: Marcel Dekker, 2002, 440p.

Reimschuessel R, Stewart L, Squibb E, Hirokawa K, Brady T, Brooks D, Shaikh B, Hodsdon C. Fish drug analysis–fish-pharm: a searchable database of pharmacokinetics data in fish. AAPS Journal. 2005; 7:E288-E327.

Riviere JE. Absorption, distribution, metabolism and elimination. In: Riviere JE, Papich MG. Veterinary pharmacology & Therapeutics. 9. ed. Ames, 2009. pp. 11-46.

Shargel L, YU ABC. Applied biopharmaceuticals and pharmacokinetics. 3. ed. New York: Prentice-Hall, 1993. 768 p.

Silva P. Absorção das drogas. In: Silva P. Farmacologia. 6. ed. Rio de Janeiro: Guanabara Koogan, 2002. pp. 32-41.

Singer SJ, Nicolson GL. The fluid mosaic model of the structure of cell membranes. Science, 1972; 18:720-31.

Toutain PL, Ferran A, Bousquet-Mélou A. Species differences in pharmacokinetics and pharmacodynamics. Handbook of Experimental Pharmacology, 2010; 199:19-48.

van Miert AS. Trends in veterinary clinical and fundamental pharmacology: past and future in the Netherlands. The Veterinary Quaterly. 2000; 22:3-11.

Vermeulen B, De Backer P, REmon PP. Drug administration to poultry. Advanced Drug Delivery Reviews. 2002; 54:795-803.

Welling PG. Absortion of drugs. In: Boylan JC, Swarbrick J (eds.) Encyclopedia of pharmaceutical technology. 2. ed. New York: Dekker, 2007. pp. 19-33.

5
Formas Farmacêuticas Veterinárias

Isis Machado Hueza e Helenice de Souza Spinosa

quantidades do medicamento para alcançar as concentrações plasmáticas desejáveis, prática que originou a expressão "dose cavalar". Ressalte-se, ainda, o uso indevido ou em doses inadequadas de medicamentos nos animais, o que, muitas vezes, resultou em efeitos adversos que culminaram em toxicidade ou inocuidade terapêutica.

Este capítulo pretende oferecer ao leitor uma noção dos tipos de formas farmacêuticas e dispositivos medicamentosos passíveis de serem empregados em medicina veterinária, visando favorecer a biodisponibilidade do medicamento, levando em consideração os diferentes aspectos anatomofisiológicos e farmacocinéticos existentes nas diversas espécies de animais de produção. Recomenda-se também a leitura do *Capítulo 3*, pois nesse é abordado o conceito de fórmula farmacêutica, também chamada de formulação, que é a descrição quantitativa e qualitativa dos componentes que fazem parte da forma farmacêutica.

▶ Introdução

A origem da domesticação de animais para criação e produção de alimentos se confunde com a própria história da civilização humana, pois, quando os homens primitivos deixaram de ser simples "catadores", eles passaram a plantar seus alimentos e arrebanhar os animais que outrora caçavam. Acredita-se que estes indivíduos tratavam os animais de criação que adoeciam da mesma maneira que os membros de sua tribo, com a realização de rituais religiosos e administração de "poções" de origem vegetal ou mesmo animal.

De fato, antigos são os relatos sobre tratamento e uso de formulações com objetivo terapêutico em animais. Há registros históricos anteriores a 4000 a.C. que descrevem a arte de curar os animais enfermos, como o "Papiro de Kahoun", encontrado no Egito em 1980, ou, ainda, menções existentes nos códigos de Eshnunna (1900 a.C.) e de Hamurabi (1700 a.C.), oriundos da antiga Mesopotâmia, nos quais são registradas referências à remuneração e às responsabilidades atribuídas aos "médicos dos animais".

Atualmente, a prática veterinária e a farmacologia aplicada à medicina veterinária se desenvolveram de maneira acentuada, devido não apenas aos cuidados com os animais domésticos, como também à pressão mundial para a obtenção de alimentos de origem animal de qualidade e em quantidade suficiente para a população, o que trouxe grandes inovações na terapêutica veterinária. De fato, isso promoveu o desenvolvimento de classes de medicamentos de uso exclusivo em animais, como os antiparasitários benzimidazólicos, as lactonas macrocíclicas e até anti-inflamatórios, como a flunixino meglumina, empregados exclusivamente em animais domésticos. Este crescimento na área da produção animal, associado aos conhecimentos de farmacotécnica e ao objetivo de tratar e melhorar a produtividade dos animais, possibilitou que outras formas de administração não convencionais aos seres humanos fossem exploradas, como os medicamentos de liberação controlada e sustentada confeccionados em polímeros ou metais de uso intrarruminal.

No entanto, esse cenário nem sempre existiu, pois era muito comum a extrapolação de doses de medicamentos de uso humano para animais. Assim, era comum empregar medicamentos de uso pediátrico para animais de companhia, uma vez que as concentrações desses produtos eram condizentes para os cães e gatos. O mesmo não ocorria com animais de grande porte, aos quais era necessário empregar grandes

▶ Formas farmacêuticas

A forma farmacêutica ou preparação medicamentosa é como o medicamento se apresenta para ser usado, como resultado da mistura de substâncias adequadas para serem administradas com finalidade terapêutica. A Agência Nacional de Vigilância Sanitária (Anvisa) conceitua forma farmacêutica como o "estado final de apresentação dos princípios ativos farmacêuticos após uma ou mais operações farmacêuticas executadas com a adição de excipientes apropriados ou sem a adição de excipientes, a fim de facilitar a sua utilização e obter o efeito terapêutico desejado, com características apropriadas a uma determinada via de administração".

As formas farmacêuticas são desenvolvidas pela indústria farmacêutica visando facilitar a administração do medicamento e obter o máximo de sua eficiência terapêutica. Em particular, a indústria farmacêutica veterinária produz medicamentos veterinários com a finalidade de manter a saúde e a produtividade dos diversos rebanhos, bem como assegurar a sanidade e a abundância do alimento que estes animais produzem. Além disso, a indústria também é responsável por prover a saúde e o bem-estar de animais domésticos.

Assim, em animais de produção, a utilização de produtos veterinários visa não apenas à prevenção de doenças em populações de animais, mas também ao aumento da produtividade do rebanho. Em animais sadios, os produtos veterinários geralmente são adicionados na água ou ração ou empregam-se formulações com a particular característica de liberação lenta de seus princípios ativos, evitando, dessa maneira, gastos e estresse com o manejo constante dos animais. Por outro lado, animais doentes reduzem a ingestão de água e comida, o que dificulta a administração de medicamentos veiculados pelos alimentos. Desse modo, para o tratamento das doenças de animais de produção, a estratégia terapêutica é semelhante àquela dispensada para pequenos animais, isto é, procede-se ao isolamento dos animais acometidos para o manejo adequado e o uso de medicamentos sob diferentes formas de apresentação, sejam de administração por via oral ou via parenteral.

As formas farmacêuticas podem liberar o princípio ativo nelas contido imediatamente ou fazê-lo de maneira prolongada ou retardada. A Anvisa define:

- *Liberação imediata*: tipo de liberação de formas farmacêuticas que não são modificadas intencionalmente por um desenho de formulação especial e/ou método de fabricação

- *Liberação prolongada*: tipo de liberação modificada de formas farmacêuticas que possibilita, pelo menos, a redução na frequência de dose quando comparada com o medicamento apresentado na forma de liberação imediata. É obtida por meio de um desenho de formulação especial e/ou método de fabricação
- *Liberação retardada*: tipo de liberação modificada de formas farmacêuticas que apresenta liberação retardada do princípio ativo. A liberação retardada é obtida por meio de um desenho de formulação especial e/ou método de fabricação. As preparações gastrorresistentes são consideradas formas de liberação retardada, pois são destinadas a resistir ao fluido gástrico e liberar o princípio ativo no fluido intestinal.

A seguir, são apresentadas as formas farmacêuticas mais frequentemente empregadas em animais de produção.

▪ Formas farmacêuticas para uso oral

As formas farmacêuticas para uso oral podem ser líquidas, sólidas ou semissólidas.

Formas líquidas

As principais formas líquidas são: suspensões, soluções, emulsões e xaropes. *Suspensão* é a forma farmacêutica líquida que contém partículas sólidas dispersas em um veículo líquido, no qual as partículas não são solúveis. *Solução* é a forma farmacêutica líquida límpida e homogênea, que contém um ou mais princípios ativos dissolvidos em um solvente adequado ou em uma mistura de solventes miscíveis. *Emulsão* é a forma farmacêutica líquida de um ou mais princípios ativos que consiste em um sistema de duas fases que envolvem, pelo menos, dois líquidos imiscíveis e na qual um líquido é disperso na forma de pequenas gotas (fase interna ou dispersa) por intermédio de outro líquido (fase externa ou contínua). *Xarope* é a forma farmacêutica aquosa caracterizada pela alta viscosidade, que apresenta não menos que 45% de sacarose ou outros açúcares na sua composição.

Estas formas são utilizadas em medicina veterinária tanto adicionadas à ração ou água de bebida, como administradas por meio de sondas gástricas ou nasogástricas, e ainda colocadas diretamente na cavidade oral.

Na avicultura, cerca de 90% da administração de medicamentos ocorre por via oral. Além de ser de baixo custo e de fácil manejo, apresenta como vantagem o fato de aves enfermas não pararem de ingerir água, apesar de pararem de se alimentar.

Formas sólidas e semissólidas

Algumas formas farmacêuticas sólidas são destinadas à pronta liberação do princípio ativo e outras são formuladas para liberação lenta e gradual, controlando a velocidade de absorção durante determinado período de tempo. A principal proposta desses sistemas é aumentar a segurança do produto farmacêutico e estender a sua ação farmacológica. Os sistemas de liberação controlada podem ser de cinco tipos: convencional, sustentada, retardada, repetida e prolongada. No sistema convencional, o princípio ativo é liberado de modo que seja absorvido completamente e com rapidez pelo organismo, promovendo a formação de um pico plasmático. O sistema de liberação sustentada caracteriza-se por manter constante a concentração plasmática do princípio ativo por um período de tempo maior que a forma convencional. Na liberação retardada, prolonga-se o período de latência, ou seja, o intervalo de tempo entre a administração e a detecção do princípio ativo na corrente sanguínea. Na liberação repetida, inicialmente, ocorre a liberação de uma dose individual logo após a sua administração, que se apresenta na camada mais externa da forma farmacêutica sólida, e uma segunda ou terceira doses liberadas posteriormente à ingestão. No sistema de liberação prolongada, são disponibilizadas duas doses do princípio ativo: a primeira (dose inicial de liberação imediata) produz o efeito farmacológico desejado, e a segunda (dose de manutenção) é liberada de modo gradual, com a finalidade de prolongar a extensão da resposta farmacológica.

As principais formas farmacêuticas sólidas e semissólidas para uso oral são: comprimido, pó, bolo (*bolus*), prêmix e pasta. *Comprimido* é a forma farmacêutica sólida contendo uma dose única de um ou mais princípios ativos, com ou sem excipientes, obtida pela compressão de volumes uniformes de partículas. *Pó* é a forma farmacêutica sólida contendo um ou mais princípios ativos secos e com tamanho de partícula reduzido, com ou sem excipientes. *Bolo* ou *bolus* é a forma farmacêutica de uso veterinário geralmente empregada para administração de antiparasitários em bovinos, por via oral, por meio de um "lança-bolo". Nessa modalidade, o princípio ativo fica protegido dentro de um invólucro rígido que libera gradativamente o medicamento no rume do animal, mantendo os níveis terapêuticos do medicamento por período prolongado. *Prêmix* (pré-mistura) é um termo empregado para referir-se à mistura de micronutrientes (minerais e vitaminas) que é adicionada à ração com a finalidade de aumentar a produtividade do rebanho. *Pasta* é definida pela Anvisa como pomada contendo grande quantidade de sólidos em dispersão. *Pomada*, por sua vez, é a forma farmacêutica semissólida para aplicação na pele ou nas membranas mucosas, que consiste na solução ou dispersão de um ou mais princípios ativos em baixas proporções em base adequada. Em medicina veterinária, pastas orais são bastante comuns para uso em equinos como, por exemplo, medicações anti-inflamatórias, omeprazol ou, ainda, associação de ivermectina a praziquantel.

O uso de formas farmacêuticas sólidas, como comprimidos, drágeas (comprimidos revestidos) e cápsulas (forma farmacêutica sólida na qual um ou mais princípios ativos e/ou os excipientes estão contidos em invólucro solúvel duro ou mole, de formatos e tamanhos variados, em geral contendo dose única do princípio ativo) é bastante comum para os seres humanos e para os animais de companhia. No entanto, para ruminantes, a adesão de tratadores a essas formas é baixa em função da fisiologia gástrica e o manejo deles. Por isso, foram desenvolvidos dispositivos medicamentosos de liberação controlada para ruminantes, a fim de facilitar o manejo desses animais. São usados polímeros ou mesmo dispositivos com partes metálicas que podem ficar alojados no rume dos animais até o momento do abate.

Os dispositivos utilizados para permanência no rume dos animais foram concebidos para a liberação controlada de seu conteúdo, empregando meios de incorporação do medicamento a polímeros, dispositivos expansivos ou sistemas osmóticos de liberação. São idealizados para atender diferentes finalidades e propósitos terapêuticos: podem ser de flutuação, de densidade, de bioadesão e de expansão para a veiculação de um único princípio ativo ou vários. São destinados principalmente a bovinos e pequenos ruminantes, contendo anti-helmínticos, antibacterianos, vitaminas, minerais e oligoelementos. Esses dispositivos podem permanecer no rume dos animais por até 130 dias, liberando seu conteúdo de modo lento, possibilitando, dessa maneira, que níveis séricos do medicamento continuem constantes, evitando flutuações séricas que possam favorecer a resistência do microrganismo-alvo ou, ainda, possibilitando uso estratégico do produto nos períodos de maior infestação das pastagens por larvas de endoparasitas.

Entre estes dispositivos intrarruminais de liberação controlada, foram desenvolvidos também dispositivos de liberação "pulsátil", os quais têm como característica a liberação de modo sequenciado e por tempo determinado. Isto é possível devido à erosão do dispositivo que contém o medicamento, possibilitando a liberação do antiparasitário de maneira mais adequada e reduzindo a possibilidade de ocorrência de resistência do parasita ao produto.

Tanto na suinocultura como na avicultura é bastante comum o uso de prêmix, que nada mais é do que a diluição do componente farmacologicamente ativo adicionado a um carreador ou adsorvente (caulim, farelo de soja, fubá). Isso possibilita o aumento do volume e facilita a dispersão homogênea do(s) princípio(s) ativo(s) na ração dos animais. Geralmente, o prêmix é constituído por vitaminas, minerais ou coccidiostáticos para animais jovens.

Formas farmacêuticas para vias respiratórias

Atualmente, há grande interesse no desenvolvimento de formas farmacêuticas para a administração de medicamentos por via nasal ou pulmonar (inalação), principalmente para tratar afecções locais, como bronquite canina, tosse dos canis e asma dos felinos. Essas vias possibilitam alta concentração do medicamento no local, além de facilitarem a administração e produzirem menor efeito adverso sistêmico.

Por outro lado, o mesmo não se aplica quando se trata de animais de produção, exceto para as aves. As vias respiratórias (nasal) são de especial importância, principalmente para a vacinação de aves, sendo, muitas vezes, realizada a imunização destes animais com vírus atenuado por meio de *spray* em todo o plantel.

Formas farmacêuticas para via tópica

As formas farmacêuticas destinadas ao uso por via tópica ou dérmica em medicina veterinária são: pó, creme, pomada, pasta, *pour-on* e *spot-on*. Em geral, essas formas farmacêuticas são desenvolvidas para alcançar o extrato córneo com o objetivo de atuar no controle dos ectoparasitas.

O conceito de pó, pomada e pasta já foi abordado anteriormente. *Creme* é uma forma farmacêutica semissólida que consiste em emulsão, formada por uma fase lipofílica e uma fase aquosa, que contém um ou mais princípios ativos dissolvidos ou dispersos em uma base apropriada e é utilizado normalmente para aplicação externa na pele ou nas membranas mucosas. *Pour-on* e *spot-on* são formas farmacêuticas líquidas nas quais o medicamento é depositado, respectivamente, na linha do dorso do animal ou sobre a cernelha.

Em bovinos e pequenos ruminantes é bastante comum o uso do endectocida ivermectina na forma *pour on* devido à facilidade da administração, além de reduzir o estresse dos animais e os gastos com o manejo dos animais. Por outro lado, deve-se atentar para o hábito dos animais se lamberem e lamberem-se uns aos outros, aumentando os riscos de haver resíduos de ivermectina nos produtos de origem animal, caso não sejam observados os cuidados descritos na bula, os quais incluem até mesmo o período de carência.

Adesivo dérmico é outra forma farmacêutica de uso comum em seres humanos para a liberação lenta e prolongada do medicamento, inclusive de hormônios, os quais, por difusão através da camada dérmica da pele, ganham a circulação sistêmica. No entanto, o emprego deste dispositivo é limitado em medicina veterinária, pois poucos são os estudos farmacocinéticos sobre a aplicação dérmica deste, devido à diversidade anatomofisiológica da pele dos animais (para mais informações, ver *Capítulo 2*). De fato, por exemplo, os suínos têm no tecido subcutâneo uma capa de tecido gorduroso bastante proeminente e as aves têm penas e pouca vasculatura no subcutâneo. Além disso, a maior predisposição a intoxicações devido à ingestão dos adesivos pelo próprio animal ou por outros do plantel também desencoraja a aplicação destes adesivos de liberação controlada de medicamentos.

Formas farmacêuticas para via parenteral

O uso da via parenteral para a administração de medicamentos na forma de soluções, suspensões ou implantes apresenta uma série de vantagens, como maior biodisponibilidade do princípio ativo no organismo e a única via para a administração de peptídios e substâncias proteicas. Porém, tem também algumas desvantagens, como a possibilidade de desenvolvimento de processo inflamatório no local da aplicação, contaminação no manejo de recipientes e agulhas estéreis, prática do aplicador e, no caso de animais de produção, problemas com resíduos de medicamentos no local da administração.

Vários sistemas de liberação de medicamentos por via parenteral também foram desenvolvidos, à semelhança daqueles descritos para via oral, ou seja: sustentada, retardada, repetida e prolongada, além do convencional. Esses sistemas têm como objetivo principal manter os níveis plasmáticos do princípio ativo em níveis terapêuticos constantes e por tempo mais prolongado, evitando, dessa maneira, flutuações séricas que possam prejudicar o tratamento, como os antibacterianos. Por outro lado, essas formas de liberação podem também determinar risco de resíduos indesejáveis de medicamentos nos produtos de origem animal, daí a importância de se obedecer ao período de carência do medicamento.

Devido às grandes vantagens do uso de formas injetáveis de liberação sustentada, retardada, repetida e prolongada em animais de produção, vários são os sistemas de liberação que vêm sendo estudados e desenvolvidos, como suspensões em base óleo, soluções em veículo não aquoso ou de solubilidade controlada, micropartículas injetáveis, implantes sólidos de liberação controlada, como aqueles para aplicação subcutânea na face interna da orelha de ruminantes, entre outros.

Formas farmacêuticas para o manejo reprodutivo

Diferentemente do que vem sendo desenvolvido para animais de companhia, nos quais o principal objetivo do manejo reprodutivo é impedir a concepção, em animais de produção a intervenção farmacológica visa melhorar o desempenho reprodutivo do plantel (como tratamento de vacas em anestros), bem como possibilitar o controle do ciclo estral das fêmeas. Esse controle possibilita sincronizar o período de cio e proceder à inseminação artificial e, consequentemente, obter partos concentrados em períodos favoráveis de pastagens ou de fluxo de criação, facilitando, desse modo, o manejo do rebanho para os mais diversos procedimentos zootécnicos, como vacinações, castrações e outras técnicas particulares de cada tipo de criação. Tal manobra reprodutiva, sem sombra de dúvida, é de grande vantagem econômica.

Muitos dispositivos intravaginais têm sido desenvolvidos para as diferentes espécies de animais de produção (bovinos, suínos e pequenos ruminantes), sendo estes moldados de maneira a respeitar a anatomia do canal vaginal de cada espécie, facilitando, assim, sua retenção no órgão reprodutivo e melhor difusão dos hormônios reprodutivos de interesse para cada esquema reprodutivo empregado nas diferentes espécies, como progesterona, progesterona sintética ou estrógeno.

Os dispositivos intravaginais são confeccionados com vários tipos de materiais, tais como polímeros, sendo o poliuretano o mais empregado em esponjas intravaginais. Também há dispositivos em silicone com formas de "mola" e na forma de "T". Além disso, pelo fato de estes dispositivos serem de remoção obrigatória e necessitarem de descarte adequado, já que no meio ambiente podem ser considerados contaminantes desreguladores endócrinos, a indústria farmacêutica de produtos veterinários vem desenvolvendo dispositivos confeccionados com materiais biodegradáveis, como a policaprolactona (PCL), um poliéster alifático degradado por hidrólise em condições fisiológicas.

Formas farmacêuticas para uso intramamário em ruminantes

A aplicação dos conhecimentos da farmacotécnica para a produção de formas farmacêuticas de liberação a longo prazo para uso intramamário em vacas leiteiras e pequenos ruminantes não deve considerar apenas a anatomia do órgão mamário (teto e glândulas mamárias) e da flora bacteriana patogênica. Deve considerar também as particularidades referentes à produção láctea destes animais (períodos seco e de lactação), período de maior suscetibilidade imunológica e, principalmente, o conhecimento dos períodos de carência, em particular do antimicrobiano, para impedir que haja resíduos em produtos lácteos.

Sabe-se que o melhor momento para o tratamento de mastite é aquele referente ao período seco das vacas, pois, além de ser imunologicamente o período de menor suscetibilidade a patógenos, é também o melhor no que diz respeito à manutenção de altos níveis de concentração *in situ* do medicamento, ou seja, nas tetas e na própria glândula mamária, promovendo tratamento para infecções persistentes e terapêutica preventiva para o período de produção (para mais informações, ver *Capítulo 17*).

No entanto, em muitas situações, o tratamento da mastite deve ser instaurado ainda em vacas lactantes, e, para tal, formulações medicamentosas são utilizadas visando à eficácia imediata por meio de altas concentrações locais com meia-vida curta. Por isso, antimicrobianos empregados para vacas lactantes tendem a ser formulados em base aquosa, alcançando efeito imediato e com eliminação acelerada, garantindo, dessa maneira, concentrações transitórias do princípio ativo no leite e, consequentemente, menor período de carência. Por outro lado, formulações para vacas secas são desenvolvidas em bases oleosas, como suspensões em óleo mineral, propiciando maior absorção, principalmente quando há lesões intramamárias.

As pressões para o desenvolvimento de novas formas de liberação de antimicrobianos são originadas não apenas pela legislação regulatória de resíduos de cada país, mas principalmente devido às perdas econômicas que a mastite no rebanho causa ao proprietário. Desse modo, vários são os estudos que vêm sendo realizados com o emprego de diferentes tipos de formulações para alcançar o melhor modo de tratamento das mastites, seja com dispositivos de liberação convencional ou a longo prazo, como o uso de microesferas confeccionadas em poliéster de ácido láctico coglicólico (biodegradável) com incorporação de benzilpenicilina, suspensões micronizadas aquosas ou em base óleo de iodopovidona e ainda lipossomas carreadores de estreptomicina.

▶ Considerações finais

A farmacotécnica aplicada à medicina veterinária é uma área em expansão dentro da indústria farmacêutica. Não há dúvida de que as particularidades inerentes a cada espécie animal possam ser exploradas para o desenvolvimento de novas formas farmacêuticas diferentes daquelas empregadas para o ser humano. Essas novas formas vão auxiliar na promoção do bem-estar animal e, ainda, atender a grande demanda mundial para a produção de alimentos de origem animal com qualidade, sem resíduos de medicamentos que possam gerar preocupações para a saúde humana.

Equipes multidisciplinares, das quais participem o médico-veterinário e o farmacêutico, são fundamentais para os avanços nesta área do conhecimento.

▶ Bibliografia

Anvisa. Agência Nacional de Vigilância Veterinária. Vocabulário controlado de formas farmacêuticas, vias de administração e embalagens de medicamento. Disponível em: http://portal.anvisa.gov.br/wps/wcm/connect/497d9080474 58b5f952bd53fbc4c6735/vocabulario_controlado_medicamentos_Anvisa. pdf?MOD=AJPERES. Acesso em 17 de abril de 2013.

Baggot JD. Veterinary dosage forms. In: Swarbrick J. Pharmaceutical technology. 3rd ed. New York: Informa Healthcare, 2007. pp. 3941-77.

Brayden DJ, Oudot EJM, Baird AW. Drug delivery systems in domestic animal especies. In: Cunningham F, Elliot J, Lees P. (eds). Comparative and veterinary pharmacology. Handbook of experimental pharmacology 199. Heidelberg: Springer, 2010. pp. 79-112.

Cardinal JR. Intraruminal devices. Advanced Drug Delivery Reviews. 1997; 28: 303-22.

Esmail SHM. Water: the vital nutrient. Poultry International. 1996; 15: 72-89.

Gehring R, Smith GW. An overview of factors affecting the disposition of intramammary preparations used to treat bovine mastitis. Journal of Veterinary Pharmacology and Therapeutics. 2006; 29: 237-41.

Gruet P, Maincent P, Berthelot X *et al*. Bovine mastitis and intramammary drug delivery: review and perspectives. Advanced Drug Delivery Reviews. 2001; 50: 245-59.

Martinez MN, Hungerford L, Papich MG. Veterinary pharmaceuticals: factors influencing their development and use. In: Swarbrick J. Pharmaceutical technology. 3rd ed. New York: Informa Healthcare, 2007. pp. 3978-96.

Pezzini BR, Silva MAS, Ferraz HG. Formas farmacêuticas sólidas orais de liberação prolongada: sistemas monolíticos e multiparticulados. Revista Brasileira de Ciências Farmacêuticas. 2007; 43(4): 491-502.

Rathbone MJ, Macmillan KL, Bunt CR *et al*. Conceptual and commercially available intravaginal veterinary drug delivery systems. Advanced Drug Delivery Reviews. 1997; 28: 363-92.

Rathbone MJ, Macmillan KL, Jöchle W *et al*. Controlled-release products for the control of the estrus cycle in cattle, sheep, goats, deer, pigs, and horses. Critical Reviews in Therapeutic Drug Carrier Systems. 1998; 15: 285-379.

Riviere J. The future of veterinary therapeutics: a glimpse towards 2030. Veterinary Journal. 2007; 174: 462-71.

Riviere JE, Papich MG. Potential and problems of developing transdermal patches for veterinary applications. Advanced Drug Delivery Reviews. 2001; 50: 175-203.

Rozanski EA, Bach JF, Shaw SP. Advances in respiratory therapy. Veterinary Clinics of North America – Small Animal Practice. 2007; 37: 963-74.

Spinosa HS. Prescrição e legislação brasileira dos medicamentos. In: Spinosa HS, Górniak SL, Bernardi MM. Farmacologia aplicada à medicina veterinária. 5. ed. Rio de Janeiro: Guanabara Koogan, 2011. pp. 6-13.

Streubel A, Siepmann J, Bodmeier R. Drug delivery to the upper small intestine window using gastroretentive technologies. Current Opinion in Pharmacology. 2006; 6: 501-8.

Vandamme ThF, Ellis KJ. Issues and challenges in developing ruminal drug delivery systems. Advanced Drug Delivery Reviews. 2004; 56: 1415-36.

6
Anti-inflamatórios

Silvana Lima Górniak

▶ Processo inflamatório

Para melhor compreensão sobre o uso dos medicamentos anti-inflamatórios comumente empregados em animais de produção, será feita uma breve revisão sobre o processo inflamatório.

Após lesão ou infecção, os tecidos respondem de maneira estereotipada, ou seja, seguindo sempre o mesmo padrão. Estas alterações promovem a formação e a liberação de uma miríade de mediadores celulares responsáveis pela produção dos eventos iniciais do processo inflamatório. Assim, são observadas duas fases: a vascular e a celular. A primeira é caracterizada por aumento do suprimento sanguíneo na área lesionada ou infectada, conferindo o aspecto avermelhado (rubor) do tecido inflamado e promovendo, ainda, calor nesta região. Também ocorre aumento da permeabilidade vascular, o que facilita a passagem de proteínas plasmáticas para o tecido carreado, acompanhado por grande quantidade de água, promovendo o edema. Na fase celular, que ocorre concomitantemente à fase vascular, observam-se a saída de componentes sanguíneos e a migração de leucócitos para o espaço intersticial. Os neutrófilos são as primeiras células a adentrar a lesão, seguidos, depois de algumas horas, por fagócitos mononucleares.

A dor produzida em um processo inflamatório é decorrente da sensibilização de nociceptores (receptores de dor), os quais são estimulados por mediadores químicos liberados no local. Deve-se considerar, ainda, que o processo inflamatório pode estar acompanhado por febre quando resultante de uma infecção.

Todos estes eventos fisiológicos são responsáveis pelos cinco sinais cardinais do processo inflamatório: edema, rubor, calor, dor e perda de função.

O desenrolar do processo inflamatório pode ser a resolução com restauração da função normal do tecido acometido; por outro lado, se o estímulo persistir, haverá destruição do tecido com formação de tecido fibroso e estabelecimento da cronificação do processo, com proliferação local de tecido conjuntivo e acúmulo de células mononucleares.

▪ Mediadores químicos

A liberação de mediadores químicos promove e perpetua o processo inflamatório. Ademais, esses mediadores são os responsáveis pelos sinais clínicos, inclusive dor e febre. O Quadro 6.1 apresenta os principais mediadores deste processo, bem como um resumo de suas propriedades inflamatórias mais importantes.

Quadro 6.1 Principais mediadores químicos do processo inflamatório.

Mediador	Propriedades inflamatórias
Eicosanoides	PGD_2: causa vasodilatação arteriolar; PGE_2: principal PG relacionada com o processo inflamatório agudo, produzindo vasodilatação arteriolar e potencializando a dor e a permeabilidade vascular produzida por outros mediadores químicos; PGI_2: inibe a agregação plaquetária e causa vasodilatação arteriolar; TXA_2 e TXB_2: as TX são produzidas pelas plaquetas, estando relacionadas com os processos de agregação plaquetária, além de terem ação vasoconstritora e broncodilatadora; LTA, LTB_4, LTC_4, LTD_4 e LTE_4: os LT estão presentes em todos os processos inflamatórios. O LTB_4, particularmente, produz aderência, quimiotaxia e ativação de polimorfonucleares e monócitos; também promove a proliferação de macrófagos e linfócitos, bem como a produção de citocinas por estas células. Os outros leucotrienos (LTA, LTC_4, LTD_4 e LTE_4) promovem broncoconstrição; lipoxinas: atuam sobre receptores específicos em leucócitos polimorfonucleares, produzindo efeito antagônico ao do LTB_4
PAF	Mais relacionado com o processo inflamatório agudo; é liberado pela maioria das células inflamatórias, sendo considerado o principal responsável pela anafilaxia sistêmica, facilitando a agregação plaquetária e de neutrófilos, além de estimular a liberação de aminas vasoativas, o que causa broncoconstrição, vasodilatação, aumento da permeabilidade e quimiotaxia
Histamina	Amina que fica armazenada em grânulos no interior de mastócitos e basófilos. Seus principais efeitos são: vasodilatação, aumento da permeabilidade vascular e contração de músculos lisos, dor e broncoconstrição em algumas espécies
Bradicinina	Peptídio formado a partir do cininogênio. Suas principais ações estão relacionadas com vasodilatação e estimulação potente de terminações nervosas, produzindo dor
Citocinas	As citocinas são polipeptídios liberados durante o processo inflamatório, promovendo a regulação das células inflamatórias e do sistema imunológico. Nesta família estão incluídos o fator de necrose tumoral (TNF), os fatores de crescimento, as quimiocinas, os fatores estimuladores de colônias e as interferonas. São derivadas de células do sistema imunológico (p. ex., macrófagos e linfócitos). A IL-1 e o TNF-α são citocinas pró-inflamatórias primárias e induzem a formação de outras citocinas
Radicais livres superóxidos	Constituem-se principalmente de H_2O_2, $^1O_2$, O_2^- e HO^-. São liberados em grande quantidade pelos macrófagos durante a fagocitose, atuando por desestabilização de membranas, além de causar aumento de permeabilidade e peroxidação lipídica
Óxido nítrico	O óxido nítrico, antes denominado fator de relaxamento do endotélio, apresenta propriedades pró e anti-inflamatórias. Está relacionado com o edema induzido pela substância P e com o aumento da permeabilidade vascular; também inibe a adesão de plaquetas e leucócitos
Sistema complemento	A via clássica é ativada por complexação de células do sistema imunitário com antígenos, e a via alternativa é ativada por mecanismos não imunes, como as endotoxinas. Este sistema estimula, por meio das anafilatoxinas (C3a e C5a), a fagocitose de agentes exógenos, a quimiotaxia de linfócitos e o aumento da permeabilidade vascular
Enzimas lisossomais	Compreendem as lisozimas, fosfatases ácidas e proteases ácidas armazenadas nos lisossomos. Atuam tanto na inflamação aguda como na crônica

IL = interleucina; LT = leucotrieno; PAF = fator agregador de plaquetas; PG = prostaglandina; PGI_2 = prostaciclina; TX = troboxana; TNF = fator de necrose tumoral.

Dentre os mediadores químicos do processo inflamatório, os mais conhecidos são os pertencentes a uma família de compostos denominados eicosanoides, que se referem aos lipídios insaturados, derivados da quebra do ácido araquidônico a partir de enzimas específicas. São substâncias que desempenham papel fundamental no desenvolvimento do processo inflamatório. Desse modo, uma lesão no tecido promove a liberação de fosfolipídios, os quais são rapidamente convertidos a ácido araquidônico, por meio de uma enzima, a *fosfolipase A2*. O ácido araquidônico, por sua vez, é convertido pela enzima *ciclo-oxigenase* (COX) em eicosanoides, que incluem as *prostaglandinas* (PG), as *prostaciclinas* (PGI_2) e as *tromboxanas* (TX). O ácido araquidônico também pode ser quebrado por outra enzima, denominada *lipo-oxigenase* (LOX), que dá origem, principalmente, aos *leucotrienos* (LT). A Figura 6.1 mostra a cascata de formação dos principais mediadores químicos do processo inflamatório, derivados dos fosfolipídios da membrana celular.

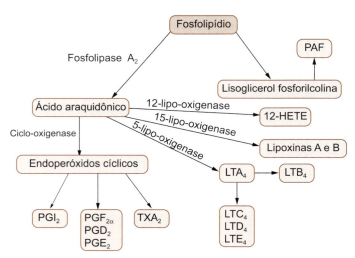

Figura 6.1 Cascata de formação dos eicosanoides a partir do ácido araquidônico. 12-HETE = ácido 12-hidroxieicosatetraenoico; LT = leucotrieno; PAF = fator agregador de plaquetas; PG = prostaglandina; PGI_2 = prostaciclina.

▶ Anti-inflamatórios não esteroidais

A definição de anti-inflamatórios não esteroidais (AINE) é bastante genérica, uma vez que esses anti-inflamatórios não apresentam estrutura em comum; pode-se definir este grupo de medicamentos como aqueles que não são esteroidais, cujo mecanismo de ação anti-inflamatório se faz por inibirem uma ou mais etapas do metabolismo do ácido araquidônico, normalmente a COX. Entretanto, também existem os inibidores de LOX e aqueles AINE de ação dual, ou seja, que inibem ambas as enzimas. Os AINE dispõem, ainda, de algumas outras características em comum, como o fato de serem ácidos fracos e ligarem-se fortemente às proteínas plasmáticas (albumina).

Estruturalmente, os AINE podem ser classificados, de maneira bastante ampla, em compostos derivados do salicilato ou do ácido carboxílico. Outra classificação possível é a funcional; assim, estes medicamentos podem ser categorizados em função de sua afinidade pela COX. Atualmente, é reconhecida a existência de dois tipos de COX, a ciclo-oxigenase-1 (COX-1), também denominada "constitutiva" ou "fisiológica", uma vez que, em condições normais, a COX-1 está presente em quase todos os tecidos. Assim, esta enzima está presente em tecidos do rim, do estômago, de vasos e em outros locais do organismo, nos quais produz PG envolvidas na regulação fisiológica normal de órgãos e tecidos. A COX-1, por exemplo, desempenha um papel importante na secreção de muco no estômago, que tem ação protetora contra o ácido clorídrico estomacal. Da mesma maneira, a PG produzida pela COX-1 no nível do rim promove vasodilatação de arteríolas, garantindo o suprimento sanguíneo em partes mais profundas do parênquima renal.

Por outro lado, a produção de COX-2 na maioria dos tecidos, em condições fisiológicas, é muito baixa. No entanto, quando um processo inflamatório instala-se, a COX-2 é imediatamente induzida em vários tecidos; por isso, a COX-2 também é chamada de "indutiva". Portanto, sabe-se que a inibição em COX-1 é responsável por vários dos efeitos adversos produzidos pelos AINE.

De maneira geral, os AINE em doses terapêuticas inibem, de modo variável, ambas as isoformas de COX. Assim, é possível classificar estes medicamentos anti-inflamatórios por sua capacidade de inibir COX-1 e COX-2. Tal característica é expressa em termos da concentração necessária para inibir 50% da COX (IC50), usando, para isso, sistemas de testes *in vitro*. Desta maneira, razões de IC50 entre COX-1 e COX-2 têm sido calculadas para se estimar a capacidade de inibição em cada isoforma da enzima. Baixa relação COX-2/COX-1 significa que o agente é mais seletivo para COX-2, ou seja, apresenta maior afinidade por esta enzima. Portanto, os dados provenientes destas relações possibilitam boa indicação da seletividade do composto por uma ou outra enzima, quando usadas *in vivo*; no entanto, por serem realizados *in vitro*, os testes podem apresentar diferenças de resultados, dependendo da técnica empregada, além das diferenças de células de espécies animais usadas (humanas, caninas, suínas, bovinas etc.), entre outros fatores. Com o objetivo de diminuir os efeitos colaterais quando se empregam os AINE, e considerando que a inibição específica em COX-1 faz com que haja grande possibilidade de se observarem vários efeitos indesejáveis, tem-se investido bastante em pesquisas em novos compostos que inibem seletivamente a COX-2.

Atualmente, há muitos AINE inibidores específicos COX-2 disponíveis no mercado; contudo, deve-se considerar que poucos estudos têm sido realizados nas diferentes espécies animais e, menos ainda, naquelas empregadas na produção, o que pode ser um grande complicador no momento de o médico-veterinário escolher este tipo de medicamento, considerando que a seletividade do AINE pela COX-2 é espécie-específica. Outro ponto que merece destaque em relação à seletividade do COX-2 é o pensamento simplista e inapropriado de que o uso de AINE, inibidores específicos desta enzima, evita os efeitos colaterais produzidos por estes anti-inflamatórios. Neste sentido, diversos estudos vêm mostrando que a isoforma COX-2 também dispõe de funções hemostáticas. Assim, no sistema nervoso central, por exemplo, particularmente na medula espinal, a COX-2 é expressa fisiologicamente e auxilia nas funções cerebrais normais da atividade sináptica, na consolidação da memória e na hiperemia funcional. No parênquima renal, a COX-2 é responsável pela manutenção dos níveis de reabsorção de sódio e água; no sistema vascular, esta enzima está relacionada com a produção de prostaciclina, que evita a agregação plaquetária e produz vasodilatação. Foi observado, ainda, que a COX-2 (mas não a COX-1) tem papel fundamental na cicatrização de úlceras. Além disso, vários estudos mostraram que a COX-1 no processo inflamatório promove também a produção de PG. Finalmente, deve-se considerar que, ao se aumentar a dose da maioria de AINE COX-2-seletivos, esta seletividade é perdida, inibindo indistintamente ambas as enzimas.

- ### Indicações

Além da atividade anti-inflamatória, os AINE também apresentam atividade analgésica e antipirética.

▶ **Ação anti-inflamatória.** Os AINE exercem suas ações anti-inflamatórias principalmente por inibirem a formação de PG, pela inibição, normalmente de maneira reversível, das COX. Alguns estudos revelaram que os AINE também são capazes de inibir a liberação de histamina de mastócitos; assim, a inibição conjunta de PG e histamina promove redução significativa do processo inflamatório.

▶ **Ação analgésica.** Os AINE são bastante eficazes no combate à dor leve ou moderada, particularmente aquela originada de processo inflamatório ou lesão tecidual. Desse modo, embora a dor periférica seja promovida por outros mediadores químicos do processo inflamatório, como a bradicinina e a histamina, as PG, principalmente a prostaglandina E_2 (PGE_2) e a PGI_2, causam a sensibilização dos receptores da dor (hiperalgesia), diminuindo o limiar doloroso e promovendo descargas elétricas por meio da variação no potencial de repouso dos nociceptores. Além dos efeitos periféricos, tem sido proposto que os AINE atuariam também na medula espinal, aumentando a liberação de PG neste nível, o que facilitaria a transmissão das fibras de dor aferente para os neurônios de retransmissão (neurônios de segunda ordem) no corno posterior.

▶ **Ação antipirética.** A temperatura corpórea é regulada por neurônios situados na região pré-óptica do hipotálamo anterior. Ocorre o processo febril, quando há o desequilíbrio no "termostato" em decorrência da produção hipotalâmica de PGE_2. Nesta situação, o hipotálamo "interpreta" erroneamente que está havendo queda da temperatura corporal, fazendo com que o organismo reaja, produzindo vasoconstrição periférica, piloereção e tremores, mecanismos geradores de calor, produzindo, assim, a febre. A Figura 6.2 ilustra estes mecanismos geradores da febre.

O Quadro 6.2 apresenta as principais indicações de uso dos AINE nas diferentes espécies de animais de produção.

- ### Características farmacocinéticas gerais

Considerando a via oral, o pH dos fluidos, nos diferentes compartimentos do trato gastrintestinal varia bastante, no entanto, todos os locais apresentam pH menor do que o plasma, mesmo considerando as diferentes espécies animais (monogástricos e poligástricos). Como, de maneira geral, os AINE são ácidos orgânicos fracos, estarão menos ionizados no trato gastrintestinal que o plasma, o que facilita a absorção desses anti-inflamatórios. Contudo, deve-se levar em conta que em ruminantes o retículo e o rume apresentam pH de aproximadamente 4 a 5, e, em monogástricos, o pH do trato gastrintestinal é normalmente bem menor; portanto, a taxa de absorção dos AINE entre estas espécies pode variar bastante.

Outros fatores devem ser considerados quando a administração de AINE se faz por via oral, tais como a dieta. Alguns estudos mostram, por exemplo, que o feno absorve a grande maioria destes medicamentos. Outro fator que interfere na absorção destes anti-inflamatórios é o reflexo

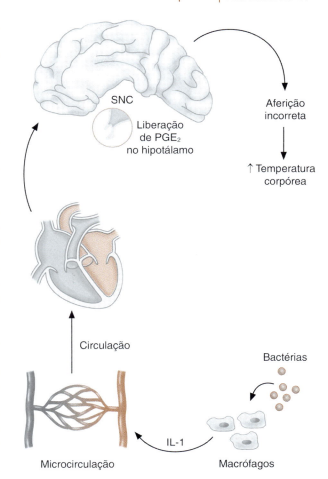

Figura 6.2 Mecanismo gerador de febre: um pirógeno endógeno da parede bacteriana que infecta o organismo promove a liberação de uma citocina (interleucina 1 = IL-1), por células inflamatórias (p. ex., macrófagos). Esta citocina, liberada localmente no tecido, cai na circulação geral, chegando ao sistema nervoso central (SNC), onde, no nível do hipotálamo, promove liberação de PGE_2, ocasionando a desregulação do controle da temperatura e uma série de reações orgânicas (como vasoconstrição periférica, tremores etc.) que aumentam a temperatura.

do fechamento da goteira esofágica. Neste processo, os AINE administrados por via oral para ruminantes deixam de passar pelo rume, caindo diretamente no abomaso, resultando em rápido aumento da absorção do medicamento. Uma vez que se houvesse a passagem pelo rume, a grande quantidade de fluido neste local inevitavelmente retardaria em muito o tempo de absorção. A biodisponibilidade, por sua vez, varia bastante entre as espécies animais; no entanto, são muito poucos os dados sobre este parâmetro para a maioria dos AINE, já que não há formulação farmacêutica para administração intravenosa para maior parte destes medicamentos.

Quando se administram os AINE por via parenteral (intravenosa ou intramuscular), pode haver irritação e dor, haja vista que as soluções injetáveis costumam ser alcalinas.

De maneira geral, os AINE ligam-se amplamente à albumina plasmática (em uma proporção de 90% ou superior, podendo alcançar 99%); desse modo, apenas uma pequena porção do medicamento ativo alcança tecidos periféricos. O uso de outros medicamentos associados, principalmente aqueles com alta afinidade pela albumina,

Quadro 6.2 Principais anti-inflamatórios não esteroidais (AINE) utilizados em bovinos e suínos.

Medicamento	Indicações de uso	Dose	Período de carência
Paracetamol	Dor moderada e febre	Bezerros: 50 mg/kg, oral, a cada 6 h	—
Ácido acetilsalicílico	Inflamação, dor moderada e antiagregante plaquetário	Bovinos:* 100 mg/kg, oral, a cada 12 h; suínos: 10 mg/kg, oral, a cada 6 a 8 h	Carne: 1 dia; leite: 24 h
Carprofeno	Dor musculoesquelética, dor aguda devido a cirurgia ou trauma e inflamação	Bovinos: 0,7 mg/kg IV ou SC, a cada 24 h	Carne: 21 dias; leite: 0 dia
Cetoprofeno	Dor moderada e inflamação	Bovinos:* 3 mg/kg IV ou IM, cada 24 h	Carne: 7 dias; leite: 24 h
Dipirona (metamizol)	Dor moderada e febre	Bovinos* e suínos: 1 mℓ/10 kg IM ou IM, cada 8 h	Carne: 9 dias (IV) e 28 dias (IM); suíno: —
Fenilbutazona	Dor musculoesquelética e inflamação	Bovinos: 17 a 25 mg/kg (dose de ataque), seguida das doses de 2,5 a 5 mg/kg, a cada 24 h ou 10 a 14 mg/kg, a cada 48 h, oral ou IV; suínos: 4 mg/kg IV, cada 24 h	Carne: 55 dias (IM) ou 50 dias (oral); suíno: 15 dias
Flunixina meglumina	Dor moderada e inflamação	Bovinos: 1,1 a 2,2 mg/kg IV, a cada 24 h; suínos: 2,2 mg/kg IM (dose única), ou 0,5 a 1,0 mg/kg, a cada 12 ou 24 h	Carne: 4 dias; leite: 36 h; suíno: 12 dias
Meloxicam	Dor aguda, inflamação e febre	Bovinos: 0,5 mg/kg IV ou oral, a cada 24 h; suínos: 0,4 mg/kg, IM, a cada 24 h	Carne: 15 dias; leite: 5 dias; suíno: —

IV = intravenosa; IM = intramuscular; SC = subcutânea; — = informação não disponível. *Dose indicada também para pequenos ruminantes.

como sulfas e gentamicina, pode deslocar o AINE da ligação com esta proteína plasmática, resultando em um nível elevado do medicamento livre na circulação sanguínea, o que pode causar efeitos colaterais diversos. Esses efeitos indesejáveis podem ocorrer, ainda, em quadros de hipoalbuminemia, já que a diminuição desta proteína plasmática também possibilitaria que maior parte do medicamento estivesse na forma livre.

Uma das particularidades farmacocinéticas dos AINE é o volume aparente de distribuição reduzido (ao redor de 0,1 a 0,2 ℓ/kg), sugerindo que o princípio ativo distribui-se essencialmente no líquido extracelular. Outra característica desses medicamentos é o fato de se distribuírem preferencialmente nos tecidos inflamados.

A maioria desses anti-inflamatórios é eliminada depois de passarem pelas fases I e II da biotransformação hepática. Devido às diferenças espécie-específicas na velocidade e na extensão de biotransformação na fase I, e às características da conjugação com o substrato endógeno, a meia-vida de eliminação de AINE entre as diferentes espécies animais difere bastante. Portanto, normalmente a posologia para administração destes medicamentos entre as espécies é muito variada. No que diz respeito à faixa etária, também há grandes diferenças na meia-vida de eliminação; assim, de maneira geral, animais muito jovens apresentam este parâmetro bem maior que animais adultos, ou seja, em animais jovens os AINE permanecem mais tempo no organismo.

Efeitos colaterais e precauções

O efeito colateral mais comum produzido pelos AINE ocorre no nível do trato gastrintestinal. De fato, como a PGE e a PGI$_2$ diminuem o volume, a acidez e a quantidade de pepsina das secreções gástricas, bem como promovem aumento de secreção de bicarbonato, mantêm o fluxo vascular e estimulam a produção de muco no estomago, a redução dessas PG pelo AINE acarreta a interrupção desses efeitos protetores sobre a mucosa do trato gastrintestinal. Portanto, um dos principais efeitos indesejáveis dos AINE é a gastrite e, se as células superficiais da camada da mucosa estomacal sofrerem erosão, também aparecerão úlceras. Quando grave, a ulceração gastrintestinal induzida por AINE pode levar à enteropatia por perda de proteínas ou à perda sanguínea no trato gastrintestinal e melena.

O aparecimento de gastrite e ulceração gástrica está relacionado, basicamente, com dois fatores: o AINE empregado e a espécie animal. Quanto ao AINE, há mais risco quanto maior a relação COX-2/COX-1 (p. ex., maior para a flunixina meglumina quando comparada ao carprofeno). Quanto à espécie animal, os animais mais predispostos a esses efeitos são os carnívoros e onívoros (justamente pela maior acidez e concentração de ácido clorídrico estomacal), embora estas lesões também ocorram em animais herbívoros, incluindo os ruminantes.

Os AINE promovem também o bloqueio do efeito benéfico e fisiológico das PG na regulação do suprimento sanguíneo no nível do parênquima renal. Desse modo, o uso prolongado desses medicamentos ocasiona diminuição de suprimento sanguíneo e consequente hipoxia, resultando em morte celular por isquemia. As papilas renais, que são projeções dos ductos coletores renais, por apresentarem menor suprimento sanguíneo, são as estruturas comumente acometidas (necrose papilar renal). Ao contrário dos efeitos adversos no trato gastrintestinal, o risco de nefropatia não necessariamente é muito reduzido com o uso de AINE COX-2 seletivo, uma vez que esta enzima, embora em quantidade menor, quando não há processo inflamatório, desempenha nos rins um papel fisiológico de vasodilatação de arteríolas.

Outro efeito indesejável produzido pelos AINE é a hepatotoxicidade, sendo o aparecimento desta alteração, assim como a nefropatia, independente da característica de inibição de COX-1 ou seletiva COX-2. Assim, ambos os tipos de AINE apresentam potencial para produzir efeito hepatotóxico. Ainda não são conhecidas as causas deste efeito no fígado; no entanto, esta alteração tem sido pouco observada em animais de produção.

Entre os mediadores inibidos pelos AINE está a TXA$_2$ que, além de ter potente efeito vasoconstritor, está diretamente envolvida com a agregação plaquetária. A TXA$_2$ é produzida pelas plaquetas, sendo este o principal eicosanoide sintetizado por esta célula. Como as plaquetas são células anucleadas, não têm a capacidade de sintetizar proteínas;

assim, quando a COX-1 é inibida, estas células não conseguem sintetizar uma nova COX-1 para substituir a inativada, o que compromete a coagulação sanguínea e, consequentemente, promove predisposição a sangramentos. O ácido acetilsalicílico, por promover inibição irreversível da COX-1, é, dentre os AINE, o que tem maior possibilidade de promover sangramentos.

▶ Anti-inflamatórios esteroidais

Os anti-inflamatórios esteroidais, também denominados glicocorticoides ou simplesmente corticoides, são os mais efetivos anti-inflamatórios usados na prática veterinária. Seus efeitos no tratamento da inflamação aguda são inigualáveis. No entanto, devido à variedade de efeitos biológicos produzidos por esses medicamentos (que estão diretamente relacionados com a potência e a dose), há grande risco de serem mal utilizados. Assim, ao se administrarem anti-inflamatórios, é necessário ter em mente que os glicocorticoides não devem ser a primeira escolha, e sim algum dos AINE. Deve-se considerar, ainda, que os anti-inflamatórios esteroidais devem ser empregados para alcançar apenas a finalidade terapêutica com a menor dose e duração possível; caso contrário, há grande possibilidade de aparecimento de diversos efeitos colaterais indesejáveis.

• Noções sobre a fisiologia dos esteroides adrenais

Antes de serem abordadas suas ações anti-inflamatórias, será feita uma breve revisão sobre a fisiologia dos glicocorticoides, visando facilitar a compreensão tanto no que se refere aos seus efeitos farmacológicos como aos potenciais efeitos adversos produzidos por eles.

O termo corticosteroide designa os hormônios esteroides sintetizados a partir do colesterol e secretados na circulação geral por três zonas do córtex adrenal (zonas reticulata, fasciculata e glomerulosa), por isso, estes hormônios são também denominados adrenocorticosteroides.

Existem dois grupos de corticosteroides: os *mineralocorticoides* e os *glicocorticoides*. Os primeiros estão relacionados com o metabolismo do sal e da água, que se fazem por meio do hormônio *aldosterona*. Os *glicocorticoides* – dependendo da espécie animal podem ser o *cortisol* (hidrocortisona) ou a *corticosterona* – são produzidos principalmente na zona fasciculata e também na zona reticulata do córtex adrenal; afetam acentuadamente o metabolismo de carboidratos e proteínas, e apresentam atividade anti-inflamatória e imunossupressora, bem como efeitos cardiovasculares e no crescimento. Os glicocorticoides também desempenham atividade mineralocorticoide, ou seja, interferem no equilíbrio hídrico e eletrolítico do organismo, como a aldosterona.

Os esteroides das adrenais não são pré-formados e armazenados, e sim sintetizados e liberados de acordo com a necessidade, sendo o principal estímulo para a liberação a corticotropina (ou hormônio adrenocorticotrófico ou ACTH, abreviatura do termo em inglês *adrenocorticotropic hormone*) secretada pela hipófise anterior. Por sua vez, o ACTH é controlado pelo fator liberador de corticotropina ou ACTH-RH (abreviatura do termo em inglês *adrenocorticotropic releasing hormone*), um peptídio hipotalâmico. Existem sistemas de neurotransmissão central que regulam a atividade do ACTH-RH, entretanto, os fatores são complexos e não totalmente definidos; porém, sabe-se que o estresse, o ritmo circadiano, algumas citocinas e as PG, entre outros fatores, induzem a liberação do ACTH-RH e, consequentemente, dos corticosteroides. A Figura 6.3 ilustra a regulação da produção de corticosteroides.

• Efeitos metabólicos

Os principais efeitos metabólicos relacionam-se com o metabolismo de carboidratos e proteínas. Assim, os glicocorticoides (assim denominados justamente por suas ações no metabolismo da glicose) aumentam os níveis sanguíneos de glicose, e isso se faz por meio da redução da captação e utilização deste açúcar (ação antagônica à do hormônio insulina), e incrementam a gliconeogênese a partir de aminoácidos. Além disso, aumentam a quantidade de glicogênio hepático. Em relação às proteínas, verifica-se aumento da degradação, com redução de sua síntese. Embora indiretamente, os glicocorticoides também interferem no metabolismo de gorduras; assim, apresentam efeito permissivo sobre a resposta lipolítica às catecolaminas, causando degradação de gorduras.

Outro efeito metabólico produzido pelos corticosteroides é a produção do balanço negativo do cálcio e isso decorre da menor absorção deste íon no nível do intestino, e do aumento da excreção urinária, causado pela diminuição da absorção renal, com consequente hipercalciúria.

• Efeitos anti-inflamatórios e imunossupressores

A principal indicação terapêutica dos glicocorticoides deve-se ao seu potente efeito anti-inflamatório. Estas substâncias são capazes de bloquear desde as manifestações mais precoces do processo inflamatório, como dor, calor e rubor, até as mais tardias, como reparação e proliferação tecidual. Os esteroides anti-inflamatórios afetam todos os tipos de resposta inflamatória, seja esta iniciada por patógenos invasores, estímulo físico ou químico, ou por uma reação imunológica inapropriada, como hipersensibilidades e doenças autoimunes.

Os efeitos anti-inflamatório e imunossupressor dos corticosteroides ocorrem, basicamente, por meio de dois mecanismos; um deles é a produção de mediadores anti-inflamatórios. Assim, estas substâncias atuam na denominada superfamília de receptores nucleares. Devido

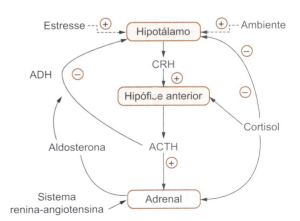

Figura 6.3 Regulação da síntese e secreção dos corticosteroides. ACTH = hormônio adrenocorticotrófico; ADH = hormônio antidiurético; CRH = hormônio liberador de corticotrofina.

à lipossolubilidade dos corticoides, estes são capazes de atravessar a membrana celular e ligarem-se a proteínas receptoras, localizadas no interior do núcleo. Após esta interação, o complexo formado sofre alterações conformacionais, tornando-se ativado, expondo um domínio de ligação com o ácido desoxirribonucleico (DNA). O complexo receptor-esteroide/DNA ou estimula a transcrição gênica ou a inibe. A estimulação promove a produção de algumas substâncias como a lipocortina, que impede a ação da enzima fosfolipase A_2, inibindo, desta maneira, a produção de eicosanoides e do PAF (Figura 6.1).

A outra maneira pela qual os corticoides exercem seus efeitos anti-inflamatório e imunossupressor é a produção de mediadores químicos do processo inflamatório. Desse modo, estas substâncias inibem um ativador do mecanismo de transcrição do DNA; esse fator de ativação, um heterodímero conhecido como AP-1, está envolvido na indução de vários genes, como os da interleucina 2 (IL-2), da enzima COX, da histamina, do sistema complemento, entre outros.

▪ Características gerais

Os glicocorticoides podem ser classificados de acordo com a duração de sua atividade biológica (i. e., atividade anti-inflamatória). Assim, os glicocorticoides que exercem seus efeitos anti-inflamatórios até aproximadamente 12 h são considerados de curta duração. Aqueles que exercem suas ações biológicas entre 12 e 36 h são classificados como de ação intermediária, estando inserida neste grupo a maior parte destes anti-inflamatórios esteroidais. Os glicocorticoides de longa duração exercem atividade biológica por mais de 48 h. É importante observar que esses efeitos desejados (anti-inflamatórios) por um longo período, entretanto, estão promovendo longa duração de supressão de ACTH-RH e ACTH, com potenciais efeitos indesejáveis. Outra forma empregada para se classificarem estes anti-inflamatórios é a potência anti-inflamatória, que é sempre comparada à hidrocortisona, para qual se deu o valor arbitrário de 1. Além disso, seguindo a mesma sistemática, pode-se classificar os glicocorticoides segundo sua potência mineralocorticoide. O Quadro 6.3 apresenta a duração de ação e a potência anti-inflamatória dos principais glicocorticoides empregados na clínica veterinária.

Quadro 6.3 Potência glicocorticoide e mineralocorticoide dos principais corticoides empregados em medicina veterinária.

Duração da ação	Corticoide	Potência	
		Glicocorticoide	Mineralocorticoide
Ação rápida (12 a 24 h)	Cortisona	1,0	0,8
	Hidrocortisona		
Ação intermediária (12 a 36 h)	Prednisolona	4,0	0,8
	Metilprednisolona	0,8	5,0
	Triancinolona	4,0	Mínima
Ação prolongada (até 48 h)	Dexametasona	30	30
	Betametasona	Mínima	Insignificante

A indicação de uso de glicocorticoides em animais de produção é muito limitada. Isso se deve à série de efeitos indesejáveis produzidos por este grupo de medicamentos, aliado ao longo período de tempo para o aparecimento de seus efeitos e, em relação aos bovinos, à necessidade de quantidades elevadas, tornando-se, na maioria das vezes, muito oneroso e impraticável. Desse modo, o uso destes anti-inflamatórios em animais de produção se faz em alguns processos inflamatórios no trato respiratório, como a síndrome de dificuldade respiratória aguda e em alguns casos de mastite. Contudo, mesmo havendo a indicação, deve-se evitar o uso de produtos comerciais nos quais já haja associação de corticoides a antimicrobianos.

▪ Efeitos colaterais, contraindicações e precauções

Os efeitos adversos ou tóxicos produzidos pelo glicocorticoide, de maneira geral, resultam do longo uso em doses suprafisiológicas, quando objetiva-se um efeito anti-inflamatório (ou imunossupressor). Assim, a administração prolongada, que na maioria das espécies animais representa um tratamento superior a 2 semanas, pode levar ao aparecimento da síndrome de Cushing, caracterizada por poliúria, polidipsia, alopecia, aumento de sensibilidade a infecções, miopatia periférica e atrofia muscular.

O efeito antagônico à insulina dos glicocorticoides pode promover o aparecimento de diabetes melito. Além disso, estes anti-inflamatórios induzem acúmulo de glicogênio nos hepatócitos, acarretando hepatopatia e hepatomegalia. Devido à diminuição da renovação de enterócitos, associada à inibição da produção de PG produzidas pelos glicocorticoides, pode haver o aparecimento de gastrite e ulcerações gástricas. Como os glicocorticoides promovem redução na síntese de colágeno, podem-se verificar adelgaçamento e fragilidade na pele. Há, ainda, a possibilidade de aparecimento de edema e alcalose hipopotassêmica, resultante da retenção de sódio e água.

Em função dos efeitos imunossupressores produzidos pelos glicocorticoides, os animais tornam-se mais sensíveis às infecções; assim, são comuns infecções no trato urinário de animais submetidos à corticoterapia por período prolongado. Por esse motivo, os glicocorticoides também não devem ser utilizados em animais que apresentam doenças infecciosas, particularmente viroses, pois como não existem medicamentos virucidas, é fundamental a resposta imune do hospedeiro, a qual se encontra comprometida durante o tratamento com estes esteroides. Seguindo-se esse mesmo raciocínio, se for necessário prescrever algum antimicrobiano para o tratamento de infecções bacterianas, este deve ser bactericida e não bacteriostático (ver estas características dos antimicrobianos no *Capítulo 7*).

Além disso, considerando-se que estes medicamentos podem induzir aborto e/ou promover malformação fetal, também é desaconselhado o seu uso na gestação. Como os glicocorticoides interferem no metabolismo do cálcio, o uso prolongado desses anti-inflamatórios é totalmente desaconselhado em animais jovens; também por esta mesma razão não devem ser empregados em casos de fratura. O uso oftálmico dos corticoides é desaconselhado em situações em que haja úlcera de córnea, pois esses medicamentos podem promover perfuração da córnea, já que inibem a cicatrização.

▶ Bibliografia

Aguggia M. Neurophysiology of pain. Neurol Sci. 2003; 24:S57-60.

Anderson DE, Muir WW. Pain management in cattle. Vet Clin Food Anim. 2005; 21:623-35.

Bergh MS, Budsberg SC. The coxib NSAIDs potential and pharmacological importance in veterinary medicine. J Vet Intern Med. 2005; 19:633-43.

Carroll GL. Analgesics and pain. Vet Clin North Am Small Anim Pract. 1999; 29:701-17.

Ferreira SH. Aspirina vs. dor – como funcionam estas drogas. Ciência Hoje. 1987; 3(17):56-62.

Flecknell P. Analgesia from a veterinary perspective. Br J Anaesth. 2008; 101:121-4.

Jericó MM, De Marco V. Anti-inflamatórios esteroidais. In: Spinosa HS, Górniak SL, Bernardi MM (eds) Farmacologia aplicada à medicina veterinária. 4 ed. Rio de Janeiro: Guanabara Koogan, 2006. 897 p.

Kummer CL, Coelho TC. Anti-inflamatórios não esteroides inibidores da ciclo-oxigenase-2 (COX-2): aspectos atuais. Rev Bras Anestesiol. 2002; 52:498-512.

Lascelles BD, Court MH, Hardie EM *et al.* Nonsteroidal anti-inflammatory drugs in cats: a review. Vet Anaesth Analg. 2007; 34:228-50.

Lees P, Landoni MF, Toutain PL. Pharmacodynamics and pharmacokinetics of nonsteroidal anti-inflammatory drugs in species of veterinary interest. J Vet Pharmacol Therap. 2004; 27:479-90.

Livingston A. Mechanism of action of nonsteroidal anti-inflammatory drugs. Vet Clin North Am Small Anim Pract. 2000; 30:773-881.

Looney A. Oncology pain in veterinary patients. Top Companion Anim Med. 2010; 25:32-44.

Nathan C. Points of control in inflammation. Nature. 2002; 420:19-26.

Papich MG. An update on nonsteroidal anti-inflammatory drugs (NSAIDs) in small animals. Vet Clin North Am Small Anim Pract. 2008; 38: 1243-66.

Papich MG. Pharmacologic considerations for opiate analgesic and nonsteroidal anti-inflammatory drugs. Vet Clin North Am Small Anim Pract. 2000; 30:815-37.

Papich MG. Principles of analgesic drug therapy. Semin Vet Med Surg (Small Animal). 1997; 12:80-93.

Papich MG. Saunders handbook of veterinary drugs. 2 ed. St. Louis: Saunders Elsevier, 2007. 740 p.

Smith GW, Davis JL, Tell LA *et al.* Extralabel use of nonsteroidal anti-inflammatory drugs in cattle. J Am Vet Med Assoc. 2008; 232:697-701.

Tasaka AC. Anti-inflamatórios não esteroidais. In: Spinosa HS, Górniak SL, Bernardi MM (eds.) Farmacologia aplicada à medicina veterinária. 5 ed. Rio de Janeiro: Guanabara Koogan, 2011. 824 p.

7
Antimicrobianos | Aspectos Gerais

Helenice de Souza Spinosa e Silvana Lima Górniak

► Introdução

Os antimicrobianos são empregados para combater os microrganismos, sendo classificados em agentes inespecíficos ou específicos. Os *antimicrobianos inespecíficos* atuam sobre microrganismos em geral, quer sejam patogênicos, ou não; fazem parte deste grupo os antissépticos e os desinfetantes (ver *Capítulo 9*). Os *antimicrobianos específicos* atuam sobre microrganismos responsáveis pelas doenças infecciosas que acometem os animais; são os quimioterápicos e os antibióticos.

O termo *quimioterápico* foi introduzido para designar as substâncias produzidas em laboratório, que, inseridas no organismo animal, agem de modo seletivo sobre o microrganismo causador do processo infeccioso, sem produzir dano ao hospedeiro. Já o termo *antibiótico* foi introduzido posteriormente, referindo-se a substâncias produzidas por seres vivos, ou seus derivados sintéticos, capazes de, em pequenas doses, combater o microrganismo responsável pela doença infecciosa. Atualmente há forte tendência de abandonar o uso do termo quimioterápico para designar substâncias com atividade antimicrobiana, uma vez que esse termo é empregado também para agentes químicos destinados ao tratamento de neoplasias, para diferir do uso dos meios físicos (radioterapia).

É preferível empregar o termo antimicrobiano para designar as substâncias químicas administradas aos animais para combater microrganismos patogênicos, quer sejam produzidas por síntese laboratorial ou por seres vivos.

O termo *antisséptico* refere-se às substâncias utilizadas sobre os tecidos do organismo animal para tratamento e profilaxia antimicrobiana, enquanto *desinfetantes* são substâncias utilizadas para destruir microrganismos presentes em superfícies ou objetos inanimados.

Vale destacar que o uso de desinfetantes em medicina veterinária é bastante amplo e inclui desinfecção de equipamentos cirúrgicos, médicos e hospitalares; além do auxílio na limpeza e desinfecção das instalações zootécnicas, visando garantir a sanidade dos animais aí alojados, na desinfecção de equipamentos e materiais que entram em contato com produtos de origem animal na indústria de alimentos; entre outros usos (para mais detalhes, ver *Capítulo 9*).

Quanto à finalidade do emprego de antimicrobianos específicos, o médico-veterinário pode fazer uso terapêutico, metafilático, profilático e como aditivo zootécnico melhorador do desempenho (também chamado de promotor do crescimento ou aditivo de produção).

O *uso terapêutico* é aquele no qual o antimicrobiano é administrado ao animal ou a um rebanho com uma doença infecciosa, visando debelar a infecção existente (Figura 7.1).

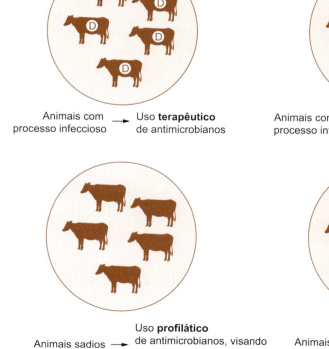
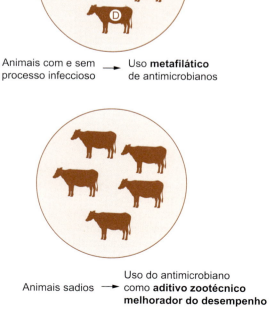

Figura 7.1 Finalidade do emprego de antimicrobianos específicos em animais de produção. D = animal com processo infeccioso (doente).

Este é o uso tradicional dos antimicrobianos específicos, da mesma maneira como é utilizado na espécie humana.

O *uso metafilático* de um antimicrobiano se justifica quando há, em um rebanho, alguns animais com determinada doença infecciosa e o antimicrobiano é empregado visando prevenir a instalação da doença clínica em todos os animais do grupo (Figura 7.1). É uma situação em que se utilizam doses e duração de tratamento idênticas àquelas do uso terapêutico. O uso metafilático de antimicrobianos é também chamado de tratamento de animais em risco ou, ainda, de tratamento de animais em contato. Nessa situação, o antimicrobiano pode ser administrado ao rebanho na ração ou água, por facilidade de manejo.

Na *profilaxia* o uso do antimicrobiano é somente uma medida preventiva, na qual o veterinário quer garantir a proteção contra uma possível infecção (Figura 7.1). O uso profilático é feito, por exemplo, quando o animal é submetido a uma cirurgia empregando medidas assépticas e deseja-se proteger o animal contra agentes infecciosos; ou ainda na profilaxia da vaca no período de secagem, durante o qual o risco de infecções intramamárias é maior. O emprego profilático de antimicrobianos pode ser feito para um único animal ou para um grupo de animais e é largamente aceito para a profilaxia cirúrgica em animais.

Como *aditivos zootécnicos melhoradores do desempenho* (antigamente denominados promotores do crescimento ou aditivos de produção), o uso dos antimicrobianos visa diminuir a mortalidade, melhorar o crescimento e a conversão alimentar (Figura 7.1). Atualmente, tem-se questionado bastante esse uso dos antimicrobianos, uma vez que são empregados por período prolongado e em baixas concentrações na ração, situação que favorece o desenvolvimento de resistência bacteriana (ver *Capítulo 41*). Como aditivo zootécnico, a administração do antimicrobiano costuma ser feita na ração, em geral, em dose de 5 a 10% daquela que seria usada terapeuticamente, caso fosse permitido seu uso com essa finalidade (os antimicrobianos de uso terapêutico não devem ser usados como aditivos e vice-versa).

Em animais de produção, a administração do antimicrobiano pode ser individual ou para o lote de animais. Em aves, é usual medicar o lote, enquanto o tratamento de suínos e bovinos pode ser tanto individual como do rebanho.

O tratamento antimicrobiano pode ser local ou sistêmico. O tratamento local inclui a infusão intramamária, por exemplo, no tratamento da mastite bovina, o tratamento intrauterino, além da aplicação sobre a pele, no ouvido e no olho. O tratamento antimicrobiano sistêmico pode ser feito por via oral, na água de bebida ou na ração; ou por via parenteral, geralmente em injeções subcutâneas, intramusculares e intravenosas. O uso do antimicrobiano na água de bebida ou na ração facilita a administração quando for necessário tratar número maior de animais.

Em peixes, o tratamento antimicrobiano geralmente é feito na ração medicada ou, ainda, individualmente, por injeções ou imersões. Já o tratamento em abelhas pode ser feito adicionando-se o antimicrobiano na água para pulverização da colmeia ou no xarope colocado em alimentador.

Geralmente, a administração do antimicrobiano na água de bebida para animais de produção visa ao uso terapêutico, enquanto na ração o uso é profilático ou como aditivo zootécnico. As injeções de antimicrobianos são indicadas para o tratamento terapêutico, enquanto o uso local e o tópico visam, geralmente, tanto ao tratamento terapêutico como ao profilático.

O uso do antimicrobiano dissolvido na água requer, naturalmente, que este seja hidrossolúvel. Deve ser ressaltado também que administração na água de bebida exige qualificação do manipulador tanto para calcular a dose e diluição do antimicrobiano como para estimar o consumo de água dos animais. A estimativa do consumo de água deve levar em consideração a idade (animais mais jovens consomem mais água do que os adultos), o estado de saúde (animais doentes consomem menos água e ração), o consumo de ração (acompanhado do consumo de água), a temperatura ambiente (o aumento da temperatura ambiente induz maior consumo de água), a temperatura da água (o aumento reduz o consumo de água), a luminosidade, a palatabilidade e a qualidade da água (pH, níveis de íons, ausência de contaminação).

A administração do antimicrobiano na ração tem vantagens em relação à água de bebida. São elas:

- Possibilidade de uso contínuo com maior facilidade de manejo
- Estabilidade do antimicrobiano na ração costuma ser maior do que na água
- Condições de preparo para adição na ração são mais controladas e feitas por pessoal mais qualificado (podem ser adquiridos já prontos no comércio ou na forma de prêmix)
- Menor variação de consumo quando adicionado na ração
- Em geral, o custo é menor quando adicionado na ração, em particular, como aditivo zootécnico melhorador do desempenho.

O uso de antimicrobianos em animais de produção deve obedecer a critérios rígidos para evitar: a seleção de microrganismos resistentes, a transferência de genes de resistência dos animais para o homem (para detalhes, ver *Capítulo 41*), a transmissão de zoonoses, a intoxicação dos animais, a contaminação do manipulador e do meio ambiente e a contaminação dos produtos de origem animal destinados ao consumo humano.

▶ Atividades bactericida e bacteriostática dos antimicrobianos

O antimicrobiano pode destruir a bactéria, sendo chamado de *bactericida*, ou pode apenas inibir sua multiplicação, sendo chamado de *bacteriostático*. Nesta última situação, ao suspender-se o tratamento, a bactéria pode voltar a crescer, caso os processos de defesa do hospedeiro não consigam debelar o processo infeccioso. Já o antimicrobiano bactericida exerce efeito letal sobre a bactéria, sendo esse efeito irreversível. Com o mesmo sentido são empregados os termos fungicida, fungistático, virucida e virustático.

Tanto a atividade bactericida como a bacteriostática do antimicrobiano dependem de sua concentração no local do processo infeccioso. Alguns antimicrobianos inibem o crescimento bacteriano em determinada concentração, a *concentração inibitória mínima* (CIM ou MIC – *minimum inhibitory concentration*), e necessitam de concentração maior para matar o microrganismo, a *concentração bactericida mínima* (CBM ou MBC – *minimum bactericidal concentration*). Quanto maior a distância entre esses valores, pode-se dizer que o antimicrobiano tem atividade bacteriostática; por outro lado, quanto mais próximos forem esses valores, pode-se dizer que o antimicrobiano tem atividade bactericida.

Essa distinção entre as atividades bactericida e bacteriostática, embora importante, não é absoluta. Por exemplo, alguns antimicrobianos são considerados bactericidas, como as penicilinas e os aminoglicosídios, e outros são considerados bacteriostáticos, como as tetraciclinas e os macrolídios, mas a atividade sobre a bactéria depende da concentração no local da infecção e do microrganismo envolvido. Assim, a penicilina G em concentrações terapêuticas tem atividade bactericida, porém em baixa concentração tem atividade bacteriostática. Deve-se destacar, ainda, que, dependendo da condição clínica do animal, essa atividade do antimicrobiano sobre o microrganismo é importante para a escolha do agente anti-infeccioso a ser utilizado; por exemplo, em um animal imunodeprimido deve-se dar preferência ao uso de antimicrobianos bactericidas, uma vez que não necessitam da resposta imune do hospedeiro para debelar o processo infeccioso.

A CIM e a CBM de um agente antimicrobiano são expressas, em geral, em mg/ℓ, µg/mℓ ou UI/mℓ e são determinadas obedecendo aos protocolos internacionais padronizados pelo Clinical and Laboratory Standards Institute (CLSI). No *Capítulo 8* são comentadas as várias técnicas que podem ser utilizadas *in vitro* para medir a sensibilidade das bactérias frente aos agentes antimicrobianos. Dentre elas, por exemplo, o teste da difusão em ágar é o mais empregado para avaliar a atividade do antimicrobiano, em função de sua simplicidade e de seu custo.

Nos testes *in vitro* de avaliação da atividade do antimicrobiano, pode ocorrer retardo na recuperação do crescimento logarítmico do microrganismo após a remoção do antimicrobiano. Esse fenômeno é chamado *efeito pós-antibiótico* (*post-antibiotic effect* – PAE), que também pode ocorrer *in vivo*, quando as concentrações do antimicrobiano caem para valores abaixo da CIM.

▶ Relação farmacocinética/ farmacodinâmica na terapia antimicrobiana

Recentemente, estudos que empregam a relação farmacocinética/farmacodinâmica têm se mostrado bastante úteis para avaliação da eficácia terapêutica antimicrobiana e também na prevenção da seleção de linhagens de bactérias resistentes. Dentre os parâmetros farmacocinéticos do antimicrobiano, empregam-se a *concentração máxima* tecidual ($C_{máx}$) e a *área sob a curva concentração-tempo* (ASC ou AUC – *area under the curve*); como parâmetro farmacodinâmico, emprega-se a CIM (Figura 7.2). Assim, para o estudo da relação farmacocinética/farmacodinâmica, consideram-se: ASC/CIM, $C_{máx}$/CIM e T > CIM, em que T indica o período de tempo em que a concentração do antimicrobiano excede a CIM.

Considerando-se essa relação, os antimicrobianos podem ser classificados em concentração-dependentes e tempo-dependentes. O Quadro 7.1 e a Figura 7.2 mostram alguns exemplos de antimicrobianos classificados segundo esse critério.

Os *antimicrobianos concentração-dependentes*, como os aminoglicosídios, as fluorquinolonas e o metronidazol, são aqueles que, quanto maior o nível sérico acima da CIM, maior a taxa de erradicação das bactérias. A administração desses agentes em doses elevadas com intervalos longos faz com que alcancem concentrações máximas no local da infecção,

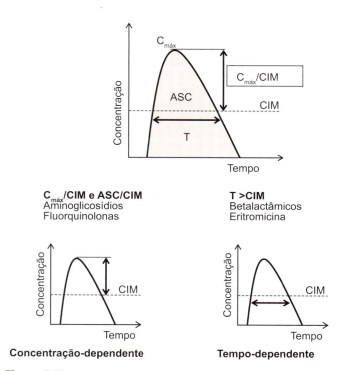

Quadro 7.1 Atividade concentração-dependente e tempo-dependente dos antimicrobianos levando-se em consideração a relação farmacocinética/farmacodinâmica.

Atividade	Antimicrobiano		Relação
Concentração-dependente	Aminoglicosídios		$C_{máx}$/CIM ou ASC/CIM
	Fluorquinolonas		$C_{máx}$/CIM ou ASC/CIM
	Polimixinas		ASC/CIM
Tempo-dependente	Betalactâmicos		T>CIM
	Macrolídios	Eritromicina	T>CIM
		Azitromicina	ASC/CIM
	Lincosamidas		ASC/CIM
	Tetraciclinas		ASC/CIM
	Sulfas		T>CIM
	Trimetoprima		T>CIM
Tempo concentração-dependente	Glicopeptídios (vancomicina)		ASC/CIM

ASC = área sob a curva; CIM = concentração inibitória mínima; $C_{máx}$ = concentração máxima; T = tempo.

Figura 7.2 Curvas concentração-tempo ilustrando os parâmetros farmacocinéticos e farmacodinâmicos relevantes para avaliação da eficácia dos antimicrobianos. $C_{máx}$ = concentração máxima; ASC = área sob a curva concentração-tempo; CIM = concentração inibitória mínima; T = tempo.

produzindo efeito bactericida máximo. Esta é a base para o uso, por exemplo, dos aminoglicosídios em dose única diária. A posologia adequada desses antimicrobianos envolve administração de altas doses e longos intervalos entre as doses. A relação farmacocinética/farmacodinâmica que melhor avalia a eficácia desses antimicrobianos é $C_{máx}$/CIM ou ASC/CIM.

Para os *antimicrobianos tempo-dependentes*, como os betalactâmicos, as sulfas, os macrolídios e as tetraciclinas, o fator de maior importância para determinar a eficácia é o período de tempo que a concentração plasmática fica acima da CIM para determinada bactéria (T > CIM). Quando se aumenta a concentração do antimicrobiano várias vezes acima da CIM, não haverá aumento significativo na capacidade de destruir o microrganismo. A posologia adequada envolve administrações frequentes desses antimicrobianos. No caso das penicilinas, por exemplo, quando se tratar de bactérias gram-positivas, sugere-se que a concentração que supera a CIM deva permanecer pelo menos 40% do tempo entre as doses; quando se tratar de bactérias gram-negativas, a concentração que excede a CIM da bactéria deve permanecer superior, pelo menos, 80% do tempo entre as doses. Portanto, para os antimicrobianos tempo-dependentes, o tempo que a bactéria fica exposta ao agente é mais importante que a concentração do antimicrobiano necessária para matar o microrganismo.

Há, ainda, antimicrobianos que apresentam características de atividade tempo e concentração-dependente; neste caso, a melhor maneira de prever a eficácia desses antimicrobianos é por meio da razão ASC/CIM. São exemplos desses agentes os glicopeptídios (vancomicina, avoparcina), a rifampicina e algumas fluorquinolonas.

▶ Princípios para a seleção do antimicrobiano

A escolha do antimicrobiano não é tarefa fácil, considerando o aumento progressivo de novos antimicrobianos e formas farmacêuticas, aliado à mudança de sensibilidade de alguns microrganismos. A prescrição de um antimicrobiano para o tratamento de uma doença infecciosa deve considerar a tríade: microrganismo, antimicrobiano específico e hospedeiro (Figura 7.3). Cada um deles deve ser cuidadosamente analisado para o sucesso do tratamento do processo infeccioso.

• Microrganismo

O microrganismo, sempre que possível, deve ser identificado. O ideal, portanto, é coletar amostras para cultura bacteriológica do local da infecção e encaminhá-las para o laboratório que fará o isolamento e identificação do patógeno e posterior realização do antibiograma. Este resultado da suscetibilidade de uma bactéria aos antimicrobianos obtidos *in vitro* é expresso qualitativamente ou quantitativamente. O resultado qualitativo aponta se a bactéria é suscetível, intermediária ou resistente ao antimicrobiano; no resultado quantitativo é apresentado o valor da CIM em µg/mℓ (geralmente na faixa de 0,03 a 64 µg/mℓ) ou mg/ℓ. Esse procedimento requer tempo para obter-se o resultado (pelo menos 48 h) e nem sempre se pode aguardar este período para dar início ao tratamento antimicrobiano (p. ex., em infecções graves com risco de morte), aliado ao fato de representar custo adicional.

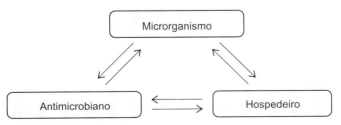

Figura 7.3 A prescrição de um antimicrobiano para o tratamento de uma doença infecciosa deve considerar a tríade microrganismo, antimicrobiano específico e hospedeiro.

Na maioria das vezes não há necessidade do antibiograma pelo fato de se conhecer o agente etiológico ou presumi-lo com segurança. É possível presumir o agente etiológico considerando dados como quadro clínico, localização do processo infeccioso, faixa etária, achados epidemiológicos e laboratoriais (hemograma, dosagens séricas etc.). A partir dessas informações, o médico-veterinário indica, então, o antimicrobiano que sabidamente é capaz de atuar sobre o agente etiológico. Contudo, deve ser salientado que a suscetibilidade de algumas bactérias ao antimicrobiano pode variar bastante, como para bactérias gram-negativas que adquirem facilmente genes de resistência, comprometendo a eficiência do tratamento.

• Antimicrobiano

Quanto ao antimicrobiano, a escolha deve ser fundamentada no conhecimento de suas propriedades e estas devem se aproximar daquelas do antimicrobiano ideal. As propriedades do antimicrobiano ideal são:

- Destruir o microrganismo (bactericida) em vez de inibir o seu crescimento (bacteriostático). O agente bacteriostático necessita da resposta imune preservada para debelar o processo infeccioso
- Apresentar espectro de ação seletivo sobre os microrganismos patogênicos, preservando a flora do hospedeiro
- Ter alto índice terapêutico, portanto, baixa toxicidade para o hospedeiro
- Exercer sua atividade antimicrobiana em presença de fluidos do organismo (exsudato, pus etc.)
- Não perturbar os mecanismos de defesa do hospedeiro contra o microrganismo patogênico (síntese de anticorpos, migração de células de defesa, alterações na produção de citocinas)
- Não produzir reações de sensibilização alérgica
- Não favorecer o desenvolvimento de resistência bacteriana
- Distribuir-se por todos os tecidos e líquidos do organismo, em concentrações adequadas para atingir o microrganismo
- Poder ser administrado por diferentes vias (oral, parenteral e local), atingindo concentrações terapêuticas no local da infecção
- Preço acessível (custo do tratamento).

Além disso, deve-se ressaltar que existem interações medicamentosas adversas envolvendo os antimicrobianos, que podem influenciar a absorção intestinal, aumentar ou diminuir a biotransformação hepática, interferir na excreção renal ou na ligação com proteínas plasmáticas. São alguns exemplos dessas interações: aminoglicosídios não devem ser associados a polimixinas, anfotericina B, cefaloridina ou furosemida, pois favorecem a nefrotoxicidade; do mesmo modo, a tiamulina e a monensina; anticoagulantes orais têm seu efeito prolongado quando associados às sulfas; o bloqueio neuromuscular ocorre na associação de aminoglicosídios e polimixinas; e as tetraciclinas potencializam a anestesia por barbituratos.

A absorção intestinal dos antimicrobianos também pode ser afetada por ingestão de alimento ou pelo pH do trato gastrintestinal, ou, ainda, pela quelação em virtude de íons presentes no meio (p. ex., ferro, cálcio e magnésio reduzem a absorção de tetraciclinas).

Outro fator ligado ao antimicrobiano que deve ser cuidadosamente considerado na terapêutica é a posologia do antimicrobiano, isto é, a dose, a frequência de administração e a duração do tratamento. Nas infecções agudas, a cura ocorre dentro de 2 a 3 dias, independentemente do tratamento; caso não haja remissão do quadro, deve-se atentar para falha no diagnóstico ou no tratamento. Na infecção aguda, o tratamento deve ser mantido, pelo menos, por 2 dias após a cura clínica e microbiológica da infecção. Na infecção aguda grave, o tratamento deve ser mantido por, pelo menos, 7 a 10 dias. Na infecção crônica, em particular, causada por microrganismos intracelulares, o tratamento deve ser bem mais longo, podendo, até mesmo, durar meses.

Hospedeiro

O hospedeiro deve ser cuidadosamente avaliado e as variáveis coletadas dessa avaliação devem ser consideradas na escolha do antimicrobiano. São, pois, relevantes todos aqueles fatores que influenciam a resposta aos medicamentos, como: idade (animais muito jovens ou idosos podem ter dificuldade na biotransformação hepática de alguns medicamentos), sexo, fatores genéticos (polimorfismo genético), estado fisiológico (como prenhez, aleitamento), estado patológico (como insuficiência renal ou hepática, febre), estado imunológico, estresse, exercício físico, dieta, inanição e fatores ambientais (como temperatura, pressão atmosférica, estação do ano, hora do dia).

Em suma, como comentado até aqui, a escolha do antimicrobiano deve considerar:

- *Características farmacocinéticas do antimicrobiano*: via de administração, propriedades físico-químicas, distribuição e eliminação, volume de distribuição, meia-vida, taxa de depuração e barreiras para penetração
- *Características farmacodinâmicas do antimicrobiano*: CIM, CBM, atividades concentração-dependentes e tempo-dependentes e efeito pós-antibiótico
- *Riscos relacionados com o uso do antimicrobiano*: toxicidade para o hospedeiro, interações medicamentosas, destruição da flora do hospedeiro, favorecimento de resistência bacteriana, dano tecidual no local da administração, resíduos em animais produtores de alimento e interferência nos mecanismos de defesa do animal
- *Custos*: do tratamento, valor zootécnico do animal e perda na produção animal.

Causas do insucesso da terapia antimicrobiana

A falha na terapia antimicrobiana pode ter várias causas. São elas:

- Tratamento de infecções não sensíveis, como a maioria das viroses
- Tratamento de febres de origem desconhecida, cujo agente causal pode não ser infeccioso
- Erro na escolha do antimicrobiano e/ou na sua posologia (dose, intervalo entre doses e duração do tratamento)
- Tratamento iniciado com atraso, quando o microrganismo já causou dano no organismo animal
- Presença de focos infecciosos encistados, pus, tecidos necróticos, corpos estranhos, cálculos renais, sequestros ósseos que dificultam a atuação do antimicrobiano
- Processos infecciosos em tecidos não atingidos pelo antimicrobiano ou as concentrações teciduais no local da infecção são insuficientes
- Ocorrência de persistência, isto é, o agente infeccioso é sensível ao antimicrobiano *in vitro*, porém, nos tecidos do animal o microrganismo pode se encontrar em uma fase do seu ciclo na qual seja refratário ao medicamento. O microrganismo pode encontrar-se na fase de esferoplasto ou protoplasto, por exemplo, não sofrendo a ação de antibióticos que atuem na parede celular
- Ocorrência de resistência bacteriana que pode ser natural ou adquirida. A resistência natural não é um problema para a terapêutica antimicrobiana porque o veterinário já sabe que determinado microrganismo é naturalmente resistente ao antimicrobiano. Por outro lado, a resistência adquirida é uma propriedade nova adquirida por determinada cepa de microrganismo, tornando-o resistente ao antimicrobiano; esta sim traz grandes transtornos na clínica médica (para mais detalhes, ver *Capítulo 41*).

Associação de antimicrobianos

A associação de antimicrobianos deve refletir o conhecimento do médico-veterinário e não a prática condenável de se tentar atingir o agente etiológico ao acaso. Atualmente com maior disponibilidade de antimicrobianos de largo espectro de ação, as associações desses agentes vêm se tornando cada vez menos comuns.

Conforme mencionado, o uso de associações de antimicrobianos no passado demonstrou que é possível ocorrer antagonismo, sinergismo ou efeito aditivo. O antagonismo é observado quando o efeito da combinação de antimicrobianos é significativamente inferior aos efeitos de cada um deles isoladamente. O sinergismo é observado quando o efeito da associação é significativamente maior do que aquele de cada um isoladamente. E uma associação antimicrobiana é aditiva ou indiferente quando o efeito dos antimicrobianos associados é igual à soma de suas atividades isoladas.

Deve ser salientado que o sinergismo e o antagonismo entre antimicrobianos não constituem características absolutas. Essas interações são frequentemente difíceis de serem previstas, variam entre as diferentes espécies e linhagens de bactérias e podem ocorrer dentro de uma faixa estreita de concentração dos antimicrobianos.

Embora a associação de antimicrobianos deva ser sempre evitada, em algumas situações ela é indicada. São elas:

- Tratamento de infecções mistas, nas quais os microrganismos são sensíveis a diferentes antimicrobianos
- Para evitar ou retardar o aparecimento de resistência bacteriana. Este é um aspecto controverso; acredita-se que, quando um microrganismo é submetido concomitantemente aos antimicrobianos com mecanismos de ação diferentes, seja mais difícil ocorrer resistência. É o caso do tratamento da tuberculose em seres humanos
- Para obter sinergismo, isto é, quando a atividade antimicrobiana da associação é maior do que aquela obtida quando cada um deles é usado isoladamente. Um exemplo é a combinação das sulfas com a trimetoprima, em que ambos os agentes bacteriostáticos têm efeito bactericida
- Tratamento de infecções graves de etiologia desconhecida. Nesta situação, coleta-se material para realização do antibiograma e inicia-se o tratamento do processo infeccioso com uma associação de antimicrobianos, enquanto se aguarda o resultado do laboratório. Nessas infecções graves não diag-

nosticadas, costuma-se empregar um betalactâmico associado a gentamicina ou cefoxitina-clindamicina, obtendo-se amplo espectro de ação
- Processos infecciosos em pacientes imunodeprimidos, os quais geralmente apresentam resposta deficiente ao tratamento; a associação visa melhorar esta resposta.

Quando a associação de antimicrobianos é feita, é necessário respeitar a posologia (dose e intervalos entre as administrações) de cada um dos integrantes da associação, como se cada um deles fosse usado isoladamente. Em algumas situações, quando a toxicidade está relacionada com a dose, é possível reduzi-la quando se faz a associação. É o caso de flucitosina e anfotericina B para o tratamento da meningite criptocócica, na qual a redução da dose da anfotericina B diminui sua toxicidade.

O conhecimento do mecanismo de ação dos antimicrobianos pode auxiliar na presunção do tipo de interação que pode ocorrer quando da associação de antimicrobianos. As associações de antimicrobianos com efeito sinérgico comprovado são:

- Inibição sequencial de etapas sucessivas do metabolismo da bactéria (p. ex., sulfa + trimetoprima)
- Inibição sequencial da síntese da parede celular (p. ex., mecilinam + ampicilina)
- Facilitação da entrada na célula bacteriana de um antimicrobiano por outro (p. ex., antibiótico betalactâmico + aminoglicosídio)
- Inibição de enzimas inativadoras (p. ex., ampicilina + ácido clavulânico)
- Prevenção do surgimento de resistência bacteriana (p. ex., eritromicina + rifampicina).

As associações de antimicrobianos que mostraram antagonismo são:

- Competição pelo mesmo local de ação (p. ex., macrolídios e cloranfenicol)
- Inibição de mecanismos de permeabilidade celular (p. ex., aminoglicosídios e cloranfenicol)
- Indução de betalactamases por antibióticos betalactâmicos (p. ex., imipeném e cefoxitina associados aos betalactâmicos mais antigos instáveis à betalactamase).

Assim, a associação de antimicrobianos deve ser sempre vista com cautela. De fato, a complexidade das interações entre os antimicrobianos, as diferenças dos efeitos entre as espécies de microrganismos, a dificuldade de caracterização *in vitro* do efeito antagônico ou sinérgico da associação de antimicrobianos, a relevância clínica dos achados *in vitro* e a dificuldade para predizer o efeito de uma associação de antimicrobianos contra determinado microrganismo são alguns exemplos dessas limitações.

▶ Associação de antimicrobiano a corticosteroide

O uso concomitante de um antimicrobiano e um corticosteroide ainda é controverso, com poucos relatos na literatura. É sabido que os corticosteroides têm efeito nas defesas inespecíficas e específicas do hospedeiro, como redução da resposta inflamatória, da resposta imune e da fagocitose, além de retardo da cicatrização. Esses efeitos sugerem que o uso de corticosteroides em um processo infeccioso poderia causar efeitos deletérios e, portanto, deveria ser evitado. Contudo, em algumas situações, o uso por curto período de tempo tem sido recomendado, como em infecções com distúrbios autoimunes ou imunomediados com risco de morte, ou ainda em infecções locais agudas extensas, nas quais a liberação de enzimas lisossomais dos neutrófilos causa destruição tecidual.

▶ Período de carência dos antimicrobianos

Em animais de produção, o uso de antimicrobianos deve receber atenção especial, uma vez que podem deixar resíduos nos produtos de origem animal, causando dano ao ser humano que consome esses produtos. Para que isso não ocorra, é necessário obedecer ao período de carência.

Período de carência ou *de retirada* é o tempo necessário para que o resíduo de preocupação toxicológica atinja concentrações seguras. Ou, ainda, é o intervalo de tempo entre a suspensão da administração do produto veterinário e o momento em que os resíduos de relevância toxicológica, nas matrizes estudadas, sejam iguais ou inferiores aos *limites máximos de resíduos* (LMR) estabelecidos. Por sua vez, o LMR é a concentração máxima permitida do resíduo de um produto de uso veterinário no alimento de origem animal, que é legalmente autorizada ou reconhecida como segura à saúde do consumidor (para mais detalhes, ver *Capítulo 40*).

Vários fatores contribuem para a determinação do período de carência. Dentre eles estão os constituintes da fórmula farmacêutica, a dose administrada, a via de administração e a espécie animal. A indústria farmacêutica, na solicitação de registro de um medicamento veterinário, fornece ao órgão competente (Ministério da Agricultura, Pecuária e Abastecimento – MAPA) os estudos sobre os resíduos teciduais, inclusive dos seus metabólitos, e os métodos analíticos de detecção dos resíduos, além de definir o período de carência de seu produto. Assim, o fabricante do medicamento veterinário garante que se este for empregado seguindo as recomendações do rótulo e obedecido o período de carência, não haverá resíduo superior ao LMR.

O *uso extrarrotulagem* (*extralabel*, isto é, o emprego do produto de uso veterinário ou de um aditivo em condições diferentes daquelas presentes na rotulagem aprovada pelo MAPA) de um antimicrobiano acarreta o risco da presença de resíduos nos produtos de origem animal.

▶ Classificação dos antimicrobianos

Os antimicrobianos específicos podem ser classificados seguindo vários critérios. Assim, segundo sua atividade sobre os microrganismos, têm-se os antibacterianos, os antifúngicos e os antivirais. Os primeiros, por sua vez, podem ser classificados segundo a estrutura química, a ação biológica (bactericida, bacteriostático), o espectro de ação bacteriano (largo espectro, curto espectro) e o mecanismo de ação (Quadro 7.2). A estrutura química associada ao mecanismo de ação são os critérios mais empregados para a classificação dos diferentes grupos farmacológicos dos antibacterianos.

Quadro 7.2 Classificação dos antimicrobianos antibacterianos.

Critério de classificação		Exemplo
Estrutura química		Aminoglicosídios, betalactâmicos, lincosamidas, macrolídios, quinolonas, sulfas etc.
Ação biológica	Bactericidas	Aminoglicosídios, betalactâmicos, quinolonas
	Bacteriostáticos	Lincosamidas, macrolídios, sulfas, tetraciclinas
Espectro de ação	Amplo	Penicilinas de amplo espectro, tetraciclinas, fluorquinolonas
	Estreito	Penicilinas naturais, cefalosporinas de primeira geração
Mecanismo de ação	Inibição da síntese de ácido fólico	Sulfas, trimetoprima
	Inibição da síntese da parede celular	Betalactâmicos, bacitracina, glicopeptídios
	Dano na função da membrana citoplasmática	Polimixinas
	Inibição da síntese ou função dos ácidos nucleicos	Quinolonas e rifamicinas
	Inibição da síntese de proteínas	Bactericidas (aminoglicosídios) e bacteriostáticos (macrolídios, lincosamidas, tetraciclinas)

Antimicrobianos que causam inibição da síntese de ácido fólico

Sulfas

As sulfas, também denominadas sulfonamidas ou sulfonamídicos, são compostos derivados da para-aminobenzenossulfonamida (sulfonilamida) e são um dos mais antigos grupos de antimicrobianos ainda empregados atualmente. Foram os pesquisadores Trefouels, Nitti e Bovet, que, em 1935, verificaram por que o prontosil rubro, um corante azoico, desempenhava ação antimicrobiana somente *in vivo*. Assim, esses pesquisadores mostraram que, no organismo animal, a ligação azoica deste corante quebrava-se, formando um metabólito, a para-aminobenzenossulfonamida, responsável pela atividade antimicrobiana.

As sulfas foram, portanto, os primeiros antimicrobianos utilizados por via sistêmica realmente eficazes em prevenção e cura de doenças de origem bacteriana nos homens e nos animais. Deve-se notar que o emprego clínico deste grupo de antimicrobianos antecedeu o das penicilinas, que ocorreu somente na década de 1940, e, mesmo durante este período, as sulfas ainda foram amplamente utilizadas. Entretanto, devido principalmente ao aparecimento de resistência bacteriana, o uso deste antimicrobianao caiu paulatinamente em desuso. O recrudescimento do emprego das sulfonamidas ocorreu apenas na década de 1970, ao se descobrir que a trimetoprima e outras diaminopirimidinas, como a ormetoprima (ver adiante, neste mesmo capítulo), promovem efeito sinérgico, aumentam o espectro de atividade e também diminuem a possibilidade de resistência bacteriana quando associadas às sulfas.

A estrutura química geral das sulfas é apresentada na Figura 7.4. O nitrogênio sulfonamídico é designado N_1 e o nitrogênio amínico, N_4. A partir da estrutura química, as sulfas podem ser classificadas em:

- N_1 *derivados*: substitui-se um dos hidrogênios do grupo sulfonamídico (SO_2NHR). A maioria das sulfas empregadas atualmente estão neste grupo
- N_4 *derivados*: a substituição é feita em um dos hidrogênios do grupamento amínico (NH_2). Atualmente não existem representantes deste grupo comercializadas
- N_1 e N_4: faz-se a substituição nos hidrogênios de ambos os grupos. Têm como característica a mínima absorção, sendo empregadas em infecções do trato gastrintestinal.

O Quadro 7.3 apresenta as principais sulfas empregadas em animais de produção.

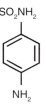

Figura 7.4 Estrutura química geral das sulfas.

As sulfas, quando administradas em concentrações terapêuticas, são bacteriostáticas e, em concentrações altas, são bactericidas, mas nestas concentrações podem causar graves reações adversas ao hospedeiro. Este antimicrobiano é um análogo estrutural do ácido p-aminobenzoico (PABA), uma substância essencial para a síntese de ácido fólico. Quando em sua forma reduzida (ácido tetraidrofólico), o ácido fólico é fundamental para a síntese de DNA e RNA bacteriano; portanto, as sulfas funcionam como um antimetabólito. A Figura 7.5 ilustra o mecanismo de ação das sulfas e das diaminopirimidinas inibidoras da redutase.

As sulfas apresentam amplo espectro de ação antimicrobiano; atuam em bactérias gram-negativas aeróbias e gram-positivas aeróbias e anaeróbias, e em protozoários, como *Toxoplasma* e *Coccidia*. Como já comentado neste capítulo, o emprego das sulfas foi, em grande parte, substituído por outros antimicrobianos, visto que muitos dos microrganismos inicialmente bastante sensíveis a estes agentes desenvolveram resistência a eles. No entanto, quando não há resistência, as sulfas têm grandes vantagens sobre vários antimicrobianos; entre as principais, de grande importância em medicina veterinária, citam-se o baixo custo e a administração oral para ruminantes, pois, ao contrário de outros antimicrobianos de amplo espectro, as sulfas não causam alteração na flora ruminal.

A administração das sulfas é feita, principalmente, por via oral. Os sais monossódicos das sulfas podem ser administrados por via intravenosa. Estes antimicrobianos também podem ser aplicados topicamente (pele, útero e glândula mamária); entretanto, não se recomenda a administração por esta via, uma vez que, com exceção da sulfadiazina de prata, as sulfas podem promover reações alérgicas e retardo na cicatrização.

Quando se administram as sulfas por via oral, há grande variação na taxa de absorção. Assim, algumas sulfas, como a sulfassalazina, apresentam absorção mínima, sendo empregadas justamente para atuarem entericamente; por outro lado, o sulfatiazol administrado por via oral em bovinos apresenta

Quadro 7.3 Classificação das sulfas.

Características	Sulfas*	Vias de administração**	Espécies animais**
Sistêmicas de ação rápida	Sulfaclorpiridazina	VO	Aves, suínos
	Sulfadiazina	VO, IM	Aves, bovinos, caprinos, ovinos, suínos
	Sulfametazina	VO, IM, IV	Aves, bovinos, caprinos, ovinos, suínos
	Sulfametoxazol	VO, IM, IV, SC	Aves, bovinos, caprinos, ovinos, suínos
Sistêmicas de ação lenta	Sulfadimetoxina	VO, IM, IV, SC	Aves, bovinos, caprinos, ovinos, suínos
	Sulfametoxipiridazina	VO	Aves, suínos
	Sulfaquinoxalina	VO	Aves, bovinos, caprinos, ovinos, suínos, coelhos
Pouco absorvidas (entéricas)	Ftalisulfatiazol	VO	Aves, bovinos, caprinos, ovinos suínos, coelhos
	Sulfassalazina	VO	♁
Uso tópico	Sulfacetamida	Tópico	♁
	Sulfadiazina de prata	Tópico	Aves, bovinos, caprinos, ovinos, suínos, coelhos

VO = via oral; IM = via intramuscular; IV = via intravenosa; SC = via subcutânea. *Em geral as sulfas são associadas a outros antimicrobianos, particularmente à trimetoprima. **A via de administração e a indicação para uso nas diferentes espécies animais depende da apresentação de cada produto. ♁ = Especialidades farmacêuticas com formulações disponíveis somente para o ser humano.

meia-vida para absorção de 26 h, enquanto a da sulfaetoxipiridazina é de aproximadamente 1,5 h nessa mesma espécie animal. Outro fator fundamental para se considerar a taxa de absorção das sulfas é a espécie animal. As aves são os animais que mais rapidamente absorvem este agente, seguindo-se os suínos e equinos, enquanto os ruminantes as absorvem lentamente. Outros fatores também podem influenciar a absorção das sulfas; a privação de água e a estase ruminal retardam a absorção destes antimicrobianos; já a diarreia e o exercício a aumentam.

As sulfas são ácidos orgânicos fracos e, por isso, ligam-se, de maneira variável, particularmente à albumina. Esta variação na ligação à proteína plasmática está relacionada principalmente com o pK_a desses antimicrobianos. Assim, no pH fisiológico, as sulfas com baixo pK_a apresentam alto grau de ligação com as proteínas, e o contrário ocorre com aquelas sulfas com alto pK_a.

As sulfas distribuem-se amplamente por todos os tecidos do organismo. Estes antimicrobianos atravessam as barreiras hematencefálica e placentária, podendo apresentar níveis fetais semelhantes aos plasmáticos.

Estes antimicrobianos são biotransformados no fígado, principalmente por acetilação e oxidação. A acetilação ocorre no grupo amino ligado ao C4 do núcleo benzênico, resultando em um metabólito denominado N_4-acetil derivado (acetilsulfatiazol); este metabólito, além de não desempenhar atividade antimicrobiana, é menos solúvel em água; portanto, há aumento do risco de efeitos tóxicos devido à maior probabilidade de precipitação nos túbulos contornados do rim. Os produtos de oxidação são os responsáveis por várias reações tóxicas sistêmicas, como lesões cutâneas e fenômenos de hipersensibilidade.

As sulfas são eliminadas por via renal, por filtração glomerular, embora secreção tubular também seja uma opção. Algumas sulfas, como a sulfadiazina, podem sofrer reabsorção tubular. Uma pequena proporção de sulfas pode ser eliminada por secreções como saliva, suor e leite e, devido à excreção por esta última via, preconiza-se que a utilização do leite de vacas tratadas com estes antimicrobianos só deva ocorrer, em média, 4 dias após a última administração.

Em relação à toxicidade das sulfas, a cristalúria sulfonamídica pode ocorrer quando houver precipitação destas e principalmente de seus metabólitos acetilados nos túbulos contornados renais. A cristalúria sulfonamídica ocorre quando se administram prolongadamente estas substâncias que, sendo pouco solúveis, se concentram no lúmen tubular renal, sendo este efeito decorrente da reabsorção tubular passiva da água ao longo dos gradientes osmóticos e, em alguns casos, da secreção tubular da sulfa. Este quadro é mais comumente observado em pH renal baixo, haja vista que as sulfas e seus metabólitos apresentam caráter ácido e, por conseguinte, maior tendência a se precipitarem em soluções ácidas. Os principais sinais de toxicidade são diminuição da micção e disúria (dor ao urinar), hematúria e cristalúria. Procedimentos simples, como manutenção adequada da hidratação do animal e evitamento do uso deste antimicrobiano por período superior a 1 semana, dificultam sobremaneira o aparecimento deste quadro.

As sulfas são antimicrobianos que apresentam amplo espectro de ação, sendo efetivas contra bactérias gram-positivas e algumas gram-negativas, como Enterobacteriaceae. Têm, ainda, ação contra *Toxoplasma* sp. e alguns protozoários como *Coccidia*. As sulfas foram, em grande parte, substituídas por outros antimicrobianos, visto que muitos dos microrganismos inicialmente bastante sensíveis a estes agentes desenvolveram resistência a eles, resistência que se desenvolve de maneira gradativa e lenta; entretanto, uma vez estabelecida, é persistente e irreversível.

Diaminopirimidinas | Trimetoprima e outros inibidores da redutase

A trimetoprima, uma diaminopirimidina, é um análogo estrutural do ácido di-hidrofólico e atua inibindo a enzima di-hidrofolato redutase, responsável pela transformação do ácido di-hidrofólico em ácido tetraidrofólico. A di-hidrofolato redutase está presente tanto nos mamíferos como nas bactérias; entretanto, a afinidade da trimetoprima pela enzima bacteriana é aproximadamente 20 a 60 mil vezes maior do que pela dos mamíferos. Portanto, a trimetoprima é um antimicrobiano bastante seguro.

A trimetoprima pode ser usada isoladamente; entretanto, a associação às sulfas é muito mais vantajosa, já que, quando se associam estes agentes, há efeito sinérgico, pois as sulfas e a tri-

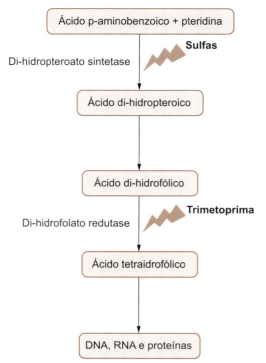

Figura 7.5 Mecanismo de ação das sulfas e da trimetoprima (diaminopirimidinas).

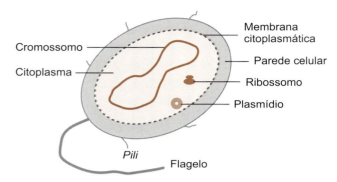

Figura 7.6 Esquema ilustrativo da estrutura das bactérias.

metoprima atuam em etapas diferentes na formação do ácido tetraidrofólico (Figura 7.5). Outra vantagem desta associação é a menor incidência de resistência bacteriana; além disso, ao contrário do uso isolado de qualquer um destes antimicrobianoss, a associação de sulfa e trimetoprima apresenta efeito bactericida.

A associação entre sulfa e trimetoprima apresenta amplo espectro de ação, atuando em bactérias gram-positivas e gram-negativas, sendo utilizada principalmente em infecções dos sistemas respiratório, digestório e urinário em animais domésticos.

A ormetoprima é outro inibidor da di-hidrofolato redutase que tem como vantagem sobre a trimetoprima sua meia-vida maior na maioria das espécies animais. Devido à sua meia-vida relativamente longa, a ormetoprima é frequentemente associada à sulfadimetoxina, uma sulfa de ação lenta. No entanto, este diaminopirimidínico não está disponível comercialmente no país.

Outra diaminopirimidina, inibidora da di-hidrofolato redutase, mas que também não está disponível no Brasil, é a baquiloprima, mais vantajosa que a trimetoprima quando usada em ruminantes por ter maior meia-vida que esta última (em bovinos, a meia-vida da baquiloprima é de quase 10 h). A baquiloprima não é degradada pela flora ruminal e pode ser incorporada na forma de *bolus* juntamente com a sulfa, sendo liberada por até 2 dias.

Antimicrobianos que interferem na síntese da parede celular | Betalactâmicos

A parede celular da bactéria é uma estrutura que recobre a membrana citoplasmática, sendo responsável pelas funções de proteção, sustentação e manutenção da forma da bactéria (Figura 7.6). Os antimicrobianos que inibem a síntese da parede celular são considerados bactericidas, porque o meio interior da bactéria é hiperosmolar em relação ao exterior, fazendo com que haja o afluxo de água para o interior da bactéria na ausência da parede celular, levando à morte da bactéria.

A estrutura da parede celular é composta de peptidoglicano (também chamado de mureína ou mucopeptídio), que, por sua vez, é constituído por ácido N-acetilmurâmico e por N-acetilglicosamina associados a aminoácidos. A composição e a estrutura da parede celular determinam o comportamento da célula bacteriana frente à coloração de Gram. Na parede celular das bactérias gram-positivas (coram-se em roxo), existe apenas uma camada homogênea e espessa de peptidoglicano. Nas bactérias gram-negativas (coram-se em vermelho), a camada de peptidoglicano (folheto interno) é mais delgada e sobre esta existe uma camada constituída de lipopolissacarídios (LPS) e lipoproteínas (folheto externo); a coesão entre os dois folhetos ocorre por meio de ligações covalentes entre as lipoproteínas do folheto externo e os peptidoglicanos. No folheto externo existem canais proteicos, chamados porinas, que promovem a passagem de água e pequenas moléculas hidrofílicas.

A síntese da parede celular é feita em quatro etapas. Inicialmente, as bactérias sintetizam os precursores do peptidoglicano (aminoaçúcares, cujos aminoácidos terminais são a D-alanina). Na segunda etapa, os precursores são transferidos a um transportador de natureza lipídica existente na membrana citoplasmática da bactéria (o undecaprenol-fosfato, também conhecido como bactoprenol), que transporta substâncias hidrofílicas (como os açúcares) pela barreira hidrofóbica da membrana. Na terceira etapa, os dissacarídios polimerizam-se em cadeias lineares no exterior da membrana citoplasmática, porém permanecem unidos ao undecaprenol-fosfato, sendo liberados pela ação de uma fosfatase específica que elimina o fosfato terminal (desfosforilação), regenerando o transportador para retornar ao ciclo. A quarta etapa consiste na clivagem da D-alanina terminal das cadeias peptídicas pela transpeptidase, formando uma ligação cruzada com o peptídio adjacente, proporcionando estabilidade e rigidez à parede celular.

Os antibióticos betalactâmicos inibem as transpeptidases (Figura 7.7) e outras enzimas chamadas de proteínas de ligação da penicilina (PLP – como carboxipeptidases e outras transpeptidases). Essas proteínas de ligação da penicilina catalisam as ligações cruzadas das unidades poliméricas de glicopeptídios que formam a parede celular. Esses antibióticos não são capazes de atuar sobre a parede celular já formada; a condição essencial para ação bactericida desses antibióticos é que os microrganismos estejam se multiplicando (fase de crescimento logarítmico), quando, então, há necessidade da síntese da parede celular.

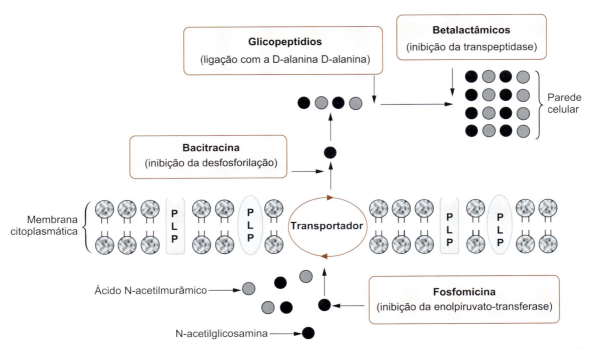

Figura 7.7 Esquema ilustrativo das etapas da síntese da parede celular e os locais de ação de alguns antimicrobianos que interferem nessa síntese. PLP = proteínas de ligação da penicilina.

Os antibióticos betalactâmicos são aqueles que apresentam o anel betalactâmico na sua estrutura química (Figura 7.8); são eles: as penicilinas, as cefalosporinas, os inibidores de betalactamases, as carbapenemas e os monobactâmicos (Quadro 7.4).

A resistência microbiana aos antibióticos betalactâmicos tem sido bastante estudada. Três fatores determinantes dessa resistência foram descritos: produção de betalactamases, redução da penetração através camada externa da parede celular e dificuldade do antibiótico betalactâmico para atingir o local de ligação (i. e., PLP). O mecanismo de resistência mais importante é a produção de betalactamases pelas bactérias; essas enzimas inativam o antibiótico quebrando o anel betalactâmico. As betalactamases produzidas por diferentes bactérias apresentam propriedades físicas, químicas e funcionais variadas; algumas betalactamases são específicas para as penicilinas (penicilinases), algumas, para as cefalosporinas (cefalosporinases), e outras são capazes de atuar em ambos os grupos de antibióticos. Os genes que codificam as betalactamases podem ocorrer por meio de mutações no cromossomo bacteriano ou serem transferidos por plasmídios ou transpósons. Já foram descritas cerca de 190 betalactamases, algumas de localização extracelular e outras que se localizam entre a membrana celular da bactéria e a parede celular.

Penicilinas

O Quadro 7.4 mostra as penicilinas de maior interesse em medicina veterinária, comentadas a seguir.

Penicilina G ou bezilpenicilina

A penicilina G é natural, isto é, obtida a partir de variedades do fungo *Penicillium*. É um dos poucos antibióticos cuja dose ainda é expressa em unidades internacionais (UI); uma unidade representa a atividade específica de 0,6 µg de penicilina sódica. A penicilina G sódica cristalina pura tem 1.666 unidades por miligrama.

A penicilina G é inativada pelo pH ácido do estômago, razão pela qual é usada exclusivamente por vias parenterais; é utilizada nas formas cristalina sódica e potássica; procaína e benzatina. A diferença entre estas formas está nas suas características farmacocinéticas. Assim, a penicilina G cristalina (sódica e potássica), quando administrada por via subcutânea (SC) ou

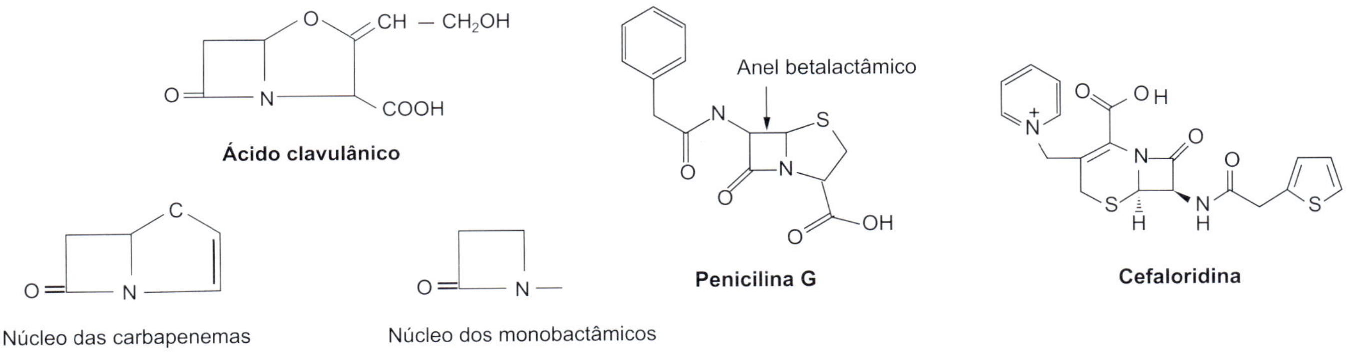

Figura 7.8 Antibióticos betalactâmicos. É apresentada a estrutura química da penicilina G, da cefaloridina e do ácido clavulânico e o núcleo básico das carbapenemas e dos monobactâmicos. A *seta* aponta o anel betalactâmico.

Quadro 7.4 Classificação dos antibióticos betalactâmicos.

	Grupo e subgrupo		Observação
Penicilinas	Penicilina G ou benzilpenicilina	Cristalina (sódica e potássica) e longa duração (procaína e benzatina)	Espectro de ação: bactérias gram-positivas Via de administração: parenteral
	Penicilina V ou fenoximetilpenicilina		Espectro de ação: bactérias gram-positivas Via de administração: oral
	Penicilinas resistentes às betalactamases (também chamadas de penicilinas antiestafilocócicas)	Isoxazolilpenicilinas (oxacilina, cloxacilina, flucloxacilina), meticilina, nafcilina	Espectro de ação: *Staphylococus* spp. resistentes às betalactamases; pouca atividade contra bactérias gram-negativas devido à dificuldade de atravessar a camada externa da parede celular
	Penicilinas de amplo espectro de ação	Aminopenicilinas (ampicilina, e suas pró-drogas hetacilina, metampicilina, pivampicilina bacampicilina e amoxicilina) e amidopenicilinas (mecilinam, também chamada de andinocilina)	Espectro de ação: amplo, porém são sensíveis às betalactamases
	Penicilinas antipseudômonas	Carboxipenicilinas (carbenicilina, ticarcilina) e ureidopenicilinas (azlocilina, mezlocilina, piperacilina)	Espectro de ação: amplo com atividade contra *Pseudomonas aeruginosa*
Cefalosporinas	Primeira geração	Cefaloridina, cefalotina, cefapirina, cefazolina	Via de administração parenteral; resistente à betalactamase de estafilococos; sensível à betalactamase de enterobactérias
		Cefadroxila, cefadrina, cefalexina	Via de administração oral; resistente à betalactamase de estafilococos; moderadamente resistente a algumas betalactamases de enterobactérias
	Segunda geração	Cefaclor, cefoxitina,* cefuroxima, cefamandol	Vias de administração oral e parenteral; resistente a várias betalactamases
	Terceira geração	Cefotaxima, ceftizoxima, ceftriaxona, ceftiofur	Via de administração parenteral; resistente a várias betalactamases
		Cefixima, cefpodoxima, cefetamet	Vias de administração oral; resistente a várias betalactamases
		Cefoperazona, ceftazidima	Via de administração parenteral; resistente a várias betalactamases; ativa contra *Pseudomonas aeurigosa*
	Quarta geração	Cefepima, cefquinoma, cefpiroma	Via de administração parenteral; resistente às betalactamases de estafilococo, de enterobactérias e de pseudômonas
Inibidores de betalactamases	Ácido clavulânico		Geralmente associado às penicilinas sensíveis às betalactamases (ampicilina, amoxicilina e ticarcilina) e a cefpiroma
	Sulbactam		Geralmente associado à ampicilina, o que promove a obtenção de um produto que é bem absorvido por via oral
	Tazobactam		A associação à piperacilina, na proporção 1:8, amplia o espectro de ação dessa penicilina antipseudômonas
Carbapenemas	Imipeném, meropeném e ertapeném		–
Monobactâmicos	Aztreonam e tigemonam		–

*Pertence ao grupo das cefamicinas.

intramuscular (IM), apresenta latência de cerca de 30 min para atingir os níveis terapêuticos, que se mantêm por 4 a 6 h. A penicilina G procaína, por estas mesmas vias, tem latência de 1 a 3 h para atingir níveis terapêuticos que são mantidos por cerca de 12 a 24 h; porém os níveis séricos são mais baixos do que os obtidos com a penicilina cristalina. A penicilina G benzatina apresenta latência de 8 h, com níveis séricos podendo perdurar por 3 a 30 dias, mas estes níveis são mais baixos e vão decaindo gradativamente e, dependendo do microrganismo, podem ser ineficazes para debelar o processo infeccioso. Por permanecerem no organismo animal por tempo prolongado, as penicilinas G procaína e benzatina são chamadas de penicilinas de longa duração ou de depósito. Existem no comércio especialidades farmacêuticas que associam dois ou três sais de penicilinas G (cristalina, procaína e benzatina), visando atingir níveis terapêuticos rapidamente e por período prolongado com uma única aplicação, valendo-se das características farmacocinéticas de cada uma delas. Isso faz com que haja grandes variações no período de carência entre as formulações de penicilina G.

A penicilina G difunde-se pelo líquido extracelular e distribui-se por vários tecidos, tendo dificuldade de atravessar a barreira cérebro-sangue íntegra; não é biotransformada no organismo, sendo eliminada pelos rins – 90% por secreção tubular (processo ativo que pode ser inibido pela probenecida) e 10% por filtração glomerular. A penicilina G liga-se às proteínas plasmáticas em cerca de 60%; somente aquela não ligada às proteínas exerce atividade antimicrobiana.

Além disso, essa penicilina tem estreito espectro de ação, atuando principalmente sobre bactérias gram-positivas: estreptococos, estafilococos não produtores de penicilinase, *Actimomyces* sp., *Listeria monocytogenes*, *Clostridium* etc.

A penicilina G é inativa contra *Pseudomonas*, contra a maioria das Enterobacteriaceae e contra estafilococos produtores de penicilinase.

Penicilina V ou fenoximetilpenicilina

Penicilina obtida por fermentação do *Penicillium*, acrescentando o seu precursor, o ácido fenoxiacético. Tem espectro de ação antimicrobiano semelhante ao da penicilina G; difere desta unicamente por ser resistente ao pH ácido do estômago, podendo, portanto, ser administrada por via oral. A eliminação é quase completa após de 6 h de sua administração.

Penicilinas resistentes às betalactamases

Chamadas também de penicilinas antiestafilocócicas, pois atuam sobre *Staphylococcus aureus* produtor de penicilinase, sendo usadas principalmente para o tratamento ou prevenção da mastite estafilocócica bovina. Os representantes desse grupo são as isoxazolilpenicilinas, a meticilina e a nafcilina.

As isoxazolilpenicilinas são: oxacilina, cloxacilina, dicloxacilina e flucloxacilina; são estáveis em meio ácido, podendo ser administradas por via oral. Estas penicilinas são parcialmente biotransformadas no fígado e tanto a fração biotransformada como a íntegra são eliminadas pelo rim. A probenecida reduz a secreção renal destes antibióticos pelos túbulos renais. Os níveis plasmáticos adequados destes antibióticos são mantidos por 4 a 6 h.

A primeira penicilina betalactamase-resistente introduzida para uso clínico foi a meticilina, em 1960. Ela não é usada por via oral porque é ácido-sensível; sofre biotransformação hepática (cerca de 20%), sendo 80% eliminados inalterados, por secreção tubular, pelo rim.

A nafcilina pode ser usada por via oral, mas sua absorção é baixa (10 a 20 % da dose), dando-se preferência ao uso parenteral. Cerca de 60% deste antibiótico são biotransformados no fígado, 10% eliminados de forma íntegra pela bile e aproximadamente 30% são eliminados pelo rim.

Penicilinas de amplo espectro de ação

Todas as penicilinas de amplo espectro de ação são sensíveis às penicilinases. Por esse motivo, são associadas aos inibidores das betalactamases, a fim de se obter efeito sinérgico sobre bactérias produtoras dessas enzimas.

As penicilinas de amplo espectro de ação são as aminopenicilinas e as amidopenicilinas. No primeiro grupo encontram-se a ampicilina, suas pró-drogas (hetacilina, metampicilina, pivampicilina, bacampicilina) e a amoxicilina. No grupo das amidopenicilinas está o mecilinam.

A ampicilina foi a primeira penicilina de amplo espectro de ação introduzida em terapêutica; é ativa contra cocos gram-positivos e gram-negativos e contra um grande número de bacilos gram-negativos. A ampicilina é ácido-estável, sendo bem absorvida por via oral; pode também ser administrada por vias parenterais e é eliminada predominantemente sob a forma ativa na urina e na bile. Hetacilina, metampicilina, pivampicilina e bacampicilina são pró-drogas que são convertidas no organismo animal em ampicilina.

A amoxicilina é semelhante à ampicilina quanto à estrutura química e ao espectro de ação. A sua principal diferença em relação à ampicilina é a absorção mais efetiva no trato gastrintestinal, podendo alcançar até 90% da dose administrada.

No grupo das amidopenicilinas destaca-se o mecilinam, também chamado de andinocilina. Esse antibiótico apresenta pequena atividade sobre bactérias gram-positivas, mas atua, em baixas concentrações, sobre várias Enterobacteriaceae (*Enterobacter* spp., *E. coli*, *Proteus* spp., *Klebsiella pneumoniae*); não atua sobre *Pseudomonas aeruginosa*. O mecilinam não é bem absorvido por via oral, sendo utilizado por vias parenterais (intravenosa e intramuscular) para obtenção de efeito sistêmico.

Penicilinas antipseudômonas

Pertencem a esse grupo as carboxipenicilinas (carbenicilina, ticarcilina) e as ureidopenicilinas (azlocilina, mezlocilina, piperacilina).

A carbenicilina foi a primeira penicilina com boa atividade contra *Pseudomonas aeruginosa* e *Proteus*; é degradada pelo suco gástrico e é pouco absorvida pelo sistema digestório, devendo ser administrada por vias parenterais. Por outro lado, a indanilcarbenicilina é ácido-estável e bem absorvida pelo sistema digestório. A carbenicilina e a indanilcarbenicilina são eliminadas rapidamente por secreção tubular, sendo cerca de 95% eliminados inalterados pela urina.

A ticarcilina tem características semelhantes às da carbenicilina, porém é duas vezes mais ativa contra *Pseudomonas aeruginosa*. É usada exclusivamente por vias parenterais, sendo indicada em infecções graves causadas por bacilos gram-negativos.

As penicilinas antipseudômonas do grupo das ureidopenicilinas de maior interesse em medicina veterinária são azlocilina, mezlocilina e piperacilina. Nenhum desses antibióticos é resistente à inativação por betalactamases. A mezlocilina é mais ativa que a azlocilina contra Enterobacteriaceae e a piperacilina tem o maior espectro entre elas. Todas essas penicilinas são administradas por vias parenterais para obter-se efeito sistêmico.

Toxicidade e efeitos adversos das penicilinas

As penicilinas podem ser consideradas antibióticos muito pouco tóxicos, uma vez que atuam na parede celular, estrutura que não existe nas células dos animais superiores. Embora sejam muito mais comuns em indivíduos da espécie humana, reações alérgicas podem ocorrer, manifestando-se como reações cutâneas sem nenhuma gravidade, mas que podem chegar ao choque anafilático. As reações alérgicas são mais frequentes com o uso de penicilinas naturais do que semissintéticas.

A penicilina por si só não é alergênica (é uma molécula de baixo peso molecular), porém pode formar radical peniciloil e este, ligando-se a proteínas do organismo do animal, pode, em uma segunda exposição à penicilina, provocar reação alérgica. Reações alérgicas às penicilinas já foram descritas em cães, bovinos e equinos, entretanto a ocorrência é bastante rara, não sendo, portanto, usual o teste para reação alérgica a este antibiótico nas diferentes espécies animais.

Há relatos de toxicidade aguda causada por potássio e procaína nas preparações de penicilina G. Assim, para evitar arritmias cardíacas é mais indicada a penicilina G sódica, em vez da potássica, por via intravenosa. Altas doses de penicilina G procaína podem causar excitação do sistema nervoso central (incoordenação motora, ataxia, excitação) e morte, particularmente em equinos.

As reações adversas mais comuns causadas pelas penicilinas são anemia hemolítica e trombocitopenia.

Cefalosporinas

As cefalosporinas atualmente disponíveis no comércio são semissintéticas; há também as cefamicinas, que dispõem de propriedades bastante semelhantes às cefalosporinas, diferindo destas pela substituição de um hidrogênio na posição 7-alfa do anel bicíclico por um grupo metoxila.

O mecanismo de ação das cefalosporinas e cefamicinas é semelhante ao das penicilinas, isto é, impedem a síntese da parede celular do microrganismo e, portanto, são antibióticos bactericidas. Como as penicilinas, esses antimicrobianos são tempo-dependentes (T>CIM).

As cefalosporinas são classificadas em "gerações", segundo certas características e ordem cronológica de sua síntese. Atualmente, são quatro as gerações das cefalosporinas e estas são apresentadas no Quadro 7.4, mostrando algumas características de cada grupo.

De modo geral, as cefalosporinas têm características farmacocinéticas semelhantes àquelas das penicilinas e também são antibióticos muito pouco tóxicos, embora a experiência clínica em animais seja relativamente pequena.

Inibidores de betalactamases

As betalactamases são enzimas que hidrolisam o anel betalactâmico, inativando os antibióticos que apresentam esse anel em sua estrutura química; a produção dessas enzimas é o mecanismo mais frequente de resistência aos antibióticos betalactâmicos. Quando essas enzimas atuam sobre as penicilinas são chamadas de penicilinases e, quando atuam sobre as cefalosporinas, de cefalosporinases. As betalactamases são produzidas tanto por bactérias gram-positivas quanto por gram-negativas, sendo codificadas por genes cromossônicos ou localizados em plasmídios.

Os inibidores das betalactamases são usados em associação a antibióticos betalactâmicos sensíveis a esta enzima produzida pelo microrganismo, visando evitar sua ação deletéria sobre o anel betalactâmico. Assim, os inibidores de betalactamases têm sido associados às penicilinas de amplo espectro (ampicilina, amoxicilina), às penicilinas antipseudômonas (ticarcilina, piperacilina) e a algumas cefalosporinas (cefpirona), visando ampliar o espectro de ação antimicrobiano.

Os inibidores de lactamases de maior interesse em medicina veterinária são ácido clavulânico, sulbactam e tazobactam.

O ácido clavulânico (Figura 7.8) tem atividade antimicrobiana desprezível, porém observa-se seu efeito antimicrobiano sinérgico quando associado às penicilinas sensíveis às betalactamases, como ampicilina, amoxicilina e ticarcilina, bem como com a cefalosporina cefpirona. Uma das associações mais usadas é uma parte de ácido clavulânico para duas partes de amoxicilina. Existem também associações de ácido clavulânico e amoxicilina na proporção de 4:1 e de ticarcilina e ácido clavulânico na proporção de 15:1. As associações geralmente são bactericidas uma ou duas diluições abaixo da CIM de amoxicilina ou ticarcilina usadas isoladamente. O ácido clavulânico é bem absorvido por via oral e suas propriedades farmacocinéticas são similares às da amoxicilina.

O sulbactam e o tazobactam apresentam características, em geral, semelhantes às do ácido clavulânico. O sulbactam é pouco absorvido quando administrado por via oral, porém uma ligação éster dupla do sulbactam com ampicilina promove a obtenção de um produto que é bem absorvido por via oral, liberando os dois antibióticos betalactâmicos na parede intestinal; essa associação é recomendada em função da semelhança de suas características farmacocinéticas. O sulbactam liga-se às betalactamases de *Citrobacter*, *Enterobacter*, *Proteus* e *Serratia*, enquanto o ácido clavulânico não tem essa capacidade. O tazobactam tem sido associado à piperacilina na proporção 1:8, visando ampliar o espectro de ação dessa penicilina antipseudômonas.

Carbapenemas e monobactâmicos

As carbapenemas (Figura 7.8) apresentam ampla atividade contra uma grande variedade de bactérias gram-positivas e gram-negativas e também sobre várias betalactamases. Os principais representantes deste grupo são imipeném, meropeném e ertapeném.

O imipeném não é o antimicrobiano de primeira escolha, sendo indicado apenas em infecções graves em medicina veterinária; é biotransformado pelas células dos túbulos renais (enzimas da borda em escova), formando um metabólito tóxico. Para evitar a formação desse metabólito tóxico, associa-se o imipeném à cilastatina; esta substância inibe a enzima responsável pela formação desse metabólito. A associação do imipeném à cilastatina, na proporção 1:1, resulta no bloqueio da biotransformação renal do antibiótico, promovendo níveis elevados na urina, sem nefrotoxicidade. Meropeném e ertapeném são membros mais recentes desse grupo; não promovem a formação do metabólito tóxico.

Os monobactâmicos apresentam apenas o anel betalactâmico (Figura 7.8); fazem parte deste grupo aztreonam, tigemonam, dentre outros. O aztreonam não é absorvido quando administrado por via oral, sendo empregado por via intravenosa ou intramuscular. Seu espectro de ação é estreito, sendo ativo contra microrganismos gram-negativos; não tem ação contra os germes gram-positivos e anaeróbios; e apresenta alta resistência às betalactamases. O aztreonam apresenta o potencial para substituir os aminoglicosídios nas infecções sensíveis, uma vez que esses últimos são mais tóxicos.

Antimicrobianos que interferem na síntese da parede celular

A Figura 7.7 ilustra os locais de atuação desses antimicrobianos que atuam na síntese da parede celular. A bacitracina inibe a desfosforilação do undecaprenol-fosfato, o transportador de natureza lipídica existente na membrana citoplasmática da bactéria, interrompendo a síntese da parede celular. Os glicopeptídios (vancomicina, teicoplanina, avoparcina) ligam-se à D-alanina-D-alanina, inibindo a transpeptidação, que é a última etapa da síntese da parede celular. A fosfomicina, por sua vez, interfere na primeira etapa da formação da parede celular, inibindo a enzima citoplasmática enolpiruvato transferase.

Bacitracina

A bacitracina, um antibiótico polipeptídico (Figura 7.9) exerce atividade sobre a maioria das bactérias gram-positivas, sendo pouco ativa contra as gram-negativas. A resistência bacteriana é rara com o uso da bacitracina, embora possa ocorrer.

A bacitracina não é absorvida quando administrada por via oral, porém é ativa sobre a flora intestinal. Devido a sua nefrotoxicidade (albuminúria, cilindrúria, azotemia) quando administrada por via parenteral, o uso da bacitracina atualmente se limita às aplicações tópicas, sob a forma de soluções otológicas e oftálmicas, cremes e pomadas, e também de preparações intramamárias para o tratamento da mastite. Há, ainda, formulações para administração oral (metilenodissalicilato de bacitracina, bacitracina de zinco) empregadas como promotores de crescimento em aves, suínos e bovinos e para a prevenção e o tratamento de enterite causada por *Clostridium perfringens*.

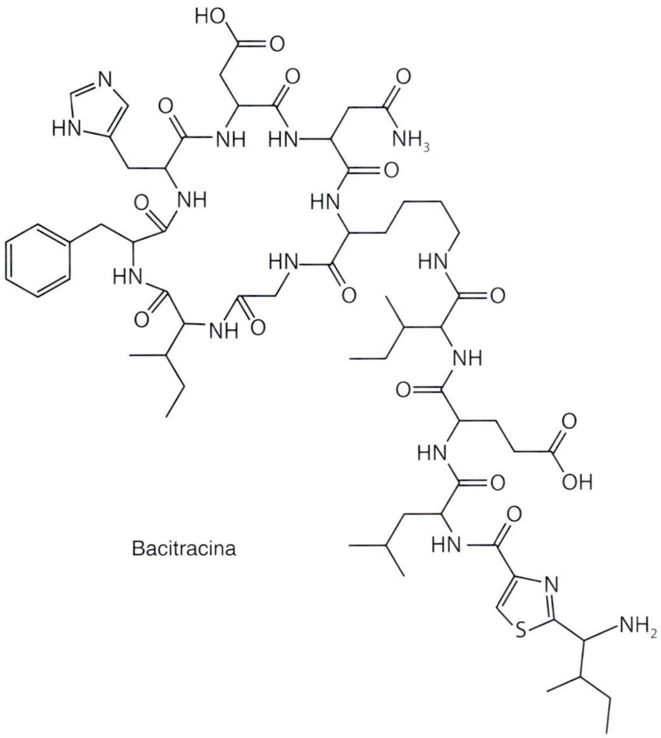

Glicopeptídios

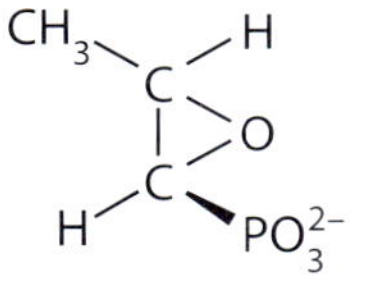

Os glicopeptídios de maior interesse são a vancomicina, a teicoplanina e a avoparcina. São antibióticos com atividade contra bactérias gram-positivas, em particular, os cocos.

Vancomicina e teicoplanina estão disponíveis no comércio para uso clínico na espécie humana, sendo indicadas para o tratamento de infecções graves (não são antimicrobianos de primeira escolha) causadas por microrganismos gram-positivos resistentes aos antibióticos betalactâmicos.

A avoparcina foi introduzida na década de 1970 como promotor de crescimento em aves e suínos, porém seu emprego foi suspenso em vários países, inclusive no Brasil, pelo fato de ter sido atribuído ao seu uso o aparecimento de enterococos resistentes à vancomicina (ERV) em animais de produção.

Fosfomicina

A fosfomicina (ou fosfonomicina – Figura 7.9) é um antibiótico que atualmente é obtido por síntese laboratorial. Esse antibiótico é ativo contra bactérias gram-positivas e gram-negativas, porém de modo variável; mostra-se ativo, em particular, contra várias Enterobacteriaceae, incluindo *E. coli*; contudo, *Pseudomonas aeruginosa* é resistente.

A fosfomicina pode ser administrada por via oral e parenteral, distribuindo-se bem pelos diferentes tecido do animal e, aparentemente, é desprovida de efeitos tóxicos. É um antibiótico muito pouco usado em medicina veterinária; constitui uma opção para o tratamento de infecções por estafilococos e por bacilos gram-negativos; tem ação sinérgica com antibióticos betalactâmicos, aminoglicosídios e cloranfenicol.

▪ Antimicrobianos que interferem na permeabilidade da membrana celular

As polimixinas são antimicrobianos que interferem na permeabilidade da membrana celular do microrganismo. Essa estrutura existe também nas células do hospedeiro e, portanto, os antimicrobianos que atuam nessa estrutura, embora tenham mais afinidade pela membrana celular do microrganismo, podem causar algum dano às células do hospedeiro.

As polimixinas são detergentes catiônicos que interferem na permeabilidade seletiva da membrana celular ao se ligarem nos constituintes lipoproteicos da membrana, desorganizando essa estrutura. Com a permeabilidade seletiva alterada e, provavelmente, alterações também na respiração celular, a bactéria morre. Portanto, as polimixinas são antibióticos bactericidas.

Seus efeitos sobre a membrana celular são observados principalmente em bactérias gram-negativas em função do maior conteúdo lipídico nesta estrutura desses microrganismos. A ligação das polimixinas aos fosfolipídios explica também a neurotoxicidade quando do seu uso sistêmico, uma vez que é decorrente de sua interação com os neurônios, que são células ricas em lipídios.

As polimixinas podem também neutralizar endotoxinas (LPS) produzidas por bactérias gram-negativas. Neste caso, a porção catiônica do antibiótico liga-se à porção aniônica do lipídio A da endotoxina, inativando-a e controlando a maior parte dos efeitos adversos da endotoxina no organismo do animal.

As polimixinas são antibióticos de estrutura polipeptídica (decapeptídios cíclicos – Figura 7.10). Dentre as várias polimixinas (A, B, C, D, E e M), apenas B e E têm uso terapêutico; as demais são muito tóxicas. A polimixina E é também denominada colistina, colistimetato sódico ou colimicina.

Figura 7.9 Estrutura química dos antimicrobianos que interferem na síntese da parede celular: bacitracina, fosfomicina e avoparcina.

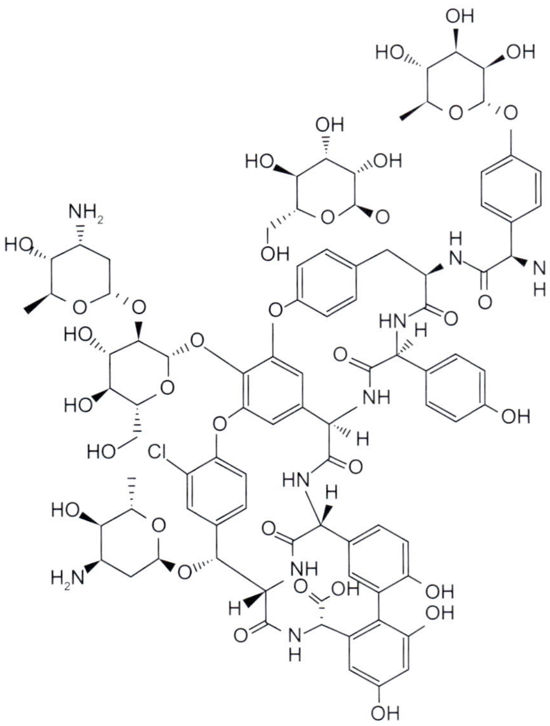

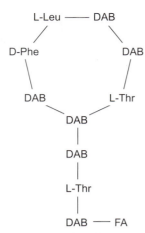

Figura 7.10 Estrutura química da polimixina B1. L-Leu = L-leucina; D-Phe = D-fenilalanina; L-Thr = L-treonina; FA = ácido 6-metil-octanoico; DAB = ácido L-2,4-diaminobutírico.

As polimixinas são usadas mais frequentemente por via tópica e em preparações intramamárias, devido a sua toxicidade sistêmica; o uso sistêmico em dose abaixo daquela com atividade antimicrobiana é indicado para inativação de endotoxinas, principalmente em cavalos. Também são usadas como aditivos em animais de produção.

As polimixinas têm atividade contra bactérias gram-negativas, como *Aerobacter*, *Escherichia*, *Histophilus*, *Klebsiella*, *Pasteurella*, *Pseudomonas*, *Salmonella* e *Shigella*. Todas as bactérias gram-positivas são resistentes, bem como *Proteus* spp. e a maior parte de *Serratia* spp.

As polimixinas têm efeito sinérgico quando associadas a vários antimicrobianos, pelo fato de desorganizarem a estrutura da membrana celular dos microrganismos; sinergismo foi descrito com sulfas e trimetoprima, com rifampicina e com cefalosporinas.

As polimixinas podem ser administradas por vias oral e parenterais. Esses antimicrobianos não são absorvidos quando administrados por via oral, porém são ativos no lúmen intestinal, podendo ser empregados em infecções entéricas e também como aditivos de rações para animais de produção. Por via sistêmica, as polimixinas podem ser administradas tanto por via intramuscular como por via intravenosa; ligam-se moderadamente às proteínas plasmáticas e distribuem-se por pulmões, fígado, rins e músculo esquelético. A excreção ocorre pelos rins na sua forma ativa, por filtração glomerular, podendo acumular-se em indivíduos com insuficiência renal.

Quanto a efeitos adversos e toxicidade, a administração sistêmica pode causar nefrotoxicidade (dano às células epiteliais dos túbulos renais), neurotoxicidade (letargia, apatia, ataxia transitória) e bloqueio neuromuscular. A colistina é menos tóxica que a polimixina B.

Antimicrobianos que interferem na síntese de ácidos nucleicos

Os antimicrobianos que interferem na síntese de ácidos nucleicos do microrganismo exercem esse efeito com maior intensidade sobre as células do agente infeccioso do que sobre as do hospedeiro, caso contrário não teriam uso terapêutico.

Fluorquinolonas

As fluorquinolonas são um grupo de substâncias sintéticas antibacterianas, com grande aplicação tanto em medicina humana como em medicina veterinária. O primeiro composto quinolônico produzido foi o ácido nalidíxico, no início da década de 1960; no entanto, como apresentava limitada ação antibacteriana, além de apresentar pobre absorção quando administrado por via oral e elevada ligação com proteínas plasmáticas, não se mostrou de grande importância clínica. A partir desta substância seguiram-se outras quinolonas, como a flumequina e o ácido oxonílico, que ainda apresentavam limitada absorção e distribuição, embora tivessem espectro de ação antibacteriana um pouco maior.

Foi somente na década de 1980, quando foram realizadas algumas alterações na estrutura básica da quinolona (Figura 7.11), que este grupo de antimicrobianos tornou-se de grande importância clínica. Assim, a substituição do anel piperazinil na posição 7 originou uma molécula ativa contra *Pseudomonas*, e a presença concomitante de um átomo de flúor na posição 6 estende a atividade desta substância para algumas bactérias gram-positivas. A adição de cadeias alquil, na posição para do anel piperazinil e no nitrogênio, na posição 1, aumenta a lipossolubilidade e, consequentemente, o volume de distribuição destas substâncias. A substituição de átomos de hidrogênio por flúor na posição 8 do anel produz aumento significativo da atividade biológica das quinolonas. O núcleo quinolônico, por dispor de uma molécula de flúor, deu o nome do grupo de "fluorquinolonas". A Figura 7.11 apresenta a estrutura química das principais fluorquinolonas empregadas em animais de produção.

As fluorquinolonas atualmente comercializadas apresentam como características: boa absorção quando administradas por via oral, amplo volume de distribuição e excelente penetração nos tecidos e nas células; além disso, apresentam meia-vida de eliminação longa, o que possibilita um intervalo de administração de 24 ou 48 h. Outra vantagem das fluorquinolonas refere-se ao seu rápido efeito bactericida quando usadas em concentração apropriada (estes antimicrobianos exibem característica concentração-dependente). As fluorquinolonas também apresentam prolongado efeito pós-antibiótico *in vivo*. Por outro lado, o inconveniente do emprego destes antimicrobianos é o rápido aparecimento de resistência em alguns microrganismos.

As fluorquinolonas são, de maneira geral, antimicrobianos seguros. Embora já tenha sido relatada lesão em cartilagem articular em cães jovens e potros, após o uso crônico e em altas doses, este efeito não foi observado em outras espécies animais. Efeitos adversos, tais como degeneração reticular, neurotoxicidade, cristalúria e fotossensibilização, descritos em seres humanos e animais de companhia, também não foram verificados em animais de produção.

Quanto ao espectro de ação, as fluorquinolonas são bactericidas e sua atividade antimicrobiana relaciona-se com a inibição da topoisomerase bacteriana do tipo II, também conhecida como DNA-girase. As topoisomerases são enzimas que catalisam a direção e a extensão do espiralamento das cadeias de DNA. Assim, embora as quinolonas disponham de diferentes características de ligação com a enzima, todos estes antimicrobianos inibem a DNA-girase, impedindo o enrolamento da hélice de DNA em uma forma superespiralada. Em mamíferos, existem algumas topoisomerases, entretanto as quinolonas não atuam sobre estas enzimas.

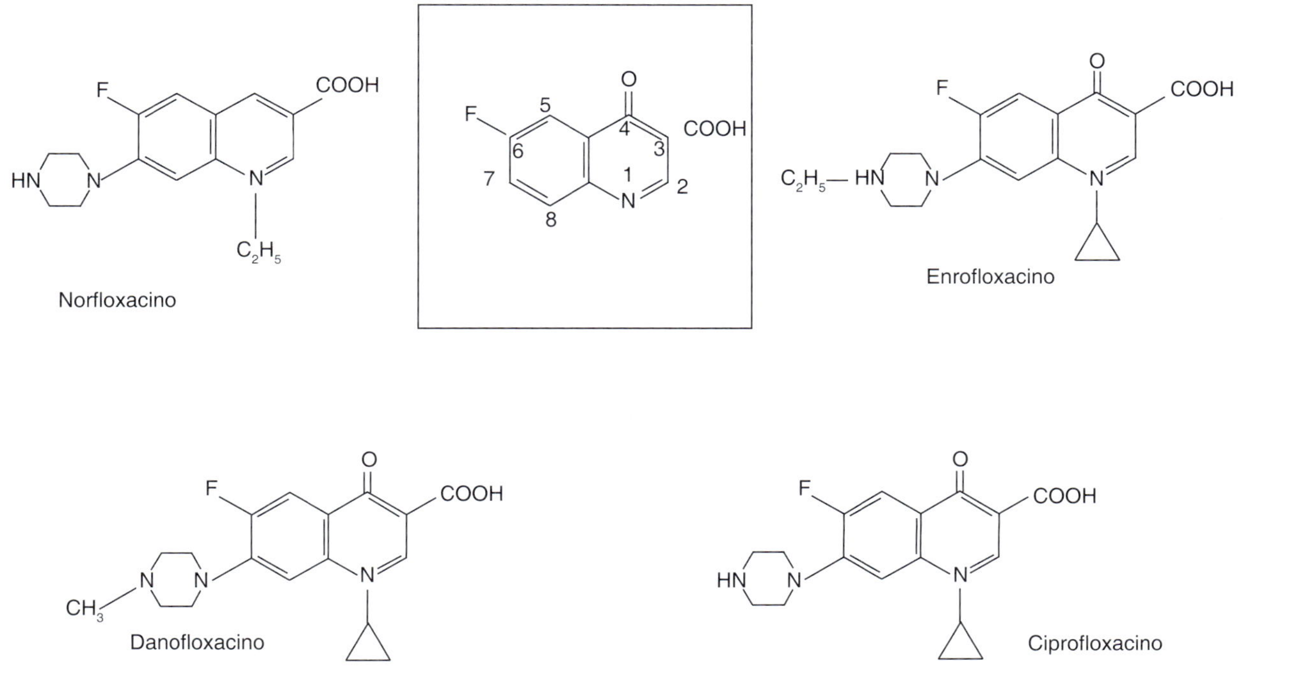

Figura 7.11 Estruturas químicas das fluorquinolonas usadas em animais de produção. A figura central apresenta a estrutura básica das quinolonas. A inserção de uma molécula de flúor na posição 6 confere maior atividade antimicrobiana, tanto para gram-positivos como para gram-negativos. A substituição do anel piperazínico pelo grupo metil na posição 7 promove aumento da atividade em bactérias gram-negativas, incluindo atividade antipseudômonas.

Outro alvo das fluorquinolonas é a topoisomerase IV, enzima responsável pela separação das hélices do DNA durante a divisão celular. Para muitas bactérias gram-negativas, o principal alvo das quinolonas é a DNA-girase, enquanto para bactérias gram-positivas, a topoisomerase IV é a principal atividade inibida pelas quinolonas.

Considerando as características farmacocinéticas, as quinolonas, quando administradas por via oral (principal via de administração), são rapidamente absorvidas por animais monogástricos e pré-ruminantes. Por outro lado, o pico máximo de concentração sérica das quinolonas varia conforme a espécie animal; assim, por exemplo, após a administração oral de enrofloxacino, esta fluorquinolona atinge o pico máximo de concentração sérica 0,5; 0,9; 1,4; 2,5; e 5,4 h, respectivamente, em equinos, cães, perus, galinhas e bezerros. Como já comentado, uma das principais vantagens do uso das fluorquinolonas é o seu amplo volume de distribuição, além da baixa ligação com as proteínas plasmáticas. As fluorquinolonas são, de maneira geral, excretadas sem sofrer biotransformação pela urina por filtração glomerular e secreção tubular ativa.

As fluorquinolonas apresentam, de maneira geral, boa atividade contra a maioria das bactérias gram-negativas, particularmente as da família Enterobacteriaceae. Em relação à atividade contra *P. aeruginosa*, as fluorquinolonas desempenham atividade variável, sendo o ciprofloxacino aquele de maior atividade contra este microrganismo. Quanto à ação em bactérias gram-positivas, as fluorquinolonas mais antigas apresentam pouca atividade; no entanto, a geração mais nova destes antimicrobianos, como o gatifloxacino e a fluorquinolona de uso exclusivo veterinário, pradofloxacino (não disponível comercialmente no Brasil), apresenta boa atividade contra cocos gram-positivos e bactérias anaeróbias.

Rifamicinas

As rifamicinas (rifomicinas ou rifocinas) constituem uma família de antibióticos semissintéticos derivados da rifampicina B, como a rifamicina SV, a rifamida (rifamicina M) e a rifampina (rifampicina – Figura 7.12). A rifamicina SV foi a primeira a ser largamente empregada na prática médica, graças a sua atividade contra bactérias gram-positivas. A partir da rifamicina SV foi obtida a rifamida (rifamicina M), com maior atividade antimicrobiana e melhor perfil farmacocinético. Ambas rifamicinas só são absorvidas por via parenteral e atuam contra bactérias gram-positivas, incluindo as micobactérias. A busca de rifamicinas que pudessem ser absorvidas quando administradas por via oral tornou possível a obtenção da rifampina (rifampicina); esse antibiótico mostrou maior atividade *in vitro* contra as bactérias gram-positivas e o *Mycobacterium tuberculosis* e também contra várias bactérias gram-negativas.

O principal mecanismo de ação das rifamicinas é a inibição da atividade RNA-polimerase DNA-dependente. As rifamicinas entram na célula bacteriana e formam comple-

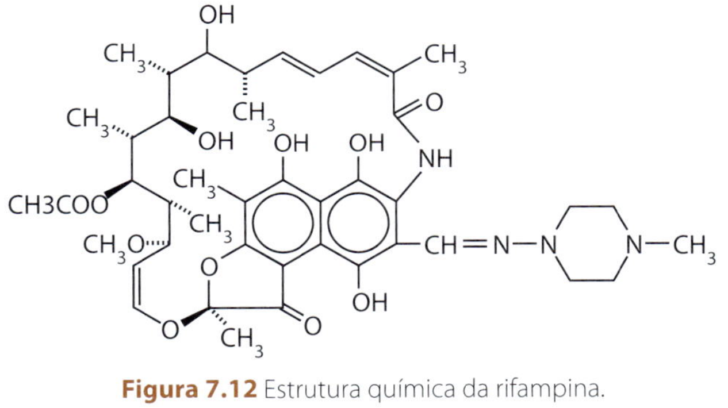

Figura 7.12 Estrutura química da rifampina.

xos estáveis com a subunidade beta das RNA-polimerases DNA-dependentes dos microrganismos. Essa ligação resulta em enzimas inativas e inibição da síntese de RNA (tanto do RNA mensageiro como do ribossômico e do transportador), inibindo a síntese proteica em todos os estágios. Essa inativação pode ocorrer nas células dos mamíferos, mas em concentrações muito mais altas do antibiótico.

As rifamicinas têm atividade bactericida. Considerando seu mecanismo de ação, esperava-se atividade bateriostática, porém a ligação irreversível com a RNA-polimerase faz com que todo o processo de síntese proteica, inclusive de DNA (bloqueia a formação de nucleotídios), fique comprometido, levando à morte da bactéria.

As rifamicinas são ativas contra microrganismos extracelulares e intracelulares (*Brucella*, *Mycobacterium*, *Rhodococcus*, *Chlamydophilia* etc.); são capazes de entrar em neutrófilos e macrófagos, matando bactérias intracelulares, sem interferir com a fagocitose. Esses antibióticos atravessam mais facilmente a parede celular das bactérias gram-positivas do que das gram-negativas, provavelmente em consequência da maior dificuldade de atravessar a parede celular dessas últimas.

A rifamicina SV apresenta atividade contra bactérias gram-positivas e micobactérias; apresenta grande atividade contra estreptococos, pneumococos e estafilococos, mesmo os produtores de penicilinases. Esse antibiótico não tem boa atividade contra enterococos e clostrídios. Sua atividade sobre microrganismos gram-negativos só é observada em elevadas concentrações.

A rifamida (rifamicina M) tem atividade antimicrobiana contra bactérias gram-positivas e micobactérias e ainda contra algumas cepas de *Escherichia coli* e *Proteus mirabilis*.

A rifampina (rifampicina) é a mais utilizada em medicina veterinária dentre as demais do grupo; é considerada um antibiótico de amplo espectro de ação, com atividade contra bactérias gram-positivas, cocos gram-negativos, micobactérias, clamídias e vários bacilos gram-negativos. Esse antibiótico mostra-se bastante ativo contra estafilococos, inclusive produtores de penicilinase, clostrídios e neissérias. Na espécie humana, sua maior aplicação clínica está no combate a *Mycobacterium tuberculosis* e *M. leprae*, sobre os quais exerce atividade bactericida em baixas concentrações.

A resistência bacteriana cromossômica às rifamicinas desenvolve-se com relativa facilidade, motivo pelo qual se costuma associá-las a outros antimicrobianos (p. ex., eritromicina). A resistência adquirida ocorre fundamentalmente pelo surgimento de microrganismos mutantes contendo genes de resistência que codificam uma RNA-polimerase refratária à inibição pelas rifamicinas.

A rifamicina SV e a rifamida são administradas apenas por via parenteral, ao passo que a rifampina pode ser administrada por via oral. Essa última, após administração oral, é rapidamente absorvida pelo sistema digestório, efeito com melhor desempenho em meio ácido; 80% ligam-se às proteínas plasmáticas.

As rifamicinas são bastante lipofílicas, o que possibilita ampla distribuição pelos diferentes tecidos, atingindo altas concentrações nos pulmões, no fígado, na bile e na urina; atingem também leite, ossos, abscessos e sistema nervoso central. As rifampicinas penetram também nas células fagocitárias, destruindo bactérias intracelulares sensíveis. A rifampicina atravessa a placenta e é teratogênica para roedores.

A rifampina causa indução das enzimas hepáticas, tendo sido observada em seres humanos, suínos, cães, bovinos e roedores. Essa indução enzimática pode alterar a disponibilidade de outros medicamentos como barbitúricos, corticoides, ciprofloxacino, trimetoprima, itraconazol, cetoconazol e teofilina, além de sua própria biotransformação.

Os efeitos adversos das rifamicinas na espécie humana são incomuns e, em medicina veterinária, há poucos relatos.

Novobiocina

A novobiocina é também denominada albamicina, estreptonivicina, catomicina e cardelmicina; é um antibiótico cumarínico, cuja estrutura química é apresentada na Figura 7.13. O mecanismo de ação da novobocina é complexo e não está totalmente elucidado; sugere-se que esse antibiótico inative a subunidade beta da DNA-girase, inibindo a atividade da ATPase. A DNA-girase bacteriana (constituída de duas subunidades, alfa e beta) é uma topoisomerase do tipo II que catalisa o superenovelamento no DNA. Sugere-se também que a novobiocina poderia causar inibição inespecífica da síntese da parede celular devido à inibição da disposição dos aminoaçúcares do peptidoglicano em forma alternada para dar origem às longas fitas; inibiria também o ácido teicoico que, juntamente com peptideoglicano, compõe a parede celular das bactérias gram-positivas. Também foi descrita inibição da síntese de DNA e de RNA, bem como da síntese proteica (betagalactosidase), da respiração e da fosforilação oxidativa em alguns microrganismos expostos a novobiocina. Esse antibiótico induz, ainda, deficiência intracelular de magnésio, porém esse efeito não parece estar relacionado com sua atividade antimicrobiana. A atividade da novobiocina geralmente é bacteriostática.

A novobiocina atua contra bactérias gram-positivas e gram-negativas, porém é mais ativa contra as primeiras, em particular, os *Staphylococci*. Outros microrganismos sensíveis são *Neisseria* spp., *Haemophilus* spp., *Brucella* spp. e alguns *Proteus* spp. A novobiocina pode ser usada como alternativa às penicilinas no caso de infecções por *Staphylococcus* spp. resistentes à penicilina, embora a melhor escolha clínica recaia sobre cefalosporinas, macrolídios e clindamicina. Vários micoplasmas são moderadamente suscetíveis à novobiocina.

A resistência cromossômica bacteriana à novobiocina desenvolve-se relativamente rápido e já foi descrita durante o tratamento de infecções por *S. aureus*. A associação a outros antimicrobianos visa reduzir o aparecimento da resistência. Assim, existe sinergismo na associação de novobiocina a tetraciclina, na qual se observa ampliação do espectro de ação antimicrobiano e redução da resistência bacteriana à novobiocina. Sinergismo moderado com a penicilina G já foi descrito também contra *S. aureus* e estreptococos isolados de infecções em bovinos.

A novobiocina tem uso mais restrito, sendo empregada com maior frequência no tratamento local de infecções por *S. aureus*, incluindo mastites em bovinos. A novobiocina é bem

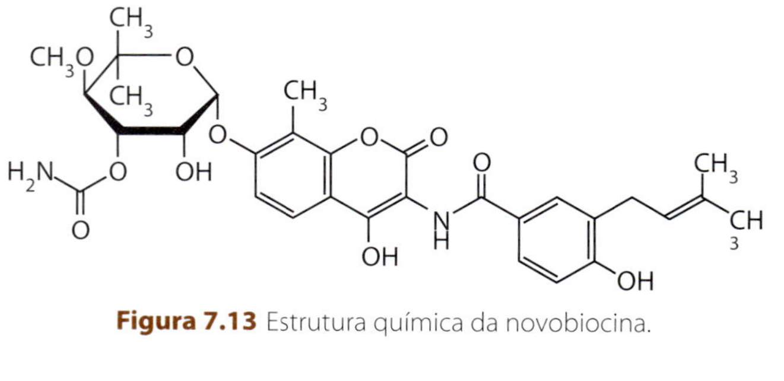

Figura 7.13 Estrutura química da novobiocina.

absorvida pelo trato gastrintestinal e a presença de alimento pode reduzir sua absorção. Por via intramuscular, seu uso é limitado devido a irritação e dor no local da aplicação; sua distribuição é ruim nos fluidos corpóreos e é eliminada principalmente pela bile e pelas fezes.

Em relação aos efeitos adversos, estes foram descritos em seres humanos e em animais após o uso sistêmico da novobiocina, sendo caracterizados por febre, distúrbios do trato gastrintestinal (náuseas, vômito, diarreia), reações cutâneas e discrasias sanguíneas (leucopenia, pancitopenia, anemia, agranulocitose, trombocitopenia). Poucos efeitos colaterais foram relatados pelo uso tópico desse antibiótico em animais.

- ## Antimicrobianos bactericidas que inibem a síntese de proteínas

Os aminoglicosídios são antibióticos constituídos por um núcleo de hexose unido a aminoaçúcares por meio de ligações glicosídicas; por isto são chamados também de aminociclitóis. A maioria dos antibióticos deste grupo é produzida por microrganismos, contudo, há também aqueles semissintéticos. São moléculas bastante solúveis em água, mas pouco lipossolúveis; são policátions básicos altamente ionizáveis em pH fisiológico. São exemplos de aminoglicosídios: amicacina, apramicina, arbecacina, canamicina, estreptomicina, gentamicina, isepamicina, netilmicina, neomicina, tobramicina, paromomicina, dentre outros. As estruturas químicas de alguns aminoglicosídios são mostradas na Figura 7.14.

A estrutura química desses antibióticos está relacionada com a atividade antimicrobiana, com a resistência bacteriana e com a capacidade de produzir efeitos tóxicos. Em relação, por exemplo, ao mecanismo de nefrotoxicidade, foi associado o número de grupos amino livres da molécula a esse efeito. Assim, quanto mais ionizável o aminoglicosídio (como a neomicina que dispõe de 6 grupos amino), mais tóxico ele é e maior afinidade de ligação ele tem aos tecidos do animal, quando comparado com aminoglicosídios menos ionizáveis (p. ex., a estreptomicina que dispõe de 3 grupos amino livres).

A maioria dos antibióticos que interferem na síntese proteica dos microrganismos apresenta efeito bacteriostático; os aminoglicosídios são exceção. Os aminoglicosídios são antibióticos bactericidas que interferem na síntese proteica ligando-se a um ou mais receptores de proteínas da subunidade 30 S do ribossomo bacteriano, interferindo em vários mecanismos no processo de translação do RNA mensageiro. Há, então, a incorporação de aminoácidos incorretos na cadeia polipeptídica que está sendo formada no ribossomo, dando origem a proteínas defeituosas. Essas proteínas participam de estruturas essenciais da célula, alteram o funcionamento da membrana celular e provocam a saída de sódio, potássio, aminoácidos e outros constituintes celulares, resultando em morte do microrganismo. A Figura 7.15 ilustra o mecanismo de ação dos aminoglicosídios na célula bacteriana.

Para os aminoglicosídios interferirem na síntese proteica bacteriana, eles precisam penetrar na bactéria; é por isso que os antimicrobianos que interferem na síntese da parede celular, como os antibióticos betalactâmicos, são associados aos aminoglicosídios para obter efeito sinérgico, uma vez que facilitam a entrada desses últimos no interior da bactéria.

A entrada dos aminoglicosídios para o interior da bactéria ocorre por meio de um mecanismo ativo de transporte (dependente de energia e oxigênio), associado à diferença de potencial elétrico existente entre os meios exterior e interior da bactéria. Inicialmente, os aminoglicosídios difundem-se no folheto externo da parede celular das bactérias gram-negativas através de canais aquosos formados pela porina. Uma vez no espaço periplasmático, um processo de transporte dependente de oxigênio carreia os aminoglicosídios para o interior da célula bacteriana, atravessando a membrana celular. Esse transporte está acoplado a um sistema de transporte de elétrons que torna o citoplasma da bactéria negativo em relação ao meio exterior, fazendo com que os aminoglicosídios sejam atraídos para o citoplasma, pelo fato de terem carga elétrica positiva (são policátions básicos). As bactérias anaeróbias, que não dispõem do sistema de transporte dependente de oxigênio, são naturalmente resistentes aos aminoglicosídios e, ainda, alguns cátions bivalentes (como cálcio e magnésio) são inibidores competitivos desse sistema de transporte.

Estes antibióticos interferem apenas na síntese proteica das bactérias, porque se ligam ao ribossomo, formado pelas subunidades 30 S e 50 S, enquanto nos animais superiores os ribossomos são constituído pelas subunidades 40 S e 60 S.

Os aminoglicosídios têm atividade bactericida concentração-dependente e apresentam efeito pós-antibiótico evidente. A administração desses agentes em doses elevadas com intervalos longos faz com que alcancem concentrações máximas no local da infecção, produzindo efeito bactericida máximo. O efeito pós-antibiótico é, por definição, a supressão do crescimento bacteriano que se segue após a remoção do antimicrobiano.

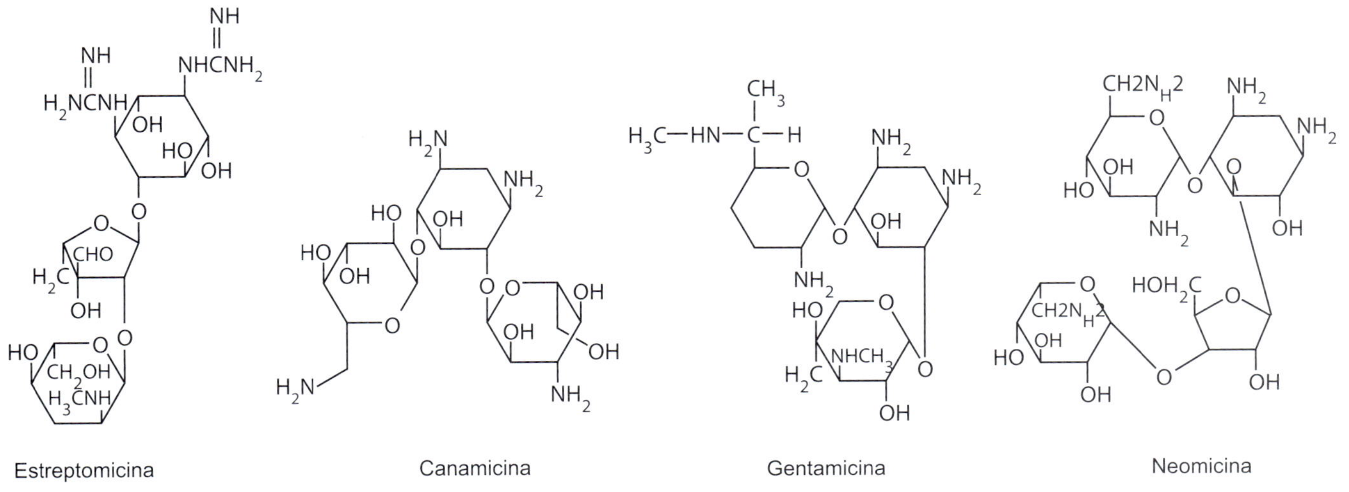

Estreptomicina   Canamicina   Gentamicina   Neomicina

Figura 7.14 Estruturas químicas de alguns aminoglicosídios.

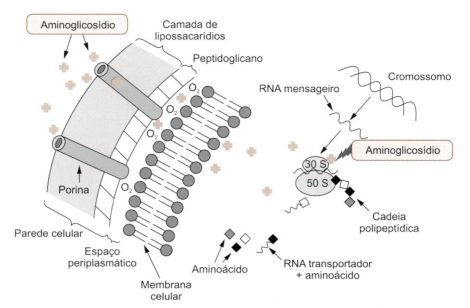

Figura 7.15 Mecanismo de ação dos aminoglicosídios em bactérias gram-negativas. Inicialmente, o antibiótico difunde-se no folheto externo da parede celular das bactérias gram-negativas por canais aquosos formados pela porina. Uma vez no espaço periplasmático, um processo de transporte dependente de oxigênio carreia o aminoglicosídio para o interior da célula bacteriana, atravessando a membrana celular. No interior da bactéria, o aminoglicosídio liga-se irreversivelmente à subunidade 30 S do ribossomo, levando à formação de proteínas defeituosas que causam a morte da bactéria.

Estes conceitos são a base para o uso dos aminoglicosídios em dose única diária. A posologia adequada envolve administração de altas doses e longos intervalos entre as doses.

Espectro de ação

São usados, principalmente, em infecções graves causadas por bactérias aeróbias gram-negativas e estafilococos (bactérias gram-positivas). Amicacina e tobramicina têm excelente atividade contra *Pseudomonas aeruginosa*. Esses antibióticos são ativos contra os enterococos e são mais eficientes no tratamento contra os estreptococos quando associados aos antibióticos betalactâmicos.

Algumas micobactérias, espiroquetas e *Mycoplasma* spp. são suscetíveis a esses antibióticos. A estreptomicina e a di-hidroestreptomicina são os aminoglicosídios mais ativos contra micobactérias e *Leptospira* spp., porém são os menos ativos contra os demais microrganismos.

A amicacina tem o maior espectro de atividade antimicrobiana dentre os amiglicosídios; é efetiva contra cepas gram-negativas não suscetíveis aos outros aminoglicosídios, pelo fato de ser mais resistente à inativação enzimática bacteriana. Por outro lado, a amicacina é menos ativa contra estreptococos do que a gentamicina, embora seja menos nefrotóxica.

Considerando a potência, o espectro de atividade antimicrobiana e a estabilidade frente a enzimas de resistência mediadas por plasmídios, os aminoglicosídios são classificados na seguinte ordem: amicacina > tobramicina ≥ gentamicina > neomicina = canamicina > estreptomicina.

Os aminoglicosídios não são ativos contra bactérias anaeróbias facultativas ou aeróbias sob condições anaeróbias, pelo fato do seu transporte para o interior do microrganismo ser dependente de oxigênio. *Salmonella* e *Brucella* spp. são microrganismos intracelulares e geralmente são resistentes a esses antibióticos.

A atividade antibacteriana desses antibióticos é bastante influenciada pelo pH, sendo mais ativos em meio alcalino. O pus também inativa os aminoglicosídios.

Resistência bacteriana adquirida

Pode ser cromossômica ou carreada por plasmídios, sendo essa última mais frequente e conferindo resistência múltipla aos aminoglicosídios, envolvendo simultaneamente vários antimicrobianos (ver também *Capítulo 41*). Existem três mecanismos reconhecidos de resistência bacteriana aos aminoglicosídios: alteração dos locais de ligação no ribossomo; redução da penetração do antibiótico no interior da bactéria; e modificação enzimática do antibiótico.

O primeiro mecanismo é o menos frequente e é consequência de mutação cromossômica; foi descrito para estreptomicina em relação principalmente ao enterococo. Nos mutantes resistentes ocorrem modificações nas proteínas da subunidade 30 S do ribossomo bacteriano, de tal modo que o antibiótico não é mais capaz de ligar-se ao seu local de ação.

A redução da penetração do antibiótico no interior da bactéria está relacionada com as mutações cromossômicas que afetam o metabolismo energético da membrana citoplasmática, diminuindo a diferença de potencial através da membrana e, consequentemente, reduzindo o transporte ativo do aminoglicosídio para o interior da bactéria. Esse mecanismo de resistência geralmente atinge todos os aminoglicosídios (resistência cruzada) e é frequentemente observado em *Pseudomonas aeruginosa*, sendo observado com menor frequência também entre as enterobactérias.

Quanto à modificação enzimática do aminoglicosídio, este é o mecanismo de resistência bacteriana mais frequente e o de maior importância clínica. Os genes que codificam a produção das enzimas estão, na maioria dos casos, situados em plasmídios. As enzimas inativadoras de aminoglicosídio são fosfotransferases, adeniltransferases e acetiltransferases. Essas enzimas modificam os grupos amino e hidroxila dos aminoglicosídios, impedindo sua ligação com o ribossomo; elas estão presentes no espaço periplasmático.

Características farmacocinéticas

A absorção dos aminoglicosídios no trato gastrintestinal, quando administrados por via oral, é desprezível, porém eles são ativos no lúmen intestinal. Em neonatos e em animais com enterite, a absorção após a administração oral pode ser significativamente aumentada. Para o tratamento de infecções sistêmicas, os aminoglicosídios devem ser empregados por vias parenterais. A partir do local da injeção intramuscular ou subcutânea, estes antibióticos distribuem-se por vários tecidos, atingindo concentrações efetivas nos líquidos sinovial, pleural, peritoneal, pericárdico e perilinfa; não atingem concentrações terapêuticas adequadas em líquidos transcelulares, em particular, os líquidos cerebroespinal e ocular. Já foi também descrito que a gentamicina administrada às vacas por infusão intrauterina e intramamária foi absorvida, resultando em resíduos teciduais por tempo prolongado.

Os aminoglicosídios ligam-se pouco às proteínas plasmáticas (inferior a 25%). Como são moléculas relativamente grandes e altamente ionizáveis em pH fisiológico, esses antibióticos são pouco lipossolúveis e têm capacidade limitada de atravessar as barreiras celulares e penetrar no interior das células. A taxa de concentração leite-plasma é de aproximadamente 0,5. A meia-vida de eliminação dos aminoglicosídios é curta, de 1 a 2 h. O volume de distribuição desses antibióticos é relativamente baixo (< 0,35 ℓ/kg), porém a ligação seletiva aos tecidos pode ocorrer, por exemplo, nos rins, onde os resíduos podem permanecer por períodos prolongados.

Estes antibióticos não são biotransformados de maneira significativa no organismo animal. A eliminação renal, na sua forma inalterada, ocorre por filtração glomerular; a ocorrência de nefropatia pode causar níveis altos de aminoglicosídios na circulação, favorecendo o aparecimento de efeitos tóxicos.

Toxicidade e efeitos adversos

Os aminoglicosídios são antibióticos bactericidas importantes para o tratamento de infecções causadas por bactérias gram-negativas, porém a sua potencial toxicidade e resíduos em produtos de origem animal limitam sua utilização. Todos causam, em maior ou menor grau, nefrotoxicidade e ototoxicidade (Quadro 7.5). Os efeitos tóxicos ocorrem porque estes tecidos contêm concentrações mais elevadas de fosfolipídios (em particular, o fosfatidilinositol) na sua matriz celular, fazendo com que os aminoglicosídios catiônicos sejam atraídos pelos fosfolipídios aniônicos. Essa interação é saturável e é competitivamente inibida por cátions bivalentes, como cálcio e magnésio. Foi observado, por exemplo, que dietas ricas em cálcio reduzem o risco da nefrotoxicidade causada por aminoglicosídios.

A nefrotoxicidade, caracterizada pela necrose tubular aguda, é o efeito adverso mais comum durante o tratamento com aminoglicosídios. A neomicina é considerada o aminoglicosídio mais nefrotóxico, enquanto os menos tóxicos são a estreptomicina, a di-hidroestreptomicina e a tobramicina. Os aminoglicosídios penetram nas células tubulares, acumulando-se no interior dos lisossomos; estes têm sua função alterada e podem se romper, desorganizando outras organelas e levando à morte celular. Observou-se que as células dos túbulos proximais podem conter concentrações de aminoglicosídios cerca de 50 vezes maiores do que aquelas do plasma.

Os fatores que predispõem à toxicidade dos aminoglicosídios são duração do tratamento (superior a 7 a 10 dias), doses diárias múltiplas, acidose, distúrbios eletrolíticos (hipopotassemia, hiponatremia), depleção de volume plasmático (choque, endotoxemia), tratamento simultâneo com outros medicamentos nefrotóxicos, idade (neonatos e idosos são mais suscetíveis), doença renal preexistente e concentrações plasmáticas elevadas.

Sugere-se o emprego de aminoglicosídios em dose alta e uma única vez ao dia para o tratamento de infecções sensíveis, pelo fato de serem antimicrobianos concentração-dependentes e com efeito pós-antibiótico (supressão do crescimento bacteriano que se segue após a remoção do antimicrobiano). Esse uso evita a resistência bacteriana e também a nefrotoxicidade, uma vez que as células renais ficam expostas ao aminoglicosídio por um período total de tempo menor, em função do aumento do intervalo entre as doses.

A ototoxicidade dos aminoglicosídios é decorrente do mesmo mecanismo descrito para a nefrotoxicidade; foi demonstrado que existe acúmulo de aminoglicosídios na perilinfa e endolinfa da orelha interna, podendo afetar a audição e o equilíbrio, devido à destruição das células sensoriais da cóclea e do vestíbulo. A ototoxicidade pode ser irreversível e pode ser maior ou menor, dependendo de cada aminoglicosídio (Quadro 7.5); a probabilidade de ocorrência é maior com o aumento da dose e/ou duração do tratamento, o uso concomitante de diuréticos (como tiazidas, furosemida e ácido etacrínico) e a exposição prévia à terapia com aminoglicosídios.

A administração rápida de aminoglicosídios por via intravenosa pode causar bradicardia e queda da pressão arterial em função de seu efeito sobre o metabolismo do cálcio. O bloqueio neuromuscular de intensidade variável é mais raro de ocorrer e está associado ao bloqueio de receptores colinérgicos nicotínicos. O bloqueio neuromuscular, que pode levar à apneia, é mais comum quando há o uso concomitante de bloqueadores neuromusculares ou de alguns anestésicos.

Os aminoglicosídios mais recentemente introduzidos em terapêutica (tobramicina, netilmicina) apresentam maior índice terapêutico, diminuindo os riscos de ototoxicidade e de nefrotoxicidade. Por outro lado, a toxicidade da neomicina é grande, fazendo com que seu uso seja limitado a infecções entéricas (uma vez que não é absorvida) ou ao uso local (pomadas, colírios), inclusive por administração intramamária.

▪ Antimicrobianos bacteriostáticos que inibem a síntese de proteínas

A maioria dos antimicrobianos que inibe a síntese proteica é bacteriostática, exceto os aminoglicosídios, como comentado anteriormente. A Figura 7.16 ilustra os locais nos quais esses antimicrobianos bacteriostáticos atuam para inibir a síntese de proteínas do microrganismo, e o Quadro 7.6 apresenta exemplos dos antimicrobianos pertencentes aos diferentes grupos.

Quadro 7.5 Toxicidade dos aminoglicosídios.

Aminoglicosídio	Toxicidade vestibular	Toxicidade coclear	Toxicidade renal
Estreptomicina	+++	++	(P)
Di-hidroestreptomicina	++	+++	(P)
Neomicina	+	+++	+++
Canamicina	+	++	++
Amicacina	(P)	+	++
Gentamicina	++	+	++
Tobramicina	(P)	(P)	(P)

+++ = alta toxicidade; ++ = moderada toxicidade; + = baixa toxicidade; (P) = pouco tóxico.

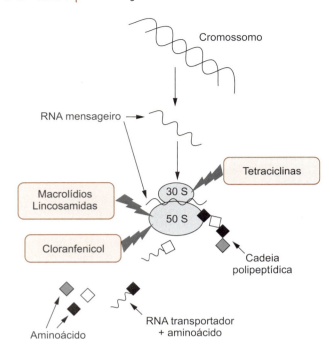

Figura 7.16 Mecanismo de ação dos antimicrobianos bacteriostáticos que interferem na síntese proteica bacteriana. A partir da leitura contida na molécula do DNA cromossômica, é sintetizada uma molécula de RNA mensageiro, que se liga ao ribossomo (subunidade 50 S) e torna possível que os RNA transportadores carreando aminoácidos sejam posicionados adequadamente para formar a cadeia polipeptídica. As tetraciclinas ligam-se à subunidade 30 S do ribossomo, enquanto os macrolídios, as lincosamidas, as pleuromutilinas, as estreptograminas e os anfenicóis ligam-se à subunidade 50 S.

Macrolídios

Os macrolídios são antibióticos que apresentam um anel macrocíclico de lactona, ao qual se ligam açúcares (Figura 7.17). Estes antibióticos podem ser divididos em três grupos, considerando o número de átomos do anel macrocíclico:

- *Com 14 átomos*: eritromicina, oleandomicina, carbomicina (magnamicina), roxitromicina, claritromicina, fluritromicina, diritromicina
- *Com 15 átomos*: chamados de azalidas, apresentam um nitrogênio no anel macrocíclico. São a azitromicina e a tulatromicina
- *Com 16 átomos*: espiramicina, tilosina, josamicina, quitasamicina (= leucomicina), roquitamicina, midecamicina, miocamicina e tilmicosina.

Esses antibióticos são capazes de atingir altas concentrações no interior das células, em particular, no interior dos fagócitos, além de ter boa distribuição nos tecidos e, no caso dos macrolídios mais modernos, meia-vida longa.

Os macrolídios impedem a síntese proteica bacteriana ao se ligarem à subunidade 50 S do ribossomo (Figura 7.16). O local de ligação dos macrolídios no ribossomo é próximo daquele no qual se liga o cloranfenicol, podendo ocorrer antagonismo, caso sejam associados. Os macrolídios inibem a translocação do RNA transportador no local aceptor do aminoácido, interferindo na adição de novos aminoácidos e, assim, impedem a síntese proteica do microrganismo. Esses antibióticos, em geral, não se ligam ao ribossomo dos mamíferos, uma vez que esses dispõem de subunidade 40 S e 60 S.

Os macrolídios são antibióticos bacteriostáticos; podem ser bactericidas em altas concentrações. A ação bactericida é tempo-dependente, isto é, o fator de maior importância para determinar a eficácia é o período de tempo que a concentração plasmática fica acima da CIM de dada bactéria.

Espectro de ação

A eritromicina é ativa principalmente contra bactérias gram-positivas, como estreptococos e estafilococos, incluindo os estafilococos resistentes aos antibióticos betalactâmicos, *Arcanobacterium pyogenes*, *Bacillus* spp., *Corynebacterium* spp., *Rhodococcus equi*, *Erysipelothix rhusiopathiae* e *Listeria* spp. São também suscetíveis à eritromicina as bactérias gram-negativas aeróbias *Actinobacillus* spp., *Brucella* spp., *Campylobacter* spp. e *Leptospira* spp. Dentre as bactérias anaeróbias suscetíveis à eritromicina encontram-se *Actinomyces* spp., *Clostridium* spp. e *Bacteroides* spp., exceto *B. fragilis*. Esse antibiótico é ativo também contra *Chlamydia* spp. e *Mycoplasma* spp. e desempenha atividade moderada contra enterococos, *Pasteurella* spp., *Bordetella* spp., *Ehrlichia* spp., *Haemophilus* spp. e *Legionella* spp. São resistentes à eritromicina as Enterobacteriaceae, *Pseudomonas* spp., *Nocardia* spp., *Mycobacterium* spp. e alguns *Mycoplasma* spp.

A tilosina tem espectro de atividade semelhante à eritromicina, sendo, de modo geral, menos ativa contra bactérias e mais ativa contra *Mycoplasma* spp. A espiramicina tem espectro de ação menor do que aquele da eritromicina e é menos efetiva contra *Mycoplasma* que a tilosina. A tilmicosina tem atividade antibacteriana e antimicoplasma entre a da eritromicina e a da tilosina. A atividade antimicromiana da tulatromicina parece ser semelhante àquela da tilmicosina. Dentre os macrolídios mais modernos, a azitromicina e a claritromicina têm amplo espectro de ação; a primeira apresenta o maior espectro *in vitro* contra bactérias gram-negativas, incluindo atividade moderada contra *Salmonella enterica*, e a claritromicina é a mais ativa contra *Rhodococcus equi*.

Resistência bacteriana

Geralmente é mediada por plasmídios, porém mutação cromossômica também já foi observada. Três mecanismos desencadeiam a resistência bacteriana aos macrolídios:

- Modificação no local de ligação
- Efluxo ativo
- Síntese de enzimas bacterianas que hidrolisam o anel de lactona.

Quadro 7.6 Antimicrobianos bacteriostáticos que inibem a síntese de proteínas.

Grupo	Exemplos
Macrolídios	Eritromicina, oleandomicina, carbomicina, roxitromicina, claritromicina, fluritromicina, diritromicina, azitromicina, tulatromicina, espiramicina, tilosina, josamicina, quitasamicina, roquitamicina, midecamicina, miocamicina, tilmicosina
Lincosamidas	Lincomicina, clindamicina, pirlimicina
Pleuromutilinas	Tiamulina, valnemulina
Estreptograminas	Virginiamicina, pristinamicina, quinupristina/dalfopristina
Anfenicóis	Cloranfenicol, tianfenicol, florfenicol
Tetraciclinas	Clortetraciclina, oxitetraciclina, tetraciclina, demeclociclina, rolitetraciclina, metaciclina, limeciclina, doxiciclina, minociclina, lauraciclina

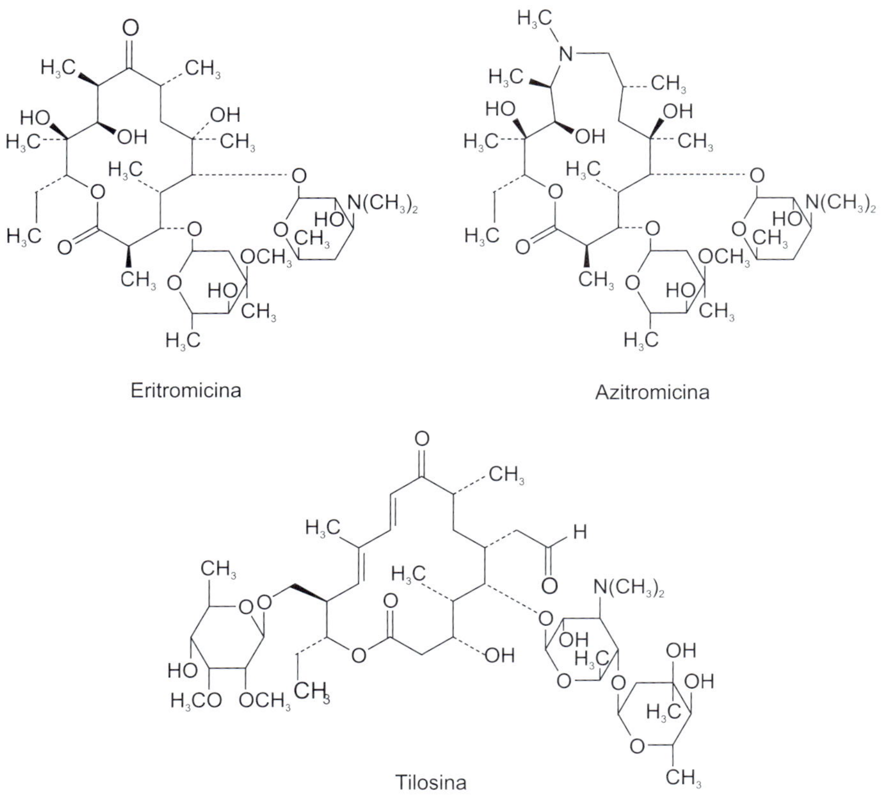

Figura 7.17 Estruturas químicas de alguns macrolídios.

Os dois primeiros mecanismos são os mais frequentes. A modificação no local de ligação (metilação do local receptor) pode levar à resistência cruzada entre macrolídios, lincosamidas e estreptograminas, pois todos esses antibióticos ligam-se à subunidade 50 S do ribossomo. Os genes que codificam essa característica podem estar presentes tanto em bactérias gram-positivas como em gram-negativas, e estão localizados em plasmídios ou transpósons; esses genes podem ser constitutivos ou induzíveis (a resistência ocorre quando o microrganismo é exposto ao antibiótico).

Características farmacocinéticas

Os macrolídios são bases fracas, com pK_a entre 6 e 9. A maioria dos estudos farmacocinéticos foi feita com a eritromicina. Esse antimicrobiano é uma base pouco absorvida quando administrada por via oral, sendo inativada no pH gástrico. Por esse motivo, foram desenvolvidas formulações como estolato ou estearato de eritromicina e de liberação entérica para melhorar sua absorção e tolerabilidade. Essas formulações têm melhor biodisponibilidade pelo fato de reduzirem a destruição da eritromicina no meio ácido. Há também formulações desenvolvidas para serem misturadas à ração ou à água de aves e suínos. A forma livre da eritromicina é absorvida no intestino. Administração subcutânea ou intramuscular de eritromicina pode causar irritação tecidual e dor; portanto, prefere-se, quando possível, à administração oral da eritromicina.

A tilosina é bem absorvida no trato gastrintestinal e não necessita de formulações especiais para manter sua estabilidade no estômago. Já a tilmicosina tem baixa absorção (biodisponibilidade de 22%).

Os macrolídios tendem a concentrar-se em algumas células por seu caráter básico, sendo então captadas por aquelas com pH mais ácido que o plasma. As concentrações teciduais de eritromicina, tilosina e tilmicosina são maiores que as concentrações plasmáticas, particularmente, nos pulmões, sendo, por isso, indicadas para o tratamento de infecções pulmonares. As concentrações de eritromicina são iguais ou superiores àquelas do plasma em vários líquidos do organismo, como bile, nos líquidos prostático, seminal, pleural e peritoneal, bem como em vários tecidos, como fígado, baço e rins. A eritromicina não atravessa a barreira hematencefálica em quantidade suficiente para uso terapêutico, porém cruza a barreira placentária e atinge concentrações terapêuticas no feto.

A ligação dos macrolídios às proteínas (predominantemente para a alfa-1-glicoproteína ácida) é baixa, tendo valores de 18 a 30% para a maioria das espécies. A biotransformação dos macrolídios é feita pelas enzimas microssomais hepáticas e a eliminação é via bile e fezes. A eritromicina é um inibidor das enzimas microssomais hepáticas, podendo reduzir a biotransformação de substâncias que usam essa mesma via metabólica.

Toxicidade e efeitos adversos

A incidência de efeitos colaterais com o uso dos macrolídios é relativamente baixa, sendo os relatos mais comuns na espécie humana. Provavelmente, o efeito adverso mais importante é a irritação tecidual, que leva a dor, quando da administração intramuscular; destacam-se tromboflebites e periflebites, quando por via intravenosa; e reações inflamatórias, quando da administração intramamária. Distúrbios gastrintestinais (náuseas, vômito, diarreia, cólica intestinal) ocorrem na maioria dos animais que recebem estes antibióticos, sendo bastante sérios em coelhos e equinos; nesta última espécie animal foram relatados até mesmo óbitos. A diarreia observada é consequência da atuação do antibiótico sobre a flora intestinal, tornando possível a quebra do equilíbrio e a proliferação de cepas de microrganismos resistentes ao antibiótico, ou ainda em função do efeito estimulante direto da eritromicina sobre a musculatura lisa intestinal, atuando como agonista do receptor da motilina. A administração oral de eritromicina não é recomendada para ruminantes por sua reduzida absorção e promoção de grave diarreia.

Lincosamidas

As lincosamidas (também denominadas lincomicinas e lincocinamidas) são monoglicosídios ligados a um aminoácido. Embora tenham estrutura química diferente daquela dos macrolídios, as lincosamidas apresentam espectro antimicrobiano e mecanismo de ação semelhante a estes. Os principais representantes desse grupo são a lincomicina e a clindamicina (Figura 7.18); recentemente foi introduzida no comércio a pirlimicina, de uso intramamário em bovinos e empregada como aditivo em animais de produção.

As lincosamidas inibem a síntese proteica da bactéria ao se ligarem à subunidade 50 S do ribossomo, da mesma maneira que fazem os macrolídios (Figura 7.16). As lincosamidas são antibióticos bacteriostáticos; podem ser bactericidas em altas concentrações. A ação bactericida é tempo-dependente e os parâmetros que melhor exprimem sua eficácia antimicrobiana são a relação entre a área sob a curva e a concentração inibitória mínima (ASC/CIM).

Espectro de ação

As lincosamidas, de modo geral, têm espectro de ação semelhante ao dos macrolídios. A clindamicina difere dos macrolídios e da lincomicina por sua maior atividade contra bactérias anaeróbias, incluindo anaeróbios gram-negativos como *Bacterioides* spp.

Resistência bacteriana

Os microrganismos podem desenvolver resistência apenas às lincosamidas, porém é mais comum a resistência cruzada entre lincosamidas, macrolídios e estreptograminas. A resistência ocorre devido à metilação de resíduos de adenina no RNA 23 S da subunidade 50 S do ribossomo (a subunidade 50 S do ribossomo é constituída de proteínas e dos RNA 5 S e 23 S), impedindo a ligação do antibiótico ao local de ação.

Características farmacocinéticas

As lincosamidas são antibióticos de caráter básico, com valores de pK_a ao redor de 7,6; são bastante lipossolúveis e, consequentemente, apresentam grande volume de distribuição (Vd entre 1,0 e 1,4 ℓ/kg). A clindamicina, quando administrada por via oral, tem maior absorção no trato gastrintestinal do que a lincomicina. As lincosamidas sofrem biotransformação hepática, sendo a bile a principal via de eliminação; cerca de 20% delas são eliminadas de forma intacta pela urina.

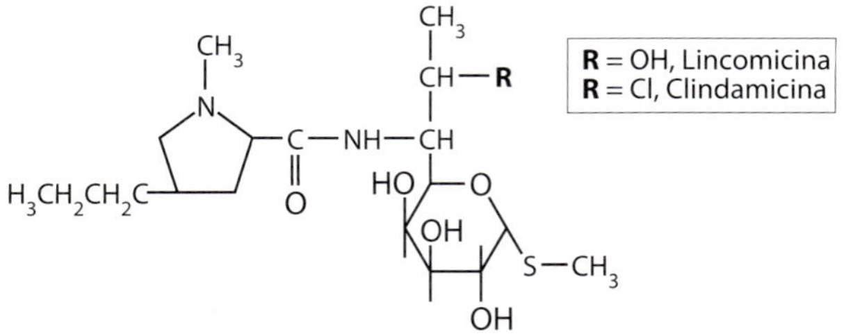

Em função de seu caráter básico, as lincosamidas podem ser captadas por tecidos com pH mais baixo que o do plasma, como o úbere e a próstata.

Toxicidade e efeitos adversos

Diarreia grave, podendo ser fatal em equinos e coelhos, é o efeito tóxico mais importante das lincosamidas. Em equinos, a administração parenteral ou oral de lincosamidas causa colite hemorrágica e diarreia, conduzindo ao óbito; isto se deve à proliferação no cólon de cepas de *Clostridia* resistentes às lincosamidas.

As lincosamidas causam bloqueio neuromuscular e efeitos depressores cardíacos, não devendo ser administradas com agentes anestésicos e rapidamente por via intravenosa. A injeção intramuscular de clindamicina causa dor local.

Pleuromutilinas

Fazem parte do grupo das pleuromutilinas a tiamulina e a valnemulina (Figura 7.19). Esses antimicrobianos são ativos principalmente contra bactérias gram-positivas e desempenham atividade moderada contra alguns bacilos gram-negativos e *Mycoplasma*; são empregados exclusivamente em medicina veterinária, principalmente para suínos.

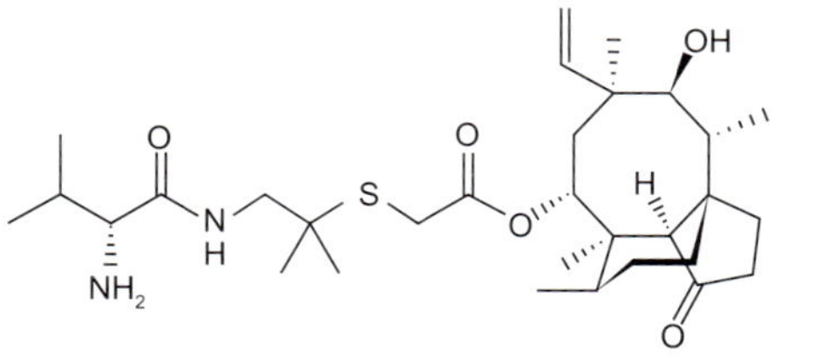

As pleuromutilinas inibem a síntese proteica da bactéria ao se ligarem à subunidade 50 S do ribossomo (Figura 7.16). Tanto a tiamulina como a valnemulina inibem a enzima peptidiltransferase, interferindo na translocação que leva à formação do polipeptídio de acordo com a sequência de bases nitrogenadas contida no RNA mensageiro. As pleuromutilinas podem competir com os macrolídios e as lincosamidas pelo local de ligação no ribossomo.

Espectro de ação

A tiamulina e a valnemulina têm importante atividade contra bactérias anaeróbias (*Fusobacterium necrophorum*, *Brachyspira hyodysenteriae*) e *Mycoplasma*; são ativas contra algumas bactérias gram-positivas aeróbias como *Staphylococcus* spp., *Arcanobacterium pyogenes* e alguns estreptococos. A tiamulina é inativa contra Enterobacteriaceae. A valnemulina é cerca de 2 vezes mais ativa que a tiamulina contra bactérias e 30 vezes mais ativa contra micoplasma suíno *in vitro*.

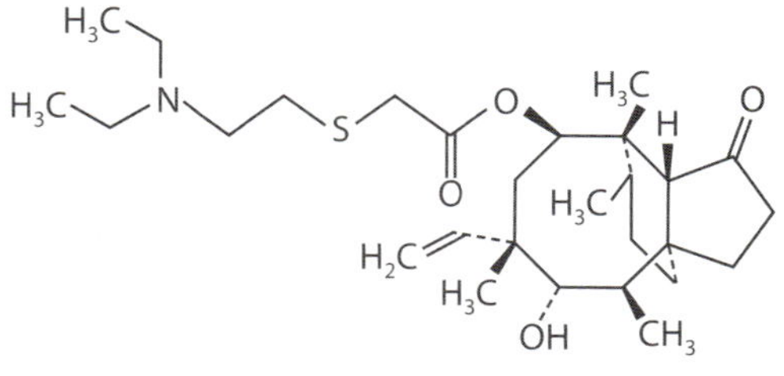

Figura 7.18 Estruturas químicas das lincosamidas: lincomicina e clindamicina.

Figura 7.19 Estruturas químicas das pleuromutilinas: tiamulina e valnemulina.

Resistência bacteriana

Pode haver resistência cruzada das pleuromutilinas com os macrolídios e as lincosamidas, pois esses antibióticos também se ligam à subunidade 50 S do ribossomo, além também de resistência cruzada moderada à espectinomicina (aminoglicosídio) e ao cloranfenicol.

Características farmacocinéticas

Há poucas informações sobre as características farmacocinéticas das pleuromutilinas. A tiamulina é uma base orgânica fraca, lipofílica. Esse antibiótico é bem absorvido após a administração oral em monogástricos, mas pode ser inativado pela flora do rume quando administrado por essa via em ruminantes; em bezerro (bovino pré-ruminante) é rapidamente absorvida. Em suínos, a administração da tiamulina na ração reduz sua absorção e, consequentemente, sua concentração sérica. Já a biodisponibilidade da valnemulina em suínos excede 90% quando administrada na ração.

A tiamulina penetra no interior das células e também pode ser encontrada no leite de vacas com mastite em concentração 1,2 vez superior àquela do pico plasmático após a administração por via intramuscular em bovinos. As concentrações de tiamulina em pulmões, fígado e rins de bovinos 1 h após a administração intravenosa são 4 a 7 vezes superiores àquelas do plasma.

Toxicidade e efeitos adversos

A tiamulina e a valnemulina não devem ser associadas aos ionóforos (monensina, nasarina e salinomicina), pois podem causar redução grave do crescimento, ataxia, paralisia e morte, de maneira dose-dependente. Esses efeitos estão associados à potente atividade inibidora induzida sobre o citocromo P-450 no fígado. Suínos e aves não devem receber o ionóforo por, pelo menos, 5 dias antes ou após o tratamento com pleuromutilinas.

A injeção intramuscular de algumas preparações de tiamulina pode causar irritação local. Há registro de que a administração de tiamulina por via intravenosa em bovino causou neurotoxicidade e morte.

Estreptograminas

As estreptograminas (ou sinergistinas) constituem um grupo de antibióticos formados por uma mistura de duas classes de componentes quimicamente distintos, designados estreptograminas A (macrolactonas) e B (hexadepsipetídios). Há estreptograminas naturais (virginiamicina, pristinamicina) e semissintéticas (quinupristina/dalfopristina).

A virginiamicina (Stafac 500® – nome comercial da linha veterinária), desenvolvida para uso como promotor de crescimento, é uma combinação da pristinamicina IIA (virginiamicina M1) e virginiamicina S1 (Figura 7.20).

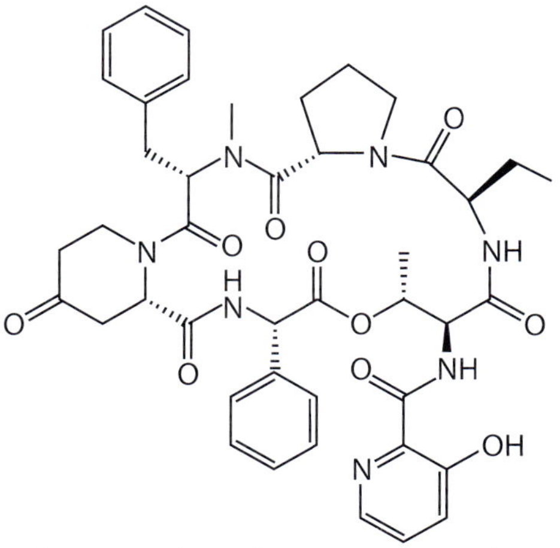

As estreptograminas inibem a síntese proteica bacteriana graças a sua ligação irreversível à subunidade 50 S do ribossomo (Figura 7.16). As estreptograminas dos grupos A e B ligam-se a locais distintos da subunidade 50 S do ribossomo; as primeiras induzem mudança conformacional que aumenta a afinidade do ribossomo pelas estreptograminas do grupo B. Isoladamente, cada componente apresenta moderada atividade bacteriostática, mas a combinação mostra efeito sinérgico bactericida. Essa atividade sinérgica tende a reduzir o aparecimento de resistência bacteriana.

A resistência às estreptograminas pode ser cromossômica ou mediada por plasmídios; a primeira é mais comum para as estreptograminas B e está relacionada com a produção de metilases ribossômicas codificadas por um gene; essa resistência reduz a força da ligação da estreptogramina B com o ribossomo bacteriano. A resistência à estreptogramina A geralmente é causada por genes que codificam acetiltransferases ou genes que codificam bombas de efluxo.

Figura 7.20 Estrutura química da estreptogramina denominada virginiamicina S1.

A virginiamicina é ativa principalmente contra bactérias gram-positivas aeróbias e anaeróbias (p. ex., *Clostridium perfringens*). Há poucos dados disponíveis sobre as propriedades farmacocinéticas desse antibiótico em animais. A virginiamicina é usada em alguns países, inclusive no Brasil, como promotor de crescimento para aves e suínos, na proporção de 5 a 20 ppm, porém esse uso foi banido da União Europeia, em 1999, devido ao isolamento de enterococos resistentes.

Anfenicóis

Pertencem ao grupo dos anfenicóis o cloranfenicol, o tianfenicol e o florfenicol; esses dois últimos são análogos do cloranfenicol, diferindo deste pela presença de um grupo metilsulfônico no anel benzênico, enquanto o cloranfenicol dispõe de um grupo nitroso (Figura 7.21). A presença desse grupo nitroso está associada à ocorrência de anemia aplásica em seres humanos, o que motivou a proibição do uso de cloranfenicol em animais de produção. O cloranfenicol e o tianfenicol têm espectro de atividade antimicrobiana semelhante, enquanto o florfenicol tem maior espectro de ação.

Os anfenicóis inibem a síntese proteica dos microrganismos sensíveis, ligando-se irreversivelmente à subunidade 50 S do ribossomo bacteriano e, desta forma, interferem na formação do peptídio pelo bloqueio da enzima peptidiltransferase, impedindo o alongamento da cadeia polipeptídica (Figura 7.16). São antibióticos bacteriostáticos. Estes antibióticos inibem também a síntese proteica mitocondrial das células da medula óssea dos mamíferos de maneira dose-dependente.

Espectro de ação

Os anfenicóis são considerados antibióticos de amplo espectro de ação, atuando sobre bactérias gram-positivas, gram-negativas, riquétsias, espiroquetas e micoplasma. Em geral, o tianfenicol é 1 a 2 vezes menos ativo quando comparado ao cloranfenicol, enquanto o florfenicol é levemente menos ativo que o cloranfenicol.

Resistência bacteriana

O mecanismo de resistência bacteriana ao cloranfenicol mais frequentemente encontrado é a inativação do antibiótico pela acetilação promovida pela enzima cloranfenicol-acetiltransferase; a acetilação dos grupos hidroxilas do cloranfenicol impede

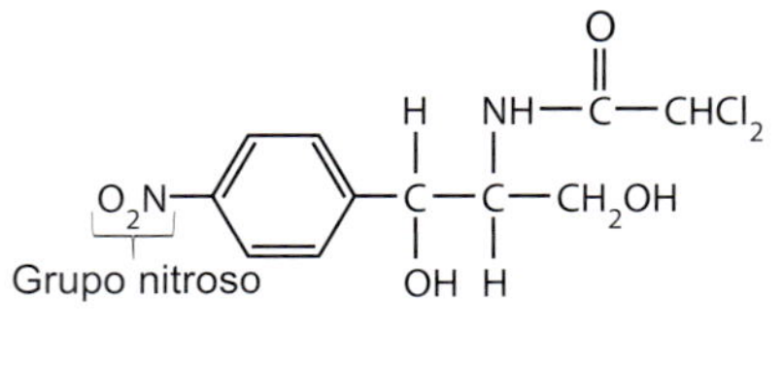

Figura 7.21 Estruturas químicas dos anfenicóis: cloranfenicol, tianfenicol e florfenicol.

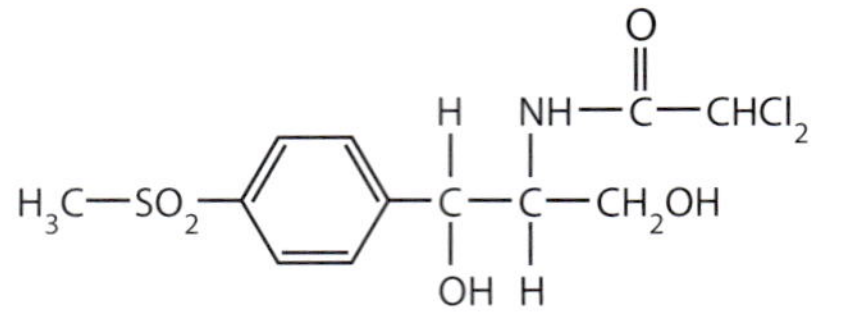

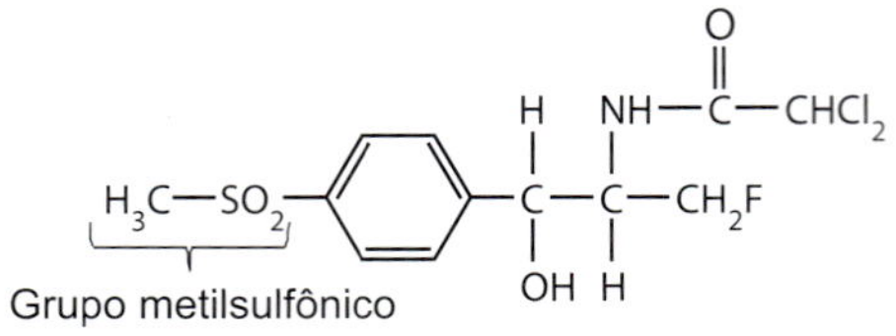

que ele se ligue à subunidade 50 S do ribossomo. Foram descritos também outros mecanismos de resistência, como sistemas de efluxo, inativação de fosfotransferases e mutação de locais-alvo ou barreiras de permeabilidade. A presença de um átomo de flúor na molécula do florfenicol impede a acetilação provocada pela enzima, fazendo com que cepas bacterianas resistentes ao cloranfenicol e ao tianfenicol tornem-se sensíveis ao florfenicol. Há resistência cruzada entre o cloranfenicol e outros antibióticos, como os macrolídios e as lincosaminas.

Características farmacocinéticas

Em animais monogástricos, o cloranfenicol é bem absorvido no sistema digestório; em ruminantes, é destruído pela flora ruminal. Liga-se às proteínas plasmáticas (cerca de 30 a 45%) e distribui-se relativamente bem por todos os tecidos (é lipofílico), atravessando inclusive a barreira placentária. O cloranfenicol difunde-se bem no leite e líquidos pleural e ascítico.

O cloranfenicol é biotransformado no fígado, sendo eliminado conjugado com o ácido glicurônico, o que faz com que apresente meia-vida diferente nas várias espécies animais e maior em recém-nascidos. Parte do cloranfenicol pode ser excretada de modo intacto pela urina, porém é quase ausente em herbívoros. Os metabólitos inativos são eliminados principalmente pela urina e uma pequena parte, pela bile.

Em relação às interações medicamentosas, a associação de cloranfenicol com fluorquinolonas não é recomendada, uma vez que a inibição proteica induzida pelo cloranfenicol interfere na produção de autolisinas necessárias para lise celular após a fluorquinolona interromper o superenrolamento do DNA. Também deve ser salientado que o cloranfenicol age no mesmo local do ribossomo que os macrolídios.

Toxicidade e efeitos adversos

Um dos efeitos tóxicos mais graves observados na espécie humana com o uso de cloranfenicol é a anemia aplásica; acredita-se que seja consequência de uma reação idiossincrásica, não dose-dependente, de mecanismo desconhecido. Alguns sugerem que a anemia aplásica esteja relacionada com a estrutura química do cloronfenicol, já que este efeito não ocorre com os seus análogos, tianfenicol e florfenicol. Na União Europeia, nos EUA, no Canadá, no Brasil e em outros países, o uso de cloranfenicol é proibido em animais utilizados para consumo humano, em função do risco da ocorrência de anemia aplásica em seres humanos que vierem a consumir alimentos com resíduo deste antibiótico.

A depressão da medula óssea, levando a anemia hipoplástica e redução da síntese de anticorpos, é um efeito adverso relacionado com a dose e a duração do tratamento com os anfenicóis. A suspensão do tratamento faz com estes sinais desapareçam. Manifestações digestivas, como vômito e diarreias, são ocasionalmente descritas, bem como reações alérgicas.

Tetraciclinas

As tetraciclinas são antibióticos produzidos por diversas espécies de *Streptomyces* e algumas são semissintéticas; são assim denominadas por sua estrutura química, formada por 4 anéis (Figura 7.22). Fazem parte desse grupo: clortetraciclina (aureomicina), oxitetraciclina (terramicina), tetraciclina, demeclociclina, rolitetraciclina, metaciclina, limeciclina, doxiciclina, minociclina e lauraciclina.

As tetraciclinas são antibióticos bacteriostáticos que inibem a síntese proteica dos microrganismos sensíveis, ligando-se aos ribossomos. Estes antibióticos, após penetrarem no interior da bactéria por um processo mediado por carreador, ligam-se reversivamente à subunidade 30 S do ribossomo do microrganismo, impedindo que o RNA transportador se fixe ao ribossomo e, com isso, a síntese proteica é inibida (Figura 7.16). Embora as tetraciclinas tenham maior afinidade pela subunidade 30 S do ribossomo microbiano, elas podem se ligar também à subunidade 40 S do ribossomo dos animais superiores, explicando algumas reações adversas que ocorrem com seu uso terapêutico (ver adiante).

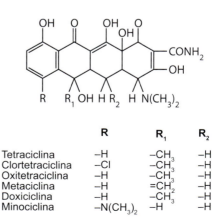

Figura 7.22 Estruturas químicas das tetraciclinas.

Espectro de ação

São classificadas como antibióticos de amplo espectro de ação antimicrobiana. As tetraciclinas atuam sobre bactérias gram-positivas e gram-negativas, incluindo micoplasmas, ehrlichia/anaplasma, clamídias, riquétsias e até sobre alguns protozoários parasitas como *Plasmodium falciparum, Entamoeba histolytica, Giardia lamblia, Leishmania major, Trichomonas* spp. e *Toxoplasma gondii*. Doxiclina e minociclina, de modo geral, são mais ativas contra *Staphylococcus aureus* que a tetraciclina.

Resistência bacteriana

A resistência adquirida às tetraciclinas é comum entre bactérias e *Mycoplasma*, fato que reduziu sua utilização terapêutica. Por outro lado, é rara a resistência para os patógenos intracelulares como *Chlamydia, Chlamydiphila, Ehrlichia* e *Anaplasma*. A resistência às tetraciclinas pode ser mediada por 3 mecanismos:

- Efluxo das tetraciclinas por mecanismo dependente de energia, reduzindo sua concentração no interior do microrganismo
- Proteção ribossômica na qual as tetraciclinas são incapazes de se ligar ao ribossomo bacteriano
- Modificação química necessitando de oxigênio, NADPH e catálise por enzimas.

Os 2 primeiros mecanismos são os mais comuns.

Características farmacocinéticas

As tetraciclinas podem ser administradas tanto por via oral, sendo absorvidas no sistema digestório, como por vias parenterais. A injeção intramuscular provoca dor local. A presença de alimentos no sistema digestório pode prejudicar a absorção das tetraciclinas administradas por via oral, com exceção de minociclina e doxiciclina. As tetraciclinas formam quelatos insolúveis com cálcio, magnésio, zinco, ferro e alumínio. Leite e derivados, preparações vitamínicas, antiácidos e catárticos podem reduzir sua absorção. As concentrações plasmáticas máximas são alcançadas cerca de 1 a 3 h após a administração oral.

A distribuição pode variar com a lipossolubilidade das diferentes tetraciclinas, sendo a doxiciclina e a minociclina mais lipossolúveis do que a tetraciclina e a oxitetraciclina. Esses antibióticos atravessam a barreira placentária e atingem o feto; são secretados no leite, no qual atingem concentrações próximas àquelas do plasma.

Todas as tetraciclinas, exceto a minociclina e a doxiciclina (parcialmente biotransformadas no organismo), são excretadas na sua forma ativa pela urina ou, em menor proporção, pela bile (sofrem o ciclo êntero-hepático). A excreção renal é feita por filtração glomerular.

Com relação às interações medicamentosas, a absorção das tetraciclinas é reduzida com antiácidos contendo alumínio, cálcio ou magnésio, com preparações contendo ferro e sais de bismuto. Por outro lado, há sinergismo entre tetraciclinas e tilosina contra *Pasteurella* e a associação a polimixinas pode resultar em efeitos sinérgicos por facilitar sua entrada no interior da bactéria. Efeito sinérgico foi também observado com a associação de doxiciclina a rifampicina ou estreptomicina no tratamento da brucelose.

Toxicidade e efeitos adversos

As tetraciclinas causam irritação tecidual. Este efeito pode provocar manifestações gastrintestinais (náuseas, vômito, diarreia) quando administradas por via oral, e dor no local da injeção, quando administradas por vias intramuscular ou subcutânea.

Distúrbios da flora intestinal podem ocorrer mesmo quando as tetraciclinas são administradas por vias parenterais, uma vez que podem ser eliminadas pelas fezes. Devido à capacidade que as tetraciclinas têm de ligarem-se ao cálcio, podem ocasionar arritmias cardíacas, além de deposição no tecido ósseo e dentes, o que pode causar deformidades ósseas e predisposição a cáries; em fêmeas prenhes, atravessam a barreira placentária, podendo produzir deformidades ósseas no feto. As tetraciclinas podem também causar efeitos tóxicos em células hepáticas (infiltração gordurosa) e renais (necrose em túbulos proximais). Dano em túbulos renais também pode ser causado pela administração de tetraciclinas com prazo de validade vencido, devido à formação de produtos de degradação tóxicos.

Em equinos, relata-se com frequência a interferência na flora intestinal, possibilitando a superinfecção por *Salmonella* resistente a estes antibióticos; este efeito pode conduzir a grave diarreia, podendo levar a óbito.

Antifúngicos

Atualmente, há registro de 70 espécies de fungos que podem causar doenças clínicas denominadas micoses em animais. No entanto, comparativamente ao ser humano, para o qual são reconhecidas, atualmente, cerca de 100 espécies patogênicas de fungos, as doenças micóticas nos animais têm recebido muito pouca atenção e, por conseguinte, são raros os estudos na literatura relacionados com o tratamento destas infecções em animais, principalmente nos produtores de alimentos. No entanto, calcula-se que os fungos sejam responsáveis por significativo número de zoonoses – dados sugerem que, em algumas regiões do mundo, 80% das infecções dérmicas em seres humanos sejam de origem animal. Além disso, também é reconhecido que as micoses são uma das principais causas de prejuízos econômicos na produção animal.

As micoses podem ser classificadas em *micoses sistêmicas*, *superficiais* e *subcutâneas*. As *micoses sistêmicas*, como a histoplasmose, a paracoccidioidomicose e a criptococose, constituem um grande problema em clínica humana e veterinária, tendo em vista a dificuldade de diagnóstico e o seu caráter crônico. As infecções por fungos em pelos, unhas/garras, pele e mucosas são denominadas *micoses superficiais*, sendo exemplos a candidíase cutânea e das mucosas e as dermatomicoses. As micoses superficiais apresentam-se com maior incidência do que as micoses profundas. Existem, ainda, as denominadas *micoses subcutâneas*, como a esporotricose, a cromomicose e os micetomas.

Deve-se considerar que o tratamento das micoses é normalmente demorado e caro, o que torna inviável, na maioria das vezes, o emprego do antifúngico nos animais de produção. Desta maneira, embora atualmente haja um grande número de medicamentos disponíveis no mercado para o tratamento de infecções fúngicas no ser humano, e até mesmo para os animais de companhia, justamente pelo alto custo destes medicamentos, o tratamento com antifúngicos nos animais de produção, na maioria das vezes, torna-se inviável e, quando se faz, é limitado. Ademais, de maneira geral, os antifúngicos apresentam formulação para uso humano, e, quando são de linha veterinária, costumam apresentar posologia para uso em cães e gatos.

O Quadro 7.7 apresenta os principais antifúngicos utilizados em animais de produção, bem como seu mecanismo de ação, suas indicações e características.

Quadro 7.7 Mecanismo de ação, espectro de ação e características dos principais antifúngicos empregados em animais de produção.

Antifúngicos	Mecanismo de ação	Espectro de ação	Características
Griseofulvina	Causa ruptura do fuso mitótico, promovendo inibição da mitose; produz também alterações morfológicas na parede celular	*Trichphyton* spp., *Epidermophyton* spp. e *Microsporum* spp.	Administração somente por via oral, insolúvel em água. O uso de griseofulvina em animais prenhes é contraindicado, pois é um potente agente teratogênico. Não há dados a respeito do tempo de carência para este medicamento
Nistatina	Liga-se com o ergosterol, o principal componente da membrana celular do fungo, formando poros, promovendo saída de K^+ e morte celular	*Candida* spp., *Aspergillus fumigatus*, *Cryptococcus neoformans*, *Trichosporon beigelii*	Uso tópico ou oral. O emprego da nistatina limita-se às micoses de pele e mucosas, inclusive as do trato gastrintestinal, não sendo absorvida por esta via
Cetoconazol	Ligam-se às enzimas do citocromo P450 do fungo e inibem a desmetilação do lanosterol, causando, assim, a inibição da síntese do ergosterol	*Trichophyton* spp., *Epidermophyton* spp., *Microsporum* spp., *C. albicans*, *Malassezia pachydermatis*, *Histoplama capsulatum*, *Coccidioides immitis*, *Blastomyces dermatitidis*, *Aspergillus* spp., *Fusarium* spp.	Uso tópico ou oral. Os efeitos hepatotóxicos do cetoconazol devem ser monitorados por meio de dosagem sérica de transaminases hepáticas. O cetoconazol não é recomendado para uso em animais prenhes e lactantes
Clortrimazol e econazol		*Trichophyton* spp., *Epidermophyton* spp. e *Microsporum* spp., *Candida* spp., *Aspergillus* spp., *Coccidioides immitis*, *Cryptococcus neoformans*	Uso tópico somente
Enilconazol		*Microsporum canis*, *M. gypseum*, *Trichophyton mentagrophytes*, *T. verrucosum*, *Malassezia pachydermatis*, *Aspergillus* spp.	Uso tópico somente. Nos EUA, há formulações para o uso do enilclonazol em equipamentos e instalações de criações de aves poedeiras, para controle da aspergilose

▶ Bibliografia

Aitken IA, Morgan JH, Dalziel R et al. Comparative in vitro activity of valnemulin against porcine bacterial pathogens. Vet Rec. 1999; 44:128.

Arif M, Champlin FR. Adaptive acquisition of novobiocin resistence in Pateurella multocida strains of avian origin. Vet Res Commun. 1998; 22:445-55.

Beyer D, Pepper K. The streptogramin antibiotics: update on their mechanism of action. Expert Opin Investig Drugs. 1998; 7:591-9.

Boothe DM. Principles of antimicrobial therapy. Vet Clin North Am Small Anim Pract. 2006; 36:1003-47.

Brennan J, Skinner J, Barnum DA, Wilson J. The efficacy of bacitracina methylene disalicylate when fed in combination with narasina in the management of necrotic enteritis in broiler chickens. Poul Sci. 2003; 82:360-3.

Brown SA, Riviere JE. Comparative pharmacokinetics of aminoglycoside antibiotics. J Vet Pharmacol Therap. 1991; 14:1-35.

Cannon M, Harford S, Davies J. A comparative study on the inhibitory actions of chloramphenicol, thiamphenicol, and some fluorinated analogs. J Antimicrob Chemother. 1990; 26:307-17.

Carbon C. Pharmacodymamics of macrolides, azalides and streptogramins: effects on extracellular pathogens. Clin Infect Dis. 1998; 27:28-32.

Chide OE, Orisakwe OE. Structural development, haematological immunological and pharmacological effects of quinolones. Recent Pat Anti-infect Drug Discov. 2007; 2:157-68.

Costa EO, Górniak SL. Agentes antifúngicos e antivirais. In: Spinosa HS, Górniak SL, Bernardi MM. Farmacologia aplicada à medicina veterinária. 5. ed. Rio de Janeiro: Guanabara Koogan, 2011. pp. 474-86.

Cox LA. Potential human health benefits of antibiotics used in food animals: a case study of virginiamycin. Environ Int. 2005; 31:549-63.

Davies J, Wright GD. Bacterial resistance to aminoglycoside antibiotics. Trends Microbiol. 1997; 5:234-40.

Donnelly A, Blagg BS. Novobiocin and additional inhibitors of the Hsp90 C-terminal nucleotide-binding pocket. Curr Med Chem. 2008; 15:2702-17.

Dowling PM. Aminoglycosides. In: Giguère S, Prescott JF, Baggot JD et al. Antimicrobial therapy in veterinary medicine. 4 ed. Ames: Blackwell, 2006. pp. 207-29.

Dowling PM. Chloranphenicol, thiamphenicol, and florfenicol. In: Giguère S, Prescott JF, Baggot JD et al. Antimicrobial therapy in veterinary medicine. 4. ed. Ames: Blackwell, 2006. pp. 241-8.

Dowling PM. Peptide antibiotics: polymyxins, glycopeptides and bacitracin. In: Giguère S, Prescott JF, Baggot JD et al. Antimicrobial therapy in veterinary medicine. 4. ed. Ames: Blackwell, 2006. pp. 171-8.

Falagas ME, Kastoris AC, Kapaskelis AM et al. Fosfomycin for the treatment of multidrug-resistant, including extended-spectrum betalactamase producing, Enterobacteriaceae infections: a systematic review. Lancet Infect Dis. 2010; 10:43-50.

França SA, Guedes RMC. Antimicrobianos para o controle da enteropatia proliferativa suína. Cienc Rural. 2008; 38:288-96.

Frank LA. Clinical pharmacology of rifampin. J Am Vet Med Assoc. 1990; 197:114-7.

Giguère S. Lincosamides, pleuromutilins, and streptogramins. In: Giguère S, Prescott JF, Baggot JD et al. Antimicrobial therapy in veterinary medicine. 4. ed. Ames: Blackwell, 2006. pp. 179-90.

Giguère S. Tetracyclines and glycylcyclines. In: Giguère S, Prescott JF, Baggot JD et al. Antimicrobial therapy in veterinary medicine. 4. ed. Ames: Blackwell, 2006. pp. 231-40.

Giguère S, Jacks S, Roberts GD et al. Retrospective comparison of azithromycin, clarithromycin, and erythromycin for the treatment of foals with *Rhodococcus equi* pneumonia. J Vet Intern Med. 2004; 18:568-73.

Górniak SL. Sulfas, quinolonas e outros quimioterápicos In: Spinosa HS, Górniak SL, Bernardi MM. Farmacologia aplicada à medicina veterinária. 5. ed. Rio de Janeiro: Guanabara Koogan, 2011. pp. 432-41.

Kilaru S, Collins CM, Hartley AJ et al. Establishing molecular tools for genetic manipulation of the pleuromutilin-producing fungus *Clitopilus passeckerianus*. Appl Environ Microbiol. 2009; 75:7196-7204.

Kwa A, Kasiakou SK, Tam VH et al. Polymyxin B: Similarities to and differences from colistina (polymyxin E). Expert Rev Anti Infect Ther. 2007;5: 811-21.

Lina G, Quaglia A, Reverdy ME et al. Distribution of genes encoding resistance to macrolides, lincosamides and streptogramins among staphylococci. Antimicrob Agents Chemother. 1999; 43: 1062-6.

Liu HH. Safety profile of the fluoroquinolones. Drug Saf. 2010; 33: 353-69.

Lobell RD, Varma KJ, Johnson JC et al. Pharmacokinetics of florfenicol following intravenous and intramuscular doses to cattle. J Vet Pharmacol Ther. 1994; 17: 253-8.

Long KS, Hansen LH, Jakobsen L et al. Interaction of pleuromutilin derivatives with the ribosomal peptidyl transferase center. Antimicrob Agents Chemother. 2006; 50:1458-62.

Martinez M, McDermott P, Walker R. Pharmacology of the fluoroquinolones: A perspective for the use in domestic animals. Vet J. 2006; 172: 10-28.

Mckellar QA, Sanchez Bruni SF, Jones DG. Pharmacokinetic/pharmacodynamic relationships of antimicrobial drugs used in veterinary medicine. J Vet Pharmacol Ther. 2004; 27:503-14.

Miller DJ, O'Connor JJ, Roberts NL. Tiamulin/salinomycin interactions in pigs. Vet Rec. 1986; 118:73-5.

Morresey PR, MacKay RJ. Endotoxin-neutralizing activity of polymyxin B in blood after IV administration in horses. Am J Vet Res. 2006; 67:642-7.

Mouton JW, Dudley MN, et al. Standardization of pharmacokinetic/pharmacodynamic (PK/PD) terminology for anti-infective drugs: an update. J Antimicrob Chemother. 2005; 55:601-7.

Nascimento LC. Vancomicina, teicoplanina, quinupristina e dalfopristina. Bacitracina. Gramicidina. Polimixinas. In: Silva P. Farmacologia. 7. ed. Rio de Janeiro: Guanabara Koogan, 2006. pp. 1003-8.

Oliveira JH, Granato AC, Hirata DB et al. Ácido clavulânico e cefamicina C: uma perspectiva da biossíntese, processo de isolamento e mecanismo de ação. Quím Nova. 2009; 32:2142-50.

Papich MG. Manual Saunders terapêutico veterinário. 2. ed. São Paulo: MedVet, 2009.

Papich MG, Rivieri JE. Aminoglycoside antibiotics. In: Rivieri JE, Papich MG. Veterinary pharmacology & therapeutics. 9. ed. Ames: Wiley-Blackwell, 2009. pp. 915-43.

Papich MG, Rivieri JE. β-lactam antibiotics: penicillins, cephalosporins, and related drugs. In: Rivieri JE, Papich MG. Veterinary pharmacology & therapeutics. 9. ed. Ames: Wiley-Blackwell, 2009. pp. 865-893.

Papich MG, Rivieri JE. Chloramphenicol and derivatives, macrolides, lincosamides, and miscellaneous antimicrobials. In: Rivieri JE, Papich MG. Veterinary pharmacology & therapeutics. 9. ed. Ames: Wiley-Blackwell, 2009. pp. 945-81.

Papich MG, Rivieri JE. Tetracycline antibiotics. In: Rivieri JE, Papich MG. Veterinary pharmacology & therapeutics. 9. ed. Ames: Wiley-Blackwell, 2009. pp. 895-913.

Pohl P, Glupczynski Y, Marin M et al. Replicon typing characterization of plasmids encoding resistance to gentamicin and apramycin in *Escherichia coli* and *Salmonella typhimurium* isolated from human and animal sources in Belgium. Epidemiol Infect. 1993; 111:229-38.

Plumb DC. Veterinary drug handbook. 4. ed. Ames: Blackwell, 2002.

Rocha H. Cefalosporinas. In: Silva P. Farmacologia. 7. ed. Rio de Janeiro: Guanabara Koogan, 2006. pp. 972-9.

Sauvage E, Kerff F, Terrak M et al. The penicillin-binding proteins: structure and role in peptidoglycan biosynthesis. FEMS Microbiol Rev. 2008; 32:234-58.

Schwarz S, Kehrenberg C, Doublet B et al. Molecular basis of bacterial resistence to chloramphenicol and florfenicol. FEMS Microbiol Rev. 2004; 28:519-42.

Searle A. Fluoroquinolone. Aust Vet Practit. 1990; 20:172-3.

Shaikh B, Jackson J, Thaker NH. Neomycin residues in kidneys of orally dosed non-ruminating calves determined by high-performance liquid chromatographic and microbiological assay methods. J Vet Pharmacol Ther. 1995; 18:150-2.

Silva P. Antibióticos beta-lactâmicos. Penicilinas. In: Silva P. Farmacologia. 7. ed. Rio de Janeiro: Guanabara Koogan, 2006. pp. 953-71.

Spinosa HS. Antibióticos bacteriostáticos que interferem na síntese proteica: macrolídios, lincosamidas, pleuromicinas, estreptograminas, tetraciclinas, cloranfenicol e derivados. In: Spinosa HS, Górniak SL, Bernardi MM. Farmacologia aplicada à medicina veterinária. 5. ed. Rio de Janeiro: Guanabara Koogan, 2011. pp. 464-73.

Spinosa HS. Antibióticos que interferem na síntese da parede celular (bacitracina, glicopeptídios e fosfomicina) e na permeabilidade da membrana celular (polimixinas). In: Spinosa HS, Górniak SL, Bernardi MM. Farmacologia aplicada à medicina veterinária. 5. ed. Rio de Janeiro: Guanabara Koogan, 2011. pp. 450-5.

Spinosa HS. Antibióticos que interferem na síntese da parede celular: betalactâmicos. In: Spinosa HS, Górniak SL, Bernardi MM. Farmacologia aplicada à medicina veterinária. 5. ed. Rio de Janeiro: Guanabara Koogan, 2011. pp. 442-9.

Spinosa HS. Antibióticos que interferem na síntese de ácidos nucleicos (rifamicinas e novobiocina) e antibióticos bactericidas que interferem na síntese proteica (aminoglicosídios). In: Spinosa HS, Górniak SL, Bernardi MM. Farmacologia aplicada à medicina veterinária. 5. ed. Rio de Janeiro: Guanabara Koogan, 2011. pp. 456-63.

Spinosa HS, Tárraga KM. Considerações gerais sobre os antimicrobianos. In:. Spinosa HS, Górniak SL, Bernardi MM. Farmacologia aplicada à medicina veterinária. 5 ed. Rio de Janeiro: Guanabara Koogan, 2011. pp. 409-17.

Stieger M, Angehen P, Wohlgensinger B et al. GyrB mutations in *Staphylococcus aureus* strains resistant to cyclothialidine, coumermycin, and novobiocina. Antimicrob Agents Chemother. 1996; 40:1060-2.

St-Jean G, Jernigan AD. Treatment of *Mycobacterium paratuberculosis* infection in ruminants. Vet Clin North Am Food Anim Pract. 1991; 7:793-804.

Tam VH, Schilling AN, Vo G et al. Pharmacodynamics of polymyxin B against *Pseudomonas aeruginosa*. Antimicrob Agents Chemother. 2005; 49:3624-30.

Vancustsem PM, Babish JG, Schwark WS. The fluoroquinolone antimicrobials: structure, antimicrobial activity, pharmacokinetics, clinical use in domestic animals and toxicity. Cornell Vet. 1990; 80:173-86.

Walker RD, Giguère S. Principles of antimicrobial drug selection and use. In: Giguère S, Prescott JF, Baggot JD et al. Terapia antimicrobiana em medicina veterinária. 4. ed. São Paulo: Roca, 2010. pp. 107-18.

Xu M, Zhou YN, Goldstein BP et al. Cross-resistance of *Escherichia coli* RNA polymerases conferring rifampin resistance to different antibiotics. J Bacteriol. 2005; 187:2783-92.

8
Antibiograma

Adrienny Trindade Reis Costa

▶ Introdução

Os padrões de sensibilidade e resistência dos microrganismos aos antimicrobianos estão em constante mudança, de maneira que muitos deles têm desenvolvido resistência mesmo aos novos antimicrobianos. Como esses padrões são imprevisíveis, é necessário testar os patógenos isolados dos animais contra os diferentes agentes antimicrobianos. Os resultados de antibiograma têm atualmente um papel muito importante na escolha da medicação mais apropriada para o tratamento das doenças bacterianas.

Ao longo do tempo, na medicina veterinária preventiva, observa-se que os profissionais que solicitam o diagnóstico laboratorial e baseiam-se nestes resultados para elaborar propostas de programas de medicações específicas são mais bem-sucedidos. Problemas decorrentes de erros na medicação estão comumente mais ligados ao diagnóstico incorreto do que propriamente à seleção de antimicrobianos.

Existem várias técnicas que podem ser utilizadas *in vitro* para medir a sensibilidade das bactérias frente aos agentes antimicrobianos, incluindo as técnicas de difusão de discos e de diluição em ágar e em caldo.

A menor concentração do antibiótico que inibe o crescimento bacteriano é denominada CIM (concentração mínima inibitória, ou em inglês, MIC – *minimum inhibitory concentration*), podendo este método ser realizado em ágar ou em meio líquido. Os métodos em meios líquido ou sólido são realizados a partir de diluições seriadas do antimicrobiano que é incorporado aos meios, adicionando-se, em seguida, a cultura padronizada da bactéria a ser testada. Após a incubação apropriada, a menor concentração que mostre ausência de crescimento visível é considerada CIM. Este é um método quantitativo, pelo qual os resultados são expressos em microgramas por mililitro ($\mu g/m\ell$). Atualmente, existem sistemas comerciais disponíveis em tiras (*E-test*) ou em placas de 96 pocinhos (*Sensititre*), para a determinação da CIM.

Por outro lado, embora existam diferentes métodos para a avaliação quantitativa da sensibilidade bacteriana, a técnica de difusão de discos (Kirby-Bauer) é a mais usada e de eleição pela maioria dos laboratórios em todo o mundo, por se tratar de um teste simples, econômico e de fácil execução.

O método de difusão de discos deve ser utilizado apenas para patógenos de crescimento rápido, para que os resultados sejam confiáveis. A padronização tem sido proposta e revisada pelo National Committee for Clinical Laboratory Standards (NCCLS, 2009), atualmente denominado Clinical and Laboratory Standards Institute (CLSI), subcomitê de teste de sensibilidade antimicrobiana veterinária.

▶ Aspectos gerais importantes para realização dos testes de sensibilidade

▪ Indicações

Os testes são indicados para qualquer patógeno bacteriano que contribui para um processo infeccioso, no qual é necessária ou recomendada a intervenção por uso de agentes antimicrobianos. São mais frequentemente indicados quando o microrganismo causador pertence às espécies de bactérias capazes de desenvolver mecanismos de resistência, visando aos estudos epidemiológicos de resistências, aos estudos de novos agentes antimicrobianos e à formação de banco de dados de bactérias isoladas em determinado país ou região.

Colônias de cada tipo de patógeno bacteriano, provenientes de culturas puras, devem ser selecionadas a partir de culturas primárias e testadas para sensibilidade. O grau de resistência e sensibilidade das bactérias frente aos agentes antimicrobianos pode variar entre espécies e tipo de amostra do patógeno. Nesse sentido, tem-se observado, por exemplo, aumento de resistência aos antimicrobianos para *Escherichia coli* e *Salmonella* spp. Os testes de sensibilidade têm sido ainda padronizados e alguns, modificados para os patógenos de difícil crescimento, como é o caso do *Haemophilus* spp. e do *Actinobacillus pleuropneumoniae*, não sendo utilizado para todos os patógenos de importância em medicina veterinária (p. ex., *Campylobacter* spp., *Mycoplasma* etc.).

Misturas de diferentes microrganismos não devem ser utilizadas no teste de sensibilidade, sendo necessário seu isolamento e identificação para, em seguida, ser realizado o teste. A prática de realizar o teste diretamente do material (*swabs*, órgãos, feridas etc.), sem prévio isolamento do agente, também não é recomendada. Quando a natureza da infecção não estiver bem definida e o material estiver contaminado com outros agentes bacterianos ou associado à flora normal, os resultados podem ser incorretamente interpretados.

▪ Vantagens e desvantagens do teste de difusão de discos

Como vantagens do método de difusão de discos, podem ser citados a simplicidade da técnica, a disponibilidade de discos padronizados, a flexibilidade da escolha dos antimicrobianos para os diferentes agentes infecciosos e o baixo custo. Quanto às desvantagens, constatou-se que este teste não fornece informações quantitativas e, ainda, alguns antimicrobianos não podem ser avaliados por ele, como, por exemplo, a tilosina, que não tem difusão suficiente no meio de cultura, ou a colistina, por apresentar discordância com a CIM.

Fatores que afetam o tamanho da zona de inibição no teste

O teste de difusão de disco inicia-se com o preparo de uma suspensão de bactérias recém-cultivadas e inoculadas sobre a superfície de uma placa de ágar Mueller Hinton, e depois colocados os discos de papel impregnados com antimicrobianos. Após a incubação em estufa, é analisado o padrão de crescimento ou inibição ao redor de cada disco, sendo medido, então, o tamanho de cada halo e o resultado é analisado em tabelas apropriadas (Quadro 8.1).

Uma das razões para padronização do procedimento é que muitos fatores podem influenciar o tamanho da zona de inibição ou do halo, conforme descreveremos a seguir.

Quadro 8.1 Interpretação do tamanho das zonas de inibição (halos em cm) no antibiograma.

Antibióticos	Sigla	Sensível	Intermediário	Resistente
Ácido nalidíxico	NA ou NAL	≥ 1,9	1,4 a 1,8	≤ 1,3
Ácido oxolínico	ACO	≥ 1,6	1,5 a 1,6	≤ 1,4
Amicacina	AMI	≥ 1,7	1,5 a 1,6	≤ 1,4
Amoxicilina (outros)	AMO	≥ 1,8	1,4 a 1,7	≤ 1,3
Amoxicilina (*Staphylococcus* spp.)	AMO	≥ 2,0	–	≤ 1,9
Ampicilina (*Staphylococcus* spp.)	AP ou AMP	≥ 2,9	–	≤ 2,8
Ampicilina (*Haemophilus* spp.)	AP ou AMP	≥ 2,0	–	≤ 1,9
Ampicilina (gram-negativos)	AP ou AMP	≥ 1,7	1,4 a 1,6	≤ 1,3
Ampicilina (*Enterococcus* spp.)	AP ou AMP	≥ 1,7	–	≤ 1,6
Ampicilina (*Streptococcus* spp.)	AP ou AMP	≥ 2,6	1,9 a 2,5	≤ 1,8
Apramicina	APR	≥ 1,5	1,2 a 1,4	≤ 1,1
Bacitracina	BC ou BAC	≥ 1,3	0,9 a 1,2	≤ 0,8
Canamicina	CAN ou KN	≥ 1,8	1,4 a 1,7	≤ 1,3
Cefalexina	CEF	≥ 2,8	2,7 a 1,6	≤ 1,5
Cefalotina	CFL	≥ 1,8	1,5 a 1,7	≤ 1,4
Cefoperazona sódica	CPZ	≥ 2,1	1,6 a 2,0	≤ 1,5
Ceftiofur sódico/equinos	CTF ou XNL ou CFT	≥ 2,1	1,8 a 2,0	≤ 1,7
Ciprofloxacino	CIP	≥ 2,1	1,6 a 2,0	≤ 1,5
Clindamicina	CLI	≥ 2,1	1,5 a 2,0	≤ 1,4
Cloranfenicol (outros)	CLO	≥ 1,8	1,3 a 1,7	≤ 1,2
Cloranfenicol (*Streptococcus* spp.)	CLO	≥ 2,1	1,8 a 2,0	≤ 1,7
Clortetracliclina	CTT	≥ 1,8	0,9 a 1,7	≤ 0,8
Colistina	COL ou CL	≥ 1,1	0,9 a 1,0	≤ 0,8
Doxiciclina	DOX	≥ 1,6	1,3 a 1,5	≤ 1,2
Denofloxacino	DF	≥ 2,1	1,6 a 2,0	≤ 1,5
Eritromicina (*Streptococcus* spp.)	ERI	≥ 2,1	1,6 a 2,0	≤ 1,5
Eritromicina (outros)	ERI	≥ 2,3	1,4 a 2,2	≤ 1,3
Enrofloxacino (outros)	ENO	≥ 2,3	1,7 a 2,0	≤ 1,6
Enrofloxacino (respiratório)	ENO	≥ 2,1	1,7 a 2,0	≤ 1,6
Espectinomicina	EPT	≥ 1,4	1,1 a 1,3	≤ 1,0
Espiramicina	ESP	≥ 1,6	–	≤ 1,5
Estreptomicina	ET ou EST	≥ 1,5	1,2 a 1,4	≤ 1,1
Florfenicol (em suínos)	FLF	≥ 2,2	1,9 a 2,1	≤ 1,8
Flofernicol (em bovinos)	FLF	1,9	1,5 a 1,8	≤ 1,4
Fosfomicina	FOS	≥ 1,2	0,8 a 1,1	≤ 0,7
Gentamicina geral	GN ou GEN	≥ 1,5	1,3 a 1,4	≤ 1,2
Josamicina	JOS	≥ 1,6	1,4 a 1,5	≤ 1,3
Josamicina + trimetoprima	JOT	≥ 1,6	1,1 a 1,5	≤ 1,0
Lincomicina	LIN ou LN	≥ 1,7	1,3 a 1,6	≤ 1,2
Neomicina	NEO	≥ 1,7	1,3 a 1,6	< 1,3
Norfloxacino nicotinato	NOR	≥ 1,7	1,3 a 1,6	≤ 1,2
Novobiocina	NOV	≥ 2,2	1,8 a 2,1	≤ 1,7
Oxacilina (*S. aureus*)	OXA	≥ 1,3	1,1 a 1,2	≤ 1,0
Oxacilina (*Staphylococcus* spp.)	OXA	≥ 1,8	–	≤ 1,7
Oxitetraciclina	OXT	≥ 1,8	0,9 a 1,7	≤ 0,8
Penicilina (*Enterococcus* spp.)	PEN	≥ 1,5	–	≤ 1,4
Penicilina (*Staphylococcus* spp.)	PEN	≥ 2,9	–	≤ 2,8
Penicilina (outros)	PEN	≥ 2,8	2,0 a 2,7	≤ 1,9
Polimixina B	POL	≥ 1,2	0,9 a 1,1	≤ 0,8
Rifampicina	RIF	≥ 2,0	1,7 a 1,9	≤ 1,6
Sulfadiazina + trimetoprima	SUT ou SZT	≥ 1,6	1,5 a 1,1	≤ 1,0
Sulfametoxazol + trimetoprima	SUT ou SZT	≥ 1,6	1,5 a 1,1	≤ 1,0
Sulfametazina	SF	≥ 1,7	1,3 a 1,6	≤ 1,2
Sulfonamidas	SUL	≥ 1,7	1,3 a 1,6	≤ 1,2
Tetraciclina (outros)	TET	≥ 1,9	1,5 a 1,8	≤ 1,4
Tetraciclina (*Streptococcus* spp.)	TET	≥ 2,3	1,9 a 2,2	≤ 1,8
Tiamulina (suínos)	–	≥ 0,9	–	≤ 0,8
Tiamulina + oxitetraciclina	–	≥ 1,6	1,4 a 1,5	≤ 1,3
Tilmicosina (bovinos)	TMC	≥ 1,4	1,3 a 1,1	≤ 1,0
Tilmicosina (suínos)	TMC	≥ 1,1	–	≤ 1,0
Tobramicina	TOB	≥ 1,5	1,3 a 1,4	≤ 1,2
Tulatromicina	TUL	≥ 1,8	1,5 a 1,7	≤ 1,4

▶ **Concentração do inóculo (suspensão bacteriana).** É de grande importância a concentração do inóculo, sendo a turbidez do inóculo ajustada para o tubo 0,5 da Escala de McFarland (padrão de turvação), que corresponde a aproximadamente 1 a 2 × 10^8 UFC/mℓ (unidade formadora de colônia por mililitro – Figuras 8.1 e 8.2). O objetivo é ter uma camada de crescimento bacteriano padrão para não alterar os resultados do tamanho dos halos de inibição. A Figura 8.3 mostra esquematicamente um antibiograma com e sem zonas de inibição do crescimento microbiano, e a Figura 8.4 ilustra o resultado do antibiograma de *Pasteurella multocida* em ágar Mueller Hinton.

▶ **Meio(s) utilizado(s).** O ágar Mueller Hinton (Figura 8.5), ou modificação deste, é o de eleição para o teste, pois apresenta boa reprodutibilidade entre as partidas, tem baixo inibidor de tetraciclina e sulfa-trimetoprima e crescimento satisfatório para a maioria dos agentes patogênicos. Entretanto, controles de qualidade devem ser realizados em cada partida do meio. Quantidades excessivas de timidina ou timina no meio podem inibir a ação das sulfas e da trimetropima, formando zonas de inibição menores ou, mesmo, mostrando sua ausência. Por outro lado, a variação de cátions bivalentes, principalmente magnésio e cálcio, não afeta o tamanho da zona, por exemplo, para polimixinas, tetraciclinas e aminoglicosídios contra *Pseudomonas aeruginosa*. No caso de bactérias como os *Streptococcus* spp., que são incapazes de crescer no ágar Mueller Hinton, o ágar-sangue acrescido de 5 a 10% de sangue desfribrinado de carneiro deve ser usado. Porém, o tamanho da zona, particularmente, para nafcilina, novobiocina e meticilina é 2 a 3 mm menor que o limite padrão. A profundidade do ágar e o pH do meio também devem ser padronizados, pois podem afetar o tamanho da zona de inibição.

▶ **Agentes antimicrobianos e sua concentração no disco.** A habilidade de cada agente antimicrobiano difundir-se no ágar varia, sendo a zona de inibição para alguns antimicrobianos, tais como a estreptomicina, sempre pequena. As concentrações dos agentes antimicrobianos nos discos são determinadas de modo que o tamanho da zona correlacione-se com os níveis séricos no organismo animal. O Quadro 8.1 relaciona os diferentes antimicrobianos e a interpretação do tamanho das zonas de inibição do antibiograma. Atualmente, não existem resultados suficientes para uma correlação entre os testes *in vitro* e o uso clínico de agentes antimicrobianos para uso em infecções de pele, olhos ou orelha. Os discos devem ser mantidos em condições adequadas de armazenamento e manipulados com cuidado para garantir a qualidade dos resultados do teste.

▶ **Condições de incubação.** A condição de incubação para o teste de difusão é padronizada para 35°C em aerobiose, por 16 a 18 h para todos os microrganismos, exceto para *Staphylococcus*, cuja leitura é feita com 24 h, e também deve ser alterada nos casos de agentes infecciosos com diferentes condições de

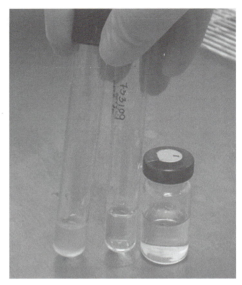

Figura 8.2 Comparação entre suspensões bacterianas (inóculo para o antibiograma) e o padrão 0,5 da Escala de McFarland. (Laboratório IPEVE, 2009.)

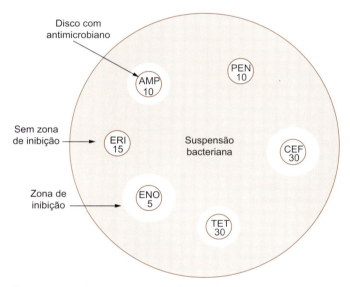

Figura 8.3 Antibiograma mostrando zona de inibição e ausência dela. AMP = ampicilina; CEF = cefalexina; ENO = enrofloxacino; ERI = eritromicina; PEN = penicilina; TET = tetraciclina.

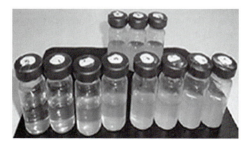

Figura 8.1 Escala de McFarland. Tubos 0,5 a 10. (Laboratório IPEVE, 2009.)

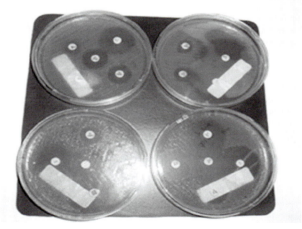

Figura 8.4 Antibiograma de *Pasteurella multocida* em ágar Mueller Hinton. (Laboratório IPEVE, 2009.)

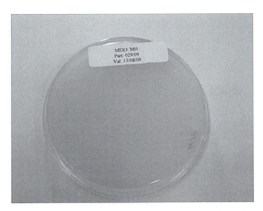

Figura 8.5 Meio de Mueller Hinton, com partida e data de validade. (Laboratório IPEVE, 2009.)

crescimento e mais exigentes, como *Haemophilus* e *Actinobacillus*. Não é recomendável testar bactérias anaeróbicas (*Clostridium* spp. e outros) pelo método de difusão de discos, pelo fato de não haver padronização para esses agentes infecciosos.

▸ Procedimento padrão para execução do antibiograma

A seguir, descrevem-se, passo a passo, as etapas e os cuidados para execução do antibiograma.

▪ Preparo do inóculo

Devem-se inocular 4 a 5 colônias de cultura pura, bem isoladas (Figura 8.6) e com a mesma morfologia, em um tubo contendo 4 a 5 mℓ de caldo TSB (*tryptic soy broth*) ou equivalente. O caldo inoculado deve ser incubado a 35°C até alcançar a turbidez padronizada com o tubo 0,5 da Escala de McFarland (Figuras 8.1 e 8.2). Geralmente este crescimento ocorre após 2 a 8 h de incubação. Se houver crescimento (turvação) acima do padrão, a suspensão deve ser diluída até alcançar a concentração especificada.

▪ Método alternativo | Inóculo direto

Colônias da bactéria a ser testada podem ser suspensas em um tubo contendo salina ou caldo (TSB) sem pré-incubação. Esta turbidez na suspensão bacteriana também deve ser ajustada para o padrão especificado anteriormente.

▪ Preparo de tubos da Escala de McFarland

Inicialmente, há necessidade do preparo das soluções A e B que darão origem a solução estoque:

- *Solução A (0,048 M BaCl$_2$)*: 1,0 g de cloreto de bário (BaCl$_2$). Dissolva em 100 mℓ de água destilada
- *Solução B (0,36 N H$_2$SO$_4$)*: 1,0 mℓ de ácido sulfúrico (H$_2$SO$_4$). Misture em 100 mℓ de água destilada
- *Solução estoque*: 0,5 mℓ da solução A (0,048 M BaCl$_2$) + 99,5 mℓ da solução B (0,36 N H$_2$SO$_4$).

Deve-se misturar vigorosamente e distribuir em 4 a 6 mℓ em tubos e selar posteriormente. Deve-se armazenar no escuro, em temperatura ambiente e repor a cada 3 meses (período de validade). Os tubos devem ser sempre agitados em vórtex antes do uso.

▪ Inoculação das placas

Um *swab* estéril, atóxico, deve ser imerso dentro da suspensão bacteriana padronizada, sendo o excesso retirado por pressão na parede do tubo (Figura 8.7). O uso de *swabs* à base de algodão não é recomendado pela possibilidade de os ácidos graxos naturais presentes no material interferirem no crescimento bacteriano. Em seguida, faz-se o plaqueamento no meio ágar Mueller Hinton, ou outro meio apropriado, em

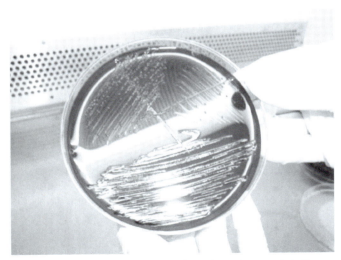

Figura 8.6 Cultura pura de *Escherichia coli* em ágar verde brilhante. (Laboratório IPEVE, 2009.)

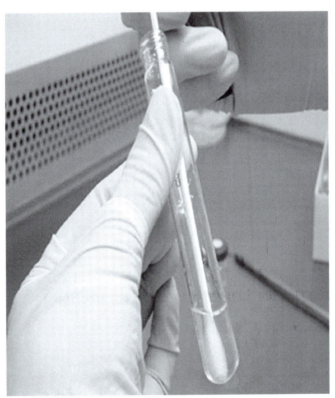

Figura 8.7 Suspensão bacteriana para inóculo do antibiograma. (Laboratório IPEVE, 2009.)

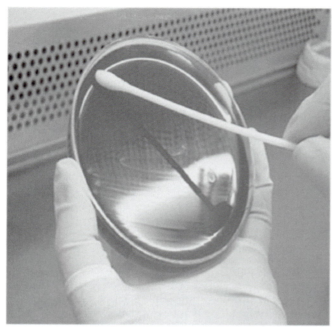

Figura 8.8 Plaqueamento de *Streptococcus suis* em ágar-sangue. (Laboratório IPEVE, 2009.)

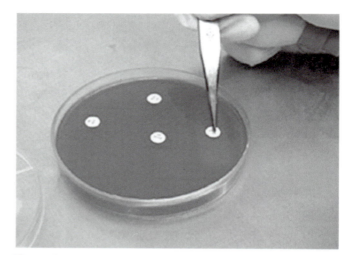

Figura 8.9 Aplicação de discos manualmente. (Laboratório IPEVE, 2009.)

três direções na superfície do ágar, com o objetivo de ter uma camada uniforme. O último passo é circular as bordas da placa com o *swab* para finalizar o procedimento (Figura 8.8). Após inocular as placas, a superfície do ágar deve estar úmida, porém evitando o excesso de inóculo na superfície da placa. Deve-se aguardar de 3 a 5 min para colocar os discos. Pode-se também fazer a pré-incubação da placa (secagem) em estufa por 5 min após a inoculação com o *swab* para remover o excesso de umidade, que pode causar a difusão inadequada do antimicrobiano após a implantação de discos.

Aplicação dos discos

Os discos devem ser cuidadosamente retirados com pinça dos frascos e aplicados ao ágar, fazendo-se uma leve pressão para sua fixação (Figura 8.9). Também pode ser feito o uso do *dispenser*, que aplica todos os discos simultaneamente. Os discos devem ser colocados a uma distância mínima de 24 mm do centro de um disco ao outro. Portanto, uma placa padrão de 100 mm deve testar no máximo 5 discos ou 12 na placa de 150 mm. Após aplicar todos os discos, a placa é, então, incubada invertida na estufa a 35°C, por 15 min. Após incubação, os diâmetros das zonas de inibição ou halos são medidos utilizando-se réguas e anotados em formulário de leitura específico. A interpretação do tamanho do halo é feita conforme mostrado no Quadro 8.2.

Interpretação dos halos de inibição

Critérios de interpretação

O microrganismo é considerado:

- *Sensível (S)*: quando a infecção responder ao tratamento com a posologia usual
- *Intermediário (I)*: quando o patógeno puder ser inibido por concentrações mais elevadas do agente antimicrobiano ou quando o patógeno estiver localizado em certo local do organismo onde o antimicrobiano pode concentrar-se, como na urina
- *Resistente (R)*: quando a bactéria não for inibida por concentrações do antimicrobiano atingidas sistemicamente e a eficácia não for confiável em estudos clínicos.

Observações sobre a zona de inibição

A zona de inibição é a área ao redor do disco sem crescimento bacteriano visível (Figuras 8.3 e 8.4). Entretanto, há ocasiões em que a extensão exata da zona é de difícil interpretação, como, por exemplo:

- Crescimento de colônias dentro de uma zona de inibição. Devem ser subcultivadas, reidentificadas e retestadas, provavelmente por contaminação do inóculo
- Quando o meio utilizado contiver concentrações excessivas de timina ou timidina, pode ocorrer leve crescimento na zona de inibição. No caso do disco de sulfa-trimetoprima, este deve ser ignorado
- No caso de bactérias crescidas em ágar-sangue, a zona de inibição para nafcilina, novobiocina, oxacilina e meticilina é cerca de 2 a 3 mm menor de que os limites controles normais.

Seleção dos discos antimicrobianos

A seleção dos antimicrobianos para uso no teste de difusão de discos depende de considerações clínicas, incluindo a disponibilidade do antimicrobiano para uso veterinário. Esta seleção é determinada por cada laboratório e são selecionados os principais agentes antimicrobianos empregados no controle de doenças para cada espécie animal (Quadro 8.3). Por outro lado, não é viável que sejam testados todos os antimicrobianos existentes no mercado. Também devem ser considerados os antimicrobianos proibidos em animais produtores de alimento, como o cloranfenicol, substituído pelo florfenicol nos antibiogramas. Entretanto, algumas regras básicas podem ser utilizadas para que o teste seja consistente e prático, tais como:

- O disco de tetraciclina representa o resultado das demais tetraciclinas
- O sulfaxazol é capaz de representar todas as demais sulfas

Quadro 8.2 Diâmetro da zona de inibição em meio Mueller Hinton para as bactérias controles frente a agentes antimicrobianos.

Agente antimicrobiano	Conteúdo do disco (μg)	*E. coli* (ATCC 25922)	*S. aureus* (ATCC 25923)	*P. aeruginosa* (ATCC 27853)
Ácido nalidíxico	30	22 a 28	–	–
Amicacina	30	19 a 26	20 a 26	18 a 26
Amoxicilina + ácido clavulânico	20 a 10	18 a 24	28 a 36	–
Ampicilina	10	16 a 22	27 a 35	–
Apramicina	15	15 a 20	16 a 24	13 a 18
Canamicina	30	17 a 25	19 a 26	–
Cefalotina	30	15 a 21	29 a 37	–
Cefoperazona	75	28 a 34	24 a 33	23 a 29
Ceftiofur	30	26 a 31	27 a 31	14 a 18
Ciprofloxacino	5	30 a 40	22 a 30	25 a 33
Clindamicina	2	–	24 a 30	–
Cloranfenicol	30	21 a 27	19 a 26	–
Enrofloxacino	5	32 a 40	27 a 31	15 a 19
Eritromicina	15	–	22 a 30	–
Espectinomicina	100	21 a 25	13 a 17	10 a 14
Estreptomicina	10	12 a 20	14 a 22	–
Florfenicol	30	22 a 28	22 a 29	–
Gentamicina	10	19 a 26	19 a 27	16 a 21
Nafcilina	1	–	16 a 22	–
Nitrofurantoína	300	20 a 25	18 a 22	–
Norfloxacino	10	28 a 35	17 a 28	22 a 29
Oxacilina	1	–	18 a 24	–
Penicilina G	10 UI	–	26 a 37	–
Rifampicina	5	8 a 10	26 a 34	–
Sulfisoxazol	250 a 300	18 a 26	24 a 34	–
Tetraciclina	30	18 a 25	24 a 30	–
Tiamulina	30	–	25 a 32	–
Tilmicosina	15	–	17 a 21	–
Tobramicina	10	18 a 26	19 a 29	19 a 25
Trimetoprima + sulfametoxazol	1,25 a 23,75	23 a 29	24 a 32	–
Vancomicina	30	–	15 a 19	–

- A eritromicina representa o resultado para os demais macrolídios
- O disco de clindamicina representa o resultado para a lincomicina
- Os aminoglicosídios e as quinolonas devem ser testados separadamente
- O cloranfenicol, a vancomicina, a nitrofurantoína e o sulfametoxazol mais trimetoprima devem ser testados separadamente
- Penicilinas
  - *Staphylococcus* spp. devem ser testadas contra penicilina G e oxacilina
  - *Enterococcus faecalis* testado contra penicilina G representa o resultado para ampicilina e amoxicilina
  - *Streptococcus* spp. devem ser testadas contra penicilina G ou ampicilina, não sendo necessário testar contra ambos
- Cefalosporinas
  - *Staphylococcus* spp. são, em geral, sensíveis às cefalosporinas, exceto amostras resistentes à meticilina
  - Existe falta de correlação clínica para o *Enterococcus faecalis* contra cefalosporinas. Resultados *in vitro* não podem ser interpretados com acurácia
  - O disco de cefalotina representa o resultado para cefaclor, cefapirina, cefazolina, cefalexina e ceftriaxona.

▶ Controle de qualidade

Os procedimentos de controle de qualidade são necessários para monitorar a precisão e a acurácia do teste, incluindo a avaliação da potência dos discos de antimicrobianos e o desempenho satisfatório do meio utilizado no teste. A seguir, são comentados todos os elementos do controle de qualidade.

▪ Bactérias usadas no controle de qualidade

Culturas estoques de bactérias controles estabelecidas pela *American type culture collection* (ATCC) devem ser mantidas

Quadro 8.3 Agentes antimicrobianos sugeridos para o antibiograma, considerando as diferentes espécies animais.

Animais	Agentes antimicrobianos
Suíno	Amicacina, amoxicilina, ampicilina, apramicina, bacitracina, cefalexina, ceftiofur, ciprofloxacino, eritromicina, espectinomicina, estreptomicina, florfenicol, gentamicina, josamicina, lincomicina, neomicina, penicilina, sulfa-trimetoprima, tetraciclina, tiamulina, tilmicosina, tulatromicina
Bovinos	Amicacina, amoxicilina, ampicilina, apramicina, cefalexina, cefalotina, cefoperazona sódica, ceftiofur, ciprofloxacino, enrofloxacino, eritromicina, espectinomicina, estreptomicina, florfenicol, gentamicina, lincomicina, neomicina, novobiocina, oxacilina, penicilina, sulfa-trimetoprima, tetraciclina, tilmicosina
Bovinos (em caso de mastite)	Amoxicilina, ampicilina, cefalotina, cefoperazona *sódica*, enrofloxacina, eritromicina, estreptomicina, gentamicina, lincomicina, neomicina, novobiocina, oxacilina, penicilina, tetraciclina
Aves	Ácido nalidíxico, amoxicilina, apramicina, bacitracina, ceftiofur, enrofloxacino, eritromicina, espectinomicina, florfenicol, fosfomicina, gentamicina, lincomicina, neomicina, norfloxacino, penicilina, sulfa-trimetoprima, tetraciclina
Equinos	Amicacina, amoxicilina, ampicilina, canamicina, ceftiofur, enrofloxacino, eritromicina, gentamicina, lincomicina, neomicina, norfloxacino, oxacilina, penicilina, rifampicina, sulfa–trimetoprima, tetraciclina
Cães	Amicacina, amoxicilina, ampicilina, cefalotina, clindamicina, cloranfenicol, enrofloxacino, eritromicina, espectinomicina, gentamicina, lincomicina, nitrofurantoina, penicilina, sulfa-trimetoprima, tetraciclina, tobramicina

Obs$_1$: os antimicrobianos não relacionados devem ser testados por outro método. Obs$_2$: os antimicrobianos citados também podem ser testados por outro método.

no laboratório. Estas amostras de referência, quando testadas contra os discos antimicrobianos, devem resultar em zonas de inibição conhecidas, dentro dos limites controles, indicadas no Quadro 8.2. As bactérias usadas como controles de qualidade são:

- *Escherichia coli* ATCC 25922
- *Staphylococcus aureus* ATCC 25923
- *Pseudomonas aeruginosa* ATCC 27853
- *Escherichia coli* ATCC 35218 betalactamase-positiva
- *Enterococcus faecalis* ATCC 29212 ou 33186 para avaliar se o meio do teste é relativamente livre de timidina e timina.

As culturas controles são armazenadas em meio TSA, ou similar, a 4°C, devendo ser subcultivadas semanalmente. Estas culturas de trabalho são substituídas pelo menos uma vez por mês, a partir de repiques de culturas estoques, mantidas liofilizadas ou congeladas.

Discos utilizados no antibiograma

As condições de armazenamento dos discos devem tornar possível que seu potencial seja mantido, sob condições apropriadas, sem umidade, à temperatura de 4°C para uso de rotina. Devem ser mantidos em temperatura ambiente antes do uso. Os agentes antimicrobianos contendo antibióticos betalactâmicos devem ser mantidos, no máximo, 1 semana apenas em temperatura de 4°C. Caso não seja possível usá-los neste período, estes discos devem ser congelados. A temperatura de congelamento também é recomendada para armazenamento de longo tempo dos demais discos antimicrobianos.

Os discos que ultrapassarem o prazo de validade do fabricante devem ser descartados.

O controle de qualidade dos discos contendo associações de antibióticos betalactâmicos e inibidores de betalactamases devem ser monitorados usando ambas amostras de *E. coli* controles. A potência de uma nova partida de discos antimicrobianos deve ser verificada contra bactérias controles e as zonas de inibição devem ser comparadas com os limites especificados no Quadro 8.2.

Há antimicrobianos que não estão disponíveis em discos produzidos comercialmente. Nesse caso, os laboratórios de diagnóstico devem solicitar às empresas que produzem esses antimicrobianos que encaminhem os mesmos para os testes de antibiograma.

Meio de cultura

Com relação ao meio de cultura, devem-se considerar:

- A profundidade do ágar Mueller Hinton, que deve ser de aproximadamente 4 mm. Isto é equivalente a 60 a 70 mℓ de meio em uma placa de Petri de 150 mm ou 25 a 30 mℓ de meio em uma placa de Petri de 100 mm
- O pH de cada partida de meio Mueller Hinton deve ser conferido e mantido entre 7,2 e 7,4
- Cada partida do meio deve ser testada para esterilidade por incubação de duas placas selecionadas a 30 a 35°C, por 24 h ou mais. Após a leitura, estas placas são descartadas
- Os meios devem ser armazenados a 4°C e utilizados dentro de 7 dias, a menos que mantidos selados em recipientes plásticos
- Para estabelecer se o meio é livre de timidina e timina, uma amostra controle de *E. faecalis* deve ser testada com sulfametoxazol + trimetoprima. O meio satisfatório mostra uma zona limpa e com distinta inibição de 20 mm ou mais. Meios não satisfatórios, reprovados, não produzem qualquer zona distinta ou há crescimento dentro da zona
- A amostra controle de *Pseudomonas aeruginosa* ATCC 27853 deve ser testada contra tetraciclina e aminoglicosídios para monitorar satisfatoriamente os níveis de cálcio e magnésio no meio. O tamanho da zona deve estar em conformidade com os limites controles mostrados no Quadro 8.2.

Tamanho da zona de inibição

Os limites de tamanho da zona de inibição para as bactérias controles contra antimicrobianos no meio Mueler Hinton são mostrados no Quadro 8.2.

Nos testes diários para estabelecer sua acurácia, deve ser permitido não mais que uma zona fora dos limites controles em 20 testes consecutivos.

O tamanho da zona não deve variar mais que 4 desvios padrão acima ou abaixo do ponto médio entre os limites.

Quadro 8.4 Possíveis causas de falhas do antibiograma.

Resultado	Causas possíveis	Solução sugerida
Zonas muito pequenas	Inóculo muito pesado	Uso de Escala de McFarland
	Ágar muito grosso	Medição cuidadosa da profundidade do ágar
	Discos vencidos ou inativos	Uso de novo lote de discos
	Placas inoculadas muito antes de aplicar os discos	Aplicação dos discos no período de 15 min após inoculação
	Meio errado para o agente	Consulta ao NCCLS para escolha adequada do meio e controles de qualidade
Zonas muito grandes	Inóculo muito fraco	Uso de Escala de McFarland
	Ágar muito fino	Medição cuidadosa da profundidade do ágar
	Crescimento pequeno	Análise de todas as variáveis
Discos fora do controle	Armazenamento inadequado dos discos	Manutenção da maioria dos discos congelados a –20°C, exceto os de uso diário (4°C)
	pH do meio muito baixo ou muito alto	Efeitos particularmente nas tetraciclinas, nos macrolídios e na clindamicina
	Concentração de cátions muito baixa	Efeito especialmente nos aminoglicosídios
	Erro de leitura	Releitura e padronização da leitura
Colônias dentro da zona	População mista	Reisolação ou marcação pelo Gram
Deformação da zona	Discos muito próximos um do outro	Disposição de poucos discos na placa

O teste de controle de qualidade do meio deve ser feito, no mínimo, semanalmente ou a cada vez que uma nova partida do meio for produzida.

▪ Fontes de erros mais comuns no antibiograma

Uma ou mais das causas seguintes influenciam o tamanho da zona de inibição:

- Erros de leitura ou na transcrição de resultados
- Contaminação ou mudanças genéticas nas amostras isoladas
- Inóculo muito concentrado ou muito fraco
- Falhas no controle de qualidade
- Padrão de turbidez incorretamente preparado, usado com validade vencida ou com agitação insuficiente
- Perda da potência do agente antimicrobiano no disco
- Uso de muitos discos na mesma placa.

O Quadro 8.4 mostra as causas mais comuns dos erros no antibiograma e as soluções para resolvê-los.

▪ Liberação dos resultados

Alguns laboratórios têm relatado o diâmetro do halo de inibição junto com a interpretação dos resultados, à semelhança do que é mostrado no Quadro 8.1. Em geral, são apresentados desta maneira quando utilizados sistemas automatizados, nos quais a leitura do halo é avaliada automaticamente ou por solicitação do cliente.

▶ Considerações finais

O sucesso do uso de agentes antimicrobianos para o tratamento de processo infeccioso depende da tríade patógeno, antimicrobiano e hospedeiro, como comentado no *Capítulo 7*. O antibiograma neste contexto contribui para o sucesso da terapia antimicrobiana ao identificar o patógeno e testar sua sensibilidade frente aos diferentes antimicrobianos. A seleção final do antimicrobiano deve considerar, além das condições do hospedeiro (espécie, idade, estado nutricional e de saúde, local e gravidade da infecção etc.), as características farmacocinéticas e farmacodinâmicas do antimicrobiano, bem como sua toxicidade (margem de segurança), posologia (dose, frequência e duração do tratamento), efeitos sobre a flora do hospedeiro e resíduos nos produtos comestíveis de origem animal (para mais informações, ver *Capítulo 7*).

▶ Bibliografia

Bauer AW, Kirby WM, Sherris JC et al. Antimicrobial susceptibility testing by a standardized single disk method. Am J Clin Pathol. 1996; 45:493-6.

CLSI – Performance standards for antimicrobial disk and dilution susceptibility tests for bacteria isolated from animals; Approved Standard. 3rd edition. CLSI document M31 – A3, Wayne, Pennsylvania, Clinical and Laboratory Standards Institute, 2008.

Duckenfield L, Wadke M, Ashton JK. Apparent colistin-related false sensitivity with the Autobac I system. J Clin Microbiol. 1980; 12:631-2.

Hirsh DC, MacLachlan NJ, Walker RL. Veterinary microbiology. In: Prescott JF. Antimicrobial Chemotherapy. Ames, Iowa: Blackwell, 2004. pp. 26-43.

Johnston DE. The Bristol veterinary handbook of antimicrobial therapy. 2nd edition. Evansville, Indiana: Veterinary Learning Systems Co. Inc, Bristol-Meyrs Animal Health, 1982.

OIE Manual of diagnostic tests and vaccines for terrestrial animals, v. 1, 5th edition. France: 2004. 588p.

Prescott JF, Baggott JF, Baggott JD. Antimicrobial therapy in veterinary medicine. Boston: Blackwell, 1988.

Quinn PJ, Carter ME, Markey B et al. Clinical veterinary microbiology. Londres: Wolfe, 1994.

Reilly PE, Isaacs JP. Adverse drug reactions of importance in veterinary medicine. Vet Rec. 1983; 112:29-33.

Sobestiansky J, Barcellos DE. Doenças dos suínos. Goiânia: Cânone, 2007. 768p.

Zanatta GF, Kanashiro AM, Castro AG et al. Susceptibilidade de amostras de *Escherichia coli* de origem aviária a antimicrobianos. Arquivos do Instituto Biológico, São Paulo. 2004; 71(3):283-6.

9
Desinfetantes

Célia Aparecida Paulino e Márcia dos Santos Rizzo

▶ Introdução

Os desinfetantes são substâncias amplamente utilizadas em medicina humana e veterinária. Em hospitais e outros estabelecimentos veterinários, são utilizados por diferentes métodos de aplicação, seja para descontaminação de superfícies, como pisos, paredes, gaiolas, estábulos e equipamentos, seja para desinfecção de reservatórios de água.

Na verdade, os desinfetantes, assim como os antissépticos, são considerados agentes *biocidas* (também chamados de germicidas), agentes químicos, em geral de amplo espectro, que inativam microrganismos. Em geral, os biocidas apresentam um espectro de ação mais amplo do que os antimicrobianos específicos (ver *Capítulo 7*) e, enquanto estes últimos tendem a agir em alvos específicos no microrganismo, os biocidas podem atuar em múltiplos pontos-alvo no patógeno.

Além do uso em ambientes em que vivem humanos e animais, estes agentes também são utilizados na esterilização de aparelhos médicos e na preservação de produtos farmacêuticos e medicinais. Portanto, o uso de biocidas é parte essencial das práticas de controle de infecção direcionadas aos pacientes veterinários, além de auxiliar na prevenção das infecções nosocomiais.

Na prática médica e veterinária, o uso de biocidas somente é permitido quando o agente químico é legalmente registrado nos órgãos competentes (Agência Nacional de Vigilância Sanitária – Anvisa – ou Ministério da Agricultura, Pecuária e Abastecimento – MAPA). Quando usados adequadamente, os biocidas contribuem para o tratamento e a prevenção de doenças. Porém, há relatos do seu uso inapropriado na prática veterinária, tanto pelo desconhecimento das intruções de manuseio indicadas pelo fabricante quanto pela falta de boas práticas de higiene por parte do usuário. Assim, a utilização inadequada dos biocidas pode ajudar a elevar o risco de contaminação ambiental por agentes infecciosos e predispor à propagação de possíveis infecções nosocomiais em hospitais, clínicas, criações animais em geral, ou em outras instalações veterinárias.

▶ História da desinfecção

O conhecimento das causas de doenças animais e humanas não era claro até o advento da teoria gérmica desenvolvida por Louis Pasteur na primeira metade do século 19. Até então, o conceito básico de contágio era o da transmissão de uma doença a partir do contato direto de uma pessoa (ou animal) doente com a outra, de estímulos provenientes do ar e por meio de objetos materiais (roupas, móveis, cartas) que servissem de intermediários.

Desta feita, muitos foram os métodos de desinfecção utilizados em instalações, objetos inanimados e no tratamento de feridas humanas e animais desde os tempos mais remotos, sendo métodos químicos (ácidos, álcalis, enxofre, metais pesados), físicos (calor, fumigação, filtração) ou biológicos (enterro). Um desinfetante era considerado eficaz se apresentasse efeito corrosivo, sufocante ou tóxico visível no homem ou em animais.

Relatos feitos pelos sumérios (cerca de 2150 a.C.) descrevem o tratamento precoce de feridas com aplicação de borras de vinho. Na verdade, o tratamento de feridas é uma das indicações antissépticas mais antigas do álcool. Da mesma maneira, o uso de vinagre para a desinfecção de feridas abdominais pós-cirúrgicas foi um procedimento defendido pelo médico romano Aulus Cornelius Celsus (século 1) e ratificado, durante a Idade Média, pelo alquimista Paracelsus, muito antes de serem conhecidas as propriedades germicidas do álcool.

A referência mais antiga sobre desinfecção de instalações e ambientes com produtos químicos parece ser aquela relatada por Homero (800 a.C.) no livro *Odisseia*, no qual o herói, após matar seus inimigos, ordenava a queima de enxofre na casa outrora habitada pelos conquistados.

Compostos derivados mercuriais e de enxofre também foram utilizados como desinfetantes na Antiguidade como resultado de observação de seu efeito corrosivo. Porém, seu uso na medicina foi introduzido pelos árabes (século 12) e, subsequentemente, os europeus utilizaram o mercúrio para combater a epidemia de sífilis na Itália, em 1429. Mais tarde, muitos mercuriais orgânicos, como o Merthiolate® (nome comercial de um produto que, naquela época, tinha álcool etílico e um mercurial em sua composição) e o mercurocromo, foram extensamente utilizados em medicina humana e veterinária.

Uma das primeiras preparações desinfetantes à base de álcalis (termo concebido em 1509 a partir da palavra árabe *al-quali*, que significa soda) foi derivada, provavelmente, de cal viva. Ainda, a soda cáustica foi utilizada durante a epidemia de peste bovina no início do século 18. E, quase na metade do referido século, o mesmo procedimento era realizado para aqueles objetos contaminados com saliva de cães raivosos.

Com base em estudos de caso-controle, Ignatz Semmelweis (1861) preconizou a higienização hospitalar com a introdução dos procedimentos de lavagem do material cirúrgico e das mãos, pelos médicos, com solução de cal clorada antes de exames obstétricos. Nesta linha, Joseph Lister (1867) propôs métodos antissépticos em cirurgia e o uso do fenol como método de desinfecção de superfícies, paredes e feridas. Tais procedimentos reduziram sensivelmente os casos de infecções em pacientes após intervenções cirúrgicas.

Porém, com a divulgação das pesquisas de Pasteur sobre a "teoria germinal das enfermidades infecciosas" na metade do século 19, vários estudos a respeito das propriedades germicidas de muitos desinfetantes químicos foram realizados, destacando-se os trabalhos do grupo de Robert Koch, em 1881. Entre os agentes químicos estudados, destacaram-se as propriedades germicidas do iodofórmio e do cloro na destruição de esporos de antraz.

Por volta de 1854, o cloro e o hipoclorito já eram utilizados no tratamento de dejetos e na desodorização e desinfecção de salas hospitalares até que Traube (1894) preconizou as propriedades desinfetantes do hipoclorito no tratamento da água. Somente em 1915, durante a Primeira Guerra Mundial, é que Dakin introduziu a solução de 0,5% de hipoclorito de sódio como desinfetante de feridas abertas. Atualmente, a solução de hipoclorito é o desinfetante doméstico mais utilizado e, além de ainda ser indicado como antisséptico de feridas, o hipoclorito de sódio é frequentemente usado como desinfetante em hospitais veterinários.

Assim, desde muito tempo, a humanidade vem aprendendo a controlar a infecção e outros processos microbiológicos pela adoção de medidas específicas, a despeito do empirismo de muitos métodos de desinfecção empregados até início do século 19. Na medicina veterinária, a segregação de animais doentes e a eutanásia, associadas aos diversos métodos de desinfecção de objetos, estábulos, ambientes e carcaças, contribuíram para deter muitas epidemias mesmo em períodos da História nos quais o agente causal era desconhecido e o mecanismo de ação do agente químico, uma incógnita.

▶ Terminologia

A compreensão das diversas terminologias é necessária para melhor entendimento dos vários usos dos germicidas.

Os *germicidas* são agentes biocidas que inativam microrganismos e que podem apresentar propriedades antissépticas, desinfetantes e preservantes. Um composto pode ser utilizado somente por sua única capacidade, ou dispor de duas ou todas estas propriedades. Devido à extensa atividade antimicrobiana dos biocidas, a utilização de outros termos pode sugerir uma característica mais específica, como o uso do sufixo "-tático", referindo-se aos agentes biocidas que inibem o crescimento microbiano (p. ex., bacteriostático, fungistático e esporostático), ou do sufixo "-cida", como referência aos agentes que matam o organismo-alvo (p. ex., bactericida, virucida e esporicida).

Deste modo, os *antissépticos* podem ser definidos como substâncias antimicrobianas aplicadas na pele e nas membranas mucosas com a finalidade de reduzir a flora microbiana. Por outro lado, os *desinfetantes* são agentes, normalmente químicos, aplicados sobre objetos e superfícies inanimadas, destruindo ou inibindo o crescimento de microrganismos nocivos, embora nem sempre possam eliminar esporos bacterianos. Finalmente, o termo *preservação* refere-se à incorporação de agentes biocidas em formulações de produtos, tais como medicamentos, fluidos e alimentos, prevenindo a multiplicação de microrganismos.

No caso da *descontaminação*, seu significado envolve remoção de microrganismos patogênicos de objetos pelo uso de um agente desinfetante, que deve ser seguro para a manipulação e para o meio ambiente.

Por outro lado, *desinfecção* está relacionada com a eliminação de agentes patogênicos por meio de métodos químicos ou físicos, mas perde em eficácia para a esterilização, sobretudo pela perda do poder esporicida.

Além disso, muitos biocidas também são utilizados para fins de *limpeza*, o que, nesse caso, significa a remoção física de material estranho de uma superfície, tal como poeiras, sujidades e material orgânico (sangue, secreções, excreções) e microrganismos; este procedimento de limpeza normalmente é realizado com o uso de água e detergente, ou produtos enzimáticos associados à ação mecânica durante o processo de remoção física. A finalidade da limpeza é reduzir ou eliminar reservatórios potenciais de organismos patogênicos, como os *biofilmes* (acúmulos de restos bacterianos fortemente aderidos a uma superfície e que não podem ser facilmente removidos). A limpeza criteriosa é essencial antes dos processos de alto nível de desinfecção e esterilização, pois a presença de materiais orgânicos e inorgânicos na superfície de instrumentos médicos interfere na eficácia destes processos.

No caso dos *detergentes*, sua finalidade é dispersar e remover poeira e material orgânico de superfícies, reduzindo a tensão superficial e aumentando a capacidade de penetração da água. Alguns desinfetantes apresentam propriedades detergentes, como compostos clorados, iodóforos e compostos quaternários do amônio.

Por outro lado, a *esterilização* refere-se ao processo físico ou químico de destruição completa de todos os microrganismos, inclusive os esporos. Os agentes esterilizantes físicos mais usados são vapor sob pressão, dessecação, irradiação ultravioleta ou gama e filtração, enquanto os esterilizantes químicos incluem líquidos ou gases.

Um pequeno número de desinfetantes pode eliminar esporos se o tempo de exposição ao biocida for prolongado (3 a 12 h), sendo estes chamados de esterilizantes químicos. Concentrações similares do mesmo desinfetante com menor tempo de exposição (p. ex., 20 min para glutaraldeído a 2%) poderão matar todos os microrganismos, exceto esporos bacterianos, sendo este biocida chamado de desinfetante de alto nível (ver a seguir, em "Critérios").

Segundo a Anvisa, consideram-se produtos com ação antimicrobiana as formulações sanitizantes e desodorizantes a serem aplicadas em objetos, superfícies inanimadas e ambientes. O produto *sanitizante* é um agente que reduz o número de bactérias em superfícies inanimadas a níveis seguros, conforme as normas de saúde, enquanto o produto *desodorizante* é uma substância com atividade antimicrobiana capaz de controlar odores desagradáveis.

▶ Classificação

Conforme a legislação vigente nos EUA e aceita no Brasil pela Anvisa, os agentes desinfetantes são registrados pela Environmental Protection Agency (EPA) como "pesticidas antimicrobianos", sendo substâncias usadas para controle, prevenção ou destruição de microrganismos nocivos (bactérias, vírus e fungos) em superfícies e objetos inanimados. No caso, estes produtos antimicrobianos incluem sanitizantes, desinfetantes e esterilizantes. As informações referentes a formulação química, eficácia, toxicidade para seres humanos, animais e plantas, além de outros parâmetros devem ser testadas e submetidas, primeiramente, à EPA e liberados pela Food and Drug Administration (FDA), órgão do governo americano que controla o uso de alimentos e medicamentos para posterior comercialização do componente químico.

▪ Critérios

Os desinfetantes são classificados quanto ao grau de eficácia contra o agente patogênico em potencial (por meio de investigação laboratorial) e quanto à efetividade (por meio de estudos clínicos). A escolha de um agente desinfetante baseia-se no tipo de aparelho médico a ser usado no paciente (homem ou animal), ou na função a ser desempenhada pelo biocida em superfícies inanimadas e no ambiente.

A natureza da desinfecção química varia com o tipo de produto a ser utilizado. Neste contexto, Earle Spaulding propôs um esquema de classificação de instrumentos e artigos médicos que pudesse auxiliar na escolha do procedimento de desinfecção e esterilização. Tais itens foram catalogados como críticos, semicríticos e não críticos, de acordo com o grau de risco de infecção envolvido com seu uso.

Consideram-se itens críticos os instrumentos e materiais que penetram em tecidos do organismo animal, inclusive no sistema vascular, em que há elevado risco de contaminação microbiana; a reutilização destes itens deve ser precedida de meticulosa limpeza, seguida por esterilização (p. ex., instrumentos cirúrgicos). No caso dos itens considerados semicríticos, destacam-se os materiais não perfurantes que entram em contato com áreas de solução de continuidade cutânea ou membranas mucosas; a reutilização de itens semicríticos requer minuciosa limpeza, seguida por desinfecção de alto nível (p. ex., broncoscópios). Por fim, os itens não críticos podem ou não entrar em contato com a pele íntegra do paciente (e nunca com as membranas mucosas); a reutilização desses itens requer limpeza e/ou desinfecção de baixo nível (p. ex., pisos e paredes).

Assim, os desinfetantes químicos podem ser classificados como:

- *Desinfetantes com alto nível de eficácia* (alto nível de desinfecção): destroem bactérias vegetativas, micobactérias, fungos e vírus envelopados (lipídicos) e não envelopados (não lipídicos), mas não necessariamente esporos bacterianos. Quando o tempo de contato é prolongado, esses desinfetantes de alto nível (também conhecidos como esterilizantes químicos) devem ser capazes de esterilizar, caso tenha ocorrido a correta limpeza prévia ao procedimento de desinfecção. Destacam-se neste grupo glutaraldeído, ortoftalaldeído, peróxido de hidrogênio, ácido peracético e cloro (650 a 675 ppm)
- *Desinfetantes de nível intermediário de eficácia* (nível intermediário de desinfecção): inativam *Mycobacterium tuberculosis* e bactérias vegetativas e matam a maioria dos vírus e fungos, porém não eliminam esporos bacterianos. Os produtos à base de cloro e fenol são os mais utilizados
- *Desinfetantes de baixo nível de eficácia* (baixo nível de desinfecção): eliminam a maioria das bactérias e alguns vírus e fungos, contudo, não matam micobactérias ou esporos bacterianos. Estes desinfetantes são tipicamente usados na limpeza de superfícies e ambientes. São exemplos os produtos à base de cloro, fenol, compostos do amônio quaternário e álcool.

Portanto, antes de escolher um desinfetante, é preciso considerar que alguns germicidas são eficazes para protocolos de desinfecção rotineiros, seja em uma fazenda ou na clínica veterinária, enquanto outros agentes químicos são importantes para situações de surtos infecciosos.

Desta feita, para que um protocolo de desinfecção seja eficaz, há a necessidade do conhecimento do microrganismo envolvido na infecção, das características químicas do desinfetante de escolha e do seu impacto ambiental. Além disso, deve-se levar em conta a saúde e a segurança da equipe de trabalho e dos animais durante o procedimento de desinfecção.

Propriedades gerais do desinfetante ideal

A atividade de um biocida depende de um grande número de fatores, sendo alguns inerentes ao desinfetante e outros, aos microrganismos. Entre os microrganismos mais resistentes à exposição ao biocida destacam-se os esporos bacterianos, seguidos por micobactérias, fungos, bactérias gram-negativas, bactérias gram-positivas e vírus envelopados (Figura 9.1). Esta falta de suscetibilidade intrínseca das bactérias pode estar associada, principalmente, à impermeabilidade da célula bacteriana aos agentes desinfetantes. Embora haja exceções à regra, esta tentativa de distinguir microrganismos por sua suscetibilidade aos biocidas norteia a escolha do desinfetante apropriado.

Os protocolos de desinfecção podem variar, dependendo das necessidades clínicas ou da instalação veterinária, porém nenhum desinfetante individualmente é adequado para todas as situações. O ponto-chave para o uso adequado de um germicida está na sua eficácia para se alcançar o máximo de sucesso e o mínimo de complicações. Assim, um desinfetante ideal deverá, hipoteticamente, apresentar as seguintes propriedades:

- Amplo espectro antimicrobiano
- Ação rápida (provocar morte rápida do patógeno)
- Não ter sua eficiência afetada por fatores ambientais, em função de matéria orgânica (sangue, fezes, esputo), ou de sabões, detergentes e outros agentes químicos
- Não deve ser tóxico para o usuário e para o paciente veterinário
- Ser compatível com a superfície a ser desinfetada, tal como não corroer instrumentos e superfícies metálicas, não deteriorar roupas, borracha, plásticos etc.
- Apresentar efeito residual na superfície desinfetada (formar uma película antimicrobiana)
- Fácil manipulação
- Ser inodoro ou de odor agradável, para facilitar seu uso rotineiro
- Boa relação custo/benefício
- Ser solúvel em água
- Ser estável, tanto em soluções de uso concentradas quanto diluídas
- Propriedades de limpeza
- Não ser nocivo ao meio ambiente quando descartado.

Contudo, seja qual for o desinfetante de escolha ou protocolo de desinfecção, a rigorosa limpeza e a lavagem prévia de superfícies e materiais médicos tornam-se essenciais.

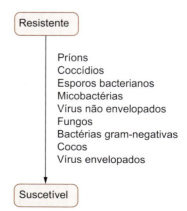

Figura 9.1 Suscetibilidade relativa de microrganismos aos agentes biocidas. (Adaptada de Russel, 2003.)

Fatores que afetam a eficácia dos desinfetantes

No caso dos agentes biocidas com propriedades desinfetantes, somente um pequeno grupo apresenta atividade bactericida (incluindo ação micobactericida), esporicida, virucida e fungicida, enquanto a maioria dos desinfetantes é bactericida (nem sempre micobactericida), virucida e fungicida, mas não inativa esporos.

Nesta linha, são bem documentados os fatores que afetam a atividade antimicrobiana dos agentes biocidas, influenciando a maneira pelo qual os biocidas são utilizados em qualquer circunstância e contra uma variedade de microrganismos. Entre estes fatores, podem-se destacar:

- Tempo de contato entre o desinfetante e o microrganismo
- Concentração do biocida
- Temperatura de uso e pH do germicida
- Presença de matéria orgânica sólida
- Tipo de microrganismo envolvido.

Entretanto, nem sempre será possível predizer qual microrganismo estará presente em determinadas superfícies, ainda que se possam prever a extensão da contaminação microbiana e a presença ou não de biofilme. Portanto, a inadequada desinfecção pode ser resultado de:

- Perda da atividade antimicrobiana intrínseca do desinfetante (uso de produtos vencidos)
- Escolha equivocada do agente biocida (o patógeno exibe resistência intrínseca ao desinfetante)
- Falha na remoção de *debris* orgânicos (limpeza inadequada)
- Diluição excessiva do biocida
- Inadequada duração da desinfecção, pH da solução desinfetante ou temperatura de uso do agente desinfetante
- Insuficiente contato entre o desinfetante e a superfície a ser tratada
- Uso de água não tratada para diluir o germicida
- Uso de desinfetante contaminado
- Uso de desinfetante armazenado em frasco de pequeno volume a partir de recipiente de armazenamento de grande volume.

Na verdade, o principal etapa da desinfecção é a limpeza prévia do objeto ou superfície devido à necessidade de remoção de material proteináceo e biofilmes, tornando possível que o germicida alcance inativação microbiana adequada. Estudos experimentais demonstraram que biofilmes em superfícies inanimadas podem proteger os microrganismos, presentes no seu interior, contra a ação microbicida dos desinfetantes.

Outro aspecto a ser considerado é que os germicidas podem sofrer contaminação durante a produção ou transporte inadequado (contaminação intrínseca), ou durante a manipulação e o uso em estabelecimentos de saúde humanos e veterinários (contaminação extrínseca). Assim, na tentativa de prevenir futuros surtos associados a germicidas contaminados, devem ser rigorosamente seguidas algumas recomendações de biossegurança:

- Use somente desinfetantes recomendados pela Anvisa ou pelo CDC (Centers for Disease Control and Prevention – EUA) e registrados pela EPA ou liberados pela FDA
- Todos os germicidas devem ser usados conforme as recomendações do fabricante, seguindo as instruções de diluição, tempo de contato com a superfície a ser desinfetada e armazenamento
- Não use germicidas classificados somente como antissépticos para a desinfecção de instrumentos médicos ou superfícies.

Desinfecção física

Além dos desinfetantes químicos, o calor, a luz e a radiação também podem ser utilizados para reduzir ou eliminar microrganismos no ambiente. O uso do *calor* é um dos métodos mais antigos de controle físico contra microrganismos e um método de esterilização razoavelmente confiável. Embora o calor úmido (autoclavagem, vapor) e o calor seco (fogo, cozimento) possam ser utilizados para inativar microrganismos, o úmido é mais eficaz e requer menor tempo de ação do que o seco.

A utilização de *luz solar e radiação ultravioleta* pode ter efeito deletério para certos microrganismos, e pode ser um método prático para a inativação de vírus, micoplasmas, bactérias e fungos, particularmente os transmitidos pelo ar. A capacidade esterilizante da radiação ultravioleta é limitada às superfícies em função de seu limitado poder de penetração.

Menos frequentemente, outras formas de *radiação* são utilizadas, tais como micro-ondas e radiação gama. Além disso, o congelamento não é um método fidedigno de esterilização porque alguns microrganismos são resistentes a esse processo, embora possa ajudar a reduzir o número de bactérias.

Principais grupos de desinfetantes químicos

Grande variedade de agentes químicos é usada como desinfetante e a escolha do agente dependerá da finalidade do uso de cada substância.

Independentemente do microrganismo, o mecanismo de ação geral dos biocidas apresenta uma sequência comum de eventos, desde sua interação com a superfície celular do patógeno até a penetração do agente desinfetante no microrganismo e sua ação em locais-alvo. A natureza e a composição da superfície celular variam conforme o tipo de microrganismo, e também podem ser alteradas como resultado de modificações no microambiente. Assim, interações do agente desinfetante e as camadas mais externas da célula microbiana podem desencadear um efeito importante em sua viabilidade, mas parece que a maioria dos agentes biocidas é ativa apenas intracelularmente. Na verdade, tanto os biocidas quanto os antimicrobianos específicos devem atravessar as camadas mais externas da célula microbiana para reagir com seus locais-alvo no interior do patógeno.

A superfície celular microbiana pode, portanto, agir como uma barreira para a captação de alguns tipos de agentes biocidas. A impermeabilidade da membrana externa ou o decréscimo na captação de um agente desinfetante torna-se um mecanismo comum para a redução da suscetibilidade de alguns microrganismos a certos biocidas, principalmente as micobactérias, bactérias gram-negativas e esporos bacterianos.

Por outro lado, a sensibilidade viral aos desinfetantes geralmente depende de sua estrutura, sobretudo da presença ou não de envelope lipídico, demonstrando que os vírus envelopados são mais sensíveis à desinfecção (Figura 9.1).

Assim, existem vários grupos de substâncias com propriedades desinfetantes e indicadas para as mais diversas enfermidades de ocorrência em medicina veterinária (Quadro 9.1).

São apresentados, a seguir, os principais grupos químicos utilizados em animais de produção, com suas características e respectivo(s) mecanismo(s) de ação.

Grupo dos halógenos e compostos halogenados

Cloro e derivados

Neste grupo participam, além do cloro, cloramina-T, dicloramina, hipoclorito de sódio e de cálcio, e cal clorada.

Ação

O cloro oxida grupos sulfidrílicos (-SH) dos aminoácidos sulfurados presentes nas enzimas bacterianas e inibe certos sistemas enzimáticos vitais para o metabolismo bacteriano; deste modo, teores residuais de cloro na água de bebida são suficientes para eliminar formas vegetativas bacterianas.

O cloro elementar reage com a água e libera ácido hipocloroso em sua forma não dissociada (não iônica), o qual tem a capacidade de penetrar na célula bacteriana e liberar o oxigênio nascente, capaz de oxidar componentes essenciais do protoplasma e, portanto, destruir a célula bacteriana. É possível, também, que o cloro combine-se com as proteínas da membrana celular ou do protoplasma, formando compostos de cloro (cloronitrogenados) que são tóxicos para os microrganismos. O cloro tem boa ação fungicida, algicida, protozoocida, virucida e contra formas vegetativas de bactérias, mas não é tão efetivo contra esporos bacterianos; as soluções de cloro têm rápida ação bactericida. A atividade do cloro aumenta quando há água quente ou fervente envolvida. O dióxido de cloro é relativamente mais esporicida do que o ácido hipocloroso e pode ser útil como desinfetante e esterilizante.

As cloraminas têm maior poder desinfetante sobre bactérias aeróbicas e anaeróbicas do que outros desinfetantes; são bactericidas, virucidas, fungicidas e esporicidas (destroem até esporos do *Clostridium difficile*).

As soluções de hipoclorito de sódio (NaClO) variam de 1 a 15% e liberam entre 1 e 5% de cloro livre. Além disso, outras soluções, como as de hipoclorito de cálcio, são desin-

Quadro 9.1 Desinfetantes químicos mais utilizados no controle das principais doenças de animais das listas A e B da Organização Mundial da Saúde Animal (OIE).

Doença	Desinfetante recomendado
Ascaridíase	Gaiolas e instalações limpas e enxaguadas com solução diluída de cloro
Anemia infecciosa equina	Vírus envelopado facilmente destruído pela maioria dos desinfetantes de uso comum
Antraz (carbúnculo)	Fômites, instalações e utensílios em contato prolongado com soluções de formaldeído a 5%, glutaraldeído a 2%, hidróxido de sódio a 10% ou hipoclorito de sódio diluído em água e pH neutro
Botulismo	A toxina botulínica é inativada pela solução de hipoclorito de sódio a 0,1%, hidróxido de sódio a 0,1 N
Brucelose	Hidróxido de cálcio a 15%; cresóis a 5%; fenol a 1%; formol a 5%; hipoclorito de cálcio a 2,5%; hipoclorito de sódio a 2,5% e soda cáustica entre 2 e 3%
Dermatofitoses	Esporos sensíveis a cloreto de benzalcônio, solução de cloro (1:10) e detergentes fortes
Doença de Aujeszky	Vírus sensível aos compostos quaternários do amônio e ortofenilfenóis
Doença de Marek	Formaldeído; fenol; ácido cresílico; hidróxido de sódio e derivados do cloro
Doença de Newcastle	Clorexidina, hipoclorito de sódio a 6%, desinfetantes fenólicos e agentes antioxidantes (Virkon®)
Ectima contagioso	Detergentes, hipoclorito, álcalis, Virkon® e glutaraldeído
Encefalopatia espongiforme bovina (EEB) e *scrapie*	Solução a 2 N de hidróxido de sódio ou solução de cal clorada 50.000 ppm por 1 h
Equinococose/hidatidose	Ovos de *Echinococcus* podem ser destruídos pela solução de hipoclorito de sódio
Estomatite vesicular	Solução de hipoclorito de sódio a 1%, etanol a 70%, glutaraldeído a 2%, carbonato de sódio a 2%, hidróxido de sódio a 4%, desinfetantes iodóforos, formaldeído e dióxido de cloro
Febre aftosa	Formaldeído; hidróxido de sódio a 2%; óxido de cálcio a 5%; carbonato de sódio a 4%; iodofor; cresóis a 10%; permanganato de potássio; hexaclorofeno, hipoclorito de sódio, ácido cítrico a 2% e solução de sal triplo de monopersulfato de potássio
Influenza aviária altamente patogênica (HPAI)	Vírus sensível ao hipoclorito de sódio, etanol a 70%, agentes oxidantes, compostos quaternários do amônio, aldeídos (formalina, glutaraldeído, formaldeído), fenóis, ácidos, iodopovidona e solventes lipídicos
Leishmaniose	Solução de hipoclorito de sódio a 1%, glutaraldeído a 2%, ou formaldeído
Leptospirose	Solução de hipoclorito de sódio a 1%, etanol a 70%, glutaraldeído, formaldeído, detergentes e desinfetantes ácidos
Mormo	Solução de hipoclorito de sódio a 1%, etanol a 70%, glutaraldeído e formaldeído
Peste suína clássica	Hipoclorito de sódio e compostos fenólicos são eficazes; detergentes, solventes orgânicos, compostos quaternários do amônio e aldeídos (formaldeído, glutaraldeído) destroem o vírus
Raiva	Vírus inativado por solventes lipídicos (sabão líquido, éter, clorofórmio, acetona), hipoclorito de sódio a 1%, glutaraldeído a 2%, etanol (45 a 75%), preparações à base de iodo, compostos quaternários do amônio, formaldeído
Tuberculose	*Mycobacterium bovis* em contato prolongado com hidróxido de cálcio a 20%; cresóis a 5%; fenol a 5%; formol a 7,5%; glutaraldeído e formaldeído; hipoclorito de cálcio a 5%; hipoclorito de sódio a 5% e soda cáustica entre 2 e 3%

fetantes usados em recintos e utensílios visando ao controle de doenças infecciosas graves, como tétano, carbúnculo, tuberculose etc.

Por sua vez, a cal clorada (mistura de cloreto de cálcio e hipoclorito de cálcio) libera 30% de cloro, útil para a desinfecção de instalações e alojamentos. É ideal para destruição de carcaças infectadas e destruição de microrganismos patogênicos em matéria orgânica.

Iodo e derivados

Neste grupo os principais representantes são soluções de iodo, iodofórmio, iodocresol e iodóforos.

Ação

Causam desnaturação e precipitação de proteínas, e oxidação de enzimas essenciais, interferindo nas reações metabólicas vitais do microrganismo; o iodo interage, ainda, com ácidos graxos insaturados, alterando as propriedades de lipídios em seu papel na estabilização de membranas. O iodo e seus derivados são bactericidas, virucidas e fungicidas; também são ativos contra *Mycobacterium* sp., além de serem efetivos contra esporos bacterianos, quando em exposição prolongada (mínimo de 15 min). Quando combinados com detergente, formam os iodóforos, que são utilizados como desinfetantes de material cirúrgico, para limpeza de pisos, de superfícies de trabalho e de utensílios em geral. Os iodóforos são usados com sucesso no controle da mastite quando incorporados em banhos de tetas, e como antissépticos para lavagem de úberes; todavia, este uso deve ser cuidadoso, pois pode deixar resíduos de iodo no leite das vacas tratadas.

• Grupo dos aldeídos

Formaldeído

É também chamado de aldeído fórmico, formalina, formol ou oximetileno.

Ação

Mesmo em baixas concentrações, o formaldeído produz acúmulo do 1,3-tiazina-4-ácido carboxílico, um inibidor da formação do aminoácido metionina ou exerce ação tóxica direta contra microrganismos, ao passo que, em concentrações mais altas, o formaldeído precipita proteínas. Em maior concentração, é bactericida, esporicida e fungicida; tem ação contra *Mycobacterium* sp. e inativa muitos vírus; é um germicida eficiente, mas de ação lenta contra bactérias, fungos e vírus. As soluções de formaldeído contendo álcool (etílico ou isopropílico) aumentam o poder germicida do formaldeído; são úteis na desinfecção de aparelhagem de hemodiálise (solução de formaldeído 1 a 2%), materiais metálicos e áreas contaminadas. O formaldeído pode ser utilizado, ainda, para reduzir a contaminação microbiana da casca de ovos incubáveis de galinhas poedeiras.

Glutaraldeído

Ação

Provoca alquilação de grupos amino e sulfidrílicos (-SH) de proteínas e do nitrogênio do anel da base purina dos ácidos nucleicos (DNA e RNA) da célula bacteriana e, também, pode interferir nas proteínas da membrana e do citoplasma das bactérias. Apresenta eficácia contra todos os tipos de microrganismos, inclusive vírus e esporos bacterianos. Tem alta capacidade desinfetante e esterilizante. Além disso, quando associado à amônia quaternária, o glutaraldeído também reduz a contaminação microbiana da casca de ovos de galinhas poedeiras incubáveis.

Ortoftalaldeído

Ação

Alternativa ao glutaraldeído para um alto nível de desinfecção, por ser bactericida, não ser previamente ativado e a solução continuar estável por mais de 14 dias, embora não seja um esporicida eficiente.

• Grupo dos compostos fenólicos

Fenol

Neste grupo destacam-se, além do fenol, o ortofenilfenato de sódio e a emulsão de ortoclorofenol.

Ação

Atua sobre o protoplasma bacteriano, causando desnaturação e precipitação de proteínas. Tem ação bactericida, fungicida, virucida, é efetivo contra *Mycobacterium* sp., mas não é esporicida, apesar de inibir a germinação. Em associação a sabões e detergentes aniônicos, EDTA e antioxidantes, o fenol é utilizado para limpeza, desinfecção e desodorização de áreas críticas, com pus, sangue, urina, fezes e outras secreções, pois não é inativado por matéria orgânica. Além disso, o fenol é capaz de reduzir a contaminação da casca de ovos de galinhas poedeiras incubáveis.

Cresol

Empregado usualmente como solução de cresol saponificado a 2%.

Ação

O cresol, em altas concentrações, atua sobre o protoplasma bacteriano, causando desnaturação e precipitação de proteínas. Tem ação bactericida, virucida limitada, mas não tem atividade esporicida.

• Grupo dos compostos quaternários de amônia ou surfactantes catiônicos ou detergentes

Cloreto de benzalcônio, cloreto de benzetônio, cloreto de cetilapiridínio, cloreto de cetiladimetil-benzilamônio, cetrimida e outros

Ação

Promovem desnaturação e precipitação de proteínas da membrana e do citoplasma, liberando nitrogênio e potássio das células bacterianas e, também, quebram complexos lipoproteicos da célula bacteriana, liberando enzimas autolíticas. Em geral, combinam-se facilmente com proteínas, gorduras e alguns fosfatos e têm alto poder de adsorção na parede celular, onde exercem sua ação antibacteriana. Os compostos quaternários de amônia são bacteriostáticos em baixas concentrações, bactericidas e fungicidas em altas concentrações e têm atividade contra vírus envelopados; todavia, não são eficazes contra esporos bacterianos e micobactérias. São úteis como desinfetantes de superfícies, materiais inanimados, utensílios e equipamentos para processamento de alimentos e para higienização de ovos para controle da salmonelose. Alguns compostos quaternários de amônia também reduzem a contaminação microbiana de ovos de galinhas poedeiras incubáveis.

Grupo dos agentes oxidantes

Peróxido de hidrogênio ou água oxigenada

Ação

Induz a produção do radical livre hidroxila, promovendo peroxidação lipídica de membrana, lise de DNA e de outros componentes celulares essenciais. Em maior concentração, o peróxido de hidrogênio atua contra microrganismos aeróbicos e anaeróbicos facultativos, que apresentam sistema citocromo P450. O peróxido de hidrogênio tem ação bactericida, fungicida, virucida, esporicida e contra levedura. E as soluções entre 6 e 25% agem como esterilizantes químicos para instrumentos cirúrgicos e dentários.

Ácido peracético

Ação

Promove desnaturação proteica e enzimática e aumenta a permeabilidade da membrana celular por ruptura das ligações sulfidrílicas (-SH) e pontes de dissulfeto (S-S). É considerado um desinfetante de alto nível e mais potente que o peróxido de hidrogênio. Atua como bactericida, virucida, fungicida e esporicida. O principal uso do ácido peracético é como esterilizante para equipamentos e materiais termorresistentes, em substituição ao glutaraldeído. Também é utilizado na indústria de alimentos, incluindo frigoríficos (de bovinos e aves) e laticínios.

Monopersulfato de potássio

Comercializado com o nome de Virkon-S®. É um desinfetante composto pela combinação de uma molécula de peroxigênio, surfactante e ácido orgânico, com extenso espectro de atividade bacteriana, fúngica e viral, além de apresentar alguma eficiência na presença de material orgânico. Tem sido eficaz contra *influenza* aviária (H5N1), doença de Newcastle, febre suína clássica e febre aftosa e a maioria das doenças da lista A da Organização Mundial da Saúde Animal (OIE).

Ação

O Virkon-S® oxida as ligações sulfidrila (-SH) de proteínas e enzimas, provocando o rompimento da parede celular (lise celular). O principal uso do Virkon-S® é na desinfecção de superfícies, equipamentos, veículos, pedilúvios, sistemas de água e nebulização.

Grupo dos álcalis ou agentes alcalinos

Hidróxido de sódio, hidróxido de cálcio, óxido de cálcio

Ação

Apesar de cáustico, o hidróxido de sódio (ou soda cáustica) pode ser usado em solução a 2% em água quente ou fervente como desinfetante de baias, estábulos e veículos de transporte de animais. O hidróxido de cálcio (ou cal hidratada) é um desinfetante para áreas contaminadas com excretas, quando em contato por, no mínimo, 2 h. E o óxido de cálcio (cal, cal virgem ou cal viva), além de ser um desinfetante de baixo custo, é muito utilizado em instalações e em ambientes abertos ou veículos de transporte de animais. O óxido e o hidróxido de cálcio são utilizados em matéria orgânica em decomposição, prevenindo a liberação de odor nauseante, já que reduzem a putrefação e a absorção dos gases formados, e impedem a aglomeração de insetos e outros animais atraídos para este material.

Grupo dos alcoóis

Álcool etílico ou etanol e álcool isopropílico ou isopropanol

Ação

Promovem coagulação ou desnaturação das proteínas celulares solúveis e reduzem a tensão superficial, com remoção de lipídios, inclusive dos envelopes de alguns vírus. Alguns microrganismos sofrem lise na presença de alcoóis. Os alcoóis são utilizados sozinhos ou em combinação com outros agentes; atuam como potentes bactericidas contra micobactérias e formas vegetativas de bactérias, vírus envelopados e fungos. Porém, não atuam contra esporos e vírus não envelopados, o que os caracteriza como antissépticos e desinfetantes, mas sem propriedade esterilizante. O álcool etílico age como desinfetante de nível intermediário e, pela praticidade no seu uso, é útil na desinfecção de superfícies de mobiliários e equipamentos, termômetros, diafragmas e olivas de estetoscópios, bandejas de medicação, ampolas e frascos de medicamentos e fibra óptica de endoscópios. Quando associado a algum emoliente, o álcool etílico tem atividade bactericida prolongada, pois há retardo da sua evaporação. O álcool isopropílico, de modo geral, é considerado mais eficaz contra bactérias, enquanto o álcool etílico é mais potente contra vírus.

Grupo das biguanidas

Neste grupo destaca-se a clorexidina.

Ação

O grupo das biguanidas (clorexidina) adere à superfície celular e promove a desorganização da membrana bacteriana, o que leva à perda dos componentes intracelulares. Sua ação residual é maior quando associada ao álcool. Tem ação bactericida, fungicida e contra leveduras, mas não atua sobre o bacilo da tuberculose, esporos bacterianos e fungos filamentosos, além de ter fraca ação virucida. A clorexidina pode ser utilizada como antisséptico e desinfetante. Também pode reduzir a contaminação microbiana da casca de ovos de galinhas poedeiras incubáveis. A clorexidina (associada à cetrimida) é eficaz, ainda, na desinfecção de instalações de cativeiro para pinguins, utilizada mesmo na presença dos animais, para controle de fungos do gênero *Aspergillus* spp., o que reforça a baixa toxicidade deste agente desinfetante.

Grupo dos ácidos orgânicos

Ácido acético, ácido undecilênico, ácido benzoico

Ação

O ácido acético tem ação bactericida para a maioria das bactérias. O ácido undecilênico tem ação fungistática. O ácido benzoico tem ação fungicida, bactericida e inibe a germinação de esporos, mas não atua como esporicida.

Considerações finais

Organismos patogênicos podem acometer animais ou ser introduzidos na clínica veterinária ou em instalações animais por diferentes modos de contaminação. Por esta razão, protocolos de manejo de risco biológico são necessários para prevenir, conter e eliminar a disseminação de doenças infecciosas.

Os protocolos de desinfecção, quando corretamente implantados, podem ter excelente custo-benefício no que concerne à eliminação do agente patogênico.

Os procedimentos preventivos contra a disseminação de doenças de origem microbiana são muito mais efetivos e economicamente vantajosos do que aqueles necessários em situações de surto epidêmico.

Portanto, o desenvolvimento e a implantação adequada de protocolos de desinfecção, com especial destaque para aqueles que utilizam agentes químicos para o controle e a prevenção de enfermidades infecciosas, têm se tornado essenciais em fazendas, clínicas, hospitais veterinários, estabelecimentos industriais e outros locais que requeiram o uso de desinfetantes.

▶ Bibliografia

Best M, Neuhauser D. Ignaz Semmelweis and the birth of infection control. Qual Saf Health Care. 2004; 13(3): 233-4.

Blancou J. History of disinfection from early times until the end of the 18th century. Rev Sci Tech. 1995; 14(1): 21-39.

Block SS. Disinfection, sterilization, and preservation. 5th ed. Philadelphia: Lippincott Williams & Wilkins, 2001.

Boothe HW. Antiseptics and disinfectants. Vet Clin North Am Small Anim Pract. 1998; 28(2): 233-48.

Brasil. Agência Nacional de Vigilância Sanitária. Regulamento técnico para produtos com ação antimicrobiana. Brasília: RDC/ANVISA, 2007.

Cony HC, Vieira SL, Berres J et al. Técnicas de pulverização e imersão com distintos desinfetantes sobre ovos incubáveis. Cienc Rural. 2008; 38(5): 1407-12.

Dunowska M, Morley PS, Patterson G et al. Evaluation of the efficacy of a peroxygen disinfectant-filled footmat for reduction of bacterial load on footwear in a large animal hospital setting. J Am Vet Med Assoc. 2006; 228(12): 1935-9.

Eming SA, Krieg T, Davidson JM. Inflammation in wound repair: molecular and cellular mechanisms. J Invest Dermatol. 2007; 127(3): 514-25.

Gamage B. A guide to selection and use of disinfectants. CD Manual Disinfectants Selection Guidelines. BC Centre for Disease Control (CDC) Laboratory Services. Health Canada, 2003. 18 p.

Lister J. On the antiseptic principle of the practice of surgery. The Harvard Classics. New York: P.F. Collier & Son [serial on line], 2001; 38(6): 1909-14. Available from: http://www.bartleby.com/38/6/.

Maillard JY. Antimicrobial biocides in the healthcare environment: efficacy, usage, policies, and perceived problems. Ther Clin Risk Manag. 2005; 1(4): 307-20.

Majno G. The asu (Mesopotamia). In: The healing hand: man and wound in the ancient world. Boston: Harvard University Press, 1991. p. 43.

McDonnell G, Russell D. Antiseptics and disinfectants: activity, action, and resistance. Clin Microbiol Rev. 1999; 12(1):147-79.

Morrondo P, Diez-Morrondo C, Pedreira J et al. Toxocara canis larvae viability after disinfectant-exposition. Parasitol Res. 2006; 99(5): 558-61.

OIE. World Organization for Animal Health. Animal disease data. Available from: http://www.oie.int

Papavramidou NS, Christopoulou-Aletras H. Treatment of "hernia" in the writings of celsus (First Century AD). World J Surg. 2005; 29(10): 1343-7.

Reus HR. The use of disinfectants in veterinary practice. Tijdschr Diergeneeskd. 2003; 128(4): 106-9.

Russell AD. Mechanisms of antimicrobial action of antiseptics and disinfectants: an increasingly important area of investigation. J Antimicrob Chemother. 2002; 49(4): 597-9.

Russell AD. Similarities and differences in the responses of micro-organisms to biocides. J Antimicrob Chemother. 2003; 52(5): 750-63.

Rutala WA, Weber D J, HICPAC (Healthcare Infection Control Practices Advisory Committee). Guideline for Disinfection and Sterilization in Healthcare Facilities. Centers for Disease Control and Prevention, 2008. 158 p.

Simon J. Emil Behring's medical culture: from disinfection to serotherapy. Med Hist. 2007; 51(2): 201-18.

The Center for Food Security and Public Health. Disinfection, 2008. [Last Modified: May 2008]. Available from: http://www.cfsph.iastate.edu/Factsheets/pdfs/disinfection101.

Tumah HN. Bacterial biocide resistance. J Chemother. 2009; 21(1): 5-15.

Varela AG, Lopes MM. Um manuscrito inédito do naturalista José Bonifácio de Andrada e Silva: o parecer sobre o método de desinfetar as cartas vindas de países estrangeiros. Hist Cienc Saúde-Manguinhos. 2006; 13(1): 159-68.

Weber DJ, Rutala WA. Use of germicides in the home and the healthcare setting: is there a relationship between germicide use and antibiotic resistance? Infect Control Hosp Epidemiol. 2006; 27(10): 1107-19.

Weber DJ, Rutala WA, Sickbert-Bennett EE. Outbreaks associated with contaminated antiseptics and disinfectants. Antimicrob Agents Chemother. 2007; 51(12): 4217-24.

Xavier MO, Meinerz ARM, Cleff MB et al. Eficácia da clorexidina-cetrimida na desinfecção ambiental contra Aspergillus spp. Arq Bras Med Vet Zootec. 2008; 60(4): 873-7.

10
Anti-helmínticos Utilizados em Medicina Veterinária

Welber Daniel Zanetti Lopes, Gilson Pereira de Oliveira e Alvimar José da Costa

▶ Introdução

Na criação de animais de produção, uma das principais causas de decréscimo da produtividade está relacionada com endoparasitas. Tal problema é agravado, principalmente, quando associado a substituição dos animais, falha de manejo e ineficácia dos anti-helmínticos.

A utilização de compostos anti-helmínticos no controle da verminose em ruminantes iniciou-se em 1881, com a descoberta da atividade vermicida do sulfato de cobre em ovelhas. Posteriormente, no início do século, o tetracloreto de carbono passou a ser utilizado, com sucesso, no controle de *Haemonchus contortus*, em ovinos. Em 1939, Roberts descreveu a eficácia da fenotiazina na remoção de *H. contortus* e de *Oesophagostomum radiatum* em ovinos. Até 1960, estes medicamentos, de reduzido espectro de ação, constituíam os anti-helmínticos mais utilizados em medicina veterinária.

Em 1961, com a descoberta do tiabendazol, pertencente ao grupo dos benzimidazóis, surgia um novo conceito sobre atividade anti-helmíntica, uma vez que este grupo apresenta espectro de ação mais amplo e elevada eficácia na remoção dos nematódeos gastrintestinais de ruminantes, inclusive de formas imaturas. Com o surgimento deste grupo, acreditava-se que a erradicação da verminose dos animais seria apenas uma questão de tempo. Infelizmente, isso não aconteceu e atualmente o uso indiscriminado de anti-helmínticos, inclusive endectocidas, possibilitou o surgimento da seleção de parasitas resistentes diagnosticados em quase todos os rebanhos.

Em 1965, a descoberta do tetramisol e do levamisol (imidotiazóis) ampliou ainda mais o espectro de atividade dos compostos endoparasiticidas, uma vez que este novo grupo químico possibilitava o controle simultâneo das verminoses gastrintestinais e pulmonares de bovinos. O sucesso do tiabendazol motivou a pesquisa de outros compostos benzimidazóis. Com o advento de fembendazol, oxfendazol e albendazol, ampliou-se, mais uma vez, o espectro de ação deste grupo químico, tornando-o capaz de remover não apenas os nematódeos gastrintestinais e pulmonares, mas também cestódios e formas adultas de *Fasciola hepatica*.

Nesta sequência, surgiu o closantel (salicilanilida), que além da aplicação semelhante aos imidotiazóis, ampliava o período de proteção a reinfecções por *Haemonchus placei* e *H. contortus*, além de apresentar eficácia contra formas adultas de *Fasciola hepatica* e contra larvas de *Dermatobia hominis*.

Na década de 1980, foi descoberto um novo grupo químico, o das lactonas macrocíclicas, que compreende as avermectinas e as milbemicinas. Este grupo causou enorme impacto, devido ao fato de poder ser utilizado em diversas espécies de animais, apresentar elevada segurança clínica e ser altamente eficaz contra artrópodes e nematódeos (endectocidas). O grupo das avermectinas (*a*, sem + *verm*, verme + *ect*, ectoparasita + *in*, produto farmacêutico) é constituído por ivermectina, abamectina, doramectina, eprinomectina e selamectina. Trata-se de um produto de fermentação do fungo *Streptomyces avermitilis*, cujas cepas foram isoladas no solo do Japão e posteriormente da Itália. As milbemicinas (*milb*, ácaro + *myc*, fungo + *in*, produto farmacêutico) são produzidas por outras espécies de fungo. A milbemicina D deriva de *S. hygroscopicos* e a moxidectina de *S. cyanogriseus*.

É importante relatar que o elevado número de anti-helmínticos disponíveis no mercado, aliado à intensa utilização destes em intervalos curtos entre tratamentos e sem critérios epidemiológicos, está acelerando o processo de resistência dos parasitas, o que certamente constituirá um grande, senão o principal, problema sanitário da produtividade da pecuária.

Na verdade, enquanto se pensava que a erradicação dos helmintos seria, nos dias atuais, um ato consumado, atualmente, acredita-se que a resistência de uma população de parasitas aos medicamentos seja apenas uma questão de tempo de utilização de determinada molécula.

▶ Vias de administração

▪ Via oral

Utilizada principalmente em equinos, animais de companhia, tratamento massal de aves, coelhos e suínos. Em bovinos também pode ser utilizada, embora defronte-se com as dificuldades de manejo, sobretudo quanto ao número de animais a serem tratados.

Os medicamentos podem ter as seguintes apresentações, quando por via oral:

- *Suspensão ou solução*: administrada por meio de pistolas dosadoras calibradas, para doses contínuas e individuais (no caso de rebanhos), e por meio de colheres, seringas ou sondas para equinos, cães e gatos
- *Comprimidos*: administrados diretamente na boca, perto da garganta ou envolvidos em artefatos atrativos aos animais
- *Pó ou granulado*: misturado a ração ou sal mineral ou ainda dissolvido na água
- *Bolus*: consiste em um dispositivo na forma de cápsula protegida por uma série de camadas, aplicado diretamente no rume dos bovinos que, sob ação dos microrganismos ruminais, vai liberando lentamente a formulação
- *Pasta ou gel*: utilizada sobretudo em equinos (seringas). Deve-se salientar que o jejum alimentar dos animais a serem tratados por via oral auxilia a absorção do medicamento, o que pode refletir-se diretamente na eficácia do mesmo sobre as espécies de helmintos presentes no hospedeiro.

- ### Via parenteral

Têm-se as vias subcutânea (SC) e intramuscular (IM). Para tal, utilizam-se seringas ou pistolas dosadoras que veiculam o produto. Devem ser utilizadas somente formulações preparadas para o uso injetável. A principal diferença entre estas duas vias é o tempo que a formulação leva para alcançar seu pico plasmático máximo ($C_{máx}$), sendo mais rápido pela via IM, em comparação à SC.

- ### Via transcutânea

São formulações anti-helmínticas desenvolvidas para serem administradas como depósito dorsolombar. Esta via de aplicação (também conhecida por *pour-on* ou *spot-on*) foi desenvolvida por ser um método muito conveniente e menos traumático para os animais e o aplicador. Entretanto, as condições ambientais (umidade e temperatura) podem influenciar os resultados de eficácia do produto. Estudos conduzidos na Austrália durante o inverno demonstraram que uma formulação administrada por esta via teve sua eficácia reduzida devido à menor absorção cutânea do princípio ativo.

- ### Via intrarruminal

Esta via de aplicação, pouco utilizada no Brasil, é específica para bovinos. Em função da característica fisiológica dos ruminantes com relação à deglutição de líquido, algumas formulações orais na forma líquida têm ação anti-helmíntica potencializada quando se utiliza esta via.

▶ Fatores interferentes na eficácia da formulação

- ### Escore de condição corporal

O escore corporal do animal medicado pode influenciar a distribuição e a meia-vida de eliminação dos medicamentos, principalmente daqueles que apresentam afinidade ao tecido adiposo.

- ### Jejum sólido dos animais

Estudos evidenciam que animais mantidos em jejum sólido, por aproximadamente 14 h, anteriormente ao tratamento com anti-helmínticos em soluções orais, alcançam $C_{máx}$ mais elevado do princípio ativo na circulação sanguínea, além de manterem tais níveis por período mais prolongado, quando comparados a animais submetidos a dietas normais.

- ### Qualidade dos alimentos

Variações na dieta podem alterar a biodisponibilidade do princípio ativo, por interferência no trânsito gastrintestinal e alteração de pH. Como exemplo, cita-se o fembendazol (benzimidazol) que é mais bem absorvido em meio alcalino.

- ### Raça

Um estudo relata que bovinos de raças como a Holandesa alcançam $C_{máx}$ mais elevado de determinada formulação medicamentosa, se comparada à raça *Aberdeen angus*.

- ### Grau de parasitismo

O elevado grau de parasitismo no trato gastrintestinal diminui significativamente a biodisponibilidade de algumas formulações.

- ### Espécies e estágios de parasitas

A sensibilidade dos helmintos aos medicamentos costuma ser diferente para cada espécie. Formas imaturas (histotrópicos) ficam mais expostas às concentrações inferiores de anti-helmínticos, ou, de modo geral, são menos vulneráveis que os helmintos adultos.

- ### Veículos da formulação

Os veículos utilizados nas formulações podem ser inócuos aos hospedeiros, porém podem ter a propriedade de prolongar o período de permanência do mesmo no organismo. Tal fato pode refletir-se diretamente no período de proteção de determinado medicamento a determinada espécie de helminto.

- ### Via de administração da formulação

A absorção, a biotransformação e a excreção dos anti-helmínticos são diretamente influenciadas pela via de administração utilizada. É o caso de medicamentos que eram utilizados pela via intrarruminal, que, após sua administração, apresentam perda de disponibilidade de até 40% quando comparados aos utilizados por via SC. Em contrapartida, as formulações administradas por via IM alcançam $C_{máx}$ mais rapidamente, quando comparadas à mesma formulação aplicada por via SC. Esta via de aplicação (IM) é muito utilizada na prevenção contra larvas de *Cochliomyia hominivorax* (miíases) em bolsas escrotais de bovinos recém-castrados.

- ### Qualidade do princípio ativo

Há variação no grau de pureza do princípio ativo, o que pode influenciar diretamente a eficácia de determinada formulação.

- ### Concentração do princípio ativo

Fica evidente que, quanto mais concentrada a formulação, maior o nível plasmático de princípio ativo disponível na circulação, ou nos tecidos-alvo, para atingir a espécie de helminto em questão.

▶ Grupos farmacológicos

- ### Benzimidazóis

Apresentam-se em comprimidos, pastas, soluções orais ou injetáveis, atuando contra todos os estágios dos nematódeos (ovos, larvas e adultos), embora alguns, em doses maiores, como triclabendazol e albendazol, possam ser utilizados, também, contra cestódios e trematódeos. Até o presente, é o único grupo químico que tem ação ovicida. A eliminação dos metabólitos ativos dos benzimidazóis atualmente em uso no controle da verminose em ruminantes varia de 2 a 4 dias.

A eficiência deste grupo, como um todo, está relacionada com o tempo de contato da formulação com o parasita. Isto decorre do seu mecanismo de ação, que possibilita que o princípio ativo mantenha-se em contato com o parasita em concentrações suficientes e por tempo mais prolongado. Buscando-se, nas suas características farmacocinéticas, os benzimidazóis podem não atuar bem em formas tissulares de alguns gêneros, devido às concentrações ineficientes do princípio ativo no tecido. Por outro lado, acredita-se que algumas moléculas, como o fembendazol, atuam contra formas larvares de *Ostertagia* e ciatostomíneos encistados na mucosa (fembendazol 10 mg/kg, 5 dias).

Mecanismo de ação

Formulações pertencentes a este grupo químico são insolúveis em água e interferem na produção de energia com consequente paralisia muscular e morte do parasita, provocada, na maioria das vezes, por inibição da enzima fumarato redutase. O mebendazol e o flubendazol atuam inibindo a tubulina, prejudicando a função microtubular na célula, o que, entre outros efeitos, inibe o transporte de glicose. Como este grupo químico apresenta grande afinidade pela tubulina de nematódeos e não pela tubulina de mamíferos, desempenha ação seletiva somente contra os parasitas. São medicamentos que atuam em todas as fases dos helmintos, entretanto, o período de ação residual destes princípios ativos, pertencentes a este grupo químico, é bastante curto (aproximadamente 2 dias). Acredita-se, ainda que em cestódios e trematódeos, o mecanismo de ação dos benzimidazóis também pode estar relacionado com a desorganização estrutural no tegumento destes parasitas.

Efeitos adversos

Tiabendazol, albendazol e oxfendazol, por atravessarem a placenta e produzirem efeitos embriotóxicos teratogênicos nos fetos, são contraindicados durante a gestação. Não foram encontrados relatórios científicos que possibilitassem a utilização dos demais benzimidazóis no período gestacional. Assim, por precaução, todos os princípios ativos deste grupo químico não podem ser administrados em fêmeas gestantes.

Tiabendazol

Foi o primeiro benzimidazol a ser comercializado no início da década de 1960. Vários benzimidazóis foram sintetizados a partir do tiabendazol, como é o caso de albendazol, mebendazol, oxfendazol, oxibendazol e parbendazol. Compostos como o tiabendazol são mais hidrossolúveis, sendo mais facilmente dissolvidos nos fluidos gastrintestinais, alcançando $C_{máx}$ mais rapidamente. Outros compostos, menos hidrossolúveis, podem permanecer mais tempo no trato gastrintestinal, mantendo concentrações plasmáticas mais prolongadas.

O tiabendazol é utilizado como anti-helmíntico em ovinos, caprinos, bovinos, equinos, suínos, entre outros. Este princípio ativo inibe o embrionamento dos ovos dos nematódeos e também atua contra larvas e adultos. O tiabendazol foi comercializado sob diferentes formas (suspensão, pasta etc.). Entretanto, muitas dessas formulações estão disponíveis apenas como aditivo alimentar para bovinos, ovinos, caprinos, suínos e aves.

▶ **Bovino.** Administrado em dose única, para o controle de *Haemonchus* spp., *Ostertagia* spp., *Trichostrongylus* spp., *Nematodirus* spp. e *Oesophagostomum* spp. Em casos de parasitismo intenso que envolva *Cooperia*, é recomendada uma dose superior à indicada. O tiabendazol não é indicado contra larvas hipobióticas de *Ostertagia*.
▶ **Ovinos e caprinos.** Indicado para controle dos gêneros *Haemonchus*, *Ostertagia*, *Trichostrongylus*, *Nematodirus*, *Cooperia*, *Bunostomum* e *Oesophagostomum*. A resistência de *Haemonchus* e *Trichostrongylus* a este princípio ativo é fato notório na literatura.
▶ **Suínos.** Utilizado na forma de prêmix alimentar, sendo adicionado ao alimento nas primeiras semanas de vida do leitão, para prevenir pneumonia causadas por larvas de *Ascaris suum*.
▶ **Equinos.** Solução oral de tiabendazol na dose de 44 mg/kg atua contra adultos de *Strongylus vulgaris*, *S. edentatus*, *Craterostomum*, *Oxyuris equi* e *Strongyloides westeri*. Contra *Parascaris equorum*, 88 mg/kg devem ser utilizados. Este princípio, quando administrado na dose de 440 mg/kg, durante 2 dias consecutivos, atua, também, contra larvas de *S. vulgaris* e *S. edentatus*.

Mebendazol

Pode ser utilizado em todas as espécies animais, mas é preferencialmente indicado a cães e gatos. Atua contra nematódeos gastrintestinais e pulmonares (adultos, larvas e ovos) e contra cestódios (dose dupla). Mostrou-se ineficaz contra trematódeos.

Flubendazol

Por ser um análogo sintético do mebendazol, apresenta as mesmas características e o mesmo mecanismo de ação deste. Pode ser recomendado, por via oral, principalmente para suínos.

Albendazol

Tem ação contra nematódeos, cestódios e trematódeos. Apresenta-se em solução oral e comprimidos. No fígado, o albendazol converte-se em sulfóxido de albendazol. É amplamente utilizado em bovinos, ovinos e caprinos. As doses variam de acordo com as espécies de parasitas-alvo e a espécie animal. Em bovinos, a dose terapêutica varia de 5 a 10 mg/kg de peso corporal; a dose de 5 mg/kg atua em nematódeos gastrintestinais e pulmonares (adultos, larvas e ovos); de 7,5 mg/kg, contra larvas em hipobiose (*Ostertagia*) e cestódios (tênias); e de 10 mg/kg, em *Fasciola*. Convém salientar que o tricobendazol é o princípio ativo de eleição contra este trematódeo, mesmo porque o albendazol atua apenas contra formas adultas deste parasita. O albendazol e seus metabólitos ativos retornam ao sistema digestório também por meio da rota biliar, fato que provavelmente contribui para seu efeito fasciolicida.

▶ **Bovinos.** Administrado por via oral e atua contra *Haemonchus placei*, *Ostertagia ostertagi* (inclusive larvas de quarto estágio), *Trichostrongylus axei*, *T. colubriformis*, *Nematodirus spathiger*, *Cooperia punctata*, *C. pectinata*, *C. spatulata*, *C. oncophora*, *Bunostomum phlebotomum*, *Oesophagostomum radiatum*, *Dictyocaulus viviparus*, *Moniezia benedeni*, *M. expansa* e adultos de *Fasciola hepatica*, quando aplicado em doses mais elevadas.
▶ **Ovinos.** Atua contra os gêneros *Haemonchus*, *Ostertagia*, *Trichostrongylus*, *Nematodirus*, *Cooperia*, *Bunostomum*, *Chabertia*, *Oesophagostomum*, *Moniezia*, *Dictyocaulus*, *Fasciola* (somente adultos em doses mais elevadas).

Sulfóxido de albendazol

Obtido por síntese, tornando possível que a formulação seja administrada por via SC, mantendo o espectro de atividade contra nematódeos, cestódios e formas adultas de *Fasciola hepatica*. O sulfóxido de albendazol pode ser administrado também na forma de suspensão oral, além de injetável. O sulfóxido de albendazol é considerado o metabólito ativo responsável pela atividade terapêutica do albendazol. O sulfóxido de albendazol é amplamente distribuído pelo organismo e tem ligação de 70% com as proteínas plasmáticas. Estudos de biodisponibilidade deste princípio ativo (Carvalho et al., 1999), quando administrado pela via SC, evidenciam que há efetiva absorção do medicamento, com pico de absorção em torno de 5 h após a sua utilização. Nos cistos hidáticos chega a alcançar 1/5 da concentração plasmática. É o tratamento de eleição no controle da cisticercose bovina (*Cysticercus bovis*).

Fembendazol

Apresenta-se na forma de solução oral, pasta e comprimidos. É utilizado em bovinos, equinos, suínos, ovinos, caprinos, cães, gatos e animais silvestres (zoológicos). Vale lembrar que Carvalho et al. afirmam, com base nas características farmacocinéticas, que os benzimidazóis não atuam bem contra formas tissulares, devido às baixas concentrações do princípio ativo no tecido-alvo.

Tem ação contra nematódeos e cestódios. Não atua contra *F. hepatica*. Em ruminantes, é utilizado na dose de 5 mg/kg de peso corporal; em equinos, na dose de 5 mg/kg; e, em aves, na dose de 30 mg/kg de peso corporal.

▸ **Bovinos.** Indicado (por via oral ou misturado à ração), contra *H. placei, O. ostertagi, T. axei, B. phlebotomum, N. helvetianus, C. punctata, C. pectinata, C. spatulata, C. oncophora. T. colubriformis, O. radiatum, D. viviparus.* Contra cestódios (*Moniezia*), *Trichuris, Strongyloides, Capillaria*, larvas de quarto estágio de *Ostertagia* e *Giardia* em bezerros doses mais elevadas devem ser utilizadas.
▸ **Ovinos e caprinos.** A dose de 5 mg/kg atua contra nematódeos gastrintestinais, cestódios e estágios imaturos de nematódeos pulmonares.
▸ **Suínos.** Quando administrado durante 10 dias, na dose de 9 mg/kg, atua contra *A. suum, H. rubicus, O. dentatum, O. quadrispinulatum, T. suis, S. dentatus, Metastrontrongylus apri* e *M. pudendotectus*.
▸ **Equinos.** Quando administrado por via oral na dose de 5 mg/kg atua no controle de *S. vulgaris, S. edentatus, S. equinus, O. equi* e alguns ciatostomíneos. Na dose de 10 mg/kg, é indicado para remoção de *P. equorum* (dose única) e de larvas de quarto estágio de *S. vulgaris*. Atua contra ciatostomíneos encistados na mucosa quando administrado durante 5 dias consecutivos.
▸ **Cães.** Quando administrado por 3 dias consecutivos (50 mg/kg), elimina *Toxocara canis, T. leonina, A. caninum, U. stenocephala, T. vulpis* e *Taenia psiformis*.

Oxfendazol

Apesar de ser adulticida, ovicida e larvicida, é pouco utilizado atualmente. Tem ação contra nematódeos gastrintestinais e pulmonares e em cestódios (tênias).
▸ **Bovinos.** Suspensão oral na dose de 2,5 mg/kg; atua contra *D. viviparus, H. placei, T. axei, O. ostertagi, O. radiatum, B. phlebotomum, C. punctata, C. macmasteri* e *M. benedeni*.
▸ **Equinos.** Na forma de pasta (10 mg/kg) atua contra *S. vulgaris, S. edentatus, P. equorum, O. equi* e muitas espécies da subfamília Cyathostominae.

Oxibendazol

Na forma de suspensão oral ou pasta apresenta amplo espectro de ação contra nematódeos, sobretudo parasitas de equídeos.
▸ **Equinos.** Na dose de 10 mg/kg (pasta, solução oral) atua contra *S. vulgaris, S. edentatus, S. equinus, Triodontophorus, Cyathostomum, Cylicodontophorus, Gyalocephalus, P. equorum*, adultos e larvas de *O. equi*. Não atua contra larvas de gasterofilídeos.

Triclabendazol

Este princípio ativo é somente utilizado (solução oral) contra os adultos, que estão nos ductos biliares, e também contra as formas imaturas de *Fasciola hepatica*, que migram pelo parênquima hepático. Não apresenta atividade contra nematódeos gastrintestinais ou pulmonares, sendo, portanto, um exemplo de anti-helmíntico de pequeno espectro, ou seja, estritamente fasciolicida. Acredita-se que este medicamento penetre no parasita e diminua sua motilidade por meio do seu efeito nos microtúbulos. Em regiões endêmicas de fasciolose, recomenda-se administrá-lo duas vezes ao ano.

▪ Pró-benzimidazóis

Os pró-benzimidazóis são compostos inativos que atuam por meio da conversão enzimática em benzimidazol-etil ou metilcarbamatos ativos. Apresentam elevada eficácia contra estágios adultos e imaturos em desenvolvimento e inibidos de nematódeos gastrintestinais e pulmonares. O febantel, muito utilizado em cães e gatos, e a netobimina são derivados guanidínicos que se convertem em fembendazol e albendazol, respectivamente. O febantel metabolizado origina fembendazol e oxfendazol. Doses orais maiores que 150 mg/kg, diariamente, durante 6 dias, podem produzir salivação, diarreia, vômito e anorexia em cães e gatos. O tiofanato é ativado ao ser biotransformado no animal em um derivado etil conhecido como lobendazol.

Mecanismo de ação

Como são convertidos a benzimidazóis no organismo, apresentam mecanismo de ação idêntico ao destes.

▪ Imidatiazóis

O tetramisol foi o primeiro princípio ativo deste grupo químico a ser comercializado (1965). Apresenta ação contra nematódeos gastrintestinais e pulmonares (adultos e larvas). Não tem ação sobre ovos, cestódios e tramatódeos. Apresenta baixa eficácia contra *Trichuris* spp. Representantes deste grupo químico são: levamisol e tetramisol (praticamente substituído no mercado pelo levamisol). Ambos os princípios podem ser administrados pelas vias oral ou SC. Assim como os benzimidazóis, os metabólitos ativos são rapidamente excretados pela urina entre 12 e 24 h.

Mecanismo de ação

Causam paralisia neuromuscular por bloqueio da fumarato-redutase em doses elevadas e inibição das colinesterases em doses usuais. O princípio ativo penetra na cutícula do parasita e liga-se aos receptores da acetilcolina, produzindo sua ativação. Dessa maneira, provocam-se despolarização excessiva da membrana e, consequentemente, hiperexcitabilidade e paralisia espasmáticas dos helmintos. Assim, é mais importante para o efeito anti-helmíntico o $C_{máx}$ alcançado do que o tempo de permanência do medicamento ativo no organismo animal.

Efeitos adversos

Os imidatiazóis apresentam índice de segurança reduzido. Os sinais de intoxicação são semelhantes àqueles dos organofosforados, sugerindo a inibição da acetilcolinesterase; produzem sinais clínicos como: sialorreia, tremores, hiperestesia, irritabilidade, excitação, convulsões, depressão do sistema nervoso central, dispneia, defecação e micção involuntárias. Mesmo em doses terapêuticas, os animais podem apresentar excitação e sialorreia; por isso, recomenda-se manter os animais em observação por até 2 h após a aplicação. Equinos e carnívoros são mais suscetíveis a intoxicações. As aves são mais resistentes, pois seu metabolismo é muito acelerado e, por isto, devem-se administrar doses altas a intervalos curtos. Não apresentam efeitos embriotóxicos ou teratogênicos. O uso concomitante destes medicamentos com outros agonistas colinérgicos, como organofosforados, não é recomendado.

Tetramisol

Indicado, principalmente, a ruminantes, suínos e aves, sendo comercializado na forma de fosfato de tetramisol. Este princípio ativo é uma mistura dos isômeros levógiro e dextrógiro, ao passo que o levamisol é constituído apenas pelo levógiro. Atualmente, o tetramisol vem sendo substituído pelo levamisol, pelo fato de o isômero dextrógiro ser mais tóxico e ter menor atividade terapêutica.

Levamisol

Substituto do tetramisol, pelos motivos mencionados anteriormente, é comercializado na forma de cloridrato ou fosfato de levamisol. A substituição do cloridrato pelo fosfato melhorou ainda mais o desempenho terapêutico, além de ter dado mais estabilidade à molécula. O levamisol pode ser indicado contra nematódeos gastrintestinais e pulmonares. Apresenta baixa eficácia contra *Trichuris* spp. O levamisol desempenha, ainda, ação imunoestimulante por restaurar o número de linfócitos T em animais imunodeprimidos. Entretanto, este efeito demonstrou ser dependente da dose e do tempo de aplicação. Observou-se, também, que doses elevadas e tratamentos contínuos podem originar supressões imunológicas nos animais. Deste modo, como imunoestimulante, o levamisol deve ser utilizado em dias alternados e em doses menores do que as indicadas como anti-helmíntico.

Em geral, para manter-se o mesmo nível de eficiência do levamisol, emprega-se o dobro da dose ao se utilizar a via oral, comparada à forma injetável.

▶ **Bovinos.** Quando administrado por via oral (solução, gel, aditivo alimentar) ou solução tópica (*pour-on*) ou injetável, atua contra: *Haemonchus, Ostertagia, Trichostrongylus, Cooperia, Nematodirus, Bunostomum, Oesophagostomum* e *Dictyocaulus*. As larvas de quarto estágio de *Ostertagia* são refratárias ao levamisol.

▶ **Ovinos.** Solução de levamisol (8 mg/kg, por via oral) atua contra *Haemonchus, Trichostrongylus, Cooperia, Nematodirus, Bunostomum, Oesophagostomum, Chabertia* e *Dictyocaulus*.

▶ **Suínos.** Na água ou no alimento, atua contra *Ascaris* spp., *Oesophagostomum* spp., *S. ransomi, Metastrongylus* spp. e *Hyostrongylus*.

▪ Organofosforados

Este grupo químico foi originalmente desenvolvido para atuar sobre ectoparasitas. Estudos posteriores (Lopes *et al.*, 1999) demonstraram que estes medicamentos podem, também, ter eficácia sobre nematódeos hematófagos. O baixo índice de segurança destes compostos fez com que vários deles deixassem de ser utilizados, principalmente contra endoparasitas. É importante frisar que, como anti-helmíntico, apresentam espectro de atividade inferior ao dos benzimidazóis, do imidotiazol e das avermectinas.

Como representantes deste grupo, têm-se: diclorvós, triclorfom, haloxom e o coumafós. O triclorfom, o haloxom e o coumafós são preferencialmente utilizados no controle de formas adultas de nematódeos gastrintestinais de ruminantes e equinos. O triclorfom, quando pincelado juntamente com óleo vegetal, atua contra larvas de *Dermatobia hominis* (bernes). O coumafós pode ser utilizado contra nematódeos de aves. Estudos recentes (Lopes *et al.*, 1999) têm demonstrado a elevada eficácia anti-helmíntica do triclorfom contra cepas de nematódeos gastrintestinais (hematófagos) resistentes a diferentes doses de ivermectina (200 e 630 µg/kg). Em cães, suínos, equinos e aves, o diclorvós atua sobre nematódeos das famílias Ascaridae, Ancylostomatidae, Trichuridae e Oxyuridae.

Mecanismo de ação

Atuam por inibição irreversível das acetilcolinesterases, o que causa acúmulo de acetilcolina e interferência na transmissão neuromuscular, resultando em paralisia espática e morte do parasita.

Efeitos adversos

O índice de segurança dos organofosforados é relativamente baixo. Os sinais clínicos de intoxicação por organofosforados relacionam-se com a ação sobre o sistema nervoso autônomo. Podem ocorrer ataxia, tremores musculares, sialorreia, cólica, diarreia e broncospasmo em decorrência da atividade prolongada da acetilcolina junto aos receptores muscarínicos e nicotínicos. O sinal patognomônico da intoxicação é a miose extrema. Nas intoxicações por organofosforados é recomendado o uso de sulfato de atropina, um antagonista de receptores colinérgicos muscarínicos.

Outro efeito adverso dos organofosforados que deve ser levado em consideração é aplicação destes em fêmeas durante a reprodução, uma vez que estes princípios podem reduzir as concentrações séricas de gonadotrofinas hipofisárias, além de causarem, seletivamente, diminuição das concentrações de hormônio luteinizante (LH), reduzindo substancialmente as taxas de ovulação e concepção.

▪ Substitutos fenólicos

A maioria dos princípios ativos pertencentes a este grupo químico é mais utilizada contra trematódeos (Fasciolidae) parasitas de ruminantes, cestódios (Taenidae e Dilepididae) de cães, além de Anaplocephalidae de equídeos e de ruminantes. Alguns princípios ativos pertencentes a este grupo químico atuam sobre nematódeos hematófagos. Por apresentarem baixo índice de segurança e reduzido espectro anti-helmíntico, este grupo químico vem sendo substituído por outros mais eficazes e menos tóxicos.

Mecanismo de ação

O mecanismo de ação para alguns princípios ainda é desconhecido, mas acredita-se que estes medicamentos interferiram bloqueando a produção de energia por inibição da fosforilação oxidativa mitocondrial.

Efeitos adversos

A margem de segurança dos substitutos fenólicos não é tão elevada como a de outros anti-helmínticos. Mesmo quando se utiliza a dose terapêutica, é possível visualizar sinais de intoxicação (perda de apetite e diarreia). Em casos de doses elevadas, os sinais clínicos são determinados pelo aumento generalizado do metabolismo do hospedeiro (hipertermia, taquicardia, taquipneia, convulsões), além de resíduos na carne e no leite por períodos prolongados (30 dias). Os sinais clínicos de intoxicação podem aumentar quando associado ao tetramisol ou ao tetracloreto de carbono. Cães tratados com nitroscamato podem apresentar vômito após o tratamento. Existem casos de alteração temporária da visão e perda de lã em ovinos medicados com elevadas doses de compostos fenólicos.

Disofenol

Apresenta-se nas formas injetável e oral, sendo recomendado apenas no controle dos nematódeos hematófagos como *Ancylostoma* spp. de cães, *Haemonchus* spp., *Oesophagostomum* e *Bunostomum* spp. de ruminantes, ou seja, trata-se de um medicamento com pequeno espectro de ação. Em pequenos animais, tem a vantagem de ser injetável e poder ser administrado em animais que apresentem vômitos de origem parasitária e em filhotes de cães e gatos. Já foram relatados casos em cães com menos de 4 meses de idade que apresentaram opacidade transitória de cristalino após administração de disofenol. Uma vez no organismo, acumula-se no plasma sanguíneo (proteínas plasmáticas), do qual é liberado lentamente, proporcionando uma ação mais prolongada. Não atuam em formas imaturas. Sua aplicação possibilita o inconveniente de manchas amarelas no pelo dos animais tratados. Pode ser utilizado em fêmeas gestantes.

Bitionol

O bitionol é absorvido no trato intestinal e alcança níveis sanguíneos máximos em 4 a 8 h. A excreção ocorre, basicamente, por meio da urina e, em menor proporção, pelas fezes.

Niclofolana

Praticamente insolúvel na água quando administrada oralmente, sendo parte da dose biotransformada no rume, o que diminui sua eficácia.

Nitroscanato

Anti-helmíntico de largo espectro que controla nematódeos e cestódios de cães e gatos. Seu mecanismo de ação é desconhecido. Bem absorvido após administração oral, tem biotransformação hepática e excreção renal. Algumas enzimas hepáticas têm seu nível aumentado quando do uso de nitroscanato, o que provavelmente pode acelerar a biotransformação de outros medicamentos, como digitálicos e anticonvulsivantes.

Nitroxinila

Desacoplador da cadeia respiratória, atuando, principalmente contra formas adultas de *Fasciola hepatica* e, em menor grau, contra formas imaturas. Pode ser administrada pelas vias oral, SC e IM, sendo as duas últimas mais eficientes, uma vez que este princípio, quando administrado por via oral, sofre a biotransformação pelos microrganismos do rume, reduzindo sua eficácia.

▶ **Bovinos, ovinos e caprinos.** Indicada para tratamento e controle de *Fasciola hepatica*, além de vermes gastrintestinais (*Haemonchus*, *Bunostomum* e *Oesophagostomum*).

Salicilanilidas

As salicilanilidas atuam, principalmente, contra trematódeos e cestódios e sobre algumas espécies de nematódeos hematófagos dos animais domésticos. Devido a sua ligação às proteínas plasmáticas e vida média de eliminação prolongada, atuam sobre todas as fases de desenvolvimento da *Fasciola hepatica*.

Mecanismo de ação

Semelhante ao dos substitutos fenólicos.

Efeitos adversos

Os efeitos são característicos da intoxicação por compostos fenólicos desacopladores da fosforilação oxidativa. Comparativamente, o closantel é um pouco mais tóxico que a nitroxinila, podendo determinar lesões oculares, inapetência, anorexia, diarreia e até morte do animal. Não foram observados efeitos carcinogênicos, teratogênicos ou embriotóxicos em animais medicados. Entretanto, é contraindicado seu uso concomitante com os organofosforados. Lesões hepáticas e renais foram observadas em cães tratados com 5 vezes a dose terapêutica de niclosamida.

Closantel

Apresenta ação prolongada devido a sua forte combinação com as proteínas plasmáticas, atuando contra algumas espécies de nematódeos hematófagos e *Fasciola hepatica*. É indicado a bovinos, equinos, ovinos e caprinos. No helminto, este agente interfere na fosforilação oxidativa, interrompendo o transporte de energia e provocando a morte do parasita. Este princípio ativo é bem absorvido e bem distribuído no organismo animal. Não deve ser administrado em vacas lactantes. Dependendo da dose, pode atuar, também, contra ectoparasitas (larvas de *Dermatobia hominis*, piolhos, sarnas e carrapatos).

Niclosamida

Atua contra cestódios de várias espécies animais, exceto *Dipylidium caninum* e *Echinococcus* spp. Neste, menos de 50% dos vermes são eliminados. A niclosamida é utilizada com maior frequência em medicamentos de uso humano. Por não ser praticamente absorvida, e pela necessidade de contato com o parasita, deve ser administrada em jejum. Provoca inibição da absorção de glicose e desacoplamento do processo de fosforilação oxidativa, desencadeando acúmulo de ácido láctico e consequente destruição dos parasitas.

Pirimidinas

Este grupo químico é utilizado (por via oral, na forma de suspensão, pasta, solução e comprimidos) principalmente no tratamento de nematódeos gastrintestinais de cães (ancilostomídeos e ascarídeos). Pode atuar, também, contra nematódeos de equinos, bovinos, ovinos e suínos. O efeito é muito maior em monogástricos, devido ao pH estomacal que favorece a absorção e atuação do medicamento. Em ruminantes, a pequena quantidade deste princípio é biotransformada no fígado. A excreção é realizada, em grande parte, de maneira inalterada pelas fezes, com exceção dos cães, que o fazem pela urina. Os principais representantes deste grupo (morantel e pirantel) atuam contra nematódeos gastrintestinais adultos. Contra os estágios imaturos e nematódeos pulmonares, a eficácia é mínima, em face de sua baixa absorção.

Mecanismo de ação

Apresentam ação nicotínica na junção neuromuscular, levando a paralisia espática, ou seja, bloqueio neuromuscular despolarizante, o que provoca relaxamento da musculatura e desprendimento do parasita. Devido ao seu mecanismo de ação, o tempo de contato do composto com o parasita é menos importante do que a concentração do princípio ativo no momento do contato para obtenção de melhor eficácia anti-helmíntica.

Efeitos adversos

Embora usadas em doses elevadas, os efeitos colaterais são raros, limitando-se, geralmente, a perturbações do trato gastrintestinal. Não foi demonstrado efeito teratogênico, podendo ser utilizadas em cadelas gestantes ou em lactação, bem como em cães jovens. Não devem ser administradas conjuntamente com formulações colinomiméticas (p. ex., levamisol), pois pode ocorrer potencialização da toxicidade.

Pirantel

Os sais de pirantel são relativamente estáveis em fase sólida, porém, soluções aquosas são sujeitas à fotoisomerização. Recomenda-se, portanto, o uso imediato após a preparação em suspensão via oral.

- **Bovinos, ovinos e caprinos.** A aplicação deste princípio ativo não é licenciada em bovinos, ovinos e caprinos, porém, na dose de 25 mg/kg, atua contra *H. placei* e *H. contortus*, *O. ostertagi*, *T. circumcinata*, *T. axei*, *T. colubriformis*, *Cooperia* spp. e *Bunostomum* spp.
- **Suínos.** O tartarato de pirantel, quando administrado na ração por 3 dias consecutivos, previne a migração e o estabelecimento de larvas e adultos de *A. suum* e *Oesophagostomum* spp.
- **Equinos.** Quando administrado na dose de 6,6 mg/kg (pasta ou suspensão) atua contra *S. vulgaris*, *S. edentatus*, *S. equinus*, *O. equi*, *P. equorum* e várias espécies de ciastostomíneos. Na dose de 13,2 mg/kg, o pamoato de pirantel apresentou ação contra *Anoplocephala perfoliata*. Pellets de tartarato de pirantel, na dose diária de 14,4 mg/kg de peso corpóreo, podem ser utilizados para prevenir a migração de *S. vulgaris*.
- **Cães.** As formulações de suspensão palatável, tabletes mastigáveis ou comprimidos são indicadas no tratamento de cães jovens e adultos parasitados por *Toxocara canis*, *T. leonina*, *Ancylostoma caninum* e *Uncinaria stenocephala*.

Morantel

Análogo sintético do pirantel com maior atividade anti-helmíntica e mais seguro do que o composto original. Pode ser indicado no tratamento de infecções por nematódeos gastrintestinais de ruminantes.

- **Ruminantes.** Atua em nematódeos adultos dos bovinos (*Haemonchus* spp., *Ostertagia* spp., *Trichostrongylus* spp., *Cooperia* spp., *Nematodirus* spp. e *O. radiatum*). Em caprinos, tem ação eficaz contra *H. contortus*, *T. circumcinata* e *T. axei*.

Piperazina

O seu uso é restrito devido ao espectro antiparasitário bastante reduzido. Atua contra ascaríase dos animais domésticos e oxiurose equina. Atualmente seu uso é mais específico para o tratamento massal de aves e suínos. Comparados às formas larvares, os parasitas adultos são mais sensíveis ao princípio.

- **Suínos.** A piperazina na água de bebida pode ser oferecida aos suínos para a remoção de *A. suum*.
- **Frangos.** Administrada no alimento ou na água de bebida por 2 dias, atuando contra *Ascaridia galli*.
- **Equinos.** Atua contra *P. equorum*. Quando administrada na dose de 275 mg/kg também atua contra *S. vulgaris*, *O. equi* e várias espécies de pequenos estrôngilos (ciastotomíneos).
- **Cães e gatos.** Atua contra adultos de *T. canis*, *T. cati* e *T. leonina*.

Mecanismo de ação

Produz bloqueio neuromuscular por meio de sua ação anticolinérgica na junção mioneural do parasita, provocando paralisia e expulsão do mesmo, ainda vivo juntamente com as fezes.

Efeitos adversos

Seu uso não é recomendado em animais com disfunções do sistema nervoso central, podendo exacerbar estas alterações quando administrada em elevadas doses.

Pirazinoisoquinolonas

O praziquantel, representante deste grupo químico, tem sido estudado experimentalmente em animais desde 1975.

Mecanismo de ação

Apesar de o mecanismo de ação não estar totalmente esclarecido, sabe-se que o praziquantel interrompe a homeostase do cálcio (Ca^{2+}), agindo diretamente sobre a atividade da Na^+, K^+-ATPase e da Ca^{2+}, Mg^{2+}-ATPase, causando espasmos e paralisia muscular nos vermes adultos. Além disso, há danos do tegumento revelados pela formação de vacúolos e, em seguida, vesículas. A microscopia de transmissão eletrônica indica que mudanças estruturais dos tegumentos induzidas pelo praziquantel ocorrem na seguinte sequência: despolimerização de rede microtrabecular, seguida por vacuolização e erosão da superfície. Estes efeitos danificam a função do músculo e a estrutura tegumentar, resultando na morte do parasita.

Efeitos adversos

Não são indicadas para cães e gatos jovens com menos de 4 semanas de vida. Ainda não foi estabelecida a dose letal para cães.

Praziquantel

O praziquantel tem atividade contra cestódios. É totalmente absorvido após a administração oral e distribui-se por vários tecidos do corpo, favorecendo sua atividade contra formas adultas ou larvares de cestódios, que têm localizações variadas no hospedeiro (musculatura, cérebro, cavidade peritoneal, ductos biliares, intestino, entre outros). Este princípio ativo apresenta baixa solubilidade em água, o que dificulta sua biodisponibilidade na forma farmacêutica convencional (comprimidos). Estes problemas estão relacionados com a alta lipofilia deste medicamento e, por isso, várias alternativas para aumentar sua biodisponibilidade foram avaliadas.

- **Ovinos, caprinos e aves.** Atua (por via oral) contra cestódios pertencentes aos gêneros *Moniezia* e *Raillietina*.
- **Cães e gatos.** Quando administrado por via oral, atua contra *D. caninum*, *Taenia taeniformis*, *T. pisiformis*, *T. hydatigena*, *Echinococcus granulosus*, *E. multilocularis*, *Spirometra* spp., *Diphyllobotrium*.

- **Avermectinas**

A partir de 1979, surgiu outro grupo químico de amplo espectro de ação, denominado lactonas macrocíclicas. Tais compostos resultam do processo de fermentação de um actinomiceto, *Streptomyces avermitilis*, encontrado no solo. A este grupo pertencem as milbemicinas (moxidectina) e as avermectinas (*a*, sem + *verm*, verme + *ect*, ectoparasita + *in*, produto farmacêutico): ivermectina, abamectina, doramectina, selamectina e eprinomectina.

As avermectinas são um grupo composto por 8 componentes, sendo os 4 maiores obtidos da fermentação dos actinomicetos identificados pela subscrição "a" (A_{1a}, A_{2a}, B_{1a} e B_{2a}) e os 4 menores, obtidos em quantidades mínimas, identificados pela subscrição "b" (A_{1b}, A_{2b}, B_{1b} e B_{2b}). A avermectina B_1 é conhecida como abamectina, cuja hidrogenização nas ligações duplas entre os carbonos 22 e 23 produz a 22,23-di-hidroavermectina B_1, conhecida como ivermectina. A presença de um grupo ciclo-hexílico na posição C-25 do anel lactônico central caracteriza outra avermectina, a doramectina.

O produto semissintético, 22,23-di-hidroavermectina B_1, ou ivermectina, foi o primeiro dentre as lactonas macrocíclicas a ser comercializado e, graças a sua elevada eficácia contra artrópodes e nematódeos, segurança clínica e novo modo de ação sobre o parasita, tornou-se o tratamento de escolha para parasitoses de bovinos, ovinos, caprinos, suínos e equinos.

Estes compostos são formulações endectocidas de amplo espectro, atuam contra endo e ectoparasitas. Atuam contra formas adultas, larvares e hipobióticas de helmintos. Não apresentam atividade cestodicida e trematodicida. Convém salientar que, quando administrados em ruminantes pela via oral, pode ocorrer inativação parcial da formulação no rume, sendo absorvidos apenas cerca de 30% do total.

São agentes lipofílicos, ou seja, armazenam-se nas gorduras. Este compartimento do organismo apresenta vascularização limitada, fazendo com que a liberação do medicamento seja mais lenta, aumentando o tempo de sua permanência no plasma. Somado a isto, o uso de veículos que possibilitem lenta absorção no local de aplicação do medicamento, promove efeito residual prolongado. Estudos recentes (Floate *et al.*, 2005) demonstram que alguns princípios ativos deste grupo farmacológico podem permanecer por até 140 dias no organismo do hospedeiro, dependendo do veículo e da concentração de cada produto.

Mecanismo de ação das avermectinas e milbemicinas

O exato mecanismo de ação das lactonas macrocíclicas ainda não está totalmente esclarecido, devido a algumas de suas características, tais como apresentar vários locais de ação, várias espécies-alvo com sensibilidades diferentes a seu efeito e pouca solubilidade em soluções aquosas. A primeira hipótese formulada para explicar o modo de ação das lactonas macrocíclicas está relacionada com sua atuação como agonistas do ácido gama-aminobutírico (GABA), aumentando a permeabilidade da membrana citoplasmática aos íons cloro (Cl^-), resultando em paralisia muscular.

Esta hipótese poderia explicar por que as avermectinas não agem sobre cestódios e trematódeos, uma vez que estes não dispõem de receptores do GABA. Sua baixa toxicidade para os mamíferos é explicada pela impossibilidade de atravessar a barreira hematencefálica, não alcançando os receptores do GABA restritos quase exclusivamente ao sistema nervoso central. Os receptores do GABA estão associados, também, ao modo de ação das lactonas macrocíclicas nos insetos.

Estudos (Floate *et al.*, 2005) empregando feixes musculares específicos do gafanhoto (*Schistocerca gregaria*) ou em um modelo experimental com *Ascaris suum* revelaram ausência de ação da ivermectina em receptores do GABA, sugerindo a participação de outros mecanismos de ação nos efeitos das lactonas macrocíclicas em invertebrados. Mais tarde, em um estudo em que foi feita a manipulação do material genético de *Caenorhabditis elegans*, foi possível caracterizar a participação dos canais de cloro potencializados pelo glutamato (GluCl), sensíveis à ivermectina e presentes apenas em invertebrados. Os receptores GluCl dispõem de duas subunidades, α e β, sendo a primeira sensível às avermectinas e a segunda, ao glutamato. Estes receptores estão presentes em diversos locais do organismo dos invertebrados. Deste modo, as lactonas macrocíclicas atuam em vários locais, bloqueando transmissões interneurais de nervos excitatórios, agindo diretamente sobre a musculatura, causando paralisia, principalmente da faringe. Há evidências de receptores em células musculares do aparelho reprodutivo de *Ascaris*, o que pode explicar a ação destes agentes na fertilidade e oviposição dos nematódeos.

Ivermectina

Após o lançamento da ivermectina, muitos outros compostos do grupo das lactonas macrocíclicas foram formulados e avaliados. Alguns eram altamente eficazes contra determinadas espécies de parasita, porém o curto espectro de ação tornava-os inviáveis economicamente, quando comparados aos de amplo espectro. Desta maneira, foram selecionados princípios ativos eficazes contra o maior número possível de espécies de parasitas.

Com mais de 50 marcas registradas no Mistério da Agricultura, Pecuária e Abastecimento (MAPA), até o presente, no Brasil, a ivermectina é um derivado semissintético da avermectina B_1, consistindo em uma mistura com não menos que 80% de 22,23-di-hidroavermectina B_{1a} e não mais que 20% de B_{1b}. É indicada para bovinos, ovinos, caprinos, suínos e equinos. Para cães, é indicada como preventivo para dirofilariose; também tem sido muito utilizada nessa espécie contra nematódeos, sarnas e outros ectoparasitas.

A apresentação comercial da ivermectina varia de acordo com a espécie a ser tratada, sendo injetável para ruminantes e suínos, transcutânea para bovinos, oral para ruminantes, prêmix para suínos e pasta ou gel para equinos. A dose também pode variar de acordo com o produto e a espécie animal, sendo possível encontrar no mercado produtos, para bovinos, com doses de 200 até 800 µg/kg.

▶ **Bovinos.** Apesar dos inúmeros relatos de resistência de parasitas de bovinos à ivermectina, a aplicação por via SC atua contra: adultos e larvas de *Ostertagia* (inclusive larvas de quarto estágio inibidas de *O. lyrata*), *H. placei*, *T. axei*, *T. colubriformis*, *C. oncophora*, *C. punctata*, *C. pectinata*, *C. spatulata*, *O. radiatum*, *B. phlebotomum*, *D. viviparus*, *S. papilosus* e *Trichuris ovis* (apenas adultos). A ivermectina injetável atua contra sarnas, piolhos sugadores e ácaros. A ivermectina via *pour-on* (500 µg/kg), além de atuar contra as mesmas espécies de endo- e ectoparasitas citados anteriormente, apresenta eficácia contra *Haematobia irritans* (mosca-dos-chifres).

▶ **Ovinos.** Há preparações comerciais de ivermectina nas formas de solução oral ou injetável, atuando contra adultos e larvas de *H. contortus*, *Teladorsagia circumcinata*, *T. axei*, *T. colubriformis*, *C. oncophora* (somente adultos), *C. curticei*, *O. columbianum*, *O. venulosum*, *Nematodirus battus*, *N. spathiger*, *S. papilosus* (somente adultos), *T. ovis* (somente adultos), *Dictyocaulus filaria* e todos os estágios larvais de *Oestrus ovis*.

Atualmente, há vários relatos científicos (Silvestre *et al.*, 2002; Traversa *et al.*, 2007) que comprovam a resistência de nematódeos parasitas de ovinos à ivermectina.

▶ **Suínos.** A ivermectina administrada por via SC ou IM na região cervical, na dose de 300 µg/kg, atua contra *A. suum, H. rubidus, Oesophagostomum* spp., *S. ransomi* (inclusive larvas encistadas), *Metastrongylus* spp., piolhos e ácaros. A ivermectina também se encontra disponível na forma de prêmix para administração na ração, sendo fornecida diariamente, durante no máximo 7 dias consecutivos, mostrando-se eficaz contra *A. suum, Ascarops strongylina, H. rubivus, Oesophagostomum* spp., *Metastrongylus* spp., *H. suis* e *S. scabiei*.

▶ **Equinos.** A ivermectina apresenta amplo espectro contra nematódeos e artrópodes parasitas de equinos, quando administrada por via oral. Atua contra adultos e formas larvais migratórias de *Strongylus vulgaris, S. equinus* e *S. edentatus*; adultos de *Triodontophorus* spp., pequenos estrôngilos; oxiurídeos (adultos e larvas de quarto estágio); adultos e larvas de *P. equorum*; adultos e larvas de *T. axei*; adultos de *Habronema muscae*; estágios orais e estomacais de *Gasterophilus* spp.; adultos e larvas de quarto estágio de *Dictyocaulus arnfieldi; Strongyloides westeri;* feridas de verão provocadas por *Habronema* e *Draschia*.

▶ **Cães.** A ivermectina sob a forma de comprimidos pode ser administrada para prevenir a infestação por *Dirofilaria immitis*. O tratamento deve ser iniciado durante o primeiro mês da exposição aos mosquitos e durante todo o ano quando estes insetos estivem ativos. Atua somente contra as larvas de terceiro e quarto estágios e contra microfilárias circulantes. Uma única aplicação de ivermectina, na dose de 200 µg/kg, por via SC, pode apresentar elevada eficácia contra larvas e adultos de *T. canis, A. caninum, A. braziliense, Uncinaria stenocephala* e *S. stercoralis*. Ressalta-se a contraindicação do uso deste princípio ativo em determinadas raças de cães, conforme descrito no item reações adversas.

▶ **Gatos.** Sob a forma de comprimidos mastigáveis, a ivermectina pode ser administrada mensalmente para prevenir a infestação por *D. immitis*. O tratamento deverá seguir o mesmo esquema recomendado para cães. Atua também contra *A. brasiliense* e *A. tubaeforme*. Para eliminar *T. cati*, é necessária uma dose de 0,3 mg/kg. A formulação lipossolúvel, contendo 0,01% de ivermectina, foi aprovada para o controle de ácaros auriculares (*Octodectes cynotis*) em gatos adultos e filhotes com idade superior a 4 meses.

Efeitos adversos

A ivermectina, nas doses recomendadas, apresenta considerável margem de segurança. Embora os mamíferos utilizem o GABA como neurotransmissor, a ivermectina geralmente não causa efeitos tóxicos nos animais, pois apresenta alto peso molecular e não atravessa facilmente a barreira hematencefálica para atuar no sistema nervoso central. Entretanto, os cães das raças Collie, Schetland Sheepdogs, Old English Sheepdog e Australian Sheepdog, quando tratados com ivermectina, podem manifestar sinais de intoxicação como convulsão, depressão, tremores, ataxia, vômitos, letargia, salivação e midríase, resultando muitas vezes na morte destes animais. Isto ocorre, possivelmente, devido à maior permeabilidade da barreira hematencefálica dos animais destas raças, o que leva a uma concentração maior de ivermectina no sistema nervoso central. Gatos também podem apresentar distúrbios neurológicos. Efeitos teratogênicos, após a aplicação de doses maiores que as recomendadas de ivermectina, puderam ser observados em roedores. Entretanto, a ivermectina na dose de 400 µg/kg, administrada em vacas 7 a 56 dias após a inseminação, não promoveu efeitos adversos e nem efeito teratogênico nos bezerros nascidos dessas vacas tratadas. Estudos (Silvestre *et al.*, 2002; Traversa *et al.*, 2007) evidenciam que o tratamento repetitivo de touros com ivermectina altera os seus parâmetros reprodutivos. Até o presente, não existe um antídoto para as intoxicações oriundas de formulações contendo lactonas macrocíclicas.

A toxicidade das avermectinas também é, em parte, dependente na atividade da glicoproteína P, que se encontra localizada em alguns tecidos, inclusive na barreira hematencefálica, em canais hepatobiliares e na placenta, agindo como uma proteína de efluxo, retirando certas substâncias químicas do interior para fora das células. A importância da relação entre a toxicidade das avermectinas com a glicoproteína P limita-se ao fato de que ela controla a entrada de avermectinas em tecidos potencialmente sensíveis. Assim, sua presença serve para reduzir a distribuição nos tecido e a biodisponibilidade, quando administrada por via oral, facilitando sua eliminação. No sistema nervoso central, é encontrada dentro dos capilares endoteliais, formando a barreira hematencefálica.

Abamectina

Várias formulações comerciais contendo este princípio ativo foram licenciadas no país. Difere da ivermectina por sua toxicidade, sendo contraindicada em bovinos com idade inferior a 4 meses, apesar da existência de trabalhos (Silvestre *et al.*, 2002; Traversa *et al.*, 2007) que relatam ausência de sinais clínicos de intoxicação de bovinos, com idade inferior a 30 dias, medicados com até 750 µg/kg de abamectina. Existem formulações que podem ser administradas pelas vias oral, SC, IM e tópica (*pour-on*), esta sendo utilizada em ruminantes e equídeos, com espectro de ação semelhante ao da ivermectina.

Efeitos adversos

Em bezerros, a abamectina apresenta margem de segurança restrita. Prostração, ataxia, convulsões, tremores e inquietação podem ser observados em bezerros com idade inferior a 4 meses. Salienta-se que as eventuais lesões nervosas ocasionadas nos animais pela utilização de abamectina como também pelas demais avermectinas e milbemicinas são, até o presente, irreversíveis.

Doramectina

Difere das demais avermectinas no que se refere a sua obtenção e farmacocinética. Foi selecionada de uma série de novas avermectinas preparadas por biossíntese mutacional. Quimicamente é classificada como 25-ciclixila-5 a 0-dimetila-25 de (1-metilpropila) avermectina A_{1a}. Seu perfil farmacocinético apresenta algumas diferenças, alcançando concentrações mais elevadas e contínuas no tecido-alvo, o que pode justificar as diferenças observadas em sua eficiência parasitária. Apresenta-se em formulações comerciais para aplicação em doses de 200 até 700 µg/kg. Este princípio ativo é indicado, dependendo da concentração, a bovinos, suínos e ovinos.

▶ **Bovinos.** Quando aplicada por via SC (dose de 200 a 700 µg/kg), atua contra larvas e adultos de *H. placei, O. ostertagi, O. lyrata, T. axei, T. colubriformis, C. oncophora, C. punctata, C. pectinata, C. spatulata, B. phlebotomum, O. radiatum, Trichuris* spp., *D. viviparus, Psoropstes bovis* e *Sarcoptes scabiei*. Apresenta ação diferenciada contra larvas de *Cochliomiya hominivorax*, quando comparada às outras lactonas macrocíclicas.

▶ **Ovinos.** Apresenta-se comercialmente na forma injetável, atuando contra *H. contortus, Ostertagia circumcinata, T. axei, T. colubriformis, C. oncophora, C. punctata, C. curticei,*

O. columbianum, *O. venulosum*, *Nematodirus battus*, *N. spathiger*, *S. papillosus*, *T. ovis*, *Dictyocaulus filaria* e todos os estágios larvais de *Oestrus ovis*. Relatos de resistência de nematódeos à doramectina têm sido descritos.

▶ **Suínos.** Administrada por via IM, na dose de 300 µg/kg, para atuar contra *Ascaris suum*, *O. dentatum*, *S. ransomi*, *Stephanurus dentatus*, *S. scabiei* e *Metastrongylus* spp.

Efeitos adversos

Até o presente, não existem relatos na literatura de intoxicação de bovinos, suínos ou ovinos por este princípio ativo. Estudos (Goudie *et al.*, 1993) evidenciam que não existem efeitos embriotóxicos ou teratogênicos da doramectina administrada a vacas durante a gestação e a concepção. Pode ser usada em touros sem efeitos negativos sobre sua atividade reprodutiva.

Selamectina

Foi obtida por uma modificação da doramectina, sendo, portanto, um monossacarídio-C13-oxina-C5, que apresenta um grupo ciclo-hexílico na posição C-25 do anel lactônico central e uma ligação simples entre C-22 e C-23.

▶ **Cães e gatos.** A selamectina é uma lactona macrocíclica que tem mostrado atividade contra algumas espécies de nematódeos, microfilárias e adultos de *Dirofilaria immitis*. É indicada no controle de parasitas externos como pulgas (*Ctenocephalides felis felis*) e ácaros auriculares (*Otodectis cynotis*). Nos cães, atua contra sarna sarcóptica (*S. scabiei*) e nos gatos, atua contra ancilostomídeos (*A. tubaeforme*) e ascarídeos (*T. cati*). A formulação existente no mercado deve ser administrada por via tópica (*spot-on*) e apresenta boa margem de segurança, tanto para cães como para gatos.

Efeitos adversos

Este princípio ativo é bem tolerado em cães da raça Collie, entretanto, quando administrado em doses elevadas pode causar sialorreia e vômito. É indicado a cães e gatos com idade superior a 6 semanas.

Eprinomectina

Foi sintetizada utilizando-se o produto de fermentação da avermectina B$_1$, sendo uma mistura dos compostos B$_{1a}$ e B$_{1b}$. Esta recente lactona macrocíclica tem mostrado atividade contra ectoparasitas e nematódeos gastrintestinais de bovinos. Destaca-se como o primeiro endectocida de uso tópico para vacas em lactação, que, segundo o fabricante, não deixa resíduos.

▶ **Bovinos.** A eprinomectina foi aprovada em formulação tópica, na dose de 500 µg/kg. Atua contra nematódeos de bovinos incluindo *H. placei*, *O. ostertagi*, *O. lyrata*, *C. puncatata*, *C. pectinata*, *C. spatulata*, *T. axei*, *T. colubriformis*, *N. helvetianus*, *O. radiatum*, *D. viviparus* e *Trichuris* spp. Para ectoparasitas é indicada contra mocas-dos-chifres (*Haematobia irritans*), larvas de *D. hominis* (bernes), ácaros da sarna sarcóptica (*Sarcoptes scabiei*), piolhos sugadores e mastigadores.

Efeitos adversos

Até o presente, não existem relatos de intoxicação de animais medicados com eprinomectina.

Reações adversas causadas pelas avermectinas no meio ambiente

Outro importante aspecto a considerar é a eliminação das avermectinas de maneira íntegra pelas fezes por intermédio da bile, uma vez que a biotransformação destas moléculas pelo fígado é pequena; na urina também podem ser eliminadas em pequena quantidade e, ainda, pela glândula mamária de vacas em lactação. A molécula na matéria fecal e seu efeito nocivo sobre diferentes espécies de insetos encarregados da degradação das fezes no meio ambiente têm merecido interesse especial devido ao impacto ambiental que podem causar.

▪ Milbemicinas

As milbemicinas diferem das avermectinas pela ausência de um grupo dissacarídio no C-13 do anel lactônico. A moxidectina, pertencente a este grupo, é um derivado semissintético obtido da fermentação do *Streptomyces cyaneogriseus* subespécie *noncyanogenus*.

Moxidectina

Este endectocida é indicado por via parenteral contra nematódeos adultos e imaturos parasitas de bovinos. Para ovinos, é utilizado pelas vias oral e injetável; em equinos, sob a forma de pasta, e em cães, em forma de solução oral. Em caninos, tem ação também contra *D. immitis* e microfilárias. A principal desvantagem deste princípio, quando comparado às demais avermectinas, é a sua ineficácia contra larvas de *Dermatobia hominis* (bernes) e de *Cochliomyia hominivorax* (miíases). Por outro lado, apresenta, de modo geral, ação anti-helmíntica mais elevada comparativamente às demais avermectinas. As doses para bovinos variam de 200 a 1.000 µg/kg (1 mg/kg).

A moxidectina previne a infestação causada pelo verme cardíaco *Dirofilaria immitis* quando administrado 1 vez por mês. Este princípio ativo pode ser indicado, ainda, no tratamento das infestações por pulgas (*Ctenocephalides* spp.), piolhos (*Linognathus setosus* e *Trichodectes canis*), ácaros das sarnas otodécica sarcóptica e demodécica (*Otodectes cynotis*, *Sarcoptes scabiei* e *Demodex canis*).

▶ **Bovinos.** Quando administrada pela via SC (na dose de 200 µg/kg ou 1.000 µg/kg), atua contra larvas de quarto estágio de *O. ostertagi* e *B. phlebotomum*; e adultos de *H. placei*, *O. lyrata*, *T. axei*, *T. colubriformis*, *C. oncophora*, *C. spatulata*, *C. pectinata*, *C. discolor*, *O. radiatum* e *D. viviparus*.

▶ **Ovinos.** Na forma de solução oral ou injetável, atua contra adultos e formas imaturas de, *H. contortus*, *Teladorsagia circumcinata*, *T. axei*, *T. colubriformis*, *C. oncophora*, *C. punctata*, *C. curticei*, *O. columbianum*, *O. venulosum*, *Nematodirus battus*, *N. spathiger*, *T. ovis*, *Dictyocaulus filaria* e todos os estágios larvais de *Oestrus ovis*.

▶ **Equinos.** Pode ser administrado por via oral contra *S. vulgaris*, *S. edentatus*, *Triodontophorus brevicauda*, *Triodonthophorus serratus*, *P. equorum*, *O. equi*, *T. axei*, *H. muscae* e *Gasterophillus* spp. Tem ação contra formas encistadas de pequenos estrôngilos (ciatostomíneos).

▶ **Cães.** A moxidectina apresenta atividade anti-helmíntica contra *Ancylostoma caninum*, *Toxocara canis* e *Uncinaria stenocephala*, incluindo suas larvas de quarto estágio (L4) e adultos imaturos, bem como *Toxocara leonina* e *Trichuris vulpis*.

Efeitos adversos

Pode ser usado em touros e vacas prenhes sem efeitos negativos sobre sua atividade reprodutiva. Da mesma maneira que para a ivermectina, cães das raças Collie,

Schetland Sheepdogs, Old English Sheepdog e Australian Sheepdog, quando tratados com moxidectina, podem manifestar sinais de intoxicação como convulsão, prostração, tremores, ataxia, vômitos, letargia, salivação e midríase, resultando muitas vezes na morte destes animais. Os felinos também podem apresentar distúrbios neurológicos. Estudos evidenciaram que dentre as avermectinas e milbemicinas, a moxidectina é a molécula que acarreta menos prejuízos à entomofauna encarregada das distribuições fecais de bovinos.

- ### Tiacetarsamida sódica e di-hidrocloridrato de melarsomina

São dois compostos de uso praticamente exclusivo no tratamento da dirofilariose canina. A tiacetarsamida sódica é bastante hepato e nefrotóxica, principalmente quando o animal já tem outras alterações nestes órgãos. O tratamento deve ser interrompido se surgirem vômitos, urina escura e icterícia. Outro problema sério é seu grande efeito sobre as filárias, fazendo com que a morte de muitas delas simultaneamente possa levar o animal a desenvolver um quadro de embolia com óbito.

O di-hidrocloridrato de melarsomina é mais eficaz do que a arsenamida sódica e chega a ser até 3 vezes mais segura.

▶ Novos agentes

- ### Octadepsipeptídios cíclicos

Recentemente, foi descoberta essa nova classe de anti-helmínticos, dos quais o PF1022A e o emodepside foram avaliados em bovinos e mostraram-se eficazes contra uma estirpe de *Cooperia oncophora* resistente à ivermectina. Uma formulação de uso tópico (*spot-on*), contendo emodepside, foi licenciada como anti-helmíntico para gatos.

- ### Derivados de aminoacetonitrilo

Esses novos compostos apresentaram, experimentalmente, atividade anti-helmíntica. A avaliação de derivados de aminoacetonitrilo (AAD) vem sendo realizada em testes de eficácia *in vitro*, e os estudos de tolerância clínica estão sendo conduzidos em roedores, ovinos e bovinos. Dentre os vários compostos, o AAD 1566 (monepantel) foi o que apresentou resultados mais satisfatórios, eliminando larvas e adultos de muitas espécies de nematódeos parasitas de bovinos e ovinos. Na Nova Zelândia está sendo comercializado um produto licenciado para ovinos.

O Quadro 10.1 apresenta os grupos farmacológicos e princípios ativos dos anti-helmínticos utilizados em medicina veterinária, com as respectivas doses, espectros de atividade e período de carência.

Quadro 10.1 Principais grupos farmacológicos e princípios ativos dos anti–helmínticos utilizados em medicina veterinária | Dose, espectros de atividade e período de carência.

Grupo farmacológico	Princípio ativo	Dose (mg/kg)	Nematódeos Ovos	Nematódeos Larva	Nematódeos Adultos	Cestódios	Trematódeos (*Fasciola hepatica*) Larva	Trematódeos (*Fasciola hepatica*) Adulto	Ectoparasitas	Período de carência (dias) Carne	Período de carência (dias) Leite
Benzimidazóis	Tiabendazol	–	x	x	x	–	–	–	–	5 a 30	4
	Mebendazol	30	x	x	x	x	–	–	–	10	3
	Flubendazol	10	x	x	x	x	–	–	–	14	–
	Albendazol	5	x	x	x	x*	–	–	–	14	3
	Albendazol	10	x	x	x	x*	–	x	–	14	3
	Fembendazol	5	x	x	x	x	–	–	–	8	3
	Oxifendazol	10 a 15	x	x	x	x	–	–	–	14	5
	Oxibendazol	10 a 15	x	x	x	x	–	–	–	6	3
	Triclabendazol	12	–	–	–	–	x	x	–	28	10
	Sulfóxido de albendazol	2 a 3,5	x	x	x	x*	–	–	–	14	3
Imidatiazóis	Tetramisol	20	–	x	x	–	–	–	–	7	1
	Levamisol	3 a 36	–	x	x	–	–	–	–	7	1
Organofosforados	Triclorfom	48,5	–	–	x**	–	–	–	x	3	1
Salicilanilidas	Closantel	5 a 20	–	–	x**	–	–	x	–	30	–
	Niclosamida	–	–	–	–	x	–	–	–	–	–
Substitutos fenólicos	Disofenol	–	–	–	x**	–	–	–	–	–	–
	Nitroscanato	–	–	x	x	x	–	–	–	–	–
	Nitroxinila	10	–	–	x**	–	–	x	–	30	–
Pirimidinas	Pirantel	19	–	x	x	x	–	–	–	14	–
	Morantel	9,7	–	x	x	–	–	–	–	30	–
Pirazinoisoquinolonas	Praziquantel	–	–	–	x	x	x†	–	–	–	–

(continua)

Quadro 10.1 Principais grupos farmacológicos e princípios ativos dos anti-helmínticos utilizados em medicina veterinária | Dose, espectros de atividade e período de carência. (*Continuação*)

Grupo farmacológico	Princípio ativo	Dose (mg/kg)	Atuação							Período de carência (dias)	
			Nematódeos			Cestódios	Trematódeos (*Fasciola hepatica*)		Ectoparasitas	Carne	Leite
			Ovos	Larva	Adultos		Larva	Adulto			
Lactonas macrocíclicas	Ivermectina	0,2 a 0,5	–	x	x	–	–	–	x	48	–
		0,6 a 0,8	–	x	x	–	–	–	x	130	–
	Abamectina	0,2 a 0,5	–	x	x	–	–	–	x	48	–
	Doramectina	0,2	–	x	x	–	–	–	x	35	–
		0,7	–	x	x	–	–	–	x	63	–
	Eprinomectina	0,5	–	x	x	–	–	–	x	0	0
	Selamectina	–	–	x	x	–	–	–	x	–	–
	Moxidectina	0,2	–	x	x	–	–	–	x	28	–
		1,0	–	x	x	–	–	–	x	73	–

*Atua contra *Cysticercus bovis*. **Atua melhor contra helmintos hematófagos. †Atua contra formas adultas e larvares de cestódios, inclusive *Taenia* spp.

▶ Bibliografia

Aguiar DM, Rossger W, Rodrigues AA et al. Eficácia da ivermectina 3,5% injetável contra infecção natural por nematoides gastrintestinais em bezerros. Arqu Inst Biol. 2004;71: 749-51.

Ames ER, Cheney JM, Rubin R. The efficacy of thiabendazole and bephenium estastrongylus hydroxynapthoate against *Ostertagia ostertagi* and *Cooperia oncophora* in experimentally infected calves. Am J Vet Res. 1963; 24:295-9.

Ames ER, Rubin R, Cheney JM. A critical evaluation of the efficacy of thiabendazole against important helmints of cattle. Vet Med Small Anim Clin. 1966; 61:66-70.

Anziani OS, Suarez V, Guglielmone AA et al. Resistance to benzimidazole and macrocyclic lactone anthelmintics in cattle nematodes in Argentina. Vet Parasitol. 2004; 122:303-6.

Armour J, Bairden K, Holmes PH et al. Pathophysiological and parasitological studies on *Cooperia oncophora* infections in calves. Res Vet Sci. 1987; 42:373-81.

Barger IA, Barnes EH, Dobson RJ, Modelling anthelmintic resistance. Modelling vector-borne and other parasitic diseases. Joint Proceedings International Laboratory for Research on Animal Diseases and The Food and Agriculture Organization of the United Nations Ilrad, Nairobi, Kenya, 1992.

Barnes EH, Dobson RJ, Barger IA. Worm control and anthelmintic resistance: adventures with a model. Parasitol Today. 1995; 11:56-63.

Besier RB. New anthelmintics for livestock: the time is right. Trends Parasitol. 2007; 23:21-4.

Bianchin I. Controle estratégico de parasitos em bovinos de corte. Rev Bras Parasitol Vet. 1997; 6(Supl. 1):418-22.

Bianchin I. Controles estratégicos dos helmintos gastrintestinais em bovinos de corte no Brasil. Hora Vet. 1987; 39:49-53.

Bianchin I, Honer MR. Verminose bovina: ocorrência e controle estratégico. Circular Técnica, Campo Grande, 1995.

Bianchin I, Honer MR, Nunes SG et al. Epidemiologia dos nematodeos gastrintestinais em bovinos de corte nos cerrados e o controle estratégico no Brasil. Circular Técnica. 1996; 24:1-120.

Biehl LG. Anthelmintics for swine. Vet Clin North Am Food Anim Pract. 1986; 2:481-7.

Bishop BF, Bruce CI, Evans NA. Selamectin: a novel broad-spectrum endectocide for dogs and cats. Vet Parasitol. 2000; 91:163-76.

Bisset SA, Morris CA, McEwan JC et al. Breeding sheep in New Zealand that are less reliant on anthelmintics to maintain health and productivity. N Z Vet J. 2001; 49:236-46.

Borges FA. Farmacocinética e atividade endectocida de uma formulação contendo avermectinas em bovinos. Dissertação de Mestrado. São Paulo: Faculdade de Ciências Agrárias e Veterinárias, Universidade Estadual Paulista, 2003.

Borges FA, Silva H, Buzzolini C et al. Use of verapamil to increase anthelmintic efficacy of ivermectin against drug-selected strain of *Haemonchus contortus*. In: 20TH World Associations for the Advancement of Veterinary Parasitology. Christchurch, Nova Zelândia, D11. 2005.

Borges FA, Silveira DM, Graminha EB et al. Fauna helmintológica de bovinos da região de Jaboticabal, Estado de São Paulo. Semina Ciênc Agrar. 2001; 22:45-50.

Bowman DD. Parasitologia veterinária de Georgis. 8 ed. São Paulo: Manole, 2006.

Boy MG, Six RH, Thomas CA. efficacy and safety of selamectin against fleas and heatworms in dogs and cats presented as veterinary patients in North America. Vet Parasitol. 2000; 91:115-20.

Bresciani KD, Freitas D, Buzzulini C et al. Efeito da associação ivermectina + abamectina (3,5%) no desenvolvimento ponderal de bezerros Nelore mantidos sob pastejo. Hora Vet. 2003; 23:37-40.

Bressan MC, Gennari SM, Santos Filho JP et al. Pathophysiological observations on calves concurrently infected with *Cooperia punctata* and *Haemonchus placei*. Arqu Bras Med Vet Zootec. 1995; 47:53-4.

Burden DJ, Ellis RN. Use of doramectina against experimental infections of cattle with *Dictyocaulus viviparus*. Vet Rec. 1997; 141:393.

Cardoso JM, Sant'Anna FB, Martins IV et al. Identificação de *Cooperia punctata* (Linstow, 1907) resistente a ivermectin e doramectin em bovinos no Estado do Rio de Janeiro. In: Congresso Brasileiro de Parasitologia Veterinária. Rio de Janeiro, 2002. Anais... CD-ROOM.

Catto JB, Bianchin I, Torres Junior RA. Efeitos da everminação de matrizes e de bezerros lactentes em sistema de produção de bovino de corte, na região do Cerrado. Pesq Vet Bras. 2005; 25:188-94.

Carvalho D, Queiroz ME, Barbosa RG et al. Biodisponibilidade de sulfóxido de albendazol (2,5 e 3,4 mg/kg) em bovinos naturalmente infectados por nematódeos parasitos. ARS Veterinária. 1999; 15:7-11.

Chagas AC, Vieira LS, Freitas AR et al. Anthelmintic efficacy of neem (*Azadirachta indica* A. Juss) and the homeopathic product Fator Vermes in Morada Nova sheep. Vet Parasitol. 2008; 151:68-73.

Chiu SH, Green ML, Baylis FP et al. Absorption, tissue distribution and excretion of tritium-labeled ivermectin in cattle, sheep and rat. J Agric Food Chem. 1990; 38:2072-8.

Coats JR. Insecticide mode of action. San Diego: Academic Press, 1982.

Cobb R, Boeckh A. Moxidectin: a review of chemistry, pharmacokinetics and use in horses. Parasit Vectors. 2009; 2:S5.

Coles GC, East JM, Jenkins SN. The mechanism of action of the anthelmintic levamisole. Gen Pharmacol. 1975; 6:309-13.

Coles GC, Jackson F, Pomroy WE et al. The detection of anthelmintic resistance in nematodes of veterinary importance. Vet Parasitol. 2006; 136:167-85.

Conder GA, Rooney KA, Illyes DS et al. Field efficacy of doramectin pour-on against naturally-acquired, gastrointestinal nematodes of cattle in North America. Vet Parasitol. 1998; 77:259-65.

Coop RL, Holmes PH. Nutrition and parasite interaction. Int J Parasitol. 1996; 26:951-62.

Coop RL, Kyriazakis I. Nutrition-parasite interaction. Vet Parasitol. 1999; 84:187-204.

Costa AJ. Diagnóstico laboratorial em parasitologia. I. Helmintologia. São Paulo: FCAV-UNESP, Jaboticabal-SP, 1982.

Costa AJ, Oliveira GP, Arantes TP et al. Avaliação comparativa da ação anti-helmíntica e do efeito no desenvolvimento ponderal de bezerros tratados com diferentes avermectinas de longa ação. Hora Vet. 2004; 24:31-4.

Cramer LG, Eagleson JS, Farrington DO. The use of eprinomectin pour-on formulations against endaparasite infections in catlle. Proceedings of the 16th

International Conference of the World Association for the Advancement of Veterinary Parasitology, Sun City, South Africa, 1997.

Dobson RJ, Lejambre L, Gill JH. Management of anthelmintic resistance: inheritance of resistance and selection with persistent drugs. Int J Parasitol. 1996; 26:993-1000.

Ducray P, Gauvry N, Pautrat F et al. Discovery of amino-acetonitrile derivatives, a new class of synthetic anthelmintic compounds. Bio-org Med Chem Lett. 2008; 18:2935-8.

Dutton CJ, Gibson SP, Goudie AC et al. Novel avermectins produced by mutational biosynthesis. J Antibiot (Tokyo). 1991; 44:357-65.

Eagleson JS, Holste JE, Kunkle BN. The efficacy of topically applied eprinomectin for treatment of Chorioptes bovis infestations. Proceedings of the 16th International Conference of the World Association for the Advancement of Veterinary Parasitology. Sun City, South Africa, 1997.

Eddi C, Bianchin I, Horner MR. Antihelmintic effect of doramectin against field nematode infections of cattle in Latin America. Vet Parasitol. 1993; 49:39-44.

FAO. Module 2. helminths:anthelmintic resistance: diagnosis, management and prevention. Guidelines resistance management and integrated parasite control in ruminants. Roma, FAO, 2004. pp. 78-118.

FAO. Resistencia a los antiparasitarios: estado actual con énfasis en América Latina. Roma: FAO, Salud Animal, 2003. pp. 1-52.

Fiel CA, Samuell CA, Steffan PE et al. Resistance of Cooperia to ivermectin treatments in grazing cattle of the Humid Pampa, Argentina. Vet Parasitol. 2001; 97:211-7.

Fink D, Porras A. Pharmacokinetics of ivermectin in experimentally infected cattle. In: Campbell WC (ed.) Ivermectin and abamectin. Nova York: Springer: 1989. pp. 90-113.

Floate KD, Wardhaugh KG, Boxall AB et al. Fecal residues of veterinary parasiticides: nontarget effects in the pasture environment. Annu Rev Entomol. 2005; 50:153-79.

Friis C, Bjoern H. Parmacokinects of doramectin and ivermectin in swine. In: Proceedings of the American Association of Veterinary Parasitologists, 1997.

Gasbarre LC, Miller JE. Genetics of helminth resistance. In: Axford RF, Bishop SC, Nicholas FW et al. (eds.) Breeding for disease resistance in farm animals. 2 ed. Londres: CABI Publishing, 2000. pp. 129-152.

Geary TG, Thompson DP. Development of antiparasitic drugs in the 21st century. Vet Parasitol. 2003; 115:167-84.

Gennari SM, Kasai N, Caproni Jr L et al. Control of gastro-intestinal nematodes and productivity responses of grazing cattle treated with a two-dose program of doramectin or ivermectin. Rev Bras Parasitol Vet. 2000; 9:71-5.

Geurden E, Claerebout E, Deroover E et al. Evaluation of the chemoprophylactic efficacy of 10% long acting injectable moxidectin against gastrointestinal nematode infections in calves in Belgium. Vet Parasitol. 2004; 120:331-8.

Githiori JB, Hoglund J, Waller PJ et al. Evaluation of anthelmintic properties of some plants used as livestock dewormers against Haemonchus contortus infections in sheep. Parasitol. 2004; 129:245-53.

Gonzales JC, Muniz RA, Farias A et al. Therapeutic and persistent efficacy of doramectin against Boophilus microplus in cattle. Vet Parasitol. 1993; 49:107-19.

Goodman LS, Gilman A. As bases farmacológicas da terapêutica. 8 ed. Rio de Janeiro: Guanabara, 1991.

Goudie AC, Evans NA, Gration KA et al. Doramectin – a potent novel endectocide. Vet Parasitol. 1993; 49:5-15.

Gran D, Payton AJ, Gerig TM. Treating ear mites in cats: a comparison of subcutaneous and topical ivermectin. Vet Med. 1994; 89:1122-5.

Grisi L. Mecanismo de ação dos principais anti-helmínticos utilizados em medicina veterinária. Terapêutica. 1984; 84:31-3.

Hawkins JA Economic benefits of parasite control in cattle. Vet Parasitol. 1993; 46:159-73.

Honer MR, Bianchin I. Considerações básicas para um programa estratégico da Verminose bovinaem gado de corte no Brasil. Circular Técnica. 1987; 20:1-53.

Jackson H. Ivermectin as a systemic insecticide. Parasitol Today. 1989; 5:146-55.

Kaminsky R, Ducray P, Jung M et al. A new class of anthelmintics effective against drug-resistant nematodes. Nature. 2008; 452:176-80.

Kass IS, Wang CC, Walroun JP et al. Avermectin B_{1a}, a paralyzing anthelmintic that affects interneurons and inhibitory motoneurons in Ascaris. Proceedings of National Academy of Sciences of USA. 1980; 77:6211-5.

Kennedy MJ, Zobell DR, Goonewarden L. Effect of ivermectin on weight gains on yearling steers on pasture in central Alberta. Can Vet J. 1989; 30:346-7.

King RR, Courthey CH, Aguilar R. Heatworm prophylaxis with moxidectin: field trial results from a hyoerenzootic area. Proccedings of the Heartworm Symposium. Austin, Tex: 1992. pp. 179-81.

Kohek IJ. Guia de controle de parasitas internos em animais domésticos. São Paulo: Nobel, 1998.

Kolar L, Erzen NK, Hogerwerf L et al. Toxicity of abamectin and doramectin to soil invertebrates. Environ Pollut. 2008; 151:182-9.

Kovecses J, Marcogliese DJ. Avermectins: Potential environmental risks and impacts on freshwater ecosystems in Quebec. Scientific and Technical Report ST-233E. Environment Canada e Quebec Region, Environmental Conservation, St. Lawrence Centre, 2005.

Lanusse CE. Farmacologia dos compostos anti-helmínticos. In: Padilha T. Controle dos nematódeos gastrintestinais em ruminantes. Coronel Pacheco: Embrapa, 1996.

Le Jambre LF, Gill JH, Lenane IJ et al. Inheritance of avermectin resistance in Haemonchus contortus. Int J Parasitol. 2000; 30:105-11.

Levine ND. Nematode parasites of domestic animals and of man. Minneapolis: Burgess, 1968.

Lima JD, Muniz R, Lima WS et al. Eficácia de doramectina contra nematódeos gastrintestinais e pulmonares de bovinos naturalmente infectados de Minas Gerais. Rev Bras Parasitol Vet. 1995; 4:49-52.

Lo P, Fink D, Williams J et al. Pharmacokinetics studies of ivermectin: effect of formulation. Vet Res Commun. 1985; 9:251-68.

Logan NB, Weatherley AJ, Phillips FE et al. Spectrum of activitiy of doramectin against cattle mites and lice. Vet Parasitol. 1993; 49:67-73.

Lopes WD, Santos TR, Borges FA et al. Anthelmintic efficacy of oral trichlorfon solution against ivermectin resistant nematode strains in cattle. Vet Parasitol. 2009; 166:98-102.

Lyons ET, Tolliver SC, Drugde JH. Critical tests in equides with fenbendazole alone of combined with piperazine: particular reference to activity on benzomidazole-resistence small strongyles. Vet Parasitol. 1983; 12:91-8.

Martin RJ. Neuromuscular transmission in nematode parasites and antinematodal drug action. Pharmacol Ther. 1983; 58:13-50.

McKenzie JA. Genetics of resistance to chemotherapeutic agents. In: Anderson N, Waller PJ. (ed.) Resistance to anthelmintic drugs, Melbourne: Australian Wool Corporation Technical Publication, 1985. pp. 89-95.

McTier TL, McCall JW, Dzimianski MT. Prevention of experimental heartworm infection in dogs with single, oral doses of moxidectin. Proccedings of the Heartworm Symposium. Austin, Tex, 1992. pp. 165-8.

Mello M, Depner R, Molento M et al. Resistência lateral às macrolactonas em nematodas de bovinos. Arch Vet Sci. 2006; 11:8-12.

Molento MB, Lifschitz A, Sallovitz J et al. Influence of verapamil on the pharmacokinetics of the antiparasitic drugs ivermectin and moxidectin in sheep. Parasitol Res. 2004; 92:121-7.

Moya Borja GE, Muniz RA, Umehara O et al. Protective efficacy of doramectin and ivermectin against Cochliomyia hominivorax. Vet Parasitol. 1997; 72:101-9.

Nascimento AA, Vasconcelos OT, Borges FA et al. Atividade anti-helmíntica de uma nova formulação de longa ação contendo ivermectina 2,25% + abamectina 1,25%*, no tratamento de bovinos naturalmente infectados por nematódeos parasitos. Hora Vet. 2003; 23:33-6.

Nolan TJ, Niamatili S, Bhopale V. Efficacy of a chewable formulation of ivermectin against a mixed infection of Ancylostoma braziliense and Ancylostoma tubaeforme in cats. Am J Vet Res. 1992; 53:1411-3.

Oliveira GP, Freitas AR. Doramectina e levamizole no controle dos helmintos de bovinos no início da estação seca. Cienc Rural. 1998; 28:277-81.

Paiva F, Sato MO, Acuna AH et al. Resistência a ivermectina em Haemonchus placei e Cooperia punctata em bovinos. Hora Vet. 2001; 20:29-32.

Pecheur M. Anthelmintic treatment of equids: capabilities and limitations. Critical tests of nine anthelmintic agents on ponies. Ann Rech Vet. 1981; 12:303-16.

Pimentel Neto M, Fonseca AH. Epidemiologia das helmintoses pulmonares e gastrintestinais de bezerros em região de baixada do Estado do Rio de Janeiro. Pesq Vet Bras. 2002; 22:148-52.

Pinheiro AC, Alves-Branco FP, Sapper MF. Programa básico de orientação para o controle da verminose dos bovinos de corte no Rio Grande do Sul. In: Controle dos principais ectoparasitos e endoparasitos em bovinos de corte no Rio Grande do Sul. Bagé: Embrapa Pecuária Sul, Documentos, 2000.

Pinheiro AC, Echevarria FA. Susceptibilidade de Haemonchus spp. em bovinos ao tratamento anti-helmíntico com albendazole e oxfendazole. Pesq Vet Bras. 1990; 10: 19-21.

Phillips FE, Logan NB, Jones RM. Field evaluation of doramectin for treatment of gastrointestinal nematode infections and louse infestations of cattle. Am J Vet Res. 1996; 57:1468-71.

Pradhan SL, Johnstone IL. Haemonchus contortus – The effect on lambs of prolonged exposure to daily and weekly doses of infective larvae. Parasitol. 1972; 64:143-52.

Prichard RK. Anthelmintcs for cattle. Vet Clin North Am Food Anim Pract. 1986; 2:489-501.

Prichard RK. The pharmacology of anthelmintcs in livestock. Int J Parasitol. 1987; 17:473-82.

Prichard RK. Anthelmintic resistance. Vet Parasitol. 1994; 54:259-68.

Prichard RK. Anthelmintic resistance in nematodes: Extent, recent understanding and future directions for control and research. Int J Parasitol. 1990; 20:515-23.

Ramos CI, Pfuetzenreiter MR, Costa FS et al. Desenvolvimento e sobrevivência da fase de vida livre de nematódeos parasitas de bovinos em pastagens naturais dos Campos de Lages, SC, Brasil. Rev Bras Parasitol Vet. 1993; 2:133-40.

Reid JF, Eagleson JS, Langhoff WK. Persistent efficacy of eprinomectin pour-on against gastrointestinal an pulmonary nematodes in cattle. Proceedings of the 16th International Conference of the World Association for the Advancement of Veterinary Parasitology. Sun City, South Africa, 1997.

Roberson EL, Schad GA, Ambrose DL. Efficacy of ivermectin against hooknow infections in cats. Austin, Tex: Proccedings of the Heartworm Symposium, 1992.

Rocha RA, Pacheco RD, Amarante AF. Efficacy of homeopathic treatment against natural infection of sheep by gastrointestinal nematodes. Rev Bras Parasitol Vet. 2006; 15:23-7.

Rolfe PF, Dawson KL, Soll MD et al. Persistent efficacy of abamectin and doramectin against gastrointestinal nematodes of cattle. Aust Vet J. 1997; 75:33-5.

Samson-Himmelstjerna G, Harder A, Sangster NC et al. Efficacy of two cyclooctadepsipeptides, PF1022A and emodepside, against anthelmintic-resistant nematodes in sheep and cattle. Parasitol. 2005; 130:343-7.

Shoop WL, Mrozik H, Fisher MH. Structure and activity of avermectins and milbemycins in animal health. Vet Parasitol. 1995; 59:139-56.

Shoop WL, Soll M. Chemistry, pharmacology and safety of the macrocyclic lactones. In: Vercruysse J, Rew RS (eds.) Macrocyclic lactones in antiparasitic therapy. Wallingford, UK: CAB International, 2002. pp. 1-29.

Silvestre A, Leignel V, Berrag B et al. Sheep and goat nematode resistance to anthelmintics: pro and cons among breeding management factors. Vet Res. 2002; 33:465-80.

Smith GA, Grenfell BT, Isham V et al. Anthelmintic resistance revisited: under-dosing, chemoprophylactic strategies, and mating probabilities. Int J Parasitol. 1999; 29:77-91.

Smith WD, Zarlenga DS. Developments and hurdles in generating vaccines for controlling helminth parasites of grazing ruminants. Vet Parasitol. 2006; 139:347-59.

Soutello GV, Seno MC, Amarante AF. Anthelmintic resistance in cattle nematodes in northwestern Sao Paulo State, Brazil. Vet Parasitol. 2007; 148:360-4.

Souza AP, Ramos CI, Bellato V et al. Resistência de helmintos gastrintestinais de bovinos a anti-helmínticos no Planalto Catarinense. Cienc Rural. 2008; 38:1363-7.

Spinosa HS, Gorniák SL, Bernardi MM. Farmacologia aplicada à medicina veterinária. 5 ed. Rio de Janeiro: Guanabara Koogan, 2011.

Tompson DR, Rehbein S, Loewenstein M. Efficacy of eprinomectin against Sarcoptes scabiei in cattle. Proceedings of the 16th International Conference of the World Association for the Advancement of Veterinary Parasitology. Sun City, South Africa, 1997.

Traversa D, Paoletti B, Otranto D et al. First report of multiple drug resistance in Trichostrongyles affecting sheep under field conditions in Italy. Parasitol Res. 2007; 101:1713-36.

Ueno H, Golçalves PC. Manual para diagnóstico das helmintoses de ruminantes. 4 ed. Tóquio: JICA, 1998.

Van Wyk JA, Hoste H, Kaplan RM et al. Targeted selective treatment for worm management: How do we sell rational programs to farmers? Vet Parasitol. 2006; 139:336-46.

Vercruysse J, Rew R. Macrocyclic lactones in antiparasitic therapy. Londres: CABI Publishing, 2002.

Vermunt JJ, West DM, Pomoroy WE. Inefficacy of moxdectin and doramectin against ivermectin-resistant *Cooperia* spp. of cattle in New Zealand. N Z Vet J. 1996; 44:188-93.

West DM. Multiple resistance in Trichostrongylus and Teladorsagia (Ostertagia) in goats to oxfendazole, levamisole and moxidectin, and inefficacy of trichlorphon. N Z Vet J. 2004; 52:298-9.

Williams JC, Loyacano AF, Broussard SD et al. Duration of anthelmintic efficacy of doramectin and ivermectin injectable solutions against naturally acquired nematode infections of cattle. Vet Parasitol. 1997; 72:15-24.

Wood IB, Amaral NK, Bairden K et al. World Association for the Advancement of Veterinary Parasitology (W.A.A.V.P.), Second edition of guidelines for evaluating the efficacy of anthelmintics in ruminants (bovine, ovine, caprine). Vet Parasitol. 1995; 58:181-213.

Yazwinki TA, Johonson EG, Thompson DR. Nematocidal efficacy of eprinomectin, delivered topically, in naturally infected cattle. Am J Vet Res. 1997; 58:612-4.

Yue C, Coles GC, Blake N. Multiresistant nematodes on a Devon farm. Vet Rec. 2003; 153: 604.

11
Ectoparasiticidas

Izidoro Francisco Sartor e Michiko Sakate

▶ Introdução

A utilização de substâncias químicas para o combate de parasitas é vista por muitos criadores, e mesmo por grande parte dos técnicos (inclusive veterinários), como a única maneira de combatê-los, particularmente os das classes Arachinida (carrapatos e ácaros) e Insecta (moscas e suas larvas).

A não utilização de métodos alternativos para diminuir determinada população desses ectoparasitas favorece a resistência, cuja precocidade de aparecimento é proporcional à pressão exercida por um antiparasitário, isto é, quanto mais vezes se submete uma população de parasitas a determinada substância química, mais rapidamente aparecem indivíduos resistentes a ela. O princípio desse fenômeno é simples, pois à medida que os indivíduos sensíveis ou parcialmente sensíveis são eliminados, a reprodução ocorre apenas entre os resistentes. Exemplo recente é o da *Haematobia irritans* no Brasil, cujo combate químico incessante proporcionou a resistência dessa mosca a praticamente todas as substâncias químicas, em particular aos piretroides. Nesse caso, seria esperado atraso no aparecimento desse fenômeno se os técnicos brasileiros buscassem em outros países afetados pela ação deste parasita experiências de controle e também aplicassem os princípios básicos de como protelar o surgimento da resistência.

Em recente pesquisa (Mendes *et al.*, 2011), trabalhando com um número significativo de propriedades no estado de São Paulo, constatou-se que, de sete grupos químicos testados contra o *Rhipicephalus microplus*, o ácaro já é resistente, parcial ou totalmente, a cinco deles. Destacam-se como pouco ou totalmente ineficazes, os piretroides e os organofosforados.

Em 1999 e em 2006, Merlini e Yamamura e Sartor e Santarén, respectivamente, publicaram históricos da utilização de ectoparasiticidas, os quais são aqui abordados e com as devidas atualizações.

O primeiro sucesso de combate contra um ectoparasita foi descrito por Mark Christian, em 1895, utilizando soluções arseniacais contra o *R. microplus*. No Brasil, o carrapaticida arseniacal foi lançado em 1922. Resistência a essas soluções foi descrita na Austrália em 1937 e, na década de 1950, no Brasil. Na década de 1940 surgiram os organoclorados, como o hexaclorociclo-hexano (BHC), utilizados no Rio Grande do Sul em 1949; porém, sua eficácia foi efêmera com o aparecimento de cepas resistentes logo em 1952. Atualmente os organoclorados são proibidos na pecuária. Para a agricultura, é encontrado o endossulfam, um organoclorado do mesmo grupo do dicloro-difenil-tricloroetano (DDT), praguicida utilizado na lavoura de café, cana-de-açúcar, cacau, soja e algodão. Esse produto é altamente tóxico e tem efeito cancerígeno; seu uso foi limitado a partir de 2010, tendo sido proibida sua comercialização no Brasil a partir de 2013.

Em 1941, na Alemanha, uma nova geração de praguicidas foi desenvolvida: os organofosforados. Embora haja relatos de resistência do carrapato desde 1963, na Austrália, os organofosforados continuam a ser utilizados, particularmente em associações a piretroides, esperando-se o efeito sinérgico. Desde 1935, piretrinas naturais extraídas do *Chrysanthemum cinerariaefolium* (crisântemo) eram conhecidas por serem consideradas eficazes e por apresentarem baixa toxicidade aos mamíferos. Não tiveram maior expressão na época por serem altamente fotossensíveis. O primeiro piretroide estável à luz foi desenvolvido apenas em 1973, por Elliot. A partir desse feito, inúmeras dessas moléculas foram lançadas no mercado, sendo, ainda hoje, a principal opção no combate aos ectoparasitas.

Uma nova geração de praguicidas, denominada lactonas macrocíclicas, foi desenvolvida em 1979 por Burg *et al.*, por meio de substâncias obtidas da fermentação do actinomiceto *Streptomyces avermetilis*. As avermectinas nasceram desta descoberta. Tempos depois, pelo mesmo processo de fermentação de outra espécie de *Streptomyces*, surgiram as milbemicinas. A principal restrição para a utilização desses produtos em animais de produção é o longo período de permanência na carne e no leite de animais tratados, sendo uma exceção a eprinomectina. A última geração de lactonas macrocíclicas são as espinosinas e os espinosoides, derivados de substâncias oriundas da fermentação do fungo *Saccharolyspora spinosa*.

Esta breve revisão foi criteriosamente elaborada para a realidade brasileira. Alguns comentários são frutos de publicações dos autores e também de constatações relacionadas com a cultura popular e as crenças dos indivíduos que utilizam os produtos descritos neste capítulo.

Nesse segmento de medicamentos, as propagandas das indústrias produtoras, aquelas mal-intencionadas, quase sempre superam as divulgações de conhecimento científico, que, por sua vez, não chegam aos tratadores, seja por distorção de comunicação ou pelo distanciamento entre a instituição de pesquisa e o pessoal do campo. Como consequência desses fatos, há o mau uso desses produtos, ocasionando sérios prejuízos a todo o segmento que dele depende: a indústria, por perder precocemente um produto devido à resistência criada pelos parasitas; as pessoas que manipulam esses produtos, que se intoxicam com certa constância; a economia, devido às perdas com os animais resultantes de intoxicações agudas e, as mais comuns, as subagudas, pelas quais ocorrem abortamentos, etiologia muitas vezes imputada a outras causas infecciosas e traumáticas. A culpa também recai sobre os profissionais que não têm o hábito da leitura, deixando de lado as informações essenciais contidas na bula.

Neste capítulo são abordados produtos contendo um único princípio ativo na fórmula e associações utilizadas no Brasil.[1]

Os praguicidas, principalmente os de uso agrícola, podem ser classificados segundo sua toxicidade, sob o ponto de vista dos seus efeitos agudos. Atualmente há duas classificações para as quais é considerada dose letal 50% (DL 50): a da Organização Mundial da Saúde (OMS) e a do Ministério da Saúde do Brasil. A primeira classifica os praguicidas em: classe Ia (extremamente tóxicos), classe Ib (altamente tóxico), classe II (moderadamente tóxico), classe III (levemente tóxico) e classe IV (praticamente atóxico). O Ministério da Saúde classifica em quatro grupos e determina que os produtos devam

---

[1] Para tanto, a referência foi o *Compêndio de Produtos Veterinários* disponível em: http://www.cpvs.com.br/cpvs/index.html.

apresentar no rótulo faixas coloridas indicativas de sua classe toxicológica: classe I (extremamente tóxico, faixa vermelha), classe II (altamente tóxico, faixa amarela), classe III (moderadamente tóxico, faixa azul) e classe IV (pouco tóxico, faixa verde). Deve ser salientado, ainda, que a formulação do produto também contribui para sua toxicidade; por exemplo, uma mesma molécula torna-se menos tóxica quando em preparações na forma de microcápsulas, por liberar o produto lentamente.

A seguir, são apresentados os diferentes grupos de ectoparacidas empregados em medicina veterinária.

▸ Organofosforados

▪ Definição e generalidades

Os organofosforados são derivados do ácido fosfórico, do ácido tiofosfórico ou do ácido ditiofosfórico. De colorações amarela e branca em forma de pós cristalinos, tornam-se marrons ou amarelos quando misturados a óleos; alguns têm como característica odor similar ao de alho.

Esse grupo, como a maioria descrita neste capítulo, pode ser utilizado para duas finalidades principais: pecuária e agricultura. Alguns, como o diazinon, entre outros, são destinados para ambos os fins. Na lavoura, os organofosforados são responsáveis pelo maior número de intoxicações e mortes no Brasil. Na pecuária, pelo uso inadequado dos inseticidas e/ou acaricidas destinados ao uso agrícola e sendo aplicados nos animais, ocorrem inúmeros acidentes, particularmente em bovinos. Intoxicações subclínicas ou agudas também ocorrem pela não observação da indicação da bula quanto a seu uso. Um exemplo é quando bernicidas à base de diclorvós (DDVP) provocam sialorreia abundante e agitação nos animais, quando administrados sob altas temperaturas ambientais. Abortamento pode ocorrer em doses muito altas desses produtos.

Devido à grande diversidade de produtos existentes no Brasil, sempre é recomendada, pelo menos, a leitura da bula, pois informações relevantes sobre a farmacocinética do produto são fornecidas e podem ser o diferencial para o tratamento e a recuperação do animal em caso de intoxicação.

Os organofosforados são encontrados no mercado em formulações isoladas ou associados a outras bases, comumente a piretroides, para aumentar o espectro de ação do produto ou conseguir efeito sinérgico.

O Quadro 11.1 mostra os organofosforados mais empregados em formulações de uso veterinário.

▪ Farmacocinética e farmacodinâmica

Os inseticidas organofosforados são absorvidos pela pele e pelos sistemas digestório e respiratório. São distribuídos ligados ou não às proteínas plasmáticas, a todos os órgãos e tecidos. Por suas características lipofílicas, podem atravessar as barreiras hematencefálica e placentária, podendo afetar os fetos. A biotransformação ocorre no fígado por meio de várias reações, preferencialmente com o envolvimento do citocromo P450. A eliminação é rápida e ocorre principalmente pela via renal ou fecal; há evidência de excreção pelo leite também. Não há bioacumulação como ocorre com os organoclorados, mas há certa tendência em se acumularem, por certo tempo, em tecidos adiposos.

Quadro 11.1 Organofosforados | Nomes genérico e químico e dose letal 50% (DL50) oral em ratos.

Nome genérico	Nome químico	DL50 oral em ratos (mg/kg)
Clorofenvinfós	2-cloro-1-(2,4-diclorofenil) vinil-dietilfosfato	12
Coumafós	0,0-dietil 0-(3-cloro-4-metil-2-oxo-2H-1-benzopiran-7i1) tiofosfonato	13
Diazinon	0,0-dietil 0-(2-isopropil-6-metil-4-pirimidil) fosforotionato	300
Diclorvós (DDVP)	Fosfato de 0,0-dimetil-0,2,2-diclorovinil	25
Fenthion	0,0-dimetil 0-[4-(metiltio)-m-tolil] fosforotioato	255
Fosmete	0,0-dimetil S-ftalimidometil fosforoditioato	147
Foxim	0,0-dietil α-ciano-benzila-deneamino-oxifosfonotioato	1.845
Triclorfon	Fosfonato de 0,0-dimetil-1-hidroxi-2,2-tricloroetila	630

Os organofosforados ligam-se "irreversivelmente" ao local esterásico das colinesterases, particularmente a acetilcolinesterase, causando o acúmulo da acetilcolina nas sinapses nervosas e, como consequência, o desencadeamento de efeitos parassimpaticomiméticos; há acúmulo de acetilcolina também na fenda sináptica da junção neuromuscular. Outras enzimas podem ser afetadas, como a esterase-alvo da neuropatia, cujo efeito é a degeneração de axônios no sistema nervoso central e periférico, cerca de 15 dias após a intoxicação aguda inicial. Este efeito ocorre com o uso de alguns organofosforados, e raramente tem sido observado na prática clínica.

▪ Tratamento da intoxicação

O tratamento recomendado no caso de intoxicação por organofosforados é o uso de atropina (antagonista de receptores colinérgicos muscarínicos) e de oximas (reativadores das colinesterases), além dos tratamentos emergenciais e de suporte.

▪ Índice de segurança e período de carência

O índice de segurança dos organofosforados pode variar de 1,5 para o coumafós a 6 vezes esse valor para o triclorfon. Devem ser consideradas a concentração da preparação, a via de administração, a espécie animal e sua faixa etária. A seguir, são apresentados alguns exemplos:

- *Clorfenvinfós*: bovinos adultos podem ser intoxicados em banhos por aspersão com concentração do produto a 0,5%, enquanto bezerros são intoxicados quando banhados em soluções a 2%. A dose oral tóxica mínima está acima de 22 mg/kg para todas as idades de bovinos. Período de carência: leite = 12 h; carne = 7 dias
- *Clorpirifós*: touros, comparados a bezerros e vacas, são altamente suscetíveis a uma única dose desse produto. Período de carência na carne = 10 dias
- *Diazinon*: bovinos jovens em banhos de aspersão podem tolerar concentrações de 0,05%, porém são intoxicados em concentrações de 0,1%. Bovinos adultos podem ser banha-

dos com solução de 0,1%, repetidas vezes com intervalo semanal, sem que ocorra intoxicação. Período de carência: como esse produto em bovinos é particularmente utilizado na forma de brinco "plástico", destinado ao combate da *H. irritans* em gado de corte, não há período de carência e a recomendação é a retirada desses brincos momentos antes do abate

- *Diclórvos (DDVP)*: rápida absorção, biotransformação e excreção são características que o diferenciam de outros fosforados. Dessa maneira, resíduos no leite ou na carne não são problema quando o produto é utilizado corretamente. A dose tóxica mínima oral para bovinos jovens é de 10 mg/kq de peso vivo. Em função de sua alta volatilidade, é incorporado a brincos "plásticos" implantados nas orelhas de bovinos para controlar *H. irritans*. Período de carência: bovinos, tanto de carne como de leite = não há
- *Triclorfon*: na forma de aspersão, é tolerado por bovinos adultos na concentração de 1,0%. Esse agente é tradicionalmente utilizado no combate aos bernes, e é popular em todo território nacional. Embora seu índice de segurança seja de 6 vezes, muitos casos de intoxicações agudas são relatados, porém sempre relacionados com o mau uso do produto. Período de carência: em bovinos, carne = 1 dia; leite = 0.

▶ Carbamatos

▪ Definição e generalidades

Os carbamatos são compostos orgânicos derivados do ácido carbâmico. São produtos utilizados como antipulgas em cães e gatos, e mosquicidas em dejetos animais e em instalações. Seu desuso, na forma de pulverização ou aspersão em bovinos, foi consequência da resistência cruzada com os organofosforados desenvolvida pelo *R. microplus*, há décadas. Hoje, suas principais formulações para herbívoros são produtos tópicos locais, empregados como "mata bicheiras".

Os carbamatos mais utilizados no Brasil são o carbarila (1-naftil-N-metilcarbamato) e o propoxur (2-isopropoxi-fenil-N-metilcarbamato), principalmente como antipulgas em cães e gatos. Há outros carbamatos como aldicarbe, que é altamente tóxico, sendo de uso agrícola. A DL50 oral em ratos do carbarila é 307 mg/kg, para o propoxur é de 95 mg/kg e para o aldicarbe é 0,9 mg/kg.

▪ Farmacocinética e farmacodinâmica

Os carbamatos são pouco absorvidos pela pele. Assim, eventuais intoxicações podem ser consequentes à lambedura tópica do produto. São distribuídos a todos os órgãos e tecidos, sofrendo biotransformação hepática por meio de várias reações, incluindo o citocromo P450. A eliminação ocorre principalmente por via renal, podendo ser eliminados também, em menor escala, por via fecal. Por sua característica lipofílica, o produto pode ser eliminado pelo leite.

Os carbamatos atuam por inibição competitiva da colinesterase, ligando-se nos locais esterásico e aniônico da enzima, provocando acúmulo de acetilcolina nas sinapses colinérgicas. Ao contrário dos organofosforados, são inibidores reversíveis dessa enzima. Ataxia, convulsões, paralisia e morte são os sinais observados nos artrópodes expostos a essa classe de ectoparasiticida.

▪ Tratamento da intoxicação

O tratamento indicado é o uso de atropina, além dos emergenciais e de suporte. A administração de oxima é contraindicada neste caso.

▶ Piretroides

▪ Definição e generalidades

Um dos mais antigos inseticidas empregados pelo homem foi o piretro, produto oriundo de plantas da família Asteraceae, gênero *Chrysanthemum*, espécie *cinerariaefolium*. Essa planta apresenta 6 ésteres que são as piretrinas ou extratos do piretro; entre eles está o ácido crisantêmico.

O ácido crisantêmico foi o primeiro a ser sintetizado e, de sua combinação com os alcoóis piretrolol, cinerolol ou jasmolol, originaram-se piretrina I, cinerina I e jasmolina I, respectivamente. Já da combinação dos 3 alcoóis com o ácido pirétrico formaram-se piretrina II, cinerina II e jasmolina II, respectivamente.

Como essas piretrinas naturais são muito instáveis, particularmente à luz e ao calor e, na procura de mudança da estrutura química dessas moléculas, surgiram os piretroides sintéticos, substâncias com maior estabilidade à luz e ao calor, menor volatilidade e maior capacidade letal para os insetos, além de serem ésteres solúveis na maioria dos solventes orgânicos e biodegradáveis.

O primeiro dessa classe foi a aletrina, sintetizada em 1949, por meio da modificação da piretrina I; foi colocada no mercado apenas em 1976.

Devido às suas inúmeras vantagens, como alta eficiência, menor toxicidade para seres humanos e animais, menor contaminação ambiental, os piretroides estão substituindo os organofosforados, sendo empregados nas áreas de saúde pública e agropecuária no combate aos vetores e a pragas de plantações e de artrópodes de pequenos e grandes animais.

Assim como as outras classes de ectoparasiticidas que os antecederam, os piretroides estão com sua eficiência comprometida pelo aparecimento de resistência paralela ou cruzada. O exemplo mais recente é o da *H. irritans* (mosca dos chifres); quando passou a ser utilizado no Brasil, na década de 1980, ainda que já trouxesse resistência parcial aos piretroides, um tratamento do tipo *pour-on* mantinha o controle desses insetos por até 45 dias. Hoje, os piretroides são praticamente inócuos ou apresentam efeito efêmero sobre esse artrópode. Fenômeno semelhante ocorreu no controle do *R. microplus*, a partir da década de 1980, quando foram publicados inúmeros relatos de resistência.

Com o propósito de ampliar o espectro de ação e de conseguir ação sinérgica aos piretroides, têm se adicionado, a estes, outros produtos, particularmente os organofosforados e o butóxido de piperonila.

▪ Classificação

Os piretroides são classificados em dois grupos: tipo I, os que não apresentam o grupamento α-ciano (aletrina, fenotrina, permetrina, piretrina I, permetrina, resmetrina, tetrametrina); e tipo II, os que apresentam o grupamento α-ciano (cialotrina, cifenotrina, cipermetrina, deltametrina, fenvalerato, flumetrina).

Os primeiros costumam ser utilizados em ambientes domésticos e os do tipo II, em animais. Devido a diferentes mecanismos de ação entre ambos os tipos, a sintomatologia difere em caso de intoxicação por um ou outro grupo (ver adiante).

O Quadro 11.2 mostra os piretroides mais utilizados no Brasil.

• Farmacocinética e farmacodinâmica

Os piretroides têm boa absorção no trato gastrintestinal, enquanto pela via dérmica ocorre absorção em menor escala. Quando há inalação do produto, pode haver reação irritante das vias respiratórias e, dependendo do animal, pode ocorrer reação de hipersensibilidade. A distribuição dos piretroides ocorre rapidamente a todos os órgãos e tecidos e como têm característica lipofílica, pode haver pequeno acúmulo destes no tecido adiposo. A biotransformação acontece rapidamente no fígado e seus metabólitos são inativos. A eliminação é por via renal, também de modo muito rápido.

Como os piretroides são lipofílicos, sua penetração nos artrópodes é facilitada, pois estes têm cutícula rica em lipídios. O produto é, então, levado pela linfa para as células nervosas do parasita. Neste, observa-se incoordenação motora, fraqueza e paralisia causadas pelos piretroides do tipo I, como consequência do prolongamento do influxo de sódio na célula nervosa, reduzindo o pico da corrente de sódio e também pelo efluxo de potássio no estado de equilíbrio. Já os insetos em contato com piretroides do tipo II exibem hiperatividade e incoordenação motora em associação a convulsão, tremores e hipersecreção, resultando em *knock-down*. Esses sinais são decorrentes da despolarização da membrana nervosa sem descargas repetitivas, com redução da amplitude do potencial de ação. Há também evidências de que os piretroides do tipo II atuem como agonistas em receptores colinérgicos nicotínicos e como antagonistas do ácido γ-aminobutírico (GABA). Também foram relatadas atuações desses agentes promovendo inibição de Ca^{++}, Mg^{++}-ATPase e sobre a calmodulina, responsável pela modulação intracelular dos íons cálcio.

• Índice de segurança e período de carência

Os piretroides têm amplo índice de segurança, o que pode ser inferido pelos altos valores da DL50 (Quadro 11.2).

O período de carência para o consumo humano do leite e da carne de bovinos tratados com piretroides é relativamente curto comparado ao da maioria dos demais ectoparasiticidas. Isso se deve à rápida eliminação desses produtos. De fato, animais banhados com cipermetrina, por exemplo, não devem ter seu leite consumido nas primeiras 24 h, ou serem abatidos nos primeiros 7 dias pós-banho.

Outra vantagem dos piretroides é que são degradados rapidamente no solo e nas plantas, são instáveis à luz e ao calor e, em meio alcalino, são degradados ou eliminados com maior facilidade. Assim, não é esperado que haja resíduos em plantas ou em alimentos.

▶ Formamidinas

• Definição e generalidades

O clordimeforme foi a primeira formamidina utilizada como carrapaticida, tendo sido sintetizado em 1963. A seguir, em 1969, surgiu o amitraz, um dos principais carrapaticidas em uso no Brasil; há diferentes produtos registrados como acaricidas e sarnicidas em forma de emulsão para o banho. O amitraz não é indicado para *H. irritans*.

O nome químico do amitraz é N′-(2,4-dimetilfenil)-N-[[(2,4-dimetilfenil) imino] metil]-N-metilmetaniminamida.

• Farmacocinética e farmacodinâmica

O amitraz é distribuído rapidamente a todos os órgãos e sofre a biotransformação hepática com o surgimento de um metabólito ativo, o N-2,4-dimetil-fenil-N′-metilformamidina, que apresenta maior toxicidade em relação ao produto original. Uma parte da substância é inativada e tanto o metabólito ativo quanto o inativo são excretados principalmente pelos rins, mas pode ocorrer, em menor escala, a eliminação fecal. A acidificação da urina acelera a eliminação renal.

O amitraz, ao penetrar no organismo dos ácaros, inibe a monoaminoxidase (MAO), tanto o produto original quanto o seu metabólito N-2,4-dimetil-fenil-N′-metilformamidina, que apresenta rápida penetração, principalmente nas larvas. Nas teleóginas, inibe o processo de liberação de ovos, impedindo a contração de sua musculatura genital.

• Uso e tratamento da intoxicação

O amitraz é recomendado no controle ao *R. microplus*, de sarnas e piolhos em bovinos, ovinos, caprinos, suínos e caninos. Não é recomendado para equinos, pois pode provocar

Quadro 11.2 Piretroides | Nomes genérico e químico e dose letal 50% (DL50) oral em ratos.

Nome genérico	Nome químico	DL50 oral em ratos (mg/kg)
Cipermetrina	(±) α-ciano-3-metilbutirato de (±)-*cis*, *trans*-3-(2,2-diclorovinil)-2,2 carboxilato dimetilciclopropano	500
Deltametrina	2,2-dimetil-3-(2,2-dibromovinil)-α-ciclopropilcarboxilato-cianofenoxibencilo	31 a 139
Aletrina	(1RS)-3-alil-2-metil-4-oxociclopent-2-enila (1RS)*cis-trans*-crisantemato	680
Resmetrina	5-benzila-3-furanil-metil *cis*, *trans*-crisantemato	100
Cialotrina	α-ciano (3-fenoxifenil) metílico do ácido 3-(2-cloro-3,3,3-trifluór-1-propenil)-2,2-dimetil-ciclopropano-carboxílico	144 a 243
Fenotrina	3-fenoxioxibenzil (1RS)-*cis-trans*-2,2-dimetil-3-(2-metilprop-1-enil)ciclopropano carboxilato ou 3-fenoxibenzil (±)-*cis-trans*-crisantemato	5.000
Fenvalerato	RS)-α-ciano-3-fenoxibenzil (RS)-2-(4-cloro fenil)-3-metilbutirato	450
Tetrametrina	ciclohex-1-ene-1,2-dicarboximidometil(1RS,3RS;1RS,3SR)-2,2-dimetil-3-(2-metilprop-1-enil)ciclo propanecarboxilato	≥ 5.000

cólicas intestinais por atuar nos receptores α_2-adrenérgicos da musculatura lisa intestinal, diminuindo o borborigmo intestinal e a defecação; impactação excessiva e timpanismo, com estase do cólon e cólica intestinal muito grave podem ocorrer, evoluindo para a morte do animal.

A resistência do *R. microplus* ao amitraz tem sido descrita há décadas, inclusive no Brasil. É incontestável o fenômeno da resistência do carrapato frente ao amitraz, porém esse fato generalizou-se entre os proprietários que relutam em utilizar esse produto. Nesse caso, há confusão entre o mau uso com a eficácia do produto. O mau uso é consequência da pouca quantidade aspergida no animal, aliada à diluição errônea e ao armazenamento prolongado do produto.

Em pequenas propriedades, por economia ou por falta de mecanização adequada, têm-se observado que 20 ℓ da solução são utilizados para banhar até 50 animais, sendo o correto de 5 a 8 ℓ por animal, quantidade necessária para molhar totalmente o animal e atingir o carrapato plenamente, uma vez que há necessidade do contato do artrópode com a substância. Para comprovar a hipótese entre mau uso e eficácia, duas pesquisas foram desenvolvidas em propriedades que utilizavam os métodos anteriormente descritos e cujo produto era desacreditado. Esses experimentos, cujos resultados foram satisfatórios, são exemplos da falta de preparo de pessoas que manipulam ectoparasiticidas ou outros produtos agropecuários, sejam quais forem.

O período de carência do amitraz é de 24 h para o consumo do leite e de 2 semanas para o da carne.

A intoxicação pelo amitraz é rara. Seu tratamento constitui-se na aplicação de analépticos juntamente com medicação sintomática.

▶ Lactonas macrocíclicas

• Definição e generalidades

Fazem parte deste grupo as avermectinas, as milbemicinas, as espinosinas e os espinosoides.

As avermectinas originam-se da fermentação do fungo *Streptomyces avermitilis* surgiram as avermectinas. Neste grupo encontram-se: abamectina, ivermectina, doramectina, eprinomectina e selamectina. A primeira a ser comercializada foi a ivermectina, um derivado semissintético da abamectina.

No grupo das milbemicinas, também derivadas do gênero *Streptomyces*, estão a própria milbemicina e a moxidectina.

Ambos os grupos são classificados como endectocidas (*i. e.*, atuam sobre endo e ectoparasitas), embora a ação contra *R. microplus* não alcance efeito desejado para ser um carrapaticida eficaz, atuando apenas como auxiliar no controle deste artrópode.

As avermectinas, em geral, são eficazes contra a *Dermatobia hominis* e, com exceção da doramectina, são ineficazes contra *Cochliomyia hominivorax*; são consideradas auxiliares no controle de *H. irritans*. Portanto, sua ação como ectoparasiticida, particularmente em bovinos, no Brasil, é de uso restrito aliado ao período de carência, que pode variar de 35 a 180 dias, dependendo da forma farmacêutica e da formulação. Exceção é feita à eprinomectina que, na forma *pour-on*, apresenta boa eficácia contra *H. irritans* por 21 dias e a utilização é permitida em gado leiteiro por não deixar resíduos no leite nem na carne. Do mesmo modo, as milbemicinas são mais eficazes como endoparasiticidas, se comparadas a seu efeito como ectoparasiticidas.

Espinosinas e espinosoides são oriundos da fermentação do actinomiceto *Saccharolyspora spinosa*, e apresentam ação inseticida. Essas substâncias são ligadas a 2 açúcares: ramnose e forosamine. Mais de 2 dezenas de espinosinas foram isoladas, sendo as espinosinas A e D as mais ativas e abundantes dessa família, cuja junção resulta no produto espinosade. Análogos sintéticos, os espinosoides, já ultrapassaram 800. São moléculas com perfis ambiental e toxicológico favoráveis; pouco tóxicas para mamíferos, aves e peixes, não deixando resíduos na carne ou no leite, à semelhança da eprinomectina.

O Quadro 11.3 mostra as principais lactonas macrocíclicas de interesse veterinário e os seus respectivos índices de segurança.

• Farmacocinética e farmacodinâmica

Como as substâncias deste grupo são altamente lipossolúveis, a distribuição é ampla, inclusive nos tecidos adiposos e nas glândulas mamárias, podendo haver eliminação pelo leite. A via biliar é o principal meio para a eliminação das lactonas macrocíclicas, sendo a maior parte encontrada nas fezes. Assim, podem sofrer reabsorção via ciclo êntero-hepático, o que prolonga o tempo de permanência dessas substâncias no organismo animal.

Nos artrópodes e nematoides, o contato com as lactonas macrocíclicas inibe a transmissão nervosa devido à potencialização da ação inibidora neural, mediada pelo GABA. No entanto, outro mecanismo de ação foi demonstrado em insetos, nos quais essas substâncias agiriam em canais de cloro independentes do GABA, aumentando a condutância da membrana muscular, devido ao bloqueio da resposta do ácido ibotênico, um ativador específico do canal mediado pelo glutamato encontrado no inseto. Desse modo, há aumento na permeabilidade da membrana aos íons cloro, resultando em redução da resistência da membrana celular, provocando a ataxia e paralisia nos insetos.

• Índice de segurança e período de carência

O Quadro 11.3 mostra o índice de segurança de algumas lactonas macrocíclicas.

O período de carência, em dias, com relação à carne bovina é de 21, 35, 0, 28 e 28 para abamectina, doramectina, eprinomectina, ivermectina e moxidectina, respectivamente.

▶ Inibidores da quitina

Descoberta em 1970, a classe das benzoilfenilureias marcou o surgimento de um novo grupo de inseticidas, com ação seletiva sobre o artrópode, não afetando o hospedeiro. Esses produtos atuam inibindo a formação de cutícula, pela falta de deposição de quitina, substância própria do exoesqueleto dos artrópodes, interrompendo o ciclo de vida em diferentes fases. De ação sistêmica, chegam aos ovários do artrópode, inibindo ou tornando os ovos inviáveis, ou impossibilitando a ecdise. Neste último caso, a morte se dá por perda de hemolinfa, com consequente desidratação e morte do artrópode.

No Brasil, para o combate ao *R. microplus*, sob a forma de *pour-on*, para bovinos, é encontrado o fluazuron, cujo nome químico é 3-[3-(3-cloro-5-triflúor-metil-2-piridinoloxi)-4-clorofenil]-1-(2,6-difluoro-benzoil)-ureia; o fluazuron tem eficácia máxima em larvas infestantes com até 7 dias de parasi-

Quadro 11.3 Lactonas macrocíclicas | Nomes genérico e químico e índice de segurança.

Nome genérico	Nome químico	Índice de segurança
Abamectina	5- 0-dimetil avermectina A_{1a} e 5-0-dimetil-25-(1-metilpropil)-25-(1-metiletil) Avermectina A_{1a}(4:1)	3,5*
Doramectina	25 ciclohexil-5-0-dimetil-25-(1-metilpropil) avermectina A_{1a}	10 a 25
Eprinomectina	(4′-epi-acetylamino-4′-deoxy-avermectin B^*)	5
Ivermectina	Ivermectina B_{1a}(5-0-dimetil-22,23-di-hidroavermectina $A_{1a})$ e ivermectina B_{1b}(5-0-dimetil-25-[1-metilpropil]-22,23-di-hidro-25-[1-metiletil avermectina])	10 a 30**
Moxidectina	5-0-dimetil-28-desóxi-25-(1,3-dimetil-1butenil) 6,28-epóxi-23-(metoximino) milbemicina B	10

*Novilhos jovens. **Ruminantes.

tismo. Quando não se atenta para esse fato, todo um programa de controle pode falhar, pois a permanência das teleóginas após o tratamento pode levar à falsa imagem de ineficácia do produto. Dessa maneira, em um programa racional de controle desse ácaro, convém utilizar também um carrapaticida eficaz para as fases adultas. O produto não deve ser aplicado em vacas leiteiras, cujo leite é destinado ao consumo humano; o período de carência para a carne é de 6 semanas.

O diflubenzuron, cujo nome químico é 1-(4-clofenil)-3-(2,6-difluorobenzoil)-ureia, é outro membro deste grupo de ectoparasiticidas. Esse produto, misturado ao sal mineral, passa pelo sistema digestório, chegando às fezes em concentrações suficientes para matar as larvas. É indicado para o controle de moscas que utilizam as fezes bovinas como substrato em seu ciclo de vida, entre elas *H. irritans* e *Stomoxys calcitrans*, que depositam seus ovos nas fezes, e do carrapato *R. microplus* que ingere o produto durante seu repasto sanguíneo. Muito embora não seja um produto seletivo para esses insetos, pois todos têm cutícula, o diflubenzuron é licenciado pelo Ministério da Agricultura, Pecuária e Abastecimento (MAPA) e o fabricante garante que o mesmo não interfere no desenvolvimento dos insetos benéficos que se desenvolvem no esterco.

Derivados dos fenilpirazóis

Neste grupo encontra-se o fipronil, que apresenta atividade inseticida-acaricida; é indicado para o controle de *R. microplus, D. hominis, H. irritans* e *C. hominivorax*. Seu nome químico é 5-amino-1-[2,6-dicloro-4-(trifluorometil) fenil]-4-[(trifluorometil) sulfinil]-1H-pirazol.

O fipronil atua sobre o receptor do GABA de modo não competitivo, pelo bloqueio dos canais de cloro, inibindo o influxo dos íons. A morte ocorre por hiperexcitação do parasita. Apesar de seu bom espectro de ação, duas restrições, indicadas pelo fabricante, impedem a utilização do produto de maneira mais ampla: é somente indicado para gado de corte, e os bovinos tratados não devem ser abatidos dentro do período de 100 dias após o último tratamento.

Após a aplicação, o fipronil distribui-se pelo organismo e é depositado no tecido adiposo da pele e dos folículos pilosos, sendo liberado gradualmente na pele e no pelo dos animais tratados. A eliminação ocorre principalmente por via fecal (45 a 75%) e, em menor escala, por via renal (5 a 25%). O fipronil é degradado pela luz solar em metabólito mais tóxico denominado fipronil dessulfinil, o que contribui para a toxicidade seletiva do produto aos insetos, pois este processo não ocorre em mamíferos.

Bibliografia

Alvinerie M, Lacoste E, Sutra JF et al. Some pharmacokinetic parameters of eprinomectin in goats following pour-on administration. Vet Res Commun. 1999; 23:449-55.

Alvinerie M, Sutra JF, Galtier P et al. Pharmacokinetic of eprinomectin in plasma and milk following topical administration to lactating dairy cattle. Res Vet Sci. 1999; 67: 229-32.

Andrade SF, Sakate M. The comparative efficacy of yohimbine and atipamezol to treat amitraz intoxication in dogs. Vet Hum Toxicol. 2003; 45:124-7.

Annadon A, Martinez-Larrañaga MR, Diaz MJ. Toticokinetics of permethrin in the rat. Toxicol Appl Pharmacol. 1991; 110:1-8.

Arteche CCP, Laranja RJ, Arregui LA. O uso atual dos carrapaticidas arsenicais no Rio Grande do Sul (Brasil). Bol Inst Pesqui Vet Desidério Finamor. 1977; 4:13-9.

Ay L, Davey RB, Miller RJ et al. Resistance to coumaphos and diazinon in *Boophilus microplus* (Acari: Ixodidae) and evidence for the involvement of an oxidative detoxification mechanism. J Med Entomol. 2003; 40:482-90.

Baffi MA, Souza GRL, Vieira CU et al. Identification of point mutations in a putative carboxylesterase and their association with acaricide resistance in *Rhipicephalus* (*Boophilus*) *microplus* (Acari: Ixodidae). Vet Parasitol. 2007; 148:301-9.

Barré N, Li AY, Miller RJ et al. *In vitro* and *in vivo* evaluation of deltamethrin and amitraz mixtures for the control of *Rhipicephalus* (*Boophilus*) *microplus* (Acari: Ixodidae) in New Caledonia. Vet Parasitol. 2008; 155:110-9.

Bissacot DZ. Determinação de resíduos de inseticidas piretroides sintéticos em leite e sangue de bovinos. Dissertação (Mestrado). Botucatu: Instituto de Biociências, Universidade Estadual Paulista, 1995.

Bloomquist JR. Ion channels as targets for insecticides. Annu Rev Eutomol. 1996; 41:163-90.

Brander GC, Pugh DM, Bywater RJ et al. Veterinary Applied Pharmacology & Therapeutics. 5 ed. London: Baillière Tindall, 1991.

Burg RW, Miller BM, Baker EE et al. Avermectins, new family of potent anthelmintic agents: producing organism and fermentation. Antimicrobial Agents and Chemotherapy. 1979; 15(3):361-7.

Castro-Janer E, Rifran L, Piaggio J et al. *In vitro* tests to establish LC50 and discriminating concentrations for fipronil against *Rhipicephalus* (*Boophilus*) *microplus* (Acari: Ixodidae) and their standardization. Vet Parasitol. 2009; 162:120-8.

Cavero ES. O piretro e os piretroides. Acta Toxicol. 1980; 3:19-35.

Cetin H, Cilek JE, Aydin L et al. Acaricidal effects of the essential oil of *Origanum minutiflorum* (Lamiaceae) against *Rhipicephalus turanicus* (Acari: Ixodidae). Vet Parasitol. 2009; 160:359-61.

Chen AC, He H, Davey RB. Mutations in a putative octopamine receptor gene in amitraz-resistant cattle ticks. Vet. Parasitol. 2007; 148:379-83.

Clark JM, Scott JG, Campos F et al. Resistance to avermectins: extent mechanisms and management implications. Annu Rev Entomol. 1994; 40:1-30.

Comité de lás Américas de Medicamentos Veterinarios [Internet]. Buenos Aires: La Asociación; 2009 [citado 16 dez 2009]. Disponível em: http://www.rr.américas.oie.in/ in/projectos/in_camavet.htm.

Compêndio de Produtos Veterinários. Disponível em: http://www.cpvs.com.br/cpvs/index.html.

Correa II, Carvalho JBP, Biondi P et al. Eficiência de um composto do grupo das benzoilfenil ureias no controle do carrapato dos bovinos (*Boophilus microplus* – Canestrini). Bol Ind Anim. 1993; 50:93-100.

Crosby BL, Byford RL, Sparks TC. Biossay for detecting active site insensivity in horn fly (Diptera: Muscidae) larvae. J Econ Entomol. 1991; 84:367-70.

Dowling P. Pharmacogenetic: it's not just about ivermectin in Collies. Can Vet J. 2006; 47:1165-68.

Edwards G. Ivermectin: dose P-glycoprotein play a role in neurotoxicity? Filaria J. 2003; 2 (Suppl. 1):1-6.

Enayati AA, Asgarian F, Sharif M et al. Propetamphos resistance in *Rhipicephalus bursa* (Acari, Ixodidae). Vet Parasitol. 2009; 162:135-41.

European Medicines Agency [Internet]. London: The Association; 2009 [citado 16 dez 2009]. Disponível em: http://www. Emea. Europa.eu/index/index v 1. htm.

Flório JC, Sakate M, Palermo-Neto J. Effects of amitraz on motor function. Pharmacol Toxicol. 1993; 73:109-14.

Hayes Jr WJ, Laws Jr ER. Handbook of pesticide toxicology – classes of pesticides. 1 ed. San Diego, California: Academic Press, 1991.

Hitchcock LF. Resistance of cattle tick (*Boophilus microplus*) (Canestrini) to benzene hexachloride. Aust J Agric Res. 1953; 4:360-3.

International Cooperation on Harmonisation of Technical Requirements for Registration of Veterinary Products [Internet]. The Association; 2009 [citado 16 dez 2009]. Disponível em: http://www.Vichsec.Org/index.htm.

Laranja RJ, Arteche CCP, Arregui LA. Concentração que inibe a postura viável em 50%, de três carrapaticidas organofosforados "*in vitro*", frente a teleógenas de uma estirpe sensível. Bol Inst Pesq Vet Desidério Finamor. 1974; 2:9-14.

Leite RC, Labruna MB, Oliveira PR et al. In vitro susceptibility of engorged females from different populations of *Boophilus microplus* to commercial acaricides. Rev Bras Parasitol Vet. 1995; 4:283.

Madduri K, Wadron C, Merlo DJ. Rhamnose biosynthesis pathway supplies precursors for primary and secondary metabolism in *Saccharopolyspora spinosa*. J Bacteriol. 2001; 183:5632-8.

Mansingh A, Rawlins SC. Inhibition of oviposition in the cattle tick *Boophilus microplus* by certains acaricides Pest Sci. 1979; 10:485-94.

May RM. Evolution of pesticide resistance. Nature. 1985; 315:12-3.

Mendes MC. Carrapato bovino está cada vez mais resistente. O Estado de São Paulo. 2009 Dez 16; Agrícola: 6-7.

Mendes MC, Lima CK, Nogueira AH et al. Resistance to cypermethrim, deltamethrin and chlorpyriphos in populations of rhipicephalns (Boophilus) microplus (Acari: Ixodidae) from small forms of the State of São Paulo, Brazil. Vet Parasitol. 2011; 178(3-4):383-8.

Mergott DJ, Frank SA, Roush WR. Total synthesis of (-) – spinosyn A. Proc Natl Acad Sci USA. 2004; 101:11955-9.

Merlini LS, Yamamura MH. A resistência do *Boophilus microplus* Canestrini, 1887 aos produtos químicos. Arq Cien Vet Zool. 1999; 2:53-9.

Mestres R, Mestres G. Deltamethrin: uses and environmental safety. Rev Environ Contam Toxicol. 1992; 124:1-18.

Norris KR, Stone BF. Toxaphene-resistant cattle ticks *Boophilus microplus* (Canestrini) ocurring in Queensland. Aust J Agric Res. 1956; 7:211-25.

Palermo-Neto J, Florio JC, Sakate M. Developmental and behavioral effects of prenatal amitraz exposure in rats. Neurotoxicol Teratol. 1994; 16:65-70.

Rosado-Aguilar JA, Rodriguez-Vivas RI, Garcia-Vazquez Z et al. Development of amitraz resistance in field populations of *Boophilus microplus* (Acari: Ixodidae) undergoing typical amitraz exposure in the Mexican tropics. Vet Parasitol. 2008; 152:349-53.

Sakate M. Efeitos clínicos e anatomopatológicos da aplicação tópica do amitraz em cães clinicamente normais e em cães portadores de escabiose canina. Dissertação (Mestrado). São Paulo: Faculdade de Medicina Veterinária e Zootecnia, Universidade Estadual Paulista, 1988.

Sakate M. Efeitos comportamentais do Amitraz (Triatox). Tese (Doutorado). São Paulo: Faculdade de Medicina Veterinária e Zootecnia, Universidade de São Paulo, 1990.

Sartor IF, Santarém VA, Brisola LAS. Teste de eficácia da Lambda-cyhalothrin a 1,1% (Dragon 1,1% pour-on) sob forma de *pour-on*, contra o *Boophilus microplus*, em bovinos. Rev Bras Parasitol Vet. 1995; 4(Supl. 1):99.

Sartor IF, Santarém VA, Brisola LBS. Teste de eficácia da Lambda-cyhalothrin a 0,0025% (Dragon 2,5% C.S.) sob forma de aspersão, sobre o *Boophilus microplus*, em bovinos. Rev Bras Parasitol Vet. 1995; 4(Supl. 1):102.

Sartor IF, Santarém VA, Brisola LBS. Teste de eficácia da Lambda-cyhalothrin a 0,003% (Dragon 3% CE) aplicado sob forma de aspersão, sobre o *Boophilus microplus*, em bovinos. Rev Bras Parasitol Vet. 1995; 4(Supl. 1):100.

Sartor IF, Caproni Jr L, Tasker J. Field efficacy of amitraz 25% against natural infestations of the cattle tick *Boophilus microplus*. In: Anais do 15º Congresso Brasileiro de Parasitologia Veterinária, 11º Seminário de Parasitologia Veterinária dos Países do Mercosul; 2008. Curitiba, 2008. p. 18.

Sartor IF, Caproni Jr L, Tasker J et al. Field efficacy of amitraz plus deltamethrin plus piperonyl butoxide against natural infestations of the cattle tick *Boophilus microplus*. In: Anais do 15º Congresso Brasileiro de Parasitologia Veterinária, 11º Seminário de Parasitologia Veterinária dos Países do Mercosul; 2008. Curitiba, 2008. pp. 19-20.

Sartor IZ, Sakate M, Santarém VA. Agentes empregados no controle de ectoparasitos. In: Spinosa HS, Górniak SL, Bernardi MM. Farmacologia aplicada à Medicina Veterinária. 5. ed. Rio de Janeiro: Guanabara Koogan, 2011. pp. 549-58.

Scott FB, Coumendouros K, Martins IVF et al. Eficácia mosquicida da eprinomectina no controle de *haematobia irritans* em bovinos. Rev Bras Parasitol Vet. 2008; 17(Supl. 1):75-7.

Shaw RD, Malcolm HA. Resistance of *Boophilus microplus* to organo-phosphorus insecticides. Vet Rec. 1964; 76:210-1.

Sparks TC, Crouse GD, Durst G. Natural products as insctcides: the biology, biochemistry and quantitative structure-activity relationship of spinosyns and spinosoids. Pest Manag Sci. 2001; 57:896-905.

Spinosa HS, Górniak Sl, Bernardi MM. Farmacologia aplicada à Medicina Veterinária. 5. ed. Rio de Janeiro: Guanabara Koogan; 2011.

Stone BF. Inheritance of resistance to organophosphoprus acaricides in the cattle tick, *Boophilus microplus*. Aust J Biol Sci. 1968; 21:309-19.

Takagi K, Hamaguchi H, Nishimatsu T et al. Discovery of metaflumizone, a novel semicarbazone insecticide. Vet Parasitol. 2007; 150:177-81.

Tapia-Perez G, Garcia-Vasquez Z, Montaldo H et al. Inheritance of resistance to flumethrin in the Mexican Aldama strain to the cattle tick *Boophilus microplus* (Acari: Ixodidae). Exp Appl Acarol. 2003; 31:135-49.

Temeyer K.B, Li AY, Lohmeyer KH et al. Acetylcholinesterase mutation in diazinon-resistant *Haematobia irritans* (L.) (Diptera: Muscidae). Vet Parasitol. 2008; 154:300-10.

The Merck Veterinary Manual [Internet]. Whitehouse Station, NJ: Merck e Co. Inc; 2008 [citado 16 dez 2009]. Disponível em: http://www. Merckvetmanual. com/mvm/index. Jsp.

Ural K, Ulutas B, Kar S. Eprinomectin treatment of psoroptic mange in hunter/jumper and dressage horses: a prospective, randomized, double-blinded, placebo-controlled clinical trial. Vet Parasitol. 2008; 156:353-7.

Valentine WM. Toxicology of selected pesticides, drugs, and chemicals. Pyrethrin and pyrethroid insecticides. Vet Clin North Am Small Anim Pract. 1990; 20:375-82.

Wharton RH. The current status and prospects for the control of ixodid ticks with special emphasis on *Boophilus microplus*. Bull Int Epizoot. 1974; 8:6585.

Wright FC, Ahrens EH. Cholinesterase insensitivity: a mechanism of resistance in mexican strains of *Boophilus microplus* (Acari: Ixodidae) against coumaphos. J Med Entomol. 1988; 25:234-9.

12
Medicamentos Utilizados na Reprodução Animal

Áurea Wischral e Manoel Adrião Gomes Filho

▶ Introdução

As diferentes etapas da vida reprodutiva dos mamíferos resultam de uma complexa interação neuro-hormonal, responsável pelo funcionamento dos órgãos do sistema reprodutor. A ação hormonal ocorre ainda na vida intrauterina, a partir da diferenciação sexual de um embrião em desenvolvimento e quando suas gônadas iniciam a produção endócrina. Sob a ação de cada hormônio específico, inicia-se o desenvolvimento das características sexuais secundárias e, após um período de latência (infância), chega-se à puberdade e ao início da atividade sexual cíclica, continua na gestação, no parto e na amamentação, e finaliza na idade avançada quando a vida reprodutiva é encerrada. Nas espécies domésticas de produção, a senilidade raramente é alcançada, pois os animais frequentemente são descartados (abatidos) antes desta fase, quando sua produção começa a declinar.

Um indivíduo pode sobreviver independentemente de estar reproduzindo-se, por isso a reprodução é considerada uma função supérflua do organismo, porém é a única que garante a perpetuação das espécies. É uma função tão importante que fêmeas, em condições de saúde ou nutrição desfavoráveis, conseguem manter a gestação até o limite fisiológico, em uma tentativa extrema de gerar seu descendente. Portanto, do ponto de vista da espécie, a função reprodutiva passa a ser uma função vital.

A farmacologia aplicada à reprodução animal tem objetivos mais amplos do que a saúde dos órgãos reprodutivos. As biotécnicas aplicadas à reprodução, em sua maioria, buscam simular os eventos fisiológicos e, para isso, utilizam medicamentos com função hormonal ou análoga para estimular ou inibir funções reprodutivas.

Neste capítulo são abordados, de modo mais detalhado, os medicamentos comumente utilizados para manipular a reprodução, além daqueles utilizados em procedimentos obstétricos.

▶ Gonadotrofinas

▪ Medicamentos com ação de GnRH

O hormônio liberador de gonadotrofia (GnRH – *gonadotropin releasing hormone*) é um decapeptídio produzido por neurônios secretores localizados na porção médio-basal do hipotálamo. O GnRH atua na hipófise por meio do sistema porta-hipofisário, provocando a liberação das gonadotrofinas: hormônio foliculestimulante (FSH – *follicle stimulating hormone*) e hormônio luteinizante (LH – *luteinizing hormone*). A estrutura molecular dos fatores liberadores das duas gonadotrofinas é indistinguível, por isso denomina-se apenas GnRH, cujo peso molecular varia de 1.200 a 4.000 dáltons conforme a espécie.

Sua liberação ocorre por intermédio de terminações neuronais no plexo capilar primário da eminência média que, por via do sistema porta-hipofisário, alcança a adeno-hipófise liberando e/ou aumentando a síntese de gonadotrofinas. O GnRH provoca resposta maior na secreção do LH do que do FSH e, por isso, costuma ser denominado LHRH. Porém, esta proporção é inversa na fase pré-púbere, no pós-parto e em alguns casos patológicos (células tumorais que secretam gonadotrofinas), pois nestas situações o eixo hipotálamo-hipófise passa por um estado indiferenciado ou intrínseco em que a secreção de FSH é predominante e autônoma.

A regulação da secreção do GnRH é feita pela relação entre as secreções do hipotálamo, da hipófise e das gônadas (eixo hipotálamo-hipófise-gonadal), chamada de retrorregulação (*feedback*). As gonadotrofinas produzidas na hipófise fazem retrorregulação de alça curta (hipófise-hipotálamo) e os esteroides gonadais fazem retrorregulações de alça longa (gônada-hipófise, gônada-hipotálamo), podendo ainda ter efeito estimulante (positivo) ou inibitório (negativo) (Figura 12.1).

O mecanismo de ação do GnRH nas células gonadotróficas da adeno-hipófise tem início na sua ligação com o receptor na membrana celular, uma molécula glicosilada, que sofre regulação pelo estrógeno gonadal. A interação do receptor com o GnRH produz uma cascata de modificações nas quais o cálcio parece ser o responsável pela transdução inicial do sinal. Provavelmente este aumento de cálcio intracelular é provocado pela ação de uma proteína G estimulando a fosfolipase C, cuja ação é hidrolisar o fosfatidilinositol-4,5-bifosfato (PIP_2) em inositol-1,4,5-trifosfato (IP_3) e diacilglicerol (DAG). O IP_3 mobiliza o cálcio dos estoques extracelulares para o interior da célula e também a liberação destes íons do retículo endoplasmático. O cálcio liga-se à calmodulina e, em associação ao DAG, ativa a proteinoquinase C (PKC); estas relações fosforilam diferentes proteínas intracelulares e alteram a função celular, levando à liberação de gonadotrofinas pela exocitose dos grânulos secretórios.

Por outro lado, a regulação da expressão gênica para a subunidade β do LH é realizada por uma complexa interação de quinases serina/treonina, envolvidas na transdução do sinal produzido pelo GnRH até a ativação nuclear do gene promotor desta subunidade.

Os medicamentos com atividade GnRH utilizados em medicina veterinária (gonadorelina e buserelina) são análogos sintéticos com ação similar à do hormônio endógeno na produção e liberação de FSH e LH pela adeno-hipófise. Sua estrutura química é idêntica ao GnRH natural e, portanto, simula a ação fisiológica deste hormônio liberador.

Os análogos do GnRH são aplicados por via intramuscular e rapidamente absorvidos, com meia-vida entre 10 e 40 min (gonadorelina) e 80 min (buserelina). Sua inativação ocorre no fígado e nos rins, sendo transformados em peptídios inativos também na membrana das células da adeno-hipófise. Por sua rápida inativação, não há necessidade de serem observados períodos de carência para leite ou carne.

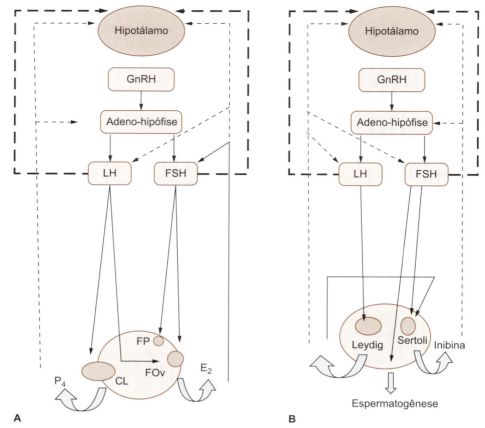

Figura 12.1 Mecanismo de regulação hormonal na fêmea (**A**) e no macho (**B**). FP = folículo primordial; FOv = folículo ovulatório; CL = corpo lúteo; P_4 = progesterona; E_2 = estrógeno; linhas contínuas = estimulação; linhas tracejadas = inibição; linhas grossas = retroalimentação de alça curta; linhas finas = retroalimentação de alça longa.

- ## Medicamentos com ação de FSH e LH

As gonadotrofinas produzidas pela adeno-hipófise são glicoproteínas compostas por duas subunidades, α e β. A subunidade α é similar em todas as gonadotrofinas produzidas por uma espécie animal, mas a subunidade β é única de cada proteína. A configuração espacial das subunidades é estabilizada por pontes dissulfeto. O grau de glicosilação da molécula define suas características de potência e duração da resposta. Gonadotrofinas naturais apresentam grupos de oligossacarídios ligados à asparagina. A subunidade α tem duas cadeias, enquanto a subunidade β tem uma (LH) ou duas (FSH) cadeias de carboidrato ligadas a resíduos de asparagina; estas cadeias são heterogêneas, conferindo as diferenças entre os hormônios, que se caracterizam pela estrutura tridimensional, secreção, *clearance* e atividade biológica. O fígado é o órgão ativo no *clearance* e na degradação das gonadotrofinas, reconhecendo as cadeias oligossacarídeas sulfatadas que predominam nestes hormônios.

A ação fisiológica das gonadotrofinas ocorre nas células-alvo do aparelho reprodutor. O FSH tem meia-vida na circulação sanguínea de 2 a 4 h, antes de ser biotransformado, e suas principais funções são estimular a espermatogênese, manter a integridade do epitélio germinativo, produzir inibina e proteína ligadora de andrógeno (ABP) pela célula de Sertoli no macho e, na fêmea, sua principal função é estimular o desenvolvimento folicular, além da síntese de andrógenos e estrógenos.

O LH tem meia-vida de 30 min na circulação sanguínea e suas principais funções são promover maturação folicular, ovulação, formação do corpo lúteo e produção de progesterona na fêmea, e produção de testosterona no macho, no qual o LH também é conhecido como hormônio estimulante das células de Leydig (ICSH – *interstitial cell stimulating hormone*).

Estes hormônios ligam-se ao receptor específico que se encontra na parte externa da membrana, estimulando a proteína G, produzindo GTP que, por sua vez, estimula a enzima adenilatociclase, que transforma adenosina trifosfato (ATP – *adenosine triphosphate*) no segundo mensageiro adenosina monofosfato cíclico (cAMP – *cyclic adenosine monophosphate*). A elevação da concentração intracelular de cAMP estimula a ação de outras enzimas (como proteinoquinase A) que fosforilam uma variedade de proteínas celulares, no citoplasma ou em organelas como mitocôndrias e ribossomos, ou ainda membranas e núcleo, modificando-as para exercerem funções específicas, como produção de esteroides e síntese de RNA, DNA e proteínas (Figura 12.2).

Além das gonadotrofinas hipofisárias, também são produzidas substâncias similares durante a gestação, denominadas gonadotrofinas coriônicas. Na espécie humana, a gonadotrofina coriônica (hCG – *human chorionic gonadotropin*) é produzida pelo sinciciotrofoblasto e pode ser detectada na urina e no sangue a partir de 8 dias da fecundação, sendo a base dos testes de gestação. Como as gonadotrofinas hipofisárias, a hCG também dispõe de duas subunidades, α e β; a subunidade α está ligada a duas cadeias de carboidratos, semelhante ao LH, e a subunidade β tem cinco cadeias de carboidratos, tendo ácido siálico na composição. A atividade do hCG é similar à do LH, luteinizante e luteotrófica, com meia-vida de várias horas.

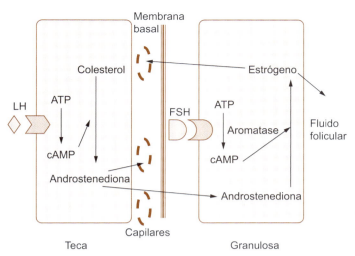

Figura 12.2 Interação das células da teca e da granulosa com o FSH e o LH durante a esteroidogênese folicular. ATP = adenosina trifosfato; cAMP = adenosina monofosfato cíclico.

Outra gonadotrofina coriônica é a equina (eCG – *equine chorionic gonadotropin*), anteriormente conhecida como PMSG (*pregnant mare serum gonadotropin*). A eCG também apresenta as duas subunidades, α e β, similares ao LH e FSH, porém com maior conteúdo de carboidratos, especialmente ácido siálico, que provavelmente é o responsável pela meia-vida mais longa desta gonadotrofina. A síntese da eCG ocorre no útero da égua, especificamente nos cálices endometriais que se formam a partir da migração de células trofoblásticas, entre 40 e 85 dias de gestação. A produção é máxima por volta dos 60 dias e desaparece após 150 dias. A atividade da eCG é predominante de FSH, embora também simule a ação de LH. Sua ação principal na égua prenhe é estimular o crescimento folicular nos ovários, sendo que alguns ovulam e outros luteinizam, desenvolvendo corpos lúteos acessórios que produzem progesterona e mantêm a gestação. Sua meia-vida pode durar 1 semana na corrente sanguínea e não é excretada na urina.

A gonadotrofina da menopausa humana (hMG) é extraída da urina de mulheres em menopausa e tem forte ação de FSH. Apesar dos bons resultados obtidos em bovinos, essa substância tem custo de produção muito alto e, por isso, não tem sido usada frequentemente.

O uso farmacológico das gonadotrofinas teve início com derivados do sangue, urina ou extratos hipofisários, que são heterogêneos na sua pureza e biopotência, além de eventualmente disporem de contaminantes patogênicos. Por outro lado, a produção de gonadotrofinas por células cultivadas *in vitro* é muito baixa. No entanto, existem extratos hipofisários purificados, com conteúdo conhecido de FSH e LH. O produto mais utilizado na prática veterinária é derivado de hipófise suína (FSHp), com teores conhecidos de FSH e LH. Algumas preparações têm conteúdo de 1:1 (FSH:LH), enquanto outras apresentam ação irrisória de LH. Considerando que a meia-vida para a ação de FSH é maior (150 min) do que a de LH (40 min), a ação de FSH sempre é preponderante. Além do FSHp também existem os extratos de hipófise equina (EPE) e ovina (FSHo), que são menos utilizados.

O desenvolvimento das proteínas recombinantes veio contemplar as dificuldades encontradas com os extratos hipofisários, mas ainda há limitações importantes a serem vencidas, principalmente porque a molécula de gonadotrofina é um heterodímero (subunidades α e β) que se forma no retículo endoplasmático. A produção de análogos de cadeia simples, com ação de FSH e LH, já é possível e sua ação estimulatória sobre o crescimento folicular e a produção de estrógeno foi demonstrada em ovelhas, no trabalho de Lemke *et al.*, publicado em 2008.

A gonadotrofinas coriônicas (eCG e hCG), por serem substâncias glicoproteicas, podem desencadear reações alérgicas, porém não apresentam resíduos na carne ou leite.

A via de aplicação destes medicamentos é a intramuscular, em doses que variam de acordo com o efeito desejado.

▶ Esteroides gonadais

A produção dos esteroides gonadais ocorre a partir do colesterol, como principal precursor, sob estímulo das gonadotrofinas FSH e LH nas células-alvo (Figura 12.3). Ovários produzem estrógenos nos folículos em crescimento e progesterona no corpo lúteo. Testículos produzem testosterona nas células de Leydig. A cascata desta produção envolve inúmeras enzimas, que estão representadas na Figura 12.4.

O estrógeno é um esteroide com 18 átomos de carbono e um anel insaturado. O mais importante estrógeno secretado pelo ovário é o estradiol, existindo ainda o estriol e a estrona. São produzidos a partir de esteroides de 19 átomos de carbono de maneira similar, no macho e na fêmea, até o ponto de androstenediona e testosterona. Na série final, o anel A é aromatizado e perde um grupo metílico. As células da granulosa são as principais produtoras de estrógeno no ovário, sob influência do FSH, utilizando como precursor os andrógenos produzidos nas células tecais (Figura 12.2).

Suas principais funções na fêmea são: desenvolvimento dos caracteres sexuais secundários, estimulação do crescimento do miométrio e endométrio, espessamento da mucosa vaginal, secreção mucovaginal e cervical; desenvolvimento da glândula mamária; regulação do ciclo estral, do comportamento e do fenótipo feminino (gordura e ossatura típicas); regulação da liberação de GnRH e gonadotrofinas, sensibilização das gônadas à ação das gonadotrofinas; captação do cálcio nos ossos e participação na contração uterina.

No macho os estrógenos produzidos pelas células de Sertoli suprimem a liberação de FSH e LH e têm inibição direta na síntese de testosterona pelas células de Leydig, agindo em nível enzimático.

A progesterona é produzida no ovário pelo corpo lúteo e também pela placenta e adrenal; suas principais funções são antagonizar o estrógeno, manter o endométrio secretor na última metade do ciclo estral e durante a gestação, inibir as contrações uterinas e a onda ovulatória de LH; promover o desenvolvimento alveolar da glândula mamária e do tampão mucoso da cérvice. Sua meia-vida em bovinos é de 22 a 36 min.

A testosterona, esteroide também denominado andrógeno, é produzida pelas células de Leydig a partir de precursores como a androstenediona e a 17-hidroxiprogesterona. Suas funções mais importantes no macho são: diferenciar os ductos de Wolff, a genitália externa e o hipotálamo; estimular a produção do fator antimülleriano pelas células de Sertoli; promover o crescimento linear do corpo; reter nitrogênio, potássio e fósforo; atuar no desenvolvimento de músculos, ossos, pelos e chifres, no espessamento das cordas vocais,

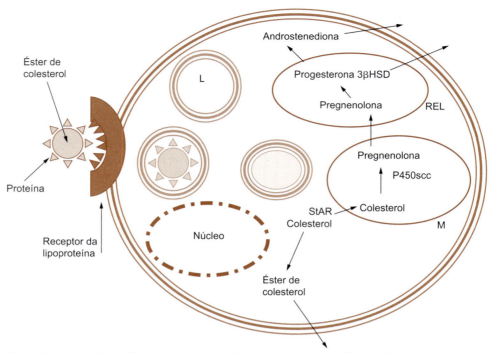

Figura 12.3 Metabolismo do colesterol na célula esteroidogênica. O colesterol entra na célula na forma de lipoproteína, é englobado pelo lisossomo, no qual é liberado da proteína para ser transportado para a mitocôndria pela StAR (*steroidogenic acute regulatory protein*), na qual é transformado em pregnenolona. No retículo endoplasmático liso a pregnenolona é transformada em progesterona. L = lisossomo; M = mitocôndria; REL = retículo endoplasmático liso.

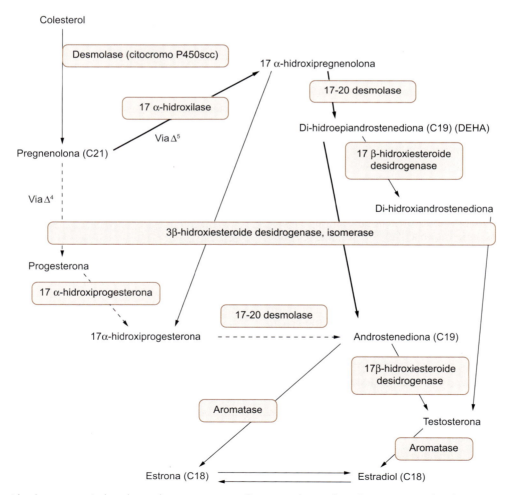

Figura 12.4 Esteroidogênese a partir do colesterol como precursor. Os nomes dentro das caixas correspondem às enzimas envolvidas na síntese. As *setas tracejadas* representam a via Δ^4 e as *setas contínuas e um pouco mais grossas*, a via Δ^5 da esteroidogênese.

no comportamento sexual masculino, na libido e na agressividade; participar da espermiogênese e da secreção do epidídimo; auxiliar a descida do testículo.

Os hormônios esteroides, ao contrário dos proteicos, têm a propriedade de atravessar a membrana citoplasmática para se ligarem a receptores internos no citoplasma. Os principais hormônios que atuam desta maneira são estrógenos, progesterona, andrógenos e metabólitos da vitamina E, além de glicocorticoides e mineralocorticoides. Estes hormônios são transportados na circulação por proteínas ligadoras que os protegem da biotransformação no fígado ou rins. Uma pequena quantidade circula livre e penetra nas células, porém esses hormônios só ficam retidos naquelas que apresentam receptores (células-alvo).

Em linhas gerais, o hormônio esteroide difunde-se rapidamente pela membrana hidrofóbica da célula e, uma vez na face interna da membrana, liga-se a uma proteína específica (receptor). Esta ligação produz uma reação que faz com que o complexo hormônio-receptor sofra translocação para o núcleo no qual se liga à cromatina nuclear, aumentando os níveis de ácido ribonucleico mensageiro (mRNA – *messenger ribonucleic acid*) para proteínas específicas. Como resultado são produzidas proteínas capazes de alterar a função celular.

Em ruminantes, os estrógenos são pouco utilizados como medicamentos, a não ser como coadjuvantes em tratamentos de indução do ciclo estral na forma de benzoato, valerato ou cipionato de estradiol, muito mais potentes e com meia-vida mais longa do que os estrógenos naturais.

A progesterona é frequentemente utilizada na forma de progestágeno ou progestinas sintéticas. Os produtos sintéticos mais comuns são medroxiprogesterona (MAP), acetato de melengestrol (MGA), acetato de fluogestona (FGA) e norgestomet (Syncromate B®, Crestar®), que tiveram sua estrutura química alterada e apresentam maior meia-vida que a progesterona natural. Sua principal aplicação, em ruminantes, é no controle do ciclo estral, bloqueando a liberação de gonadotrofinas. A via de aplicação mais utilizada é a intravaginal, na forma de esponjas ou dispositivos impregnados pelo hormônio e com liberação gradual, mas também são utilizados por via oral ou por implantes subcutâneos.

Os esteroides, em geral, são biotransformados no fígado, no qual são conjugados a sulfatos ou gliconatos, para então serem excretados na urina. Uma vez que os esteroides sintéticos são mais potentes e têm maior meia-vida, recomenda-se observar um período de carência mínima de 2 dias para abate.

▶ Medicamentos com ação luteolítica

Nos animais domésticos, a prostaglandina $F_{2\alpha}$ (PG $F_{2\alpha}$) é reconhecidamente o principal agente luteolítico. Prostaglandinas (PG) são substâncias derivadas do ácido prostanoico, contendo 20 átomos de carbono (C20), um radical carboxila no C1 e um anel ciclopentano formado pelos C8-C12 (Figura 12.5). São produzidas em vários tecidos, tendo como via de produção a ciclo-oxigenase e como principal precursor o ácido araquidônico (tetraenoico), um componente da membrana celular.

O ácido araquidônico é liberado da membrana celular pela ação da fosfolipase A, à medida que é requerido para a síntese de PG, uma vez que a produção é excretada totalmente e não há armazenamento. A ação da fosfolipase é inibida por corticosteroides. Uma vez livre, o ácido araquidônico sofre

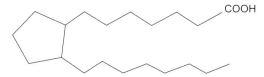

Figura 12.5 Estrutura esquemática do ácido prostanoico, precursor dos eicosanoides.

a ação de um complexo enzimático prostaglandina-sintetase presente na fração microsomal dos tecidos. A ciclo-oxigenase faz parte deste complexo realizando a oxigenação do ácido araquidônico, produzindo endoperóxidos intermediários e instáveis, PGG_2 e PGH_2, a partir dos quais são produzidas as PG (Figura 12.6).

A PGE_2 surge pela ação da PG endoperóxido-isomerase e a $PGF_{2\alpha}$, pela ação da PG endoperóxido-redutase. Estas duas PG também podem se interconverter; a PGE_2 passa a $PGF_{2\alpha}$ por meio da ação da 9-ceto-redutase e o inverso acontece pela ação da 9-hidroxidesidrogenase (Figura 12.7). A ação da ciclo-oxigenase é inibida pelos anti-inflamatórios não esteroidais (AINE).

As PG sofrem biotransformação muito rápida, principalmente nos pulmões, tendo meia-vida circulatória menor que 1 min. As enzimas responsáveis pela metabolização são 15-hidroxiprostaglandina-desidrogenase e Δ_{13}-redutase.

De modo geral, a PGE_2 e a $PGF_{2\alpha}$ têm efeitos antagônicos, mas na musculatura lisa do útero as duas causam contrações. No corpo lúteo de animais domésticos, a $PGF_{2\alpha}$ é considerada luteolítica, enquanto a PGE_2 é luteotrófica.

O efeito luteolítico da $PGF_{2\alpha}$ ocorre no período em que o corpo lúteo é suscetível à sua ação, sendo mais precoce em ruminantes (5 dias após a ovulação) do que em suínos (12 dias após a ovulação). A $PGF_{2\alpha}$ e a ocitocina têm relação direta na luteólise, de maneira que uma estimula a síntese da outra.

Fisiologicamente, a ocitocina luteal só atua sobre o endométrio a partir da fase em que seus receptores estão estimulados. No início do ciclo estral, a progesterona produzida pelo corpo lúteo inibe a síntese dos receptores de estrógeno e de ocitocina no endométrio. Com o avanço do ciclo e o

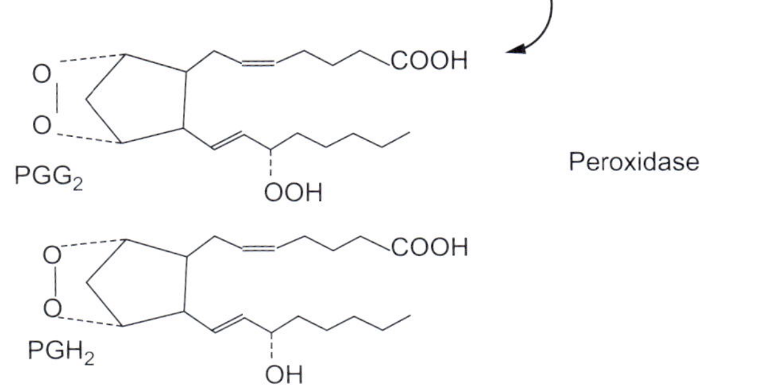

Figura 12.6 Ação da ciclo-oxigenase na síntese dos compostos intermediários (PGG_2 e PGH_2) das PG a partir do ácido araquidônico.

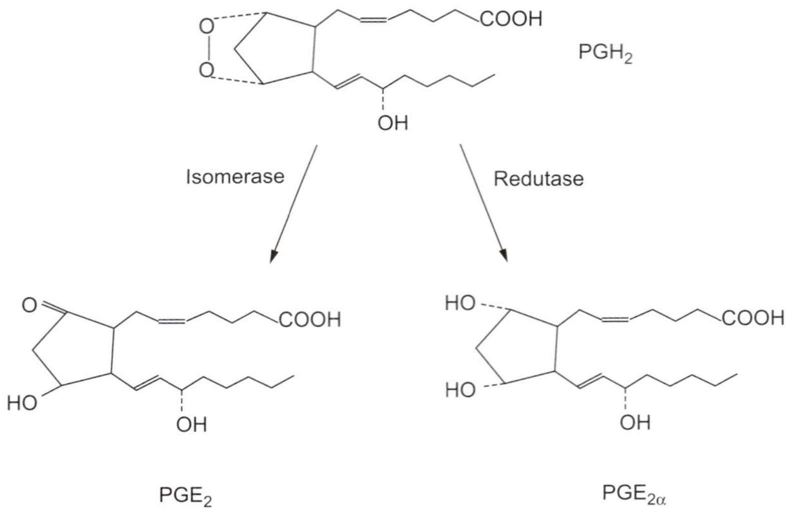

Figura 12.7 Síntese de PGE$_2$ e PGF$_{2\alpha}$ pela ação de isomerase e redutase, respectivamente.

crescimento folicular, a ação da progesterona é reduzida e os receptores antes inibidos são liberados. O estrógeno folicular estimula os receptores endometriais de ocitocina, tornando possível a ação efetiva da ocitocina luteal e a síntese de PGF$_{2\alpha}$, pela via IP$_3$ e DAG.

Após a ligação da PGF$_{2\alpha}$ ao receptor na célula luteal, que é ligado à proteína G, seu mecanismo de ação é pela via da fosfolipase C produzindo IP$_3$ e DAG. O IP$_3$ aumenta o cálcio (Ca^{2+}) livre intracelular. Este aumento de cálcio, juntamente com o DAG, leva à ativação de proteinoquinase C. A redução da produção de progesterona ocorre provavelmente pela ação da proteinoquinase C, que inibe o transporte intracelular do colesterol (Figura 12.8).

A vascularização do corpo lúteo é resultado de um processo angiogênico ativo que o transforma em uma estrutura altamente vascularizada, recebendo maior quantidade de sangue por unidade de tecido do que qualquer outro órgão do corpo. Na luteólise, uma das alterações é no componente vascular. A PGF$_{2\alpha}$ aumenta a produção intraluteal de substâncias vasoativas como endotelina 1 e angiotensina II que podem disparar o processo de luteólise estrutural. Enquanto a concentração de progesterona é diminuída em 30 min após uma injeção de PGF$_{2\alpha}$, o fluxo sanguíneo e o volume do corpo lúteo são reduzidos após 8 h. Inicialmente há aumento agudo do fluxo de sangue intraluteal (entre 30 min e 2 h da injeção de PGF$_{2\alpha}$), que estimula as células do endotélio a produzir as substâncias vasoativas que disparam a desestruturação do corpo lúteo. Ocorrem hipertrofia e hiperplasia das células da parede das arteríolas, acúmulo de fibras elásticas, protrusão de células no lume capilar com formação de junções intercelulares, reduzindo o diâmetro vascular e alterando a circulação sanguínea no corpo lúteo.

Ao contrário da PGF$_{2\alpha}$, a PGE$_2$ é considerada luteotrófica. Em bovinos considera-se o óxido nítrico um coadjuvante da produção de progesterona pela sua ação estimulatória da via da ciclo-oxigenase e, consequentemente, da produção de PG. A PGE$_2$, juntamente com o LH, atua na célula luteal, via estimulação do cAMP e da proteinoquinase A, aumentando

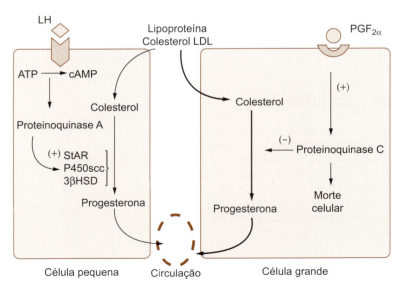

Figura 12.8 Esteroidogênese no corpo lúteo. O colesterol LDL é transportado na forma de lipoproteína e transformado em progesterona nas células luteais (pequenas e, principalmente, grandes). Na luteólise, a PGF$_{2\alpha}$ atua inibindo a produção de progesterona por meio da proteinoquinase C. As *setas mais grossas* indicam a via preferencial. ATP = adenosina trifosfato; cAMP = adenosina monofosfato cíclico.

a expressão dos genes da StAR (responsável pelo transporte do colesterol para o interior da mitocôndria), do citocromo P450scc e da 3β-hidroxiesteroide desidrogenase (3βHSD), que são enzimas fundamentais da esteroidogênese.

▶ Medicamentos com ação ocitócica

Substância ocitócica é toda aquela capaz de estimular as contrações uterinas (*okytókikos*, em grego, significa parto rápido). Em obstetrícia veterinária, o ocitócico mais utilizado é a ocitocina sintética, que tem ação similar à natural, porém a $PGF_{2\alpha}$ também apresenta efeito contrátil no útero.

A ocitocina natural é um peptídio, com 9 aminoácidos em estrutura cíclica, produzido no hipotálamo, no qual se liga a uma neurofisina, proteína carreadora que leva a ocitocina pelos axônios dos neurônios hipotalâmicos até a neuro-hipófise, na qual é armazenada. A partir de estímulos nervosos apropriados, contato do feto com o canal do parto ou sucção na mama, a ocitocina é liberada da neuro-hipófise para atuar na contração da musculatura lisa do útero ou da mama (células mioepiteliais dos alvéolos).

Outra fonte de ocitocina é o corpo lúteo, cuja função limita-se ao ciclo estral quando estimula o endométrio a produzir a $PGF_{2\alpha}$, que exercerá seu papel luteolítico, reduzindo a fonte de progesterona e possibilitando o aparecimento dos sinais de cio.

A atividade biológica da ocitocina reside na existência de um resíduo prolina na posição 7 e de grupos amida nas posições 4 e 5. A remoção do grupo terminal-NH_2 resulta em sua completa inativação.

O mecanismo de ação da ocitocina no útero ocorre pela interação do hormônio com seus receptores específicos, estimulados pela ação estrogênica. Desse modo, o efeito da ocitocina como estimulante da contração uterina só ocorre nos períodos em que o útero está sob ação do estrógeno, ou seja, nas proximidades do parto e pós-parto.

O aumento do estrógeno no periparto resulta em maior efetividade do miométrio como unidade contrátil, devido ao estímulo de receptores para ocitocina e PG, além de aumento das proteínas contráteis, das junções *gap* (vias de baixa resistência para a transmissão de informações elétricas e moleculares entre as células da musculatura lisa) e da calmodulina.

Ambas, PGE_2 e $PGF_{2\alpha}$, têm ação contrátil sobre o miométrio, atuando nos receptores específicos. Os receptores E1 e F atuam pela via da fosfolipase C, estimulando a formação de IP_3 e liberação de cálcio, com aumento da contração muscular.

A ocitocina exerce seu efeito contrátil no útero, especialmente na fase de expulsão do feto, quando o útero já se encontra em contração, provocada provavelmente pela $PGF_{2\alpha}$, com a qual tem efeito sinérgico, já que a PG atua sobre as junções *gap* e também sobre o movimento dos íons cálcio dentro da célula.

A liberação da ocitocina neuro-hipofisária a partir do reflexo de Ferguson (resultado do contato do conjunto feto e anexos nos receptores de pressão no canal do parto) promove contrações uterinas fortes que, juntamente com as contrações abdominais, culminam com a expulsão fetal. A ocitocina estimula tanto a síntese de PG quanto a liberação de íons cálcio na célula, promovendo a fosforilação da miosina por uma enzima quinase (MLCK – *myosin light-chain kinase*).

A ocitocina foi o primeiro hormônio peptídico a ser sintetizado e rendeu um Prêmio Nobel a Du Vigneaud em 1953. A versão sintética é altamente purificada, tendo a vantagem de não conter outros hormônios contaminantes (como a vasopressina) existentes nos extratos da neuro-hipófise.

A ocitocina pode ser administrada por várias vias. A intravenosa pode ser utilizada, desde que o medicamento seja diluído em soro fisiológico ou glicosado para uma resposta mais rápida e com duração de aproximadamente 10 min. As vias intramuscular e subcutânea também podem ser utilizadas, sem diluição, com efeito entre 5 e 10 min. Neste caso, recomenda-se que o tratamento seja iniciado com dose menor, que pode ser repetida após 20 a 30 min. O uso de cálcio associado ao tratamento potencializa o efeito da ocitocina.

A ocitocina não ligada às células musculares é rapidamente degradada pelo fígado e pelos rins, tendo meia-vida de 2 min ou menos em vacas. Não há resíduos na carne ou no leite dos animais.

▶ Medicamentos de ação tocolítica

Embora não sejam muito utilizados na prática obstétrica veterinária, os agentes tocolíticos são empregados para retardar o parto por inibirem as contrações uterinas, ou para facilitar o manuseio do útero durante os procedimentos obstétricos, como manobras, fetotomia ou cesarianas em grandes animais. Por outro lado, como atuam na musculatura lisa de modo geral, podem produzir efeitos indesejáveis na mãe e no feto.

Os tocolíticos mais conhecidos são os agonistas β-adrenérgicos. Os receptores $β_2$-adrenérgicos estão presentes no útero, nos bronquíolos e nos vasos sanguíneos, causando relaxamento quando ativados e, consequentemente, relaxamento, vasodilatação e broncodilatação. Seu mecanismo de ação ocorre via cAMP, inibindo a atividade da MLCK, bem como diminuindo o nível intracelular dos íons cálcio, importantes para a contração muscular.

O clembuterol é o agonista β-adrenérgico específico para os receptores $β_2$ e tem seu uso aprovado pela Food and Drug Administration (FDA) para provocar broncodilatação em equinos. A terbutalina, além dos receptores $β_2$, atua de maneira mais fraca nos receptores $β_1$. Embora ilegalmente, estes medicamentos têm sido utilizados por atletas para melhorar o desempenho físico. Na circulação sanguínea, o clembuterol liga-se a proteínas carreadoras que lhe garantem meia-vida de até 30 h. Sua concentração é maior em fígado, rim e pulmão, tendo tropismo também pelos tecidos pigmentados. A biotransformação ocorre principalmente no fígado.

A administração do clembuterol pode ser por vias oral, intravenosa ou intramuscular e os efeitos aparecem rapidamente e perduram por até 3 h. O medicamento permanece no organismo por até 28 dias, principalmente no fígado.

Considerando as PGE_2 e $PGF_{2\alpha}$ como estimulantes das contrações uterinas, o uso de AINE, como indometacina, tem sido preconizado para relaxamento do útero. No entanto, estes medicamentos atravessam a barreira placentária e causam efeitos importantes no feto, o que restringe seu uso.

▸ Bibliografia

Acosta TJ, YoshizawaT N, Ohtani M et al. Local changes in blood flow within the early and midcycle corpus luteum after prostaglandin $F_{2\alpha}$ injection in cow. Biol Reprod. 2002; 66:651-8.

Adams TE, Boime I. The expanding role of recombinant gonadotropins in assisted reproduction. Reprod Dom Anim. 2008; 43(Suppl 2):186-92.

Arthur GH, Noakes DE, Pearson H et al. Veterinary reproduction and obstetrics. 7 ed. London: WB Saunders, 1996.

Benedetto C, McDonald-Gibson RG, Nigam S et al. (eds.) Prostaglandin and related substances. Oxford: IRL Press, 1987.

Evans WS, Griffin ML, Yankov VI. The pituitary gonadotroph: Dynamics of gonadotrophin release. In: Adashi EY, Rock JA, Rosenwaks Z (eds.) Reproduction endocrinology, surgery and technology. V. 1, Philadelphia: Lippincott-Raven Publishers; 1996. pp. 182-210.

Fernandes CAC, Figueiredo ACS. Avanços na utilização de prostaglandinas na reprodução de bovinos. Rev Bras Reprod Anim. 2007; 31:406-14.

Garverick HA, Zollers Jr WG, Smith MF. Mechanisms associated with corpus luteum lifespan in animals having normal or subnormal luteal function. Anim Reprod Sci. 1992; 28:111-24

Hafez ESE, Hafez B. Reprodução animal. 7 ed. Barueri: Manole, 2004

Lemke EP, Adams BM, Jablomka-Shariff A et al. Single-chain human gonadotropin analogs induce follicle development in sheep. J Endocrinol. 2008; 196:593-600.

Levy N, Kobayashi S-I, Roth Z et al. Administration of prostaglandin $F_{2\alpha}$ during the early bovine luteal phase does not alter the expression of ET-1 and of its type A receptor: a possible cause for corpus luteum refractoriness. Biol Reprod. 2000; 63:377-82.

Lewis GS. Steroidal regulation of uterine immune defences. Anim Reprod Sci. 2004; 82-83:281-94.

Maudsley S, Naor Z, Bonfil D et al. Proline-rich tyrosine kinase 2 mediates gonadotropin-releasing hormone signaling to a specific extracellularly regulated kinase-sensitive transcriptional *locus* in the luteinizing hormone β-subunit gene. Mol Endocrinol. 2007; 21:1216-33.

McDonald LE. Veterinary endocrinology and reproduction. 3 ed. Philadelphia: Lea & Febiger, 1980.

Rekawiecki R, Kowalik MK, Slonina D et al. Regulation of progesterone synthesis and action in bovine corpus luteum. J Physiol Pharm. 2008; 59(Suppl 9):75-89.

Smith EL, Hill RL, Lehman IR et al. Principles of biochemistry: Mammalian Biochemistry. 7th ed. Singapore: McGraw Hill, 1985.

Thatcher WW, Drost M, Savio JD et al. New clinical uses of GnRH and its analogues in cattle. Anim Reprod Sci. 1993; 33:27-49.

Tysseling KA, Thatcher WW, Bazer FW et al. Mechanisms regulating prostaglandin $F_{2\alpha}$ secretion from the bovine endometrium. J Dairy Sci. 1998; 81:382-9.

Wiltbank MC, Niswender GD. Functional aspects of differentiation and degeneration of the steroidogenic cells of the corpus luteum in domestic ruminants. Anim Reprod Sci. 1992; 28:103-10.

13
Vitaminas

Célia Aparecida Paulino e Márcia dos Santos Rizzo

▶ Introdução

Vitaminas são substâncias orgânicas que, mesmo em pequenas quantidades, são necessárias em diferentes processos metabólicos fundamentais para o crescimento, a reprodução e a manutenção das espécies animais que não têm a capacidade de sintetizá-las totalmente ou em quantidades suficientes para a preservação das suas funções vitais.

Reconhecidamente indispensáveis como importantes fatores ou agentes nutricionais, as vitaminas têm aplicações veterinárias relevantes para fins terapêuticos específicos, prevenindo ou eliminando as condições de hipovitaminoses que podem ocorrer nos animais. Além disso, a terapia nutricional com vitaminas, entre outros agentes nutricionais, também tem aplicação clínica em todas as condições patológicas que requeiram um organismo capaz de responder adequadamente a qualquer agressão do meio, tal como ocorre, sobretudo, durante infecções, parasitoses, tumores e intoxicações.

As *hipovitaminoses*, em geral, podem ser resultantes de nutrição inadequada ou desbalanceada; todavia, o organismo animal pode requerer maior quantidade de vitaminas em situações especiais, como ocorre durante o seu crescimento, na prenhez, na lactação, em infecções, distúrbios de absorção por alterações do trato gastrintestinal, destruição da flora intestinal por antimicrobianos, estados de convalescença, aumento de esforços físicos, confinamento, estresse induzido pelo manejo ou pela administração de medicamentos e outras condições em que deverá ser adotado tratamento específico com vitaminas.

As vitaminas são classificadas de acordo com a sua solubilidade em lipídios *(vitaminas lipossolúveis)* ou em água *(vitaminas hidrossolúveis)*. Desta maneira, são classificadas como lipossolúveis as vitaminas A, D, E e K e, como hidrossolúveis, as vitaminas C, B_1, B_2, B_6, B_{12}, ácido fólico, ácido pantotênico, colina, biotina e niacina.

Com exceção da vitamina C, todas as vitaminas hidrossolúveis podem ser agrupadas sob o nome de complexo B. Além disso, têm sido identificadas certas substâncias tipo-vitaminas que, embora não sejam classificadas como vitaminas verdadeiras, apresentam as mesmas características destas e também são agrupadas dentro do complexo B. Entretanto, as muitas funções biológicas destas substâncias ainda suscitam controvérsias.

Dentre as *substâncias tipo-vitaminas*, podem ser citadas: carnitina (vitamina B_T), amigdalina (vitamina B_{17}), ácido pangâmico (vitamina B_{15}), ácido orótico (vitamina B_{13}), ácido lipoico, ácido para-aminobenzoico (PABA), coenzima Q (ubiquinona), inositol e bioflavonoides.

Vale ressaltar que, apesar do seu inestimável papel fisiológico, as vitaminas podem causar efeitos adversos quando consumidas ou administradas em excesso, razão pela qual são estabelecidos limites de tolerância para cada uma delas. A tolerância indica a quantidade ou o nível de vitamina necessário e seguro para prevenir ou tratar as deficiências nutricionais sem causar efeitos tóxicos para o organismo.

Por outro lado, deve-se também enfatizar que as vitaminas podem sofrer influência de outros componentes da dieta animal ou, ainda, da interação com medicamentos que, eventualmente, são utilizados para prevenir e/ou tratar doenças em geral.

Neste sentido, o uso de vitaminas deve ser bastante criterioso, observando-se todos os fatores interferentes, dentre eles as condições fisiopatológicas do animal no momento da prescrição terapêutica.

▶ Vitaminas lipossolúveis

O estudo das vitaminas lipossolúveis A, D, E e K iniciou-se com a descoberta da vitamina A e, a partir daí, muitos estudos foram e continuam sendo desenvolvidos para se determinarem as quantidades dietéticas diárias recomendadas para cada uma destas vitaminas, já que são as mais tóxicas para o organismo e, frequentemente, ocorre o seu uso abusivo, na maioria das vezes, sem prescrição veterinária.

A ingestão excessiva de vitaminas lipossolúveis, em particular de A e E, pode causar efeitos adversos graves, sobretudo em animais jovens ou lactentes, razão pela qual a indicação terapêutica dessas vitaminas deve ser feita com extrema cautela.

▪ Vitamina A
Fontes principais

A vitamina A pré-formada (retinol) é encontrada no fígado de peixes de água salgada e alimentos de origem animal como ovos, leite integral e seus derivados. Entre os precursores da vitamina A, os carotenoides (principalmente o betacaroteno) são encontrados em maior quantidade nos alimentos, tais como vegetais de cor amarela, laranja ou verde (frutas, legumes e verduras), e são convertidos em vitamina A na mucosa intestinal e no fígado por hidrólise enzimática. O pasto verde é considerado uma fonte rica em betacaroteno, enquanto o pasto seco e o feno apresentam baixos teores de betacaroteno.

A eficiência na conversão betacaroteno em vitamina A varia consideravelmente entre as espécies animais. Os herbívoros e omnívoros convertem prontamente o betacaroteno em vitamina A e são capazes de satisfazer suas necessidades desta vitamina. Por outro lado, esta conversão é menos eficiente entre os carnívoros, provavelmente por consumirem tecidos animais contendo altas concentrações de vitamina A pré-formada e baixa concentração de carotenoides.

Características físico-químicas

A vitamina A e o betacaroteno são extremamente sensíveis à oxidação, que é acelerada por luz, calor, ácidos e oxigênio. Porém, esta estabilidade aumenta na presença de substâncias antioxidantes.

Funções fisiológicas

A vitamina A é essencial na alimentação de mamíferos, aves e peixes e tem importante função sobre a visão (retina) e o crescimento e diferenciação celular do tecido epitelial (células normais, pré-malignas e malignas); é essencial para o crescimento ósseo e muscular, a hematopoese, as funções imunes, a reprodução (espermatogênese) e o desenvolvimento embrionário. A suplementação de vitamina A revelou-se promissora na fertilidade de bovinos sob inseminação artificial, já que participa da maturação dos ovócitos e do desenvolvimento do embrião e do feto. Esta vitamina também é necessária para o desenvolvimento da estrutura e qualidade do tecido queratinizado (pele, penas e chifres).

A vitamina A é importante, ainda, para a manutenção da integridade das células hepáticas (hepatócitos). Junto com as vitaminas E e C, a vitamina A e os carotenoides (entre eles o betacaroteno) são considerados fatores antioxidantes, por inativarem os radicais livres produzidos pelas células e por vários agentes estressores. Além disso, esses nutrientes aumentam diferentes aspectos da imunidade celular e humoral, em parte pelo seu efeito antioxidante, o qual ajuda a manter a integridade estrutural e funcional de importantes células do sistema imune. Na verdade, tanto a vitamina A quanto a vitamina D desempenham importante papel na resposta imune mediada por células e na resposta humoral por anticorpos, além de auxiliarem no perfil de citocinas anti-inflamatórias com padrão de resposta Th2 (resposta imune humoral), ou seja, tais vitaminas favorecem a produção de citocinas que desativam macrófagos (interleucina 10 – IL-10 – e fator de crescimento transformador beta – TGF-β) e estimulam o crescimento de linfócitos B com a produção de anticorpos.

De fato, há estudos (Blomhoff, 1994; Chew e Park, 2004; Lotan, 1996) mostrando que os carotenoides podem aumentar as respostas imunes celular e humoral em animais e em seres humanos e já foi relatada a importância dessas vitaminas na regulação gênica, na apoptose e na angiogênese, reforçando seu papel na imunidade e também no câncer.

Neste sentido, há evidências *in vitro* e *in vivo* de que a vitamina A inibe o crescimento de células tumorais malignas e pré-malignas. Em uma variedade de estudos (Chew e Park, 2004; Abu *et al.*, 2005) em células, animais e seres humanos, os metabólitos e análogos da vitamina A (retinoides) foram capazes de inibir o desenvolvimento tumoral; os mecanismos que desenvolvem a atividade anticarcinogênica destes nutrientes parecem estar relacionados com sua capacidade de modular o crescimento, a diferenciação e a apoptose de células normais, pré-malignas e malignas *in vitro* e *in vivo*. Por sua ação antiproliferativa, os retinoides desempenham importante função preventiva e terapêutica nas neoplasias cervicais invasivas e pré-invasivas. E, experimentalmente (Abu *et al.*, 2005), observou-se que a administração de retinoides em ratos, antes e após a excisão de um tumor primário, pode ajudar na recuperação e no controle da progressão das metástases quando o tumor é tratado cirurgicamente.

Na criação de aves, entre outros benefícios, a vitamina A é fundamental para a formação, regeneração e proteção da ectoderme e das mucosas; para o crescimento e desenvolvimento do esqueleto, e para a fecundidade desses animais.

Mas, por outro lado, a vitamina A age como antagonista da vitamina D e pode levar à hipovitaminose D em animais com pequena reserva desta vitamina.

Vias de administração e absorção

A vitamina A pode ser administrada por vias oral, parenteral ou tópica. A via parenteral somente deve ser utilizada quando da impossibilidade de administração oral e com propósito de tratamento, e não de profilaxia. A vitamina A, quando administrada por via oral, alcança níveis sanguíneos máximos em 5 h, enquanto os carotenoides, em 8 h. Tais níveis diminuem à medida que estas substâncias se depositam no fígado.

A vitamina A e os carotenoides são absorvidos no intestino delgado, sendo a absorção facilitada na presença de sais biliares, gorduras, proteínas e lipase pancreática.

A ação antioxidante dos sais biliares e dos tocoferóis (vitamina E) impede a oxidação da vitamina A e dos carotenoides, evitando sua destruição.

Os carotenoides só se tornam biologicamente ativos após sua conversão a retinol. Bovinos e aves absorvem mais betacaroteno que suínos e ovinos; por isso, apresentam gordura e plasma mais amarelados do que outros animais.

Distribuição, biotransformação e eliminação

Normalmente, 80% da vitamina A ingerida são absorvidos e distribuídos por todo o organismo por meio da circulação. A maior parte é armazenada nos hepatócitos, suprindo as necessidades orgânicas por um período de 3 a 12 meses; o restante conjuga-se com o ácido glicurônico e é eliminado pelas fezes, ou sofre oxidação hepática e renal, sendo eliminado pela urina. Dos carotenoides ingeridos, metade é transformada em retinol e a outra metade em ácido retinoico, o qual não se armazena no fígado e é rapidamente biotransformado, gerando subprodutos de biotransformação excretados na urina e nas fezes.

O leite materno contém concentrações suficientes de vitamina A para atender às necessidades diárias do lactente, mas o colostro é mais rico em vitamina A que o próprio leite. O betacaroteno não atravessa a placenta, como ocorre com a vitamina A; portanto, vacas que, no final da prenhez, alimentam-se apenas de pasto verde, podem ter filhotes com baixa reserva de vitamina A no fígado.

Hipovitaminose A

A deficiência de vitamina A geralmente ocorre em função de dietas pobres em retinol ou betacaroteno (p. ex., ingestão de pasto seco ou feno), afecções hepáticas, ou está relacionada com outros fatores que dificultam a absorção desta vitamina.

A hipovitaminose A e a desnutrição proteica são mundialmente consideradas as mais graves deficiências nutricionais, que levam primariamente a uma lesão reversível denominada cegueira noturna (dificuldade de enxergar à meia-luz) desenvolvida tanto em seres humanos quanto em animais. Essa lesão pode evoluir para xeroftalmia (espessamento e enrugamento da conjuntiva ocular) e perfuração da córnea, causando cegueira total (lesão irreversível). Podem ser observados, ainda, sintomas gerais como: lesões de pele (hiperqueratose folicular e pele áspera), maior incidência de doenças respiratórias e parasitárias, cálculos urinários, distúrbios da reprodução (infertilidade, aborto, reabsorção e malformação fetal), atrofia glandular, modelagem incorreta dos ossos e diminuição do apetite, do ganho de peso e do crescimento.

A deficiência de vitamina A prejudica tanto a imunidade inata (impedindo a regeneração da barreira epitelial), quanto a resposta imune adaptativa às infecções, resultando na incapacidade de neutralizar patógenos extracelulares e aumentando a suscetibilidade a infecções em geral. A hipovitaminose A induz a inflamação e potencializa a condição inflamatória existente, evocando excessiva resposta pró-inflamatória associada à diminuição da fagocitose e ao *burst* oxidativo por macrófagos. Também promove a redução no número e na atividade de células *natural killer* (células NK). O aumento na produção da IL-12 (promotora do crescimento de linfócitos T) e da citocina pró-inflamatória, fator de necrose tumoral alfa (TNF-α), verificado nos casos de deficiência de vitamina A, promove excessiva resposta inflamatória; todavia, a suplementação com esta vitamina reverte tais efeitos inflamatórios indesejáveis.

A hipovitaminose A nos animais pode sofrer variações inter e intraespécies. Nos bovinos criados em sistema extensivo, raramente ocorre tal deficiência, uma vez que o pasto verde é uma fonte rica em betacaroteno; todavia, esta pode manifestar-se em bovinos criados em sistema de confinamento com suplementação deficiente em vitamina A. Enquanto os bovinos convertem o betacaroteno em retinol no intestino, os equinos têm dificuldade em fazer esta conversão e apresentam níveis plasmáticos de retinol menores que os bovinos, necessitando, assim, de suplementação vitamínica mais efetiva. Esta deficiência em caprinos e ovinos manifesta-se de maneira semelhante à dos bovinos, porém com menor intensidade. Em bovinos e suínos com hipovitaminose A, observou-se aumento da pressão do líquido cerebroespinal, ocasionando convulsões, hidrocefalia, incoordenação motora e andar cambaleante; como a reabsorção deste líquido é controlada pela vitamina A, o aumento da pressão do líquido cerebroespinal é um bom indicador da carência desta vitamina nesses animais. Dependendo do grau da deficiência, em suínos pode ocasionar reabsorção fetal ou nascimento de animais mortos, ou vivos, mas com anomalias. A redução na mortalidade embrionária em porcas pode ser reduzida com a suplementação parenteral de vitamina A. A hipovitaminose A ocorre especialmente em pequenos animais, dependendo das condições alimentares.

Um dos sintomas mais comuns dessa deficiência é a anorexia, acarretando diminuição voluntária do apetite, que resulta em complicações para a saúde e prejuízo para as criações animais.

O Quadro 13.1 relaciona alguns dos sinais e sintomas da hipovitaminose A observados em animais domésticos.

Hipervitaminose A

A vitamina A tem alto poder de acúmulo no organismo, mas quando a oferta é muito elevada e os níveis sanguíneos de retinol ultrapassam 100 μg/dℓ, ocorre a hipervitaminose. Esta condição pode manifestar-se de modo agudo (doses maciças) por meio de anorexia, descamação da pele, fraqueza muscular, convulsões, paralisia e morte, ou de modo crônico (período prolongado), por malformação fetal, hemorragias internas e fraturas ósseas. Sinais gerais de diminuição no ganho de peso e no crescimento, anorexia e pele áspera também são observados.

A suplementação de vitamina A na dieta promove menor regulação de interferona gama (IFN-γ) e TNF-α e intensifica a secreção das IL-4, IL-5 e IL-10, fazendo com que ocorra melhora na resposta de anticorpos às vacinas (padrão de resposta Th2). Porém, se a ingestão de vitamina A for excessiva, há supressão da função de linfócitos T, promovendo menor regulação de receptores para vitamina A, com consequente decréscimo na transcrição e expressão de citocinas, e diminuição na produção de anticorpos antígeno-específicos, aumentando a suscetibilidade a agentes infecciosos em geral.

O excesso de vitamina A administrada durante a prenhez pode causar efeitos teratogênicos na prole, incluindo exoftalmia com aplasia palpebral, anencefalia, focomelia, hepatomegalia, dentre outros.

O betacaroteno, por sua vez, é tido como menos tóxico que a vitamina A quando administrado de modo agudo, já que pouco se conhece a respeito dos efeitos da suplementação farmacológica crônica deste nutriente.

Aparentemente, os ruminantes são bastante tolerantes à hipervitaminose A, devido à grande capacidade da flora ruminal em destruir o retinol.

Usos clínicos

O uso terapêutico do retinol restringe-se a doenças causadas pela deficiência de vitamina A e também à profilaxia desta hipovitaminose, principalmente nos animais em período de gestação, lactação ou crescimento. Nas aves, os carotenoides são usados para melhorar a coloração da gema de ovo. O uso de retinoides no tratamento de doenças de pele e câncer requer níveis bastante elevados, podendo causar toxicidade, mas, em casos de deficiência, devem-se tratar os animais com doses 10 a 20 vezes maior do que as necessárias para manutenção.

Quadro 13.1 Sinais e sintomas da hipovitaminose A em animais domésticos.

Sinais e sintomas	Bovino	Caprino e ovino	Equino	Suíno	Cão	Gato
Cegueira noturna	+	+	+	+	–	+
Hiperqueratose (pele e córnea)	+	+	+	+	+	+
Sintomas nervosos	+	+	+	+	+	+
Diminuição do crescimento	+	+	+	+	+	+
Diminuição do apetite	+	+	+	+	+	+
Diminuição da fertilidade	+	+	+	+	+	+
Malformação de cascos e chifres	+	+	+	–	–	–
Incoordenação motora	+	–	+	–	–	–
Diminuição da produção de lã	–	+	–	–	–	–
Cálculo urinário	–	+	–	–	–	–
Retenção de placenta	+	–	–	–	–	–
Paralisia e convulsões	–	–	–	+	–	–
Doença respiratória	+	–	–	+	–	–
Aborto e malformação fetal	+	–	–	+	–	–
Cistos glandulares	+	–	–	–	+	+
Surdez	–	–	–	–	+	+
Função renal diminuída	+	–	–	+	–	–

+ = presença; – = ausência.

Por outro lado, altas doses de betacaroteno não causam toxicidade, devido a sua pequena conversão em vitamina A no organismo; assim, a ingestão de carotenoides não representa perigo para a saúde humana e animal.

A vitamina A é expressa em unidades internacionais (UI) e 1 mg de caroteno corresponde a 400 UI de vitamina A. Comercialmente, a vitamina A é encontrada na forma de ésteres como acetato e palmitato de retinil, mais estáveis que a forma de álcool. Esta vitamina também é encontrada como solução oleosa, emulsão aquosa e pó estabilizado.

Algumas das especialidades farmacêuticas contendo vitamina A e/ou suas associações são apresentadas no Quadro 13.2.

Vitamina D

Fontes principais

Compostos derivados de esteróis com propriedades antirraquíticas deram origem à vitamina D (calciferol). Assim, as formas mais usadas na terapêutica são a vitamina D_2 (ergocalciferol) e a vitamina D_3 (colecalciferol). Esses compostos são formados pela exposição à radiação ultravioleta (UV) do ergosterol (origem vegetal) e 7-desidrocolesterol (origem animal), precursores das vitaminas D_2 e D_3, respectivamente.

Quadro 13.2 Algumas especialidades farmacêuticas contendo vitaminas lipossolúveis.

Vitaminas e/ou suas associações	Especialidades farmacêuticas	Vias de administração
Vitamina A	Vitamina A®	IM
	Monovin A®	IM
	Arovit®	Oral e IM
	Epitezan®	Local
Vitamina D	Rocaltrol®	Oral
	Calciferol D_2®	IM
	Monovin D®	IM
Vitamina E	Vitamina E®	Oral
	Monovin E®	IM
Vitamina K	Monovin K®	IM
	Kanakion®	IM
	Vitamina K_3®	Ração
Vitaminas A + D	Aderogil D_3®	Oral e IM
	Hipoglós oftálmico®	Local
	Dermil®	Local
Vitaminas A + D + E	Mercepton injetável®	IM e IV
	ADE injetável®	IM e SC
	Valléevita ADE injetável®	IM e SC
Vitaminas A + D + E + K	Vitacomplex® (ração)	Ração
Vitaminas A + D + E + B_{12}	Adebom® (ração)	Ração
Vitaminas A + E + fósforo	Fosforilene® (IM)	IM
Vitaminas A + D + B_{12} + cálcio + fósforo	Calciotron®	Oral
	Calciotrat®	Oral

IM = intramuscular; IV = intravenosa; SC = subcutânea.

As duas maiores fontes naturais de vitamina D são a exposição da pele aos raios UV (luz solar) e a ingestão de alimentos. Desse modo, a suplementação de vitamina D somente é necessária aos animais quando estes são criados em sistema de confinamento com pouca ou nenhuma exposição à luz solar. Nos alimentos, a vitamina D_2 encontra-se em pequena quantidade no óleo de fígado de peixe. A vitamina D_3 encontra-se em maior quantidade no óleo de fígado de bacalhau e peixes gordurosos. Ovos, leite e derivados contêm pequena quantidade de vitamina D, que também é encontrada na forma sintética. O leite materno é uma fonte natural de vitamina D para os recém-nascidos, mas somente até os 3 meses de idade.

Características físico-químicas

A vitamina D é sensível à luz, aos ácidos e ao oxigênio.

Funções fisiológicas

Os principais órgãos-alvo da vitamina D são intestinos, ossos, rins e glândulas paratireoides. A vitamina D tem importante função no metabolismo do cálcio e do fósforo. Junto com o paratormônio (hormônio produzido pelas glândulas paratireoides), a função primária da vitamina D é atuar como precursora do 25-hidroxi e do 1,25-di-hidroxicolecalciferol, além de manter as concentrações plasmáticas do cálcio ionizado e do fosfato dentro de limites fisiológicos estreitos. Ressalte-se que o 1,25-di-hidroxicolecalciferol tem efeito direto sobre a produção de osteoblastos e, assim, tem papel importante na formação e mineralização óssea.

A deficiência desta vitamina leva animais jovens ao raquitismo e animais adultos à osteomalacia. Sua produção natural está diretamente relacionada com a exposição à luz UV.

Em condições hipocalcêmicas, ocorre aumento na secreção de paratormônio, o qual segue para rins e ossos, em busca do cálcio. Uma vez no rim, o paratormônio estimula a produção do calcitriol para que este exerça sua função, estimulando a absorção de cálcio intestinal. A ação sinérgica entre o paratormônio e o calcitriol corrige a condição de hipocalcemia. Se o nível plasmático de cálcio ficar acima das concentrações normais permitidas, ou seja, acima de 10 mg/dℓ, a tireoide passa a secretar calcitonina, hormônio que bloqueia a mobilização de cálcio dos ossos, normalizando, a concentração plasmática deste elemento.

A vitamina D_3 (colecalciferol) também apresenta função imunomoduladora, pois já foi demonstrado o seu papel na secreção de algumas citocinas, como IL-1, IL-6 e TNF. Ademais, a maioria das células do sistema imune, com exceção dos linfócitos B, apresenta receptores para vitamina D, o que também intensifica a imunidade inata por aumentar a diferenciação de monócitos em macrófagos.

Também tem sido demonstrado que a vitamina D tem função endócrina e autócrina/parácrina em múltiplos órgãos e tecidos. Ela pode estar envolvida na prevenção de doença cardiovascular, hipertensão e diabetes melito, além de ajudar no tratamento da artrite reumatoide, das enterites, das psoríases e da esclerose múltipla. A vitamina D também pode proteger contra o câncer e, possivelmente, contribui para o tratamento dessa doença por induzir a supressão do crescimento celular tumoral.

Toxicidade

A despeito de seus inúmeros efeitos benéficos, o excesso de vitamina D é tóxico, pois causa mineralização generalizada nos tecidos moles, secundariamente a hipercalcemia e hiperfosfatemia persistentes. Os animais afetados mostram sinais gastrintestinais graves, hipertensão, anormalidades no ritmo cardíaco, sinais neurológicos (como convulsões) e, eventualmente, morte.

Vias de administração e absorção

A vitamina D é produzida na epiderme por meio de reações fotoquímicas desencadeadas pela exposição à luz solar (UV). A capacidade para formar vitamina D_3 na pele varia entre as diferentes espécies animais. Como exemplo, sabe-se que a exposição de cães e gatos aos raios UV não aumenta significativamente a concentração de vitamina D_3 na derme, enquanto a mesma irradiação em ratos conduz a um aumento de vitamina D_3 em 40 vezes. Além disso, gatos dependem da ingestão dietética de vitamina D porque não são capazes de produzir vitamina D_3 na pele. Sua absorção ocorre no intestino delgado e pode ser alterada por uma série de fatores, como afecções hepáticas, ingestão de óleos minerais etc. Por ser lipossolúvel, a vitamina D necessita de sais biliares para ser absorvida adequadamente.

Distribuição, biotransformação e eliminação

Após sua absorção, a vitamina D é transportada pelo sistema linfático (em mamíferos) e pela circulação porta (em aves e peixes) para todos os órgãos, depositando-se especialmente no fígado, na pele e no cérebro. Deposita-se em pequena quantidade no baço, intestino, osso e tecido adiposo. Pode também atingir o feto pela placenta.

No fígado, a vitamina D sofre biotransformação pela ação das enzimas oxidases de função mista, produzindo o metabólito calcidiol, o qual será biotransformado, principalmente nos rins, em 2 subprodutos e, dentre estes, o calcitriol é o mais importante na homeostase normal do cálcio intestinal. A produção de vitamina D é regulada pelo paratormônio, já que, nas deficiências de cálcio, este hormônio é liberado e estimula a conversão de calcidiol em calcitriol, o qual estimula a absorção de cálcio e fósforo intestinal. Existem vários outros subprodutos da vitamina D circulando constantemente no plasma, mas suas funções ainda não estão bem definidas. As principais vias de eliminação da vitamina D e seus metabólitos são a bile, o leite e as fezes.

Os ruminantes adquirem a vitamina D_2 (ergocalciferol) por meio da forragem e a vitamina D_3 (colecalciferol), pela radiação UV (luz solar) ou pela suplementação dietética. A flora ruminal degrada as vitaminas D_2 e D_3 em subprodutos de biotransformação inativos antes que sejam absorvidas; por isto, estes animais necessitam de doses mais elevadas de vitamina D.

O calcitriol é a forma ativa da vitamina D_3, a qual apresenta meia-vida plasmática de 3 a 6 h. O ergocalciferol, chamado também de calciferol ou vitamina D_2, apresenta meia-vida de 19 a 48 h. Quando administrada por via oral, pode ter efeito durante 6 meses.

Hipovitaminose D

A deficiência de vitamina D leva a distúrbios no processo de mineralização da matriz óssea, causando raquitismo em animais jovens e osteomalacia em adultos, além do quadro de hipocalcemia.

O raquitismo é uma clássica e antiga doença metabólica óssea de seres humanos e de animais. Sua patogênese envolve a deficiente mineralização da cartilagem epifisária e fiseal durante a ossificação endocondral e da matriz osteoide recém-formada. A maioria dos casos de raquitismo em animais domésticos é causada por deficiência dietética de vitamina D ou fósforo; todavia, de maneira ocasional, também são relatados casos de raquitismo hereditário. A osteomalacia, por sua vez, é provocada por falha da matriz osteoide recém-formada em mineralizar, porém, ocorre em adultos após o término do crescimento do disco epifisário. A carência de vitamina D também pode causar perda de apetite, crescimento mais lento e redução da densidade e resistência óssea. Também já foi demonstrado em modelos animais com ratos Wistar que a deficiência dietética dessa vitamina pode prejudicar a tolerância à glicose e alterar a sensibilidade do organismo à insulina, sugerindo que a hipovitaminose D possa estar relacionada com o diabetes.

Em animais mais idosos, a carência de vitamina D pode se manifestar ou como fraqueza muscular, que pode levar a quedas e subsequentes fraturas ósseas, ou como hiperparatireoidismo secundário.

Estudos *in vitro* e *in vivo* (Dittmer e Thompson, 2010) mostraram que o excesso de vitamina A pode resultar em alterações esqueléticas pela supressão da atividade de osteoblastos e a promoção na formação de osteoclastos, o que acelera a perda óssea, o decréscimo na densidade mineral óssea e o aumento no risco de fraturas. De fato, estudos (Mata-Granados et al., 2013) demonstram que mulheres pós-menopausa que apresentam deficiência de vitamina D associada a altos níveis séricos de retinol têm 8 vezes mais chances de desenvolverem osteoporose, sendo este desequilíbrio considerado um fator de risco adicional para o processo.

Em animais de produção, a deficiência de vitamina D reduz a produtividade e a eficiência reprodutiva, ocasionando significativas perdas econômicas. São necessários níveis adequados de vitamina D para a manutenção da fertilidade em vacas alimentadas com dieta contendo baixos níveis de fósforo.

Embora as lesões macro e microscópicas do raquitismo sejam características, muitos relatos em animais domésticos baseiam-se em sinais clínicos e radiológicos, o que os tornam muito questionáveis. A osteomalacia, por sua vez, pode estar subdiagnosticada nos animais domésticos por causa da falta de sensibilidade das radiografias e da incapacidade de se detectar efetivamente a dor óssea. Assim, torna-se importante o conhecimento das variações entre as diferentes espécies animais quanto à suscetibilidade ao raquitismo e à osteomalacia, utilizando critérios mais objetivos na confirmação do diagnóstico.

Em relação ao sistema imune, o 1,25-di-hidroxicolecalciferol inibe a maturação das células dendríticas, o que leva à inibição da capacidade de apresentação de antígeno, baixa regulação da IL-12 e alta regulação da IL-10. Com isso, a capacidade das células dendríticas em induzir a ativação, proliferação e produção de citocinas, tais como IL-2, TNF-β e IFN-γ, pelos linfócitos T, é substancialmente prejudicada. Acredita-se que por meio desta ação indireta, o 1,25-di-hidroxicolecalciferol module a função dos linfócitos T $CD4^+$ para uma resposta Th2.

Hipervitaminose D

A principal consequência desta hipervitaminose é um quadro de hipercalcemia, que pode originar hipercalciúria e nefrolitíase. O excesso de vitamina D também pode resultar em calcificação de vasos sanguíneos, coração e outros tecidos moles, além de distúrbios ósseos, em especial reabsorção óssea generalizada.

A vitamina D_3 é considerada muito mais tóxica do que a D_2. Em medicina veterinária é muito comum a utilização da vitamina D a fim de prevenir a febre do leite em vacas leiteiras, tornando estes animais mais suscetíveis à intoxicação por esta vitamina.

Estudos experimentais (Reiter *et al.*, 2005) com animais de laboratório demonstraram que a administração excessiva de vitamina D ou seus metabólitos causam alterações no tecido periodontal e dentário, muito similar ao que ocorre em dentes de gatos com lesão odontoblástica reabsortiva felina (FORL). Assim, a ingestão excessiva de vitamina D ao longo dos anos pode causar degeneração do ligamento periodontal, estreitamento do espaço periodontal, anquilose do alvéolo dentário e substituição da raiz por reabsorção, podendo ocorrer inflamação se o processo desenvolver-se próximo à margem gengival.

Usos clínicos

A vitamina D é utilizada principalmente no tratamento de hipocalcemia, hipofosfatemia, osteodistrofia e na profilaxia de hipovitaminose D e raquitismo.

Vale ressaltar que a suplementação de 1,25-di-hidroxicolecalciferol em indivíduos com doenças autoimunes, concomitantemente a altas concentrações de cálcio dietético, exerce efeito inibitório na progressão clínica da autoimunidade pelo fato de suprimir o padrão de resposta imune Th1 (resposta celular) e promover um padrão de resposta Th2 (resposta humoral).

Para pequenos animais (cães e gatos), recomenda-se a dose de 30 UI/kg/dia por via oral, durante 10 dias. Para fêmeas prenhes da espécie suína, a necessidade é de 2.000 UI e, na lactação, de 1.800 UI de vitamina D_3.

Algumas das especialidades farmacêuticas contendo vitamina D e/ou suas associações são apresentadas no Quadro 13.2.

▪ Vitamina E

Fontes principais

A vitamina E pertence ao grupo dos tocoferóis (α, β e γ-tocoferol), dos quais o α-tocoferol é o mais ativo e corresponde a 90% dos tocoferóis encontrados nos alimentos. As principais fontes de vitamina E (α-tocoferol) são óleo de germe de trigo (maior delas), vegetais verdes e crus, óleos de sementes e gordura animal; pastos e fenos verdes também são excelentes fontes. Todavia, a forma química e as condições de armazenamento dos alimentos interferem na quantidade de vitamina nestas fontes.

Características físico-químicas

A vitamina E é moderadamente sensível à luz e pouco sensível aos ácidos.

Funções fisiológicas

A vitamina E estimula importante ação antioxidante, que previne a peroxidação de lipídios nas membranas celulares, preservando a integridade estrutural das membranas celulares, já que pode minimizar os efeitos tóxicos de radicais livres sobre as células em geral. Esta vitamina protege os lipídios da membrana eritrocitária da reação de peroxidação, impedindo a destruição desta membrana e a hemólise dos eritrócitos. De fato, cães com anemia hemolítica imunomediada apresentaram baixos níveis de vitamina E, sugerindo que esta vitamina possa ser útil no tratamento desta doença.

Cães infestados por *Sarcoptes scabei* e com diagnóstico de demodicose, além de caprinos com sarna sarcóptica, apresentam alterações hematobioquímicas, causnsando um estado de desequilíbrio nas reações oxidantes/antioxidantes do organismo por exaustão das enzimas antioxidantes. Desse modo, a terapia adjuvante com vitamina E e selênio minimiza essas alterações e acelera a melhora clínica desses animais doentes.

Em cães com demência senil (semelhante à doença de Alzheimer), foram detectados baixos níveis de vitamina E no cérebro, em relação aos animais sadios. Este fato reforça a importância desta vitamina no organismo animal, por sua ação antioxidante, uma vez que o estresse oxidativo tem sido considerado um dos fatores que contribui para o desencadeamento desta doença. Nesta direção, indivíduos saudáveis que têm a dieta suplementada com vitamina E apresentam redução dos parâmetros de estresse oxidativo; aumento significativo da proliferação de linfócitos T, e melhora da relação $CD4^+/CD8^+$ (linfócitos T *helper*/linfócitos T citotóxicos).

Há várias outras funções fisiológicas descritas para a vitamina E, porém os seus mecanismos de ação não estão totalmente esclarecidos. São elas: proteção da membrana dos eritrócitos; prevenção de reabsorção fetal em ratas; prevenção da degeneração muscular e necrose hepática; influência no metabolismo de ácidos graxos poli-insaturados e ácidos nucleicos; melhoria dos efeitos da suplementação de vitamina A, impedindo sua oxidação; promoção da síntese de hormônios gonadotróficos e adrenocorticotróficos, e da potente ação antioxidante em relação aos lipídios, inibindo a oxidação de vários compostos, como os ácidos graxos insaturados e, impedindo a lipoperoxidação e a formação de radicais livres.

Vias de administração e absorção

A vitamina E pode ser administrada pelas vias oral e parenteral. Pela administração oral, somente 50% sofrem absorção e o restante é eliminado nas fezes. Assim como as vitaminas A e D, a vitamina E é rapidamente absorvida no intestino delgado quando há sais biliares e lipídios. Sua absorção é aumentada com triglicerídios de cadeia média. Em algumas situações, como na esteatorreia, a vitamina E não é absorvida.

Distribuição, biotransformação e eliminação

Após sua absorção, a vitamina E distribui-se para todos os tecidos pelo sistema linfático, associada às β-lipoproteínas plasmáticas, e deposita-se principalmente nas mitocôndrias e nos microssomas hepáticos. Ademais, esta vitamina pode se acumular nas glândulas adrenais, no tecido adiposo etc., e o excesso é excretado pela bile e urina. A vitamina E é biotransformada e seus subprodutos de biotransformação são eliminados pela urina, pelas fezes e pelo leite. Também atravessa a barreira placentária, mas sem muita eficiência, visto que somente 1/5 da quantidade presente no organismo materno chega ao feto. Pelo leite, o lactente recebe vitamina E, mas em quantidades insuficientes para atender às suas necessidades normais.

Hipovitaminose E

Essa deficiência é mais comum em bovinos e ovinos jovens, causando necrose segmentar muscular, denominada doença do músculo branco (estriado e miocárdio) ou miopatia nutricional ou, ainda, distrofia muscular. Esta doença geralmente ocorre após crescimento rápido, situações de estresse, frio ou em casos de animais alimentados com sucedâneos do leite sem a suplementação de vitamina E, ou por um fator dietético como excesso de ácidos graxos não saturados na alimentação. Observam-se, também, aumento na fragilidade capilar e degeneração dos testículos, dentre outras alterações. No Brasil, surtos de distrofia muscular em ovinos Dopper de 3 a 4 meses, confinados, foram descritos na Paraíba e, em caprinos e bovinos, no Rio Grande do Sul.

Em suínos, há diferentes quadros clínicos: miopatia nutricional, descrita anteriormente em caprinos, ovinos e bovinos; hepatose dietética e doença do coração de amora. Em granjas com esses problemas, a administração de 0,06 mg de selênio e 3 UI de vitamina E por quilo de peso vivo, por via parenteral, produz bom resultado clínico.

A deficiência de vitamina E é rara em equinos, mas, quando ocorre, provoca mielopatia, ataxia e incoordenação dos membros posteriores.

A hipovitaminose E também pode causar distúrbios nervosos (devido à degeneração axônica da medula espinal), distúrbios musculares, reprodutivos e cardiovasculares. Em concordância, a deficiência desta vitamina em cães da raça Cocker Spaniel ocasionou distrofia neuroaxônica caracterizada por ataxia, deficiência proprioceptiva, reflexos espinais anormais e fraqueza muscular. Experimentalmente, observou-se que ratos machos apresentam esterilidade irreversível quando a deficiência de vitamina E persiste por tempo prolongado. Ademais, a deficiência prolongada desta vitamina produziu alterações degenerativas no tecido da retina de ratos, semelhantes àquelas observadas nas distrofias retinais hereditárias, provavelmente devido ao aumento da atividade da peroxidação lipídica na retina destes animais, fato também constatado na retina de cães Cocker Spaniel com deficiência de vitamina E.

Além disso, baixos índices plasmáticos de vitamina E associados a menor atividade da enzima antioxidante glutationa peroxidase têm sido observados na mastite bovina. Estudos demonstram que a suplementação dietética com altos níveis de vitamina E e selênio intensifica a atividade da glutationa peroxidase e reduz a gravidade da mastite e o tempo de duração do processo inflamatório. A suplementação com vitamina E e selênio associada à antibioticoterapia promove a melhora efetiva da infecção intramamária em búfalas.

De fato, a suplementação experimental com as vitaminas E e C elevou as concentrações de imunoglobulinas do tipo M (IgM) em bezerros, e a suplementação de vitamina E e selênio aumentou a imunidade de cães vacinados contra a *Taenia hydatigena*. Ressalte-se que a hipovitaminose E em fêmeas prenhes produziu morte e reabsorção fetal no 10º dia de prenhez e que a vitamina A, principalmente quando em altas doses, pode reduzir a utilização de vitamina E pelos ruminantes.

Hipervitaminose E

A vitamina E é considerada a menos tóxica das vitaminas lipossolúveis; entretanto, altos níveis na dieta humana e para pintinhos, por tempo prolongado, provocam efeitos adversos como náuseas, visão turva e cansaço. Por outro lado, altos níveis de vitamina E podem interferir na utilização de outras vitaminas lipossolúveis.

Usos clínicos

A suplementação de vitamina E nos animais protege o organismo contra a formação de radicais livres, impedindo a lipoperoxidação induzida por certos metais pesados, fármacos ou outras substâncias químicas. Esta suplementação geralmente se faz necessária na deficiência de selênio, pois há inter-relação importante da vitamina E com este elemento mineral; em determinadas situações, o selênio substitui a vitamina E, pois ambos induzem efeito antioxidante. Assim, dietas ricas em selênio diminuem as exigências orgânicas desta vitamina.

Em animais, a vitamina E pode ser usada na profilaxia da hipovitaminose E; para prevenir osteomalacia; como estabilizadora da vitamina A nos alimentos, e no tratamento de aborto e esterilidade. Para uso terapêutico, é preferível a vitamina E na forma de acetato, devido a sua maior estabilidade química.

Algumas das especialidades farmacêuticas contendo vitamina E e/ou suas associações são apresentadas no Quadro 13.2.

Vitamina K

Fontes principais

Um grupo de compostos químicos, naturais e sintéticos dá origem à vitamina K. As formas naturais mais importantes são as vitaminas K_1 (filoquinona ou fitonadiona) e K_2 (menaquinona), formadas pela síntese bacteriana nos alimentos. A vitamina K_3 (menadiona ou menaftona) é um composto sintético derivado da naftaquinona. A única vitamina K natural disponível para uso terapêutico é a filoquinona ou fitonadiona (vitamina K_1), que é convertida no organismo em vitamina K_2. A vitamina K_2 é 3 vezes mais ativa que K_1 e K_3. A vitamina K_3 também necessita da sua conversão em K_2 para atuar no organismo.

As formas naturais de vitamina K são encontradas em vegetais verdes, tais como repolho, couve e espinafre (K_1). A vitamina K_2 é sintetizada por bactérias gram-negativas, principalmente a *Escherichia coli*, no intestino delgado. Alimentos de origem animal contêm pouca vitamina K.

Nas plantas e nas bactérias, a vitamina K tem função de produção de energia e transporte de elétrons. Nos mamíferos, sua principal função é promover a biossíntese hepática da protrombina e dos fatores VII, IX e X de coagulação sanguínea.

Características físico-químicas

A vitamina K é sensível à luz, aos alcoóis, aos álcalis e ao oxigênio.

Funções fisiológicas

A vitamina K é indispensável para a manutenção da coagulação sanguínea, atuando na síntese hepática da protrombina e dos fatores VII, IX e X da coagulação. Esta vitamina também exerce função sobre o metabolismo ósseo, já que certas proteínas que compõem a matriz dos ossos são dependentes de vitamina K.

Vias de administração e absorção

A vitamina K pode ser administrada por via oral (água de bebida) e parenteral (intramuscular – IM, intravenosa – IV e subcutânea – SC). É prontamente absorvida no intestino delgado, porém as formas naturais (K_1 e K_2), ao contrário da forma sintética (K_3) e seus derivados, necessitam de sais biliares para serem absorvidas. A absorção desta vitamina pode ser prejudicada pelo uso de sulfas e antibióticos de amplo espectro de ação, os quais destroem a flora bacteriana intestinal e, também, pelos mesmos fatores que prejudicam a absorção das vitaminas A, D e E.

Distribuição, biotransformação e eliminação

Após sua absorção, a vitamina K é distribuída pelo organismo por meio do sistema linfático (K_1 e K_2) e da circulação sanguínea (K_3), depositando-se principalmente no fígado. Outros tecidos também podem armazená-la em pequenas quantidades. No que diz respeito à filoquinona (K_1), 3 h após sua administração por via parenteral, 50% da dose localizam-se no fígado, porém sua meia-vida biológica é pequena. No organismo animal, as diversas formas de vitamina K sofrem conversão para vitamina K_2, são eliminadas pelas fezes e pelo leite e podem, também, atravessar a barreira placentária. O leite humano contém baixa concentração de vitamina K.

A vitamina K_1 é rapidamente biotransformada em subprodutos mais polares (mais hidrossolúveis), sendo estes excretados pela bile e urina. A vitamina K_3 (menadiona) é eliminada pela urina.

Hipovitaminose K

A deficiência de vitamina K normalmente ocorre por alterações na absorção intestinal e pelo uso de antimicrobianos de largo espectro de ação, que inibem a flora bacteriana intestinal. Aves e ruminantes jovens necessitam de suplementação de vitamina K na dieta, uma vez que sua flora bacteriana é pobre.

Esta deficiência provoca redução nos níveis plasmáticos de protrombina, o que diminui a formação do coágulo sanguíneo, surgindo, como consequência, hemorragias em vários tecidos e órgãos. Neste caso, uma pequena contusão já pode causar hemorragia prolongada, havendo posterior formação de hematoma e aparecimento de anemia e icterícia hemorrágica. Em animais recém-nascidos, os níveis de vitamina K são muito baixos por não haver flora intestinal e pela pequena quantidade de vitamina K no leite da mãe, provocando uma redução na taxa de protrombina.

Os sintomas da deficiência de vitamina K incluem epistaxe, hematúria, equimoses e hemorragias pós-operatórias. Nos animais, as hemorragias do tecido subcutâneo e o aumento do tempo de coagulação sanguínea indicam um quadro de deficiência de vitamina K. Esta deficiência é mais comum em animais não ruminantes; em suínos, ocorre o retardo no tempo de coagulação. A hipovitaminose K pode ocasionar hemorragias internas e anemia normocítica e normocrômica. As formas hidrossolúveis de menadiona são bastante usadas na suplementação das dietas de suínos. A deficiência de vitamina K pode, ainda, dever-se à obstrução dos ductos biliares, que causa diminuição de bile, ou ao consumo acidental de ratos intoxicados por compostos que contêm derivados cumarínicos (raticidas anticoagulantes).

Hipervitaminose K

As vitaminas K naturais, mesmo em doses elevadas, não apresentam toxicidade para os animais. Todavia, doses altas de menadiona e seus derivados podem provocar anemia, policitemia, esplenomegalia, lesões de fígado e rins, e até a morte. A administração intravenosa de vitamina K_1 (filoquinona) pode causar reações alérgicas. Por outro lado, reações hemolíticas foram observadas devido à administração de vitamina K_3 (menadiona).

Usos clínicos

A vitamina K apresenta forte relação com a função hepática normal e com os mecanismos fisiológicos que atuam na coagulação sanguínea. As necessidades de vitamina K nos animais não são claramente definidas, devido ao grau de variação entre as diferentes espécies, as quais podem ou não utilizar a vitamina K sintetizada pelas bactérias do intestino delgado ou, ainda, praticar ou não a coprofagia.

Por sua atividade anti-hemorrágica, a vitamina K é empiricamente utilizada na terapêutica preventiva e/ou curativa da hemorragia pulmonar induzida por exercícios em equinos. A vitamina K_1 é comumente utilizada na profilaxia contra hemorragia em recém-nascidos, na dose de 0,5 a 1,0 mg/kg (IM) após o parto. No tratamento de hemorragias em neonatos, animais jovens e adultos, deve-se administrar a vitamina K, respectivamente, nas doses de 5,0; 10,0 e 20,0 mg/kg, IM ou IV.

A vitamina K_1 é o antagonista farmacológico da intoxicação por raticidas cumarínicos (anticoagulantes), sendo administrada na dose de 1,1 a 2,2 mg/kg pela via parenteral, preferencialmente intramuscular. O tempo de tratamento, de acordo com o raticida anticoagulante e a gravidade da intoxicação, poderá variar de 5 até 21 dias.

Em casos de intoxicação por salicilatos (agentes antiagregantes plaquetários), a vitamina K deve ser administrada em associação com a vitamina C.

Algumas das especialidades farmacêuticas contendo vitamina K e/ou suas associações são apresentadas no Quadro 13.2.

▶ Vitaminas hidrossolúveis

Embora sejam consideradas não tóxicas, algumas vitaminas hidrossolúveis mostraram, em experimentos realizados com camundongos, efeitos sobre o desenvolvimento embrionário. A vitamina C, por exemplo, inibiu este desenvolvimento mesmo em baixas concentrações, enquanto a vitamina B_2 e a niacina o inibiram em altas concentrações; já a biotina o retardou em altas concentrações, e outras vitaminas hidrossolúveis não o alteraram.

Também já foi demonstrado que o diabetes experimental em ratos causou redução nos níveis de vitaminas hidrossolúveis em vários tecidos, principalmente de vitamina B_1 e B_6, ácido fólico, niacina e ácido pantotênico, quando comparado com ratos do grupo controle.

A recomendação prática para ingestão de doses elevadas de vitaminas hidrossolúveis, como as vitaminas B_6 e C, não tem base científica e, além disso, pode ser prejudicial à saúde.

• Vitamina C

Fontes principais

A vitamina C, ou ácido ascórbico, é encontrada principalmente em certos vegetais como o tomate, em vegetais folhosos como a couve-flor e a alface, nas frutas cítricas e no fígado animal.

Características físico-químicas

A vitamina C é a mais instável de todas as vitaminas, sendo destruída pela oxidação e durante o armazenamento, o processamento e a cocção dos alimentos; é relativamente estável à temperatura ambiente, mas em solução aquosa pode sofrer degradação por oxidação.

Funções fisiológicas

A vitamina C exerce importante efeito antioxidante, contribuindo para a integridade das reações de oxirredução das células e protegendo o organismo contra a geração de espécies reativas de oxigênio durante a respiração celular e na resposta inflamatória.

É considerada cofator para formação e manutenção do colágeno, além de também ser essencial para a formação e manutenção de tecido conjuntivo, ossos, cartilagens e dentina.

Em certas condições, como durante a ocorrência de doenças e aumento da temperatura ambiente, há necessidade de suplementação exógena de vitamina C para os animais, pois sua suplementação na dieta melhora a resistência do animal às doenças (quando em níveis mais altos) e controla o estresse pelo calor e pelo frio (quando em níveis mais baixos), o que pode reduzir a mortalidade e aumentar a produtividade animal.

Além disso, a vitamina C apresenta ação imune estimulante e sua suplementação na dieta melhora a atividade antimicrobiana e das células NK, além de intensificar a quimiotaxia, a proliferação linfocitária e a resposta de hipersensibilidade do tipo tardia.

Um estudo experimental (Luck e Jungclas, 1991), *in vitro*, com cultura de células da granulosa de bovinos, mostrou que a vitamina C é capaz de regular a secreção de ocitocina ovariana nesta espécie animal.

Além da sua função como vitamina, o ácido ascórbico auxilia na biotransformação de agentes tóxicos em casos de intoxicações exógenas. Na prática veterinária, a vitamina C pode ser administrada por via parenteral em certos casos de esterilidade de bovinos e equinos.

Esta vitamina também participa do metabolismo dos aminoácidos tirosina e triptofano, dos lipídios e do ácido fólico; do controle do colesterol, e da integridade de dentes, ossos e vasos sanguíneos. Ademais, do ponto de vista terapêutico, a vitamina C é essencial para a absorção e movimentação do ferro, participando como coadjuvante no tratamento das anemias ferroprivas.

Outro trabalho experimental (Nyandieka e Wakhisi, 1993) mostrou que ratos alimentados com ração contendo vitamina C não desenvolveram câncer de fígado após exposição à aflatoxina. Além disso, em ratos e cobaias, esta vitamina, associada à vitamina E, é capaz de diminuir os efeitos da exposição a certos agentes tóxicos. A vitamina C também mostrou-se mais eficiente do que a vitamina E e o selênio na prevenção de câncer hepático em ratos. Entretanto, a prevenção do câncer pelo uso de vitamina C ainda é incerta, pois outros trabalhos experimentais (Schwartz, 1996) demonstraram que esta vitamina pode promover o crescimento de células tumorais.

Absorção

Parece que a absorção oral da vitamina C é menor em ruminantes e equinos, em razão, por exemplo, da destruição desta vitamina por ação microbiana. Nos demais animais domésticos, parece que a absorção desta vitamina ocorre por processo passivo, primariamente no íleo. Em seres humanos e cobaias, a absorção máxima ocorre no duodeno.

Biotransformação

Varia com a espécie animal e depende da via de administração e da quantidade ingerida.

Eliminação

A eliminação dos subprodutos da biotransformação da vitamina C ocorre primariamente pela urina.

Hipovitaminose C

Os primeiros sinais da deficiência de vitamina C caracterizam o quadro de escorbuto, doença que causa perda de peso, apatia, fadiga, dores nas articulações e musculatura, irritabilidade, pequenas hemorragias sob a pele, anemia e fragilidade óssea, dentre outros sinais clínicos. Nos casos mais graves, esta deficiência pode causar graves hemorragias internas e degeneração de fibras musculares, inclusive no coração, o que pode causar falha cardíaca e risco de morte súbita.

Em bovinos jovens ou adultos, a hipovitaminose C não ocorre normalmente; entretanto, há relato de alteração de pele em bezerros correlacionada a diminuição na concentração plasmática de vitamina C, a qual apresentou melhora clínica após terapia parenteral com esta vitamina.

Hipervitaminose C

Diferentemente do que já foi descrito no passado, muitos sinais ou sintomas tóxicos são atribuídos à ingestão de grandes doses desta vitamina em animais de laboratório e em seres humanos. Desse modo, foram descritos: oxalúria, uricosúria, hipoglicemia, excessiva absorção de ferro, diarreia, reações alérgicas, destruição de vitamina B_{12}, interferência no sistema oxidase de função mista no fígado e aumento da atividade de enzimas de degradação de ácido ascórbico.

Algumas das especialidades farmacêuticas contendo vitamina C e/ou suas associações são apresentadas no Quadro 13.3.

▪ Vitamina B_1

Fontes principais

A vitamina B_1, ou tiamina, é encontrada principalmente em cereais (milho e outros), levedura de cerveja, vegetais, frutas, batata, fígado animal, gema de ovo e leite. Animais ruminantes e equinos adultos podem obter a vitamina B_1 pelas bactérias do rume ou do ceco, respectivamente, enquanto coelhos e ratos dependem da coprofagia como fonte desta vitamina.

Características físico-químicas

Esta vitamina é instável ao calor.

Funções fisiológicas

A tiamina está presente no organismo em diferentes formas, incluindo a própria vitamina B_1, o monofosfato de tiamina e o difosfato de tiamina, também conhecida como pirofosfato de tiamina (TPP), o mais importante derivado desta vitamina. Cerca de 40% do total de tiamina no organismo está presente na musculatura, e somente 1%, no sangue (grande parte nos eritrócitos na forma de TPP).

A vitamina B_1 é importante na transformação de carboidratos em lipídios e participa diretamente da excitação de nervos periféricos. A TPP funciona também como cofator importante tanto para as enzimas envolvidas na síntese de adenosina trifosfato (ATP) mitocondrial, quanto para a enzima citosólica transquetolase, envolvida na produção de energia pela via das pentoses. Assim, a tiamina é essencial para a produção de energia a partir da glicose, fazendo a conversão desta em acetil coenzima A (acetil-CoA), que será aproveitada no ciclo de Krebs; atua também na manutenção do apetite e do tônus muscular. A vitamina B_1 também é recomendada para a manutenção, o crescimento e a reprodução dos animais.

Absorção

Há absorção passiva, quando administrada em altas concentrações, e ativa em concentrações baixas ou fisiológicas nas espécies animais domésticas.

Armazenamento

O organismo não dispõe de boa capacidade para armazenar a vitamina B_1 e os mamíferos podem exaurir seus estoques em 1 a 2 semanas, com exceção dos suínos, que armazenam grandes quantidades desta vitamina na musculatura esquelética.

Hipovitaminose B_1

A deficiência de tiamina pode ser seguida por alterações no metabolismo dos carboidratos, produzindo acidose láctica e, com isso, causando ou agravando a acidose metabólica em pacientes críticos.

A deficiência de vitamina B_1 pode causar anorexia, perda de peso, fadiga, apatia, fasciculações musculares, bradicardia, náuseas, irritabilidade, depressão, retardo do crescimento e paralisia das patas. A deficiência grave e prolongada desta vitamina caracteriza o quadro de beribéri, doença que causa polineurite, edema e distúrbios da função cardíaca. Fatores como idade e composição da dieta podem causar hipovitaminose B_1.

Quadro 13.3 Algumas especialidades farmacêuticas contendo vitaminas hidrossolúveis.

Vitaminas e/ou suas associações	Especialidades farmacêuticas	Vias de administração
Vitamina B_1	Vitamina B_1 injetável	IM e IV
	Monovin B_1®	IM
	Marcovit B_1®	IM
	Polivin B_{12}®	IM
Vitamina B_2	Pfizer Pet-Tabs®	Oral
	Polivin B_{12}®	Oral
	Potenay®	Oral e IM
Vitamina B_6	Vitamina B_6®	Oral
	Polivin B_{12}®	Oral e IM
	Potenay®	Oral e IM
Vitamina B_{12}	Vitamina B_{12}®	IM
	Monovin B_{12}®	IM
	Polivin B_{12}®	Oral e IM
Vitaminas $B_1 + B_6 + B_{12}$	Rubralan-5000®	IM e SC
	Citoneurin®	Oral e IM
	Polivin B_{12}®	IM
Vitaminas $B_1 + B_6 + B_{12}$ + nicotinamida	Polivin B_{12}®	Oral
Vitamina B_1 + cálcio	Iodovitam®	IM e IV
Vitamina B_{12} + ferro	Rubrargil®	Oral
	Rubrafer®	IM
	Dexter® reforçado	IM
Vitamina B_{12} + fósforo	Catosal-B_{12}®	SC, IM e IV
Vitaminas $B_1 + B_6$ + colina + nicotinamida	Hepatoxan-Vallée®	Oral, SC e IV
Vitaminas $B_1 + B_6 + B_{12}$ + dexametasona	Dexacitoneurin®	IM
	Dexacobal®	IM
Vitaminas $B_1 + B_2 + B_6$ + C + nicotinamida	Vitaplex®	IM e IV
Vitaminas $B_1 + B_2 + B_6 + B_{12}$ + minerais	Fortcanis®	Oral
Vitaminas $B_1 + B_2 + B_6 + B_{12}$ + nicotinamida + cálcio	Pradovit®	IM
Vitamina C	Vitamina C	IM
	Monovin C®	IM
	Redoxon®	Oral
	Citrovit®	Oral
	Cebion®	Oral
	Cewin®	Oral
Vitamina C + cálcio	Cebion cálcio®	Oral
Vitaminas complexo B + nicotinamida + minerais	Stimovit®	IV, IP e SC
	Potenay Gold B_{12}®	Oral
	Pfizer Pet-Tabs®	Oral
Complexos vitamínicos (com ou sem minerais)	Iberol®	Oral
	Kalyamon B_{12}®	Oral
	Combiron®	Oral
	Teragran M®	Oral
	Calcigenol® composto B_{12}	Oral
	Mercepton®	Oral, IM e IV
	Vionate P ou Vionate L®	Alimento
	Bulvitan Plus®	Oral
	Bulvitan Tabs®	Oral
	Biovit® reforçado	SC, IM e IV
	Canical® granulado	Oral
	Antitoxil®	IM e IV
	Vitagold® avícola	Oral
	Vitagold® potenciado	Oral

IM = intramuscular; IP = intraperitoneal; IV = intravenosa; SC = subcutânea.

Nos ruminantes jovens (entre 2 e 7 meses), a deficiência simples de vitamina B_1 raramente ocorre, mas pode desencadear polioencefalomalacia (necrose cerebrocortical) induzida pela ação da tiaminase (antagonista de tiamina) presente em certas plantas tóxicas, como a *Pteridium aquillinum* (ou samambaia-do-campo), que promove destruição ruminal desta vitamina formada, ou pela presença de compostos antitiamina no rume; esta deficiência também pode levar a sinais neurológicos, principalmente em equinos, já que os poligástricos produzem, no rume, quantidades expressivas de vitamina B_1.

Hipervitaminose B_1

Sinais de toxicidade só aparecem com doses excessivamente altas da vitamina B_1 e foram evidenciados em animais de laboratório.

Algumas das especialidades farmacêuticas contendo vitamina B_1 e/ou suas associações são apresentadas no Quadro 13.3.

• Vitamina B_2 (riboflavina)

Fontes principais

A vitamina B_2, ou riboflavina, é encontrada principalmente em pastagens frescas (alta concentração), leite, fígado, rins e coração animal, carne, peixe, levedura de cerveja, queijo, ovos, vegetais e cereais (baixa concentração).

Características físico-químicas

Esta vitamina é muito sensível à luz, ao calor e às soluções alcalinas, podendo, também, ser destruída durante o processo de armazenamento dos alimentos.

Funções fisiológicas

A vitamina B_2 atua no metabolismo energético e tem função essencial nas reações de oxidação em todas as células do organismo para liberação de energia, sendo necessária nas dietas de animais não ruminantes ou monogástricos, pois os ruminantes a sintetizam por meio da flora ruminal e intestinal. É importante também no metabolismo de aminoácidos, ácidos graxos e carboidratos.

A vitamina B_2 também é um componente do pigmento da retina do olho; participa do funcionamento da glândula adrenal e é importante para a produção de hormônios glicocorticoides pelo córtex das glândulas adrenais.

Há relato de que a vitamina B_2, em associação às vitaminas B_1, B_6, B_{12} e C, exerce importante função na recuperação clínica de bezerros acometidos por ataxia na ausência de algum agente etiológico conhecido.

Absorção

Níveis altos de vitamina B_2 não são bem absorvidos e não há armazenamento considerável desta vitamina no organismo animal.

Hipovitaminose B_2

A deficiência desta vitamina causa diminuição da produção de energia respiratória e pode reduzir o crescimento do animal, além de produzir anemia, fraqueza muscular, ataxia, degeneração da córnea, conjuntivite, alopecia, dermatite seborreica, estomatite, glossite, queilose, distúrbios cardíacos, malformações congênitas e outras alterações.

A deficiência de vitamina B_2 pode também contribuir para o estabelecimento de certas disfunções nutricionais como pelagra, queratomalacia, escorbuto e anemia megaloblástica. A deficiência crônica de vitamina B_2 pode ser fatal para os animais.

Em ruminantes adultos, esta deficiência é mais rara, já que eles podem sintetizar a vitamina B_2 pelas bactérias ruminais; ao contrário, os bezerros podem apresentar alguns sinais e sintomas clínicos de deficiência, ou seja, diminuição do apetite, diarreia, salivação excessiva e lacrimejamento.

Hipervitaminose B_2

Ocorre somente quando esta vitamina for administrada por via parenteral.

Algumas das especialidades farmacêuticas contendo vitamina B_2 e/ou suas associações são apresentadas no Quadro 13.3.

• Vitamina B_6

Fontes principais

A vitamina B_6, ou piridoxina ou piridoxamina, é encontrada principalmente na carne, no fígado, nos rins, no cérebro, na gema de ovo, no leite, na levedura de cerveja e em cereais, além de ser sintetizada pela flora ruminal e intestinal em animais ruminantes e não ruminantes.

Características físico-químicas

Esta vitamina é sensível à luz, ao calor e às soluções alcalinas.

Funções fisiológicas

A vitamina B_6 atua na forma de coenzima, como o fosfato piridoxal e o fosfato piridoxamina, e tem papel fundamental em muitas funções fisiológicas do organismo, como no metabolismo de proteínas, gorduras e carboidratos. Esta vitamina é importante, também, para o metabolismo de aminoácidos, sendo necessária principalmente na dieta de animais não ruminantes, que necessitem de suplementação, sobretudo durante a fase de crescimento e reprodução.

A vitamina B_6 interfere na função imune por meio do envolvimento com a biossíntese de ácidos nucleicos e proteínas, em conjunto com a vitamina B_{12} e o folato (ou ácido fólico). A ingestão adequada de vitamina B_6 contribui para a manutenção de resposta imune adaptativa com padrão Th1.

Absorção

A vitamina B_6 é prontamente absorvida de modo passivo no intestino de ruminantes após a sua síntese ruminal e, embora também seja sintetizada no intestino (cólon) de animais não ruminantes, a vitamina proveniente desta via não é absorvida em quantidade suficiente.

A vitamina B_6 é relativamente mais tóxica do que outras vitaminas hidrossolúveis, quando incluída na ração em níveis maiores do que a necessidade normal de nutrientes, já que o mecanismo de absorção desta vitamina não é saturável, como ocorre com a vitamina B_2.

Hipovitaminose B_6

A deficiência desta vitamina pode causar diminuição do crescimento animal, perda de peso, fraqueza muscular, irritabilidade, depressão, dermatite seborreica na pele ao redor dos olhos, nariz e boca, com formação de crostas, alopecia e anemia; nos animais mais jovens, podem ocorrer convulsões epileptiformes, sendo este efeito decorrente do comprometimento da formação do ácido gama-aminobutírico (GABA), o principal neurotransmissor inibitório do sistema nervoso central, já que esta vitamina é parte integrante da enzima de síntese (glutamato-descarboxilase) deste neurotransmissor. Além dos distúrbios ligados ao sistema nervoso central, esta hipovitaminose pode causar anemia resistente ao ferro, dentre outras alterações. E, ainda, as deficiências de vitamina B_2 (riboflavina) e niacina (ácido nicotínico) podem resultar em níveis menores das formas ativas de vitamina B_6.

A deficiência de vitamina B_6 em seres humanos causa uma supressão da resposta imune de padrão Th1 (resposta celular), favorecendo resposta de padrão Th2 (resposta humoral) pelo decréscimo da proliferação e maturação de linfócitos, diminuição da atividade de células NK e da resposta por anticorpo, além da diminuição de citocinas pró-inflamatórias.

Hipervitaminose B_6

Altas doses desta vitamina podem causar anorexia, fraqueza muscular, ataxia e neuropatia sensorial periférica, levando a alterações locomotoras por lesões de nervos sensoriais. Paradoxalmente, altas doses intravenosas de fosfato piridoxal podem ser benéficas no tratamento de doenças autoimunes.

Algumas das especialidades farmacêuticas contendo vitamina B_6 e/ou suas associações são apresentadas no Quadro 13.3.

Vitamina B_{12}

Fontes principais

A vitamina B_{12}, ou cianocobalamina, é encontrada principalmente no fígado, nos rins, no coração e na gema de ovo. É a única vitamina sintetizada na natureza apenas por microrganismos do trato intestinal.

Características físico-químicas

É uma vitamina bastante sensível ao calor.

Funções fisiológicas

A vitamina B_{12} tem ação sobre as células do sistema nervoso, medula óssea e trato gastrintestinal, exercendo importantes funções, tais como: síntese de ácidos nucleicos (DNA e RNA, assim como de ácido fólico ou folato), formação de hemácias (é essencial à eritropoese); manutenção do tecido nervoso, e biossíntese de grupos metil (-CH_3). Esta vitamina participa também do metabolismo de carboidratos, gorduras e proteínas e das reações de redução para formação do grupo sulfidrila (-SH).

A vitamina B_{12} é essencial para o crescimento animal, a reprodução e a produção e fertilidade de ovos. Todas as espécies animais não ruminantes necessitam de vitamina B_{12} na ração, embora as quantidades necessárias sejam menores quando há fontes microbianas desta vitamina no ambiente (como no esterco e estrume) e síntese bacteriana no trato gastrintestinal.

Um trabalho experimental (Couce et al., 1991) mostrou que ratos tratados com a vitamina B_{12}, após injeção de cloreto de cádmio, apresentaram menor nível deste metal pesado no organismo (fígado e rins) e maior sobrevida em relação aos animais não tratados com esta vitamina.

Além disso, a vitamina B_{12} pode agir como um agente imunomodulador, favorecendo a imunidade celular, sobretudo pelo seu efeito sobre as células com atividade citotóxica (células NK e linfócitos T CD8[+]).

Absorção

A vitamina B_{12} é sintetizada pela flora intestinal nos animais não ruminantes e pelos microrganismos do rume nos animais ruminantes, sendo absorvida principal ou exclusivamente no intestino. A síntese ruminal desta vitamina é altamente dependente de cobalto, elemento cujas maiores concentrações são encontradas no fígado, principal órgão de armazenamento de vitamina B_{12}.

Armazenamento

A vitamina B_{12} é acumulada no fígado.

Hipovitaminose B_{12}

A deficiência desta vitamina pode causar anemia, fraqueza muscular, perda de peso, apatia, alterações nervosas e parestesia de extremidades. Ainda, a hipovitaminose B_{12} parece estar relacionada com a esclerose múltipla e, associada à carência de ácido fólico, pode causar distúrbios neurológicos e psiquiátricos, tais como depressão, demência e mielopatia desmielinizante.

Em suínos, a deficiência de vitamina B_{12} pode ocasionar anemia macrocítica hipercrômica, dermatite, alterações reprodutivas e neuropatia.

Ademais, esta deficiência pode levar à formação anormal da penugem de aves e, nos animais em geral, pode causar alteração no crescimento e na prole animal, além de alterações hematopoéticas e reprodutivas.

Em bovinos, a deficiência de vitamina B_{12} ocorre somente quando há deficiência de cobalto, componente essencial da estrutura molecular desta vitamina.

Hipervitaminose B_{12}

É rara, pois esta vitamina é considerada segura.

Algumas das especialidades farmacêuticas contendo vitamina B_{12} e/ou suas associações são apresentadas no Quadro 13.3.

Ácido fólico

Fontes principais

O ácido fólico, ou folato ou folacina, é encontrado principalmente no fígado, nos rins, em músculos, no leite, queijo, espinafre, na couve-flor, em legumes e no germe de trigo.

Funções fisiológicas

Esta vitamina é importante na formação de purinas e pirimidinas necessárias para a biossíntese de ácidos nucleicos (DNA e RNA), essenciais para a reprodução e divisão celular.

O ácido fólico tem função essencial como vitamina antianemia, pois participa da formação do grupo heme (proteína que contém ferro e está presente na hemoglobina), além de ser importante como fator de crescimento animal e na formação dos aminoácidos tirosina, ácido glutâmico e metionina, entre outras funções.

Há maior necessidade de ácido fólico durante a prenhez e lactação. Além disso, as sulfas, que são medicamentos antimicrobianos geralmente adicionados em rações comerciais para aves, aumentam a necessidade de ácido fólico nestes animais.

Absorção

A absorção de ácido fólico ocorre pela mucosa intestinal.

Armazenamento

A maior parte do ácido fólico do organismo é armazenada no fígado.

Eliminação

O ácido fólico livre e seus subprodutos de biotransformação são excretados na bile, promovendo importante circulação êntero-hepática desta vitamina, com grande perda desta pelas fezes.

Deficiência

Esta deficiência pode causar anemia megaloblástica ou anemia microcítica (principalmente durante a prenhez), com aparecimento de eritrócitos grandes e imaturos, diminuição da hemoglobina, plaquetas e leucócitos; esta anemia por deficiência de ácido fólico pode ser clinicamente mais grave quando associada à hipovitaminose B_{12}.

Também pode ocorrer glossite, diarreia e diminuição do crescimento do animal. Porém, em condições práticas, esta deficiência não tem sido observada em bovinos.

Excesso

Esta é uma vitamina muito pouco tóxica, razão pela qual não são observadas alterações clínicas por excesso de ácido fólico.

Algumas das especialidades farmacêuticas contendo ácido fólico e/ou suas associações são apresentadas no Quadro 13.3.

▪ Niacina

Fontes principais

A niacina (ou ácido nicotínico ou nicotinamida, ou vitamina B_3) é encontrada principalmente no milho, em outros cereais, em músculos, no fígado e rim.

Funções fisiológicas

Esta vitamina é um importante constituinte de 2 coenzimas do organismo, a nicotinamida adenina dinucleotídio (NAD) e nicotinamida adenina dinucleotídio fosfato (NADP), sistemas enzimáticos necessários para a respiração celular, processo que ocorre nas mitocôndrias. A niacina também participa do metabolismo de carboidratos, lipídios e proteínas. Sua síntese depende do triptofano.

Nos ruminantes, as necessidades de niacina são supridas pela síntese microbiana ruminal, mas é essencial nas dietas de animais não ruminantes para a prevenção de muitos distúrbios metabólicos da pele, do trato gastrintestinal e de outros órgãos.

A niacina também tem efeito específico sobre o crescimento animal; diminui os níveis de colesterol, e protege contra o infarto do miocárdio.

Absorção

A absorção de niacina ocorre quase completamente por difusão simples pela mucosa intestinal.

Armazenamento

Há pouca retenção de niacina no organismo.

Eliminação

A maior parte da niacina é excretada pela urina em até 24 h.

Deficiência

Os primeiros sinais desta deficiência, em muitas espécies animais, são caracterizados por perda de apetite, redução do crescimento animal, fraqueza muscular generalizada, distúrbios digestivos, diarreia, inflamação de membranas mucosas, pelagra, dermatite com formação de crostas (especialmente após exposição à luz ou após lesão), anemia microcítica, irritabilidade, ansiedade, depressão e outros sinais clínicos.

Em aves, ocorre alteração no desenvolvimento das pernas (perose).

Em bezerros, esta deficiência não foi experimentalmente reproduzida.

Excesso

Vasodilatação e prurido são sinais do excesso desta vitamina descritos apenas em seres humanos. Pode ocorrer também hepatotoxicidade.

Algumas das especialidades farmacêuticas contendo niacina e/ou suas associações são apresentadas no Quadro 13.3.

▪ Ácido pantotênico

Fontes principais

O ácido pantotênico (vitamina B_5) é encontrado principalmente em fígado, rins, músculos, cérebro, arroz, gema de ovo, levedura de cerveja, cereais e legumes verdes.

Funções fisiológicas

Esta vitamina faz parte das enzimas CoA e proteínas carreadoras de grupo acil, importantes para o metabolismo de ácidos graxos; é um fator antidermatite para as aves e fator promotor do crescimento em ratos. Pode haver muita perda desta vitamina (cerca de 50%) entre a produção e o consumo dos alimentos.

Deficiência

Esta deficiência pode ocorrer com mais frequência em animais de produção em regime extensivo (pastagens). Não costuma ocorrer em bovinos, mas pode ser induzida experimentalmente em bezerros, que desenvolvem dermatite, diminuição do apetite e do crescimento; nos casos mais graves, há desmielinização de nervos. Entretanto, em aves, pode causar alterações nas penas, esteatose ("fígado gorduroso") e dermatite.

Excesso

Vitamina relativamente não tóxica, mas pode causar, em altas doses, diarreia ocasional e retenção de água.

Algumas das especialidades farmacêuticas contendo ácido pantotênico e/ou suas associações são apresentadas no Quadro 13.3.

▪ Biotina

Fontes principais

A biotina é encontrada principalmente em vegetais, frutas, leite, tecidos animais em geral, farelo de arroz, levedura de cerveja e sementes.

Funções fisiológicas

Esta vitamina é necessária em muitas reações do metabolismo de carboidratos, lipídios e proteínas. É uma importante coenzima para as reações de carboxilação metabólica e participa da síntese de certas proteínas (como a albumina) e da síntese e atividade de certas enzimas (como a amilase).

Nos animais, a síntese microbiana intestinal de biotina é relativamente boa, porém variável. As aves necessitam de grandes quantidades desta vitamina e, nos suínos, a biotina melhora o desempenho reprodutivo.

Estudos com embrião e folículos ovarianos de aves domésticas (Taniguchi e Watanabe, 2007) demonstraram que grande quantidade de biotina é necessária para a manutenção das funções reprodutivas. Na maturação do folículo ovariano, essa vitamina é incorporada em seu interior em grande quantidade, imediatamente antes da ovulação. Nos estágios iniciais de maturação do folículo, a biotina está ligada a uma proteína e sua conversão para a forma livre ocorre no estágio final da maturação ovariana. Na gema, após a ovulação, mais de 90% da biotina está na forma livre, sugerindo sua importância na manutenção do crescimento e desenvolvimento embrionário logo após a fertilização.

A biotina é essencial no processo de queratinização, ou seja, para a formação e integridade dos tecidos queratinizados (pele, pelos, unhas, cascos e chifres).

Absorção

A biotina é bem absorvida no intestino. Os microrganismos do trato gastrintestinal sintetizam grande quantidade de biotina; contudo, sua excreção é maior do que sua ingestão.

Deficiência

Certas sulfas (medicamentos antimicrobianos) presentes em rações podem causar deficiência desta vitamina. Em bovinos, esta deficiência pode ser produzida experimentalmente pela administração oral prolongada de antibióticos, causando paralisia das patas traseiras e, também, lesões de pele.

Assim, embora haja diferença na sensibilidade a esta vitamina entre as diversas espécies de mamíferos, a deficiência de biotina durante a prenhez causa retardo no desenvolvimento fetal e anormalidades morfológicas.

Excesso

Esta vitamina não causa efeitos adversos.

Algumas das especialidades farmacêuticas contendo biotina e/ou suas associações são apresentadas no Quadro 13.3.

Colina

Fontes principais

A colina é encontrada principalmente em ovos, germe de trigo, levedura de cerveja e no fígado. Sua síntese hepática pode suprir as necessidades dos animais.

Funções fisiológicas

A colina não é considerada uma vitamina verdadeira, mas sim um importante nutriente, cuja suplementação é necessária em animais. É uma substância vital para a prevenção da esteatose hepática ("fígado gorduroso"), para a transmissão de impulsos nervosos, pois participa da formação de acetilcolina, e para o metabolismo de lipídios.

Apesar de ser sintetizada pelo fígado, a colina pode ser insuficiente para as aves em fase de crescimento rápido ou para animais jovens de outras espécies, com rações deficientes em grupos metil ($-CH_3$).

Deficiência

Os principais sinais clínicos observados nesta deficiência são redução do crescimento animal e esteatose hepática, exceto em aves e perus, já que esses animais desenvolvem, principalmente, perose (deslocamento de tendões). Também foi demonstrada em ratos jovens a ocorrência de lesões hemorrágicas nos rins e em outros órgãos. Esta deficiência já foi induzida experimentalmente em bezerros, resultando em fraqueza nestes animais. Em novilhos, a suplementação de colina na ração produziu aumento no ganho de peso diário.

Excesso

Vitamina pouco tóxica.

Algumas das especialidades farmacêuticas contendo colina e/ou suas associações são apresentadas no Quadro 13.3.

▶ Bibliografia

Abu J, Batuwangala M, Hebert K et al. Retinoic acid and retinoid receptors: potential chemopreventive and therapeutic role in cervical cancer. Lancet Oncol. 2005; 6:712-20.

Amorim SL, Oliveira AC, Riet-Correa F et al. Distrofia muscular nutricional em ovinos na Paraíba. Pesq. Vet. Bras. 2005; 25:120-4.

Barros CS. Deficiência de selênio e vitamina E. In: Riet-Correa F, Schild AL, Lemos RA et al. (eds.). Doenças de ruminantes e equídeos. (Vol. 2). Santa Maria: Palotti, 2007. pp. 257-62.

Bauernfeind JC, De Ritter E. Nutritional supplements for animals: vitamins. In: Rechigl Jr M. (ed.). Handbook of nutritional supplements (Vol. II): Agricultural Use. Boca Raton: CRC Press, 1983. pp. 3-48.

Behera SK, Dimri U, Singh SK et al. The curative and antioxidative efficiency of ivermectin and ivermectin + vitamin E-selenium treatment on canine Sarcoptes scabiei infestation. Vet Res Commun. 2011; 35:237-44.

Blomhoff R. Overview of vitamin A metabolism and function. In: Blomhoff R. (ed.). Vitamin A in health and disease. New York: Marcel Dekker, 1994. pp. 1-35.

Brander GC, Pugh DM, Bywater RJ et al. Veterinary applied pharmacology & therapeutics. London: Bailliere Tindall, 1991. pp. 225-46.

Brody T. Nutritional biochemistry. San Diego: Academic Press, 1994.

Chew BP. Antioxidant vitamins affect food animal immunity and health. J Nutr. 1995; 125:1804S-8S.

Chew BP, Park JS. Carotenoid action on the immune response. J Nutr. 2004; 134:257S-61S.

Couce MD, Varela JM, Sanchez A et al. Effects of vitamin B_{12} on cadmium toxicity in rats. J Inorg Biochem. 1991; 41:1-6.

Cunha TJ. Horse feeding and nutrition. London: Academic Press, 1991.

Dittmer KE, Thompson KG. Vitamin D metabolism and rickets in domestic animals: a review. Vet Pathol. 2010; 48:389-407.

El-Hifnawi El-S, Lincoln DT, Dashti H. Nutritionally induced retinal degeneration in rats. Nutrition. 1995; 11 (Suppl. 5):705-7.

Ensminger AH, Ensminger ME, Konlande JE et al. Foods & nutrition encyclopedia. (Vol. 2). Boca Raton: CRC Press, 1994.

Evarts RP, Hu Z, Omori N et al. Effect of vitamin A deficiency on the integrity of hepatocytes after partial hepatectomy. Am J Pathol. 1995; 147:699-706.

Fagotti MC, Vilas-Boas OM. Effects of hypervitaminosis A on rat fetus esophagus smooth muscle cells. Braz J Med Biol Res. 1995; 28:973-5.

Finch JM, Turner RJ. Effects of selenium and vitamin E on the immune responses of domestic animals. Res Vet Sci. 1996;60:97-106.

Fraser DR. Vitamin D. Lancet. 1995; 345:104-7.

Gaby SK, Bendich A, Singh VN et al. Vitamin intake and health: a scientific review. New York: Marcel Dekker, 1991.

Gianello R, Libinaki R, Azzi A et al. Alpha-tocopheryl phosphate: a novel, natural form of vitamin E. Free Radic Biol Med. 2005; 39:970-6.

Goff JP, Reihardt TA, Horst RL. Enzymes and factors controlling vitamin D metabolism and action in normal and milk fever cows. J Dairy Sci. 1990; 74:4022-32.

Green AS, Tang G, Lango J et al. Domestic cats convert [2H8]-β-carotene to [2H4]-retinol following a single oral dose. J An Physiol An Nutr. 2012; 96:681-92.

Harvey RG. Skin disease. In: Wills JM, Simpson KW. (eds.). The Waltham book of clinical nutrition of the dog & cat. Oxford: Pergamon, 1994. pp. 425-44.

Hidiroglou M, Batra TR, Ivan M et al. Effects of supplemental vitamins E and C on the immune responses of calves. J Dairy Sci. 1995; 78:1578-83.

Hogan JS, Weiss WP, Smith KL. Role of vitamin E and selenium in host defense against mastitis. J Dairy Sci. 1993; 76:2795-803.

Horst RL, Goff JP, Reinhardt TA. Symposium: calcium metabolism and utilization calcium and vitamin D metabolism in the dairy cow. J Dairy Sci. 1994; 77:1936-51.

Horst RL, Reinhardt TA. Vitamin D metabolism in ruminants and its relevance to the periparturient cow. J Dairy Sci. 1982; 66:661-78.

Ikeda S, Kitagawa M, Imai H et al. Review – the roles of vitamin A for cytoplasmic maturation of bovine oocytes. J Reprod Dev. 2005; 51:23-35.

Kallfelz FA, Dzanis DA. Overnutrition: an epidemic problem in pet animal practice? Vet Clin North Am Small Anim Pract. 1989; 19:433-46.

Kandil OM, Abou-Zeina HA. Effect of parenteral vitamin E and selenium supplementation on immune status of dogs vaccinated with subunit and somatic antigens against *Taenia hydatigena*. J Egypt Soc Parasitol. 2005; 35:537-50.

Koletzko B, Aggett PJ, Bindels JG et al. Growth, development and differentiation: a functional food science approach. Brit J Nutr. 1998; 80 (Suppl. 1): S5-S45.

Lotan R. Retinoids in cancer chemoprevention. FASEB J. 1996; 10:1031-9.

Luck MR, Jungclas B. Catecholamines and ascorbic acid as stimulators of bovine ovarian oxytocin secretion. J Endocrinol. 1987; 114: 423, 1987.

Machlin LJ (ed.). Handbook of vitamins. New York: Marcel Dekker, 1991.

Manzanares W, Hardy G. Thiamine supplementation in the critically ill. Curr Opin Clin Nutr Metab Care. 2011; 14:610-7.

Mata-Granados JM, Cuenca-Acevedo JR, De Castro MD et al. Vitamin D insufficiency together with high serum levels of vitamin A increases the risk for osteoporosis in postmenopausal women. Arch Osteoporos. 2013; 124:1-8.

McLellan GJ, Cappello R, Mayhew IG et al. Clinical and pathological observations in English Cocker Spaniels with primary metabolic vitamin E deficiency and retinal pigment epithelial dystrophy. Vet Rec. 2003; 153:287-92.

Mendel HG, Cohn VH. Vitaminas lipossolúveis. In: Gilman AG, Goodman LS, Rall TW et al. (eds.). As bases farmacológicas da terapêutica. Rio de Janeiro: Guanabara Koogan, 1985. pp. 1032-41.

Mitsioulis A, Bansemer PC, Koh T-S. Relationship between vitamin B_{12} and cobalt concentrations in bovine liver. Austr Vet J. 1995; 72:70.

Mukherjee R. Selenium and vitamin E increases polymorphonuclear cell phagocytosis and antioxidant levels during acute mastitis in riverine buffaloes. Vet Res Commun. 2008; 32:305-13.

National Research Council. Vitamin tolerance of animals. Washington: National Academy Press, 1987.

Nyandieka HS, Wakhisi J. The impact of vitamins A, C, E and selenium compound on prevention of liver cancer in rats. East African Med J. 1993; 70:151-3.

Payne JM. Metabolic and nutritional diseases of cattle. Oxford: Blackwell, 1989.

Pesillo SA, Freeman LM, Rush JE. Assessment of lipid peroxidation and serum vitamin E concentration in dogs with immune-mediated hemolytic anemia. Am J Vet Res. 2004; 65:1621-4.

Reddi AS, Jyothirmayi GN, De Angelis B et al. Tissue concentrations of water-soluble vitamins in normal and diabetic rats. Int J Vitam Nutr Res. 1993; 63:140-4

Reiter AM, Lewis JR, Okuda A. Update on the etiology of tooth resorption in domestic cats. Vet Clin Small Anim. 2005; 35:913-942.

Roeder RA. Beyond deficiency: new views of vitamins in ruminant nutrition and health: an overview. J Nutr. 1995; 125:1790S-1S.

Ross AC, Stephensen CB. Vitamin A and retinoids in antiviral responses. FASEB J. 1996; 10:979-85.

Sacramento EF, Silva BB. Vitaminas e minerais. In: Penildon S. (ed.). Farmacologia. Rio de Janeiro: Guanabara Koogan, 1989. pp. 903-20.

Santos HS, Souza Cruz WM. A terapia nutricional com vitaminas antioxidantes e o tratamento quimioterápico oncológico. Rev Bras Cancerol. 2001; 47:303-8.

Schelling GT, Roeder RA, Garber MJ et al. Bioavailability and interaction of vitamin A and vitamin E in ruminants. J Nutr. 1995; 125:1799S-803S.

Schryver HF. Mineral and vitamin intoxication in horses. Vet Clin North Am Equine Pract. 1990; 6:295-318.

Schuch NJ, Garcia VC, Martini LA. Vitamina D e doenças endocrinometabólicas. Arq Bras Endocrinol Metab. 2009; 53:625-33.

Schwartz JL. The dual roles of nutrients as antioxidants and prooxidants: their effects on tumor cell growth. J Nutr. 1996; 126 (Suppl. 4S):1221S-7S.

Seimiya Y, Okada K, Ohshima K et al. Leukomyelopathy in ataxic calves. J Vet Med Sci. 1995; 57:177-81.

Shearer MJ. Vitamin K. Lancet. 1995; 345:229-34.

Skoumalova A, Rofina J, Schwippelova Z et al. The role of free radicals in canine counterpart of senile dementia of the Alzheimer type. Exp Gerontol. 2003; 38:711-9.

Sobestiansky J, Barcellos D. Doenças dos suínos. Goiânia: Cânone Editorial, 2007.

Stabel JR, Goff JP. Influence of vitamin D_3 infusion and dietary calcium on secretion of interleukin 1, interleukin 6, and tumor necrosis factor in mice infected with *Mycobacterium paratuberculosis*. Am J Vet Res. 1996; 57:825-9.

Taniguchi A, Watanabe T. Roles of biotin in growing ovarian follicles and embryonic development in domestic fowl. J Nutr Sci Vitaminol. 2007; 53:457-63.

Toledo GS, Kloeckner P, Lopes J et al. Níveis das vitaminas A e E em dietas de frangos de corte de 1 a 42 dias de idade. Cienc Rural. 2006; 36:624-9.

Tomlinson DJ, Mülling CH, Fakler TM. Invited review – formation of keratins in the bovine claw: roles of hormones, minerals, and vitamins in functional claw integrity. J Dairy Sci. 2004; 87:797-809.

Wiedermann U, Tarkowski A, Bremell T et al. Vitamin A deficiency predisposes to *Staphylococcus aureus* infection. Infect Immunit. 1996; 64:209-14.

Wintergerst ES, Maggini S, Hornig DH. Contribution of selected vitamins and trace elements to immune function. Ann Nutr Metab. 2007: 51:301-23.

Wooden GR. Vitamin and trace mineral supplements: evaluating adequacy or excesses. Equine Pract. 1990; 12:15-22.

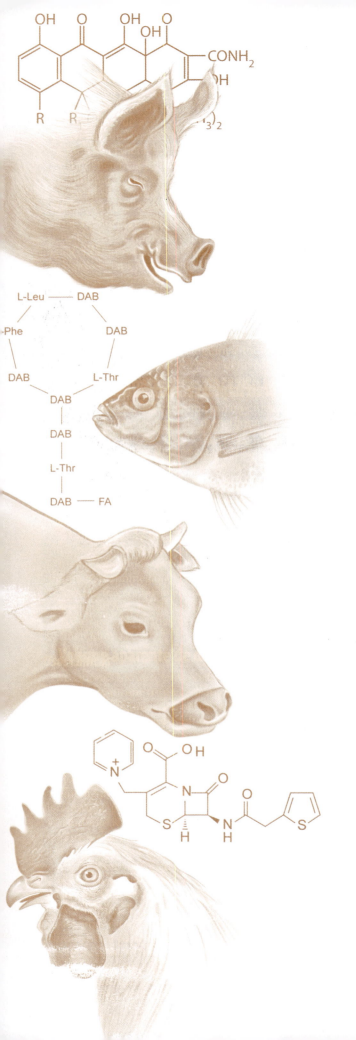

Parte 2
Farmacologia Aplicada

Seção 1
Ruminantes

14
Medicamentos com Efeitos no Sistema Respiratório

Silvana Lima Górniak

▶ Introdução

O organismo é bastante atuante na proteção do sistema respiratório contra lesões, prevenindo que substâncias e/ou agentes infecciosos alcancem as partes mais profundas, expelindo-os quando necessário. Para tal, há basicamente dois sistemas de defesa: o de limpeza (*clearance*), que, por sua vez, está subdividido em dois (mucociliar e sistema macrofágico alveolar), e o reflexo da tosse.

Assim, o ar, após penetrar no sistema respiratório superior (delimitado pela borda inferior da cartilagem cricoide), alcança a traqueia já filtrado e umidificado; neste nível, depara-se com o sistema mucociliar, responsável pela movimentação de fluidos (muco) que são produzidos pelas células caliciformes e pelas glândulas brônquicas. Diariamente, é produzida determinada quantidade de muco que, em condições normais, contém aproximadamente 95% de água, sendo os 5% restantes compostos por carboidratos, lipídios, material inorgânico, imunoglobulinas, enzimas e outras proteínas. Este muco é empurrado para a glote com auxílio dos movimentos extremamente rápidos e sincrônicos dos cílios, presentes nas células que recobrem toda superfície epitelial. Estes cílios (cerca de 200 em cada célula) realizam um movimento bifásico, rápido para frente e lento para trás, o que possibilita a movimentação extremamente eficiente deste muco. Durante este trajeto, grande parte do muco é absorvida pela mucosa, e apenas aproximadamente 10% chegam à glote, quantidade esta que é deglutida.

Em condições de agressão da mucosa respiratória, como em uma infecção ou em um processo inflamatório, há secreção excessiva de muco; além de este se apresentar mais viscoso, devido à mudança na proporção de água e outros elementos, durante este processo células morrem, havendo liberação de substâncias, principalmente de mucopolissacarídios e proteínas, as quais reagem quimicamente com o muco. Este muco espesso é, então, denominado catarro ou esputo.

Outra possibilidade é de que estas partículas estranhas alcancem os alvéolos, nos quais, em condições normais, são fagocitadas pelos macrófagos alveolares, que as eliminam por digestão. Estas partículas podem também ser transportadas até o sistema de mucociliar, levadas até a glote, na qual também são deglutidas ou expectoradas.

Além do sistema mucociliar, há ainda a tosse, que desempenha também a função de defesa e limpeza; é um reflexo fisiológico que protege a árvore respiratória, eliminando secreções exageradas ou substâncias irritantes e, portanto, não deve ser abolido. Desta maneira, se a tosse for produtiva, isto é, se seu aparecimento favorecer a eliminação das secreções, limpando as vias respiratórias, esta não deve ser suprimida. Por outro lado, quando a tosse mostrar-se crônica, contínua e não produtiva, deve-se procurar eliminá-la, a fim de que este processo não promova o aparecimento de alterações crônicas no parênquima respiratório, como enfisema e fibrose.

A tosse é um reflexo involuntário, que pode ser suprimido ou iniciado voluntariamente. As vias neurais envolvidas neste reflexo são bastante complexas e ainda pouco compreendidas; no entanto, sabe-se que envolvem receptores sensoriais de fibras nervosas que vão de células epiteliais até a árvore traqueobrônquica, da laringe até os bronquíolos. Estes receptores, denominados receptores irritantes, que respondem a estímulos químicos e físicos, são particularmente numerosos na traqueia e nos brônquios, especialmente em volta do hilo pulmonar e da bifurcação do brônquio. As fibras mielinizadas aferentes destes receptores chegam ao centro da tosse na bulbota, de onde partem fibras eferentes, indo suprir os músculos da laringe, árvore traqueobrônquica, bem como os músculos intercostais e abdominais. É importante também a participação do sistema nervoso autônomo. Assim, o sistema nervoso autônomo parassimpático, que libera acetilcolina, é o responsável pela manutenção do tônus basal das vias respiratórias (portanto, a estimulação do vago provoca broncoconstrição); por outro lado, a norepinefrina liberada pelo sistema nervoso autônomo simpático produz broncodilatação, por meio da ativação de receptores β-adrenérgicos.

Os receptores irritantes são estimulados por deformação mecânica, como na broncoconstrição. Assim, propõe-se que, embora possa haver outros fatores responsáveis pela deflagração da tosse, a broncoconstrição é o estímulo primário para seu início. Portanto, a liberação de substâncias broncoconstritoras, tais como acetilcolina, histamina, serotonina, leucotrienos, prostaglandina, entre outras, pode desencadear o reflexo da tosse.

Medicamentos adjuvantes

As doenças relacionadas com o sistema respiratório apresentam alta incidência em bovinos e suínos, particularmente as infecções virais e bacterianas. Assim, é fundamental, para o pleno êxito neste tratamento, o diagnóstico correto, combatendo primariamente o agente agressor. Portanto, somente após a identificação da causa e o início do tratamento específico é que se indica o uso de medicamentos que aliviem o desconforto respiratório, melhorando a troca gasosa e, consequentemente, promovendo o bem-estar do animal. Neste capítulo, são abordados medicamentos *adjuvantes ou sintomáticos*, que devem ser associados à terapia específica. Entre os medicamentos utilizados com a finalidade de promover o alívio dos sintomas, incluem-se os expectorantes, os antitussígenos, também denominados béquicos e os broncodilatadores (anticolinérgicos, anti-histamínicos, agonistas α_1-adrenérgicos e anti-inflamatórios).

Deve-se ressaltar que, pela inexistência de estudos relativos aos efeitos destes medicamentos em animais de produção, a maioria destes não dispõe de apresentação farmacêutica nem de posologia para uso em bovinos e suínos, sendo o uso nestas espécies, na maioria vezes, uma extrapolação da posologia utilizada para outras espécies animais. Acrescente-se outro fator complicador que é o fato de que grande parte das apresentações farmacêuticas deste grupo de medicamentos é para uso humano, dificultando ainda mais estimar a posologia adequada para estes animais de produção. Ainda é necessário considerar que estes medicamentos podem deixar resíduos nos alimentos provenientes de animais tratados com estas substâncias e que não há nenhum estudo relativo ao período de carência delas.

Expectorantes

A redução na viscosidade das secreções é de grande interesse, pois só assim haverá eliminação eficiente do catarro, uma vez que facilita a ação do sistema mucociliar, e é com esta finalidade que se utilizam os expectorantes. Portanto, os expectorantes são empregados com o objetivo de aumentar a quantidade de catarro e diminuir a viscosidade das secreções, promovendo, consequentemente, a remoção destas da árvore respiratória.

Os expectorantes *reflexos* são os mais comumente utilizados em animais. O mecanismo de ação promove indiretamente a estimulação da secreção brônquica, por meio de estimulação de terminações nervosas vagais na faringe, no esôfago e até mesmo na mucosa gástrica, levando ao aumento da produção de muco pelas células. Entre os medicamentos empregados com tal finalidade estão: *iodeto de potássio*, *ipeca*, *cloreto de amônia*, *citrato de sódio* e *guaifenesina*.

Outro grupo de expectorantes são os denominados *mucolíticos*; no entanto, eles têm emprego bem mais limitado em animais de produção devido ao custo, bem superior aos expectorantes reflexos. Estes medicamentos são assim denominados por diminuírem a viscosidade das secreções pulmonares, facilitando, consequentemente, a sua eliminação. Os principais representantes deste grupo são a *bromexina* e a *N-acetilcisteína*.

Não se conhece exatamente o mecanismo de ação da bromexina; entretanto, sugere-se que aumente a função lisossômica e as enzimas lisossômicas hidrolisem as fibras de mucopolissacarídios do catarro, reduzindo a sua viscosidade. Além disto, a bromexina parece também promover o aumento de imunoglobulinas no muco e apresentar efeito broncodilatador.

A N-acetilcisteína tem ação mucolítica, por meio do grupamento tiólico livre, que interage com as pontes dissulfídricas das mucoproteínas, bem como com aquelas do DNA, integrantes do catarro. Estas ligações promovem alterações na composição do muco, tornando-o menos viscoso. Sua ação mucolítica mais intensa ocorre em pH 7 e 9.

Antitussígenos

De maneira geral, os antitussígenos não são usados isoladamente, sendo frequentemente incorporados a preparações que contêm expectorantes mucolíticos e substâncias demulcentes (xaropes). Deve-se ainda lembrar que muitos dos antitussígenos disponíveis no comércio são inapropriados, apresentando, muitas vezes, incompatibilidade nas associações. O objetivo primário, quando da terapia antitussígena, é promover a diminuição tanto da gravidade quanto da frequência da tosse, mas sem comprometer a defesa promovida pelo sistema mucociliar. Sempre que esta terapia for utilizada, deve-se procurar a causa da tosse para que possa ser realizado o tratamento adequado, pois apenas suprimir a tosse pode mascarar afecções graves, acarretando consequências desastrosas para o paciente.

A ação dos antitussígenos ocorre no sistema nervoso central, no qual estes medicamentos inibem as respostas do centro da tosse aos estímulos que lá chegam. Os antitussígenos que atuam neste nível são *agentes narcóticos*, como codeína e butorfanol, e agentes *não narcóticos* como dextrometorfano e noscapina.

Os medicamentos narcóticos não são empregados nos animais de produção, principalmente devido aos efeitos indesejáveis e à dificuldade de aquisição, uma vez que todos eles são medicamentos de venda controlada. Dentre os antitussígenos não narcóticos, o dextrometorfano pode ser empregado tanto para suínos quanto bovinos, no entanto, seu uso é limitado a estes animais devido ao seu custo elevado.

Broncodilatadores

Como já comentado, a broncoconstrição é a contração da musculatura lisa que permeia os bronquíolos. Assim, a broncoconstrição pode ser ocasionada por diferentes mecanismos. Um deles é a estimulação do sistema parassimpático (ou vagal), que inerva os bronquíolos, acarretando contração da musculatura lisa e, consequentemente, dos bronquíolos. O outro mecanismo é por liberação de mediadores químicos (p. ex., em um processo inflamatório), como a histamina e as prostaglandinas, que também promovem contração da musculatura bronquiolar.

Assim, para contrapor esta broncoconstrição, podem ser utilizados medicamentos que antagonizem diretamente os efeitos da estimulação vagal, como *anticolinérgicos*. Os medicamentos *β-adrenérgicos* e as *metilxantinas* também antagonizam os efeitos da estimulação parassimpática, mas de maneira indireta. Assim, a estimulação de receptores β-adrenérgicos causa broncodilatação, contrapondo o efeito bronconstritor vagal. As metilxantinas também promovem a broncodilatação indireta, no entanto, o mecanismo de ação ainda não está totalmente esclarecido. Assim, propõe-se que estas substâncias teriam tal efeito broncodilatador devido a três ações:

- Inibição da fosfodiesterase (enzima que catalisa a conversão de monofosfato de adenosina cíclico [cAMP] a 5′-monofosfato de adenosina [5′-AMP], que resulta em aumento da concentração de 3′5′-cAMP, o qual estimula uma proteinoquinase, e esta, por sua vez, fosforila (inibindo)

uma enzima denominada quinase da cadeia leve da miosina, que promove a contração da musculatura lisa
- Antagonismo competitivo com a adenosina, que é uma substância broncoconstritora
- Interferência na mobilização de cálcio, necessário para a contração da musculatura.

Outra maneira de se obter a broncodilatação é inibindo-se a liberação de mediadores do processo inflamatório, como *anti-inflamatórios esteroidais* e *não esteroidais* (para mais informações, ver *Capítulo 6*).

Anticolinérgicos

Um medicamento anticolinérgico que vem sendo amplamente empregado em seres humanos e na clínica de pequenos animais e em equinos é o *glicopirrolato*, um composto de amônio quaternário; no entanto, não há dados disponíveis sobre a eficácia e a segurança deste medicamento em outras espécies animais. Além disso, o custo deste medicamento pode limitar seu emprego em animais de produção.

Agonistas beta-adrenérgicos

Embora os agonistas alfa e beta-adrenérgicos, como a epinefrina, ou os agonistas mistos β_1 e β_2-adrenérgicos, como *isoprenalina* e *orciprenalina*, possam ser usados para obter broncodilatação, deve-se escolher preferencialmente aqueles com ação direta em receptores β_2, uma vez que estes últimos agonistas são livres de efeitos estimulantes cardíacos. Entre os agonistas β_2 existentes, o *salbutamol*, também conhecido como *albutamol*, a *terbutalina* e o *clembuterol* são os mais empregados.

Metilxantinas

Existem três metilxantinas de ocorrência natural, farmacologicamente ativas: *teofilina*, *teobromina* e *cafeína*. Destas, a mais utilizada com finalidade broncodilatadora é a teofilina, geralmente associada à etilenodiamina, um bloqueador de receptor histaminérgico H_1, sendo o produto conhecido como *aminofilina*.

Anti-inflamatórios não esteroidais e esteroidais

Esses anti-inflamatórios, por meio de inibição de alguns efeitos dos mediadores da inflamação, como os das prostaglandinas, que produzem broncoconstrição, apresentam efeitos broncodilatadores. Uma vantagem adicional do emprego destes medicamentos como adjuvantes no tratamento de afecções do sistema respiratório são suas ações antiedematosas de mucosa nos brônquios e bronquíolos, melhorando a troca gasosa. O mecanismo de ação destes medicamentos, bem como seus usos e efeitos colaterais são descritos com detalhes no *Capítulo 6*.

▶ Bibliografia

Allen DG, Dowling PM, Smith DA. Handbook of veterinary drugs. Philadelphia: Lippincott Williams & Wilkins, 2005.

Górniak SL. Medicamentos com ação no sistema respiratório. In: Spinosa H, Górniak SL, Bernardi MM (eds.). Farmacologia aplicada à medicina veterinária. 5 ed. Rio de Janeiro: Guanabara Koogan, 2011. pp. 319-25.

Papich MG. Drugs that affect the respiratory system. In: Riviere JE, Papich MG. (eds.). Veterinary pharmacology & therapeutics. 9 ed. Danvers: Wiley-Blackwell, 2009. pp. 1295-311.

Plumb DC. Veterinary drug handbook. White Bear Lake: Blackwell, 2002.

Reece WO. Physiology of domestic animals. 2 ed. Baltimore: Williams & Wilkins, 1997.

Sousa AM, Resende A, Cruz AA. Introdução à farmacologia do aparelho respiratório. In: Silva, P (ed.). Farmacologia. 6 ed. Rio de Janeiro: Guanabara Koogan, 2002. pp. 737-51.

15 Medicamentos com Efeitos no Sistema Digestório

Aline Alberti Morgado e Maria Claudia Araripe Sucupira

▶ Introdução

Com relação aos animais de produção, é inquestionável a importância do bom funcionamento do sistema digestório, afinal, somente a partir de adequados ingestão, digestão, absorção e metabolismo dos nutrientes estes animais poderão expressar seu potencial genético. Não se deve esquecer de que a motilidade e a eliminação do material não absorvido também são fundamentais neste contexto.

A regulação da motilidade é complexa e ainda não totalmente compreendida, embora se saiba que o controle é realizado pela interação dos sistemas muscular, nervoso e endócrino. O controle químico é realizado por hormônios e neurotransmissores, como a histamina, a qual também estimula a secreção gástrica.

Devido às suas ações no sistema digestório, os medicamentos utilizados de maneira terapêutica modificam ou influenciam uma ou várias funções fisiológicas, porém há pouca informação documentada sobre medicamentos modificadores da motilidade gastrintestinal e da secreção de ácido clorídrico em ruminantes, especialmente em bovinos adultos.

Embora o sistema digestório dos ruminantes seja acometido por muitas enfermidades que podem ter origem infecciosa, parasitária, mecânica, nutricional, metabólica, dentre outras, neste capítulo são abordados somente os medicamentos com ação neste sistema. Para tanto, é feita uma breve descrição das enfermidades que acometem os pré-estômagos e o abomaso, nos quais há possibilidade e/ou necessidade de tratamento medicamentoso.

▶ Principais enfermidades

Um distúrbio relativamente comum nos ruminantes é a atonia ruminal. Esta insuficiência motora do rume e do retículo é manifestação clínica de numerosas enfermidades que podem ser tanto sistêmicas como orgânicas. Quando o problema não é decorrente de enfermidade no pré-estômago em questão, em geral o animal volta a consumir alimento após o tratamento da causa primária e, aos poucos, o movimento ruminal se reestabelece de maneira espontânea. O maior problema dos casos de atonia ruminal é a sua evolução para estase intestinal, com consequente ressecamento de massa fecal, situação na qual é indicada a utilização de *catárticos*. Nestes casos, não se justifica o emprego de substâncias parassimpaticomiméticas, já que estas implicariam contrações ruminorreticulares breves com retorno ao quadro de atonia após cessar o efeito do medicamento, sem a resolução efetiva do problema. Como um dos grandes estímulos para a motilidade do sistema digestório é o consumo de alimentos, também é possível utilizar *estimulantes do apetite* a fim de auxiliar a recuperação do quadro.

Atonia do rume e do retículo também pode ser decorrente de quadros de acidose ruminal aguda, causada por consumo excessivo de grãos (sobrecarga ruminal), o que ocasiona queda brusca de pH ruminal, para valores inferiores a 5,0, em decorrência da produção aumentada de ácido láctico. Nestes casos, quando o animal é tratado para a acidose ocorre reversão gradual da atonia ruminal. Há outro tipo de acidose ruminal, a subaguda, mais comum nos sistemas intensivos de criação, tanto para gado leiteiro de alta produção como nos confinamentos para produção de carne, nos quais a elevada participação de carboidratos não estruturais na dieta faz com que o pH ruminal fique entre 5,2 e 5,5. Para controle da acidose subaguda, podem-se utilizar *antiácidos* ou *agentes tamponantes*, embora, de maneira prática, outras medidas devam ser preferidas. Na acidose subaguda, o pH ruminal mais baixo é decorrente da maior produção de ácidos graxos de cadeia curta; nesta situação, a atonia ruminal é muito difícil de ocorrer, porém casos de rumenites são frequentes.

Bezerros também podem desenvolver rumenite, mas esta normalmente é consequência da falha na formação da goteira esofágica. Nesta situação, em vez de o leite ir diretamente para o abomaso, segue para o rume, no qual é fermentado, causando o quadro conhecido como *ruminal drinking*. Esta enfermidade ocorre com maior frequência nas criações de vitelo, mas também é observada em sistemas de aleitamento artificial inadequado, tanto em bezerros como em cordeiros. Quando há falha parcial ou total no fechamento da goteira esofágica, o leite é fermentado em ácidos graxos de cadeia curta e ácido láctico, o que ocasiona queda de pH do conteúdo ruminal a valores iguais ou até mesmo inferiores a 4,0. Este baixo pH induz a inflamação na mucosa dos pré-estômagos e também do abomaso, podendo haver, nos casos crônicos, hiperqueratose ou paraqueratose da mucosa ruminal, causando disfunção da motilidade deste órgão e, consequentemente, meteorismo crônico ou recorrente.

Estes animais também apresentam má digestão e má absorção de nutrientes, já que ocorre atrofia das vilosidades intestinais e diminuição da atividade enzimática dos enterócitos. As manifestações clínicas surgem após algumas semanas do início do aleitamento artificial e os animais apresentam inapetência, crescimento atrasado, queda de pelos, meteorismo recorrente, distensão abdominal ventral e fezes com aspecto de argila. Nos casos graves de rumenite e reticulite, bezerros e cordeiros podem apresentar bruxismo, cifose e manifestam distensão abdominal. Casos avançados têm prognóstico ruim, mas mudanças no manejo, como a utilização de mamadeiras e leite em temperatura adequada para a suplementação dos animais, podem reverter o quadro no início do processo. O tratamento baseia-se em medidas gerais, hidratação parenteral, lavagem ruminal, estímulo do apetite e envolve, inclusive, o desmame. Para tratar especificamente a rumenite pode-se administrar *demulcentes*.

Outro distúrbio digestivo frequente em ruminantes é o meteorismo. De maneira geral, considera-se que este distúrbio seja decorrente do acúmulo de gases no rume com importante aumento de pressão interna deste órgão e consequente distensão exacerbada de sua parede. Nesta situação, ocorre atonia ruminal e inibição da eructação. Porém, especialmente quanto ao tratamento, devem-se distinguir ao menos duas formas de meteorismo: o gasoso e o espumoso. O primeiro ocorre por acúmulo de gás livre na porção dorsal do rume, em geral em virtude de problemas com a eructação ou por obstrução da cárdia durante o decúbito lateral prolongado ou por alteração na produção e condução dos estímulos de eructação, como nos casos de acidose, alcalose etc.; ou, ainda, por conta de enfermidades esofágicas, como nas obstruções e nos processos inflamatórios, entre outros. O tratamento desse meteorismo está relacionado, principalmente, com a eliminação do conteúdo gasoso por meio de sonda oro/nasorruminal ou por punção com a utilização de trocarte; e a correção da causa primária. Na maior parte das vezes, não há necessidade de tratamento medicamentoso.

Já o meteorismo espumoso é uma enfermidade multifatorial que envolve componentes alimentares, como tipos de forragem e grãos, forma física do alimento e baixa quantidade de fibra efetiva da dieta; fatores próprios do animal, como posição anatômica da cárdia, motilidade ruminal diminuída, menor produção de saliva; e composição da flora ruminal. Este distúrbio é decorrente da formação de espuma de alta tensão superficial, estável e que bloqueia a eliminação de gás pela cárdia, inibindo a eructação. Embora tanto no meteorismo gasoso quanto no espumoso ocorra aumento da pressão na parede ruminal e, por este motivo, o animal entre em atonia ruminal, no espumoso, dependendo do estado clínico do animal, é possível realizar tratamento medicamentoso. Nestes casos a utilização de substâncias *antiespumantes* (tensoativas) é imperativa. Como a saliva apresenta propriedade tensoativa, a estimulação desta pode ser recomendada, mas quando há urgência na intervenção, deve-se preferir a administração de substâncias antiespumantes. Esta será feita por via oral, preferencialmente por meio de sonda naso/ororruminal (2,30 m de comprimento), para evitar a entrada do produto no antro ruminal ou no retículo ou, ainda, evitar a possível formação da goteira esofágica e impedir que o medicamento vá diretamente para o abomaso. Outra opção é a administração do medicamento diretamente no rume por meio de punção. Este procedimento deve ser feito seguindo as normas de antissepsia para evitar ao máximo a peritonite.

O comprometimento do omaso é mais difícil de acontecer, mas a sobrecarga omasal pode ocorrer nas formas idiopática ou secundária. O primeiro caso é mais raro, porém a secundária é mais frequente, especialmente em vacas, provavelmente devido à hipomotilidade do sistema digestório no período periparto e por problemas hepáticos no pós-parto. O tratamento pode ser cirúrgico ou conservador. Como tratamento conservador pode-se administrar mistura de água morna (10 a 20 ℓ) ou mucilagem de linhaça com fluido ruminal de animal sadio (3 a 5 ℓ), para lubrificar o conteúdo, facilitando sua progressão. O prognóstico para a impactação primária é bom, porém, para a secundária, depende do diagnóstico e do tratamento da causa primária.

Os problemas que acometem o abomaso dos ruminantes e que demandam tratamento medicamentoso são basicamente dois: a impactação e a úlcera.

Na impactação, o órgão fica distendido devido a quantidades elevadas de material alimentar geralmente fibroso e seco, podendo ocorrer tanto em bovinos como em ovinos. Nos primeiros é mais frequente nas fêmeas no terço final da gestação. Pode ser primária ou secundária e é desencadeada por vários fatores. A impactação primária ocorre por problemas da dieta do animal, mais frequentemente por consumo excessivo de pasto de má qualidade, isto é, volumoso e com baixos teores de proteína e carboidrato. O consumo de areia ou outro tipo de partícula densa também pode causar esta enfermidade. O quadro secundário pode ocorrer devido à estenose pilórica física ou funcional e raramente é resultante de corpos estranhos bloqueando o piloro. Porém, independentemente da causa, quando ocorre impactação do abomaso, o animal desenvolve quadro de obstrução subaguda das vias digestivas anteriores. Apesar de ocorrer atonia abomasal, a secreção de ácido clorídrico continua e, então, o animal pode apresentar hipocloremia e alcalose metabólica. A enfermidade tem evolução gradual e as primeiras manifestações clínicas são anorexia, escassez de fezes e distensão moderada do abdome. Animais comprometidos durante vários dias apresentam perda de peso e depressão do estado geral. É importante que esse distúrbio seja diferenciado da peritonite difusa e da obstrução intestinal (de qualquer natureza) e da impactação do omaso sem comprometimento do abomaso. É difícil determinar as diferenças entre as causas primárias e secundárias, mas quando for de origem alimentar, muito provavelmente, maior número de animais estará afetado. Vários tipos de tratamento têm sido utilizados, mas com pouco sucesso. Devem-se corrigir inicialmente a alcalose metabólica, a hipocloremia, a hipopotassemia e a desidratação e tentar eliminar o material impactado com *catárticos* ou por meio cirúrgico.

A úlcera abomasal ocorre tanto em jovens quanto em adultos. As úlceras que acometem bezerros alimentados com leite ou seus sucedâneos em geral são não hemorrágicas e inaparentes, isto é, só são diagnosticadas por meio de exames laboratoriais. Úlceras hemorrágicas podem ocorrer esporadicamente nos bezerros, mas o quadro frequentemente é agudo e, devido à possibilidade de perfuração, o animal pode sucumbir em curto período de tempo. Nos adultos, exceto nos casos decorrentes de linfossarcoma de abomaso e erosões da mucosa abomasal – desenvolvidas em algumas doenças virais, como na diarreia viral bovina (BVD) –, as causas de úlcera abomasal ainda não são bem compreendidas, apesar de muitas terem sido propostas. Ocorrem frequentemente em rebanhos alimentados com milho de alta umidade e silagem de milho como maior parte da ração. Situações de estresse também contribuem para este mal. Nas vacas leiteiras, as úlceras são detectadas com mais frequência nas primeiras 4 a 6 semanas de lactação. No gado de corte sua frequência é maior nos primeiros 45 dias de confinamento. A utilização de anti-inflamatórios não esteroidais também pode desencadear úlceras abomasais tanto em lactentes quanto em adultos das espécies bovina, caprina e ovina. A manifestação clínica do animal acometido é variável e depende se a úlcera é complicada por hemorragia, sua gravidade ou perfuração ou, ainda, se há peritonite. Pode haver apenas uma ou muitas úlceras que podem ser agudas ou crônicas.

Bovinos com úlcera abomasal hemorrágica podem ser assintomáticos, exceto quando se realiza a pesquisa de sangue oculto nas fezes, mas também podem morrer de modo agudo por hemorragia intensa. As manifestações clínicas mais comuns são desconforto abdominal, bruxismo, início súbito de anorexia, taquicardia (90 a 100 bpm) e sangue oculto nas fezes ou melena, que pode ser intermitente. Os sinais de perda de sangue, decorrentes de hemorragia importante, podem incluir taquicardia (100 a 140 bpm), mucosas pálidas, pulso fraco, extremidades frias, respiração superficial, taquipneia e melena. Manifestações mais graves incluem estase ruminal aguda e dor abdominal generalizada; frequentemente o animal evita se locomover, geme durante a respiração e manifesta fraqueza e desidratação.

Melena pode ou não estar presente nos casos de úlcera superaguda, pois o conteúdo do abomaso leva ao menos 8 h para chegar no reto e, portanto, ser detectado nas fezes. O tratamento mais importante é manter o animal comendo, pois o alimento adequado proporciona a ruminação e a salivação, que é um excelente tampão ruminal e auxilia no aumento do pH abomasal. Nas úlceras perfurantes é indicado o uso de antimicrobianos de amplo espectro de ação por, ao menos, 1 semana. A utilização de *antiácidos*, como óxido de magnésio (0,5 g/kg de peso vivo, diariamente, por 2 a 4 dias), é efetiva para aumentar o pH abomasal de bezerros, especialmente quando administrados com intervalos de 4 a 6 h, principalmente se houver formação de goteira esofágica. Os antiácidos só teriam eficácia em bovinos adultos se estes fossem administrados por via oral 1 min após a estimulação da formação da goteira esofágica, ou por meio da administração de 0,04 a 0,08 UI de lisina-vasopressina/kg de peso vivo, por via intravenosa. Nestes casos também podem ser utilizados agentes *pró-cinéticos* na tentativa de aumentar o transporte da ingesta ácida para o intestino, auxiliando sua eliminação.

Um tratamento que vem ganhando mais espaço em medicina veterinária consiste no uso de *antagonistas dos receptores H_2*. Outro tratamento é o uso dos inibidores da bomba de prótons, que tem propiciado resultados positivos em monogástricos, porém para ruminantes, especificamente adultos, ainda não há dados suficientes para que seu uso seja indicado.

▶ Medicamentos

Após breve comentário sobre as principais enfermidades que acometem os reservatórios gástricos e o abomaso dos bovinos e que são passíveis de tratamento medicamentoso, serão abordados os medicamentos utilizados em ruminantes com ação neste sistema.

A maior parte dos medicamentos com ação no sistema digestório não impõe período de carência para a utilização do leite ou da carne provenientes dos ruminantes de produção.

• Estimulantes de apetite | Orexígenos

Enfermidades que acometem ruminantes costumam comprometer parcial ou completamente o apetite. Nestes casos, ao se tratar a causa primária, o animal pode voltar a consumir alimento, especialmente se o rume não estiver com insuficiência bioquímica decorrente de jejum prolongado. Neste último caso, devem ser administrados por sonda naso/oroesofágica de 3 a 5 ℓ de fluido ruminal provenientes de animal sadio a fim de auxiliar a recolonização dos microrganismos ruminais.

Há dois mecanismos reguladores da ingestão de alimento: o a longo prazo e o a curto prazo; este último é responsável propriamente pela ingestão do alimento. Esta resposta é mediada por núcleos localizados no hipotálamo ventromedial, região do centro da saciedade, e pelo centro da fome, localizado no hipotálamo lateral.

Apesar de os *tônicos amargos* terem sido os primeiros medicamentos com a finalidade de estimular o apetite, sua eficácia terapêutica não é comprovada e atualmente são pouco utilizados em ruminantes. Um modo de estimular o consumo destes animais é oferecer forragem fresca e tenra, ou alimentos palatáveis ou, ainda, misturados com melaço.

Devido à sua participação nos metabolismos de carboidratos, lipídios e proteínas, as *vitaminas do complexo B*, especialmente a cianocobalamina (vitamina B_{12}), têm sido utilizadas para manutenção e estímulo do apetite. Como estas vitaminas são sintetizadas pelos microrganismos ruminais, e utilizadas neste órgão por estes microrganismos, devem ser suplementadas por via parenteral.

Os *benzodiazepínicos* podem ser utilizados como estimulantes do apetite em função de seu efeito na supressão do centro da saciedade localizado no hipotálamo ventromedial. A administração de elfazepam em bovinos e ovinos proporcionou aumento de consumo de alimento por estes animais. Brotizolam na dose de 0,2 mg/100 kg de peso vivo também demonstrou efeito e não há período de carência estabelecido quando do uso destes princípios ativos.

• Demulcentes, protetores de mucosa, emolientes, adsorventes e adstringentes

Demulcentes são substâncias de alto peso molecular cujos efeitos são visualizados nas primeiras porções do sistema digestório (da boca ao estômago). Os protetores de mucosa são, por sua vez, substâncias insolúveis e quimicamente inertes que atuam nas porções finais do sistema digestório. Os emolientes são substâncias gordurosas ou oleosas utilizadas, em geral, sobre a pele e, eventualmente, em membranas mucosas. Aparentemente, estas substâncias produzem uma cobertura no epitélio gastrintestinal que evita a irritação ou a erosão por substâncias potencialmente nocivas e são utilizadas quando se suspeita ou se sabe da presença de substâncias tóxicas ou irritantes para a mucosa do sistema digestório.

O Antox® pó é um exemplo de produto com ação demulcente para ruminantes, que tem associado em sua composição substância adstringente (ácido tânico) e um antiácido (hidróxido de alumínio), além do tiossulfato de sódio que atua como surfactante aniônico e doador de enxofre para conversão de cianeto em tiocianato na intoxicação por cianeto. Derivados sintéticos da celulose, como *carboximetilcelulose*, *propilenoglicol* e *polietilenoglicol*, podem ser utilizados com este fim. Ação demulcente também pode ser obtida com a diluição de *sementes de linhaça* em água por 24 h, formando uma mucilagem (200 a 500 g de semente para 2 ℓ de água).

Os adsorventes são substâncias que atraem, por meio de forças eletrostáticas, compostos químicos (adsorvatos), impedindo sua absorção. São administrados por via oral e utilizados nos casos de intoxicação e diarreia. *Silicato de alumínio* (caulim), *carvão ativado*, *trissilicato de magnésio* e *trissilicato de alumínio* são compostos adsorventes, os dois últimos, ao atingirem o conteúdo abomasal, formam o dióxido de silicone gelatinoso, que desempenha função protetora de mucosa.

O *carvão ativado* em pó é o mais utilizado para ruminantes. Apresenta excelente atividade de adsorção, o que torna sua ação relativamente rápida. Costuma ser administrado em associação a algum catártico, como o sorbitol, que facilitaria o movimento carvão-toxina pelo trato gastrintestinal. O carvão ativado deve ser diluído na proporção de 1 g de carvão para 3 a 5 mℓ de água, e deve ser administrado para os ruminantes na dose de 1 a 3 g/kg de peso vivo, por via oral.

O *caulim* deve ser utilizado, por via oral, na dose de 50 a 250 g a cada 12 h para bovinos; e na dose de 30 a 60 g a cada 12 h para pequenos ruminantes. Os produtos Enterex®,

Kaopec®, associações a outros princípios ativos, são encontrados à venda.

Deve-se ressaltar que os adsorventes não têm ação seletiva e, portanto, além de atuarem sobre os agentes nocivos, também têm ação sobre possíveis medicamentos administrados com objetivos terapêuticos.

Por fim, nesta classe farmacêutica, as substâncias adstringentes, capazes de precipitar a camada superficial proteica das células, formando película protetora sobre esta superfície, não são utilizadas para ruminantes.

• Antiespumantes e antifermentativos

Antiespumantes são medicamentos que reduzem a tensão superficial dos líquidos digestivos e, desta maneira, impedem a formação ou rompem as bolhas e a espuma já existentes, liberando o gás contido no líquido digestivo. São indicados para os casos de meteorismo espumoso e os *polímeros de silicone* representam este grupo. Ruminol®, Panzinol® e o Rumivet® são produtos veterinários disponíveis no mercado brasileiro. A concentração de todos é de 1,5% de polímero de silicone, que deve ser diluído na proporção de 100 mℓ do produto em 500 a 1.000 mℓ de água, preferencialmente morna, para a administração em bovinos adultos. Para ovinos adultos, recomenda-se a diluição de 30 mℓ do produto em 200 a 300 mℓ de água morna.

O *éster tributílico do ácido 2-acetoxi-1-2-3-propano tricarboxílico*, com nome comercial de Blo-trol®, também tem efeito antiespumante. Este produto veterinário é indicado para bovinos, na dose de 20 a 30 mℓ, diretamente no rume, ou então, diluído em 300 a 500 mℓ de água, preferencialmente morna, e administrada via oral. Para ovinos e caprinos, a indicação é a administração de 5 a 10 mℓ, por via ruminal, ou então diluído em 50 a 100 mℓ de água morna e administrado por via oral.

As substâncias antifermentativas são utilizadas para prevenir ou reduzir a fermentação excessiva no rume; podem ser indicadas nos casos de meteorismo, especialmente o gasoso, já que, para o espumoso, devem-se preferir os agentes antiespumantes. *Terebintina* e *formalina* são substâncias utilizadas com esta finalidade. Pode-se administrar de 15 a 30 mℓ de terebintina misturada a 300 a 600 mℓ de óleo de linhaça, por sonda esofágica ou diretamente no rume para bovinos adultos; e, de 4 a 8 mℓ, em 60 a 300 mℓ de óleo de linhaça, pela mesma via. A formalina pode ser utilizada na proporção de 4 mℓ de formalina em 300 mℓ de água 3 vezes/dia para bovinos e 0,6 a 1 mℓ em 100 mℓ de água para ovinos e caprinos.

• Pró-cinéticos ou estimulantes de motilidade

Os pró-cinéticos são medicamentos com a capacidade de estimular, coordenar e restaurar a motilidade gástrica, pilórica e do intestino delgado, aumentando o trânsito do conteúdo intraluminal.

Os mecanismos de ação desses medicamentos são variados e não estão completamente compreendidos. Embora as possibilidades de modular farmacologicamente a motilidade sejam amplas, os efeitos sobre as funções intestinais geralmente refletem a ativação de um sistema estimulador, como o colinérgico, pelos agentes muscarínicos, ou inibição de um transmissor inibidor, como a dopamina. Assim, por causarem efeitos sistêmicos indesejáveis, o uso de medicamentos dessa categoria muitas vezes é limitado.

A *metoclopramida* é o principal medicamento utilizado como pró-cinético. É derivado do ácido para-aminobenzoico, caracterizado como antagonista de receptores dopaminérgicos do tipo 2 (D_2). Seu efeito pró-cinético é atribuído à sua capacidade de facilitar e aumentar a liberação de acetilcolina dos terminais nervosos colinérgicos pós-ganglionares. Com isso, há sensibilização dos receptores muscarínicos presentes na membrana da musculatura lisa e redução da hidrólise da acetilcolina pela inibição da acetilcolinesterase. Além disso, o efeito pró-cinético da metoclopramida é decorrente também do bloqueio de receptores dopaminérgicos e de inibição de receptores serotoninérgicos do tipo 3 ($5HT_3$), além da ação agonista em $5HT_4$.

De maneira geral, os efeitos gastrintestinais da metoclopramida incluem aumento do tônus e amplitude das contrações gástricas, contração do esfíncter esofágico inferior, relaxamento do esfíncter pilórico e aumento do peristaltismo do duodeno e jejuno. Desse modo, favorece o esvaziamento gástrico, previne ou reduz o refluxo gastresofágico e acelera o trânsito das primeiras porções do intestino. Embora possam ser indicadas doses de até 270 a 540 mg a cada 8 h por via intravenosa ou intramuscular para um bovino adulto, os efeitos no sistema digestório dos ruminantes ainda não estão claros. Foi observado nestes indivíduos, na dose de 0,3 mg/kg por via intramuscular, aumento da frequência de contração reticular por apenas 20 min. Por essa rápida ação e pelo fato de este medicamento ter a capacidade de atravessar a barreira hematencefálica, podendo manifestar inquietação, nervosismo, excitabilidade, indiferença, depressão e desorientação, seu uso em ruminantes deve ser feito com ressalvas, ou, então, somente quando não houver opção melhor. Sua efetividade na motilidade do colón ainda não está clara. É descrito que a administração prévia de atropina e de analgésicos opioides inibe os efeitos da metoclopramida por apresentarem ação anticolinérgica e, portanto, é desaconselhável.

A *domperidona* é também um antagonista dopaminérgico com propriedades pró-cinéticas semelhantes às da metoclopramida. Considera-se que esta não seja inibida pela atropina e, por não atravessar rapidamente a barreira hematencefálica como a metoclopramida, desencadeia menos efeitos centrais. Seus efeitos periféricos traduzem-se na aceleração do trânsito no intestino delgado, mas não no cólon. As recomendações de dose existentes para ruminantes variam de 0,05 a 0,1 mg/kg a cada 8 h por via intramuscular.

Embora outros agentes com atividade colinérgica muscarínica, como ésteres derivados da colina, betanecol e carbacol, e com atividade anticolinesterásica, como a neostigmina, pudessem ser utilizados, seu uso deve ser evitado pelo fato de sua ação não se restringir ao sistema digestório. Os efeitos adversos destes agentes estão relacionados com a estimulação parassimpática, como broncoconstrição, sialorreia, cólicas abdominais, bradicardia e hipotensão.

Apesar disso, o *betanecol* (0,07 mg/kg, por via subcutânea, 3 vezes/dia, por 2 dias) pode ser indicado no tratamento de íleo paralítico, além de no tratamento conservativo e do pós-operatório em casos de dilatação sem torção ou deslocamento do ceco. Este medicamento aumenta a amplitude das contrações de todo o trato gastrintestinal, porém, seus efeitos sobre a coordenação das contrações do intestino delgado são mínimos, por isso, com frequência, o betanecol não é considerado pró-cinético e não deve ser utilizado com este fim.

A *neostigmina* (na dose de 0,02 mg/kg, por via subcutânea, para bovinos e de 0,01 a 0,02 mg/kg, pela mesma via, para ovinos) geralmente produz menos efeitos colaterais, mas tende a aumentar a frequência em vez da força de contração ruminorreticular. A infusão constante de 87,5 mg de neostigmina em 10 ℓ de solução glicofisiológica, na velocidade de 2 gotas por segundo (0,08 a 0,10 mℓ/segundo) pode ser utilizada para tratar a dilatação cecal, porém o efeito estimulante da neostigmina não é completamente eficiente e, em alguns casos, pode haver inibição da motilidade, muito provavelmente decorrente da estimulação ganglionar do componente adrenérgico estimulado pelos agentes colinérgicos.

A cisaprida, um pró-cinético serotoninérgico, ainda não tem seus efeitos demonstrados conclusivamente para ruminantes, por isso, seu uso ainda não é indicado para esta espécie animal.

Eritromicina (antimicrobiano) e *ivermectina* (antiparasitário) são macrolídios capazes de aumentar a taxa de esvaziamento abomasal quando administradas por via intravenosa. Quando da utilização destes princípios ativos, deve-se atentar para o prazo de carência para estes medicamentos. O efeito pró-cinético da eritromicina é conhecido há tempos. Em bovinos sadios, a eritromicina na dose de 0,1 mg/kg por via intravenosa, ou 1 mg/kg por via intramuscular, aumentou a atividade mioelétrica do abomaso e do duodeno por aproximadamente 2 h ou por mais de 3 h (1 mg/kg por via intravenosa). Cita-se também que única injeção de eritromicina em polietilenoglicol, na dose de 10 mg/kg por via intramuscular, aumenta, de maneira significativa, a atividade mioelétrica do abomaso e do duodeno por um período de 6 a 8 h.

Apesar de a ivermectina aumentar a taxa de esvaziamento abomasal, esta não deve ser considerada um agente pró-cinético devido ao seu ínfimo efeito para este objetivo e porque o uso desse medicamento, para essa finalidade, pode contribuir para o incremento da resistência a parasitas.

▪ Antiácidos

Medicamentos que aumentam o pH gástrico, neutralizando o ácido clorídrico (HCl) liberado pelas células parietais do estômago. As células parietais podem estimular a secreção de íons hidrogênio (H^+) pela histamina, gastrina e acetilcolina. A enzima Na^+, K^+-ATPase é responsável pela secreção de H^+ no lúmen gástrico com o objetivo de manter o pH menor do que 3. O pH ideal para a digestão da pepsina é de 2 a 3; portanto, os antiácidos eficazes devem elevar o pH dos fluidos gástricos no mínimo a 3 ou 4 sem causar alcalose sistêmica.

A ação dos antiácidos gástricos costuma ser transitória e dura de 1 a 2 h, por isso devem ser administrados frequentemente, e, de preferência, associados a refeições para evitar a excessiva liberação de HCl, decorrente do efeito rebote. Esse efeito ocorre porque a neutralização do HCl inibe a retroalimentação negativa da liberação da gastrina, que acarreta concentrações elevadas desse hormônio e secreção aumentada de HCl.

O principal uso deste grupo de medicamentos em medicina veterinária se faz no tratamento e na prevenção da acidose ruminal provocada pela sobrecarga de concentrado. Podem ser utilizados nos casos de úlceras do sistema digestório e melhor seria que o produto fosse diretamente para o abomaso. Pode-se tentar fazer essa passagem direta para o abomaso por meio da estimulação da formação da goteira esofágica, com administração intravenosa de vasopressina, conforme já descrito anteriormente.

Os antiácidos podem ter ação sistêmica ou não sistêmica. Os do primeiro grupo podem ser absorvidos no sistema digestório e exercer este efeito no organismo do animal. Os não sistêmicos, por sua vez, exercem efeito apenas no estômago.

Antiácidos sistêmicos são hidrossolúveis e parte da porção aniônica não neutralizada é absorvida pelo organismo. Mesmo que o pH gástrico aumente a teores alcalinos, sua meia-vida é curta e os efeitos do rebote ácido costumam ser importantes. Além desse efeito rebote, há rápida liberação de dióxido de carbono, que pode causar distensão gástrica.

O antiácido sistêmico mais utilizado é o *bicarbonato de sódio* ($NaHCO_3$). Ele é capaz de reagir com uma molécula de HCl, formando cloreto de sódio (NaCl), água (H_2O) e gás carbônico (CO_2). Entre os antiácidos não sistêmicos, os mais empregados são os sais de magnésio, cálcio e alumínio, como hidróxido de magnésio [$Mg(OH)_2$], óxido de magnésio (MgO), carbonato de magnésio ($MgCO_3$), silicato de magnésio, carbonato de cálcio ($CaCO_3$) e hidróxido de alumínio [$Al(OH)_3$]. Estas substâncias podem ser utilizadas puras ou combinadas entre si ou, ainda, com protetores, absorventes e adstringentes.

O *hidróxido de magnésio* proporciona efeito neutralizante rápido e prolongado; recomenda-se a administração de 1 g/kg de peso vivo, para bovinos adultos. A quantidade total deve ser dissolvida em 7 a 10 ℓ de água e ser administrada por via oral para obtenção de efeito antiácido. A administração de 30 a 60 mℓ de solução de hidróxido de magnésio, popularmente conhecido como leite de magnésia, é indicada para bezerros. *Hidróxido de alumínio* é indicado na dose de 60 mg/kg de peso vivo, via oral, para ruminantes.

Apesar de o hidróxido de alumínio e o hidróxido de magnésio serem frequentemente lembrados como antiácidos, esses sais raramente são usados para enfermidades do sistema digestório porque devem ser administrados muitas vezes/dia e por via oral. Deve-se considerar com cuidado em quais situações estas substâncias podem ser utilizadas, pois até 20% do magnésio pode ser absorvido em circunstâncias normais e por animais com disfunção renal; portanto, repetidas administrações podem ocasionar hipermagnesemia. A administração de sais de alumínio pode, devido aos seus efeitos adstringentes, interferir na absorção de fosfato decorrente da formação de fosfato de alumínio em nível intestinal. Os sais de cálcio já foram empregados como antiácidos, contudo, atualmente seu uso tem sido abolido em decorrência dos efeitos indesejáveis.

Sabe-se que todos os medicamentos que modificam o pH gástrico, quando utilizados durante longo período, podem ocasionar acloridria e, consequentemente, má absorção de alguns nutrientes, como vitamina B_{12} e ferro; portanto, o uso prolongado deve ser acompanhado de perto por um veterinário.

▪ Bloqueadores da secreção de ácido clorídrico ou de seus efeitos

Com o aumento do diagnóstico de úlceras de abomaso, o interesse nestes medicamentos para a aplicação nos ruminantes tem crescido. A ação destes medicamentos geralmente é, em alguma parte do processo, relacionada com a secreção do HCl que é liberado por meio da ação da acetilcolina nos receptores muscarínicos, e da gastrina, ambas promovendo liberação de histamina, que atua em receptores H_2 responsáveis pela secreção do HCl. Esta secreção de HCl também é regulada por mecanismo de *feedback* que exerce controle parcial sobre sua própria liberação.

Os antagonistas muscarínicos do tipo M_1, os antagonistas histaminérgicos do tipo H_2, os inibidores da bomba gástrica de HCl, as prostaglandinas, os sais de bismuto e o sucralfato fazem parte deste grupo de medicamentos.

Destes, os antagonistas histamínicos do tipo H_2 merecem destaque. São antagonistas competitivos reversíveis que bloqueiam os receptores de histamina e, dessa maneira, reduzem a secreção gástrica do HCl e da pepsina. São conhecidas a cimetidina, a ranitidina, a famotidina e a nizatidina, porém, na medicina veterinária utilizam-se mais *cimetidina* e a *ranitidina*, sendo esta última considerada de 5 a 12 vezes mais potente como inibidora da secreção gástrica do que a cimetidina.

Para ruminantes adultos deve-se dar preferência à administração destes medicamentos por via parenteral (intramuscular ou intravenosa), pois não se sabe se ocorre biotransformação ruminal, ou, então, se a diluição dos mesmos nos reservatórios gástricos compromete sua eficácia. A maior parte dos trabalhos existentes na literatura aborda o uso destes medicamentos em bezerros. Existe recomendação da administração de ranitidina, por via intramuscular ou intravenosa, nas doses de 1,0 a 1,5 mg/kg a cada 8 h, ou então, por experiência das autoras, de 2,0 mg/kg a cada 12 h. Mas há relatos de que a administração de ranitidina na dose de 6,6 mg/kg, intramuscular, em garrotes, aumentou o pH abomasal por período de apenas 1 h. A recomendação para cimetidina é de doses variando de 8 a 16 mg/kg a cada 8 h, por via intravenosa ou intramuscular.

Nos bezerros, para minimizar o custo com o medicamento, a via oral pode ser utilizada. A dose recomendada varia de 50 a 100 mg/kg a cada 8 h para cimetidina e de 10 a 50 mg/kg a cada 8 h para ranitidina, sendo o efeito no aumento do pH abomasal visivelmente maior quanto maior for a dose. Por via oral, tanto a cimetidina quanto a ranitidina são rapidamente absorvidas pelo trato gastrintestinal com rápida biotransformação hepática, e seus efeitos, descritos principalmente em monogástricos, permanecem por períodos de 2 a 3 h. A excreção desses medicamentos é predominantemente renal, sendo aproximadamente 60 a 70% em sua forma ativa, ou seja, não biotransformada.

Ainda se desconhecem, em animais, possíveis efeitos colaterais com a utilização destes medicamentos, apesar de haver relatos de efeitos antiandrogênicos e de trombocitopenia com a utilização de cimetidina em seres humanos. Embora ocorra, a trombocitopenia não se manifesta de maneira relevante mesmo com a administração de doses elevadas. Devido à ainda pequena experiência com a ranitidina em animais, até o momento não há relatos de efeitos indesejáveis.

A administração concomitante de alimento diminui a absorção de cimetidina, mas não de ranitidina. A cimetidina pode diminuir o fluxo sanguíneo do fígado e inibir as enzimas hepáticas, podendo afetar a biotransformação de outros medicamentos. Geralmente a cimetidina precisa ser administrada 3 a 4 vezes/dia para manter o pH gástrico aumentado; já a ranitidina deve ser administrada pelo menos a cada 12 h.

Outra consideração precisa ser feita em relação aos antagonistas de receptor H_2, especialmente a cimetidina, pois, quando da interrupção do tratamento, pode haver recidiva de úlcera provavelmente devido ao efeito rebote.

Os inibidores da bomba de prótons, ou inibidores da bomba gástrica de HCl, atuam bloqueando reversivelmente a bomba H^+, K^+-ATPase, que troca íons H^+ por K^+ e está localizada na membrana das células parietais, responsáveis pela secreção de HCl. O representante mais conhecido deste grupo é o omeprazol, considerado cerca de 30 vezes mais potente que a cimetidina. Como é um medicamento convertido na sua forma ativa em ambientes ácidos, não se recomenda que seja administrado em associação com medicamentos antagonistas de receptores H_2. Para este princípio, não há doses estabelecidas nem eficácia comprovada para ruminantes adultos. Em bezerros, a dose de 4 mg/kg, por via oral, a cada 24 h, mostrou-se eficiente no aumento do pH abomasal por 2 a 3 dias. Há suspeita de que a ação do omeprazol diminua a partir do terceiro dia de administração, provavelmente em decorrência da síntese de novas bombas de prótons pelas células parietais, especialmente nos bezerros de crescimento rápido.

As prostaglandinas (PGE_2 e PGI_2), apesar de serem consideradas inibidoras da secreção de HCl e estimuladoras da secreção de muco protetor (efeito citoprotetor), além de serem os medicamentos mais indicados para tratar ulcerações gástricas induzidas por anti-inflamatórios, não são utilizadas com este propósito em ruminantes e, portanto, não há posologia das prostaglandinas E_2 e I_2 e seus análogos para ruminantes.

Os sais de bismuto (subcarbonato, subnitrato, subsalicilato ou salicilato de bismuto), além de serem adsorventes, apresentam efeito antiácido, como é o caso do carbonato de bismuto. O subsalicilato de bismuto também desempenha importante ação antidiarreica, principalmente em animais com diarreia aguda. A porção bismuto apresenta atividade contra diversos patógenos por adsorver enterotoxinas bacterianas e a porção salicilato pode ser antissecretória devido a sua ação antiprostaglandina. A administração desse medicamento resulta em elevação dos teores sanguíneos de salicilato e de bismuto, entretanto, a porção do salicilato parece não ser ulcerogênica. Sabe-se que o bismuto acumula-se nos rins e que a porção salicilato pode causar nefrotoxicidade, especialmente quando associado a outros medicamentos com potencial nefrotóxico, como aminoglicosídios. O fornecimento desse sal resulta em fezes escurecidas que se assemelham a melena. Esse composto não é recomendado para animais com predisposição a sangramentos. A dose indicada dos sais de bismuto para bovinos adultos varia entre 15 e 30 g, por via oral, por animal, e o uso de subcarbonato e de subsalicilato de bismuto na dose de 15 mg/kg, por via oral, a cada 6 a 12 h é indicado para bezerros.

- ## Antidiarreicos ou constipantes

A diarreia é o desequilíbrio dos processos de absorção e de secreção intestinal e pode ser ocasionada pela inibição da absorção e/ou estímulo da secreção intestinal. Ocorre com maior frequência nos bezerros e o tratamento consiste na reidratação dos animais, além de, quando possível, na resolução da sua causa. Pode ser provocada pela ação de bactérias e suas toxinas, vírus, micotoxinas, dietas desbalanceadas, falta de imunidade passiva nos bezerros (ingestão inadequada de colostro), entre outras.

Em geral, considera-se que a diarreia é manifestação condizente com a eliminação de um agente maléfico ou substância nociva e, portanto, o uso de antidiarreicos ou constipantes deve ser evitado.

Os antidiarreicos são classificados como depressores da motilidade ou adsorventes e/ou protetores de mucosa e, neste contexto, os anticolinérgicos e os opioides destacam-se entre os depressores de motilidade.

Atropina, escopolamina, homatropina, propantelina, metantelina fazem parte do grupo de anticolinérgicos. Destes, a atropina é o medicamento mais conhecido, porém é pouco utilizada com esta finalidade na medicina veterinária. Para ruminantes, a dose intravenosa de 0,02 a 0,05 mg/kg de *atropina* e de 0,10 a 0,15 mg/kg de *escopolamina* em vacas saudáveis resulta em atonia reticular temporária, podendo chegar a parada de motilidade abomasal por período de 1 a 3 h. Nestas doses, os efeitos adversos observados são de taquicardia e meteorismo gasoso temporário, que são mais intensos quanto maior for a dose administrada.

Embora o efeito constipante dos opiáceos seja conhecido há muito tempo nos monogástricos, por falta de estudos, seu uso não é indicado para ruminantes, especialmente com esta finalidade.

▪ Catárticos

Medicamentos que favorecem a eliminação das fezes. Os purgantes promovem eliminação de fezes com aspecto diarreico e os laxantes promovem eliminação de fezes com consistência normal. Estes medicamentos podem ser classificados como emolientes ou lubrificantes; formadores de massa e/ou coloides hidrófilos; osmóticos e/ou salinos; estimulantes ou irritantes.

Os emolientes e lubrificantes amolecem as fezes sem modificá-las, apenas impedindo sua dessecação e facilitando sua eliminação. Embora nem sempre eficientes, principalmente para ruminantes adultos, pois estes medicamentos devem passar pelos pré-estômagos e abomaso antes de atingirem o intestino, são empregados em todas as espécies animais. Óleo mineral, óleo vegetal e docusatos são substâncias deste grupo. Para bezerros, recomenda-se de 60 a 120 mℓ de *óleo mineral*, enquanto para bovinos adultos indica-se de 0,5 a 2 ℓ/animal, ou então de 5 a 10 mℓ/kg a cada 12 a 24 h, por via oral. É necessário, porém, lembrar que a administração do óleo mineral para confirmar ou tratar a obstrução intestinal pode "mascará-la" nos caso de obstrução parcial, pois o óleo na região anal pode fornecer resultado falso-negativo.

Os óleos vegetais (de amêndoa e de oliva, por exemplo) também são laxantes, contudo, como são hidrolisados pela mucosa intestinal e absorvidos, há necessidade de administrar uma dose que supere a capacidade de hidrólise da enzima para se obter o efeito desejado.

Já os docusatos ou dioctilsulfossuccinato (de sódio, de cálcio, de potássio) são surfactantes aniônicos que facilitam a entrada de água e gordura na massa fecal, amolecendo as fezes e facilitando sua eliminação. Acredita-se que estes medicamentos também reduzam a absorção de água e eletrólitos, produzindo efeito osmótico sobre a mucosa intestinal. Recomenda-se o uso de 50 mg/kg, por via oral, a cada 24 h de *docusato de sódio* para casos de impactação abomasal em ruminantes.

Os agentes formadores de massa e/ou coloides hidrófilos não são indicados para ruminantes; seu efeito é evidente em monogástricos carnívoros, pois fazem parte deste grupo de medicamentos os polissacarídios naturais, semissintéticos e a celulose, além de casca de sementes, que, por serem fermentados e aproveitados pelos ruminantes, não auxiliam na formação de massa fecal.

Os catárticos osmóticos ou salinos são compostos administrados em soluções hipertônicas por via oral. Exercem atividade osmótica no lúmen intestinal, atraindo água para este local e fazendo com que haja distensão das fibras musculares intestinais, aumentando o peristaltismo. O aumento da secreção mucosa pode contribuir para tal efeito. Sais de magnésio (sulfato, hidróxido, citrato), sais de sódio (sulfato, fosfato, tartarato), lactulose, glicerina e sorbitol podem apresentar efeito laxante ou purgante, dependendo da dose. Sedacol® e Digevet® são produtos veterinários disponíveis no mercado nacional que apresentam sorbitol.

É indispensável que haja água de bebida *ad libitum* para os animais tratados com este tipo de catártico e sua administração é contraindicada a animais desidratados. Para as espécies ruminantes, observa-se efeito predominantemente no intestino previsto após cerca de 20 h da administração. Os sais de magnésio são utilizados, com frequência, como purgativos salinos, pois os íons magnésio provocam liberação de colecistocinina, aumentando a atividade peristáltica. O mais utilizado é o *sulfato de magnésio* isotônico em solução a 6% (popularmente conhecido como sal amargo ou sal de Epsom), cuja dose recomendada para efeito laxante em bovinos é de 60 a 120 g e, para ovinos, de 7 a 15 g. Para o efeito purgante, as doses são de 240 a 480 g para bovinos, e de 60 a 120 g, para ovinos.

Além do sulfato de magnésio, empregam-se também o hidróxido de magnésio, o óxido de magnésio (leite de magnésia) e o citrato de magnésio. Recomenda-se para bovinos adultos a dose de 1 g/kg de *hidróxido de magnésio*, dissolvidos em 7 a 10 ℓ de água e administrados por via oral, ou 3 a 30 mℓ/45 kg, por via oral. Para obtenção de efeito catártico com *óxido de magnésio* recomenda-se uso de 1 a 2 g/kg por via oral. Os sais de sulfato de sódio podem ser utilizados em ruminantes na dose de 1 a 3 g/kg de peso vivo, via oral.

A *glicerina*, além de receber efeito osmótico, lubrifica a passagem de fezes endurecidas, podendo, por este motivo, ser utilizada como enema na dose de 90 a 250 mℓ, dissolvidos em igual volume de água, para ruminantes adultos.

Os catárticos estimulantes ou irritantes ou promovem a irritação da mucosa intestinal ou inibem a absorção de água, eletrólitos e nutrientes, ou ainda estimulam os plexos nervosos, aumentando a motilidade intestinal e, causando o efeito catártico. Há possibilidade de alguns deles inibirem a bomba Na^+, K^+-ATPase (responsável pela absorção de Na^+ no cólon) ou aumentar a síntese de cAMP (contribuindo, em parte, para incremento da secreção de água e eletrólitos), provocando acúmulo de fluidos no lúmen. São exemplos destes agentes os óleos de rícino (mamona), linhaça e oliva e os derivados do difenilmetano (fenolftaleína, bisacodil e picossulfol). O *óleo de rícino* tem resposta imediata, levando à evacuação de todo o trato gastrintestinal e ao seu esvaziamento quase completo. Doses maiores do que a recomendada não produzem efeito mais intenso, já que a porção não hidrolisada é eliminada do organismo. Indica-se para bezerros administração de 30 a 180 mℓ de óleo de rícino, por via oral. Nos ruminantes adultos, os efeitos são constatados 12 a 18 h após sua administração. De maneira geral, estes medicamentos não são utilizados em ruminantes.

▪ Digestivos ou eupépticos

Medicamentos que favorecem os processos digestivos, substituindo ou complementando as secreções do trato gastrintestinal. Fazem parte deste grupo as enzimas digestivas; os agentes coleréticos que estimulam a secreção da bile; e os agentes colagogos ou colicinéticos, que proporcionam a contração da vesícula biliar. Exemplo deste tipo de medicamento é a *membutona*. O Indigest® (membutona sob forma de sal dietanolamina) é o produto com este princípio disponível no mercado nacional, que exige período de carência de 48 h após a aplicação.

▪ Hepatoprotetores

O uso de protetores hepáticos, também denominados antitóxicos, embora seja considerado controverso, é frequente. O fígado resiste a muitas formas de agressão quando os estoques de carboidratos e proteínas são adequados, porém sua eficiência fica prejudicada quando os hepatócitos apresentam grande quantidade de gordura. Estes medicamentos são associações de agentes hepatotrópicos com afinidade pelo fígado e de agentes lipotrópicos, que aceleram a remoção de lipídios ou reduzem sua deposição no fígado. Em geral, há associação de vitaminas, que são suplementadas com o intuito de assegurar adequado suprimento de cofatores metabólicos. Assim, devido à sua importante ação metabólica, normalmente fazem parte destes compostos a colina, a metionina e a vitamina B_{12}; também podem estar presentes a lecitina, a betaína, as substâncias antioxidantes, as demais vitaminas do complexo B, o inositol e a glicose.

A *colina* é utilizada como agente lipotrópico por promover a conversão da gordura hepática em fosfolipídios que contêm colina, os quais podem ser transferidos mais rapidamente para o sangue, evitando a esteatose hepática. Seu mecanismo de ação ainda é desconhecido. Recomenda-se dose de 1 a 8 g para bovinos, porém quantidades maiores podem ser necessárias para prevenção de fígado gorduroso quando o órgão já estiver comprometido. A dose para bovinos adultos é de 50 g/animal a cada 24 h, por via oral, ou 25 g de solução a 10% por animal a cada 24 h, por via subcutânea.

A *metionina* é um aminoácido que funciona como doador do radical metila, favorecendo a metilação de diferentes substâncias químicas (medicamentos, agentes tóxicos), visando facilitar sua eliminação do organismo. Ela é capaz de doar radical metila inclusive para síntese de colina e contém também um grupo sulfidrila, que tem efeito antinecrótico no fígado. Recomenda-se administrar de 20 a 30 g por bovino/dia.

A *vitamina B_{12}* é considerada um agente lipotrópico e está envolvida também na formação de colina e na biotransformação de radicais metílicos lábeis. A síntese proteica hepática geral fica deprimida na deficiência dessa vitamina. Indica-se utilização de 2.000 µg/bovino, por via subcutânea ou intramuscular, e 500 µg/caprino ou ovino, por via subcutânea ou intramuscular.

Vários produtos comerciais estão disponíveis, a saber: Anatox®, Antitóxico Injetável Mogivet®, Antitóxico UCB® Injetável, Antitóxico® SM, Antitoxil®, Atoxil® Injetável, Hepatox®, Hepatoxan® Vallée, Isatox®, Jofatox® Injetável, Liverton®, Mercepton®, Pradotectum Antitóxico®, Sorbicol® e Toxolite®.

É importante ressaltar que as substâncias que compõem essa classe de medicamentos são a matéria-prima para os processos de biotransformação que ocorrem no fígado, portanto há necessidade de administrá-las apenas em quadros de carências, ou demanda aumentada.

▶ Bibliografia

Afshari G, Nouri M, Hassan EB *et al.* Effect of parenteral administration of ivermectin and erythromycin on abomasal emptying rate in suckling calves. Am J Vet Res. 2009; 70:527-31.

Ahmed AF, Constable PD, Misk NA. Effect of orally administered cimetidine and ranitidine on abomasal luminal pH in clinically normal milk-fed calves. Am J Vet Res. 2001; 62:1531-8.

Boothe DM. Fármacos afetando a função gastrintestinal. In: Adams HR. Farmacologia e terapêutica em veterinária. 8 ed. Rio de Janeiro: Guanabara Koogan, 2003. pp. 871-89.

Constable PD, Wittek T, Ahmed AF *et al.* Abomasal pH and emptying rate in the calf and dairy cow and the effect of commonly administered therapeutic agents. 24th Congress of the World Association for Buiatrics Nice. France, 2006.

Coutinho LT, Afonso JA, Costa NA *et al.* Avaliação da conduta terapêutica em casos de timpanismo espumoso em bovinos. Ciênc Anim Bras. 2009; 10:288-93.

Dirksen G. Enfermedades de los órganos digestivos y la pared abdominal. In: Dirksen G, Gründer HD, Stöber M. Medicina Interna y Cirurgía del Bovino. 4 ed. Buenos Aires: Inter-Médica, 2005. pp. 325-632.

Divers TJ, Peek SF. Rebhun's diseases of dairy cattle. 2 ed. Missouri: Elsevier, 2008.

Ek-Khodery SA, Sato M. Ultrasonographic assessment of the reticular motility in cows after administration of different doses of metoclopramide and neostigmine. Vet Res Commun. 2008; 32:473-80.

Essig HW, Huntington GB, Emerick RJ *et al.* Nutritional problems related to the gastro-intestinal tract. In: Church DC. The ruminant animal: digestive physiology and nutrition. New Jersey: Waveland Press, 1993. pp. 468-92.

Garry FB. Indigestão em ruminantes. In: Smith B. Tratado de medicina interna de grandes animais. São Paulo: Manole, 2006. pp. 722-47.

Krause KM, Oetzel GR. Understanding and preventing subacute ruminal acidosis in dairy herds: a review. Anim Feed Sci Tech. 2006; 126:215-36.

Spinosa HS. Medicamentos que interferem nas funções gastrintestinais. In: Spinosa HS, Górniak SL, Bernardi MM. Farmacologia aplicada à medicina veterinária. 5 ed. Rio de Janeiro: Guanabara Koogan, 2011. pp. 395-406.

Steiner A. Modifiers of gastrointestinal motility of cattle. Vet Clin North Am Food Anim Pract. 2003; l 19:647-60.

Vechiato TA, Maschio W, Bom LC *et al.* Estudo retrospectivo de abscessos hepáticos em bovinos abatidos em um frigorífico paulista. Braz J Vet Res Anim Sci. 2011; 48:384-91.

Viana FB. Guia terapêutico veterinário. 1 ed. Minas Gerais: Editora Cem, 2003.

Whitlock RH. Bovine stomach diseases. In: Anderson NV. Veterinary gastroenterology. London: Lea & Febiger, 1980. pp. 396-433.

Willard MD. Gastrointestinal drugs. Clinical pharmacology and therapeutics. Vet Clin North Am Small Anim Pract. 1998; 28:377-94.

Wittek T, Constable PD. Assessment of the effects of erythromycin, neostigmine, and metoclopramide on abomasal motility and emptying rate in calves. Am J Vet Res. 2005; 66:545-52.

16 Medicamentos com Efeitos no Sistema Reprodutor

Áurea Wischral, Maria Madalena Pessoa Guerra, Sildivane Valcácia Silva e Pedro Leopoldo Jerônimo Monteiro Junior

▶ Introdução

A reprodução de ruminantes tem sido alvo de intensos estudos que visam ao desenvolvimento de técnicas de manejo e de reprodução assistida que aumentem a produção e contribuam para a utilização mais racional desses animais.

A hormonioterapia é uma dessas técnicas que objetivam, além do tratamento de afecções reprodutivas, manipular os ciclos para aumentar ou sincronizar os principais eventos da reprodução animal. Na primeira parte deste capítulo, serão abordadas as principais biotécnicas utilizadas no manejo reprodutivo e seus respectivos tratamentos hormonais. A segunda parte versará sobre as principais afecções reprodutivas e os tratamentos preconizados, com ênfase ao hormonal.

▶ Biotécnicas aplicadas ao manejo reprodutivo

Em criações tecnificadas, as biotécnicas reprodutivas são aplicadas de maneira intensa, utilizando hormônios ou similares que controlam o ciclo estral, inibindo ou induzindo estros, além da estimular a atividade ovariana.

Em ruminantes, o crescimento folicular ocorre em ondas, geralmente 2 a 3 ondas dentro de um ciclo estral. Em cada onda, são recrutados folículos do *pool* de folículos primordiais e, destes, um é selecionado como dominante. Na primeira e na segunda onda, o folículo dominante não chega a ovular, entrando em atresia junto com os demais recrutados. Apenas a última onda apresenta a capacidade de ovular um ovócito fértil, no período do estro. No entanto, o folículo dominante das ondas anteriores pode ovular se as condições endócrinas forem favoráveis, principalmente se houver redução de progesterona por luteólise.

No estágio inicial do crescimento folicular, as células foliculares não apresentam receptores para o hormônio luteinizante (LH), mas respondem aos estímulos do hormônio foliculestimulante (FSH). Esta resposta pode ser observada nos períodos de ciclo estral, pós-parto, prenhez e pré-puberdade. Ao se tornar dominante, um folículo aumenta sua produção de estradiol e adquire receptores de LH, como consequência, a produção de FSH é reduzida, prejudicando o desenvolvimento dos demais folículos recrutados. O padrão de liberação do hormônio liberador de gonadotrofina (GnRH) e do LH completa o desenvolvimento do folículo dominante, levando-o à ovulação. O mecanismo de ação destes hormônios está detalhado no *Capítulo 12*.

O ciclo estral compreende duas fases: a estrogênica (folicular) e a progesterônica (luteal); sendo o cio (estro) a fase de manifestação dos sinais em que a fêmea está receptiva ao macho e pronta para ovular (Quadro 16.1).

As fêmeas bovinas são consideradas poliéstricas anuais, sem período de anestro relacionado com a sazonalidade. As búfalas, no entanto, apresentam maior concentração de estros nos períodos de outono-inverno.

Em pequenos ruminantes (cabras e ovelhas), a duração do cio está relacionada com idade, raça e estação climática. Os animais mais jovens apresentam menor duração do estro por serem expostos a descargas hormonais menores. As ovelhas são discretas quanto às manifestações clínicas de cio, que pode, muitas vezes, passar despercebido pelo tratador e resultar em perdas econômicas por não serem realizadas as coberturas. Em contrapartida, as fêmeas caprinas apresentam sinais evidentes de estro, com vocalizações e cauda em intensa agitação.

A espécie ovina apresenta reprodução sazonal com incidência de ciclos estrais concentrada durante o outono e inverno. Um dos principais fatores responsáveis para a estacionalidade é o fotoperíodo, e sua influência na reprodução de fêmeas e machos depende da latitude. Nas mais elevadas, com maior variação da intensidade luminosa, a estacionalidade reprodutiva está intimamente relacionada com os períodos de dias curtos; nas baixas latitudes, no entanto, esta relação é menos evidenciada.

No Brasil, cuja área geográfica estende-se tanto sobre a linha do Equador (regiões Nordeste e Norte) como sobre uma grande variação de latitudes ao sul (região Centro-Oeste, Sudeste e Sul), a duração da estação reprodutiva das ovelhas varia consideravelmente. Na região Nordeste, as ovelhas deslanadas ciclam ao longo do ano, podendo ser acasaladas mais de uma vez durante este período. Nessa região, a estacionalidade da atividade reprodutiva apresenta maior variação em função da temperatura e da nutrição. Na região Sul, várias pesquisas com raças de dupla aptidão e especializadas na produção de carne apresentaram uma estação reprodutiva mais restrita ao outono. Já na região Sudeste, é possível observar certa estacionalidade na atividade reprodutiva de ovelhas lanadas. Em contrapartida, nessa região, as raças deslanadas não apresentaram estacionalidade da atividade reprodutiva.

Quadro 16.1 Principais eventos reprodutivos das espécies ruminantes domésticas.

Parâmetro	Espécie			
	Bovina	Ovina	Caprina	Bubalina
Duração do ciclo estral	21 a 22 dias	16 a 17 dias	20 a 21 dias	21 a 22 dias
Duração do cio	10 a 18 h	30 a 36 h	20 a 35 h	12 a 28 h
Momento da ovulação	10 h após o cio	No fim do cio	No fim do cio	10 h após o cio
Duração do corpo lúteo	19 dias	14 dias	14 dias	19 dias
Duração da gestação	279 a 290 dias	150 dias	150 dias	310 a 330 dias

Para que haja o anestro sazonal, há quantidades ínfimas de melatonina na circulação, o que favorece a continuidade da progesterona circulante e a consequente redução da frequência dos pulsos de LH, promovendo a redução da secreção de androstenediona pelas células da teca e, consequentemente, a de estradiol pelas células da granulosa dos folículos dominantes. Dessa maneira, o folículo dominante não eclode durante esta fase devido à concentração insuficiente de estradiol para induzir o pico de LH.

• Sincronização de estro

Entre as biotécnicas reprodutivas, a mais utilizada certamente é a sincronização do ciclo estral, que tem como objetivo básico a redução da mão de obra para detectar o estro, as concentração das parições, a homogeneização de lotes para cria, recria e comercialização, a diminuição do número de coberturas, a implantação de programas de inseminação artificial (IA) e a racionalização do tempo de mão de obra especializada. Nos procedimentos de transferência de embrião a fresco, a sincronização deve ocorrer entre doadoras e receptoras.

Ao longo dos anos, estudos tentaram descobrir uma maneira de sincronizar a emergência da onda de crescimento folicular e, dessa maneira, evitar a inconveniência da necessidade de observar o cio das fêmeas. Atualmente, tais descobertas são utilizadas tanto nos protocolos de inseminação artificial em tempo fixo (IATF) como nos programas de ovulação múltipla e transferência de embriões (MOET). O controle do ciclo estral visa concentrar o aparecimento do cio. Como a ovulação ocorre no final do cio das espécies ruminantes, este é o período ótimo para a inseminação artificial ou cobertura natural.

O ciclo estral pode ser manipulado de maneira natural – com o uso de machos (efeito macho) e do feromônio produzido por estes, principalmente no que diz respeito a pequenos ruminantes – ou pela utilização do desmame conjunto nos animais que apresentam anestro lactacional bem definido (suínos). Pela utilização de hormônios exógenos, o objetivo é encurtar a fase luteínica usando luteolíticos ou prolongando a fase progesterônica com progestágenos/progestinas que agem como um corpo lúteo "artificial".

Controle do ciclo estral com luteolíticos

Em ruminantes, a prostaglandina $F_{2\alpha}$ ($PGF_{2\alpha}$) aplicada depois do quinto dia do ciclo estral causa luteólise, redução da concentração de progesterona e estimulação das gonadotrofinas e do crescimento folicular. No entanto, para um resultado mais eficiente, recomenda-se repetir a aplicação após um intervalo de 11 a 14 dias, garantindo que todas as fêmeas tenham corpo lúteo funcional no momento da administração da segunda aplicação da $PGF_{2\alpha}$ (Figura 16.1A).

O cio induzido dessa maneira ocorre em torno de 48 a 96 h após a aplicação e tem fertilidade similar ao cio natural. A variabilidade da resposta ao aparecimento do cio depende do estágio da onda folicular em que a fêmea se encontra no início do tratamento. Se já houver um folículo dominante no momento da aplicação, a resposta será mais rápida; se ainda estiver na fase de pré-dominância, a resposta será mais demorada.

Em rebanhos criados de maneira extensiva, a sincronização do ciclo estral pode ser empregada em sistemas de inseminação artificial em tempo fixo (IATF). Neste caso, a inseminação é realizada entre 72 e 96 h após a segunda injeção de $PGF_{2\alpha}$ sem a observação do estro (Figura 16.1B).

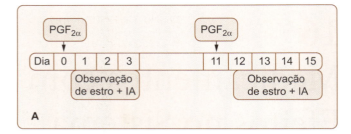

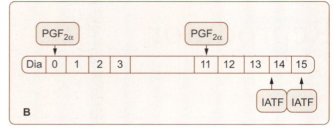

Figura 16.1 Esquemas de sincronização de estro utilizando a prostaglandina $F_{2\alpha}$ ($PGF_{2\alpha}$) em duas aplicações. **A.** Inseminação artificial (IA) após observação de cios. **B.** Inseminação artificial em tempo fixo (IATF), sem observação de cios.

Como a ação da $PGF_{2\alpha}$ é essencialmente luteolítica, o resultado só será positivo se os animais estiverem ciclando e, portanto, com corpo lúteo ativo. Por essa razão, o uso em animais que se encontrem em anestro pós-parto ou sazonal não é recomendado.

O protocolo Ovsynch, que visa à utilização dos animais em qualquer fase do ciclo, associa $PGF_{2\alpha}$ a GnRH. Neste caso, o GnRH estimula o crescimento folicular e homogeneíza o estágio dos folículos no momento em que ocorre a luteólise pela $PGF_{2\alpha}$, com alto grau de sincronismo nos cios de vacas e búfalas.

No protocolo Ovsynch, são utilizadas duas injeções de GnRH (250 µg de gonadorelina – Fertagyl® ou 10 µg de buserelina – Conceptal®) intercaladas pela dose luteolítica de $PGF_{2\alpha}$ (Quadro 16.2). O GnRH é aplicado no início do tratamento, sem observação do estágio folicular, provocando ovulação ou luteinização do folículo existente. Após 7 dias, a $PGF_{2\alpha}$ é administrada para luteinizar qualquer corpo lúteo que esteja no ovário, seja de ciclo anterior ou provocado pelo GnRH. A segunda injeção de GnRH, 2 dias depois da $PGF_{2\alpha}$, atuará no folículo dominante proveniente de uma onda de crescimento já iniciada no começo do tratamento (pré-dominância) ou em um novo folículo que tenha se desenvolvido neste período. Dessa maneira, a resposta de cios e ovulação é bastante uniforme, possibilitando a inseminação artificial em tempo fixo, sem observação de estros, por volta de 17 a 24 h após a última injeção (Figura 16.2).

Quadro 16.2 Medicamentos com efeito luteolítico e respectivas doses utilizadas nas espécies de ruminantes domésticos.

Medicamento	Especialidade farmacêutica	Vacas e búfalas	Cabras e ovelhas
Dinoprosta	Lutalyse®, Enzaprost®, Prostaglandina®	25 mg/IM	8 mg/IM
Cloprostenol	Ciosin®, Eurosin®	500 mg/IM	125 mg/IM
D-cloprostenol	Croniben®, Preloban®, Veteglan®	150 mg/IM	37,5 mg/IM

IM = intramuscular.

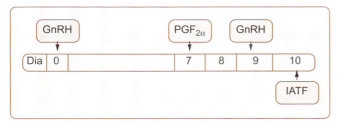

Figura 16.2 Esquema do protocolo Ovsynch, com duas aplicações de hormônio liberador de gonadotrofina (GnRH) intercaladas por uma de prostaglandina $F_{2\alpha}$ ($PGF_{2\alpha}$), e inseminação artificial em tempo fixo (IATF), sem observação de cio.

O protocolo Heatsynch é semelhante ao Ovsynch, porém o cipionato de estradiol (CE) é utilizado no lugar do GnRH para induzir a ovulação. Neste caso, o GnRH é administrado no primeiro dia, a $PGF_{2\alpha}$ no sétimo e, no dia seguinte, o CE. A inseminação é realizada 48 h após o CE, correspondendo ao décimo dia (Figura 16.3).

Animais que apresentam anestro lactacional ou sazonal podem ser induzidos a desenvolver o crescimento folicular e ovulação pelo sistema Ovsynch, porém, em animais que não estejam ciclando, pode ser necessário fazer uma pré-sincronização com GnRH.

O protocolo Ovsynch apresenta resultados similares em *Bos taurus* e *B. indicus*, porém, as novilhas apresentam resultados de prenhez mais variáveis nas duas linhagens. Elas têm menor incidência de ovulação após a primeira administração de GnRH, que resulta em baixa sincronização do estro após a segunda administração do hormônio, e apresentam ovulação precoce, antes da IATF. Para evitar essas ovulações precoces, as novilhas devem ser pré-tratadas com progesterona (dispositivo intravaginal) por 7 dias.

Apesar de os protocolos utilizados para bovinos funcionarem adequadamente em bubalinos, os resultados são mais eficientes quando o tratamento é realizado durante a estação de monta (outono-inverno) e com os animais em boa condição corporal. O tratamento Ovsynch tem produzido benefícios para as búfalas especialmente, porque estes animais vivem, em sua maioria, nas regiões de altas temperaturas, e estão suscetíveis ao estresse térmico que atua negativamente no desempenho reprodutivo. O efeito do GnRH na indução da ovulação é positivo por proporcionar maior suporte de LH para o desenvolvimento folicular e a ovulação.

Uma análise comparativa dos resultados que vários autores registraram com o uso do sistema Ovsynch demonstrou não haver diferenças significativas nos índices de fertilidade quando comparados com a monta natural, porém há a praticidade da sincronização dos cios e IATF.

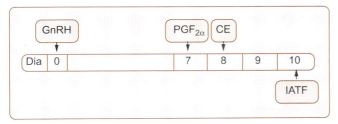

Figura 16.3 Esquema do protocolo Heatsynch, com duas aplicações de hormônio liberador de gonadotrofina (GnRH), intercaladas por uma de prostaglandina $F_{2\alpha}$ ($PGF_{2\alpha}$), e inseminação artificial em tempo fixo (IATF), sem observação de cio. CE = cipionato de estradiol.

Em ovelhas e cabras, o uso isolado de $PGF_{2\alpha}$ em uma única aplicação não tem se mostrado eficiente, pois o controle do comportamento ovariano em pequenos ruminantes não é tão prático como o observado em bovinos, nos quais, pela palpação retal, conseguimos identificar se há ou não corpo lúteo. Sendo assim, para que o tratamento seja eficiente, é preciso aplicar duas injeções com intervalos de 10 a 14 dias. Na segunda injeção, será mais provável que haja corpo lúteo, e a $PGF_{2\alpha}$ atuará promovendo a destruição do mesmo, diminuindo as concentrações séricas de progesterona e, consequentemente, realizando *feedback* positivo para a liberação de FSH e início de um novo ciclo. Em ovelhas, o estro não é tão fértil como o natural, mas, em cabras, os resultados são mais favoráveis.

Controle do ciclo estral com progestágenos

O prolongamento do ciclo por meio do progestágeno visa aumentar a fase progesterônica uniformemente no rebanho para que, ao final do tratamento, todos os animais tenham a concentração de progesterona reduzida ao mesmo tempo. No organismo, a liberação diária deste hormônio resulta em concentrações séricas de progesterona (P4) que impossibilitam o pico pré-ovulatório de LH e a ocorrência de estros durante o período do tratamento. Esta técnica consiste na aplicação de esponjas ou dispositivos intravaginais, além de implantes subcutâneos impregnados de progestágeno. Por via oral também é possível pelo uso de progestágenos sintéticos ativos quando absorvidos pelo aparelho digestivo, no entanto, é difícil controlar a quantidade ingerida por cada animal.

A duração destes tratamentos pode influenciar a taxa de gestação. Em bovinos, os tratamentos por períodos mais curtos resultam em taxas de gestação mais altas, porém a sincronização dos cios não é tão eficiente. Nestes casos, é importante associar um luteolítico no final do tratamento para eliminar o corpo lúteo existente.

Raramente estes sistemas são utilizados isoladamente. Em geral, são feitas associações com $PGF_{2\alpha}$, estrógeno, GnRH ou gonadotrofina coriônica equina (eCG), com a vantagem de poderem ser utilizados em animais não cíclicos, no período pós-parto ou no início da estação de monta.

Uso de progestágenos em bovinos e bubalinos

Todos os protocolos que utilizam progestágeno em bovinos adicionam estradiol no início do tratamento para encurtar a fase luteínica (no caso do valerato de estradiol) ou provocar a atresia do folículo dominante e induzir a emergência de uma nova onda folicular. O progestágeno gera níveis subluteínicos de progesterona na circulação, que são suficientes para criar um *feedback* negativo para evitar pico pré-ovulatório de LH e ovulação. Porém, uma pequena secreção pulsátil de LH é mantida, o que torna possível a persistência de um folículo dominante no ovário no início do tratamento. Se a duração da dominância do folículo ovulatório ultrapassar 4 dias (folículo dominante persistente), haverá declínio progressivo na fertilidade, em virtude da redução da competência do ovócito e aumento da perda embrionária.

O primeiro dispositivo intravaginal a ser desenvolvido para bovinos foi o PRID® (*progesterone-releasing intravaginal device*), contendo 1,55 mg de progesterona natural e 10 mg de benzoato de estradiol (BE). O período do tratamento é de 7 a 12 dias, momento em que o dispositivo deve ser removido. O estradiol é rapidamente absorvido e atua na luteólise, além de prevenir a formação de folículos persistentes. A remoção do PRID® provoca rápida redução da concentração da progesterona, provocando o aparecimento do cio em 48 a 72 h.

Atualmente os dispositivos de silicone, CIDR® com 1,9 mg e DIB® (dispositivo intravaginal bovino), Sincrogest® e Cronipress®, com 1 mg de progesterona, estão disponíveis no mercado nacional, com possibilidade de serem reutilizados por 2 a 3 vezes.

Existem diferentes protocolos para a utilização de dispositivos intravaginais com a finalidade de sincronizar o ciclo estral, que envolvem tempos de permanência variada e associações com outros hormônios.

Em bovinos e bubalinos, um protocolo bastante eficiente é a aplicação de BE (0,75 a 2 mg, IM, Gonadiol®, Sincrodiol®) no dia da inserção do dispositivo vaginal, permanência do dispositivo por 12 dias e inseminação artificial com observação de estro ou em tempo fixo nos dias 14 e 15. Para melhorar a eficiência deste protocolo, aumentando a sincronização dos cios, preconiza-se reduzir o tempo da permanência do dispositivo vaginal para 7 a 9 dias e utilizar uma aplicação de $PGF_{2\alpha}$, 2 dias antes da remoção (Figura 16.4).

Outra alteração destes protocolos, visando melhorar a intensidade dos cios, é a utilização de 1 mg de benzoato de estradiol, 10 h após a retirada do dispositivo intravaginal. Ainda, a aplicação de GnRH (100 mg, IM) 24 h após a retirada do progestágeno controla a onda de LH e o tempo da ovulação.

Como o CE tem absorção mais retardada e maior tempo de meia-vida, quando comparado ao benzoato de estradiol, aquele deve ser utilizado no momento da retirada do implante de progesterona, associado à $PGF_{2\alpha}$, e a IA deve ser realizada 48 h após (Figura 16.5).

O progestágeno na forma de implante subcutâneo (norgestomet – 3 mg – Syncromate B®, Crestar®) é aplicado na base da orelha em associação com administração de estradiol e norgestomet injetável (5 mg de valerato de estradiol e 3 mg de norgestomet, IM). Este implante pode ser uma opção para animais que apresentem histórico de vaginites ao utilizar dispositivos vaginais, como a esponja e o CIDR®. O implante fica por 9 dias nas vacas, então é retirado, e o cio é observado entre 24 e 52 h.

No tratamento com progestágenos, as búfalas respondem de modo similar às vacas, não havendo diferenças significativas entre os implantes subcutâneos e os dispositivos intravaginais. No entanto, o uso de implante subcutâneo (norgestomet) não deve ser associado ao valerato de estradiol, pois, na búfala, ele provoca bloqueio do crescimento folicular e ovulação. Resultados satisfatórios foram obtidos quando o valerato de estradiol foi substituído por BE (2 mg – Benzoato de Estradiol®).

A indução da ovulação de búfalas na estação reprodutiva desfavorável pode ser obtida com tratamentos mais elaborados, envolvendo progestágeno intravaginal, 400 UI de eCG e 1.000 UI de gonadotrofina coriônica humana (hCG) e IATF (Figura 16.6).

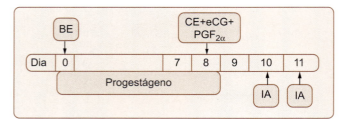

Figura 16.5 Protocolo de sincronização do cio e inseminação artificial (IA) de bovinos, com benzoato de estradiol (BE) e progestágeno, modificado para indução da ovulação com cipionato de estradiol (CE), gonadotrofina coriônica equina (eCG) e prostaglandina $F_{2\alpha}$ ($PGF_{2\alpha}$).

Uso de progestágenos em caprinos e ovinos

O acetato de medroxiprogesterona (MAP – 60 mg – Progespon®) ou acetato de fluorogestona (FGA – 30 mg a 45 mg – Chrono-gest®) são mais utilizados na forma de esponjas vaginais de poliuretano. O inconveniente destas esponjas é o contato total com a parede vaginal, que obstrui a liberação fisiológica dos fluidos vaginais, facilitando a proliferação de microrganismos da flora vaginal, podendo resultar em vaginite. As esponjas comercializadas indicam em suas embalagens a necessidade da utilização de antimicrobianos na esponja para a redução das reações inflamatórias decorrentes do processo infeccioso, sendo comumente indicada a tetraciclina.

Em ovelhas cíclicas, o progestágeno irá inibir a liberação de gonadotrofinas, o desenvolvimento folicular e a ovulação. O tempo de uso do dispositivo intravaginal deve ser de 12 a 14 dias, simulando a fase luteal de um ciclo estral. Em ovelhas em anestro, o tratamento com progestágeno deve ser seguido por um hormônio foliculestimulante no dia da retirada do progestágeno para induzir o crescimento folicular, o estro e a ovulação.

Um tratamento bastante utilizado é o que associa esponja de acetato de fluorogestona (FGA – 20 mg, Chronogest®) e injeção de eCG (300 a 600 UI – Folligon®) (Figura 16.7). A dose de eCG vai variar conforme a idade do animal e se ele está ciclando ou em anestro; ovelhas jovens e ciclando necessitam de menores doses do hormônio. Nesse tipo de tratamento, o estro pode ser induzido, além de sincronizado, surgindo entre 36 e 40 h após a remoção da esponja, com boa fertilidade. No entanto, é importante observar as condições do reprodutor, bem como o momento da sua introdução no meio das fêmeas tratadas. Como algumas fêmeas podem apresentar estro nas primeiras 24 h, o macho pode cobri-las frequentemente, causando depleção do seu sêmen. O outro fator é a relação macho:fêmeas que, em rebanhos sincronizados, não deve passar de 1:10 na estação reprodutiva, ou 1:5 fora da estação.

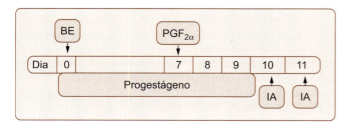

Figura 16.4 Protocolo para sincronização de cios e inseminação artificial (IA), usando associação de progestágeno, benzoato de estradiol (BE) e prostaglandina $F_{2\alpha}$ ($PGF_{2\alpha}$) para bovinos e bubalinos.

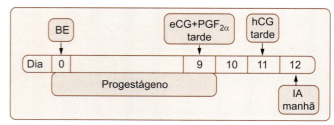

Figura 16.6 Sincronização do cio de búfalas e inseminação artificial (IA) na estação reprodutiva desfavorável, utilizando o protocolo BE, progestágeno (CIDR®), prostaglandina $F_{2\alpha}$ ($PGF_{2\alpha}$ -150 µg) e gonadotrofina coriônica equina/gonadotrofina coriônica humana (eCG – 400 UI/hCG – 1000 UI).

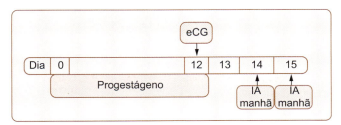

Figura 16.7 Protocolo para sincronização do cio de ovelhas, utilizando progestágeno e eCG. IA = inseminação artificial.

Outro protocolo para ovinos utiliza a esponja intravaginal com acetato de medroxiprogesterona (MAP, 60 mg) por 11 a 12 dias, tendo aplicação de cloprostenol (125 mg, IM) e eCG (250 UI, IM – Novormon®, Folligon®) no dia da retirada da esponja. Os cios aparecem cerca de 5 dias após o final do tratamento. O mesmo protocolo foi testado retirando a esponja após 6 dias, o que resultou em percentual de estro e prenhez similares ao protocolo de 12 dias.

Em cabras, os tratamentos com progestágenos mais utilizados são os dispositivos/esponjas intravaginais de acetato de fluorogestona (FGA) ou acetato de medroxiprogesterona (MAP), ou ainda o implante subcutâneo de norgestomet. Tradicionalmente, a esponja deve ser mantida por 17 a 22 dias, e a injeção de eCG (400 a 700 UI – Folligon®) deve ser aplicada na retirada.

Outro tratamento mais curto foi desenvolvido para cabras, envolvendo o uso da esponja por 11 a 12 dias e aplicação de $PGF_{2\alpha}$ (37,5 a 75 mg – Preloban®) 48 h antes do final do tratamento com progestágeno. Nesse caso, os resultados são mais uniformes quanto ao surgimento dos cios, ovulação e fertilidade. O estro normalmente ocorre entre 24 e 70 h, podendo-se utilizar IATF em 36 e 40 h após a remoção da esponja (Figura 16.8).

Em animais que se encontrem em anestro lactacional ou sazonal, os protocolos que incluem a administração de progestágeno por períodos relativamente longos (10 a 14 dias) e eCG resultam em melhores taxas de aparecimento de cio e de concepção. A administração de eCG no momento da retirada dos dispositivos vaginais potencializa a ação sincronizante dos progestágenos, assegurando perfeita sincronização dos cios férteis. Esse tipo de associação é bastante eficiente, sendo rotineiramente utilizada em programas reprodutivos para ovinos e caprinos.

Em observações a campo, verificou-se que as progesteronas sintéticas demoram mais tempo para serem biotransformadas. Em consequência, ovinos sincronizados com estes hormônios demoram mais para entrar em estro, com variação de até 24 h. Como o CIDR® é impregnado com progesterona natural, e sua absorção é mais rápida, os animais costumam apresentar sinais de estro mais precocemente depois da retirada do dispositivo.

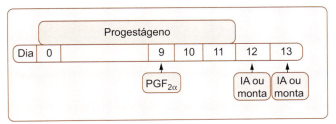

Figura 16.8 Protocolo para sincronização do cio de cabras, utilizando progestágeno e prostaglandina $F_{2\alpha}$ ($PGF_{2\alpha}$). IA = inseminação artificial.

Esta informação é de extrema valia para estabelecer os protocolos de inseminação artificial em tempo fixo (IATF), principalmente na utilização de sêmen criopreservado.

Apesar da eficiência dos métodos farmacológicos de manipulação do ciclo estral, esta prática nunca deve ser utilizada em substituição ao manejo nutricional adequado, à preparação e à avaliação dos reprodutores.

▪ Múltipla ovulação e transferência de embriões

Enquanto a inseminação artificial foi desenvolvida para propagar com rapidez o material genético masculino, a múltipla ovulação e transferência de embriões (MOTE) aumentou a capacidade reprodutiva de fêmeas de alto potencial genético. Em linhas gerais, os embriões de uma fêmea doadora são retirados e implantados no útero de receptoras sincronizadas com a doadora.

Com a transferência de embriões, podem-se obter melhoramento genético do rebanho, número maior de crias de alta qualidade genética, melhorar a exportação de produtos, evitar problemas de aclimatação de animais importados e obter produtos de fêmeas com problemas adquiridos de fertilidade, mas com alto potencial genético. Além disso, a transferência de embriões torna possível o congelamento de embriões e transferência em locais distantes da origem da doadora.

Para o sucesso dessa técnica, algumas dificuldades com as doadoras devem ser superadas: observação de cio, superestimulação ovariana em período favorável ao desenvolvimento folicular e produção de embriões viáveis.

MOTE em bovinos e bubalinos

Diferentes protocolos já foram testados com resultados interessantes, porém as respostas ainda são muito variáveis. Em bovinos, a técnica já foi extensamente estudada, desde o primeiro nascimento proveniente de transferência de embrião, obtido por Willett, em 1951. No entanto, os resultados mostram que o número de embriões coletados de fêmeas bovinas de raças leiteiras é menor do que o de fêmeas de corte, além de existir efeito individual da doadora sobre número de corpos lúteos no dia da coleta, taxa de recuperação e número de estruturas transferíveis e congeláveis.

Fatores como estado nutricional, idade, histórico reprodutivo, estação do ano e condição do ovário no momento do início do tratamento são fontes de variação da resposta superovulatória, bem como o tipo e a partida do hormônio, além do protocolo hormonal utilizado. No entanto, sabe-se que as melhores respostas ovarianas ocorrem quando se realiza o tratamento superovulatório no início de uma onda de crescimento folicular, antes do estabelecimento do folículo dominante.

Classicamente, a técnica consiste em produzir um número maior de ovulações pelo estímulo hormonal do crescimento folicular, durante a fase luteínica do ciclo estral, impedindo o estabelecimento de dominância folicular, possibilitando, assim, que diversos folículos se desenvolvam. Em seguida, deve ser provocada a luteólise, e as fêmeas devem ser inseminadas no ápice do cio, duas vezes, com 12 h de intervalo. Dessa maneira, um número considerável de ovócitos são gerados, caracterizando a produção *in vivo* de embriões. A coleta dos embriões deve ser realizada entre 7 e 8 dias do cio.

Para a superovulação da doadora, dois hormônios são os mais utilizados: FSH e eCG (Figura 16.9). O FSH, por ter meia-vida curta na corrente sanguínea, precisa ser aplicado em várias doses decrescentes, 2 vezes/dia, mas o eCG

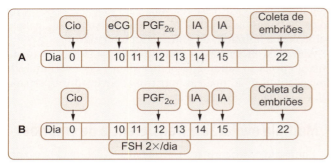

Figura 16.9 Esquema clássico de superovulação em doadora bovina, para coleta de embriões. **A.** Superovulação provocada pela gonadotrofina coriônica equina (eCG) em dose única. **B.** Superovulação provocada pelo hormônio foliculestimulante (FSH) em doses múltiplas e decrescentes.

necessita apenas de uma única aplicação. Em bovinos (*Bos taurus*), a dose de eCG é de 1.500 a 3.000 UI IM (Folligon®, Novormon®) e a do FSH é dividida em 4 dias/duas vezes/dia, em ordem decrescente (800 a 1.000 UI – Pluset®; 160 a 400 mg – Folltropin®). As doses variam em função da idade e da raça: as fêmeas zebuínas (*Bos indicus*) necessitam de doses menores de eCG e de FSH (Quadro 16.3).

A eCG tem sido pouco utilizada em bovinos por apresentar resposta com maior número de folículos anovulatórios do que o FSH. Consequentemente, o útero apresenta características estrogênicas e tônus aumentado, dificultando o processo de massagem e lavagem uterina, provocando redução da taxa de recuperação de embriões. Além disso, pode ocorrer resposta imunológica contra a eCG após uso repetido no mesmo animal, resultando em menor resposta ovulatória.

O momento do início do tratamento também vem sendo estudado, pois a presença de folículo dominante no ovário da doadora, nesse momento, foi relacionada com a baixa produção de embriões. O tratamento clássico recomenda iniciar a superovulação entre os dias 8 e 12 do ciclo estral, porém há uma grande variabilidade quanto à emergência da segunda onda folicular, o que pode significar que há folículo dominante no dia do início do tratamento.

Para controlar o início da onda folicular, vários métodos de superovulação foram pesquisados. Entre eles, destacam-se a indução da ovulação pelo uso de GnRH, LH ou hCG. O GnRH age estimulando a liberação do LH hipofisário, que atua no folículo estimulando a ovulação, há redução de estradiol, aumento de FSH e consequente início de uma nova onda folicular. O hCG atua de forma similar ao LH. No entanto, a resposta ovulatória após tratamento com esses hormônios não é uniforme, especialmente em animais *Bos indicus*.

Existem várias diferenças fisiológicas entre os bovinos *Bos indicus* em relação aos *Bos taurus*. Em vacas zebuínas, existe uma incidência maior de quatro ondas foliculares, o diâmetro máximo do folículo dominante (FD) ovulatório e o tamanho do corpo lúteo (CL) são menores (FD = 10 a 12 mm × 14 a 20 mm e CL = 17 a 21 mm × 20 a 30 mm, respectivamente, no *B. indicus* e no *B. taurus*), e o manejo de detecção do cio é mais difícil, pois há maior incidência de estros noturnos e com curta duração da expressão dos sinais do estro. Além disso, as fêmeas zebuínas são mais sensíveis à estimulação hormonal (FSH ou eCG), necessitando de doses menores (Quadro 16.3).

Como o FSH vem sendo utilizado mais rotineiramente, vários estudos foram realizados visando à redução da dose ou dos dias de aplicação do hormônio. Um estudo em animais da raça Nelore testou as doses de 200, 133 e 100 mg de FSH por doadora, sem que fosse evidenciada diferença estatística entre os tratamentos. Todavia, em virtude de haver sido observada maior facilidade de coleta de embriões, melhor recuperação da doadora (retorno a atividade ovariana normal) e menor custo do tratamento, a dose de 133 mg para vacas e 100 mg para novilhas Nelore foi mais interessante. Para animais da raça Holandesa de alta produção de leite, a dose recomendada é de 200 mg por doadora, enquanto em *Bos taurus* de corte (animais das raças Angus e Simental), recomenda-se a dose de 160 mg para vacas e 133 mg para novilhas.

Mesmo com a possibilidade de controlar a onda de crescimento folicular para iniciar o tratamento superovulatório, o momento da inseminação artificial continua dependendo da detecção de estro. Como a manifestação de estro apresenta variabilidade e está sujeita a erros na detecção, a programação prévia da data da coleta dos embriões também fica comprometida. Neste sentido, diversos estudos procuraram avaliar a resposta ovulatória de vacas superestimuladas a tratamentos que objetivam controlar farmacologicamente o momento da ovulação.

Para superar estas dificuldades, pesquisadores têm testado adaptações de diferentes protocolos. Entre eles, foram desenvolvidos os protocolos de superovulação com inseminação artificial em tempo fixo (IATF), dispensando a necessidade de observação do cio.

O protocolo P-36, desenvolvido por Barros e Nogueira, utiliza um dispositivo intravaginal como fonte de progesterona por 7 dias, com início do tratamento com FSH no dia 4 e $PGF_{2\alpha}$, 36 h antes da retirada da progesterona, em vacas zebuínas. A ovulação é induzida com administração de LH (12,5 a 25 mg, IM, Lutropina®), 48 h após a $PGF_{2\alpha}$. Assim a IATF pode ser realizada 12 a 24 h após a injeção do LH, sem necessitar da observação do cio. No momento da colocação do progestágeno, é aplicada uma dose de benzoato de estradiol (2,0 a 2,5 mg, IM) (Figura 16.10).

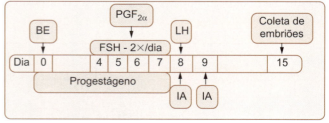

Figura 16.10 Esquema de tratamento hormonal P-36 para superovulação em vacas zebuínas, utilizando benzoato de estradiol (BE), progestágeno, hormônio foliculestimulante (FSH), prostaglandina $F_{2\alpha}$ ($PGF_{2\alpha}$) e hormônio luteinizante (LH) 36 h após inseminação artificial (IA) em tempo fixo, 12 e 24 h após o LH.

Quadro 16.3 Medicamentos e respectivas doses mais utilizados para superovulação em bovinos e bubalinos.

Medicamento	Vaca (*B. taurus*)	Vaca (*B. indicus*)	Búfala
FSH (Folltropin®)	200 a 400 mg	100 a 160 mg	140 a 250 mg
FSH (Pluset®)	800 a 1.000 UI	250 UI	300 a 500 UI
eCG (Folligon®, Novormon®)	3.000 UI	2.000 UI	2.500 UI

FSH = hormônio foliculestimulante; eCG = gonadotrofina coriônica equina.

Para animais da raça Holandesa, o protocolo P-36 foi mais eficiente quando a administração de LH ocorreu 60 h após a $PGF_{2\alpha}$, de maneira mais atrasada do que nos zebuínos. Nas vacas holandesas de alta produção, a ovulação só ocorre quando os folículos atingem tamanho maior que 10 mm, daí os melhores resultados quando a indução da ovulação foi retardada para 60 h.

Nestes protocolos, a emergência da onda folicular é controlada pelo BE, e a ovulação provocada pelo LH torna possível a inseminação artificial em tempo predeterminado, sem observação de cio.

MOTE em caprinos e ovinos

Da mesma forma que em bovinos, os hormônios recomendados para superovulação de pequenos ruminantes são eCG, usado em dose única (250 UI – Folligon®, Novormon®); e FSH (Folltropin®, Pluset®), aplicado em doses decrescentes 2 vezes/dia, conforme apresentado no Quadro 16.4. No entanto, o FSH tem-se mostrado superior ao eCG com relação às taxas de ovulação e fertilização e à produção de embriões de boa qualidade.

Os melhores resultados são obtidos com a associação de progestágeno em dispositivo vaginal (CIDR®, 0,33 g de progesterona) em ovelhas e implante subcutâneo (Crestar®, metade do implante) em cabras. O tratamento com FSH é de seis (caprinos) a oito (ovinos) injeções em concentrações decrescentes, com 12 h de intervalo, iniciadas 2 ou 3 dias antes da remoção do progestágeno. Doze horas após a retirada do dispositivo vaginal, a doadora é rufiada para verificação do estro e acasalada, ou inseminada, com intervalos de 12 h, até não mais aceitar o macho.

Quadro 16.4 Esquema de tratamento com hormônio foliculestimulante (FSH) para superovulação em caprinos e ovinos, com duas injeções diárias e intervalos de 12 h.

Dose	Folltropin® (mg)	Pluset® (UI)
1ª	50,0 + 50,0	62,5 + 62,5
2ª	30,0 + 30,0	37,5 + 37,5
3ª	20,0 + 20,0	25,0 + 25,0
Total	200	250

Uma variação deste protocolo utilizado para caprinos e ovinos é apresentada na Figura 16.11.

Um problema na superovulação na espécie caprina é a regressão precoce do corpo lúteo. Esta alteração parece estar ligada à ação da ciclo-oxigenase e posterior atividade de prostaglandinas sobre o corpo lúteo, causando luteólise precoce e baixos níveis de progesterona antes da coleta de embriões. Vários trabalhos foram desenvolvidos no sentido de buscar uma alternativa para prevenir a ação da ciclo-oxigenase, visando evitar a lise precoce do corpo lúteo. A utilização de flunixino-meglumina (Banamine®, Flunexin®, Neglumine®) na dose de 1,1 mg/kg de peso vivo, um potente inibidor dessa enzima, após o tratamento superovulatório em caprinos, tem proporcionado melhores resultados nos programas de transferência de embriões de caprinos.

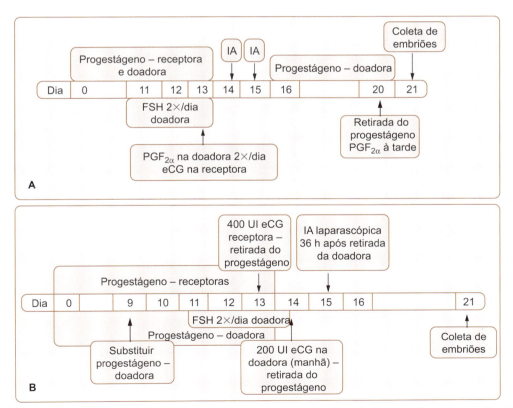

Figura 16.11 Protocolo de superovulação de doadoras e sincronização de receptoras de embriões em cabras (**A**) e ovelhas (**B**), conforme Gusmão e Andrade Moura, 2005. IA = inseminação artificial; $PGF_{2\alpha}$ = prostaglandina $F_{2\alpha}$; FSH = hormônio foliculestimulante; eCG = gonadotrofina coriônica equina.

Outra prática muito utilizada e com bons resultados é a manutenção dos níveis progesterônicos com o uso de progestágeno (CIDR®) 24 h após a última cobertura ou inseminação artificial. O dispositivo é removido 18 h antes da coleta de embriões (Figura 16.11A).

▶ Afecções reprodutivas

A saúde do sistema reprodutivo, especialmente o feminino, está sujeita a alterações de ordem hormonal ou infecciosa, passíveis de tratamento farmacológico. Os ovários de ruminantes podem apresentar disfunções que afetam a ciclicidade, com ausência ou persistência de cios. Em certas circunstâncias, o útero gestante requer tratamento para indução das contrações do parto, ou para inibi-las. Quanto aos problemas infecciosos, os hormônios podem auxiliar no tratamento antimicrobiano.

• Ovários císticos

Apesar dos diferentes tipos de cistos que podem ser encontrados nos ovários, poucos são os que interferem na funcionalidade da glândula, mas os cistos luteinizado e folicular são os mais importantes porque afetam a atividade cíclica do animal.

Cisto luteinizado

Ocorre quando o folículo cresce, mas não eclode e sofre a luteinização das células da teca interna. Fêmeas com este tipo de cisto normalmente entram em anestro e não apresentam hiperestrogenismo. A patogenia mais provável é a deficiência da produção de LH e/ou de FSH, que resulta na falha da ovulação. O cisto tem aspecto globoso, com conteúdo líquido (citrino e inodoro), parede espessa e de consistência firme. Histologicamente apresenta cápsula externa conjuntiva envolvendo as células da teca luteinizadas.

Cisto folicular

Também conhecido como doença ovariana cística, representa a persistência de uma estrutura folicular anovulatória por mais de 10 dias, sem corpo lúteo presente, e atividade cíclica interrompida.

Comum em vacas e porcas, ocorre mais frequentemente no primeiro ciclo pós-parto, principalmente em animais que apresentaram algum problema neste período, como distocia e retenção de placenta. Nestes casos, os animais não apresentam sinais de cio provavelmente devido à falta da progesterona do corpo lúteo anterior, que determinaria o aparecimento de receptores para estrógeno.

Já o cisto folicular em animais cíclicos pode desencadear produção excessiva de estrógeno (hiperestrogenismo), caracterizando a ninfomania, ou de outros esteroides gonadais (progesterona e testosterona), de acordo com o tipo de célula em maior quantidade na parede do cisto folicular.

A etiopatogenia não é clara, mas envolve falha da ação hormonal na ovulação, seja pela deficiência na produção/liberação de LH ou pela ineficiência na ação hormonal, caracterizada por falta de receptores ou por hormônio quimicamente inativo.

Fatores como estresse, hipotireoidismo e alterações no processo de apoptose das células da granulosa podem contribuir para o desenvolvimento destes cistos.

A incidência de cistos foliculares é maior em vacas leiteiras (6 a 30%) e pode regredir espontaneamente naquelas que apresentam o cisto no período pós-parto. Já o aparecimento mais tardio do cisto (após 60 dias do parto) geralmente implica necessidade de tratamento.

Paralelamente ao cisto folicular, podem-se observar edema de vulva, hipertrofia de clitóris, cistos das glândulas de Bartholin e dos ductos de Gartner, útero edemaciado e flácido e, em casos avançados, mucometra ou hidrometra. Estes sinais ajudam a diferenciar um cisto folicular de um folículo pré-ovulatório. Histologicamente, o cisto apresenta células da granulosa degeneradas, abundante quantidade de líquido, ausência de ovócito e células da teca edemaciadas.

A utilização farmacológica do GnRH se baseia em sua função estimuladora das gonadotrofinas, especialmente o LH, sendo empregado frequentemente em casos de cistos ovarianos (foliculares ou luteinizados). Nos casos de cistos foliculares, o GnRH (0,5 mg de gonadorelina – Fertagyl®; ou 0,02 mg de buserelina, IM – Conceptal®) induz a ovulação ou luteinização do cisto, regulando o ciclo regular com apresentação de estro entre 18 e 23 dias.

Outra alternativa é a gonadotrofina coriônica humana (hCG – Chorulon®, Vetecor®), que apresenta atividade de LH (dose de 3.000 UI, IV) e estimula a luteinização do cisto e o retorno ao estro. A combinação de 3.000 UI de hCG com 125 mg progesterona, em dose única, melhora a resposta, uma vez que as células ficam mais sensíveis à gonadotrofina se forem pré-sensibilizadas pela progesterona.

Em vacas, o tratamento pós-parto com GnRH associado, 9 dias após, a $PGF_{2\alpha}$ garante que o corpo lúteo formado pela gonadotrofina seja lisado pela ação da prostaglandina.

A $PGF_{2\alpha}$ também é recomendada para os casos de cistos luteinizados (150 mg de cloprostenol – Ciosin®, Preloban®, Croniben®; ou 25 mg de dinoprosta – Lutalyse®). Porém, só haverá resultado favorável se o tecido luteal estiver presente, por isso é importante realizar um diagnóstico conclusivo por ultrassonografia ou dosagem de progesterona.

• Vacas repetidoras

Uma fêmea com repetição regular do ciclo estral, no período de 21 dias, após sucessivas coberturas ou inseminações é denominada vaca repetidora ou "vaca *repeat breeder*", desde que a fertilidade do reprodutor seja comprovada, e a qualidade do sêmen e a experiência do inseminador sejam incontestáveis. Outras afecções do sistema reprodutivo, como a atresia do oviduto, também devem ser descartadas.

A vaca que repete os cios regularmente pode apresentar endometrite subclínica, ovulação retardada ou má função do corpo lúteo.

As endometrites leves (subclínicas) são difíceis de diagnosticar em exames de rotina e são causas comum de infertilidade. Normalmente, o tratamento requer antibioticoterapia intrauterina no dia da inseminação artificial, como cefalosporina (500 mg – Metricure®) em suspensão.

O momento da ovulação no final do cio frequentemente é perdido quando a observação do estro não é bem realizada. Nesse sentido, a utilização de análogos de GnRH (0,25 mg de gonadorelina – Fertagyl®; ou 0,01 mg de buserelina, IM – Conceptal®) durante o estro pode garantir que a ovulação ocorra dentro de poucas horas (7 a 18 h) da inseminação artificial. O corpo lúteo produzido a partir da indução da ovulação poderá ser efetivo para a manutenção da fonte de progesterona necessária para a concepção e implantação do embrião.

Indução do parto

Embora a indução do parto em ruminantes não seja muito usual, algumas situações específicas podem requerer a antecipação da expulsão fetal, como em enfermidades em que o feto não desencadeie o parto ou na toxemia da prenhez, na qual a fêmea apresenta comprometimentos clínicos que não possibilitam o aguardo do parto a termo. Outro motivo está ligado à prevenção de crescimento excessivo do feto em relação à mãe, o que acarreta, frequentemente, partos distócicos.

Nas vacas e ovelhas, a placenta assume a produção de progesterona necessária para a manutenção da gestação, a partir do segundo terço. O parto é iniciado pela ação do cortisol fetal, com consequente aumento da produção estrogênica e de prostaglandinas. Nessa fase, a produção de progesterona é reduzida e as contrações uterinas iniciam, culminando com a expulsão fetal.

Para mimetizar o parto fisiológico, a indução é feita com uso de corticosteroides e $PGF_{2\alpha}$ isolados ou em associação. A dexametazona (Dexamax®, Farmadex®) é um corticosteroide de curta ação que pode ser usado na dose de 30 mg para bovinos e 8 a 16 mg para ovinos (IM), resultando em parto até 72 h da aplicação. Na semana que antecede o parto, a $PGF_{2\alpha}$ (Ciosin®, Preloban®, Lutalyse®) na dose padrão para bovinos resulta em expulsão fetal em 48 h da aplicação.

Combinar os dois tratamentos ao mesmo tempo tem se mostrado mais efetivo, com indução de 100% dos partos em até 48 h. Nesta associação, o corticosteroide prepara o feto estimulando a maturação pulmonar, enquanto a $PGF_{2\alpha}$ reduz a incidência de retenção de placenta em vacas.

Em cabras, o corpo lúteo é a principal fonte de progesterona durante toda a gestação e, por este motivo, o uso de estrógeno ou prostaglandina em qualquer fase da gestação pode causar aborto. Para uma indução mais segura, deve-se usar o corticosteroide, bem como para ovelhas. Mas se houver certeza do tempo de gestação, a $PGF_{2\alpha}$ funciona adequadamente após os 144 dias, em dose de 2,5 a 5 mg por via IM (Lutalyse®).

Atonia uterina

Em obstetrícia, uma das afecções frequentes em animais de produção é a atonia uterina, seja de ordem primária ou secundária a alguma distocia materna ou fetal.

Em condições fisiológicas, o útero sofre a ação dos agentes tocolíticos como a $PGF_{2\alpha}$ e a ocitocina. A $PGF_{2\alpha}$ atua nas fibras musculares, ligando-se aos receptores específicos do tipo FP e EP_1, aumentando o inositol trifosfato (IP_3) e a mobilização do cálcio, propiciando a contração das células. Com o início das contrações, o feto e as estruturas a ele unidas são direcionados para o canal do parto, forçando a abertura cervical e vaginal. O contato do feto com esta região provoca estímulo sobre os barorreceptores que remetem a mensagem ao hipotálamo, estimulando a liberação da ocitocina pela neuro-hipófise.

A ausência destes estímulos impede que o útero apresente contrações de forma primária, porém o mais comum, na prática obstétrica, é a atonia uterina secundária a algum tipo de distocia. Entre as distocias mais frequentes, podem-se citar a estática fetal incorreta, a desproporção materno-fetal e a não dilatação cervical. Em casos desta natureza, o útero inicialmente apresenta contrações normais, mas, após um período variável de esforços improdutivos devido à distocia, ocorre fadiga muscular e não são mais observadas contrações. Em fêmeas multíparas (cadelas e porcas), a fadiga muscular pode ocorrer sem distocias; nesse caso a causa é atribuída ao grande número de fetos.

Uma vez detectada a atonia, é necessário estabelecer a causa da fadiga uterina. Deve-se realizar um exame obstétrico interno criterioso, com atenção especial ao canal do parto e estática fetal. Nos casos de posturas incorretas do feto, passíveis de correção manual, pode-se induzir as contrações somente após a postura estar corrigida.

A ocitocina sintética é o medicamento de eleição para estimular as contrações uterinas no trabalho de parto. Para uso veterinário, as formulações apresentam 10 UI/mℓ (Orastina®, Ocitocina®, Prolacton®, Oracina®), e a dose em vacas pode variar de 10 a 50 UI e em cabras e ovelhas de 2 a 5 UI, por via intramuscular ou subcutânea. Pode-se associar ao cálcio para potencializar o efeito da ocitocina. A via intravenosa só é recomendada para uso do medicamento diluído em soro fisiológico ou glicosado em gotejamento lento, para não provocar hiperestimulação muscular. Recomenda-se que, em trabalho de parto, seja utilizada inicialmente uma dose menor por via intramuscular ou subcutânea, que pode ser repetida posteriormente. Isto evita os efeitos colaterais que podem ocorrer na sobredosagem, como hipotensão, náuseas, vômitos, bradicardias, arritmias, hipertonicidade uterina, asfixia e morte fetal e ruptura uterina.

A atonia uterina também pode ocorrer após o parto, comumente associada a retardo na involução uterina, retenção de placenta e/ou prolapso uterino. Nestas situações, o retorno das contrações uterinas pode ser obtido pelo uso da ocitocina, como descrito anteriormente, ou ainda com $PGF_{2\alpha}$.

A $PGF_{2\alpha}$ provoca as contrações do útero, reduzindo seu volume e expulsando a placenta retida. Em bovinos, a dose é a luteolítica, 25 mg de dinoprosta (Lutalyse®) ou 500 μg de cloprostenol (Ciosin®, Veteglan®); em caprinos e ovinos, a dose deve ser reduzida para 8 mg e 125 μg de dinoprosta e cloprostenol, respectivamente.

Como a $PGF_{2\alpha}$ atua na musculatura lisa de vários tecidos e órgãos, os efeitos colaterais são náuseas, vômitos, diarreia, hipertonicidade uterina, alterações dos sistemas cardiovascular e respiratório.

Hipertonia uterina

Em determinadas circunstâncias, a musculatura uterina apresenta exacerbação da contratilidade, provocando parto prematuro ou, ainda, dificultando o trânsito do(s) feto(s) para o canal do parto. A hipertonia em partos distócicos de grandes animais dificulta a manipulação do feto, seja para correção da estática ou para a realização de fetotomia. Durante cirurgia de cesariana, a hipertonia uterina dificulta a exposição do órgão para a extração do feto.

Para reduzir ou abolir as contrações uterinas, o tratamento mais frequentemente indicado é a utilização de tocolíticos do tipo agonistas beta-adrenérgicos ou anti-inflamatórios não esteroidais. Os agonistas beta-adrenérgicos são, principalmente, clembuterol (Pulmonil® gel ou pó, uso veterinário) e terbutalina (Bricanyl®, uso humano), que apresentam efeitos colaterais importantes e por isso devem ser utilizados com monitoramento das funções vitais.

O receptor beta-adrenérgico, que se encontra no útero e provoca efeito tocolítico, é o beta-2. Porém, ele também se localiza em vasos sanguíneos e bronquíolos, provocando vasodilatação e broncodilatação, respectivamente, nestes locais. Sua ação se dá por meio da adenilciclase, aumentando o monofosfato de adenosina cíclico (cAMP) intracelular e então inibindo a atividade da MLCK (*myosin light-chain kynase*), além de reduzir a concentração de cálcio intracelular. Os principais efeitos indesejáveis são taquicardia, dispneia e edema pulmonar. A administração intravenosa pode ser feita, mas prefere-se a via intramuscular na dose de 0,6 mg/kg (bovinos), por ser mais segura.

Outro modo de se obter a suspensão das contrações é por meio dos anti-inflamatórios não esteroidais (AINE), que atuam como inibidores da síntese de prostaglandinas, porém são pouco utilizados devido ao efeito sobre o feto, no qual a meia-vida é mais longa. Os efeitos colaterais incluem alterações gastrintestinais e depressão da medula óssea materna. No feto, são observados hipertensão, fechamento do ducto arterioso de maneira prematura e alterações renais.

Os anti-inflamatórios não esteroidais mais utilizados são flunixino-meglumina (Banamine®, Flunexin®, Neglumine®) e meloxicam (Maxicam®) nas doses de 1 a 2 mg/kg e 0,5 mg/kg de peso, respectivamente, para bovinos, pela via intramuscular.

▪ Retenção de placenta

Considera-se retenção de placenta a não expulsão de membranas fetais até 8 h após o parto.

Fisiologicamente, a placenta de ruminantes sofre amadurecimento no período periparto que está relacionado com a queda do nível da progesterona e o aumento do estradiol, o que começa a ocorrer por volta de 3 a 5 dias antes do parto. Tem sido observada concentração menor de estrógeno no momento do parto de animais que retêm a placenta, quando comparados com animais normais. A deficiência estrogênica reflete-se em atividade leucocítica e produção de $PGF_{2\alpha}$ menores, importantes para o processo peroxidativo e para as contrações uterinas, respectivamente.

Várias são as causas atribuídas a esta afecção, desde fatores patológicos, como a brucelose, nutricionais (deficiência de vitamina A e selênio), imunológicos e genéticos. Estudos já demonstraram que gestações mais curtas e partos difíceis aumentam o risco de retenção de placenta. Como a etiologia ainda não está totalmente entendida, a prevenção é a melhor arma contra esta afecção que, embora não seja fatal para os ruminantes, representa significativas perdas econômicas, especialmente quando houver atraso na involução uterina, endometrites, distúrbios metabólicos e retorno ao estro pós-parto tardiamente. Quando as membranas não são expulsas, ocorre, em 48 h, progressiva putrefação e liquefação dos tecidos placentários, que junto com a contaminação bacteriana, influenciam a contratilidade uterina.

A prevenção inclui cuidados higiênicos ao parto, adequado manejo nutricional no período periparto e controle de doenças infecciosas. O uso de ocitocina ou $PGF_{2\alpha}$ logo após o parto ou cesariana pode ajudar a expulsar as membranas fetais mais rapidamente, no entanto, ainda existem controvérsias sobre o real benefício desses tratamentos.

Nos casos em que a retenção já esteja caracterizada, o tratamento a ser empregado consiste em antibioticoterapia (cloridrato de oxitetraciclina de longa ação – 20 mg/kg, IM) associada a duas injeções intercaladas por 48 h de cloprostenol sódico (Ciosin®, IM), na dose de 500 µg nos bovinos e 50 µg em caprinos e ovinos. Este tratamento resulta em melhor eficiência reprodutiva do que quando o antibiótico é usado isoladamente.

Nos partos induzidos, mesmo com o corticosteroide associado à $PGF_{2\alpha}$, a taxa de retenção de placenta é alta (> 30%). Vários estudos já demonstraram que a aplicação de cloprostenol (500 µg, IM) ou dinoprosta (25 mg, IM) em 1 h pós-parto não é eficaz para reduzir esta taxa. O mesmo foi observado nos estudos que utilizaram BE associado a dexametazona ou maleato de ergonovina (derivado do *ergot*) 2,5 h após o parto induzido com dexametazona. Provavelmente, por se tratar de um processo de maturação que deveria ter ocorrido desde os dias que antecedem o parto natural.

O uso de $PGF_{2\alpha}$ em ruminantes não apresenta efeitos colaterais significativos, podendo ser usado com segurança na dose recomendada.

▪ Infecção uterina

O útero dos animais domésticos, não gestantes, é dotado de um mecanismo de resistência às infecções, inibindo o crescimento das bactérias em curto período de tempo. A cada ciclo estral seguido de cópula, há contaminação do aparelho genital feminino, no entanto, as infecções uterinas (endometrite, metrite, piometra) são debeladas em sua maioria, principalmente devido à fase estrogênica em que o animal se encontra, pois nesta fase os neutrófilos estão em maior atividade, e o útero tem maior motilidade e tonicidade, além das imunoglobulinas. Por outro lado, na fase progesterônica (diestro e gestação), há maior suscetibilidade às infecções por ocorrer imunodepressão, menor afluxo de sangue, baixa atividade dos leucócitos e reduzida contratilidade uterina.

Da mesma maneira, durante o puerpério normal, a contaminação decorrida no momento do parto, pela abertura cervical e saída do feto, é transitória. Porém, quando ocorre retardo na involução uterina, por atonia, parto distócico e/ou retenção de placenta, a infecção tende a evoluir, e a gravidade dependerá da quantidade de agentes envolvidos e de sua patogenicidade. Na vaca, os microrganismos mais frequentes são *Escherichia coli* e *Arcanobacter pyogenes*, eliminados no período de involução uterina normal, juntamente com os lóquios, em até 15 dias após o parto.

A maioria dos processos inflamatórios uterinos ocorre no período pós-parto ou pós-coito, começando pelo endométrio e podendo evoluir para as outras camadas do órgão. Endometrite, metrite e perimetrite correspondem à inflamação restrita ao endométrio, à parede como um todo e ao perimétrio, respectivamente. A metrite e a endometrite apresentam exsudatos que geralmente caracterizam a gravidade da afecção (seroso, fibrinoso, purulento, necrótico).

A etiologia dos processos inflamatórios é variável, sendo decorrente principalmente de infecções ascendentes que evoluem de vaginite para cervicite e, finalmente, para a endometrite. Outras causas também ocorrem, embora com menor frequência, destacando-se produtos químicos (infusões uterinas de produtos cáusticos como Lugol) e traumatismos, como os provocados por pipeta de inseminação artificial.

A endometrite interfere na reprodução, provocando a repetição de cios, aumentando o intervalo entre partos, além de reduzir a produção de leite. Caracteriza-se por intumescimento da parede uterina, hiperemia e edema, além de exsudato inflamatório (pus, células de descamação, hemácias etc.). Histologicamente observa-se inicialmente infiltrado periglandular e vascular de neutrófilos, que posteriormente são substituídos por células mononucleares, hiperemia e descamação celular. Nos processos crônicos, ocorre fibrose periglandular e perivascular, apresentando dilatação cística das glândulas endometriais. Os abscessos uterinos geralmente decorrem de traumatismos provocados por perfurações do endométrio com pipetas de inseminação artificial.

A metrite puerperal aguda é um processo mais grave que se instala no período pós-parto imediato, podendo evoluir para peritonite, septicemia e toxemia. Normalmente está associada a partos distócicos e retenção de placenta, em que os microrganismos mais frequentemente envolvidos são *Staphylococcus* sp. e *Streptococcus* sp. O quadro caracteriza-se por útero flácido, sem involução normal, exsudato abundante de coloração achocolatada e odor fétido, endométrio espesso e destacando-se com facilidade, perimétrio escuro e com deposição de fibrina.

A piometra em vacas caracteriza-se por infiltrado inflamatório de linfócitos e neutrófilos no endométrio, exsudato purulento, em grande quantidade, no lúmen uterino e nas glândulas, e fibrose periglandular no miométrio. Geralmente, há persistência do corpo lúteo, provavelmente devido a falta e/ou alteração do padrão de produção de $PGF_{2\alpha}$ nas glândulas uterinas afetadas. Estudos têm demonstrado que há produção de $PGF_{2\alpha}$ em vacas com piometra, porém, a falha na luteólise deve-se a ausência de secreção pulsátil característica ou diminuição do número de receptores para $PGF_{2\alpha}$.

A falha na luteólise irá manter a concentração de progesterona alta, o que estimula o processo inflamatório.

O diagnóstico da endometrite aguda é fácil de ser realizado com base nos sinais clínicos e histórico. No entanto, as endometrites subagudas ou crônicas frequentemente não evidenciam sinais externos, especialmente exsudato vaginal. Nestes casos, o exame deve ser mais detalhado, incluindo vaginoscopia e palpação retal.

O tratamento com medicamento antimicrobiano deve atingir bactérias gram-negativas e *Arcanobacter pyogenis*, que são os microrganismos mais frequentemente envolvidos. Embora muitos tratamentos preconizem a infusão intrauterina de antibiótico (cefalosporina, 500 mg – Metricure®), deve-se considerar o efeito irritante que estes medicamentos exercem sobre o endométrio, que já se encontra afetado. Por este motivo, a via parenteral deve ser preferida.

A cefalosporina e oxitetraciclina (20 mg/kg, IM – Terramicina LA®) são mais utilizadas para este fim, associadas ou não a $PGF_{2\alpha}$. A prostaglandina tem efeito benéfico na contratilidade uterina, podendo atuar na expulsão mais rápida do exsudato uterino. Principalmente nos casos de piometra, em que o corpo lúteo persiste, a $PGF_{2\alpha}$ irá provocar luteólise e redução da fase progesterônica, além de aumentar a contratilidade uterina e o relaxamento cervical.

Infecções específicas do sistema reprodutor

Vibriose genital

Doença provocada pela bactéria microaeróbica gram-negativa *Campylobacter fetus venerealis*, anteriormente designada *Vibrio fetus*, caracteriza-se por causar aborto em vacas e ovelhas, mais raramente em cabras. Sua frequência é maior em rebanhos nos quais predomine a monta natural, pois a inseminação artificial tende a reduzir a contaminação, por meio dos cuidados com a seleção dos doadores e com o processamento do sêmen.

O *C. fetus* se restringe a pênis, prepúcio e uretra no macho e vagina, cérvix, útero e ovidutos na fêmea. Os machos costumam ser assintomáticos, não havendo prejuízo algum para a sua fertilidade, sendo, portanto, carreadores da doença para as fêmeas, especialmente os mais velhos e com pregas prepuciais.

A fertilização de uma fêmea por um macho contaminado ocorre normalmente, mas o processo de desenvolvimento embrionário e sua implantação no útero são prejudicados, seguindo-se a morte embrionária. Como a perda é precoce e antes do reconhecimento materno da gestação, deverá haver retorno ao estro no período fisiológico. Ocorrem, mais raramente, perdas tardias (30 dias), com retorno retardado ao estro. As ocorrências de cervicite e endometrite são discretas e não são observadas frequentemente.

Com a reinfecção por um macho contaminado no cio seguinte, as fêmeas desenvolvem imunidade e as perdas embrionárias precoces não ocorrem. Nestes casos, a gestação progride, mas com lesões placentárias como necrose de cotilédones e edema de alantocórion intercotiledonar; posteriormente, ocorre o aborto entre 4 e 7 meses.

Com o tempo, após aproximadamente 5 serviços e retornos ao estro, a fertilidade é restabelecida e os animais conseguem manter uma gestação normal. No entanto, cada animal novo introduzido no rebanho poderá passar pelos mesmos problemas até adquirir imunidade.

Em ovelhas e cabras, a doença não é considerada de transmissão venérea; sua contaminação se dá pela ingestão de material contaminado pelas fezes de machos portadores do microrganismo, ou de restos de abortos de outras fêmeas. Sua principal característica é provocar aborto em gestação avançada (últimas 6 semanas) ou o nascimento de fetos fracos e/ou natimortos. A placenta apresenta sinais de necrose de cotilédones e edema de alantocórion e, após o aborto ou parto, pode se desenvolver metrite. Estas fêmeas também desenvolvem imunidade após a infecção.

O diagnóstico pode ser dado por isolamento do *C. fetus* em lavado prepucial de touros, ou de tecidos de fetos abortados (fluido do abomaso, fígado, pulmão e baço) e confirmado por PCR (reação em cadeia da polimerase).

O tratamento do rebanho envolve o isolamento de fêmeas que abortaram e a inserção da inseminação artificial, considerando que as fêmeas se tornam imunes com o passar do tempo. As fêmeas devem ter, pelo menos, duas gestações normais antes de voltar para a monta natural.

Os touros infectados podem ser tratados com estreptomicina (Streptomic®, Streptomax®, Estreptomicina®) em solução de lavagem peniana e prepucial (5 g em 90 mℓ de veículo oleoso, vaselina líquida) por 3 dias consecutivos, fazendo massagem externa do prepúcio por 5 min. Exames repetidos devem ser feitos antes de considerar o animal curado e apto a voltar a fecundar fêmeas pela monta natural.

A estreptomicina em bovinos pode causar reações de hipersensibilidade, bloqueio neuromuscular e nefrointoxicação em doses muito altas por longo período.

Tricomonose

Causada pelo protozoário flagelado anaeróbico facultativo *Trichomonas foetus*, caracteriza-se por infertilidade nas fêmeas, com estros irregulares, abundante descarga vaginal mucofloculenta, abortos precoces e piometra.

A contaminação é venérea e, após a cópula com um macho infectado, a fêmea poderá retornar ao cio de modo regular ou irregular, sem sinais aparentes da doença. Mas poderá também apresentar falha na concepção e descargas mucofloculentas e edema do endométrio. Em outros casos, observam-se concepção e aborto entre 2 e 4 meses ou ainda o desenvolvimento da piometra.

O *T. foetus* provoca endometrite catarral, edema de vulva, vagina e parede uterina; o útero apresenta-se aumentado e flácido à palpação retal. Os fetos abortados apresentam tamanho inferior ao esperado para a idade devido ao retardo no crescimento. Os fetos apresentam-se acinzentados e são expulsos dentro das membranas fetais intactas, sem sinais de putrefação. A piometra ocorre com menor regularidade e está associada à persistência de corpo lúteo após o aborto precoce.

O diagnóstico é feito pela identificação do *T. foetus* na secreção vaginal e fluidos fetais, no entanto, eles desaparecem em poucos dias após o aborto. Nos machos, a identificação é feita em lavado prepucial ou do esmegma, depois de 5 a 10 dias de descanso sexual. O patógeno pode ser também identificado (PCR).

O tratamento é baseado principalmente no controle e na recuperação espontânea das fêmeas, especialmente se a inseminação artificial substituir a monta natural por pelo menos 6 meses.

Embora o tratamento medicamentoso dos machos não seja o mais recomendado, pode-se utilizar metronidazol (15 g/100 kg, por 5 dias e repetição após 15 dias, por via oral). Os reprodutores só devem voltar ao serviço após ter sua cura certificada.

Um tratamento mais radical consiste na eliminação (abate) dos machos infectados e na substituição por reprodutores virgens.

Clamidiose

Conhecida há muito tempo como aborto enzoótico ovino, é provocada pela *Clamydia psittaci (ovis)*, que tem tropismo pela placenta durante a prenhez. Este microrganismo tem um ciclo de vida especializado que envolve fases de vida intra e extracelular, o que lhe possibilita sobreviver à resposta imune do hospedeiro e manter infecção assintomática.

A infecção ocorre por ingestão de alimentos contaminados com produtos de aborto ou descarga vaginal. Os filhotes podem se contaminar ao nascer e a infecção continuar latente até que se tornem prenhes e então desenvolvam a doença.

Os sintomas não são muito evidentes, a não ser pelo aborto por volta de 3 meses de gestação. Os animais que chegam ao final da gestação geram filhotes fracos ou natimortos. A placenta apresenta lesões similares às da brucelose como edema do anatocórion intercotiledonário, necrose do cotilédone e deposição amarelada e espessa no córion. Os fetos abortados podem ser normais, ou, eventualmente, apresentar mumificação ou maceração.

O diagnóstico confirmativo é dado pela identificação do agente nas partes afetadas da placenta ou no esfregaço vaginal dentro de 24 h do aborto.

O tratamento envolve o controle dos animais que abortaram, isolando-os do rebanho e das crias. As fêmeas podem apresentar imunidade após o aborto, mas continuarão como portadoras da infecção. As placentas são mais suscetíveis à infecção no período de 80 a 110 dias de gestação; animais expostos a *C. psittaci* neste período podem abortar algumas semanas depois. O tratamento destes animais pode ser feito com oxitetraciclina (20 mg/kg, IM – Terramicina®, Reverin®, Oxiplus®) repetida a cada 10 a 15 dias até o parto.

Leptospirose

A leptospirose é causada por espiroqueta do gênero *Leptospira* com várias espécies e sorovares. Em bovinos, *Leptospira interrogans* sorovar *hardjo* é a mais comum como causa de problemas reprodutivos, como aborto, natimortos e bezerros fracos. O aborto ocorre em qualquer fase a partir de 4 meses da gestação e sem qualquer sinal clínico característico da doença.

A infecção se dá nas mucosas e na pele. A urina de animais portadores é a principal fonte de infecção, mas os espiroquetas também podem ser eliminados pela secreção uterina pós-parto por alguns dias.

Como não há lesões características, o diagnóstico é sorológico. Pode-se também isolar *Leptospira* dos tecidos fetais.

O tratamento mais comum é a estreptomicina (25 mg/kg, IM – Streptomic®, Streptomax®, Estreptomicina®), em dose única.

Listeriose

Provocada por *Listeria monocytogenes*, um parasita do sistema nervoso central que tem sido encontrado como causador de aborto em ruminantes, no final da gestação.

Os fetos abortados apresentam focos necróticos, amarelos ou cinza, no fígado e cotilédones. Os vilos coriônicos são necróticos e o córion coberto por exsudato marrom.

A contaminação é pela mucosa oral ou do sistema respiratório; o microrganismo está livre no ambiente e é bastante resistente às condições extremas de temperatura e umidade. Existe associação entre a contaminação por *L. monocytogenes* e a ingestão de silagens mal conservadas, com pH maior do que o normal.

Há tropismo pela placenta, na qual causa placentite e morte fetal, com consequente aborto. A ocorrência do aborto é esporádica, e o diagnóstico é feito nos tecidos fetais e placentários por esfregaço direto ou imunofluorescência.

O tratamento é realizado com penicilina ou oxitetraciclina (20 mg/kg, IM – Terramicina®, Reverin®, Oxiplus®), além de cuidados com a qualidade da alimentação. Os efeitos colaterais podem ser de fotossensibilidade, além de inchaço e mancha amarelada no local da injeção. Por isso, recomenda-se que as injeções intramusculares sejam divididas em volumes menores.

Toxoplasmose

Seu agente é o *Toxoplasma gondii*, que provoca aborto, fetos natimortos ou fracos em várias espécies domésticas.

No animal não prenhe, a doença pode passar sem ser observada. Mas, nos ruminantes, especialmente na ovelha, afeta o concepto causando perdas consideráveis. Nas cabras, além das perdas reprodutivas, o animal apresenta sinais de febre, anorexia, diarreia e fraqueza.

O *T. gondii* tem um ciclo de vida assexuada que pode ocorrer em outros hospedeiros, mamíferos ou aves, e um ciclo sexual que ocorre exclusivamente em felinos. O parasita se reproduz nas células intestinais dos felinos e os oocistos são eliminados nas fezes. Após serem expelidos, os oocistos esporulam e são então ingeridos por outros mamíferos.

De acordo com o período gestacional em que a infecção ocorre, pode haver reabsorção embrionária (antes de 60 dias) e retorno ao estro. Se a infecção ocorrer na metade da gestação, deve ocorrer morte fetal e aborto ou mumificação. Quando ocorrer ao final, haverá natimortos.

A placenta apresenta-se alterada, com cotilédones avermelhados escuros e brilhosos, e múltiplos nódulos brancos pequenos.

O diagnóstico se dá pela aparência da placenta e pela identificação do parasita no tecido placentário, ou ainda por PCR.

A transmissão é por via oral, mas há suspeitas de que a transmissão também possa ocorrer pelo sêmen de machos infectados. As fêmeas tornam-se imunes depois da infecção, no entanto permanecem portadoras.

O tratamento pode ser realizado com o uso de sulfametazina (110 a 200 mg/kg, IV lenta – Rodissulfa®, Biosulfan®), lembrando que os tratamentos com sulfa devem ter dose inicial maior e as subsequentes serão diminuídas à metade. Os efeitos colaterais agudos podem aparecer em doses muito elevadas e caracterizam-se por salivação, hiperpneia, fraqueza muscular e ataxia. Os efeitos crônicos envolvem a cristalúria, que se forma pela precipitação das sulfas nos túbulos contornados renais, especialmente em pH baixo. Os sintomas associados à cristalúria são dor na micção e hematúria (para mais detalhes, veja *Capítulo 7*).

▶ Bibliografia

Alnimer MA, Tabbaa MJ, Ababneh MM et al. Applying variations of the Ovsynch protocol at the middle of the estrus cycle on reproductive performance of lactating dairy cows during summer and winter. Theriogenology. 2009; 72:731-40.

Andrade JRA, Silva N, Silveira W et al. Estudo epidemiológico de problemas reprodutivos em rebanhos bovinos na bacia leiteira de Goiânia. Arq Bras Med Vet Zootec. 2005; 57:720-5.

Andrioli-Pinheiro A. Métodos de coleta e de inovulação de embriões caprinos (Capra hircus, 1759) e os efeitos de repetidas coletas na vida reprodutiva de doadoras. [Dissertação]. São Paulo: Faculdade de Medicina Veterinária e Zootecnia, Universidade de São Paulo, 1993.

Barros CM, Nogueira MFG. Embryo transfer in *Bos indicus* cattle. Theriogenology. 2001; 56:1483-96.

Barros CM, Nogueira MFG. Superovulação em zebuínos de corte. In: 1º Simpósio Internacional de Reprodução Animal Aplicada. 2004; Londrina, pp. 212-22.

Bartolome JA, Silvestre FT, Kamimura S et al. Resynchronization of ovulation and timed insemination in lactating dairy cows I: use of the Ovsynch and Heatsynch protocols after non-pregnancy diagnosis by ultrasonography. Theriogenology. 2005; 63: 1617-27.

Baruselli PS, Carvalho NAT. Biotecnologias da reprodução em bubalinos (*Bubalus bubalis*). Rev Bras Reprod Anim. 2005; 29:4-17.

Baruselli PS, Carvalho NAT, Henriquez CEP et al. Use of progesterone associated to "Ovsynch" protocol for timed artificial insemination in buffalo (*Bubalus bubalis*). In: Proceedings of the 2nd Congresso Nazionale Sull'Allevamento Del Buffalo. 2003; 1: 265-8.

Baruselli PS, Marques MO, Carvalho NAT et al. Dinâmica folicular e taxa de prenhez em novilhas receptoras de embrião (Bos taurus indicus × Bos taurus taurus) tratadas com o protocolo "Ovsynch" para inovulação em tempo fixo. Braz J Vet Res Anim Sci. 2003; 40 (2):96-106.

Baruselli PS, Sá Filho MF, Martins CM et al. Superovulation and embryo transfer in *Bos indicus* cattle. Theriogenology. 2006; 65:77-88.

Bó GA, Adams GP, Caccia M et al. Ovarian follicular wave emergence after treatment with progestogen and estradiol in cattle. Anim Reprod Sci. 1995; 39:139-204.

Bó GA, Baruselli PS, Martínez MF. Pattern and manipulation of follicular development in *Bos indicus* cattle. Anim Reprod Sci. 2003; 78:307-26.

Bó GA, Guerrero DC, Adams GP. Alternative approaches to setting up donor cows for superstimulation. Theriogenology. 2008; 69:81-7.

BonDurant RH. Venereal diseases of cattle: natural history, diagnosis, and the role of vaccines in their control. Vet Clin Food Anim. 2005; 21:383-408.

Borman JM, Radcliff RP, McCormack BL et al. Synchronisation of oestrus in dairy cows using prostaglandin F2α, gonadotrophin-releasing hormone, and oestradiol cypionate. Anim Reprod Sci. 2003; 76:163-76.

Cavalieri J, Hepworth G, Fitzpatrick LA. Comparison of two estrus synchronization and resynchronization treatments in lactating dairy cows. Theriogenology. 2004; 62:729-47.

Cavalieri J, Hepworth G, Macmillan KL. Ovarian follicular development in Holstein cows following synchronisation of oestrus with oestradiol benzoate and an intravaginal progesterone releasing insert for 5 a 9 days and duration of the oestrous cycle and concentrations of progesterone following ovulation. Anim Reprod Sci. 2004; 81:177-93.

Cavalieri J, Kinder JE, Fitzpatrick LA. Duration of ovulation suppression with subcutaneous silicone implants containing norgestomet in *Bos indicus* heifers and cows. Anim Reprod Sci. 1998; 51:15-22.

Cavalieri J, Rabiee AR, Hepworth G, Macmillan KL. Effect of artificial insemination on submission rates of lactating dairy cows synchronised and resynchronised with intravaginal progesterone releasing devices and oestradiol benzoate. Anim Reprod Sci. 2005; 90:39-55.

Cavestany D, Cibils J, Freire A et al. Evaluation of two different oestrus-synchronisation methods with timed artificial insemination and resynchronisation of returns to oestrus in lactating Holstein cows. Anim Reprod Sci. 2003; 77:141-55.

DeNooij PP. The use of clenbuterol for obstetrics procedures in forty cows and one horse. Can Vet J. 1984; 25:357-9.

Diskin MG, Austin EJ, Roche JF. Exogenous hormonal manipulation of ovarian activity in cattle. Dom Anim Endocrinol. 2002; 23:211-28.

D'Occhio MJ, Jillella D, Lindsey BR. Factors that influence follicle recruitment, growth and ovulation during ovarian superstimulation in heifers: opportunities to increase ovulation rate and embryo recovery by delaying the exposure of follicles to LH. Theriogenology. 1999; 51:9-35.

D'Occhio MJ, Kinder JE. Failure of the LH-releasing hormone agonist, deslorelin, to prevent development of a persistent follicle in heifers synchronized with norgestomet. Theriogenology. 1995; 44:649-57.

Evans ACO, O'Keeffe P, Mihm M et al. Effect of oestradiol benzoate given after prostaglandin at two stages of follicle wave development on oestrus synchronisation, the LH surge and ovulation in heifers. Anim Reprod Sci. 2003; 76:13-23.

Fernandes CAC. Alternativas para o tratamento de retenção de placenta em gado de leite. Rev Bras Reprod Anim. 1999; 23:442-4.

Fernandes CAC, Figueiredo ACS. Avanços na utilização de prostaglandinas na reprodução de bovinos. Rev Bras Reprod Anim. 2007; 31:406-14.

Freitas VJF, Simplicio AA. Transferência de embriões em caprinos. In: Gonçalves PBD, Figueiredo JR, Freitas VJF, eds. Biotécnicas aplicadas à reprodução animal, 1ª ed. São Paulo: Varela, 2002. pp. 179-92.

Galina CS, Orihuela A, Rubio I. Behavioural trends affecting oestrus detection in Zebu cattle. Anim Reprod Sci. 1996; 42:465-70.

Garcia A, Barth AD, Mapletoft RJ. The effects of treatment with cloprostenol or dinoprosta within one hour of induced parturition on the incidence of retained placenta in cattle. Can Vet J. 1992; 33:175-83.

Grunert E, Ahlers D, Heuwieser W. The role of endogenous estrogens in the maturation process of the bovine placenta. Theriogenology. 1989; 31:1081-91.

Guerra MMP. Sincronização do estro na espécie caprina. Ciênc Vet Tróp. 2000; 3: 348-50.

Gusmão AL, Andrade Moura JC. Transferência de embriões em caprinos e ovinos. Acta Sci Vet. 2005; 33 (Supl 1):29-33.

Gusmão AL, Resende J, Oliveira JVL et al. Modificação da técnica de coleta transcervical de embriões de cabras com um cateter desprovido de balão. In: 1º Congresso Norte/Nordeste de Reprodução Animal; 2002; Recife, Pernambuco: CBRA; 2002. pp. 101-3.

Hafez B, Hafez ESE. Reprodução animal. 7ª ed. Barueri: Manole, 2004.

Han Y-K, Kim I-H. Risk factors for retained placenta and the effect of retained placenta on the occurrence of postpartum diseases and subsequent reproductive performance in dairy cows. J Vet Sci. 2005; 6:53-9.

Ishwar AK, Memon MA. Embryo transfer in sheep and goats: a review. Small Rumin Res. 1996; 19:35-43.

Kafi M, McGowan MR. Factors associated with variation in the superovulatory response of cattle. Anim Reprod Sci. 1997; 48:137-57.

Kasimanickam R, Duffield TF, Foster RA et al. The effect of a single administration of cephapirin or cloprostenol on the reproductive performance of dairy cows with subclinical endometritis. Theriogenology. 2005; 63: 818-30.

Lane EA, Austin EJ, Roch JF et al. The effect of estradiol benzoate on synchrony of estrus and fertility in cattle after removal of a progesterone-releasing intravaginal device. Theriogenology. 2001; 55:1807-18.

Lewing FJ, Proulx J, Mapletoft RJ. Induction of parturition in the cow using cloprostenol and dexamethasone in combination. Can Vet J. 1985; 26:317-22.

Lewis GS. Steroidal regulation of uterine immune defences. Anim Reprod Sci. 2004; 82-83:281-94.

Lima PF, Oliveira MAL, Guerra MMP. Eficiência de diferentes métodos de coleta embrionária em caprinos. Rev Bras Reprod Anim. 1996; 20:63-8.

Machado R, Simplício AA. Avaliação de programas hormonais para a indução e sincronização do estro em caprinos. Pesq Agropec Bras. 2001; 36:171-8.

Martins CM. Diferentes protocolos de superovulação com inseminação artificial em tempo fixo em *Bos taurus* e *Bos indicus*. [Dissertação]. São Paulo: Faculdade de Medicina Veterinária e Zootecnia da Universidade de São Paulo, 2007.

Ménard L, Diaz CS. The use of clenbuterol for the management of large animal dystocias: surgical corrections in the cow and ewe. Can Vet J. 1987; 28:585-90.

Mialot JP, Constant F, Dezaux P et al. Estrus synchronization in beef cows: comparison between GnRH + PGF2a + GnRH and PRID + PGF2a + eCG. Theriogenology. 2003; 60:319-30.

Nascimento EF, Santos RL. Patologia da reprodução dos animais domésticos. Rio de Janeiro: Guanabara Koogan, 2003.

Nasser LF, Reis EL, Oliveira MA et al. Comparison of four synchronization protocols for fixed-time bovine embryo transfer in Bos indicus × Bos taurus recipients. Theriogenology. 2004; 62:1577-84.

Pellegrin AO, Lage AP, Leite RC. Tricomonose bovina: um problema ainda não resolvido. Rev Bras Reprod Anim. 1998; 22:185-93.

Pinheiro OL, Barros CM, Figueiredo RA et al. Estrous behaviour and the estrous-to-ovulation interval in Nelore cattle (*Bos indicus*) with natural estrous or estrous induced with prostaglandin $F_{2\alpha}$ or norgestomet and estradiol valerato. Theriogenology. 1998; 49:667-81.

Piper EL, Combs KJ, Peterson HP. Influence of corticoid-induced parturition on postpartum uterine activity. Vet Med. 1978; 73:1447-9.

Pursley JR, Mee MO, Wiltbank MC. Synchronization of ovulation in dairy cows using $PGF_{2\alpha}$ and GnRH. Theriogenology. 1995; 44:915-23.

Rabiee AR, Lean IJ, Stevenson MA. Efficacy of Ovsynch program on reproductive performance in dairy cattle: a meta analysis. J Dairy Sci. 2005; 88:2754-70.

Rensis F, López-Gatius F. Protocols for synchronizing estrus and ovulation in buffalo (Bubalus bubalis): a review. Theriogenology. 2007; 67: 209-16.

Sawyer GJ, Broadbent PJ, Dolman DF. Ultrasound-monitored ovarian responses in normal and superovulated cattle given exogenous progesterone at different stages of the oestrous cycle. Anim Reprod Sci. 1995; 38:187-201.

Simplício AA, Salles HO, Santos DO. Transferência de embriões nos pequenos ruminantes domésticos. In: 1º Congresso Norte/Nordeste de Reprodução Animal; 2002; Recife: UFRPE/CBRA; 2002. p. 17-22.

Soares AT, Simplício AA, Andrioli-Pinheiro A et al. Eficiência do flunixim meglumine no controle da regressão lútea em cabras superovuladas. Arq Bras Med Vet Zootec. 1998; 50:35-9.

Sterry RA, Silva E, Kolb D et al. Strategic treatment of anovular dairy cows with GnRH. Theriogenology. 2009; 71:930-8.

Stocker H, Waelchli RO. A clinical trial on the effect of prostaglandin $F_{2\alpha}$ on placental expulsion in dairy cattle after caesarean operation. Vet Rec. 1993; 132:507-8.

Vargas AC, Costa MM, Vainstein MH et al. Phenotypic and molecular characterization of bovine *Campylobacter fetus* strains isolated in Brazil. Vet Microb. 2003; 93:121-32.

Wischral A, Verreschi ITN, Lima SB et al. Pre-parturition profile of steroids and prostaglandin in cows with and without foetal membrane retention. Anim Reprod Sci. 2001; 67:181-8.

17
Tratamento Medicamentoso da Mastite

Elizabeth Oliveira da Costa e Felipe de Freitas Guimarães

▸ Introdução

A mastite bovina é um processo inflamatório da glândula mamária, que, em geral, apresenta etiologia infecciosa. As infecções ocorrem quando microrganismos conseguem invadir o espaço intramamário pelo canal da teta, resistir aos mecanismos de defesa do úbere e proliferar no parênquima glandular. Por ser multifatorial, a erradicação da doença é utópica. Dessa maneira, o controle das mastites exige significativo investimento para implementação do tratamento e da prevenção.

As medidas preventivas de manejo visam evitar a exposição dos animais aos agentes patogênicos e maximizar os mecanismos de defesa naturais, enquanto o tratamento medicamentoso, além de melhorar o bem-estar do animal e contribuir diretamente com a qualidade do leite ao eliminar microrganismos, reduz o número de glândulas mamárias infectadas no rebanho leiteiro, as quais são fontes de infecção para animais sadios.

O melhor parâmetro de eficácia do tratamento é, em última análise, a produção de leite em volume e qualidade, com consequentes benefícios econômicos. Devem ser analisados custo e benefício na adoção dos procedimentos terapêuticos.

O sucesso do tratamento medicamentoso advém da eficiência do profissional no diagnóstico clínico e etiológico, uma vez que os protocolos terapêuticos devem ser adequados aos diferentes modos de evolução da mastite e às fases da lactação.

O tratamento medicamentoso ideal seria aquele que pudesse controlar todos os processos infecciosos do úbere, sem deixar resíduos no leite. O tratamento efetivo e de curta duração depende do uso correto dos medicamentos, portanto, é necessário que haja sólido conhecimento das propriedades farmacológicas dos antimicrobianos.

Neste capítulo, para se avaliar a relevância do controle de mastite e o uso do tratamento medicamentoso como ferramenta de controle, são mencionados aspectos, como os prejuízos econômicos e o impacto na saúde pública do consumidor do leite e láteos, decorrentes da prevalência de mastite em rebanhos leiteiros. E ainda, para melhor compreensão e adequação dos tratamentos medicamentosos, são abordados temas sobre a etiologia da mastite infecciosa, problemas de resistência e esquemas de utilização de antimicrobianos. Recomenda-se que o leitor consulte os *Capítulos 6, 7* e *8* para mais informações sobre os antimicrobianos e anti-inflamatórios; bem como o *Capítulo 41*, que mostra uma análise da resistência apresentada pelos agentes etiológicos frente aos medicamentos utilizados em medicina veterinária.

▸ Considerações gerais

▪ Mastite, produtividade, qualidade do leite e saúde pública

O leite é tido como o alimento perfeito. Apresenta composição rica em proteínas, vitaminas, gordura, carboidratos e sais minerais essenciais à saúde dos seres humanos. O consumo do leite é importante para o ser humano de todas as idades, especialmente para crianças e idosos. Portanto, a qualidade do produto é fundamental, não só para atingir seu pleno valor nutricional, como para preservar a saúde do consumidor.

Além da importância nutricional, deve-se ressaltar que o leite é o sexto produto do agronegócio brasileiro (superando café e arroz). Cada R$ 1,00 investido na produção leiteira resulta em R$ 5,00 a mais no produto interno bruto (PIB) do país. Esse segmento do agronegócio tem grande importância social e é responsável por mais de três milhões e seiscentos mil empregos diretos.

A Federação Internacional do Leite (International Dairy Federation – IDF) classifica a mastite como a principal doença dos animais de produção leiteira, responsável pelos maiores prejuízos à produção mundial de leite.

A mastite é um processo inflamatório da glândula mamária com redução de secreção e danos ao epitélio glandular. É uma enfermidade complexa de múltipla etiologia, que impacta negativamente a pecuária leiteira, tanto pelos prejuízos econômicos como pela redução na produção e comprometimento da qualidade do leite e também pelo grave problema de saúde pública, em virtude do potencial de transmissão de microrganismos patogênicos e riscos de toxinfecções alimentares.

Estimativas mundiais calcularam que a mastite causaria redução de 10 a 15% na produção de leite em um país. Considerando-se estes índices, pode-se inferir que nos EUA, o segundo maior produtor mundial de leite, com uma produção da ordem de 90 bilhões de litros de leite anuais, a perda seria de cerca de 16 bilhões de litros de leite por ano. Ou seja, perder-se-ia anualmente nos EUA um volume superior à produção leiteira anual da Argentina, que é da ordem de 13 bilhões de litros de leite anuais, e a metade do volume da produção brasileira, que é da ordem de 32 bilhões de litros de leite anuais.

Autores estrangeiros referiram que a perda de produção por mastite clínica representa 18 a 20% do prejuízo total, por causar morte ou descarte prematuro, enquanto 80 a 82% da redução na produção leiteira seriam devidos à mastite subclínica. Ao se considerar o animal individualmente, foi estimada a redução na produção de leite por mastite subclínica variando de 6 a 46% por glândula mamária e 6 a 84% por animal, de acordo com a intensidade do processo e o número de glândulas mamárias acometidas.

O prejuízo devido à mastite, conforme o Departamento de Agricultura dos EUA (United States Department of Agriculture), corresponde a 25% de todas as doenças de importância econômica, sendo que os gastos anuais estimados foram da ordem de 1,8 a 2 bilhões de dólares anuais e o prejuízo econômico anual na União Europeia (UE) por esta afecção foi avaliado na ordem de 3,7 bilhões de euros.

A prevalência estimada da mastite na população mundial de vacas leiteiras é de 17 a 20% com mastite clínica em pelo menos uma glândula mamária. Nos EUA, cerca de 40% das vacas em lactação têm mastite subclínica em pelo menos um quarto mamário. No Brasil, os índices de ocorrência em vacas está na ordem de 72% de subclínica e 17,5% de mastite clínica.

A mastite ocorre predominantemente sob a forma subclínica na qual não há alterações visíveis na glândula ou no leite, mas há diminuição da capacidade funcional glandular, reduzindo a produção. Já a forma clínica da mastite se manifesta por modificações acentuadas do leite e/ou da glândula, observando-se desde grumos e filamentos no leite até nódulos endurecidos facilmente palpáveis, áreas de extensa fibrose nos quartos afetados e mesmo reações piogranulomatosas com destruição do parênquima mamário e redução radical da capacidade funcional glandular. Além disso, algumas infecções podem resultar na formação de fístulas que se rompem e drenam para o exterior. Alguns animais acometidos podem apresentar hipertermia devido à bacteriemia, ao choque endotóxico ou à septicemia, podendo chegar ao óbito.

- **Etiologia da mastite**

A inflamação da glândula mamária pode ser de natureza fisiológica, traumática, alérgica, metabólica, psicológica ou infecciosa. Esta última constitui o problema mais sério nos rebanhos leiteiros pela elevada prevalência e potencial risco à saúde pública devido à transmissão de agentes etiológicos de zoonoses tradicionais e emergentes pelo leite e/ou derivados lácteos.

Este processo costuma ser causado pela colonização de bactérias através do canal da teta. Fungos micelianos, leveduras e algas também podem estar etiologicamente envolvidos.

A infecção da glândula mamária geralmente decorre da exposição a ambientes contaminados no período entre ordenhas, de deficiências de higiene nos procedimentos de ordenha ou, ainda, infecções iatrogênicas por tratamentos intramamários inadequados.

A mastite infecciosa ocorre quando microrganismos conseguem invadir o espaço intramamário pelo canal da teta, resistir aos mecanismos de defesa do úbere e se multiplicar pelo parênquima glandular.

Os patógenos causadores de mastite são classificados, quanto à origem e ao modo de transmissão, em dois grupos: ambientais e contagiosos. Entre os ambientais estão os da família Enterobacteriaceae (*Escherichia coli*, *Enterobacter* spp., *Klebsiella* spp., *Proteus* spp.), certas espécies do gênero *Streptococcus*, *Pseudomonas* spp., leveduras, fungos micelianos e algas. Estes são veiculados por manejo inadequado de camas, excesso de sujidade nas áreas de permanência dos animais, higiene inadequada no preparo de pré-ordenha ou por objetos em instalações e pastos que favoreçam a ocorrência de lesões nas tetas.

Entre os contagiosos, destacam-se espécies do gênero *Staphylococcus*, *Streptococcus agalactiae* e *Corynebacterium bovis*. São microrganismos transmitidos por animais infectados ou portadores no momento da ordenha, pelas mãos de ordenhadores, por equipamentos de ordenha e outros fômites de uso comum entre os animais. Estudos têm demonstrado ser o momento da ordenha um dos pontos críticos na disseminação da mastite por agentes contagiosos nos rebanhos leiteiros brasileiros. Deve-se ressaltar também o aumento da frequência de isolamentos de espécies emergentes, sendo que alguns constituem risco à saúde pública (Quadro 17.1).

À semelhança de *Staphylococcus aureus*, a emergência de *Staphylococcus* coagulase-negativo (SCN) na etiologia da mastite consiste em sério problema à saúde do consumidor em virtude da produção de fatores de virulência, tais como as

Quadro 17.1 Etiologia de mastite | Alguns estudos brasileiros em estados das regiões Sul, Sudeste e Nordeste.

Autores	Ano	Número de amostras	Microrganismos	%	Localidade
Langoni et al.	1998	7.902 (L)	*Staphylococcus* spp.	32,68	SP
			S. aureus	22,48	
			Streptococcus spp.	16,41	
			S. agalactiae	14,32	
			C. bovis	15,94	
Brito et al.	1998	6.315 (L)	*S. aureus*	19,2	MG
			SCN	12,4	
			S. agalactiae	6,9	
			Streptococcus spp. escpos	4,0	
			Streptococcus spp. escneg	2,1	
			Corynebacterium spp.	55,2	
			Pseudomonas spp.	0,1	
			Leveduras	0,1	
Costa et al.	2001	31.463 (L)*	*Staphylococcus* spp.	26,0	SP
			Streptococcus spp	18,0	
			Corynebacterium spp.	37,0	
			Enterobacteriaceae	0,4	
			Prototheca spp	2,4	
			Fungos	0,8	
			Nocardia spp.	0,5	
Costa et al.	2001	8.146 (L)*	*Staphylococcus* spp.	28,0	MG
			Streptococcus spp.	17,0	
			Corynebacterium spp.	44,0	
			Enterobacteriaceae	0,7	
			Prototheca spp.	0,7	
			Fungos	0,6	
			Nocardia spp.	0,2	
Freitas et al.	2005	984 (L)	SCN	36,0	PE
			S. aureus	13,6	
			Corynebacterium spp.	34,8	
Oliveira et al.	2009	893 (L)	*S. aureus*	21,9	SE
			SCN	11,6	
			S. agalactiae	7,5	
			Streptococcus spp.	5,5	
Andrade et al.	2009	1.132 (L)	*Staphylococcus* spp.	32,7	PR
			S. aureus	19,5	
			S. agalactiae	14,0	
Guimarães et al.	2013	1.318 (L)*	SCN	17,7	SP
			S. aureus	12,5	
			Corynebacterium spp.	31,8	
			Streptococcus spp.	23,3	
			Enterobacteriaceae	6,7	

S. agalactiae = *Streptococcus agalactiae*; *Streptococcus* spp. escpos = hidrólise da esculina positiva; *Streptococcus* spp. escneg = esculina-negativo; *S. aureus* = *Staphylococcus aureus*; SCN = *Staphylococcus* coagulase-negativo; SP = São Paulo; MG = Minas Gerais; PE = Pernambuco; SE = Sergipe e PR = Paraná; L = leite. *Amostras de leite de quartos mamários com mastite subclínica.

enterotoxinas termoestáveis, que são resistentes à pasteurização e mesmo à fervura, e podem causar intoxicações alimentares quando estão no alimento.

Foi estabelecido ser necessário menos de 1 mg de toxina para desencadear sinais característicos de intoxicação estafilocócica. O período de incubação da intoxicação por enterotoxinas estafilocócicas após a ingestão do alimento contaminado é curto e os sintomas variam de acordo com a suscetibilidade individual, sendo mais graves em recém-nascidos, idosos e pessoas acometidas de doenças imunossupressoras.

Estudos brasileiros recentes (Guimarães et al., 2013) evidenciaram significativa frequência de SCN isolados de casos de mastite carreando genes codificadores de enterotoxinas, destacando o potencial de intoxicação alimentar causados por estas espécies (Quadro 17.2). Em situações de alto risco, tais como o leite produzido com contagem bacteriana total maior do que os níveis de regulamentação e armazenado sob temperaturas inadequadas, o monitoramento da contaminação com SCN é importante para proteger a saúde humana.

- **Diagnóstico**

O diagnóstico de mastite é realizado pelo exame direto da glândula mamária e/ou do leite. A glândula mamária é examinada por inspeção e palpação, procurando-se detectar os sinais de clássicos do processo inflamatório, tais como hiperemia e edema ou ainda alterações da consistência do parênquima glandular, enquanto as análises do leite procuram evidenciar pus, grumos, descoloração e sangue.

Na mastite clínica subaguda, a sintomatologia inflamatória é mais discreta, manifestando-se principalmente por alteração do leite, que apresenta grumos, filamentos, coágulos detectáveis nos primeiros jatos ordenhados de leite no teste de Tamis (peneira com 120 malhas por polegada) ou no teste da caneca ou bandeja de fundo preto. Esses testes são compulsórios e devem ser realizados na pré-ordenha.

Na forma superaguda ou hiperaguda, os sintomas inflamatórios estão acentuados e muitas vezes são observados sintomas de comprometimento sistêmico, como febre e prostração, decorrentes de bacteriemia ou toxemia, que podem evoluir para choque endotóxico e óbito.

A forma de evolução subclínica caracteriza-se pela diminuição da produção leiteira e pela ausência de modificações visíveis no leite e/ou na glândula mamária. No diagnóstico da mastite subclínica, são utilizados testes indiretos como CMT (*California mastitis test*), *whiteside*, condutibilidade elétrica, contagem eletrônica de células somáticas (CCS), ou contagem em lâmina, pelo método de Prescott Breed.

O CMT ainda é o teste de campo mais utilizado internacionalmente para diagnóstico de mastite subclínica. Ele se baseia na estimativa do aumento de células somáticas que reagem com um detergente aniônico, o alquilauril sulfonato de sódio, sendo o reativo usado em volume equivalente com o leite. Em casos de mastite subclínica, observa-se gelificação de intensidade proporcional ao aumento de células somáticas no leite, caracterizando as reações positivas com diferentes escores, enquanto, nos casos negativos, na ausência de mastite, a mistura do leite ao reativo permanece fluida.

Além da estimativa do aumento de células somáticas pelo CMT, a contagem do número de células por mililitro de leite pode ser realizada diretamente por microscopia óptica comum (método de Prescott e Breed) ou por contagem automática, por contadores eletrônicos de diversas marcas, como Coulnter, Bentley, Fossomatic, entre outros.

A CCS é um importante indicador para o monitoramento da qualidade do leite e da saúde da glândula mamária, seja para a detecção de mastite subclínica no rebanho ou para estimar as perdas de produção de leite em decorrência da mastite. Ademais é empregada como parâmetro das características qualitativas e higiênicas do leite.

Em glândulas mamárias normais, a CCS é inferior a 100.000 células/mℓ de leite. Já as com mastite apresentam valores de CCS superiores a 100.000 células/mℓ de leite, podendo chegar a milhões de células por mililitro de leite.

Há estudos que relacionaram a contagem e/ou estimativa de células somáticas no leite com níveis de perda de produção leiteira do rebanho, tornando possível avaliar a intensidade do processo inflamatório na glândula mamária e a consequente redução na sua capacidade produtiva (Quadro 17.3).

Os valores obtidos neste tipo de correlação facultam a realização de análise custo/benefício, que serve como fator de decisão quanto ao emprego de medidas de controle de mastite, tais como os tratamentos medicamentosos, por exemplo, a *blitz*-terapia, na qual, devido à significativa perda de produção comparada aos custos de tratamento, fica demonstrado ser mais benéfico tratar todos os casos de mastite do rebanho, casos clínicos e subclínicos na lactação simultaneamente. A somatória dos custos com medicamentos, análises microbiológicas, mão de obra e descarte do leite durante e alguns dias após os tratamentos é inferior

Quadro 17.2 Isolamento de espécies de *Staphylococcus* coagulase-negativo (SCN) de mastite bovina e detecção por PCR (*polymerase chain reaction*) de genes codificadores de enterotoxinas em 10 rebanhos leiteiros do estado de São Paulo.

Staphylococcus coagulase-negativa	SCN Nº	EG Nº	EG %
S. auricularis	1	0	0
S. capitis	1	1	100
S. chromogenes	1	0	0
S. cohnii subsp. cohnii	4	3	75
S. epidermidis	19	12	63
S. haemolyticus	6	4	67
S. hominis	6	3	50
S. hyicus	16	13	81
S. lugdunensis	2	1	50
S. pasteuri	5	3	60
S. saccharolyticus	2	1	50
S. saprophyticus subsp. bovis	1	0	0
S. saprophyticus subsp. saprophyticus	3	2	67
S. schleiferi subsp. schleiferi	6	3	50
S. sciuri subsp. sciuri	3	2	67
S. simulans	4	3	75
S. warneri	40	31	78
S. xylosus	8	3	38
Total	**128**	**85**	**66**

EG = genes codificadores de enterotoxinas; SCN = Staphylococcus coagulase-negativo. Adaptado de Guimarães et al. (2013).

Quadro 17.3 Estimativa relacionando os escores de CMT (*California mastitis test*) e a contagem de células somáticas (CCS) com a porcentagem de redução da produção de leite.

Escore de CMT	Nº de células somáticas por mℓ de leite	Percentual de redução da produção de leite (%)
Negativo	< 100.000	0 a 2
Traços	100.000 a 200.000	3 a 6
1	200.000 a 900.000	10 a 11
2	900.000 a 2.700.000	16 a 26
3	> 2.700.000	26 a 46

ao prejuízo representado pela perda de produção leiteira decorrente dos casos de mastite no rebanho em lactação, ou seja, o que se está perdendo justifica plenamente os gastos advindos com a *blitz*-terapia.

Os resultados positivos nos testes diretos ou indiretos de diagnóstico possibilitam a constatação da ocorrência de processo inflamatório da glândula mamária, isto é, mastite. Entretanto, é necessário realizar exames laboratoriais microbiológicos para o diagnóstico etiológico. A adoção do tratamento medicamentoso, a escolha da terapia antimicrobiana e mesmo as medidas de controle se baseiam no diagnóstico de mastite infecciosa, uma vez que mastite de outras origens, tais como fisiológica, metabólica, psicológica, entre outras, dispensam a terapia antimicrobiana e qualquer outro tratamento medicamentoso, pois, em geral, ocorre cura espontânea.

▶ Tratamento como ferramenta de controle

Os conceitos básicos abordados preliminarmente, neste e em outros capítulos desta obra, fornecem conhecimentos que subsidiarão o tratamento medicamentoso da mastite e a importância deste como ferramenta de controle.

Dessa maneira, foi importante conceituar que a mastite não é uma infecção, mas sim um processo inflamatório da glândula mamária, que, em geral, apresenta etiologia infecciosa; é a interação entre os agentes microbiológicos e o parênquima glandular que determina as diferentes manifestações clínicas. Os conceitos de mastite clínica e subclínica e seus respectivos diagnósticos são fundamentais para a utilização adequada dos esquemas de tratamento medicamentoso.

O conhecimento de que o canal da teta é a principal porta de entrada possibilitou o desenvolvimento de práticas preventivas, tais como o uso de antissépticos, antes e imediatamente após a ordenha ("pré e pós-*dipping*"), e recomendações de como alimentar os animais após a ordenha para que permaneçam em pé, enquanto não ocorre a completa oclusão do esfíncter da teta.

Em relação ao tratamento intramamário foi estabelecida a necessidade de se passar a usar cânulas curtas, de 2 a 3 mm de comprimento, suficientes para evitar lesões no canal da teta, as quais determinavam aumento significativo de casos de mastite. Ao serem introduzidas totalmente no canal da teta, as cânulas longas aumentam a probabilidade da ocorrência de mastite iatrogênica ao lesar o canal.

▶ Tratamento medicamentoso

▪ Tratamento de mastite clínica

A mastite clínica deve ser tratada tão logo seja diagnosticada, sem esperar pelo resultado dos testes de sensibilidade (antibiogramas). Se não for possível devido à urgência decorrente da gravidade do caso, antes de administrar o antimicrobiano, deve-se colher, em frascos estéreis, com cuidados de assepsia, amostras de leite ou secreção das glândulas mamárias inflamadas, as quais devem ser mantidas congeladas e, se necessário, enviadas para exame microbiológico para realização de antibiogramas, caso o tratamento inicialmente instituído não seja bem-sucedido.

Em rebanhos submetidos a programas de controle de mastite, uma das ações fundamentais é o exame de todo o plantel em lactação e dos animais de reposição para a instituição das medidas adequadas de manejo e tratamento. Dessa maneira, serão diagnosticados os casos clínicos, subclínicos e portadores. Isso possibilitará avaliar o perfil etiológico das mastites, ou seja, se há predomínio de mastites por microrganismos contagiosos ou por ambientais, o que tornará possível a determinação dos pontos críticos na propriedade leiteira. Paralelamente, definem-se os esquemas de tratamento pela avaliação da sensibilidade destes aos antimicrobianos, sendo realizada a análise custo/benefício para orientação da estratégia de controle a ser adotada.

Ainda que o animal esteja em lactação, deve ser submetido à terapia antimicrobiana em virtude de mastite clínica infecciosa. Todavia os esquemas de tratamento em relação às vias de administração e o uso ou não de anti-inflamatórios associados têm como critério de adoção as diferentes formas de evolução.

Assim sendo, em casos de mastite clínica subaguda pode-se utilizar tratamento intramamário ou sistêmico. Em casos de mastite aguda e superaguda, é mandatório utilizar sempre o tratamento sistêmico para prevenir a bacteriemia e a septicemia; este pode ser associado ou não ao tratamento intramamário. Em casos crônicos, devem ser associados tratamentos pelas vias intramamária e sistêmica, pois as taxas de cura aumentam 50% quando são associadas duas vias de administração. Nos casos superagudos, há ainda a necessidade de serem utilizados anti-inflamatórios esteroidais e hidratação parenteral para evitar óbito.

▪ Tratamento de mastite subclínica

Na lactação

Atualmente o tratamento da mastite subclínica na lactação é considerado antieconômico por muitos autores devido aos custos com diagnóstico, medicamentos, descarte de leite, proporção do medicamento que será diluído e eliminado com o leite na ordenha subsequente e a taxa de cura bacteriológica (inferior ou igual a 50% em infecções por estafilococos).

Esta decisão, entretanto, caberá ao médico-veterinário e ao proprietário, considerando-se as características do momento e da propriedade. Por outro lado, em alguns casos, o uso da *blitz*-terapia, isto é, o mapeamento de todos os casos de mastite da propriedade, seguido de tratamento das vacas com mastite subclínica em lactação, demonstrou ser economicamente viável, apresentando relação custo/benefício favorável em propriedades onde a perda na produção de leite pela prevalência de mastite subclínica é alta ou há rejeição do leite na usina. Ressalte-se que, para este tipo de conduta ser realmente efetivo, devem ser associadas medidas preventivas, visando controlar o nível de mastite na propriedade, prevenindo novas infecções.

Na secagem

A recomendação internacionalmente aceita é efetuar o tratamento da mastite subclínica na última ordenha, no final da lactação do animal ao iniciar o período seco. Este espaço de tempo entre lactações em rebanhos bem administrados dura de 50 a 60 dias. É de grande valia para o controle da mastite pela oportunidade de eliminar microrganismos intramamários da última lactação, uma vez que, nesse período, é possível utilizar altas concentrações de antimicrobianos de longa duração, o que resulta em melhores taxas de cura do que as observadas durante a lactação.

Este esquema é popularmente conhecido como "tratamento de vaca seca" (*dry cow therapy*). É realizado com o emprego de especialidades farmacêuticas específicas para esta finalidade, em que os antimicrobianos são formulados em veículos de eliminação e absorção lenta que prolongam o tempo de persistência do antimicrobiano nas glândulas tratadas. Alguns autores demonstraram que não há vantagem em mais de uma aplicação, recomendando-se uma única dose.

A alta persistência é aspecto altamente desejável, uma vez que este tratamento visa, além de curar as mastites subclínicas (infecções preexistentes da lactação anterior), reduzir a taxa de novas infecções no período seco. A taxa de novas infecções no período seco é quatro vezes mais alta em vacas que não receberam terapia antimicrobiana na secagem.

Há tratamento sistêmico para mastite subclínica e, em particular, nas vacas secas. O tratamento de mastites subclínicas no final da lactação, no momento da secagem, seja por via intramamária ou sistêmica, tem demonstrado melhores resultados do que o tratamento de vacas em lactação. Além disso, esta prática diminui o risco de eliminação de resíduos no leite, muito embora pesquisas recentes tenham demonstrado que, após o parto e a fase colostral, há o risco de alguns animais ainda poderem apresentar resíduos de antimicrobianos utilizados na secagem.

O manejo de terapia/profilaxia da vaca seca é amplamente recomendado como um dos métodos de controle da mastite nos rebanhos. Constitui adequado processo de secagem do animal, seja abrupta ou pelo método intermitente, mas sempre com a utilização de antimicrobianos intramamários específicos, de amplo espectro de ação e longa duração, na última ordenha.

Segundo o sistema de manejo de cada propriedade orientado pelo médico-veterinário, a utilização de selantes também pode ser realizada imediatamente após o tratamento antimicrobiano, de maneira a criar uma barreira física para a obstrução temporária do esfíncter da teta, evitando a infecção da glândula mamária durante o período seco.

Estes procedimentos, quando realizados de maneira criteriosa e controlada e com manejo higiênico-sanitário adequado do rebanho, contribuem para que os animais continuem com a saúde da glândula mamária preservada para as lactações subsequentes.

Por outro lado, apesar das vantagens, a terapia/profilaxia de vacas secas pode apresentar falhas, geralmente determinadas por fatores como manejo incorreto na interrupção da lactação do animal e infecções iatrogênicas não bacterianas (por fungos micelianos, leveduras e algas). Também pode falhar devido à utilização do mesmo princípio ativo antimicrobiano por períodos prolongados de tempo; falta de higiene durante o tratamento à secagem; realização de subdosagem do antimicrobiano intramamário específico; lesão do esfíncter da teta por introdução total da cânula do produto; utilização de antimicrobiano intramamário ou parenteral não recomendado para o período seco; tratamento parcial (não realizado em todos os quartos); entre outros. Estes problemas podem determinar a persistência de patógenos em lactações sucessivas, elevando a frequência de casos crônicos de mastite.

▪ Tratamento de novilhas primíparas

Durante muito tempo, o conceito de que a ocorrência de infecções intramamárias aumenta com a idade da vaca contribuiu para assunção de que a taxa de infecções intramamárias em novilhas no primeiro parto seria relativamente baixa e, portanto, não significativa sob o ponto de vista de controle de mastite. Entretanto, as evidências relatadas por diversos autores brasileiros e internacionais vêm documentando a ocorrência e a relevância destas infecções nas últimas décadas.

Na atualidade, tem-se verificado que estas infecções ocorrem com muito mais frequência que o anteriormente suposto e constituem sério problema, pois são prejudiciais ao desenvolvimento da glândula mamária desses animais e, consequentemente, comprometem a produção leiteira dos mesmos. Sabe-se que o maior desenvolvimento do tecido secretor de leite ocorre na primeira gestação; portanto, o fato de os animais apresentarem mastite antes do primeiro parto pode significar sérios prejuízos ao produtor.

Um quarto mamário de novilha infectada antes do parto produz 18% a menos de leite se comparado com um quarto sadio. A novilha com mastite por *S. aureus* ao parir apresenta redução da produção, em média, de 2,5 kg de leite/dia durante os primeiros dias de lactação. O isolamento de patógenos primários causadores de mastite entre o parto e 5 dias de lactação tem sido associado a um risco superior a 60% de descarte dos animais infectados do rebanho durante a primeira lactação.

Em primíparas, que são os animais de reposição do plantel, a mastite, além de indesejável sob o ponto de vista individual, constitui considerável risco como fontes potenciais de infecção.

Os registros na literatura nacional e internacional de infecções intramamárias em novilhas na gestação têm revelado níveis de ocorrência variando de 25,4% a 87,7%. Entre os agentes etiológicos, os prevalentes foram do gênero *Staphylococcus*, com predomínio de SCN. A taxa de ocorrência de infecções intramamárias em novilhas por SCN nos diferentes estudos variou de 11,4% a 45,5% e *Staphylococus* coagulase-positivo (SCP) de 0,6 a 8%.

A verificação da relevância das infecções intramamárias em novilhas determinou, no período que antecede o parto, a recomendação de tratamento por administração de antimicrobianos em todos os quartos mamários, com a finalidade de reduzir o nível de infecções intramamárias no plantel de reposição.

Tem sido verificado benefícios quando do tratamento intramamário em novilhas na gestação visando à redução da mastite no início da lactação. Melhores respostas foram observadas principalmente em rebanhos com alto nível de ocorrência, quando se comparou a eficácia entre diferentes medicamentos e protocolos, sendo também avaliados aspectos econômicos da terapia de primíparas em gestação, em análise do tipo custo-benefício.

Não deve ser esquecida a importância das medidas gerais de prevenção e manejo, implementando-se: controle de moscas, manutenção das novilhas em pastos e instalações com condições higiênicas adequadas, separadas dos outros animais e principalmente, alimentação equilibrada. Além disso, devem ser evitadas determinadas práticas, infelizmente muito comuns no Brasil, como administrar leite de vacas com mastite e/ou contendo resíduos de antimicrobianos a bezerros, o que tem sido associado à ocorrência de mastite em novilhas.

▶ Esquemas de tratamento

As decisões sobre os esquemas de tratamento medicamentosos que devem ser utilizados baseiam-se principalmente nas formas de evolução da mastite e na intensidade do processo inflamatório. O Quadro 17.4 mostra os esquemas de tratamento das mastites clínica (aguda, subaguda, superaguda e crônica) e subclínica.

• Esquema em novilhas primíparas

A terapia antimicrobiana no pré-parto em primíparas vem sendo utilizada segundo vários protocolos. Um dos mais adotados é a administração por via intramamária 60 dias antes do parto, com antimicrobianos para vaca seca. Outro muito utilizado é a infusão intramamária 7 a 14 dias antes do parto com antimicrobiano para vaca em lactação. Deve-se ressaltar que esse último apresenta maior risco de persistência de resíduo de antimicrobianos nos primeiros dias de lactação. Em ambos, como em qualquer tratamento por via intramamária, é fundamental que seja realizada cuidadosa antissepsia da extremidade distal das tetas antes da administração do medicamento e utilização de cânulas estéreis curtas (2 a 3 mm) para prevenir lesões no canal da teta e a introdução de patógenos na glândula mamária.

▶ Terapia antimicrobiana

A terapia antimicrobiana, além de contribuir diretamente para o bem-estar do animal, reduz o número de vacas infectadas na propriedade leiteira, pois estas são fontes de infecção para os animais sadios ao disseminar microrganismos contagiosos no rebanho. O aumento da taxa de cura contribui para a longevidade do animal na propriedade leiteira, o que determina maior retorno econômico para o proprietário. Ao aumentar o número de glândulas mamárias sadias, o número de microrganismos patogênicos no leite é reduzido após o tratamento. Paralelamente, esses benefícios refletem-se não apenas na sanidade do animal, mas na melhoria da qualidade do leite, ao reduzir a carga microbiana e o nível de células somáticas.

• Tratamento intramamário

A administração do antimicrobiano por via intramamária é o método mais frequente de tratamento da mastite bovina, uma vez que predominam as mastites clínicas subagudas e as subclínicas que são, em geral, tratadas por esta via de administração na interrupção da lactação, o denominado tratamento de vaca seca.

As características de antimicrobianos para utilização nos animais em lactação são: baixo grau de ionização no úbere, baixa concentração inibitória mínima (CIM), baixo grau de ligação com proteínas, liberação rápida e baixa persistência (veículo aquoso ou oleoso).

Os antimicrobianos para utilização no período de secagem deverão ter: ação bactericida, alto peso molecular, alto grau de ligação às proteínas e estabilidade em relação à atividade antimicrobiana. Além disso, estes antimicrobianos devem ser administrados em veículo de eliminação e absorção lenta.

Entre os antimicrobianos que apresentam boa difusão quando aplicados por via intramamária estão: penetamato (iodo-hidrato de benzilpenicilina-dietilamina-etil-éster), ampicilina, amoxicilina, novobiocina, eritromicina, tilosina. Entre aqueles que apresentam difusão moderada estão: penicilina G, cloxacilina e tetraciclinas. São citados entre os que apresentam pouca difusão: estreptomicina e neomicina. Deve-se ressaltar que o cloranfenicol e os nitrofuranos foram proibidos para emprego em animais de produção.

O Quadro 17.5 apresenta a posologia dos antimicrobianos usados por via intramamária no tratamento da mastite.

• Tratamento sistêmico

Sempre que houver mastite clínica aguda, o tratamento sistêmico, associado ou não ao tratamento intramamário, deve ser utilizado, como referido anteriormente, para evitar bacteriemia e septicemia, uma vez que a intensidade do processo inflamatório aumenta a permeabilidade vascular, facilitando a difusão dos antimicrobianos, mas também a dos microrganismos.

O antimicrobiano ideal para tratamento sistêmico de mastite, sob o aspecto farmacológico, deve ter amplo espectro de ação e atingir facilmente concentrações ótimas na glândula,

Quadro 17.4 Esquema de tratamento das mastites clínica e subclínica.

Principais questões	Mastite clínica	Mastite subclínica
Quando?	Na lactação, assim que for detectada	Preferencialmente na secagem (após a última ordenha)
Qual tipo de antimicrobiano?	Antimicrobiano de eliminação rápida com veículo aquoso	Antimicrobiano de eliminação lenta com veículo de monoestearato de alumínio
Qual via de administração?	Mastite subaguda: via intramamária ou subsistêmica	Em geral, por via intramamária
	Mastite aguda: via sistêmica	
	Mastite superaguda:* via sistêmica, preferencialmente intravascular (endoflébica)	
	Mastite crônica: vias intramamária e sistêmica	
Qual número de doses?	De três a cinco	Dose única

*Na forma superaguda, deve ser usado tratamento associado a anti-inflamatório.

Quadro 17.5 Posologia dos antimicrobianos usados por via intramamária no tratamento da mastite.

Antimicrobiano	Dose
Ampicilina	62,5 mg/12 h
Cefacitril	250 mg/dia
Cefalexina	200 mg/dia
Cefalônio	250 mg
Cefalosporina	200 mg/dia
Cefoperazona sódica	250 mg
Cloxacilina	200 mg/dia
Cloxacilina + ampicilina	200.000 UI + 75 mg/dia
Eritromicina	300 mg/12 h
Espiramicina	250 mg/dia
Gentamicina	250 mg/dia
Nafcilina	100 mg/dia
Neomicina	300 mg/dia
Novobiocina	250 mg/dia
Penicilina G (benzilpenicilina)	300.000 UI/dia
Penicilina G + estreptomicina	300.000 UI + 100 mg/12 h
Pirlimicina	50 mg/dia
Polimixina	200 mg/dia

sem afetar outros sistemas, como o trato gastrintestinal. Para tal, é necessário que este medicamento tenha alta lipossolubilidade e baixa porcentagem de ligação com proteínas plasmáticas e seja uma base fraca quando se considera o pH ligeiramente ácido do leite normal (pH = 6,4 a 6,8). Com relação a este último fator, é importante relembrar que o pH pode estar alterado pelo processo inflamatório ou pelo microrganismo. Além disso, o antimicrobiano apresenta como característica fundamental a manutenção da atividade quando há processo inflamatório.

Além de espectro antimicrobiano e potência, a boa distribuição do medicamento e a difusão para o tecido mamário influenciam a eficiência do tratamento. Deve-se lembrar de que a perfusão sanguínea da glândula mamária não constitui problema, uma vez que esta é de cerca de 10 ℓ de sangue por minuto. A distribuição adequada do medicamento, quando administrado por esta via parenteral, depende, portanto, da lipossolubilidade, da constante de dissociação (pK_a), do pH e da ligação com proteínas.

Em condições normais, penicilinas, cefalosporinas, aminoglicosídios e sulfas, administrados sistemicamente, não se distribuem bem na glândula mamária. Macrolídios (eritromicina, tilosina), tetraciclinas, trimetoprima e fluorquinolonas, ao contrário, apresentam boa distribuição. Mas o processo inflamatório pode alterar essa distribuição, favorecendo ou dificultando algumas substâncias de acordo com o caso.

Das vias sistêmicas disponíveis, utiliza-se preferencialmente a via intramuscular ou subcutânea. Entretanto, muitas vezes é necessária a utilização da via intravenosa, principalmente em casos mais agudos ou de acordo com o antimicrobiano escolhido.

A combinação de terapia sistêmica e intramamária é mais efetiva que a sistêmica isoladamente, tendo-se demonstrado que a taxa de cura aumenta em até 50%, sendo, por isso, recomendada nos casos mais graves ou naqueles que não responderam aos tratamentos anteriores.

O Quadro 17.6 mostra a posologia dos antimicrobianos usados por via sistêmica para o tratamento da mastite e o Quadro 17.7 apresenta a posologia dos antimicrobianos usados concomitantemente por vias parenteral e intramamária para o tratamento da mastite.

Duração da terapia antimicrobiana

A duração da terapia no tratamento de mastite clínica com antimicrobianos sistêmicos e/ou intramamários não deve ultrapassar 5 dias, uma vez que, no intervalo de 3 a 5 dias, ocorrem os maiores índices de cura clínica (Figura 17.1). Deve-se acrescentar a isso o benefício paralelo de um período menor de descarte de leite. Aqueles casos em que não se obtém sucesso por esse esquema de tratamento devem ser reavaliados, sendo as amostras de leite submetidas aos exames microbiológicos, tanto para realizar antibiogramas, como para estabelecer a natureza dos microrganismos (bactérias, fungos ou algas) envolvidos nas mastites resistentes aos tratamentos utilizados, uma vez que esses fatores podem estar interferindo diretamente na eficácia terapêutica.

Causas de insucesso do tratamento medicamentoso

Várias são as causas de insucesso do tratamento medicamentoso da mastite, sendo uma das principais a resistência aos antimicrobianos.

Quadro 17.6 Posologia dos antimicrobianos usados por via sistêmica no tratamento da mastite.

Antimicrobiano	Via	Dose/intervalo
Amicacina	IM, IV	7 mg/kg/12 h
Amoxicilina	IM, IV	5 a 10 mg/kg/12 h
Ampicilina	IM, IV	20 mg/kg/dia
Cefalosporina	IM, IV	20 mg/kg/8 h
Cloxacilina	IM	25 mg/kg/18 h
Di-hidroestreptomicina	IM	10 a 20 mg/kg/12 h
Eritromicina*	IM	12,5 mg/kg/dia
Gentamicina	IM, IV	5 mg/kg/12 h
Oxitetraciclina	IM, IV	20 mg/kg/dia
Penicilina G	IM	16.500 UI/kg/24 h
Polimixina B	IM, oral	2,5 a 5 mg/kg/12 h
Sulfadiazina*/trimetoprima	IM	48 mg/kg/12 h
Tilosina	IM	10 a 15 mg/kg/12 h

IM = intramuscular; IV = intravenosa.
*No tratamento de infecção por *Pasteurella* sp., dose de 40 mg/kg/12 h.

Quadro 17.7 Posologia dos antimicrobianos usados concomitantemente por vias parenteral e intramamária.

Antimicrobiano	Dose Via intramuscular	Dose Via intramamária
Ampicilina	10 mg/kg/12 h	62,5 mg/12 h
Gentamicina	5 mg/kg/12 h	150 mg
Eritromicina	5 mg/kg/12 h	300.000 UI/12 h
Penicilina G	11.000 UI/12 h	100.000 UI/12 h

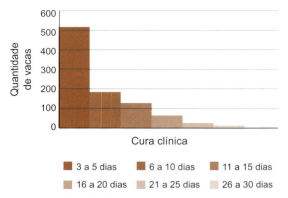

Figura 17.1 Estudo realizado com 944 vacas em lactação com mastite clínica relacionando número de dias de tratamento com cura microbiológica, ilustrando que a maior taxa de cura ocorre em tratamentos de 3 a 5 dias. (Thiers et al., 1999.)

• Resistência aos antimicrobianos

A resistência aos antimicrobianos, além de constituir um problema para sanidade animal, tem grande significado em saúde pública. É um fenômeno genético relacionado com a existência de genes que codificam diferentes mecanismos de resistência bacteriana, impedindo a ação de diversos antimicrobianos. Deve-se ressaltar que pode ocorrer a transmissão cruzada interespecífica de linhagens resistentes pelo consumo de alimentos de origem animal. Dessa maneira, o problema do aumento da resistência bacteriana em seres humanos não é devido apenas ao uso indiscriminado e intensivo destes pelo pessoal de saúde, mas também pela transmissão via alimentos de origem animal (para detalhes, veja *Capítulo 41*).

Na atualidade, apesar da disponibilidade de vários antimicrobianos para tratamento da mastite, o problema da resistência dos microrganismos a eles acentuou-se pelo uso indiscriminado e inadequado, que contribuiu decisivamente para a seleção de bactérias resistentes. O aumento da resistência entre bactérias isoladas de casos de mastite está ilustrado na Figura 17.2.

A observação dos dados ilustrados por essa figura evidencia a alta resistência apresentada por isolados de casos de mastite bovina aos antimicrobianos, principalmente frente aos betalactâmicos penicilina, ampicilina e oxacilina, com valores próximos a 90% de resistência, enquanto, frente a outros betalactâmicos, como a cefalotina, por exemplo, a resistência foi observada em menos de 20% dos isolados testados; o mesmo ocorreu com a quinolona norfloxacino, e com o aminoglicosídio gentamicina em relação aos isolados de *Corynebacterium* spp. e *Staphylococcus* spp.

Há algum tempo, os *S. aureus* resistentes aos antimicrobianos representam um problema mundial e o controle de sua transmissão constitui constante desafio. Na atualidade tem sido demonstrada alta resistência aos antimicrobianos em outras espécies do gênero *Staphylococcus*. Há numerosos relatos da disseminação de linhagens resistentes aos betalactâmicos, anteriormente eficazes no tratamento das infecções estafilocócicas. A modificação das proteínas ligantes de penicilina (PBP) sintetizadas pelo gene mecA é um dos principais mecanismos de resistência aos betalactâmicos. O Quadro 17.8 mostra a porcentagem de gene mecA em 263 linhagens de *Staphylococcus* isolados de mastite bovina.

Em 2003, 60% dos isolados de *Staphylococcus* em unidades de terapia intensiva eram MRSA (*methicillin-resistant Staphylococcus aureus*) e a maioria dos MRSA era também produtora de toxinas. Certas espécies, como *Staphylococcus epidermidis*, são internacionalmente consideradas alguns dos principais SCN (*Staphylococcus* coagulase-negativo) isolados de infecções nosocomiais, causando sérios problemas entre recém-nascidos e pacientes imunocomprometidos.

Desse modo, sempre que possível, o tratamento com antimicrobianos deve ser selecionado com base em testes de sensibilidade *in vitro*, uma vez que um medicamento não age da mesma maneira contra todos os microrganismos. Na impossibilidade da realização, dados de levantamentos regionais disponíveis na literatura podem orientar a escolha do antimicrobiano. Paralelamente, como referido, nos rebanhos leiteiros que adotam programas de controle de mastite, os exames microbiológicos e antibiogramas são realizados periodicamente para o conhecimento do perfil etiológico das mastites e a resistência aos antimicrobianos, selecionando os mais adequados, bem como determinando as medidas preventivas de manejo, uma vez que o tratamento é considerado uma das importantes ferramentas de controle de mastite.

• Outras causas de insucesso do tratamento

O insucesso do tratamento não se deve apenas à resistência dos microrganismos aos antimicrobianos, mas reflete também a capacidade de a bactéria sobreviver intracelularmente. Em geral, à exceção de alguns antimicrobianos, como a pirlimicina, o antimicrobiano não atinge a concentração bactericida ou bacteriostática adequada.

Outros fatores que interferem na eficácia da terapia da mastite são as alterações anatomopatológicas induzidas por certos tipos de mastite, como as causadas por *Trueperella pyogenes* (*Arcanobacterium pyogenes*) e por *Nocardia* spp. Nesses casos, a reação tecidual é tão intensa que pode dificultar o acesso do antimicrobiano ao foco, devido à formação de abscessos.

A nocardiose mamária manifesta-se predominantemente sob a forma de mastite clínica com evolução crônica, podendo ser encontrados nódulos endurecidos facilmente palpáveis e áreas de extensa fibrose nos quartos afetados, pois esta afecção induz reações piogranulomatosas com destruição do parênquima mamário e redução da capacidade funcional glandular. Além disso, algumas infecções podem resultar na formação de fístulas que se rompem e drenam para o exterior, e alguns animais acometidos podem apresentar hipertermia, podendo até levar ao óbito. As infecções por *Nocardia* spp. são refratárias aos tratamentos com antimicrobianos devido às formações granulomatosas, por isso, a terapia antimicrobiana não é eficaz *in vivo*, embora possa demonstrar sensibilidade nos testes *in vitro*.

Com relação às mastites por *Streptococcus* spp. e *Staphylococcus* spp., geralmente se consegue a cura clínica, mas a taxa de cura bacteriológica é baixa. Os mecanismos bacterianos para superar a resposta de defesa do hospedeiro estão começando a ser mais bem compreendidos. Observou-se que cepas de *Staphylococcus* causadoras de mastite formam tipicamente uma cápsula polissacarídica que as protege dos fatores de defesa do hospedeiro, resistindo à opsonização e à fagocitose; outros microrganismos adsorvem em sua superfície substâncias do hospedeiro, como proteínas (caseína, fibrinogênio e imunoglobulinas), o que facilita o escape da resposta imune.

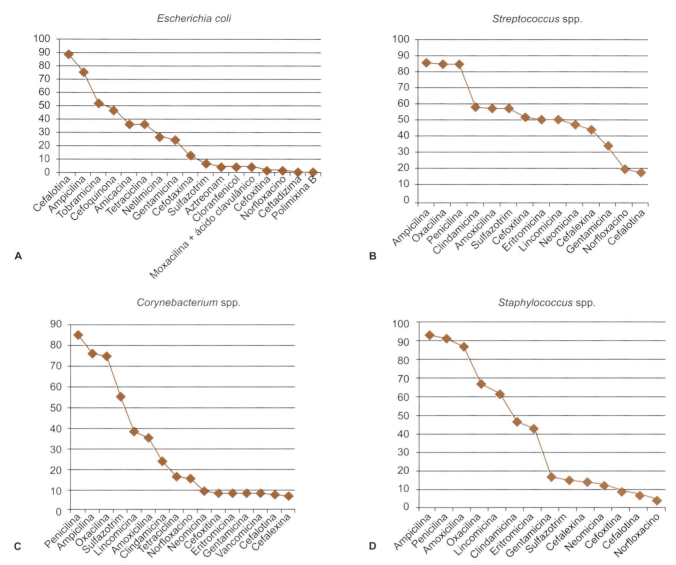

Figura 17.2 Resistência bacteriana *in vitro* de diferentes microrganismos isolados de mastite bovina. **A.** Estudo conduzido com 154 cepas de *Escherichia coli*. (Adaptada de Costa *et al.*, 2004). **B.** Estudo com avaliação de 14 antimicrobianos em 2.152 isolados de *Streptococcus* spp. de casos de mastite de propriedades leiteiras dos estados de São Paulo, Minas Gerais, Paraná e Rio de Janeiro. (Adaptada de Costa *et al.*, 2004). **C.** Estudo com avaliação de 16 antimicrobianos em 4.204 isolados de *Corynebacterium* spp. de casos de mastite de propriedades leiteiras desses mesmos estados. (Adaptada de Costa *et al.*, 2004). **D.** Estudo com avaliação de 14 antimicrobianos em 3.040 isolados de *Staphylococcus* spp. de casos de mastite de propriedades leiteiras desses mesmos estados. (Adaptada de Costa *et al.*, 2004).

Sabe-se, ainda, que alguns microrganismos resistentes a determinada concentração de antimicrobiano muitas vezes tornam-se sensíveis quando se aumenta a concentração da dose; em geral, duas a cinco vezes a CIM. Entretanto, o risco de aparecimento de efeitos tóxicos limita esse uso, dando-se preferência à utilização de antimicrobianos que apresentam efeito sinérgico.

A associação de antimicrobianos pode dificultar o aparecimento da resistência bacteriana. O Quadro 17.9 mostra algumas associações de antimicrobianos usados por via intramamária no tratamento da mastite bovina.

▶ Resíduos de antimicrobianos no leite

Deve-se ressaltar a importância do uso criterioso dos antimicrobianos. A Organização Mundial da Saúde, em colaboração com outras organizações internacionais, tais como a Organização para Agricultura e Alimentação (Food and Agriculture Organization – FAO) e a Organização Internacional de Epizootias (International Organization of Epizooties – OIE), vem desenvolvendo um conjunto de recomendações globais sobre o uso prudente de antimicrobianos na agropecuária, com o objetivo de minimizar o potencial impacto negativo representado pelo uso desses em animais de produção e, ao mesmo tempo, fornecer orientação para o seu uso seguro e efetivo em medicina veterinária.

Atualmente, a questão da "qualidade e segurança" dos alimentos tem recebido mais atenção. A legislação brasileira que trata especificamente do assunto leite e seus derivados passou por um recente processo de modernização, pela criação das Instruções Normativas de n⁰ˢ 51 e 62 do Ministério da Agricultura, Pecuária e Abastecimento (MAPA), para acompanhar as tendências mundiais e introduzi-las no setor nacional como um todo. Estabeleceram índices mais rígidos de

Quadro 17.8 Gene mecA detectado por PCR (*polymerase chain reaction*) em 263 linhagens do gênero *Staphylococcus* isolados de mastite bovina.

Staphylococccus spp. (nº de amostras)	mecA (nº de amostras) (%)
S. aureus (90)	41 (45,6%)
SCP (45)	18 (40%)
SCN (128)	41 (32%)
Total (263)	100 (38%)

SCN = *Staphylococus* coagulase-negativo; SCP = *Staphylococus* coagulase-positivo. Adaptado de Guimarães (2011).

Quadro 17.9 Associações sinérgicas utilizadas por via intramamária no tratamento da mastite bovina.

Ampicilina sódica (100 mg) + cefalotina sódica (200 mg)

Ampicilina sódica 75 mg + cloxacilina sódica 200 mg

Amoxicilina tri-hidratada 200 mg + cloxacilina sódica 200 mg

Amoxicilina tri-hidratada 200 mg + cloxacilina benzatina 200 mg

Benzatina (300 mg) + di-hidroestreptomicina 4 g + penicilina G procaína (1.000.000 UI)

Cefalexina 100 mg + sulfato de neomicina 100 mg

Cefalexina 250 mg + sulfato de neomicina 250 mg

Penicilina G 2-dietilamino etil éster de hidroiodeto 150 mg + di-hidroestreptomicina 150 mg + sulfato de neomicina B 50 mg

Penicilina G 2-dietilamino etil éster de hidroiodeto (penetamato) 105.800 UI + penicilina benetamina 304.920 UI + sulfato de neomicina B 100 mg

Penicilina G procaína (300.000 UI) + canamicina (250 mg)

contagem de células somáticas, contagem bacteriana e detecção de resíduos de antimicrobianos no leite. Resíduos de antimicrobianos no leite estão estreitamente associados ao tratamento de mastite, e o aumento de células somáticas no leite é determinado pela ocorrência desta afecção.

Uma vez que os resíduos de antimicrobianos constituem um risco à saúde do consumidor, o médico-veterinário e o produtor devem estar preparados para detectar e tomar as medidas cabíveis, visando evitar este tipo de contaminação.

Os riscos à saúde do consumidor são representados por reações alérgicas, frequentemente associadas aos antibióticos betalactâmicos (penicilina, entre outros), que podem até desencadear choque anafilático em indivíduos sensíveis.

A persistência de resíduos de antimicrobianos no leite varia com o agente e depende de vários fatores, como dose e via de administração, excipiente utilizado e solubilidade, entre outros. Pesquisas recentes demonstraram a influência do processo inflamatório da glândula mamária, mastite, na persistência de eliminação de resíduos de antimicrobianos após o tratamento, seja por via intramamária ou sistêmica, muitas vezes além do período de carência preconizado.

▶ Mastites de difícil tratamento

O gênero *Prototheca* compreende algas aclorofiladas, patogênicas para animais e humanos, tendo sido associado à mastite de difícil tratamento. O microrganismo está amplamente distribuído no ambiente, particularmente em propriedades que apresentam grande umidade e matéria orgânica no ambiente da pré e pós-ordenha, deficiências de higiene e uso de água de má qualidade, contaminação das soluções antissépticos de pré e pós-*dipping*, bem como histórico de tratamentos intramamários sem os preceitos adequados de antissepsia. As infecções intramamárias estão associadas predominantemente a casos clínicos graves de alta transmissibilidade intrarrebanho. Em geral, os casos são refratários a tratamentos com medicamentos convencionais por via intramamária, devido à formação de granulomas mamários. No Brasil, no Japão e em vários países da Europa, *Prototheca zopfii* genótipo 2 é o agente causal mais frequente na prototecose mamária. Diagnóstico precoce com base no uso regular do teste de Tamis, CMT, CCS e cultivo microbiológico de quartos positivos, adequação do manejo e higiene de ordenha, cloração da água de uso na ordenha, adequação do ambiente da pré e pós-ordenha, uso regular de soluções de pré e pós-*dipping*, ablação (secagem) química dos quartos afetados, ou mesmo o descarte dos animais acometidos são as principais ações recomendadas no controle e na profilaxia da prototecose mamária, uma vez que a mastite por este agente não responde aos tratamentos medicamentosos.

▶ Anti-inflamatórios

Os anti-inflamatórios hormonais corticoides ou corticosteroides são hormônios esteroides produzidos pela região cortical das glândulas adrenais, que estão em todos os animais vertebrados, têm ação anti-inflamatória, mas também imunodepressoras, uma vez que bloqueiam tanto a via ciclo-oxigenase como a via lipo-oxigenase do ácido araquidônico (para mais informaçãoes, ver *Capítulo 6*). Já os anti-inflamatórios não hormonais têm ação anti-inflamatória por inibição da via ciclo-oxigenase da cascata do ácido araquidônico, portanto, não interferem na resposta imune. Os metabólitos do ácido araquidônico são importantes para o funcionamento dos polimorfonucleares neutrófilos (PMN) e para a ampliação da resposta inflamatória e imunitária de defesa da glândula mamária (ver *Capítulo 6*).

O uso de glicocorticoides é indicado quando há intensa inflamação, porém deve ser restringido, uma vez que diminui as reações naturais de defesa do organismo, como a quimiotaxia, além de apresentar risco de indução de parto prematuro ou mesmo abortamentos.

A flunixino-meglumina, anti-inflamatório não esteroide, por não interferir na resposta imune, é uma boa alternativa para tratamento da mastite. Este medicamento reduz os efeitos da mastite endotóxica por *E. coli,* e, ainda, favorece a ação de alguns antimicrobianos. Tem sido usada na dose de 1,1 mg/kg, por via intramuscular ou intravenosa.

Atualmente, outros anti-inflamatórios, como o cetoprofeno, na dose de 2 mg/dia durante via intramuscular, e o ibuprofeno, na dose de 25 mg/kg por via intravenosa, também têm sido utilizados no tratamento de mastites agudas com bons resultados. O dimetil-sulfóxido (DMSO) também se tem mostrado útil como anti-inflamatório local.

O diclofenaco também tem sido utilizado em associações intramamárias destinadas ao tratamento de mastite.

Outros tratamentos

O uso intramamário de timerosal 1:1.000 em solução aquosa, para tratamento de mastite por fungos, tem obtido êxito. Além deste, antibióticos poliênicos como a nistatina têm sido preconizados para o tratamento de mastite por leveduras.

As enzimas, como estreptoquinase estreptodornase, tripsina e papaína, têm sido empregadas no tratamento da mastite, por facilitarem a difusão do antimicrobiano, vencendo a reação tecidual, que dificulta atingir concentrações terapêuticas no foco.

Atualmente, existem preparações comerciais especificamente destinadas ao tratamento da mastite clínica, associando estas enzimas às vitaminas A e E e antioxidantes. Elas apresentam como vantagem a ausência de resíduos de antimicrobianos no leite dos animais tratados.

Outros produtos de uso tópico aplicados externamente sobre a glândula mamária inflamada têm sido também, algumas vezes, empregados por sua ação antiflogística.

Tratamento de suporte

Certos microrganismos determinam mastites agudas e algumas vezes até mesmo hiperagudas, como, por exemplo, cepas de Enterobacteriaceae como *E. coli*. Nestes casos pode ocorrer septicemia ou toxemia, constituindo sério perigo à vida do animal, devido ao choque endotóxico. A polimixina B muitas vezes é efetiva na inativação da endotoxina, sendo administrada por via intramamária, na dose de 100 a 200 mg.

Além do antimicrobiano de uso sistêmico e intramamário, é de extrema importância o estabelecimento de uma terapia sintomática adequada, administrando-se:

- *Anti-inflamatórios*: flunixino-meglumina 1,1 mg/kg (por via intravenosa ou intramuscular) ou dexametazona 1 mg/kg (por via intravenosa ou intramuscular)
- *Grandes volumes de líquidos*: 10 a 15 ℓ de soro glicosado, cloreto de sódio a 0,9% a cada 6 ou 8 h, com 150 a 200 g de bicarbonato de sódio ($NaHCO_2$ a 5%) a cada 12 h por via intravenosa
- *Borogliconato de cálcio a 20%*: 400 a 600 mℓ (por via intravenosa)
- *Ocitocina*: 20 a 30 UI (por via intravenosa)
- *Vitaminas do complexo B*: 20 a 30 mℓ (por via intravenosa)
- *Estimulantes cardíacos/respiratórios*: aminofilina, 1.400 mg (por via intravenosa ou intramuscular).

Paralelamente às medidas já referidas, recomenda-se a realização de várias ordenhas, com intervalo de tempo curto entre elas, para auxiliar tanto na eliminação de toxinas produzidas pelos microrganismos como dos metabólitos produzidos em decorrência do processo inflamatório e os mediadores de inflamação.

Especialidades farmacêuticas no tratamento de mastite

O impacto da mastite no universo da produção leiteira e a importância do tratamento medicamentoso neste contexto são traduzidos pelo grande número de especialidades farmacêuticas

Quadro 17.10 Tratamento medicamentoso de mastite | Produtos veterinários.

Produto veterinário	Princípios ativos e concentrações
Antimicrobianos	
Anamastit® I20	Cloxacilina sódica 200 mg
Anamastit® S	Cloxacilina benzatínica 500 mg
Bactrosina®	Amoxicilina tri-hidratada 172,2 mg/mℓ
Baytril® 10%	Enrofloxacino 10 g/100 mℓ
Bivatop® 200	Oxitetraciclina LA 200 mg
Cefa-dri®	Cefapirina benzatina 3 g
Cefa-lak®	Cefapirina benzatina 2 g
Cefamix®	Cefoperazona sódica 250 mg
Cepravin®	Cefalônio anidro 250 mg
Clamoxyl La®*	Amoxicilina tri-hidratada 150 mg/mℓ
Flotril® 10%	Enrofloxacino 10 g
Flotril® 10%	Enrofloxacino 10 g
Gentatec mastite®	Sulfato de gentamicina 150 mg ou 250 mg
Gentatec vaca seca®	Sulfato de gentamicina 400 mg
Gentocin® 40 mg	Gentamicina 40 mg
Gentocin mastite® 150 mg	Gentamicina base 150 mg
Gentocin mastite® 250 mg	Gentamicina 250 mg
Kanafram®	Canamicina 300 mg
Kanainjecto® 250	Canamicina 250 mg
Mamyzin® injetável	Penicilina G 2-dietilamino etil éster de hidroiodeto 5.290.000 UI
Masticel®	Cefoperazona sódica 250 mg
Mastifin vaca seca®	Sulfato de gentamicina 677 mg

(continua)

Quadro 17.10 Tratamento medicamentoso de mastite | Produtos veterinários (*Continuação*).

Produto veterinário	Princípios ativos e concentrações
Mastizone®	Cefoperazona sódica 250 mg
Mastizone Vs®	Sulfato de gentamicina 400 mg
Orbenin extra dry cow®	Cloxacilina benzatina 600 mg
Oxitetraciclina La®*	Oxitetraciclina 10 g/50 mℓ
Oxivet La®*	Oxitetraciclina 200 mg/mℓ
Pathozone®	Cefoperazona 250 mg
Pirsue®	Pirlimicina 50 mg (lincosamida)
Quinotril®	Enrofloxacino 10,0 g
Rodissulfa®	Sulfametazina 33%
Spectramast Lc®	Cloridrato de ceftiofur 125 mg
Spectrazol®	Cefuroxima 0,25 g
Terramicina®	Oxitetraciclina
Terramicina La®*	Oxitetraciclina
Tetra La®*	Oxitetraciclina 200 mg
Tetradur La®* – 300	Di-hidrato de oxitetraciclina 300 mg/mℓ
Tylan® 200 líquido	Tilosina 200 mg em frasco de 50 mℓ
Vetimast®	Cefacetrila sódica 250 mg
Associação de antimicrobianos	
Agropen La®*	Penicilina G procaína 10.000.000 UI + penicilina G benzatina 10.000.000 UI + sulfato di-hidroestreptomicina 20 g
Agrovet Os®	Penicilina G procaína 10.000.000 UI + sulfato di-hidroestreptomicina 12.500 mg
Ampiclox Lc®	Ampicilina sódica 75,0 mg + cloxacilina sódica 200 mg
Bovigam L®	Ampicilina sódica 75 mg + cloxacilina sódica 200 mg
Bovigam Vs®	Ampicilina sódica 250 mg + cloxacilina sódica 500 mg
Enemast Vs®	Espiramicina 1.200.000 UI + neomicina 100.000 UI
Mamyzin vaca seca®	Penicilina G 2-dietilamino etil éster de hidroiodeto 105.800 UI + penicilina benetamina 304.920 UI + sulfato de framicetina 100 mg
Pen & strep®	Penicilina procaína 200.000 UI + di-hidroestreptomicina 250 mg
Pentabiótico veterinário®	Penicilina + estreptomicina; 2.400.000 UI e reforçado 6.000.000 UI
Rilexine® 500	Cefalexina 250 mg, sulfato de neomicina 250 mg
Septipen®	Penicilina G benzatina 3.000.000 UI + penicilina G potássica 1.500.000 UI + penicilina G procaína 1.500.000 UI + sulfato de estreptomicina 2,0 g
Sulfamax®	Sulfadiazina 40 g + trimetoprima 8 g
Tribrissen® injetável	Sulfadiazina 400 mg + trimetoprima 80 mg
Trimetazim SM® injetável	Sulfadiazina 400 mg + trimetoprima 80 mg
Associação de antimicrobianos e anti-inflamatórios	
Agroplus®	Ampicilina base 10 g + sulfato de colistina 25.000.000 UI + acetato dexametasona 25 mg
Betaciclina®	Cloridrato de oxitetraciclina 50 mg, betametazona 0,33 mg
Biotef®	Sulfato de neomicina 500 mg + acetato de hidrocortisona 20,0 mg + succinato sódico de hidrocortisona 12,5 mg
Enemast plus	Adipato de espiramicina 2% + sulfato de neomicina 2% + flumetasona 0,0025%
Floxivet plus®	Enrofloxacino + diclofenaco sódico
Flumast®	Adipato de espiramicina 7.693.300 UI + sulfato de neomicina 2 g + flumetazona 0,0025 mg
Genta F®	Gentamicina 250 mg + dimetil sulfóxido 63 (DMSO)
Lincocin forte®	Cloridrato de lincomicina 200 mg + sulfato neomicina 286 mg + metilprednisolona 5 mg
Mamyzin mastite aguda®	Penicilina G 2-dietilamino etil éster de hidroiodeto 150 mg + di-hidroestreptomicina 150 mg + sulfato de framicetina 50 mg + prednisolona 5 mg
Pencivet plus®	Penicilina G benzatina 600.000 UI + penicilina G procaína 300.000 UI + penicilina G potássica 300.000 UI + sulfato de estreptomicina 500 mg + diclofenaco sódico 45 mg
Promastic®	Cloridrato de oxitetraciclina 250 mg + sulfato de neomicina 150 mg + prednisolona 6 mg
Reverin plus®	Oxitetraciclina 20 g + diclofenaco sódico 0,5 g
Rilexine® 20	Cefalexina 100 mg + sulfato de neomicina 100 mg + prednisolona 10 g
Septipen plus®	Penicilina G benzatina 3.000.000 UI + penicilina G potássica 1.500.000 UI + penicilina G procaína 1.500.000 UI + sulfato de estreptomicina 2,5 g + diclofenaco sódico 225 mg
Tetra delta suspensão®	Penicilina G procaína 100.000 UI + novobiocina sódica 150 mg + sulfato de polimixina B 50.000 UI + di-hidroestreptomicina 100 mg + acetato de hidrocortisona 20 mg + succinato de sódio de hidrocortisona 12,5 mg
Outras associações	
Mastenzin®	Quimotripsina 8 mg + tripsina 8 mg + papaína 4 mg + acetato alfatocoferol 120 UI
Mastifin®	Sulfato de gentamicina 150 mg + cloridrato de bromexina 50 mg
Mastizone plus®	Sulfato de gentamicina 150 mg + cloridrato de bromexina 50 mg

disponíveis no mercado nacional e internacional, visando oferecer alternativas com diferentes características para propiciar sucesso no controle desta afecção, responsável por relevante prejuízo econômico e risco à saúde do consumidor.

Pela observação do Quadro 17.10, verifica-se que alguns produtos veterinários associam antimicrobianos entre si, antimicrobianos a anti-inflamatórios, e também outras associações, tais como entre enzimas e vitaminas, são encontradas em produtos com e sem antimicrobianos. Os veículos utilizados também apresentam variação de acordo com a finalidade a que se destinam, ou seja, tratamentos para utilização na lactação ou para período seco, utilizáveis por via sistêmica ou intramamária; desse modo, cabe ao médico-veterinário a recomendação do produto farmacêutico que esteja mais adequado às necessidades do produtor leiteiro.

▶ Bibliografia

Aaerestrup FM, Bager F, Jensen NE et al. Resistance to antimicrobial agents used for animal therapy in pathogenic, zoonotic and indicator bacteria isolated from different food animals in Denmark: a baseline study for the Danish Integrated Antimicrobial Resistance Monitoring Programme (DANMAP). Acta Pathologica, Microbiologica, et Immunologica Scandinavica. 1998; 106: 745-70.

Anderson KL, Kindhal H, Smith AR et al. Endotoxin induced bovine mastitis: Arachidonic acid metabolites in milk and plasma and effect of flunixin meglumine. Am. J. Vet. Res. 1986; 47: 1373-7.

Anderson KL, Smith AR, Shanks RA et al. Efficacy of flunixin meglumine for the treatment of endotoxin induced bovine mastitis. Am. J. Vet. Res. 1986; 47:1366-71.

Andrade UVC, Hartmann W, Masson ML. Isolamento microbiológico, contagem de células somáticas e contagem bacteriana total em amostras de leite. Ars Vet. 2009; 25(3):129-135.

Barberio A, Gietl H, Dalvit P. In vitro sensibilidade de Staphylococcus aureus e coliformes isolados de mastite bovina na região do Veneto, Itália, no período de 1996-1999. Rev. Napgama. 2002; 5(1): 9-13.

Boddie RL, Nickerson SC. Dry cow therapy: effect of method of drug administration on occurence of intramammary infection. Journal of Dairy Science. 1986; 69: 253-257.

Brito MAVP, Brito JRF, Souza HM et al. Avaliação da sensibilidade da cultura de leite do tanque para isolamento de agentes contagiosos da mastite bovina. Pesq. Vet. Bras. 1998; 18(1): 39-44.

Cancela SD, Costa EO. Levantamento de ocorrência de mastite subclínica em fêmeas bovinas de corte. Rev. Napgama. 2001; 4(3): 14-19.

Carmo LS. Produção e purificação em grande escala das enterotoxinas estafilocócicas SEA, SEB, SEC2, SED e TSST-1 para uso em ensaios imuno-enzimáticos. 254f. Tese (Doutorado em Microbiologia) – Instituto de Ciências Biológicas, Universidade Federal de Minas Gerais, Belo Horizonte, 2001.

Coelho V, Costa EO. Evaluation of antibiotic residue risk in untreated quarters adjacent to quarters treated for mastitis by intramammary route. Le Médicine Vétérinaire du Quebec. 2004; 34 (1 et 2): 130-1.

Coelho VRP, Costa EO. Avaliação da influência da intensidade de mastite do quarto tratado por via intramamária na ocorrência de resíduo de antimicrobianos no leite de quartos mamários não tratados. Rev. Napgama. 2001; 5(1): 11-15.

Compton CWR, Heuer C, Parker KI, McDougall S. Risk factors for peripartum mastitis in pasture-grazed dairy heifers and its effects on productivity. Journal of Dairy Science. 2007; 90: 4171-180.

Costa EO. Importância econômica da mastite infecciosa bovina. Comun. Cient. Fac. Med. Vet. Zootec. Univ. S. Paulo. 1991; 15: 21-26.

Costa EO, Benites NR, Melville PA et al. Estudo etiológico da mastite clínica bovina. Revista Brasileira de Medicina Veterinária. 1995; 17(4): 156-8.

Costa EO, Carciofi AC, Melville PA et al. Protheca sp. outbreak of bovine mastitis. Journal of Veterinary Medicine. 1996; 43(6): 321-4.

Costa EO, Carciofi AC, Prada MS et al. Tratamento de mastite bovina: comparação in vitro e in vivo da sensibilidade a antimicrobianos. A Hora Veterinária. 1997; 16(95): 27-30.

Costa EO, Carvalho VM, Coutinho SD, Castilho W, Caramori LFL. Corynebacterium bovis e sua importância na etiologia da mastite bovina no Estado de São Paulo. Pesquisa Veterinária Brasileira. 1985; 5(4): 117-20.

Costa EO, Coutinho, SD, Castilho W, Teixeira CM, Gambale W, Gandra CRP. Etiologia bacteriana da mastite bovina no Estado de São Paulo, Brasil. Revista de Microbiologia. 1986; 17(2): 107-12.

Costa EO, Gandra CR, Pires MF et al. Survey of bovine mycotic mastitis in dairy herds in the State of São Paulo, Brasil. Mycopathologia. 1993; 124: 13-7.

Costa EO, Garino Jr F, Fagundes H et al. Comparação do nível de ocorrência de infecções em novilhas de primeira cria em duas propriedades leiteiras e avaliação custo/benefício da antibioticoterapia. Rev. Napgama. 2004; 7(1): 12-6.

Costa EO, Garino Jr. F, Padovese L et al. Avaliação da eficácia de tratamentos de mastite clínica em vacas em lactação. Rev. Napgama. 2003; 6(1): 3-9.

Costa EO, Garino Jr. F, Watanabe ET et al. Proporção de ocorrência de mastite clínica em relação à subclínica correlacionada aos principais agentes etiológicos. Napgama. 2001; 4(3): 10-3.

Costa EO, Lucci CS, Abe SY et al. Influência da suplementação de selênio na incidência da mastite. Revista Brasileira de Medicina Veterinária. 1997; 19(4): 169-72.

Costa EO, Macedo MM, Benesi LF et al. Isolamento de actinomicetales aeróbios do gênero Nocardia de processos infecciosos de animais domésticos. Revista da Faculdade de Medicina Veterinária e Zootecnia da Universidade de São Paulo. 1987; 24(1): 17-21.

Costa EO, Melville PA, Benites NR et al. Antimicrobial susceptibility of Staphylococcus spp.isolated from mammary parenchymas of slaughtered dairy cows. J. Vet. Medicine B. 2000; 47: 99-103.

Costa EO, Melville PA, Ribeiro AR et al. Dinâmica da resistência de agentes etiológicos da mastite bovina aos antimicrobianos. Revista Brasileira de Medicina Veterinária. 1995; 17(6): 260-3.

Costa EO, Melville PA, Ribeiro AR et al. Epidemiological study of environmental sources in prototheca zopfii outbreak of bovine mastitis. Mycopathologia. 1997; 137: 33-36.

Costa EO, Melville PA, Ribeiro AR et al. Evaluation of the occurrence of algae of the genus Protheca in cheese and milk from Brazilian dairy herds. In: Garland T, Barr AC, Toxic Plants and Other Natural Toxicants. Texas. 1998; 373-6.

Costa EO, Melville PA, Ribeiro AR et al. Índices de mastite bovina clínica e subclínica nos Estados de São Paulo e Minas Gerais. Revista Brasileira de Medicina Veterinária. 1995; 17(5): 215-7.

Costa EO, Melville PA, Ribeiro AR et al. Infecções intramamárias em novilhas primíparas do período pré ao pós-parto e sua importância no controle de mastite. Rev. Napgama. 1999;1: 16-19.

Costa EO, Melville PA, Ribeiro AR et al. Prevalence of intramamarian infections in primigravid Brazilian dairy heifers. Preventive Veterinary Medicine. 1996; 29: 151-155.

Costa EO, Melville PA, Watanabe ET et al. Evaluation of the susceptibility of Protheca zopfii to the pasteurization of milk. Mycopathologia. 1999; 146(2): 79-82.

Costa EO, Raia RB, Garino Júnior F et al. Presença de resíduos de antibióticos no leite de pequena mistura de propriedades leiteiras. Rev. Napgama. 1999;2(1): 10-3.

Costa EO, Ribeiro AR, Melville PA et al. Bovine mastitis due to algae of the genus Protheca. Mycopathologia. 1996; 133: 85-8.

Costa EO, Ribeiro AR, Watanabe ET et al. An increased incidence of mastitis caused by Protheca species and Nocardia species on a farm in São Paulo, Brazil. Veterinary Research Communications. 1996; 20: 237-41.

Costa EO, Ribeiro AR, Watanabe ET et al. Controle de surto de mastite por Protheca zopfii em uma propriedade leiteira. Rev. Napgama. 1999; 2(6): 12-6.

Costa EO, Ribeiro AR, Watanabe ET et al. Infectious bovine mastitis caused by environmental organisms. J. Vet. Medicine B. 1998; 45: 65-71.

Costa EO, Ribeiro AR, Watanabe ET et al. Mastite subclínica: prejuízos causados e os custos de prevenção em propriedades leiteiras. Rev. Napgama. 1999; 2(2): 16-20.

Costa EO, Ribeiro AR, Watanabe ET et al. Mastite por Arcanobacterium pyogenes: surto em rebanho de gado de corte. Rev. Napgama. 2000; 3(1): 8-11.

Costa EO, Ribeiro MG, Ribeiro AR et al. Diagnosis of clinical bovine mastitis by fine needle aspiration followed by staining and scanning electron microscopy in a Protheca zopfii outbreak. Mycopathologia. 2004; 158(1): 81-5.

Costa EO, Sá R, Ponce H et al. Avaliação da terapia de mastite clínica: eficácia terapêutica medida em número de dias em tratamento. Rev. Napgama. 1999; 2(2): 10-14.

Costa EO, Watanabe ET, Ribeiro AR et al. Mastite bubalina: etiologia, índices de mastite clínica e subclínica. Rev. Napgama. 2000; 3(1): 12-5.

De Oliveira AP, Watts JL, Salmon SA et al. Antimicrobial susceptibility of Staphylococcus aureus isolated from bovine mastitis in Europe and the United States. Journal of Dairy Science. 2000; 83: 855-62.

De Graves F, Anderson KL. Ibuprofen treatment of endotoxin-induced mastitis in cows. Am. J. Vet. Res. 1993; 54: 1128-32.

Donatele DM, Motta V, Folly MM. Perfil antimicrobiano de linhagens de Staphylococcus coagulase positiva na mastite subclínica de vacas leiteiras nas regiões norte e noroeste do estado do Rio de Janeiro. Rev. Napgama. 2004; 5(2): 3-6.

Erskine RJ, Kirk JH, Tyler JW et al. Advances in the therapy for mastitis. Vet. Clin. North Am. 1993; 9: 499-517.

Fagundes H, Costa EO. Influência do medicamento, duração do período seco e volume de produção na ocorrência de resíduos de antimicrobianos no leite de vacas tratadas na interrupção da lactação. Rev. Napgama. 2002; 5(2): 15-8.

Fox LK. Prevalence, incidence and risk factors of heifer mastitis. Veterinary Microbiology. 2009; 134: 82-8.

Fredheim EGA, Klingenberg C, Rohde H et al. Biofilm Formation by Staphylococcus haemolyticus. Journal of Clinical Microbiology. 2009; 47(4): 1172-80.

Freitas MFL, Pinheiro Júnior JW, Stamford TLM et al. Perfil de sensibilidade antimicrobiana in vitro de Staphylococcus coagulase positivos isolados de leite de vacas com mastite no agreste do Estado de Pernambuco. Arq. Inst. Biol. 2005; 72(2):171-7.

Garino Jr F, Costa EO. Estudo de múltipla resistência "in vitro" de cepas de Escherichia coli isoladas de mastite bovina. Rev. Napgama. 2003; 6(2): 11-5.

Garino Jr F, Padovese L, Santos E et al. Eficácia da nafcilina associada à benzilpenicilina e diidroestreptomicina no tratamento de mastite em vacas secas e prevenção de novas infecções em animais de quatro propriedades leiteiras. Rev. Napgama. 2003; 6(2): 3-10.

Guimarães FF. Perfil de sensibilidade microbiana, pesquisa de gene mecA de resistência à meticilina e detecção molecular de genes codificadores de enterotoxinas, em estafilococos coagulase positiva e negativa, isolados de mastites bovinas. Botucatu, 2011. 147p. Dissertação (Mestrado) – Faculdade de Medicina Veterinária e Zootecnia, Campus de Botucatu, Universidade Estadual Paulista "Júlio de Mesquita Filho". Botucatu, São Paulo.

Guimarães FF, Nóbrega DB, Richini-Pereira VB et al. Enterotoxin genes in coagulase-negative and coagulase-positive staphylococci isolated from bovine milk. Journal of Dairy Science. 2013; 96: 2866-72.

Harmon RJ, Crist WL, Hemken RW et al. Prevalence of minor udder pathogens after intramammary dry treatment. Journal of Dairy Science. 1986; 69:843-9.

Hassan Z, Daniel RCW, O'Boyle D et al. Effects of dry cow intramammary therapy on quarter infections in the dry period. Vet. Rec. 1999; 145: 635-639.

Higgins R, Mertin JR, Larouche Y et al. Mastitis caused by Haemophilus somnus in dairy cows. Can. Vet. J. 1987; 28: 117-8.

Johnston AM. A successful treated case of mastitis in the bovine associated with Clostridium perfringens type A. Vet. Rec. 1986; 118: 728-9.

Jones GF, Ward GE. Evaluation of systemic administration of gentamycin for treatment of coliform mastitis in cows. J. Am. Vet. Med. Assoc. 1990; 197: 731-5.

Laffranchi A, Muller EE, Freitas JC et al. Etiologia da infecções intramamárias em vacas primíparas ao longo dos primeiros quatro meses de lactação. Ciência rural. 2001; 31(6): 1027-32.

Langoni H, Araujo WN, Victoria C. Contribuição ao estudo das mastites ovinas: aspectos microbiológicos. Rev. Napgama. 2004; 7(1): 21-4.

Langoni H, Silva AV, Cabral KG et al. Aspectos etiológicos na mastite bovina: flora bacteriana aeróbica. Rev. Bras. Med. Vet. 1998; 20: 204-9.

Leão EF, Costa EO. Avaliação da ocorrência de resíduos de antimicrobianos após terapia de vaca seca. Rev. Napgama. 2003; 6(1): 20-5.

McDougall S, Parker KI, Heuer C et al. A review of prevention and control of heifer mastitis via non-antibiotic strategies. Veterinary Microbiology. 2009; 134: 177-85.

McEwen SA, Black WD, Meek AH. Antibiotic residues (bacterial inhibitory substances) in the milk of cows treated under label and extra-label conditions. Can. Vet. J. 1992; 83: 527-34.

McEwen SA, Black WD, Meek AH. Antibiotic residues prevention methods, farm manegement, and occurence of antibiotic residues in milk. Journal of Dairy Science. 1991; 74: 2128-37.

Myllys V, Rautala H. Characterization of clinical mastitis in primiparous heifers. Journal of Dairy Science. 1995; 78(3): 538-45.

Nickerson SC, Owens WE, Boddie RL. Mastitis in dairy heifers: initial studies on prevalence and control. Journal of Dairy Science. 1995; 8(7): 1607-48.

Nader Filho A, Hellú JAA, Oliveira MBC et al. Eficácia da associação sulfametoxazol, trimetoprim e diclofenaco de sódio no tratamento da mastite clínica bovina. Rev. Napgama. 2004; 7(1): 12-4.

Nader Filho A, Mangerona ACS, Moura ES. Eficácia da associação sinérgica de betalactâmicos em suspensão oleosa no tratamento intramamário da mastite de vacas em lactação. Rev. Napgama. 2002; 5(1): 20-2.

Nader Filho A, Mangerona ACS, Moura ES. Eficácia de antimicrobiano intramamário no tratamento da mastite subclínica em vacas secas. Rev. Napgama. 2002; 5(2): 12-4.

Narayana K, Honappa TG. Fertility and the insemination interval in dairy cows after the application of corticosteroid contamining intramammary mastitis. Indian J. Anim. Sci. 1985; 55:1011-3.

Oliveira AA, Melo CB, Azevedo HC. Diagnóstico e determinação microbiológica da mastite em rebanhos bovinos leiteiros nos Tabuleiros Costeiros de Sergipe. Ciência Animal Brasileira. 2009; 10(1):226-30.

Osteras O, Martin SW, Edge VL. Possible risk factors associated with penicillin-resistant strains of Staphyloccus aureus from bovine subclinical mastitis in early lactation. Journal of Dairy Science. 1999; 82: 927-38.

Owens WE, Nickerson SC. Treatment of Staphylococcus aureus mastitis with penicilin and novobiocin: antibiotic concentrations and bacteriologic status in milk mammary tissue. Journal of Dairy Science. 1990; 75: 115-24.

Owens WE, Ray CH, Watts JL et al. Comparison of success of antibiotic therapy during lactation and results for antimicrobial susceptibility tests for bovine mastitis. Journal of Dairy Science. 1997; 80: 313-7.

Pardo EP, Mettifogo E, Müller EE et al. Etiologia das infecções intramamárias em vacas primíparas no período pós-parto. Pesquisa Veterinária Brasileira. 1998; 18(3-4):115-8.

Parker KI, Compton C, Anniss FM et al. Subclinical and clinical mastitis in heifers following the use of a teat sealant precalving. Journal of Dairy Science. 2007; 90(1): 207-18.

Piepers S, Vliegher S, Kruif A et al. Impact of intramammary infections in dairy heifers on future udder health, milk production, and culling. Veterinary Microbiology. 2009; (134): 113-20.

Pinchuk IV, Beswick EJ, Reyes VE. Staphylococcal enterotoxins. Toxins. 2010; 2: 2177-97.

Ponce H, Melville PA, Ribeiro AR et al. Influência de processos de interrupção da lactação sobre a ocorrência de mastite. Arquivo Brasileiro de Medicina Veterinária e Zootecnia. 1996; 48(4): 481-4.

Pyorala SHK, Pyörälä EO. Efficacy of parenteral administration of three antimicrobial agents in treatment of clinical mastitis in lactating cows: 487 cases. (1989-1995). J. Am. Vet. Med. Ass. 1998; 212: 407-12.

Raia RB, Costa EO, Garino Jr F et al. Estudo da persistência de eliminação de resíduos de antibióticos no leite após tratamento sistêmico e intramamário de mastite. Rev. Napgama. 1999; 2(1): 4-8.

Raia RB, Garino Jr F, Costa EO. Interferência da ocorrência de inibidores naturais do leite sobre o teste microbiológico para detecção de resíduos de antibióticos no leite após tratamento sistêmico e intramamário de mastite. Rev. Napgama. 2003; 6(1): 10-14.

Ribeiro MG, Costa EO, Leite DS et al. Fatores de virulência em linhagens de Escherichia coli isoladas de mastite bovina. Arquivo Brasileiro de Medicina Veterinária e Zootecnia. 2006; 58(5): 724-31.

Ribeiro AR, Silva JAB, Garino Jr F et al. Streptococcus uberis isolados de mastite bovina: avaliação da susceptibilidade "in vitro" aos antibióticos, quimioterápicos e antissépticos. Rev. Napgama. 2001; 4(2): 16-9.

Salerno T, Ribeiro MG, Langoni H et al. In vitro algaecide effect of sodium hypochlorite and iodine based antiseptics on Prototheca zopfii strains isolated from bovine milk. Research in Veterinary Science. 2010; 88: 211-3.

Santos LFL, Castro RS, Costa EO. "California mastitis test" e "Whiteside modificado" como critério de triagem para mastite caprina. Pesquisa Agropecuária Brasileira. 1995; 30(2): 295-8.

Shpigel NY, Chen R, Winkler M et al. Anti-inflamatory ketoprofen in the treatment of field cases of bovine mastitis. Res. Vet. Sci. 1994; 56: 62-8.

Soback S, Ziv G, Winckler M et al. Systemic dry cow therapy – a preliminary report. Journal of Dairy Science. 1990; 73: 661-6.

Sumano H, Ocampo L. The pharmacological basis for the treatment of bovine mastitis. A review. Isr. J. Vet. Med. 1992; 47: 127-35.

Svensson C, Nyman AK, Persson Waller K et al. Effects of housing, management, and health of dairy heifers on first-lactation udder health in southwest Sweden. Journal of Dairy Science. 2006; 89:1990-9.

Thiers FO, Benites NR, Ribeiro AR et al. Correlação entre contagem direta de células somáticas e o teste de "California Mastitis" (CMT) no leite de vacas. Napgama. 1999; 2(4): 9-12.

Watanabe ET, Ribeiro AR, Silva JB et al. Avaliação in vitro e in vivo da eficiência dos antimicrobianos no tratamento de casos de mastite clínica bovina. Rev. Napgama. 2001; 4(1): 9-14.

Wilson DJ, Gonzalez RN, Case KL et al. Comparison of seven antibiotic treatments with no treatment for bacteriological efficacy against bovine mastitis pathogens. Journal of Dairy Science. 1999; 82: 1664-70.

Ziv G. Treatment of acute mastitis. Vet. Clin. North Am. 1992; 8: 1-16.

18
Anti-helmínticos

Fernando de Almeida Borges, Thais Rabelo dos Santos e Alvimar José da Costa

▶ Introdução

Os anti-helmínticos são a principal e quase exclusiva ferramenta de controle de verminoses de ruminantes domésticos, porém, o progressivo aumento do número de casos de resistência e a reduzida perspectiva de descoberta de novas moléculas com propriedades terapêuticas antiparasitárias podem comprometer a utilização dessa ferramenta. Por isso, é importante adotar medidas que prolonguem a vida útil dos medicamentos disponíveis no mercado, bem como meios de controle complementares. Neste capítulo, são abordados temas sobre a resistência e os esquemas de utilização de anti-helmínticos. Recomenda-se que o leitor veja também o *Capítulo 10* para conhecer os diferentes grupos farmacológicos dos anti-helmínticos empregados em medicina veterinária.

▶ Resistência anti-helmíntica

A resistência aos medicamentos é atualmente o maior entrave no controle de parasitas dos animais de produção. É uma característica genética, portanto, herdável e irreversível, e pode ser definida como a habilidade de uma população de helmintos em tolerar doses de medicamentos que seriam letais para a maioria dos indivíduos de uma população normal (suscetível) dessa mesma espécie.

A pressão de seleção exercida pelos tratamentos com anti-helmínticos é a responsável pelo surgimento da heterozigose, eliminação sucessiva dos indivíduos suscetíveis e pela sobrevivência apenas dos homozigotos resistentes, até que haja prevalência destes indivíduos dentro da população, perdendo, com isso, sua eficácia. Em síntese, a resistência é o resultado da seleção dentro de uma população de genes que conferem esta característica, e está presente antes mesmo do primeiro contato com o medicamento.

▪ Mecanismos moleculares de resistência

As características genéticas que conferem resistência são traduzidas em diferentes modificações bioquímicas e moleculares que determinam a diminuição do efeito do medicamento contra o parasita. Podem ocorrer nas seguintes condições: alterações de sistemas enzimáticos necessários para que se produza o efeito do medicamento; diminuição do número e/ou da afinidade dos receptores aos quais ele se liga; modificações estruturais que reduzem a captação do medicamento; e aumento da biotransformação enzimática e/ou efluxo.

Os nematódeos resistentes aos benzimidazóis apresentam pontos de mutação gênica que impedem que a molécula do anti-helmíntico ligue-se ao receptor específico na betatubulina, impedindo o desencadeamento de seu mecanismo de ação. Foi constatado que, nos nematódeos suscetíveis, há uma fenilalanina na posição 200, enquanto os parasitas resistentes apresentam uma tirosina. Da mesma maneira, polimorfismo nos aminoácidos 167 (fenilalanina em suscetível/tirosina em resistente) e 198 (glutamina em suscetível/alanina em resistente), constituintes da tubulina, foi encontrado.

Vários genes podem estar envolvidos na resistência de nematódeos ao levamisol, sendo que a grande maioria (*unc-38*, *unc-29*, *unc-63*, *lev-1*, *lev-8*) codifica subunidades de receptores colinérgicos nicotínicos, porém, o exato mecanismo de resistência ainda não está esclarecido.

O mecanismo de resistência às lactonas macrocíclicas pode ser resultado de mais de uma alteração genética. Comparações entre o polimorfismo de cepas de *Haemonchus contortus* sensível e resistente à ivermectina revelaram que um gene que codifica subunidades de canais de cloro ativados por glutamato (GluCl) é selecionado. Estes canais estão relacionados com o mecanismo de ação dos membros desse grupo farmacológico. Estudos com *Caenorhabditis elegans*, que teve todo seu genoma sequenciado, revelaram alterações dos genes denominados *Dyf*, que expressam produtos responsáveis pela captação da ivermectina na cutícula do nematódeo, causando resistência nos parasitas, que se tornam menos permeáveis ao medicamento. Porém, o primeiro e mais importante gene associado à resistência das lactonas macrocíclicas foi o PGP-A, responsável pela expressão de uma glicoproteína de membrana, a fosfoglicoproteína (GP-P), membro da família dos transportadores tipo ABC com cassete de ligação com ATP. Muitos organismos, inclusive os vertebrados, apresentam a GP-P, que age como transportadora na membrana plasmática, retirando componentes estranhos à célula, e também está envolvida nos processos de absorção, distribuição, biotransformação e excreção de compostos xenobióticos. A GP-P vem sendo muito estudada, pois o aumento de sua expressão está relacionado com a resistência de células cancerígenas humanas aos quimioterápicos, uma vez que age transportando a substância química para fora da célula tumoral. Este fenômeno é denominado resistência múltipla a drogas (RMD), pois pode envolver vários grupos farmacológicos. Também ocorre em parasitas do gênero *Trypanosoma*, protozoário de grande importância para o homem e para os animais.

Apesar de todas as lactonas macrocíclicas ligarem-se aos mesmos receptores nas células dos parasitas e apresentarem exatamente o mesmo mecanismo de ação, estudos recentes demonstram diferenças significativas de eficácia e seleção para a resistência. A mais expressiva ocorre entre a ivermectina e a moxidectina, provavelmente devido à diferença de afinidade e do número de GP-P destas duas moléculas. Estes achados são de grande importância, pois demonstram que, mesmo dentro de um grupo farmacológico, pode haver diferenças no processo de seleção de parasitas resistentes.

▪ Diagnóstico da resistência

O diagnóstico da resistência deve ser realizado quando proporção ainda pequena da população apresentar esta característica pois, quando feito de maneira precoce, poderão ser empregadas medidas que impeçam maior seleção de parasitas resistentes dentro da população.

Quando há ineficácia de um anti-helmíntico, deve-se, primeiramente, observar se não houve outras causas na falha do tratamento, além da resistência. Por exemplo, o uso de doses incorretas, qualidade inferior da formulação anti-helmíntica, época do ano (poderia reduzir o período residual do anti-helmíntico), formas imaturas e alterações nos parâmetros farmacocinéticos dos compostos devido a fatores relacionados com o hospedeiro, tais como sexo, raça, idade, estado nutricional e jejum prévio.

O teste de redução nas contagens de ovos por grama (OPG) de fezes é o mais largamente utilizado no campo, pois com ele é possível avaliar qualquer grupo farmacológico, sendo menos oneroso e amplamente difundido. No entanto, apresenta algumas desvantagens, como a reduzida sensibilidade – consegue detectar a resistência apenas quando ela já alcançou mais de 25% da população de parasitas – e, em alguns casos, a baixa correlação que apresenta com o número de nematódeos no trato gastrintestinal. A metodologia deve ser padronizada, pois é observada grande variação entre os pesquisadores. Ela consiste, basicamente, na comparação das contagens de OPG por meio da técnica McMaster, antes e após o tratamento (Quadro 18.1).

Fatores que influenciam a seleção de parasitas resistentes

Há vários fatores que aceleram o processo de seleção genética de indivíduos resistentes dentro da população total de parasitas, seja de maneira lenta e contínua ou rápida e intensa. A manutenção do genótipo suscetível é fundamental, uma vez que, nas condições brasileiras, a erradicação dos helmintos gastrintestinais de ruminantes é impossível. Por isso, a sustentabilidade da criação de ruminantes poderá estar comprometida quando não houver mais princípios ativos eficazes contra a verminose.

Um conceito muito discutido atualmente entre os pesquisadores é a refúgia, que pode ser definida como a proporção da população do parasita que não é exposta ao medicamento, escapando, assim, da pressão seletiva para a resistência, considerando-se tanto aqueles que estão no hospedeiro quanto os que estão no ambiente. Todas as medidas que preservem a refúgia resultam na sobrevivência de maior número de parasitas sensíveis que podem passar esta característica para as futuras gerações, mantendo a suscetibilidade dos nematódeos aos anti-helmínticos.

A grande questão é: Como não expor uma parcela da população de parasitas ao medicamento (refúgia) e conseguir controlar o aumento do parasitismo e, consequentemente, os riscos à saúde dos bovinos e as perdas da produtividade? Os fatores descritos a seguir podem interferir no processo de seleção genética para a resistência em função de estarem intimamente relacionados com a manutenção de animais não tratados (refúgia).

Algumas medidas podem preservar a vida útil das moléculas dos anti-helmínticos, como apresentado no Quadro 18.2, porém ainda não há muitos estudos nesta área, e vários conceitos discutíveis até então estão sendo polemizados.

▶ Recomendações para uso de anti-helmínticos em bovinos de corte

Esquemas de tratamento

O controle estratégico baseia-se na epidemiologia das nematodioses, a respeito da qual vários estudos foram realizados por importantes pesquisadores. De modo geral, a recomendação é que os tratamentos devam ser concentrados na época seca do ano, quando a maioria da população parasitária está nos hospedeiros e há menor número de nematódeos no ambiente. Nos estados de Mato Grosso do Sul, Mato Grosso, Goiás, Rondônia, Acre, região centro-sul do Amazonas, Pará, Maranhão, grande parte do Piauí, Bahia, Minas Gerais, Rio de Janeiro, São Paulo e Paraná, a estação seca ocorre em junho, julho e agosto. Nos estados mais ao norte do país, Roraima e Amapá, o período seco ocorre nos meses de janeiro, fevereiro e março.

Outro fator importante no controle químico da verminose de bovinos de corte é a pouca atenção que tem sido dada ao período de carência das formulações anti-helmínticas. Esta é uma questão de saúde pública, econômica e ambiental. O desrespeito a este período pode trazer danos à saúde do consumidor, constituir motivo de embargo para a exportação da carne bovina brasileira, além de poder causar grande desequilíbrio ecológico no meio ambiente.

Quadro 18.1 Teste de redução nas contagens de ovos por grama (OPG) de fezes para o diagnóstico da resistência aos anti-helmínticos em bovinos.

Seleção dos bovinos	Animais jovens com contagens de OPG acima de 150, que não tenham sido tratados com anti-helmínticos nas últimas 8 a 12 semanas
Composição dos grupos	15 bovinos em cada grupo, distribuídos pela contagem de OPG pré-tratamento. Deve haver um grupo controle (não tratado)
Tratamento	Deve haver a pesagem dos animais para a administração da dose correta, seguindo recomendações do fabricante
Amostragem	O tempo pós-tratamento para a realização de novos exames coproparasitológicos varia conforme o princípio ativo avaliado, devendo ser: • Levamisol: 3 a 7 dias pós tratamento • Benzimidazol: 8 a 10 dias pós tratamento • Lactonas macrocíclicas: 14 a 17 dias pós tratamento Quando for avaliado mais de um grupo químico, pode-se realizar a amostragem no 10º dia pós-tratamento para reduzir o manejo com os animais e facilitar a execução do teste
Diagnóstico do gênero	Culturas de larvas devem ser efetuadas para a caracterização morfológica dos gêneros resistentes
Interpretação dos resultados	Calcular as médias aritméticas e geométricas, percentual de eficácia e nível de confiança a 95%* Para ser caracterizada a resistência, devem-se observar: • Eficácia inferior a 95% • Nível de confiança a 95%, inferior a 90%

*Percentual de eficácia = $100 \times [1 - (OPG\ pré\text{-}tratamento - OPG\ pós\text{-}tratamento/OPG\ pré\text{-}tratamento)]$.

Quadro 18.2 Fatores que influenciam a seleção de parasitas resistentes.

	Impacto sobre a seleção de parasitas resistentes	Recomendações	Limitações
Monitoramento constante da eficácia dos anti-helmínticos	O diagnóstico precoce da resistência e, após isso, a troca de princípio ativo reduzem a pressão de seleção para a resistência que ocorreria caso houvesse o uso contínuo deste medicamento	Deve ser realizado anualmente. Assim que for detectada a resistência a determinado medicamento, seu uso deverá ser imediatamente suspenso e empregado outro grupo farmacológico	Técnicas convencionais de diagnóstico de resistência apresentam baixa sensibilidade
Aquisição de novos animais	A introdução, no rebanho, de bovinos oriundos de uma propriedade onde haja histórico de resistência anti-helmíntica pode ser um dos fatores que causam maior aceleração no processo de seleção de populações de parasitas resistentes	Quarentena e tentativa de eliminação da carga parasitária antes da introdução dos novos animais no rebanho	Disponibilidade de áreas para a quarentena. Dificuldade em eliminar os parasitas nos hospedeiros
Alternância de princípios ativos	Pode prevenir a resistência, ocorrendo a troca de princípios ativos antes que a frequência de alelos resistentes seja elevada e aqueles poucos parasitas resistentes sejam controlados pelo outro medicamento com mecanismo de ação diferente	A troca de princípios ativos deve ser rápida, de modo a eliminar os parasitas que estavam sendo selecionados para a resistência	Escassez de grupos farmacológicos eficazes
Dose correta	As superdoses eliminam todos os indivíduos sensíveis (SS e SR), selecionando apenas os parasitas resistentes (RR). Dessa maneira, a refúgia nos hospedeiros é eliminada e o acasalamento entre estes nematódeos sobreviventes irá gerar apenas gerações RR. Por isso, o uso de dose acima do recomendado pelo fabricante é um sério fator para aceleração do processo de resistência	Quando for realizado o tratamento de um grupo homogêneo, recomenda-se pesar os menores animais e utilizar esta dose para todo o lote	Esta medida não poderá ser tomada para grupos de animais muito heterogêneos em relação ao peso
Associação de princípios ativos	Um dos princípios ativos na associação elimina os parasitas que tenham os genes para a resistência a outro anti-helmíntico também componente da associação. Dessa maneira, para que ocorra a seleção de parasitas resistentes, estes devem expressar os mecanismos de resistência a todos os componentes da associação simultaneamente, fato pouco provável	Deve ser utilizado em condições especiais e os fatores limitantes devem ser respeitados	Os princípios ativos devem ter mecanismos de ação diferentes e ausência de resistência cruzada. Os componentes da associação devem apresentar mesmo período residual, e não deve existir resistência a nenhum dos componentes da associação
Tratamento seletivo	Alguns animais não são tratados e uma parcela dos parasitas ficam escondidos	Em bovinos, deve ser observada a diferença de necessidade de tratamento entre as categorias animais. Em ovinos, o método Famacha é uma importante ferramenta de controle seletivo	Ainda não há recomendações aplicáveis de controle seletivo de bovinos em uma mesma categoria animal
Frequência de tratamento	Elevado número de tratamentos em determinado período de tempo é um dos fatores que mais aceleram o processo de seleção de parasitas resistentes	Reduzir o número de tratamentos com anti-helmíntico	Necessidade de outras formas de controle, além do uso de anti-helmínticos
Mover e tratar *versus* tratar e mover	Caso os animais sejam medicados e, em seguida, transferidos para uma pastagem livre de parasitas, **todos** os ovos eliminados junto às fezes serão dos nematódeos que sobreviveram ao tratamento, ou seja, os resistentes. Desse modo, este procedimento irá impedir a preservação da refúgia e irá acelerar o processo de seleção para resistência	A recomendação correta é mover os animais e depois tratá-los, possibilitando que a pastagem seja contaminada com parasitas que ainda não foram expostos ao medicamento	Os proprietários dos animais podem ser refratários à ideia de levar animais parasitados a áreas consideradas livres de parasitas
Formulações de longa ação	O animal tratado continuará ingerindo larvas na pastagem e todas as sensíveis (SR e SS) serão mortas, enquanto as resistentes (RR) sobreviverão. O resultado disso é um efeito devastador na refúgia* e o favorecimento da sobrevivência e reprodução dos nematódeos resistentes	Uso de medicamentos de reduzido período residual	Menor período de proteção

RR = organismos homozigoto-resistentes; SR = organismos heterozigoto-resistentes; SS = organismos homozigoto-suscetíveis. *Proporção da população do parasita que não é exposta ao medicamento, escapando da pressão seletiva para a resistência, considerando-se tanto aqueles que estão no hospedeiro como os que estão no ambiente.

Tratamentos por categoria animal

Os bovinos de corte podem ser divididos em quatro categorias: antes do desmame, desmame aos 24 meses; machos adultos e fêmeas adultas, conforme a suscetibilidade à verminose e a necessidade de tratamentos (Quadro 18.3).

▶ **Antes do desmame.** Os bezerros de corte, normalmente, apresentam poucos problemas de verminose nesta fase, pois o colostro fornece imunidade ao animal e a ingestão de pastagem é progressiva a partir dos primeiros meses de vida, o que torna a infecção por larvas de nematódeos pequena. Alguns fatores, tais como raça, taxa de lotação, condição nutricional, ecossistema nas gramíneas e tipo de crescimento, conjuntamente às condições climáticas, podem gerar desequilíbrio na relação hospedeiro-parasita e tornar a verminose um problema mais grave. Resultados de pesquisa demonstram acréscimo em ganho de peso de até 11,7 kg em bezerros com idade entre 3 e 5 meses. Estes valores podem ser interessantes no caso de pecuária de ciclo curto, em que a idade ao abate pode ser reduzida com a aplicação de anti-helmíntico no período pré-desmame.

▶ **Desmame aos 24 meses.** Esta é a categoria mais sensível à ação dos helmintos, exigindo maior atenção. Nas regiões do Brasil onde o período seco ocorre, predominantemente, nos meses de junho, julho e agosto, recomenda-se o tratamento em maio, julho e setembro. Um estudo demonstrou que este esquema de tratamento pode resultar em retorno financeiro de 457,46%, após 2 anos. Para os bovinos nessa faixa etária, criados na região Sudeste, em boas pastagens, podem ser preconizados dois tratamentos sustentáveis: início da seca (maio) e início das águas (setembro), que resultariam em controle eficaz. No Rio Grande do Sul, os bezerros nascidos na primavera são desmamados no outono, quando deve ser iniciado o controle estratégico com tratamentos em março, junho, setembro e novembro. Os bezerros que nascem no verão/outono podem apresentar elevado parasitismo já aos 90 dias de idade, devendo ser tratados em maio, julho, setembro, novembro e março. Quando completarem 1 ano, pode-se adotar o esquema descrito anteriormente. Há também os animais que são desmamados precocemente, com 60 a 90 dias de idade, e são altamente suscetíveis à verminose. Para estes animais, recomenda-se tratamento a cada 60 dias até apresentarem peso acima de 140 kg. Após isso, segue-se o esquema tradicional. Os esquemas recomendados para bovinos de corte no Rio Grande do Sul são os que apresentam a melhor relação custo-benefício, mesmo havendo altos gastos com anti-helmínticos.

▶ **Machos adultos.** Os touros de serviço podem ser tratados antes da estação de monta, pois o estresse neste período pode resultar em queda na resposta imune e consequente aumento do parasitismo. O efeito positivo no tratamento de bovinos no início da fase de engorda, no pasto ou em confinamento, é uma recomendação questionável, uma vez que há discordância nos resultados de pesquisas realizadas no Brasil.

▶ **Fêmeas adultas.** Estas já desenvolveram resposta imune efetiva que lhes confere resistência aos helmintos, não havendo necessidade de tratamento anti-helmíntico, mesmo que apresentem determinada carga parasitária. No entanto, com o objetivo de reduzir as larvas de nematódeos na pastagem onde ficarão os bezerros, recomenda-se a aplicação de um anti-helmíntico 1 mês antes do período de parição, principalmente nas fêmeas primíparas.

▶ Recomendações para uso de anti-helmínticos em bovinos de leite

A verminose em bovinos de leite é mais preocupante, pois, normalmente, são raças mais suscetíveis e a doença pode ser observada a partir dos 3 a 4 meses de idade, quando não há mais imunidade passiva. Os bezerros que alcançarem esta idade no período mais seco do ano deverão ser tratados nos meses de abril, julho e setembro, até a puberdade. Pode haver a necessidade de um quarto tratamento anual em meados da estação chuvosa. Outro esquema que pode ser adotado é o tratamento a cada 2 meses a partir desta idade até a puberdade.

▶ Recomendações para uso de anti-helmínticos em pequenos ruminantes

Algumas estratégias adotadas no passado podem ter comprometido seriamente o controle de parasitas de pequenos ruminantes com a seleção de parasitas resistentes a todos os princípios ativos disponíveis no mercado. Alguns dos principais erros são: considerar as espécies semelhantes e desprezar as diferenças entre ovinos e caprinos, controlar com base apenas no uso de anti-helmíntico e tratamento massal e com frequência elevada.

As atuais recomendações fazem parte de várias medidas de controle, o chamado sistema integrado. Dentre estas recomendações está o tratamento seletivo que emprega o método Famacha, ferramenta prática que possibilita identificar clinicamente a haemonchose por meio da avaliação da coloração da mucosa, tornando possível detectar animais anêmicos devido ao parasitismo por *Haemonchus contortus*. A mucosa ocular pode ser classificada em cinco graus Famacha, sendo o grau 1 a mucosa mais corada e o grau 5, a mais pálida. Recomenda-se o tratamento de animais com graus 4 e 5. Animais com grau 3 podem ser tratados de acordo com a categoria animal, seu estado fisiológico, seu escore corporal e a época do ano. A avaliação de todo o rebanho deve ser realizada a cada 2 a 3 semanas.

No início da década de 1990, após a identificação de animais com graus Famacha 4 ou 5, todo o rebanho deveria ser medicado. Atualmente, este método é empregado para o controle seletivo individual, ou seja, o exame da mucosa ocular indica quais animais deverão ser tratados, medicando apenas estes, deixando os demais sem tratamento e, por conseguinte, preservando a refúgia. A acurácia desta técnica foi avaliada comparando-se os resultados de avaliadores de campo após o treinamento e o hematócrito dos animais avaliados, observando elevada correlação entre o grau Famacha e o valor de hematócrito. Posteriormente, foi realizada a

Quadro 18.3 Classificação dos bovinos quanto à suscetibilidade à verminose e à necessidade de tratamentos, conforme esquema de controle estratégico.

Categoria animal	Prejuízo	Tratamentos
Bezerro antes do desmame	Baixo	Depende do manejo
Desmame entre 24 e 30 meses	Alto	Maio, julho e setembro
Boi de engorda	Baixo	Outubro ou novembro

viabilidade de aplicação do método Famacha em 13 fazendas na África do Sul, sem a necessidade de acompanhamento próximo de médicos-veterinários, concluindo-se que, nas propriedades onde o principal problema sanitário é a haemonchose, o método foi eficaz.

O Quadro 18.4 mostra algumas das principais vantagens e desvantagens do método Famacha.

Quadro 18.4 Algumas das principais vantagens e desvantagens do método Famacha.

Vantagens	Desvantagens e limitações
Facilidade prática, mesmo em grandes rebanhos	Treinamento de mão de obra
Menor gasto com anti-helmínticos	Ineficácia quando ocorre parasitismo por outros nematoides que não causam anemia
Identificação dos animais resistentes/resilientes	–
Menor pressão de seleção de parasitas resistentes	Ocorrência de outras causas de anemia além da haemonchose

▶ Bibliografia

Bianchin I, Honer MR, Nunes SG *et al.* Epidemiologia dos nematódeos gastrintestinais em bovinos de corte nos cerrados e o controle estratégico no Brasil. Circular Técnica. 1996; 24: 1-120.

Blackhall WJ *et al.* Selection at a P-glycoprotein gene in ivermectin- and moxidectin-selected strains of Haemonchus contortus. Molecular and Biochemical Parasitology. 1998a; 95(2):193-201.

Catto JB, Bianchin I, Torres Junior RAA. Efeitos da everminação de matrizes e de bezerros lactentes em sistema de produção de bovino de corte, na região do Cerrado. Pesquisa Veterinária Brasileira. 2005; 25(3):188-94.

Coles GC, Jackson F, Pomroy WE *et al.* The detection of anthelmintic resistance in nematodes of veterinary importance. Veterinary Parasitology. 2006; 136:167-85.

Dent JA *et al.* The genetics of ivermectin resistance in Caenorhabditis elegans. Proceedings of the National Academy of Sciences of the United States of America. 2000; 97:2674-9.

FAO. Module 2. helminths: anthelmintic resistance: diagnosis, management and prevention. Guidelines resistance management and integrated parasite control in ruminants. Roma: FAO, 2004. pp. 78-118.

FAO. Resistencia a los antiparasitarios: estado actual con énfasis en América Latina. Rome: FAO, Salud Animal, 2003. pp. 1-52.

Gordon HM, Whitlock HV. A new technique for counting nematode eggs in sheep faeces. J. Counn. Sci. Ind. Res. Aust. 1939; 12:50-2.

Juliano RL, Ling V. A surface plycoprotein modulating drug permeability in Chinese hamster ovary cell mutants. Biochimica et Biophysica Acta. 1976; 455:152-62.

McKenzie JA. Genetics of resistance to chemotherapeutic agents. In: Anderson N, Waller PJ (ed). Resistance to anthelmintic drugs. Melbourne: Australian Wool Corporation Technical Publication, 1985. pp. 89-95.

Mealey KL. Therapeutic implications of the MDR-1 gene. Journal of Veterinary Pharmacology and Therapeutics. 2004; 27:257-64.

Mottier L, Lanusse C. Bases moleculares de la resistencia a fármacos antihelmínticos. Revista de Medicina Veterinária. 2001; 82(2):74-85.

Nari A, Eddi C. Resistance to ecto and endo-parasites. A challenge for the XXI century? In: International Seminar in Animal Parasitology – "World situation of parasite resistance in veterinary medicine", 5., October, 2003, Merida, Yucatan, México. Anais... 2003, pp. 53-60.

Stone BF. The genetics of resistance by ticks to acaricides. Australian Veterinary Journal. 1972; 48:345-50.

Van Wyk JA. Refugia – Overlooked as perhaps the most potent factor concerning the development of anthelmintic resistance. Onderstepoort Journal of Veterinary Research. 2001; 68:55-67.

19
Ectoparasiticidas

Andreia Mauruto Chernak Leffer

▶ Criação de ruminantes no Brasil

No contexto da produção animal, os ruminantes domésticos (bovinos, ovinos caprinos e bubalinos) produzem carne, leite, couro e lã, e fornecem matéria-prima para a indústria farmacêutica, de cosméticos e de rações, assumindo importante papel na economia mundial.

A bovinocultura é um dos principais destaques do agronegócio brasileiro, e é empregada em todos os estados do país. De fato, o Brasil tem o segundo maior rebanho efetivo do mundo, estimado em 204,5 milhões de cabeças (dados de 2011), sendo também líder em exportações. O segmento ostenta as cadeias produtivas de carne e leite, e o valor bruto de produtividade está estimado em R$ 67 bilhões.

Semelhantemente, a criação de caprinos e ovinos tem se destacado no agronegócio brasileiro. A caprinocultura é abrangente na região Nordeste do Brasil, com rebanho estimado em 14 milhões de animais (dados de 2011), ocupando o 18º lugar do *ranking* mundial de exportações. A produção de leite de cabra é de aproximadamente 21 milhões de litros e envolve, em grande parte, empresas de pequeno porte. Já a criação de ovinos tem caráter expressivo em alguns estados das regiões Nordeste, Sul e Centro-Oeste. Carne, pele e lã são os principais produtos, além do leite, destinado à fabricação de queijos finos. A produção anual de lã alcança 11 milhões de toneladas, principalmente no estado do Rio Grande do Sul, com cadeia produtiva constituída por 35 mil estabelecimentos agropecuários.

Os sistemas de criação de ruminantes caracterizam-se pela dependência quase exclusiva de pastagens em regimes extensivos de confinamento ou de semiconfinamento, fundamentais para atender à demanda dos mercados interno e externo. Por outro lado, a agregação de animais, seja em regimes fechados ou pastagens, eleva a quantidade de matéria orgânica disponível. No entanto, estes animais atraem artrópodes, que necessitam deles para sua sobrevivência e reprodução.

Neste capítulo, são abordados os principais ectoparasiticidas regulamentados pelo Ministério da Agricultura, Pecuária e Abastecimento (MAPA), e são apresentadas informações relevantes sobre os principais ectoparasitas dos ruminantes domésticos.

▶ Ectoparasitas de ruminantes

Por definição, ectoparasitas são organismos que habitam a pele (ou derivados desta) de outro organismo (hospedeiro), e dependem deste para sua sobrevivência e reprodução, causando infestações.

Diferentemente das enfermidades infecciosas, a maioria das infestações por ectoparasitas não é causa de rápida e elevada mortalidade; por isso, muitas vezes, os criadores não programam medidas de controle sistemáticas. Dessa maneira, ocorrem elevadas infestações por esses ectoparasitas, causando perdas diretas e indiretas na produção animal, o que os caracteriza como os mais frequentes agentes causais de lesões cutâneas em animais. Os danos diretos ocorrem por causa do desconforto, do estresse e da ação espoliativa provocados pela ação desses parasitas, resultando em redução na produção de leite e no ganho de peso, em depreciação do couro e da lã, e em retardo no crescimento. Já os indiretos devem-se à transmissão de doenças, pois os ectoparasitas atuam como vetores biológicos ou mecânicos de microrganismos patogênicos diversos. Além disso, infestações elevadas podem causar anemia (ectoparasitas hematófagos), alergias, choque anafilático, irritabilidade, dermatites, necrose da pele, infecções secundárias, hemorragias locais, inoculação de toxinas (carrapatos), obstrução do canal auditivo e miíases (bicheira).

O carrapato *Rhipicephalus microplus* (anteriormente *Boophilus microplus*), a mosca-do-chifre *Haematobia irritans* e a mosca-do-berne *Dermatobia hominis* são os mais importantes ectoparasitas da pecuária brasileira, e causam perdas estimadas em mais de 2,5 bilhões de dólares aos pecuaristas. O Quadro 19.1 resume os principais ectoparasitas de ruminantes.

O manejo sanitário dos rebanhos para prevenção, controle ou erradicação de infestações por ectoparasitas inclui sanitização das instalações e equipamentos, manejo de pastagens e, principalmente, emprego de medicamentos ectoparasiticidas.

▶ Ectoparasiticidas

Os ectoparasiticidas são substâncias utilizadas desde o século 18 para o controle de ectoparasitas. Com efeito, tais substâncias são de extrema importância para o controle ou erradicação desses artrópodes, bem como para prevenção de doenças transmitidas por eles.

Os diferentes ectoparasiticidas agem alterando os processos bioquímicos e fisiológicos dos artrópodes. Dessa maneira, afetam os sistemas nervoso (96%), endócrino e respiratório e a deposição de cutícula (quitina).

No Brasil, o mercado de parasiticidas (anti-helmínticos e ectoparasiticidas) movimenta cerca de US$ 960 milhões por ano. Em 2009, os parasiticidas lideraram o *ranking* de venda de produtos no mercado mundial de saúde animal, conforme apresenta o Quadro 19.2.

Não obstante os parasiticidas liderarem o mercado de medicamentos veterinários, os ruminantes, com relação ao uso desses medicamentos, também mantêm a liderança entre os animais de produção: cerca de quatro milhões de pecuaristas de corte e leite são atendidos pela indústria veterinária, com participação de 26,8% neste segmento.

A utilização de ectoparasiticidas, entretanto, deve ser feita observando-se criteriosamente as recomendações do fabricante, mediante a utilização de produtos devidamente registrados em órgãos governamentais.

No Brasil, a implantação de medidas regulatórias para uso de parasiticidas teve início no ano de 1998 e, atualmente, a responsabilidade sobre sua manutenção e aplicação está dividida entre o MAPA e a Agência de Vigilância Sanitária (Anvisa).

De acordo com o *Compêndio de Produtos Veterinários* do Sindicato Nacional da Indústria de Produtos para a Saúde Animal (Sindan), no ano de 2011, existiam 184 produtos comerciais ectoparasiticidas para uso em bovinos registrados no MAPA. Destes, 80 também são indicados para ovinos e 48 para caprinos.

Quadro 19.1 Principais ectoparasitas de ruminantes | Distribuição e importância veterinária.

Ectoparasita	Distribuição	Importância veterinária
Dermatobia hominis (mosca-do-berne)	México, América Central e América do Sul	Causa dermatobiose (miíase furuncular), provocando infecções bacterianas secundárias, condenação do couro, queda da produção de leite e carne, além dos custos elevados com o tratamento
Cochliomyia spp. (mosca-da-bicheira ou varejeira)	Sul dos EUA ao norte do Chile	Causa miíases primárias ou secundárias. Descorna, tosquia, castração, marcação e lesões cutâneas predispõem ao aparecimento de miíases
Haematobia irritans (mosca-do-chifre)	Europa, Américas e Austrália	Queda de 25 a 50% na produção de leite. Os custos para controle são estimados em US$ 1.738.000,00
Stomoxys calcitrans (mosca-de-estábulos)	Cosmopolita	Queda de 12% na conversão alimentar, de 20% no peso e de 40 a 60% na produção de leite. Custos para controle de US$ 1.254.000,00. Transmissão do carbúnculo hemático e hospedeiro intermediário do nematódeo *Habronema*
Riphicephalus microplus (carrapato-de-boi)	Entre latitudes 32° norte e 32° sul	Mortalidade, desvalorização comercial do couro, baixa produção de leite e carne. Prejuízos anuais de mais de US$ 2 bilhões. Transmissor da "tristeza parasitária bovina" (*babesia* e *anaplasma*)
Haematopinus spp. Piolhos-sugadores	Cosmopolita	Causa a pediculose dos ruminantes. Ocasiona queda de peso, pele com aparência oleosa, desvalorização comercial da lã. Transmissão da anaplasmose e dermatomicoses. Custos para controle e danos estimados em US$ 82.000,00
Damalinia spp. Piolhos-mastigadores	Cosmopolita	Causa a pediculose dos ruminantes. Caracteriza-se por coceira intensa, irritação da pele, diminuição do apetite, pelos arrepiados
Psoroptes spp.	Cosmopolita	Causa a sarna dos ruminantes, provocando lesões na pele, lã manchada e áspera, perda de lã ou pelo, nódulos, crostas, liquenificação e fissuras

Quadro 19.2 Participação relativa de medicamentos no mercado de saúde animal.

Grupo farmacêutico	Participação (%)
Parasiticidas	28,4
Biológicos (vacinas)	24,6
Antimicrobianos	15,1
Aditivos alimentares	11,2
Outros medicamentos	20,6

Além de indicações por espécie animal, deve-se estar atento ao espectro de ação ectoparasiticida. Embora alguns produtos apresentem o mesmo princípio ativo, as formulações podem conter substâncias que alteram a eficácia nas diversas espécies de parasitas. Por exemplo, alguns ectoparasiticidas são indicados como bernicidas e carrapaticidas (abamectina, na formulação líquida), enquanto outros são indicados como piolhicidas e sarnicidas (abamectina, na formulação em pó).

- **Grupos farmacológicos de ectoparasiticidas utilizados em ruminantes**

Lactonas macrocíclicas

A seguir são apresentadas algumas informações sobre as lactonas.

▶ **Apresentação.** Substâncias derivadas da fermentação de actinomicetos do gênero *Streptomyces*. São compostos lipofílicos praticamente insolúveis em água. A afinidade destes compostos pela gordura, principalmente de localização subcutânea, explica sua persistência no organismo animal e os longos períodos de proteção contra algumas espécies de parasitas externos. As lactonas macrocíclicas são conhecidas pelo seu amplo espectro, atuando não somente contra ectoparasitas, mas também contra endoparasitas. As denominações genéricas, posologia, indicação e especialidades farmacêuticas estão relacionadas no Quadro 19.3.

▶ **Formulações.** Apresentada sob forma líquida, pó, pasta, *bolus*, tabletes e gel.

▶ **Via de administração.** Subcutânea, transdermal (*pour-on*), oral (pasta), pó e intrarruminal (*bolus*).

▶ **Atividade ectoparasiticida.** A atividade das lactonas macrocíclicas contra ectoparasitas depende da molécula, da formulação do produto e do método de aplicação. O método de aplicação depende do hospedeiro e, em algum grau, do parasita-alvo. Em bovinos, as formulações *pour-on* são mais efetivas contra piolhos (*Linognathus*, *Haematopinus* e *Bovicola*) e mosca-do-chifre (*Haematobia irritans*), quando comparadas a compostos equivalentes, administrados por via parenteral. Em ovinos, a administração de ectoparasiticidas por via oral tem pouco efeito contra ácaros psorópticos (*Psoroptes ovis*), com maior atividade na administração parenteral.

▶ **Farmacodinâmica.** Em mamíferos, as lactonas macrocíclicas potencializam a ação inibidora neuronal mediada pelo ácido γ-aminobutírico (GABA), promovendo hiperpolarização do neurônio e consequente inibição da transmissão nervosa. Os animais erroneamente tratados e, portanto, intoxicados, manifestam sinais de hiperexcitação, incoordenação motora e tremores, culminando em ataxia e coma. Em artrópodes, esses compostos agem nos canais de cloro independentes do GABA, havendo aumento na condutância da membrana do músculo, pelo bloqueio da resposta do ácido ibotênico, que é um ativador específico do portão glutamato. Como consequência, há aumento da permeabilidade da membrana aos íons cloro, resultando em redução da resistência da membrana celular. Dessa maneira, ocorrem paralisia e ataxia nos artrópodes.

▶ **Farmacocinética.** A distribuição das lactonas macrocíclicas no organismo animal ocorre por meio da ligação a lipoproteínas sanguíneas. A *absorção* destes compostos se dá pelo trato gastrintestinal, se administrados via oral, ou através da pele, se for por aplicação percutânea. A meia-vida de absorção da ivermectina após administração subcutânea de 200 μg/kg é de 39,2 h, enquanto da moxidectina e da doramectina é de 1,32 h e 56,4 h, respectivamente. A prolongada meia-vida destes compostos determina os níveis residuais na carne e no leite.

Quadro 19.3 Lactonas macrocíclicas | Nomes genéricos, posologias, indicações e especialidades farmacêuticas.

Nome genérico	Posologia	Indicação	Especialidade farmacêutica
Abamectina	1 mℓ/20 kg, *pour-on*	Carrapatos, berne, miíases, piolhos e sarnas	Aba-Allvet®
Ivermectina	Bovinos: 1 mℓ/50 kg de peso SC, dose única	Carrapatos, berne, miíases, piolhos e sarnas	Leivamec® injetável
	Ovinos: 0,5 mℓ/25 kg de peso SC, dose única		
Doramectina	Bovinos e ovinos: 1 mℓ/50 kg SC ou IM	Carrapatos, berne, miíases, piolhos e sarnas	Dectomax®
Eprinomectina	1 mℓ/10 kg, *pour-on*	Berne, ácaros das sarnas-piolhos e mosca-do-chifre	Eprinex®
Moxidectina	1 mℓ/50 kg SC	Sarna, piolhos e carrapatos	Cydectin®
Espinosade	250 ppm (carrapatos, moscas e berne); 400 ppm (piolhos), pulverização	Carrapatos, mosca-do-chifre, mosca-de-estábulos, berne e piolhos	Elector®

SC = via subcutânea; IM = via intramuscular.

As lactonas macrocíclicas também ficam concentradas nos pulmões e pele, não sendo, portanto, recomendadas para fêmeas em lactação, com exceção da eprinomectina. Isto ocorre porque a eprinomectina sofre pouca biotransformação, e seu principal resíduo (composto B_{1a}) fica no fígado e no plasma. Se administrada em bovinos na dose de 0,5 mg/kg, o pico de concentração plasmática nos dois primeiros dias é de 43,7 ng/mℓ e a média do tempo de permanência nos tecidos de 4,2 dias. Nestas condições, a quantidade de medicamento é de apenas 0,11% no leite, detectada por até 15 dias. Em caprinos, o pico de concentração plasmática deste mesmo composto é de 5,6 ng/kg nos 2,55 dias, após aplicação tópica de 0,5 mg/kg e a média de permanência nos tecidos é de 9,42 dias. A disponibilidade sistêmica da eprinomectina em caprinos é menor que em bovinos, sugerindo-se que doses idênticas possam ser menos efetivas para aqueles animais. A *biotransformação* de lactonas macrocíclicas, como a ivermectina, ocorre no fígado, resultando em três metabólitos. O composto em sua forma inalterada é o principal resíduo encontrado nos tecidos hepático e adiposo. Apresenta tempo de permanência nos tecidos maior quando é aplicado por via subcutânea. Em bovinos, a ivermectina aplicada na dose de 0,3 mg/kg por via subcutânea persiste por 4,7 dias no fígado e 4,3 dias no tecido adiposo. A moxidectina persiste por 9 a 12 dias no fígado e 12 a 15 dias na gordura, com pico de concentração plasmática de aproximadamente 24 h. A abamectina é biotransformada no rume, alcançando o pico de concentração plasmática 24 h após a administração. A doramectina é pouco solúvel em água e tem meia-vida plasmática de 89 h se administrada por via intravenosa, embora possa ser detectada no plasma até 30 dias após a administração. A moxidectina apresenta pico de concentração plasmática de aproximadamente 24 h. A *excreção* das lactonas macrocíclicas ocorre, em maior parte, pelas fezes (doramectina 90% e abamectina 98%) e, em menor proporção, pela urina e pelo leite. Após administração subcutânea em ovelhas e cabras, 4 a 5% da dose são excretados no leite. No inseticida espinosade, 60 a 80% do produto e seus metabólitos são excretados pela urina ou pelas fezes.

▶ **Período de carência.** Para a *abamectina*, é de 48 dias para abate de animais para consumo humano, sendo contraindicado o uso em fêmeas lactantes. Para a *ivermectina*, é de 35 dias para o abate de animais e 28 dias para animais destinados à produção de leite. Para a *doramectina*, é de 35 dias para o abate de animais e contraindicado o uso em fêmeas lactantes. Para a *eprinomectina*, não há período de carência para abate ou consumo de leite. Para a *moxidectina*, é de 28 dias para o abate de animais e contraindicado o uso em fêmeas lactantes.

▶ **Efeitos tóxicos.** Nas doses recomendadas, as lactonas macrocíclicas apresentam índices de segurança, em ruminantes, entre 5 e 30. Embora os mamíferos utilizem o GABA como neurotransmissor, as avermectinas e as milbemicinas geralmente não causam efeitos tóxicos nos animais, pois apresentam alto peso molecular e não atravessam facilmente a barreira hematencefálica. Em bezerros, a abamectina e a moxidectina apresentam margem de segurança restrita (3,5 e 10, respectivamente). Depressão, ataxia e inquietação podem ser observadas em bezerros com menos de 4 meses de idade. A doramectina causa despigmentação na pele no local da injeção.

Organofosforados

A seguir são apresentadas algumas informações sobre os organofosforados.

▶ **Apresentação.** Os organofosforados contêm um átomo central de fósforo pentavalente, que está ligado a um átomo de oxigênio ou enxofre, por dupla ligação. São substâncias orgânicas, derivadas do ácido fosfórico, que apresentam coloração amarelada ou marrom quando misturadas a óleos, e amarelada ou branca, quando em pós cristalinos. Alguns apresentam odor semelhante ao alho. As denominações genéricas, a posologia, a indicação e as especialidades farmacêuticas dos organofosforados estão descritas no Quadro 19.4.

▶ **Formulações.** Apresentadas sob forma líquida, pó, brincos e *spray*.

▶ **Via de administração.** Pulverização, tópica, *pour-on*, oral e parenteral.

▶ **Atividade ectoparasiticida.** O clorofenvinfós, em associação a piretroides, é recomendado para bovinos no combate ao carrapato *Riphicephalus microplus* e às larvas *Dermatobia hominis*. O diazinom é recomendado para controle de sarnas e piolhos em ovinos, bem como para controle de miíases. O diclorvós (DDVP) é utilizado isoladamente ou em combinação com outros piretroides no combate a piolhos e, principalmente, como bernicida em bovinos. O triclorfom (metrifonato) e o DDVP são comumente associados a piretroides para controle da mosca-do-berne *D. hominis*.

▶ **Farmacodinâmica.** Os organofosforados bloqueiam a ação da acetilcolinesterase (AChE) sobre a acetilcolina (ACh), inibindo a hidrólise desse neurotransmissor. Dessa maneira, ocorre acúmulo de ACh em todos os locais onde o neurotransmissor é liberado, havendo estimulação dos receptores muscarínicos e nicotínicos.

▶ **Farmacocinética.** Os organofosforados são compostos lipossolúveis, *absorvidos* através da pele, da via respiratória e pelo trato intestinal, com grau de instabilidade variável em meio alcalino. Quanto à *biotransformação*, são rapidamente oxidados e inativados no fígado, sendo *excretados* pela urina, nas primeiras 24 h após a administração. O triclorfom, após absorção, é biotransformado em diclorvós, o qual é encontrado em concentrações menores que 5% da dose administrada, correspondente ao composto inicial. Sua absorção é influenciada pelo solvente utilizado na formulação. Assim, em solução aquosa a 2%, apenas 0,15 mg/ℓ do composto chega ao sangue, enquanto em óleo mineral a 2%, a absorção é rápida, alcançando concentração de 3,1 mg/ℓ em 42 min. Este organofosforado é parcialmente hidrolisado e inativado em meio alcalino. Por esse motivo, quando administrado por via oral em bovinos, requer 4,5 vezes a dose indicada para aplicação subcutânea. O haloxom forma um complexo com a AChE nos eritrócitos de ovinos, podendo ser dissociado, o que reduz a toxicidade destes compostos na espécie em questão.

▶ **Período de carência.** Para o *clorpirifós* é de mínimo de 35 dias para o abate de animais; para o *metrifonato* é de 7 dias para o abate e, em gado de leite, no mínimo 10 h; para o *clorfenvinfós* é de 7 dias para o abate e, em gado de leite, no mínimo 12 h; para o *diazinom*, não há período de carência deste produto se aplicado na forma de brincos.

▶ **Efeitos tóxicos.** O acúmulo de ACh em vertebrados promove aumento da contração da musculatura esquelética, das secreções do trato gastrintestinal, broncoconstrição, hiperexcitação, perda da coordenação muscular, convulsões e, finalmente, morte por falha respiratória. Os sinais clínicos observados são letargia, anorexia, diarreia, polaciúria, vômitos, salivação e tremores musculares, relacionados com a atividade prolongada da ACh junto aos receptores muscarínicos e nicotínicos. De maneira semelhante, o acúmulo de ACh provoca nos artrópodes um estímulo descontrolado do sistema nervoso, culminando em morte. O sulfato de atropina atua como antagonista dos receptores muscarínicos, reduzindo parcialmente os efeitos tóxicos causados pelos organofosforados. Tais compostos não devem ser administrados em animais desnutridos ou expostos a outros agentes anticolinesterásicos.

Carbamatos

A seguir são apresentadas algumas informações sobre os carbamatos.

▶ **Apresentação.** Pesquisas realizadas com substâncias que exerciam ação inibitória da colinesterase no sistema nervoso semelhante aos organofosforados levaram à descoberta dos inseticidas carbamatos em 1950. Os carbamatos são compostos derivados do ácido carbâmico, mais particularmente do ácido N-metilcarbâmico. Seu espectro e atividade, toxicidade em mamíferos e persistência são variáveis. São compostos relativamente instáveis, que se degradam no ambiente em semanas ou meses. Esta classe de ectoparasiticidas foi empregada como carrapaticida em alguns países por um curto período de tempo, devido à resistência cruzada com organofosforados, apresentada pelo carrapato dos bovinos *Riphicephalus microplus*. O Quadro 19.5 mostra os carbamatos ectoparasiticidas, associados ou não a outras moléculas com atividade inseticida.

▶ **Formulação.** Em pó.

▶ **Via de administração.** Tópica.

▶ **Atividade ectoparasiticida.** Indicados como larvicidas.

▶ **Farmacodinâmica.** O mecanismo de ação dos carbamatos é similar ao dos organofosforados, contudo carbamilam a enzima em vez de fosforilá-la. A enzima carbamilada é lentamente hidrolisada, retornando à sua forma ativa. A taxa de quebra hidrolítica da enzima carbamilada é intermediária entre a da enzima acetilada e a fosforilada. O tempo médio de descarbamilação é de cerca de 20 min.

▶ **Farmacocinética.** Os carbamatos, em formulações para uso tópico, são pouco *absorvidos* pela pele. Nos mamíferos, são *biotransformados* no fígado e por esterases plasmáticas, sendo *excretados* pela urina, havendo também relatos de resíduos de carbamatos em amostras de leite cru.

▶ **Período de carência.** Para a *carbarila* é de 7 dias para o abate; para o *propoxur*, não há período de carência para abate ou consumo de leite.

▶ **Efeitos tóxicos.** Diferentemente dos organofosforados, os carbamatos são inibidores reversíveis da colinesterase e, consequentemente, podem apresentar menor duração e intensidade dos efeitos. A recuperação espontânea geralmente ocorre dentro de quatro horas. Os animais podem apresentar sintomas como fraqueza, salivação excessiva, náuseas ou vômito. As intoxicações são tratadas exclusivamente com atropina.

Piretroides

A seguir são apresentadas algumas informações sobre os piretroides.

Quadro 19.4 Organofosforados | Nome genéricos, posologias, indicações e especialidades farmacêuticas.

Nome genérico	Posologia	Indicação	Especialidade farmacêutica
Clorpirifós	Bovinos: 10 mℓ/100 kg, *pour-on*	Carrapatos, mosca-do-chifre, berne, miíases, piolhos	Aciendel P-10®
	Ovinos e caprinos: 1 mℓ/10 kg, *pour-on*		
Triclorfom (metrifonato)	Bovinos: VO, solução 10% (0,5 mℓ/kg,); pulverização 80 g/20 ℓ de água (3 ℓ/animal adulto)	Berne, moscas, piolhos, sarnas	Triclorsil®
	Ovinos: VO, 1 mℓ/kg, solução 10%		
Fenitrotion	Uso tópico, sobre os ferimentos, sem ultrapassar ¼ da superfície corporal	Miíases	Facthal® Pó
Clorfenvinfós	Solução 0,5%, pulverização, molhando bem a superfície do corpo do animal	Carrapatos-de-boi	Carrapaticida e sarnicida U.C.B. a 10%
Diclorvós (DDVP)	2 a 3 ℓ/animal adulto, solução 0,15%, pulverização ou tópico	Berne, miíases, moscas, sarnas e piolhos	Bernex®
Diazinon	1 brinco/animal	Mosca-do-chifre	Brinco mosquicida à base de diazinon

VO = via oral.

Quadro 19.5 Carbamatos | Nomes genéricos, posologias, indicações e especialidades farmacêuticas.

Nome genérico	Posologia	Indicação	Especialidade farmacêutica
Carbarila	50 a 100 g/m², uso externo, nas instalações pecuárias (esterqueiras e estábulos)	Mosca-de-estábulos, mosca-do-chifre	Farmaril®
Propoxur	50 a 100 g/m², uso externo, instalações pecuárias como esterqueiras e estábulos	Piolhos, ácaros e moscas	Bolfo®
Propoxur + coumafós	Tópico	Miíases	Tanidil®
Propoxur + coumafós + diflubenzuron	Tópico	Miíases	Tanitop® IGR

▶ **Apresentação.** Os piretroides são derivados sintéticos das piretrinas, ésteres tóxicos isolados de flores da planta *Chrysanthemum cinerariaefolium*, solúveis na maioria dos solventes orgânicos, biodegradáveis e estáveis quando expostos à luz solar e ao ar. Existem cinco gerações de piretroides:

- *Primeira geração*: representada pela D-trans-aletrina, é um derivado sintético da cinerina I, componente da piretrina natural
- *Segunda geração*: representada pelos compostos tetrametrina, resmetrina e fenotrina, mais potentes que as piretrinas, porém facilmente degradáveis quando expostos ao ar e à luz solar
- *Terceira geração*: mais potentes e estáveis que os anteriores, representados pelo fenvalerato (primeiro piretroide de terceira geração a ser comercializado com sucesso) e permetrinas
- *Quarta geração*: representados pela cipermetrina e o fluvalinato
- *Quinta geração*: representados pela betaciflutrina, mais potentes e estáveis que os compostos pertencentes às gerações anteriores.

Além disso, os piretroides podem ser divididos em dois grupos: tipos I e II, de acordo com a presença ou ausência do grupamento α-ciano. Os compostos do tipo II (cipermetrina, deltametrina, cifenotrina, fenvalerato, flumetrina e cialotrina) têm o grupamento α-ciano e são empregados como ectoparasiticidas para uso animal, enquanto os piretroides do tipo I são utilizados como inseticidas em ambientes domésticos. Os nomes genéricos, posologia, indicação e especialidades farmacêuticas estão descritos no Quadro 19.6.

▶ **Formulações.** Líquida e pastosa.

▶ **Vias de administração.** Pulverização, *pour-on*, banho de imersão e tópica.

▶ **Atividade ectoparasiticida.** Os piretroides são eficazes contra a maioria dos artrópodes. São comercializados em formulações isoladas, ou em associações a outros compostos, particularmente os organofosforados. Tais associações têm por finalidade aumentar o espectro de ação, pois, isoladamente, os piretroides não são efetivos contra alguns ectoparasitas, como as larvas da mosca-do-berne. A permetrina é indicada para controle de mosca doméstica, mosca-de-estábulos e outras moscas que se reproduzem nas fezes. A ciflutrina é utilizada em gado leiteiro e de corte (incluindo vacas lactantes), para controle de mosca-do-chifre, piolhos-mastigadores e hematófagos. A betaciflutrina é aprovada para uso em gado de corte, a fim de controlar a mosca-do-chifre e os carrapatos, sendo disponibilizada apenas na forma de brincos inseticidas.

▶ **Farmacodinâmica.** Os inseticidas piretroides têm propriedades lipofílicas que facilitam sua penetração nos artrópodes, pois estes apresentam cutícula rica em lipídios. Uma vez absorvidos, os piretroides são levados via hemolinfa às células nervosas dos insetos, cujos locais de ação são os canais de sódio, aumentando a condutância deste íon. Os piretroides do tipo II, com ação ectoparasiticida, causam despolarização da membrana nervosa, sem descargas repetitivas, e reduzem a amplitude do potencial de ação. Além disso, admite-se que esta classe atue como agonista em receptores colinérgicos nicotínicos e como antagonista do GABA, podendo, também, promover a inibição de Ca^{2+}, Mg^{2+}-ATPase e da calmodulina, a qual é responsável pela ligação intracelular dos íons cálcio. Os artrópodes expostos a esses compostos apresentam hiperatividade, incoordenação e dificuldade de movimentos associados à hipersecreção, tremores, convulsão, culminando em *knockdown* (queda) seguido ou não de morte.

▶ **Farmacocinética.** Os piretroides são *absorvidos*, em maior grau, pelas mucosas, especialmente as dos sistemas digestório e respiratório. São pouco absorvidos pela pele. Uma das principais vias de *biotransformação* é a hidrólise da molécula por carboxilesterases e oxidases da fração microsomal dos tecidos. A conjugação com sulfatos, glicorunídeos, taurina, glicina e outras substâncias no fígado faz parte deste processo, que é semelhante em diversas espécies animais. As principais vias de *excreção* são as fezes e a urina. Resíduos de piretroides e seus metabólitos podem ser encontrados no leite semanas após a aplicação tópica.

▶ **Período de carência.** Para a maioria dos piretroides, é de 2 a 7 dias para o abate e 24 a 48 h para consumo de leite.

▶ **Efeitos tóxicos.** Em mamíferos, a toxicidade dos piretroides é bastante baixa, quando comparada à de outros ectoparasiticidas. Age de maneira tóxica sobre o sistema nervoso, de acordo com as propriedades físico-químicas de cada agente, da dose e do intervalo entre as aplicações. Animais que recebem doses tóxicas agudas de piretroides do tipo II produzem a síndrome "CS", cujos sinais clínicos são: coreoatetose, salivação profunda, movimento de pedalar, convulsões clônicas, incoordenação e desorientação. Estes sintomas podem aparecer poucas horas após a exposição a estas substâncias. Os sintomas de excitação podem ser controlados com benzodiazepínicos ou barbitúricos. Carvão ativado associado a um catártico osmótico auxilia na inativação e na remoção do piretroide do sistema digestório.

Formamidinas

A seguir são apresentadas algumas informações sobre as formamidinas.

▶ **Apresentação.** O amitraz é uma base fraca relativamente estável em pH alcalino, porém é instável em meio ácido. É um acaricida amplamente usado no controle de ectoparasitas em

Quadro 19.6 Piretroides | Nomes genéricos, posologias, indicações e especialidades farmacêuticas.

Nome genérico	Posologia	Indicação	Especialidade farmacêutica
Cipermetrina	Bovinos: 10 mℓ/150 kg, *pour-on* Ovinos: 5 mℓ/15 kg, *pour-on*	Carrapaticida, bernicida, mosquicida e piolhicida	Ectrin® *pour-on*
Alfacipermetrina	Para mosca-do-chifre, mosca-de-estábulos e bernes: 10 mℓ (animais até 200 kg) e 20 mℓ (acima de 200 kg), *pour-on* Para carrapatos: 2 mℓ/10 kg, *pour-on*	Mosca-do-chifre, mosca-de-estábulos, carrapatos, berne	Barrage alfa® *pour-on*
Ciflutrina	10 mℓ/animal, *pour-on*	Mosca-do-chifre	Bayofly® *pour-on*
Deltametrina	Pulverização: 1 mℓ/2 ℓ de água Banho de imersão (ovinos) Carga inicial: 1 ℓ/1.000 ℓ de água Recarga: utilizar 1,5 ℓ/1.000 ℓ	Carrapaticida, sarnicida, piolhicida	Butox®P
Flumetrina	Dose máxima para bovino: 60 mℓ/500 kg, *pour-on* Piolhos e sarnas: 2 vezes a dose, *pour-on*	Carrapato, piolhos, sarnas	Bayticol® *pour-on*

animais. Foi sintetizado na Inglaterra em 1969, sendo o ingrediente ativo mais usado entre as formamidinas, inclusive no Brasil, por ser o único aprovado para uso animal. As formamidinas podem estar ou não associadas a outros compostos, como organofosforados (Quadro 19.7).

▸ **Formulação.** Líquida.

▸ **Via de administração.** Banho de imersão, banho, pulverização e tópica.

▸ **Atividade ectoparasiticida.** O amitraz apresenta amplo espectro e excelente ação sobre artrópodes, sendo eficaz contra carrapatos, piolhos e sarnas em ruminantes, porém, é pouco eficaz contra a mosca *Haematobia irritans*.

▸ **Farmacodinâmica.** As formamidinas inibem a enzima monoaminoxidase (MAO) e interagem com alfa-2-adrenorreceptores de modo semelhante à xilazina e à clonidina. A enzima mitocondrial MAO tem ação catalisadora no processo de desaminação de catecolaminas, resultando no aumento dos níveis de norepinefrina e serotonina no sistema nervoso central. Há evidências também de sua ação direta em canais de sódio da membrana nervosa e ação inibidora sobre a síntese de prostaglandinas. Nos artrópodes, as formamidinas são inseticidas que agem nos receptores de octopamina, neurotransmissor excitatório presente nos sistemas nervosos central e periférico de insetos. Os receptores de octopamina parecem ser os locais primários de ação das formamidinas, agindo como agonistas da octopamina, ligando-se a seus receptores e aumentando o estado de excitação dos artrópodes. Além disso, esses inseticidas têm importante ação como desreguladores comportamentais, característica importante no controle de ácaros e carrapatos. Nas fêmeas adultas dos carrapatos (teleóginas), as formamidinas inibem o processo de liberação de ovos, impedindo a contração da musculatura genital.

▸ **Farmacocinética.** O amitraz é *absorvido* em pequenas quantidades pela pele íntegra, porém, quanto maior a lesão na pele, maior a absorção. Por via oral, o amitraz é rapidamente hidrolisado no estômago em consequência de sua instabilidade em meio ácido. A *biotransformação* ocorre no fígado, e seus metabólitos são *excretados* na urina e na bile.

▸ **Período de carência.** Para o amitraz, considerando o consumo de leite, proveniente de animais tratados, deve ser de no mínimo 24 h e para consumo de carne, 14 dias.

▸ **Efeitos tóxicos.** O amitraz é pouco tóxico quando comparado aos organofosforados e carbamatos. Quando hidrolisado, seus subprodutos são muito mais tóxicos. Por isso, este composto deve ser utilizado imediatamente após sua preparação. Os solventes orgânicos nos quais o produto é diluído podem contribuir para sua maior absorção, alterando os efeitos tóxicos. O amitraz torna-se muito tóxico quando misturado em óleos vegetais para formulações *pour-on*, motivo pelo qual esta mistura tem uso proibido em bovinos.

Derivados dos fenilpirazóis

A seguir são apresentadas algumas informações sobre os derivados dos fenilpirazóis.

▸ **Apresentação.** O fipronil é um composto não iônico registrado nos EUA em 1996. Pertence ao grupo químico dos pirazóis de segunda geração, com classificação toxicológica II. A solubilidade do fipronil na água é de 2,4 mg/ℓ em pH 5 e 2,2 mg/ℓ em pH 9. A vida média (hidrólise) a 32°C em pH de 7,1 e 9,1 é de 15,6 e 11,3 dias, respectivamente; a degradação por fotólise no solo é de 34 dias. O aumento de temperatura de 22 a 45°C diminuiu o tempo de degradação do fipronil de 114 para 18 h em pH 9,0. Na luz solar, o fipronil é fotodegradado e forma o dessulfinil fipronil, havendo um potencial de bioacumulação do dessulfinil em tecidos gordurosos. Os ectoparasiticidas à

Quadro 19.7 Formamidinas | Nomes genéricos, posologias, indicações e especialidades farmacêuticas.

Nome genérico	Posologia	Indicação	Especialidade farmacêutica
Amitraz	Diluição 1:500, pulverização	Carrapaticida, piolhicida e sarnicida	Triatox® pulverização
	Bovinos: 20 mℓ/10 ℓ, pulverização; e 800 mℓ/500 ℓ de água, banho	Carrapaticida, piolhicida e sarnicida	Amipur®
	Ovinos: 800 mℓ/250 ℓ de água, banho		
Amitraz + clorpirifós	Sachê 10 g + frasco de 20 mℓ, pulverização	Carrapaticida e mosquicida	Amiphós®

base de fipronil com registro no MAPA, para uso em ruminantes, são *topline pour-on®* (10 mℓ/100 kg sobre a linha média dorso-lombo, no espaço compreendido entre a cernelha até a articulação lombossacral) e *topline spray®* (pulverizado sobre os ferimentos na pele causados pelos ectoparasitas). São indicados para controle do carrapato-de-boi, berne, miíases e mosca-do-chifre.

- **Formulação.** Líquida.
- **Via de administração.** Pour-on.
- **Atividade ectoparasiticida.** Indicado para controle de *Riphicephalus microplus*, *Haematobia irritans* e *Dermatobia hominis*, sendo usado exclusivamente em bovinos, desde que estes não estejam em lactação ou no primeiro trimestre de gestação.
- **Farmacodinâmica.** Os fenilpirazóis inibem não competitivamente o GABA, fixando-se no receptor no interior do canal cloro, inibindo o fluxo celular de íons, anulando o efeito regulador desse neurotransmissor. O bloqueio da porta de entrada dos canais de cloro dos neurônios impede a passagem do impulso nervoso normal, que resulta em atividade neural excessiva. Como consequência, ocorre paralisia e, consequentemente, a morte do inseto. A maior afinidade desses compostos pelos receptores GABA de insetos é responsável por sua baixa toxicidade e elevada segurança para uso em mamíferos.
- **Farmacocinética.** Estudos de biotransformação do fipronil demonstraram que o principal metabólito é a fipronil sulfona. Estudos em ratos demonstraram que a *absorção* do fipronil por via dérmica é baixa (1%). Ainda em ratos, se administrado por via oral, na dose de 4 mg/kg, o pico plasmático é alcançado em 5,5 h após o tratamento, com meia-vida de *eliminação* de 183 h em machos e 245 h em fêmeas. Além disso, o fipronil se distribui por todos os tecidos, com maior predomínio no adiposo.
- **Período de carência.** Em aplicações de fipronil *pour-on*, os animais destinados ao consumo humano podem ser abatidos 100 dias após o último tratamento.
- **Efeitos tóxicos.** O fipronil tem alta afinidade pelos receptores de artrópodes, quando comparado aos receptores GABA de mamíferos, resultando em menor toxicidade para estes. No entanto, se administrado por via oral, o fipronil é considerado tóxico para mamíferos.

Inibidores de quitina

A seguir são apresentadas algumas informações sobre os inibidores de quitina.

- **Apresentação.** Os reguladores de crescimento dos insetos (RCI) são amplamente utilizados no mundo. Constituem um grupo de compostos químicos que não causam a morte, diretamente, do ectoparasita-alvo, mas interferem no seu crescimento e desenvolvimento, mediante inibição da síntese de quitina. A quitina é um complexo aminopolissacarídio e é o maior componente da cutícula dos insetos. Com base no mecanismo de ação, os reguladores de crescimento dos insetos podem ser divididos em: inibidores da síntese de quitina (ureias substituídas, acilureias ou benzoilfenilureias) e substâncias que alteram a ação de hormônios reguladores do crescimento (análogos do hormônio juvenil). Destes dois grupos, apenas o primeiro contempla produtos comerciais com indicação de uso em ruminantes (Quadro 19.8).
- **Formulação.** Sob forma líquida.
- **Via de Administração.** Pour-on e oral.
- **Atividade ectoparasiticida.** O diflubenzuron é comprovadamente eficaz no controle de *Haematobia irritans*. As benzoilfenilureias mostram um amplo espectro de atividade contra insetos, mas com eficácia relativamente baixa contra ácaros e carrapatos, com exceção do fluazuron. A eficácia máxima do fluazuron no carrapato *Riphicephalus microplus* é observada em larvas infestantes ou com até 7 dias de parasitismo, culminando em morte 4 a 6 dias após o tratamento.
- **Farmacodinâmica.** O exato modo de ação das benzoilfenilureias não está inteiramente esclarecido, mas alguns estudos já demonstraram que a incorporação de 14C-glucosamina na molécula de quitina previne a deposição de glicose na endocutícula dos insetos, além de influenciar a produção de ecdisteroides, eventos cruciais para a formação do exoesqueleto de quitina dos insetos. Quando os estágios imaturos dos insetos são expostos a esses compostos, eles não completam a ecdise e morrem durante a muda.
- **Farmacocinética.** As benzoilfenilureias são moléculas altamente lipofílicas. Quando administradas no hospedeiro, acumulam-se na gordura corporal e são liberadas de maneira lenta na corrente sanguínea, sendo excretadas praticamente inalteradas. O diflubenzuron, quando administrado por via oral na dose de 10 mg/kg, é totalmente eliminado pela urina e pelas fezes, e a principal forma excretada é o diflubenzuron não metabolizado. A meia-vida do diflubenzuron, administrado por via oral na dose de 0,25 mg/kg, nas fezes de gado tratado expostas no ambiente é de 4 a 5 dias. O diflubenzuron e seus metabólitos tendem a ser pouco excretados no leite de animais tratados. No leite cru, este composto foi detectado em quantidades inferiores a 0,01 mg/kg, fornecendo indicativos de que sua utilização não ofereça riscos para o consumo humano.
- **Período de carência.** Não há.
- **Efeitos tóxicos.** A ação destes compostos é restrita aos mecanismos de desenvolvimento de artrópodes, sendo, por isso, considerados seguros.

Quadro 19.8 Inibidores de quitina | Nomes genéricos, posologias, indicações e especialidades farmacêuticas.

Nome genérico	Posologia	Indicação	Especialidade farmacêutica
Fluazuron	2,5 mg/kg, pour-on	Carrapato-de-boi	Acatak®
Diflubenzuron	0,5 g/kg, via oral, misturado ao sal mineral	Mosca-do-chifre e mosca-doméstica	Difly®

Bibliografia

Almeida MAO, Ayres MCC. Agentes antinematódeos. *In*: Spinosa HS, Górniak SL, Bernardi MM (ed.). Farmacologia Aplicada à Medicina Veterinária. Rio de Janeiro: Guanabara Koogan, 2002. pp. 475-89.

Andreotti R. Situação atual da resistência do carrapato-do-boi Rhipicephalus (Boophilus) microplus aos acaricidas no Brasil. [periódico online], 2010; 36p. [acesso em 13 de fevereiro de 2011]. Disponível em: http://www.cnpgc.embrapa.br/publicacoes/doc/DOC180.pdf

Anvisa. Agência Nacional de Vigilância Sanitária. Resolução RDC nº 253. Cria o Programa de Análise de Resíduos de Medicamentos Veterinários em Alimentos de Origem Animal – PAMVet. Diário Oficial da União, 18/09/2003.

Beugnet F, Chardonnet L. Tick resistance to pyrethroids in New Caledonia. Veterinary Parasitol. 1995; 56:325-38.

Bobé A, Meallier P, Cooper J, Coste C.M. Kinetics and mechanisms of abiotic degradation of fipronil. J Agric Food Chem. 1998; 46: 2834-9.

Brasil. Ministério da Agricultura, Pecuária e Abastecimento. Animal. [acesso em 23 de fevereiro de 2011]. Disponível em: http://www.agricultura.gov.br/portal/page/portal/Internet-APA/pagina-inicial/animal.

Campbell JB, Skoda SR, Berkebile DR *et al*. Effects of stable flies (Diptera: Muscidae) on weight gain and feed efficiency of feedlot cattle. J Econ Entomol. 1987; 80:117-9.

Capanema LXL, Velasco LOM, Souza JOB *et al*. Panorama da indústria farmacêutica veterinária. BNDES Setorial. 2007; 25:157-74.

Chanie M, Negash T, Sirak A. Ectoparasites are the major causes of various types of skin lesions in small ruminants in Ethiopia. Trop Anim Health Prod. 2010; 42:1103-09.

Chen Z, Wang Y. Chromatographic methods for the determination of pyrethrin and pyrethroid pesticide residues in crops, foods and environmental samples. J Chromatogr A. 1996; 754:367-95.

Chou H, La C, Chen T *et al*. A Multiresidue method for the determination of abamectin, doramectin, moxidectin, ivermectin, milbemectin A3, and milbemectin A4 residues in bovine muscle using HPLC with fluorescence detection. J Food Drug Anal. 2004; 12:146-53.

Cortinas R, Jones CJ. Ectoparasites of cattle and small ruminants. Vet Clin North Am Food Anim Pract. 2006; 22:673-93.

Food and Agriculture Organization of the United Nations [FAO]. Boophilus [online], 1998. [accessed 15/02/2011]. Available at: http://www.fao.org/WAICENT/faoInfo/Agricult/AGA/AGAH/PD/pages/ticksp4.htm.

Food and Agriculture Organization of the United Nations. [FAO/WHO]. Preliminary 2009 Data Now Available For Selected Countries and Products. [online], 2011. [accessed 26/02/2011], Available at: http://faostat.fao.org/site/603/desktopdefault.aspx?Pageid=603#ancor

Food and Agriculture Organization of the United Nations [FAO]. Spinosad (203), 2001. [accessed 02/03/2011], Available at: http://www.fao.org/ag/AGP/AGPP/Pesticid/JMPR/Download/2001_eva/14%20Spinosad.pdf

Guillebeau P, Hinkle N, Roberts P (eds.). Summary of losses from insect damage and cost of control in Georgia 2006; Miscellaneous Publication Number 106, 2008. [accessed 18/02/2011], Available at: www.ent.uga.edu/pubs/SurveyLoss06.pdf.

IBGE. [Acesso em 20/02/2011], Disponível em http://www.ibge.gov.br.

Lynn RC. Fármacos antiparasitários. *In*: Bowman DD. Georgis – Parasitologia Veterinária. Rio de Janeiro: Elsevier, 2010. pp. 242-78.

Milnes AS, O'Callaghan CJ, Green LE. A longitudinal study of a natural lice infestation in growing cattle over two winter periods. Vet Parasitol. 2003; 116:67-83.

Nero LA, Mattos MR, Beloti V *et al*. Organofosforados e carbamatos no leite produzido em quatro regiões leiteiras no Brasil: ocorrência e ação sobre listeria monocytogenes e Salmonella spp. Ciênc Tecnol Aliment. 2007; 27:201-4.

Sartor IF, Santarém VA. Agentes empregados no controle de ectoparasitos. In: Spinosa HS, Górniak SL, Bernardi MM (eds). Farmacologia Aplicada à Medicina Veterinária. Rio de Janeiro: Guanabara Koogan, 2006. pp. 567-87.

Sindan. Sindicato Nacional da Indústria de Produtos para Saúde Animal, 2010. Mercado veterinário por classe terapêutica e espécie animal, 2009. [acesso em 23 de fevereiro de 2011]. Disponível em: http://www.sindan.org.br/sd/sindan/index.html.

Spisso BF, Nóbrega AW, Marques MAS. Resíduos e contaminantes químicos em alimentos de origem animal no Brasil: histórico, legislação e atuação da vigilância sanitária e demais sistemas regulatórios. Ciên Saúde Colet. 2009; 14: 2091-106.

Tfouni SAV, Furlani RPZ, Araújo JD *et al*. Avaliação da presença de resíduos de leite de vacas tratadas com diflubenzurom. Rev Inst Adolfo Lutz. 2007; 66:230-233.

Zhao X, Yeh JZ, Salgado VL *et al*. Sulfone metabolite of fipronil blocks γ-aminobutyric acid and glutamate-activated chloride channels in mammalian and insect neurons. J Pharmacol Exp Therapeut. 2005; 314:363-73.

20 Aditivos Zootécnicos | Anabolizantes, Agonistas de Adrenorreceptores β, Ionóforos e Somatotropina

João Palermo-Neto, Jaci Clea de Carvalho Camargo e Dario Abbud Righi

Quadro 20.1 Aditivos zootécnicos melhoradores de desempenho desenvolvidos para uso em ruminantes.

Grupo		Exemplos
Anabolizantes*	Endógenos (naturais)	17β-estradiol, progesterona, testosterona
	Sintéticos	Trembolona (acetato), zeranol, melengestrol (acetato)
Agonistas de adrenorreceptores β*		Ractopamina, zilpaterol
Ionóforos		Monensina, lasalocida, salinomicina
Somatotropina bovina		Sometribove, somabubove, somagrobove, somidobove

*Uso não autorizado no Brasil.

É preciso ressaltar que alguns destes aditivos zootécnicos, como os anabolizantes, têm seu uso proibido em nosso país (Ministério da Agricultura, Pecuária e Abastecimento – MAPA, Instrução Normativa 10/2001), embora alguns deles tenham sido considerados seguros pela FAO/OMS, sendo, por isso mesmo, empregados em diversos países, como Austrália, Nova Zelândia e EUA. Outros aditivos, como os agonistas de adrenorreceptores β, embora de eficiência e segurança comprovada em bovinocultura de corte e registrados em outros países, ainda não lograram liberação para emprego no Brasil. Porém, alguns antimicrobianos ionóforos e a somatotropina bovina recombinante têm uso permitido como aditivos de produção.

▶ Introdução

Segundo a Food and Agriculture Organization e a Organização Mundial da Saúde (FAO/OMS), alguns agentes que alteram a produção animal são substâncias administradas aos animais de criação por intermédio das vias oral (incorporadas à ração ou à água de bebida) ou parenteral (injetados ou implantados) que visam aumentar a produtividade animal. São também conhecidos como aditivos zootécnicos melhoradores do desempenho ou aditivos de produção. Há alguns anos, eram denominados promotores do crescimento, termo que caiu em desuso em todo o mundo. Em especial, causam:

- Aumento na eficiência da produção leiteira
- Diminuição do tempo necessário para que se atinja o peso ideal para o abate (tempo de engorda)
- Diminuição da quantidade de alimento consumido pelo animal até o momento do abate, isto é, melhora da conversão alimentar
- Melhora na qualidade organoléptica, de textura e diminuição do teor de gordura das carcaças, entre outras
- Prevenção de patologias infecciosas ou parasitárias e diminuição da mortalidade.

Vários são os medicamentos utilizados como aditivos de produção em ruminantes. O Quadro 20.1 mostra os mais frequentemente usados para esta finalidade: há os de natureza hormonal, como os anabolizantes, e outros que incluem os agonistas de adrenorreceptores β, os ionóforos e a somatotropina. Estas substâncias podem ser administradas aos animais por diferentes vias, ou seja, adicionadas às rações em quantidades pequenas (mg/kg), injetadas ou implantadas na forma de *pellets*.

▶ Anabolizantes

Anabolizantes são hormônios esteroides que aumentam a retenção, pelo organismo, de nutrientes fornecidos pela alimentação, por atuarem em receptores intranucleares que regulam a transcrição da informação genética. Aumentam, principalmente, a síntese proteica, isto é, a retenção do nitrogênio proteico e não proteico presentes nos alimentos e sua subsequente transformação em proteína, particularmente nos músculos esqueléticos. Portanto, aumentam a massa muscular e, consequentemente, o peso dos animais, melhorando a conversão alimentar e diminuindo o tempo necessário para o abate.

A palavra anabolizante deriva de anabolismo, nome genérico atribuído ao conjunto de processos fisiológicos que resultam na fixação pelo organismo de nutrientes fornecidos pela alimentação. A Figura 20.1 mostra o destino do nitrogênio proteico e não proteico fornecido pela alimentação dentro do organismo de um animal. De sua observação, depreende-se que apenas uma parte dele é absorvida, e o restante é eliminado pelas fezes ou pela urina. Nesta figura, é interessante notar que a quantidade de nitrogênio perdida nas fezes é constante ao longo da vida, enquanto a eliminada pela urina aumenta de acordo com a idade. Portanto, quanto mais velho for o animal, maior é a quantidade de nitrogênio eliminada.

A qualquer momento, estudos de balanço nitrogenado podem mostrar a quantidade de nitrogênio (N) alimentar que é absorvida. Para tanto, basta medir as quantidades de nitrogênio (proteico e não proteico) fornecidas como alimento e as perdidas pelas fezes e urina, aplicando-se a seguinte equação:

N retido = N alimentar − (N nas fezes + N na urina)

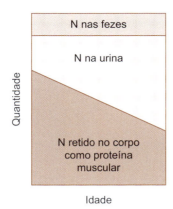

Figura 20.1 Destino do nitrogênio (N) proteico e não proteico fornecido pela alimentação em função da idade.

Quadro 20.3 Anabolizantes desenvolvidos para uso em pecuária de corte.*

Grupos	Substâncias
Endógenos ou naturais	Testosterona, estradiol, progesterona
Estilbenes	Dietilestilbestrol (DES), hexestrol, dienestrol
Xenobióticos ou sintéticos	Acetato de trembolona, zeranol, acetato de melengestrol

*O uso de anabolizantes não está autorizado no Brasil.

O Quadro 20.2 mostra os resultados de um experimento em que se fez uso de um anabolizante em bovinos de corte. De sua leitura, comprova-se a assertiva da definição destes produtos. De fato, depreende-se que o uso do anabolizante aumentou a retenção de nitrogênio pelo organismo dos animais, reduzindo aquele presente na urina. Não se detectou alteração relevante na quantidade de nitrogênio eliminada pelas fezes. Assim, pode-se dizer que os anabolizantes aumentam a eficiência do processo de síntese proteica.

• Origem e classificação

São chamados de anabolizantes naturais ou esteroides naturais os anabolizantes endógenos, isto é, aqueles que já existem no organismo dos animais. De fato, tanto machos como fêmeas produzem testosterona, 17β-estradiol e progesterona, embora o façam em quantidades diferentes em função do sexo. O acetato de trembolona e o acetato de melengestrol são chamados de xenobióticos ou sintéticos porque são obtidos por síntese laboratorial. O zeranol também enquadra-se neste grupo. No entanto, há que se destacar que ele é um derivado da zearalenona, um fitoestrógeno produzido pelo fungo *Fusarium roseum* que parasita o milho, podendo ser obtido também a partir desta fonte. Finalmente, chamam-se de estilbenes algumas substâncias químicas semissintéticas obtidas a partir dos hormônios naturais. Estes últimos, por sua vez, podem ser classificados como alquilados (estanozolol, fluoximesterona, noretandrolona, oximetalona) e não alquilados (nandrolona e metenolona). O dietilestilbestrol, o único estilbene que foi proposto para uso em bovinos, é um derivado estilbene alquilado. O Quadro 20.3 mostra os anabolizantes que foram desenvolvidos para uso em bovinos de corte.

A Figura 20.2 mostra que os anabolizantes têm estrutura esteroide, como os hormônios sexuais. Apresentam, portanto, em maior ou menor proporção, atividades hormonal e anabólica que variam em função do tipo de medicamento empregado. Como já comentado, podem ser classificados de acordo com a sua origem em três grupos: compostos naturais, sintéticos ou xenobióticos e estilbenes. Mídio e Martins (2000) classificam os esteroides anabólicos empregados para aumentar a massa muscular de bovinos de maneira mais detalhada. Divide-os em:

- *Hormônios esteroides endógenos*: androgênicos (testosterona e 3β-testosterona), estrogênicos (17β-estradiol, estriol e estrona) e progestogênicos (progesterona)
- *Hormônios esteroides exógenos (sintéticos e semissintéticos)*: com atividade estrogênica (etinilestradiol, hidroxiestrona, promestrieno e tibolona), com atividade androgênica (metil-di-hidrotestosterona e danozol) e com atividade progestogênica (propionato de progesterona e acetato de melengestrol)
- *Hormônios não esteroides com atividade androgênica*: acetato de trembolona
- *Hormônios não esteroides com atividade estrogênica*: dietilestilbestrol (DES), hexestrol, dienestrol e zeranol.

Como se observa na Figura 20.2, o acetato de trembolona tem estrutura química muito semelhante à do hormônio masculino testosterona, fato que empresta ao mesmo um efeito semelhante ao do esteroide natural. O zeranol e o acetato de melengestrol, por sua vez, têm efeitos similares aos do 17β-estradiol e aos da progesterona, respectivamente. Os estilbenes têm características de hormônios femininos. No entanto, é necessário destacar que o dietilestilbestrol (DES) e o zeranol têm estrutura não esteroide.

• Aplicação, absorção, biotransformação e eliminação

Os anabolizantes naturais são muito pouco absorvidos pela via oral. Por outro lado, os xenobióticos e os estilbenes têm possibilidade de absorção oral. No entanto, seriam necessárias doses elevadas dos mesmos ou administrações prolongadas para que se observassem efeitos dignos de nota sobre o ganho de peso dos animais tratados. Assim, desenvolveram-se formulações para uso parenteral; foram até mesmo desenvolvidos dispositivos especiais para implantação subcutânea (geralmente no terço médio da face posterior da orelha). Em geral, estes implantes têm forma cilíndrica com aproximadamente 3 cm de comprimento, apresentam núcleo inerte e superfície constituída por goma ou silicone à qual se incorporam os cristais de anabolizante, possibilitando a liberação lenta e controlada dos mesmos.

Uma vez absorvidos, os anabolizantes, em especial os naturais, circulam pelo organismo livres ou ligados à globulina de ligação dos hormônios sexuais ou SBP (*sexual blood protein*)

Quadro 20.2 Balanço nitrogenado de novilhos tratados com anabolizantes.

Parâmetro	Controle	Tratado*
Número de animais	50	50
Duração do experimento (dias)	58	58
Nitrogênio ingerido (g/dia)	118,8 ± 9,6	120,9 ± 10,2
Nitrogênio urinário (g/dia)	37,5 ± 6,4	28,2 ± 5,3**
Nitrogênio fecal (g/dia)	57,1 ± 7,6	56,1 ± 8,4
% de nitrogênio retido/% de nitrogênio ingerido	37,5 ± 6,7	54,8 ± 8,2**

*Implantados com 300 mg de acetato de trembolona. **$p < 0,05$ (teste t de Student).

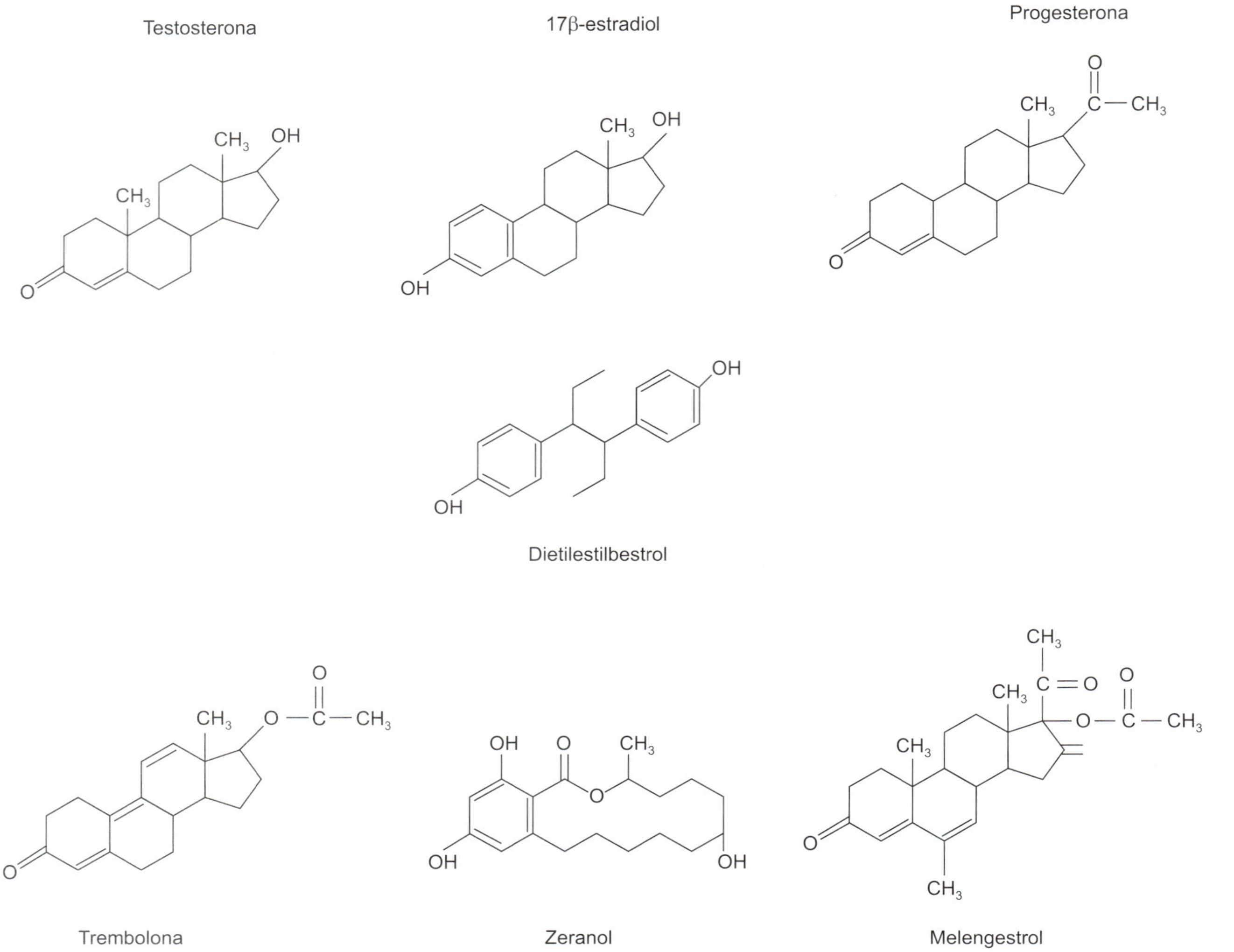

Figura 20.2 Estrutura química dos principais anabolizantes de uso em pecuária de corte em alguns países (no Brasil o uso não é autorizado).

e/ou à albumina. A ligação dos esteroides à albumina é fraca, sendo equivalente ao hormônio livre, respondendo por 50% da quantidade hormonal encontrada no soro.

Os anabolizantes naturais e os estilbenes são biotransformados no fígado, sendo eliminados pela bile ou urina em forma conjugada com ácido glicurônico ou sulfato. O acetato de trembolona passa por reação de hidrólise transformando-se em 17β-trembolona, que constitui a forma ativa do composto. Posteriormente, por meio de epimerização, este metabólito ativo transforma-se em 17α-trembolona, que tem atividade anabólica 20 vezes menor. Estes dois metabólitos são eliminados do organismo pela bile ou pela urina na forma conjugada com o ácido glicurônico. O principal metabólito hepático do zeranol é a zearalenona; esta é posteriormente reduzida a toleranol (ou β-zearalenol). Estes metabólitos e o próprio zeranol são eliminados do organismo pela bile e/ou pela urina, na forma de sulfato ou glicuronato. Conforme já salientado, o zeranol pode ser obtido também a partir da contaminação de alimentos pelo *Fusarium roseum*. Por isso, o MAPA realiza a avaliação qualitativa e quantitativa de α-zearalanol (zeranol) e β-zearalanol (taleranol), bem como dos metabólitos do fungo *Fusarium* spp. (α-zearalenol, β-zearalenol e zearalenona). Segundo a Instrução Normativa (IN) 08/2010, quando um resultado analítico demonstrar que há tanto zeranol como zearalenona, considerar-se-á que o zeranol está ali devido à contaminação por micotoxinas.

Mecanismo de ação

Os anabolizantes, assim como outros hormônios esteroidais e não esteroidais, o ácido retinoico e a vitamina D exercem seus efeitos mediante sua ligação a receptores intracelulares. Esta família de receptores controla a expressão gênica, regulando a transcrição da informação genética.

Mais especificamente, os esteroides naturais, assim como os xenobióticos e os estilbenes que circulam pelo organismo animal ligados à SBP ou à albumina, penetram na célula como molécula livre. O receptor hormonal intracelular está fixado a proteínas estabilizadoras, formando um complexo. Este complexo é incapaz de ativar o processo de transcrição. No entanto, se estiver ligado a esteroides anabólicos, torna-se instável, liberando as moléculas estabilizadoras e migrando para o núcleo. Uma vez no núcleo, forma homodímeros que se ligam a uma sequência específica de nucleotídios do DNA chamada de "elemento de resposta hormonal" (ERH), regulando a transcrição de genes adjacentes. A Figura 20.3 esquematiza esta ação.

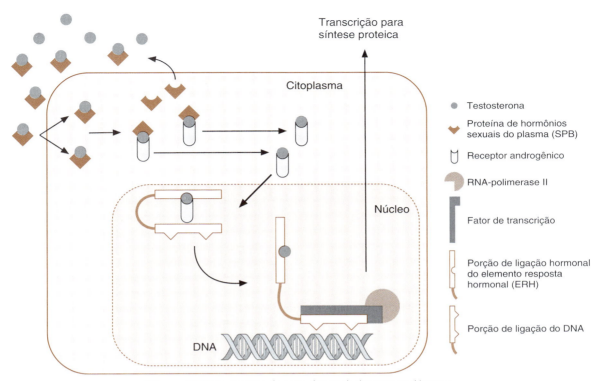

Figura 20.3 Mecanismo de ação dos anabolizantes endógenos.

O ERH é constituído por dois meios-locais dispostos como palíndromos, separados por um pequeno grupo de nucleotídios, denominados espaçador. Sua ativação pelos anabolizantes possibilita que a RNA-polimerase do tipo II inicie a transcrição do mRNA, desencadeando-se a síntese proteica. Tanto quanto se sabe, existem ERH específicos para testosterona, estrógenos e progesterona, e a afinidade do hormônio varia em função do ERH ativado.

A primeira evidência experimental a favor de uma ação direta (miotrófica) para a testosterona advém dos trabalhos de Jung e Baulieu que demonstraram haver receptores para este hormônio em células musculares esqueléticas do músculo elevador do ânus de ratos. A partir daí, diversos trabalhos apontaram a existência de receptores para os anabolizantes no núcleo de outros músculos esqueléticos de diversas espécies animais. Atualmente, sabe-se que estes receptores de andrógenos têm grande afinidade para testosterona e acetato de trembolona, apresentando-a 5 a 10 vezes menor para 17β-estradiol e zeranol, e menor ainda para a progesterona e o acetato de melengestrol. Demonstrou-se, *in vitro*, que os anabolizantes e, em particular, a testosterona e o acetato de trembolona são capazes de aumentar o diâmetro das fibras musculares esqueléticas em cerca de 70%, fato muito provavelmente ligado ao aumento da síntese de actina e de miosina, induzido por eles.

Alguns dos efeitos do 17β-estradiol, do zeranol e também de alguns anabolizantes semissintéticos como o DES não são decorrentes de ação genômica muscular, ou seja, envolvem processos mais generalizados e não específicos. De fato, tem-se observado que a administração de 17β-estradiol aumenta as quantidades de várias proteínas plasmáticas, como as de transcortina e de alguns fatores de coagulação que são produzidos no fígado. Adicionalmente, têm sido descritos ainda para o 17β-estradiol os seguintes mecanismos de ação indireta sobre a síntese proteica:

- Aumento da secreção de hormônio do crescimento
- Aumento da secreção de insulina
- Alteração na síntese de tiroxina
- Redução da síntese de corticoides, que sabidamente têm efeito catabólico.

Da mesma maneira, acredita-se que os efeitos da progesterona e do acetato de melengestrol sejam decorrentes de ações generalizadas e não específicas, uma vez que têm baixa afinidade pelos receptores hormonais intranucleares. De fato, também aumentam a síntese proteica não apenas nos músculos, mas em outros locais, como no fígado. Por outro lado, vale destacar que muitos progestágenos sintéticos, como o acetato de melengestrol, são derivados da nortestosterona, uma substância com reconhecida capacidade de ligar-se aos receptores androgênicos intranucleares.

Fatores que modificam os efeitos dos anabolizantes

Há diversas condições que reconhecidamente modificam a manifestação dos efeitos dos anabolizantes. Dentre elas podem-se citar: a castração ou não do animal, e sua raça, sexo e idade, assim como o tipo, a quantidade e a frequência de uso do anabolizante empregado. A existência ou não de associações de agentes, o tipo de tratamento (ou implante) realizado, a formulação farmacêutica usada e o momento da administração também são fatores de relevância a serem considerados. A qualidade da pastagem ou da ração fornecida aos animais é de importância fundamental, uma vez que os anabolizantes produzem seus efeitos apenas quando há bons níveis de nitrogênio proteico ou não proteico (ureia) na alimentação. É preciso lembrar que os anabolizantes aumentam a retenção do nitrogênio fornecido pela alimentação. A Figura 20.4 ilustra a relação dos efeitos da quantidade de nitrogênio fornecido na dieta com o ganho de peso induzido pelos anabolizantes.

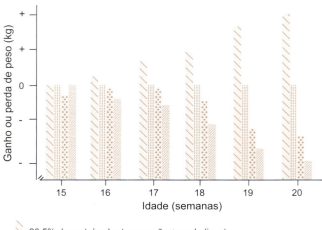

Figura 20.4 Efeitos da quantidade de nitrogênio da dieta no ganho de peso induzido pelos anabolizantes. Os dados foram computados em relação ao grupo controle (*segundas barras do gráfico*).

Legenda:
- 20,5% de proteína bruta na ração + anabolizante
- 20,5% de proteína bruta na ração + ausência de tratamento (controle)
- 13% de proteína bruta na ração + anabolizante
- 13% de proteína bruta na ração + ausência de tratamento

De modo geral, as associações de agentes estrogênicos com androgênicos produzem resposta melhor nos animais, em especial em novilhos. O Quadro 20.4 mostra os resultados de um experimento em que se compararam os efeitos dos anabolizantes usados sozinhos ou em associação. De sua leitura, depreende-se que há sinergismo entre estes agentes. Por isso mesmo, associações como estas têm sido feitas na Austrália, no México e em outros países, principalmente na fase terminal de engorda dos animais. Nos EUA, há certa tradição no uso da associação 17β-estradiol com progesterona ou testosterona. No entanto, como se depreende da análise dos dados do Quadro 20.4, os resultados obtidos, embora demonstrem existência de sinergismo, são inferiores aos da associação dos xenobióticos.

Não é muito frequente a prática de tratar machos não castrados com anabolizantes. Porém, tem-se demonstrado que, para estes animais, os agentes mais eficazes são os estrogênicos (17β-estradiol e zeranol), tendo-se relatado aumento de ganho de peso da ordem de 5 a 20%. É relevante ter em mente que machos intactos já têm níveis elevados de testosterona no plasma e, dessa maneira, seus receptores intracelulares para andrógenos já estão saturados com este hormônio. Esta realidade implica a necessidade de aumentar a síntese proteica por meio de agentes que atuam por meio de outro mecanismo. O raciocínio inverso aplica-se às novilhas e às vacas, devendo-se, neste caso, lançar mão de anabólicos androgênicos (testosterona e acetato de trembolona). Experimentos realizados com estes agentes em fêmeas mostraram ganho de peso da ordem de 13 a 17%.

Toxicidade

Devem-se considerar os possíveis efeitos adversos que resíduos destas substâncias possam deixar nas carcaças dos animais tratados e, consequentemente, nos alimentos delas derivados. De fato, visto que serão abatidos para consumo algum momento após o tratamento, tornam-se pouco relevantes análises relacionadas com a natureza tóxica crônica, hormonal ou não, destas substâncias nos animais tratados.

Os efeitos adversos de resíduos de anabolizantes foram analisados pelo *Codex alimentarius* da FAO/OMS por diversas vezes. Em 1955, em sua 52ª Reunião Anual, os membros do comitê do *Codex alimentarius*, à luz dos dados científicos até então disponíveis, consideraram o 17β-estradiol, a testosterona e a progesterona, bem como o acetato de trembolona e o zeranol, seguros à saúde do consumidor. Na ocasião, deliberaram serem os resíduos dos anabolizantes naturais também seguros à saúde do consumidor e recomendaram que o uso do dietilestilbestrol (DES) fosse vetado por considerarem-no tóxico. Fixaram, ainda, limites máximos de resíduos (LMR) para o acetato de trembolona, para o zeranol e o acetato de melengestrol. O Quadro 20.5 mostra estes valores.

Em 2000, os membros da Comissão do *Codex alimentarius* voltaram a analisar os anabolizantes naturais. Naquele ano, fizeram novo estudo detalhado sobre os possíveis efeitos adversos destas substâncias, em especial dos ligados a genotoxicidade, carcinogenicidade e reprodução. Na ocasião, foram estabelecidos os seguintes valores de ingestão diária aceitável (IDA): 0 a 50 ng/kg para 17β-estradiol, 0 a 30 ng/kg para progesterona e 0 a 2 μg/kg para testosterona. Foram empregados fatores de segurança da ordem de 100 para 17β-estradiol e progesterona e da ordem de 1.000 para testosterona. Confirmou-se, nesta reunião, ser desnecessária a fixação de LMR para os anabolizantes naturais. De fato, os níveis residuais de anabolizantes naturais encontrados na carcaça dos animais tratados correspondem a concentrações centenas de vezes menores do que

Quadro 20.4 Efeitos de anabolizantes, usados sozinhos ou em associação, sobre o ganho de peso de novilhos.

Experimento	Grupos	N	Peso inicial (kg)	Peso final (kg)	Ganho de peso/dia
A	Controle 1	30	350 ± 20	400 ± 16	0,72 ± 0,50
	Testosterona	54	341 ± 12	370 ± 9**	0,87 ± 0,13**
	17β–estradiol	42	367 ± 9	422 ± 15**	1,02 ± 0,26**
	Testosterona + 17β–estradiol	63	346 ± 14	398 ± 10**	1,25 ± 0,20***
B	Controle 2	58	352 ± 18	389 ± 16	0,60 ± 0,80
	Zeranol	60	350 ± 21	407 ± 13**	0,94 ± 0,21**
	Trembolona	47	361 ± 18	413 ± 13**	1,03 ± 0,17**
	Zeranol + trembolona	62	356 ± 13	437 ± 12**	1,35 ± 0,16***

*Doses = testosterona (200 mg); 17β-estradiol (20 mg); zeranol (36 mg) e trembolona (300 mg). **p < 0,05 em relação aos grupos controle (ANOVA e teste de Tukey). ***p < 0,05 em relação aos grupos que receberam apenas um anabolizante (ANOVA e teste de Tukey).

aquelas tidas como sem efeito hormonal (NOHEL – *no hormonal effect level*). Neste sentido, vale lembrar que os resíduos dos anabolizantes naturais em nada diferem dos naturalmente produzidos pelos animais de corte e cujas concentrações variam em função de seus estados fisiológicos.

Por outro lado, como exemplificado no Quadro 20.6 para a testosterona, as quantidades de resíduos de anabolizantes eventualmente presentes na carne de animais tratados com os mesmos são milhares de vezes menores do que as dos hormônios endógenos presentes no plasma das pessoas que os ingerem. Isto é, representam uma fração ínfima dos níveis fisiológicos tidos como normais para estes hormônios no ser humano. Mais do que isso, como estes resíduos não se acumulam no organismo do ser humano, sendo biotransformados pelo fígado e eliminados pelas fezes e/ou urina, fica difícil imaginar que venham a alcançar concentrações plasmáticas que possibilitem o aparecimento de efeitos na esfera hormonal ou sexual das pessoas que eventualmente os ingiram, mesmo ao considerar os meninos e meninas pré-púberes.

Neste contexto, quantidades elevadas de testosterona (bem acima da NOHEL) produziram: virilização na mulher, aumento da libido (ambos os sexos), icterícia, esplenomegalia, transtornos da próstata, hipercalcemia, acne, calvície, arteriosclerose, retenção hídrica e hipertensão arterial. Já doses elevadas de estrógeno produziram: náuseas, distúrbios menstruais, congestão pelviana e mamária, retenção hídrica, hipertensão arterial, trombogênese, hiperlipidemia e efeito diabetogênico. Finalmente, doses elevadas de progesterona foram associadas ao aparecimento de distúrbios gastrintestinais, distúrbios menstruais, lipoproteinemia e alterações da temperatura corporal.

▪ Estudos de tumorigenicidade

Os oncógenos podem ser agrupados em duas categorias: os genotóxicos e os epigênicos. Substâncias genotóxicas são aquelas capazes de reagir ou interagir com DNA (p. ex., formação de reações covalentes). Seu efeito é qualitativo, pois ocorre independentemente de suas concentrações. Já as epigênicas são aquelas cujos efeitos ocorrem somente quando há níveis plasmáticos elevados dos mesmos, o que implica exposição muito grande, isto é, o risco destas exposições é de natureza quantitativa.

Resultados positivos de estudos relacionados com a tumorigenicidade em animais de laboratório demonstram que, se o agente químico em questão for oncogênico para aquela espécie animal estudada, ele representa risco para o ser humano a ele exposto. A relevância de estudos de tumorigenicidade em animais de laboratório pode ser depreendida do fato de que substâncias químicas reconhecidamente oncogênicas para o ser humano também o são, sem exceção, para os animais de laboratório. Além disso, sabe-se que muitos agentes químicos que têm efeitos farmacológicos e toxicológicos iguais em seres humanos e em animais de laboratório produzem os mesmos tumores de idênticos tipos, nos mesmos órgãos. Destaque-se, porém, que as conclusões sobre tumorigenicidade revestem-se de maior credibilidade se reproduzidas em mais de uma espécie de animal de laboratório. Estes fatos levaram ao estabelecimento de princípios experimentais pela Agência Internacional de Pesquisas sobre o Câncer (IARC), princípios estes endossados pelo Office of Science and Technology Police dos EUA e pela comissão do *Codex alimentarius*. Esses documentos deixam claro que, "na ausência de dados adequados provenientes de estudos epidemiológicos conduzidos com seres humanos, é razoável, por motivos de ordem prática, considerar os agentes químicos – para os quais não existam suficientes provas de tumorigenicidade em mais de uma espécie animal de laboratório – como seguros do ponto de vista de risco potencial para a saúde do ser humano".

A literatura internacional existente sobre o dietilestilbestrol foi cuidadosamente analisada pela Comissão do *Codex alimentarius*. Concluiu-se pela proibição de seu uso, fixando-se um limite para resíduos deste agente em produtos de origem animal igual a zero (Quadro 20.5). As propriedades estrogênicas de agentes não esteroidais, em especial do DES, foram descritas já em 1938. Observou-se que o DES aumentava, em camundongos, a incidência de tumores da glândula mamária

Quadro 20.5 Limites máximos de resíduos (LMR) estabelecidos pelo *Codex alimentarius* para anabolizantes.

Grupo	Substância	LMR (μg/kg)
Naturais	Testosterona	Não necessário
	17β-estradiol	Não necessário
	Progesterona	Não necessário
Estilbene	Dietilestilbestrol (DES)	Zero*
Xenobióticos	Trembolona (acetato)	Fígado = 10 Músculo = 2
	Zeranol	Fígado = 10 Músculo = 2
	Melengestrol (acetato)	Fígado = 5 Gordura = 8

*Resíduo zero implica não utilização da substância.

Quadro 20.6 Comparação dos níveis endógenos de testosterona com aqueles de resíduos de anabolizantes medidos em músculo de novilhos 10 dias após a implantação.

	Parâmetro			Testosterona
Homens (mg/dia)	Adultos			8,48 ± 1,21
	Pré-púberes			0,35 ± 0,04
Mulheres (mg/dia)	Adultas			0,24 ± 0,08
	Pré-púberes			0,032 ± 0,01
	Grávidas			0,32 ± 0,04
Resíduos presentes em músculo de novilhos (mg/kg)	Não castrados e não implantados			580 ± 80
	Castrados + trembolona (300 mg)			150 ± 15*
	Castrados + testosterona (200 mg)			42 ± 8
Concentração plasmática humana/resíduo de testosterona	Não castrados e não implantados	Homem	Adulto	14.620
			Pré-púbere	604
		Mulher	Adulta	414
			Pré-púbere	56
			Grávida	552
	Trembolona	Mulher	Adulta	1.600
			Pré-púbere	213
			Grávida	2.133
	Testosterona	Homem	Adulto	176.666
			Pré-púbere	8.333
		Mulher	Adulta	5.714
			Pré-púbere	762
			Grávida	7.619

*Equivalentes em atividade de testosterona.

associados a um vírus oncogênico. Linfomas malignos, tumores na cérvice uterina e na vagina, bem como tumores de testículo, também foram descritos em camundongos tratados com DES, sem o vírus oncogênico. Ficou, então, patente que, por ter propriedades oncogênicas relatadas em diferentes tecidos de diversas espécies animais, o DES não deve ser usado em agropecuária como aditivo zootécnico melhorador do desempenho.

A comissão do *Codex alimentarius* também analisou por diversas vezes os dados de literatura disponíveis sobre 17β-estradiol, testosterona e progesterona, concluindo que não há risco de tumorigenicidade associado ao uso desses anabolizantes naturais. No entanto, constatou que a administração oral de doses elevadas dos mesmos (da ordem de mg/kg de peso) aumenta a incidência de tumores em animais de laboratório. Tais tumores foram observados principalmente em tecidos que apresentavam elevados níveis de especificidade hormonal, isto é, naqueles que já têm receptores estimulados por estes hormônios. Considerou-se que o efeito era decorrente de atividade hormonal ou epigênica dos esteroides naturais. Ressalte-se que os níveis de resíduos dos hormônios naturais na carne de animais corretamente tratados são da ordem de ng/kg de peso, ou seja, no mínimo 10^6 vezes menores. Por outro lado, os testes de mutagenicidade *in vitro* realizados com os anabolizantes naturais, empregados sozinhos ou em combinação, foram todos negativos, tendo-se concluído que essas substâncias não são genotóxicas.

Neste sentido, é muito relevante que se considerem algumas informações quando for feita a avaliação de risco de tumorigenicidade associada ao uso de anabolizantes. São elas:

- Os anabolizantes naturais não diferem quimicamente dos hormônios endógenos
- Após absorção oral, os hormônios naturais são biotransformados no fígado de modo semelhante ao que ocorre com os hormônios endógenos, sendo os produtos de biotransformação isentos de efeitos adversos
- As concentrações séricas de hormônios naturais em animais tratados corretamente são centenas de vezes menores do que as normalmente encontradas em fêmeas ou em machos (Quadro 20.6). Dados como estes levaram a comissão do *Codex alimentarius* a considerar como desnecessária a fixação de LMR para os anabolizantes naturais em tecidos de bovinos (Quadro 20.5).

Centenas de trabalhos analisaram os efeitos tumorigênicos do acetato de trembolona e foram objeto de análise por parte do comitê do *Codex alimentarius*. Em resumo, mostrou-se, por meio de estudos conduzidos *in vivo*, que o acetato de trembolona não tem efeitos tumorigênicos mesmo quando empregado em doses elevadas. Além disso, estudos de mutagenicidade e de tumorigenicidade realizados *in vivo* e *in vitro* mostraram resultados negativos tanto para o acetato de trembolona como para suas formas isoméricas, a alfa e a beta-trembolona, e, também, para seu principal metabólito, a alfa-hidroxitrembolona. Pela relevância do tema, cabe destacar os seguintes resultados negativos:

- em microssomos de *Salmonella* (teste de Ames)
- aberrações cromossômicas em linfócitos humanos e da medula óssea de ratos
- reparo do DNA de células humanas
- mutação progressiva em células de linfoma de camundongos.

Duas únicas exceções foram observadas, tendo sido atribuídas a efeitos epigênicos do acetato de trembolona, a exemplo do que já se discutiu para os esteroides naturais. À luz destes dados, fixaram-se LMR para o acetato de trembolona em tecidos de bovinos (Quadro 20.5).

Tanto o zeranol como seus metabólitos, a zearalenona e o taleranol, são isentos de efeitos mutagênicos, como demonstrado por inúmeros experimentos conduzidos *in vivo* e *in vitro* analisados pelo comitê do *Codex alimentarius*. Os seguintes resultados negativos merecem destaque:

- microssomos de *Salmonella* (teste de Ames)
- células de linfomas de camundongos
- troca cromática em células V79
- aberrações cromossômicas em células de medula óssea de camundongos
- ligação covalente ao DNA.

Destaque-se, no entanto, que resultados não confirmados apontaram efeitos positivos para o zeranol em cepas de *Bacillus subtilis* e para o taleranol em células do ovário de hamsters. Dados posteriores mostraram que doses elevadas de zeranol (até 1,25 mg/kg dia) produziram efeitos hormonais do tipo estrogênico, mas não efeitos tumorigênicos em ratos. Outro trabalho realizado com camundongos apontou efeitos epigênicos semelhantes aos do 17β-estradiol para doses elevadas de zeranol (2,25 mg/kg/dia). Concluiu-se que este efeito era decorrente de ações hormonais deste agente, portanto, passível de quantificação, fato que possibilitou a fixação de LMR para este anabolizante em tecidos de bovinos (Quadro 20.5).

Associações de acetato de trembolona a zeranol ou a anabolizantes naturais também foram analisadas: embora sejam epigênicas, elas mostraram-se isentas de genotoxicidade.

▪ Discrepâncias relacionadas ao uso de anabolizantes

Os estilbenes foram utilizados como terapia medicamentosa humana nas décadas de 1950 e 1960. Na ocasião, um medicamento deste grupo, o DES, encontrou largo emprego em medicina veterinária como indutor do ganho de peso em bovinos. Com o passar do tempo, o emprego dos estilbenes e, em especial, do DES, mostrou-se nocivo para o ser humano. De fato, observou-se que eles são capazes de propiciar aumento na porcentagem de aparecimento de tumores em tecidos hormonalmente responsivos. De imediato, diversos países do mundo, incluindo-se aqui o Brasil, proibiram o uso do DES e derivados estilbenes para a engorda de bovinos. Foi nesta ocasião que se formou o conceito popular de que todo produto que promove o aumento do ganho de peso nos animais (chamados genericamente de anabolizantes) é ruim e prejudicial à saúde por deixar resíduos potencialmente tumorigênicos na carne dos animais tratados. Este processo de generalização de pensamento, aliado a outro absolutamente errôneo de que "tudo que é natural é bom e tudo que é químico é tóxico", tem se manifestado de maneira contundente na população e em alguns segmentos da mídia.

Desde 1995, diversas reuniões e comissões de estudo têm sido efetuadas no exterior e no Brasil com vistas a equacionar esta situação complexa e permeada de interesses. Dentre estas, cabe destacar a realizada em nosso país em 1994, quando o MAPA nomeou uma comissão de especialistas brasileiros para analisar, à luz dos conhecimentos científicos, a problemática do uso dos anabolizantes em pecuária de corte. Após inúmeras reuniões foram sugeridas as seguintes mudanças:

- Proibição do uso dos estilbenes
- Liberação dos anabolizantes naturais, do acetato de trembolona e do zeranol
- Fixação de LMR para o acetato de trembolona e para o zeranol
- Medidas para incrementar, em nível nacional, o monitoramento dos anabolizantes na carne dos animais destinados ao consumo interno e à exportação
- Venda direta e controlada dos anabolizantes, isto é, diretamente da indústria para o pecuarista, pelo receituário médico-veterinário
- Mecanismos que possibilitem a exportação da carne bovina produzida em nosso país.

É importante afirmar que estas conclusões são, em sua essência, idênticas às que seriam emanadas 1 ano após pelo comitê do *Codex alimentarius* reunido em Roma. Tanto quanto se sabe, as decisões da comissão, embora referendadas aquelas do *Codex alimentarius*, não foram acatadas pelo MAPA.

Nesse contexto, em 1981, o Conselho dos países da Comunidade Econômica Europeia (CEE), por meio da diretiva 81/602, também nomeou uma comissão de especialistas para analisar as questões técnicas e de toxicidade relativas ao uso dos anabolizantes. Após inúmeros e minuciosos estudos, a comissão presidida pelo Prof. Dr. G.E. Lamming elaborou um parecer técnico, manifestando-se favorável ao emprego destes agentes na prática agropecuária europeia. Em seguida, este parecer foi endossado pelos comitê Científico Veterinário e de Alimentos da União Europeia (EU). No entanto, este documento nunca foi efetivamente considerado, de tal maneira que, em dezembro de 1995, alegando-se motivo de ordem técnica, proibiu-se o uso dos anabolizantes em todos os países da CEE. Esta proibição foi, posteriormente, denunciada pelos EUA à Organização Internacional do Comércio (OIC) por representar barreira extra-alfandegária ao livre mercado entre as nações. A OIC, por não encontrar razões científicas que respaldassem a proibição, sugeriu aos países-membros da UE que revissem seu posicionamento. A proibição, no entanto, continua até os presentes dias.

No entanto, é necessário ressaltar que, em nenhum momento, a UE proibiu o uso dos anabolizantes pelos países produtores e exportadores de carne. E, de fato, não poderia fazê-lo, pois estaria não apenas atingindo a soberania destes países, como também ferindo as decisões do *Codex alimentarius*, de cuja comissão seus países-membros participam e são signatários. A normativa da UE apenas afirma que os países-membros da CEE não podem importar carne de animais tratados com anabolizantes. Então, diversas atitudes foram tomadas pelos países produtores de carne bovina: a mais simples delas foi adotada pelo Brasil que, pela Portaria nº 51, de 24 de maio de 1991 (revogada, mas mantida em sua essência, pela IN nº 10 de 2001), também proibiu o uso de anabolizantes no país. No entanto, este não foi o caminho adotado por México, Canadá, Austrália e Nova Zelândia que, embora continuem a exportar carne bovina para a UE, jamais deixaram de usar os anabolizantes em suas pecuárias de corte. Cabe ressaltar que, para exportar carne para os países da UE, deve ser comprovado que os animais não foram tratados com anabolizantes e outros produtos proibidos pela UE. Temos aqui o princípio da chamada produção segregada, na qual lotes de animais são produzidos de acordo com a "necessidade" do mercado consumidor.

Quaisquer que sejam as posições adotadas sobre o uso de anabolizantes pelos países e, em especial pelo nosso, é relevante que os profissionais da pecuária de corte tenham consciência de que o uso destes agentes sempre representará uma questão polêmica e sujeita a pressões. De um lado estão as indústrias que comercializam estes produtos e os pecuaristas e produtores rurais que, premidos pela concorrência gerada pelos mecanismos inerentes à globalização, buscam novas tecnologias que lhes tragam maior eficiência e competitividade nos negócios; de outro, os interesses das entidades de defesa do consumidor e das indústrias ligadas à exportação de carne, aos quais se alia a desinformação científica da mídia e da população em geral a respeito da toxicidade destes agentes.

Agonistas de adrenorreceptores β

Os agonistas de receptores beta-adrenérgicos ou de adrenorreceptores β têm sido tradicionalmente usados em bovinos como tocolíticos (ver *Capítulos 12, 16 e 25*). Mais recentemente, introduziu-se o uso de alguns deles como aditivos zootécnicos. De fato, o uso destes agentes produz, em animais de laboratório e naqueles produtores de carne, aumento da eficiência alimentar e rápido e potente incremento da massa proteica corporal (principalmente muscular). Mais que isso, mostrou-se que o uso destes agentes reduz concomitantemente e em maior ou menor intensidade os teores de gordura das carcaças. Em conjunto, esses efeitos têm emprestado aos agonistas de adrenorreceptores β o nome de "agentes de partição" ou "agentes de repartição".

Liberados em nosso país para uso em suinocultura (ver *Capítulo 28*), a ractopamina e o zilpaterol lograram aprovação do MAPA para uso em bovinos de corte em 2012. No entanto, esse uso ainda não foi efetivado em nosso país, aguardando-se estudos que garantam a continuidade das exportações de carne brasileira para países que não aceitam este uso. Neste contexto, esses agentes foram analisados respectivamente pela comissão do *Codex alimentarius* e pela FDA, que, por considerá-los seguros, estabeleceram LMR para os mesmos em tecidos de bovinos (ver adiante).

Estrutura química

A Figura 20.5 mostra a estrutura química básica de alguns agonistas de adrenorreceptores β e do zilpaterol e da ractopamina, agentes de repartição obtidos por síntese laboratorial e empregados em alguns países na fase terminal de engorda de bovinos. Em primeiro lugar observa-se, pela análise dessa figura, que estes agentes têm estrutura química semelhante à das catecolaminas (epinefrina e norepinefrina), sendo totalmente diferente da dos anabolizantes esteroides; são, portanto, feniletanolaminas, compostos que, por não terem estrutura esteroide, carecem de atividade hormonal. Observa-se também que a ractopamina apresenta dois carbonos quirais em sua estrutura química. Ou seja, ela existe como mistura de quatro estereoisômeros: RR, RS, SR e SS. Mostrou-se que a proporção destes isômeros nos produtos que contêm ractopamina influencia os efeitos repartidores que eles produzem. Neste sentido, há praticamente consenso na literatura sobre o isômero RR da ractopamina ser aquele de maior afinidade e atividade nos adrenorreceptores β.

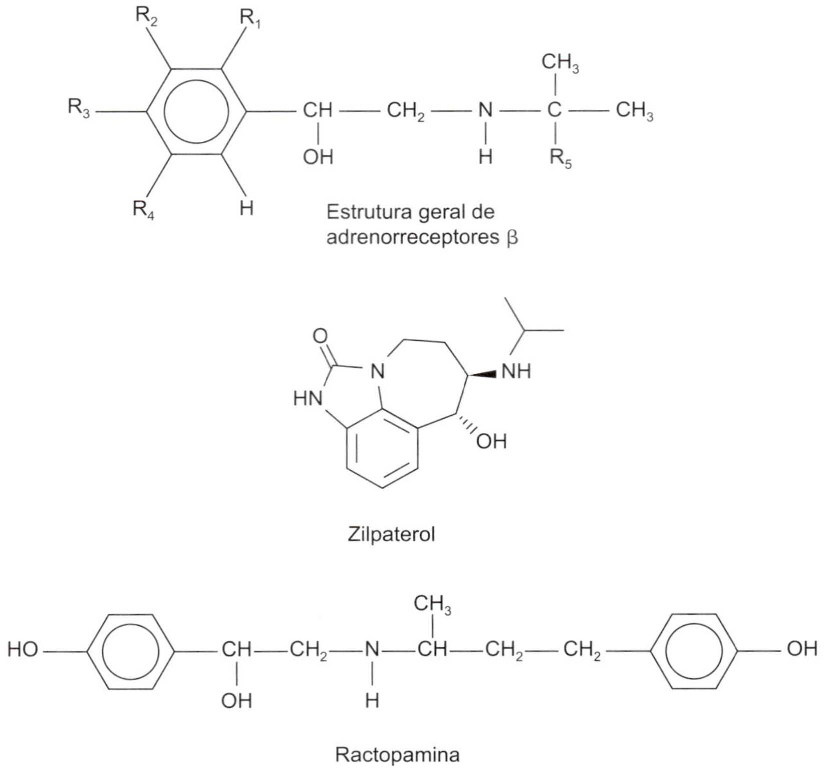

Figura 20.5 Estrutura química geral dos agonistas de receptores adrenérgicos β e do zilpaterol e da ractopamina.

- ## Aplicação, absorção, biotransformação e eliminação

Os agonistas de adrenorreceptores β são bem absorvidos por todas as vias. Porém, para o uso como agentes de partição a absorção por via oral é de vital importância. De fato, zilpaterol e ractopamina, os únicos produtos atualmente disponíveis internacionalmente para uso em bovinos de corte, são preconizados para administração oral misturados à ração; o clembuterol, anteriormente usado como agente de partição, teve seu uso interrompido por motivos de ordem toxicológica (ver *Capítulo 28*).

A distribuição destes agentes pelo organismo é feita sem ligação a proteínas plasmáticas, sendo sua meia-vida de 6 a 8 h. Há relatos na literatura de que o clembuterol atravesse a barreira hematencefálica, penetrando no sistema nervoso central. Este efeito não foi descrito para a ractopamina e para o zilpaterol, ou seja, eles não causam efeitos na esfera motora ou comportamental dos animais tratados.

A degradação das feniletanolaminas envolve a ortometilação fenólica do anel aromático via catecol-O-metiltransferase (COMT) e desaminação oxidativa da cadeia lateral mediante desaminação oxidativa da cadeia lateral por intermédio da monoamina oxidase (MAO). A ractopamina e o zilpaterol passam, ainda, por reações de conjugação, formando derivados ortometilados, glicuronilconjugados ou sulfoconjugados, originando metabólitos mais polares, que são desprovidos de atividade farmacológica e mais facilmente eliminados do organismo. O fígado é o principal responsável por essas reações, que ocorrem no nível do sistema microssomal de biotransformação de drogas por meio de enzimas como a fenolsulfotransferase e uridina-difosfato-glicuroniltransferase. A eliminação se faz predominantemente pela urina, na forma metabolizada. Mostrou-se que os agonistas de adrenorreceptores β também são eliminados pelo leite, o que representaria risco de ocorrência de efeitos colaterais, se estes agentes fossem usados em fêmeas em lactação, o que não é o caso.

- ## Mecanismo de ação

A norepinefrina é um neurotransmissor que atua no nível do sistema nervoso autônomo simpático. Já a epinefrina é secretada pela medula das glândulas adrenais. Estas catecolaminas produzem seus efeitos mediante ativação dos receptores adrenérgicos. Tais receptores foram classificados inicialmente em α e β, sendo, por sua vez, subdivididos em α_1 e α_2 e β_1 e β_2. Evidências mais recentes indicam a existência de heterogeneidade adicional nos receptores α_1 e α_2 adrenérgicos (α_{1a}, α_{1b}, α_{1d}, bem como α_{2a}, α_{2b}, α_{2c} e α_{2d}) e de mais dois grupos de receptores β: β_3 e β_4. O zilpaterol e a ractopamina (Figura 20.5) são agonistas de adrenorreceptores β, com maior afinidade pelos do tipo β_2.

A Figura 20.6 ilustra um receptor adrenérgico β localizado na membrana das células, intimamente acoplado à proteína G e segundos mensageiros. Depreende-se, assim, que os agonistas de adrenorreceptores β se ligam a receptores totalmente distintos daqueles em atuam os esteroides anabólicos (ver Figura 20.3).

A ativação dos três subtipos de receptores (β_1, β_2 e β_3) resulta em ativação da adenilciclase e aumento da conversão de trifosfato de adenosina (ATP) em monofosfato cíclico de adenosina (cAMP). A ativação da enzima ciclase é mediada pela proteína de acoplamento estimuladora Gs; o cAMP constitui o principal segundo mensageiro da ativação dos agonistas de adrenorreceptores β. O cAMP pode, então, ser inativado pela fosfodiesterase (PDE), ou, ao contrário, por meio de uma proteinoquinase (PC), conduzir à fosforilação de enzimas (de E para EPO_4, na Figura 20.6) responsáveis pela resposta final. Quando na forma

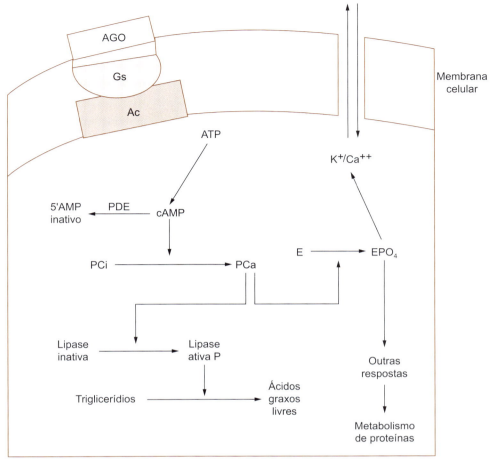

Figura 20.6 Ilustração de um receptor adrenérgico β e dos eventos intracelulares desencadeados por sua estimulação. AGO = agonista; Gs = proteína G na forma ativada; Ac = adenilciclase; ATP = trifosfato de adenosina; PCi = proteinoquinase inativada; PCa = proteinoquinase ativada; E = enzima; EPO_4 = enzima fosforilada.

fosforilada (EPO_4), estas enzimas realizam suas atividades, estimulando, por exemplo, a triacilglicerol lipase que conduz à degradação dos triglicerídios no adipócito. Alternativamente, as EPO_4 podem ativar a ATPase, que, por seu turno, tornará possível a ocorrência de trocas iônicas com o espaço extracelular, em especial do cálcio (Ca^{++}) com o potássio (K^+), levando à hiperpolarização da membrana, o que possibilita o relaxamento muscular. Os adrenorreceptores do tipo $β_1$ podem ativar, no coração, canais de cálcio sensíveis à voltagem, independentemente de alterações nos níveis de cAMP. Como se depreende, a resposta final da ativação dos adrenorreceptores β traduz-se por uma multiplicidade de efeitos; destes, serão discutidos aqueles mais diretamente relacionados com o metabolismo proteico. Efeitos sobre o metabolismo lipídico e glicídico são discutidos detalhadamente no *Capítulo 28*, uma vez que se manifestam de maneira mais visível em suínos.

- ### Efeitos sobre o metabolismo proteico

Graças a um efeito repartidor energético, os agonistas de receptores adrenérgicos β produzem hipertrofia do tecido muscular esquelético sem hiperplasia. Dessa maneira, estimulam o aumento da massa muscular e do ganho de peso, e melhor eficiência alimentar, conforme demonstra o Quadro 20.7. É importante destacar que este aumento de massa muscular não caracteriza atividade anabolizante do tipo hormonal, uma vez que estes agentes, como se mostrou anteriormente, não são hormônios esteroidais e tampouco atuam em receptores nucleares. De fato, os efeitos destes agentes são completamente inibidos pelo uso de bloqueadores de receptores adrenérgicos β, como o propranol.

Desenvolveram-se alguns estudos para analisar a qualidade da carcaça de bovinos alimentados com ração suplementada com zilpaterol. Foram empregadas combinações de medidas objetivas e subjetivas para diferenciar efeitos relevantes ao paladar do consumidor. Como se depreende da leitura dos dados apresentados no Quadro 20.8, ligeiras alterações foram observadas na carne proveniente dos bovinos tratados, em especial quanto à suculência e à força de cisalhamento.

Quadro 20.7 Desempenho de bovinos de corte alimentados com dieta contendo cloridrato de zilpaterol.

Parâmetros	Controle	Zilpaterol*
Número de repetições	16	16
Número de animais/teste	160	160
Peso inicial (kg)	528,3	528,6
Peso final (kg)	569,8	576,7**
Ganho de peso (kg/dia)	1,17	1,52**
Alimento ingerido/kg de ganho de peso	3,5	2,6**
% de proteína na carcaça	12,2	13,8**

*6,8 g por tonelada de ração por 20 dias. **$p < 0,05$ (teste t de Student).

Quadro 20.8 Análise sensorial e força de cisalhamento (empregada para corte) de músculo (*Longissimus lumborum*) proveniente de bovinos alimentados ou não por 20 a 40 dias com cloridrato de zilpaterol por intermédio da ração (6,6 g/ton).

Parâmetro	Controle	Zilpaterol
Maciez*	6,48	5,83
Suculência**	6,27	5,81††
Intensidade de sabor***	6,56	6,30
Alteração do sabor****	1,01	1,01
Força de cisalhamento†	3,29	4,01††

*Escala (1 a 8): 5 = levemente tenra; 6 = medianamente tenra; 7 = muito tenra. **Escala (1 a 8): 5 = levemente suculenta; 6 = medianamente suculenta; 7 = muito suculenta. ***Escala (1 a 8): 6 = moderadamente intenso; 7 = muito intenso. ****Escala (1 a 5): 1 = pouca alteração; 2 = muito pouca alteração. †Escala de Werner Bratzler (kg). ††p < 0,05 (teste t de Student).

Outros efeitos

Muitos efeitos relatados para os agonistas de receptores adrenérgicos β embasam seu uso terapêutico. Neste contexto, em se tratando do uso destes agentes como aditivos melhoradores de desempenho, eles passam a ser considerados como colaterais e indesejáveis. Dentre eles, destacam-se os que se manifestam na esfera cardiovascular. Neste sentido, embora existam receptores β_2 no coração, os receptores cardíacos são predominantemente do tipo β_1. Dessa maneira, os agentes de partição têm pequena possibilidade de produzir efeitos cardiovasculares. Mesmo assim, o ligeiro aumento da frequência cardíaca que alguns destes agentes podem produzir desaparece, em geral, após o segundo ou terceiro dia de administração. Além disso, podem produzir vasodilatação e hipotensão arterial, o que leva os barorreceptores, por mecanismo reflexo, a diminuírem o tônus vagal, resultando em aumento do inotropismo e da frequência cardíaca.

Alguns estudos mostraram que os agentes de partição podem diminuir a produção e alterar a qualidade do leite. Em especial, mostrou-se que estes agentes diminuem o conteúdo proteico do leite, aumentando o de gordura.

Toxicidade

A ractopamina e o zilpaterol tiveram seus perfis farmacocinético e significado toxicológico para o ser humano ensaiados e avaliados pelos comitês do *Codex alimentarius* e da FDA dos EUA, respectivamente.

Ractopamina

Os dados de toxicidade da ractopamina foram estudados diversas vezes pelo comitê do *Codex alimentarius* (última revisão em 2010). Estudos de toxicidade aguda mostraram ser a ractopamina pouco tóxica (DL_{50} oral em camundongos superior a 3.457 mg/kg). Estudos de toxicidade crônica realizados em diferentes espécies animais não relataram sinais ou sintomas de intoxicação; relatou-se aumento do ganho de peso dos animais tratados e da contagem de eritrócitos e das concentrações de hemoglobina. A ractopamina foi considerada não genotóxica ou carcinogênica; no entanto, há relatos de leiomiomas induzidos por altas concentrações de ractopamina (maiores que 25 mg/kg) em camundongos e ratos. Leiomiomas são tumores benignos passíveis de indução por agonistas de adrenorreceptores β em seres humanos e roedores.

Não há relatos de efeitos teratogênicos ou sobre a reprodução, quando esta for administrada em doses inferiores a 15 mg/kg/dia. Os efeitos cardiovasculares da ractopamina foram estudados em cães, macacos e no próprio ser humano; relatou-se aparecimento de taquicardia em cães e macacos tratados com este agente. No entanto, os autores relataram o aparecimento de tolerância (taquifilaxia) aos efeitos do agente, visto que ela estava normalizada 2 dias após o início do tratamento. Em seres humanos que receberam doses de 67 a 597 μg/kg deste agente por via oral, em intervalos de 48 h, foram observados aumento transitório e dose-dependente da frequência cardíaca, bem como encurtamento da sístole eletromecânica à análise eletrocardiográfica. Tendo em vista estes dados, o comitê do *Codex alimentarius* fixou LMR para a ractopamina de 67 μg/kg, embasado nas alterações de traçado eletroencefalográfico detectadas em seres humanos. Esta dose provê margem de segurança de pelo menos 20.000 vezes com respeito à possível indução de leiomiomas em ratos e camundongos. Empregando um fator de segurança da ordem de 50, a comissão do *Codex alimentarius* estabeleceu IDA de 0 a 1 μg/kg/dia para este agente repartidor.

Estudos de avaliação residual de ractopamina em tecidos de bovinos, ovinos e bubalinos alimentados com diversas doses deste agente por períodos que variaram de 3 a 60 dias mostraram que a substância alcança suas maiores concentrações nos fígados e nos rins. O Quadro 20.9 mostra os resultados de dois estudos conduzidos com ractopamina e zilpaterol em bovinos de corte. De sua leitura, depreende-se que os níveis residuais de ractopamina são muito pequenos, mesmo quando avaliados imediatamente após a interrupção dos tratamentos. Neste dia (dia zero), a quantidade de resíduos de ractopamina presentes nos alimentos da cesta básica (300 g de músculo + 100 g de fígado + 50 g de gordura + 50 g de rim) correspondeu a 6,54 μg. Esta quantidade é, no mínimo, 92 vezes menor que a IDA estabelecida para este agente de partição. Dessa maneira, depreende-se não ser necessário fixar um período de carência para a ractopamina em bovinos.

No entanto, deve ser ressaltado que a ractopamina não é empregada em qualquer espécie animal nos países-membros da comunidade europeia e na Rússia, os quais, fundamentados em "princípios de precaução", ignoram, até o presente momento, a segurança toxicológica atribuída pelo comitê do *Codex alimentarius* ao uso desta molécula como aditivo. De qualquer maneira, cabe ressaltar que a UE não permite o uso de quaisquer aditivos em animais de produção.

Quadro 20.9 Resíduos de ractopamina e de zilpaterol em tecidos de bovinos analisados em diferentes momentos após a remoção dos tratamentos.

Período de carência		Resíduos (μg/kg)			
		Fígado	Músculo	Rim	Gordura
Ractopamina*	0	9,30	< LOQ	97,5	ND
	3	2,5	ND	3,4	
	7	< LOQ		< LOQ	
Zilpaterol**	12	24,8	4,4	44,6	ND
	24	10,0	1,8	11,3	
	48	4,0	ND	5,0	
	96	ND		ND	

ND = abaixo do limite de detecção de metodologia analítica (0,1 μg/kg). LOQ = limite de quantificação da metodologia analítica (2,5 μg/kg). *20 g/tonelada de ração. **6,8 g/tonelada de ração.

Zilpaterol

A toxicidade do zilpaterol foi avaliada em detalhes pela FDA dos EUA. Assim, não se observou mortalidade ou quaisquer efeitos tóxicos que fossem dignos de nota após administração prolongada do zilpaterol em diferentes espécies animais. De modo idêntico ao relatado para outros agentes de partição, o zilpaterol produziu aumento da frequência cardíaca e alterações no traçado eletroencefalográfico após doses elevadas; porém, também aqui, relatou-se o aparecimento de tolerância (taquifilaxia) aos efeitos do agente, visto que nenhuma alteração foi observada no eletrocardiograma 2 dias após o início do tratamento. Estudos toxicológicos prolongados conduzidos por duas gerações consecutivas mostraram que o zilpaterol não é embriofetotóxico ou teratogênico. Da mesma maneira, mais de 11 estudos mostraram que o agente não é genotóxico ou carcinógeno. No entanto, assim como ocorre com o uso prolongado de outros agonistas de receptores adrenérgicos β, o zilpaterol produziu leiomiomas, mais especificamente no ligamento suspensor do ovário de ratas. Observou-se que este efeito depende da dose empregada, não aparecendo em doses inferiores a 50 μg/kg. Estudos conduzidos em voluntários humanos mostraram aparecimento de tremores musculares após doses elevadas de zilpaterol (superiores a 0,25 mg/dia). Tomados em seu conjunto, estes dados tornaram possível que a FDA estabelecesse NOHEL de 0,83 μg/kg para o zilpaterol, baseada na broncodilatação induzida pelo agente em seres humanos. Partindo-se deste valor de NOHEL, e empregando-se um fator de segurança de 10, o comitê da FDA estabeleceu IDA de 0 a 0,083 μg/kg para o zilpaterol. O Quadro 20.9 mostra os dados residuais de zilpaterol avaliados em diferentes momentos após a interrupção do tratamento de bovinos tratados com Zilmax®, um produto medicamentoso à base de zilpaterol. A curva de depleção dos resíduos de zilpaterol em tecidos de bovinos caracterizou um período de carência de 3 dias para esta formulação.

▶ Diferenças entre agonistas de adrenorreceptores β e anabolizantes

Tendo em vista a confusão do público leigo em relação ao emprego dos agonistas de adrenorreceptores β, parece oportuno diferenciá-los dos anabolizantes. Pelo que foi exposto, percebe-se que os agonistas de adrenorreceptores β diferenciam-se dos anabolizantes nos seguintes e relevantes aspectos:

- Anabolizantes têm estrutura esteroide, enquanto a ractopamina e o zilpaterol, bem como outros agonistas de adrenorreceptores β, são ou têm estrutura química semelhante às feniletanolaminas
- Anabolizantes são hormônios ou análogos de hormônios, enquanto a ractopamina e o zilpaterol, assim como outros agonistas de adrenorreceptores β, não são hormônios e não apresentam qualquer efeito sobre a esfera hormonal
- Anabolizantes apresentam, em maior ou menor proporção, efeitos na esfera hormonal e miotrófica, enquanto a ractopamina e o zilpaterol, assim como outros agonistas de adrenorreceptores β, têm efeitos sobre o metabolismo proteico, lipídico e glicídico
- Anabolizantes têm efeitos semelhantes aos dos hormônios androgênicos, estrogênicos ou progestogênicos, enquanto a ractopamina e o zilpaterol, bem como outros agonistas de adrenorreceptores β, têm efeitos semelhantes à epinefrina e à norepinefrina
- Anabolizantes produzem seus efeitos após ligar-se a proteínas transportadoras e a receptores intranucleares para esteroides, enquanto a ractopamina, o zilpaterol e outros agonistas de adrenorreceptores β não se ligam a proteínas carreadoras e atuam em receptores adrenérgicos β presentes na parte externa das membranas celulares
- Anabolizantes, após ativarem receptores nucleares, formam homodímeros que se ligam a uma sequência específica de nucleotídios do DNA chamadas de "elementos de resposta hormonal" (ERH), regulando a transcrição de genes adjacentes ligados à síntese proteica, enquanto a ractopamina, o zilpaterol e outros agonistas de adrenorreceptores β ativam a adenilciclase, aumentando os níveis intracelulares de cAMP que são responsáveis por seus efeitos
- Agonistas de adrenorreceptores β como a ractopamina e o zilpaterol têm efeito de partição e os esteroides anabólicos, não
- Os agonistas de adrenorreceptores β têm seus efeitos bloqueados pelo propranol (antagonista destes mesmos receptores), o que não se observa com os efeitos dos anabolizantes
- Anabolizantes são farmacologicamente classificados como pertencentes ao grupo dos esteroides anabólicos, enquanto a ractopamina e o zilpaterol são classificados como pertencentes ao grupo dos agonistas de adrenorreceptores β
- Anabolizantes são implantados no tecido celular subcutâneo, enquanto a ractopamina e o zilpaterol são administrados por via oral misturados à ração.

▶ Antimicrobianos

Para efeitos didáticos, são considerados neste capítulo apenas os antimicrobianos ionóforos registrados no Brasil para uso como aditivos zootécnicos e/ou anticoccidianos. Os demais antimicrobianos, para uso terapêutico ou como aditivos aprovados no Brasil, são considerados em detalhes nos *Capítulos 7, 8, 28 e 34*.

▪ Ionóforos

Trata-se de compostos poliésteres carboxílicos usados como aditivos em bovinocultura visando ao aumento da produção de leite e de carne. Também são usados no controle da coccidiose. Obtidos a partir do caldo de cultura de algumas cepas de *Streptomyces* e *Actinomadura*, são os seguintes antibióticos: monensina, lasalocida, narasina, maduramicina, senduramicina e salinomicina (Quadro 20.1). A monensina e a lasalocida são os ionóforos mais comumente usados como aditivos no gado. Caracterizam-se pelo largo espectro de ação e pela capacidade praticamente nula de levar ao desenvolvimento de resistência bacteriana. Atualmente, apenas a monensina, a lasalocida e a salinomicina são aprovadas no Brasil para uso em bovinos.

Mecanismo de ação e efeitos

Esses antibióticos alteram o fluxo de íons através das membranas dos microrganismos. Resumidamente, ligando-se a íons monovalentes (Na^+ e K^+) e/ou bivalentes (Mg^{++} e Ca^{++}) ou, ainda, formando canais que possibilitem o transporte de íons; assim, alteram o equilíbrio hidreletrolítico celular, exaurindo as reservas energéticas dos microrganismos que são gastas na tentativa de manter a homeostase mediante incremento dos processos ativos de extrusão iônica. Adicionalmente, o grande influxo de moléculas de água carreadas por mecanismos osmóticos promove, por sua vez, turgidez celular, o que contribui para a morte dos microrganismos. Por ter membranas externas mais complexas, as bactérias gram-negativas são resistentes às ações dos antibióticos ionóforos que, portanto, atuam apenas nas gram-positivas. Agindo dessa maneira, os ionóforos produzem alterações nas populações microbianas da flora normal do rume.

Em decorrência destas ações, os ionóforos produzem em bovinos:

- Melhor eficiência alimentar principalmente em animais criados em confinamento
- Melhor uso das proteínas e do nitrogênio não proteico fornecidos pela alimentação
- Melhora na digestibilidade das plantas forrageiras
- Diminuição das necessidades de suplementação alimentar
- Aumento médio de 1 kg/dia de leite produzido
- Pequeno, mas real aumento das quantidades totais de proteína e de gordura no leite
- Diminuição da incidência de coccidiose
- Diminuição na incidência de acidose láctica
- Diminuição na incidência de cetose.

Ionóforos e degradação ruminal dos carboidratos

Os carboidratos (monossacarídios, dissacarídios e polissacarídios) presentes na alimentação dos bovinos são metabolizados por microrganismos no interior no rume, formando glicose, um elemento central deste metabolismo. Outros açúcares mais simples são formados, mas têm menor relevância.

Como mostra a Figura 20.7, a enzima celulase produzida por microrganismos do rume hidrolisa a ligação glicosídica beta 1 a 4 da celulose e da delubiose (um dissacarídio), produzindo glicose. Da mesma maneira, amilases produzidas por microrganismos amilolíticos (que digerem amido) hidrolisam a ligação alfa 1-4 do amido, formando, também, glicose. Esta glicose é, em seguida, convertida pelos microrganismos ruminais (por uma via anaeróbica, o ciclo de Embden-Meyerhof) em ácido pirúvico. São formadas duas moléculas deste ácido a partir da molécula de glicose. O ácido pirúvico assim formado é a peça-chave para a formação subsequente dos ácidos graxos voláteis (AGV) acético, propiônico e butírico.

Além de gerar os AGV, o ácido pirúvico pode adentrar o ciclo do ácido tricarboxílico (ciclo de Krebs) como acetilcoenzima A (acetil-CoA), formar quantidades pequenas de glicogênio, produzir ácidos graxos de cadeias mais longas (que podem integrar a composição do leite ou ser armazenados como gordura) e, ainda, gerar o esqueleto básico de alguns aminoácidos não essenciais (cetogênicos e glicogênicos). Por outro lado, a oxidação via ciclo de Krebs supre as necessidades orgânicas de energia; os produtos finais da oxidação são água, CO_2 e energia perdida como calor ou, de muita relevância, armazenada como ATP.

Da análise da Figura 20.7 depreendem-se alguns fatos relevantes:

- A glicose não pode ser sintetizada no fígado a partir dos ácidos graxos de cadeia longa, uma vez que estes ácidos não são convertidos a ácido pirúvico e, sim, a acetil-CoA

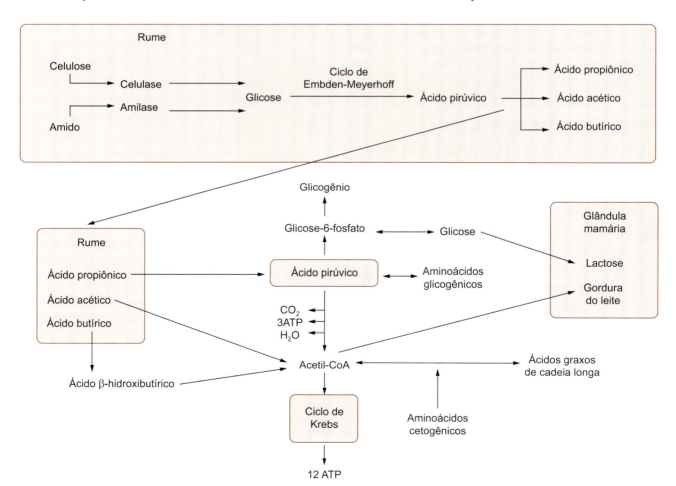

Figura 20.7 Degradação da celulose e do amido e caminhos finais do metabolismo da glicose e dos ácidos graxos voláteis (acético, propiônico e butírico) em ruminantes.

- A glicose não pode ser sintetizada a partir dos ácidos acético e butírico
- A glicose pode ser sintetizada a partir de aminoácidos gerados pela "quebra" de proteínas e, também, a partir do ácido pirúvico
- As proteínas podem ser "quebradas" para suprir as demandas orgânicas de glicose e energia, isto é, um bom aporte de carboidratos na dieta produz menor demanda por degradação proteica
- A glicose pode ser sintetizada também a partir do ácido propiônico (via ácido butírico), isto é, este AGV é capaz de "poupar" o uso de proteínas pelo organismo e de disponibilizar maiores níveis de glicose para a glândula mamária.

Quadro 20.10 Efeitos da monensina sódica administrada em diferentes momentos por intermédio da ração sobre a fermentação do rume.

Monensina (ppm)	Ácidos graxos voláteis (%)		
	Ácido acético	Ácido propiônico	Ácido butírico
0,0 (controle)	65	20	15
0,5	58	28	14
1,0	52*	34*	14
5,0	41*	44*	15

*$p < 0,01$ em relação ao grupo controle (ANOVA e teste de Tukey).

Ao inibir o crescimento de algumas cepas de bactérias gram-positivas, os ionóforos aumentam a produção de ácido propiônico (de 20% para 45%) e diminuem a de ácido acético (de 65% para 40%); a concentração de ácido butírico não é alterada por eles (de 12% para 15%). Adicionalmente, estes compostos aumentam a atividade metabólica das espécies de microrganismos remanescentes no interior do rume, o que se traduz por aumento da produção e da atividade de várias enzimas por eles geradas, como peptidases, celulases, proteases e desaminases; em decorrência, os diversos componentes da alimentação são mais bem utilizados. O Quadro 20.10 mostra as concentrações de AGV medidas no rume de animais tratados com diferentes concentrações de monensina sódica; demonstra-se diminuição dose-dependente das concentrações de ácido acético e aumento concomitante daquelas de ácido propiônico. Neste sentido, embora os efeitos dos ionóforos ocorram em animais mantidos em pastagem ou alimentados com concentrados, eles são mais evidentes nesta segunda situação.

A Figura 20.8 mostra dados de dois experimentos conduzidos independentemente com ionóforos; em ambos, os bovinos receberam certa quantidade de monensina sódica com a ração. Em relação aos animais do grupo controle não tratados, podem-se observar aumento do ganho de peso e diminuição na ingestão de alimentos. Outros experimentos conduzidos de maneira semelhante mostraram que o uso de ionóforos aumenta a produção de leite e das quantidades de proteína e de gordura no leite. Mais especificamente, observou-se aumento de 5 a 8% na produção de leite, de 6 a 8% na produção de gordura e de 12 a 17% de proteína.

Toxicidade

Excetuando-se os equinos e os perus, os ionóforos podem ser considerados agentes seguros quando usados nas espécies-alvo e dentro das dosagens recomendadas. As intoxicações relatadas pelos autores em animais de produção foram consequência da inclusão inadvertida ou acidental de doses elevadas de ionóforos na alimentação dos animais, isto é, de doses acima das consideradas corretas para determinada espécie animal. Os sinais e sintomas da intoxicação caracterizam-se por anorexia, depressão, fraqueza, movimentos relutantes,

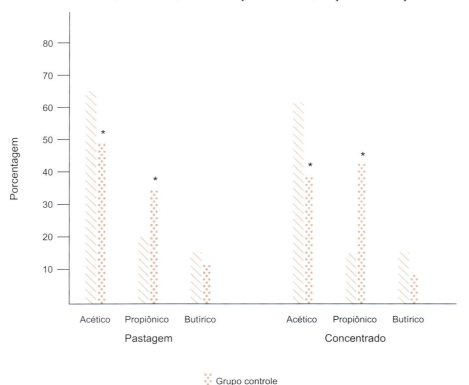

Figura 20.8 Efeitos da administração de 5 ppm de monensina sódica sobre a fermentação do rume de animais mantidos em regime de pastagem ou alimentados com concentrado. *$p < 0,05$ em relação aos dados do grupo controle.

alterações de fermentação no ceco, paralisia de pernas e dispneia; a mortalidade em casos de intoxicação aguda em animais sensíveis é elevada. Assim, todo cuidado deve ser tomado para que a ração medicada com ionóforos e destinada a ruminantes não seja inadvertidamente fornecida aos equinos, que são extremamente sensíveis aos efeitos tóxicos dos ionóforos. Este cuidado deve estender-se até mesmo à preparação da ração a ser administrada aos animais; de fato, deve-se evitar "bater" ração de equinos em misturadores usados previamente para preparação de ração medicada com ionóforos para bovinos. Dessa maneira, ou se faz primeiramente a ração dos equinos ou se limpa cuidadosamente os batedores antes da preparação da ração para estes animais.

Não existem relatos na literatura de intoxicações produzidas por ionóforos em seres humanos porque eles são empregados apenas em medicina veterinária. Estudos conduzidos por entidades internacionais analisaram a toxicidade de monensina, lasalocida, narasina e salinomicina, ionóforos desenvolvidos para uso como aditivos em bovinos. Informaram que estes agentes não representam risco à saúde humana, desde que respeitados os LMR apresentados no Quadro 20.11 e que foram estabelecidos para os mesmos pelos comitês do *Codex alimentarius*, da EMEA e do Japão.

Resistência bacteriana

Existe descrição de desenvolvimento de resistência bacteriana a alguns antibióticos ionóforos em *Streptomyces longisporaflavus*, via bomba de efluxo. A resistência aos ionóforos já foi descrita para espécies de estafilococos isolados de gado de corte, e para *Enterococcus faecium* e *E. faecalis* isolados de frangos e suínos. Porém, não foi descrita resistência para clostrídios e outros anaeróbios. Analisando estes dados e outros semelhantes, os membros de um grupo de trabalho especialmente formado pelo MAPA para avaliar esta questão concluíram que, não obstante os casos de resistência relatados anteriormente e à luz dos conhecimentos existentes na atualidade, o uso destas substâncias não representa risco de desenvolvimento de resistência bacteriana de interesse em medicina humana. Aliás, os microrganismos para os quais se relatou resistência podem ser tratados efetivamente por outras classes de antimicrobianos.

▶ Somatotropina

A somatotropina derivada de extratos da hipófise foi caracterizada na década de 1920. Já na ocasião, foram demonstrados efeitos deste agente sobre o ganho de peso dos animais e, principalmente, sobre a produção de leite. No final da década de 1940, o uso da somatotropina bovina (bST) voltou a ser analisado. Na ocasião, estudou-se a bST extraída da hipófise de animais no abate, e foi demonstrado que a mesma tem um grande potencial para manter e até para aumentar a produção de leite. Na época, este fato era extremamente relevante, pois os estoques de leite eram insuficientes devido à Segunda Guerra Mundial.

Deve-se salientar que a somatotropina é espécie-específica; portanto, e *a priori*, seu uso não representa preocupação do ponto de vista de segurança alimentar. De fato, sabe-se que a sequência de aminoácidos presente na bST é muito diferente da presente na somatotropina humana (hST – aproximadamente 35% dos aminoácidos constituintes da somatotropina humana são diferentes daqueles da bST). Em função desta diferença, a bST não tem qualquer efeito sobre o crescimento humano; esta observação é consistente com a baixíssima afinidade da bST (em ordem de magnitude de centenas de vezes menor) pelos receptores de hST, quando comparada com a afinidade da própria somatotropina humana por estes receptores. Além disso, por tratar-se de um hormônio proteico, uma vez ingerida por seres humanos, a bST é degradada no trato gastrintestinal, como acontece com qualquer outra proteína ingerida.

As somatotropinas bovinas recombinantes (rbST) existentes atualmente e desenvolvidas a partir da década de 1980 são hormônios peptídicos formados por cadeias de 190 aminoácidos. Elas são sintetizadas pela tecnologia de DNA recombinante. Em essência, esta tecnologia consiste na introdução do gene da somatotropina bovina no DNA bacteriano de *Escherichia coli*, depois em seu crescimento e, posteriormente, no isolamento e na purificação da proteína somatotropina obtida, garantindo-se que nenhum resto celular bacteriano ou, eventualmente, de DNA bacteriano esteja ainda no produto final.

▪ Mecanismo de ação

Para compreender melhor o mecanismo de ação da somatotropina é necessário discorrer um pouco, ainda que resumidamente, sobre a fisiologia da produção leiteira. Em sua essência, sabe-se ser a ocorrência de lactação acompanhada por aumento do volume sanguíneo, dos batimentos cardíacos e do fluxo sanguíneo para o tecido mamário, trato gastrintestinal e fígado. Em seu conjunto, estas ocorrências tornam possível que o úbere receba maior aporte dos nutrientes e dos hormônios necessários à produção do leite. Neste sentido, o consumo de alimentos pelos animais e a absorção e distribuição de nutrientes provenientes da alimentação ou de estoques corpóreos para a glândula mamária são, em parte, regulados por hormônios, dentre os quais se destacam pela relevância a prolactina e o GH (*growth hormone*), dentre eles, a somatotropina. Embora o GH tenha papel mais relevante que a prolactina durante a galactopoese em ruminantes, ambos são essenciais para a transição da glândula mamária da fase proliferativa para a lactante. A ação da prolactina sobre a glândula mamária ocorre de maneira direta ou indireta pela mediação de fatores epiteliais mamários e indução de fatores de transcrição genética. Neste último caso, o GH, por sua vez, também atua de maneira direta ou indireta via produção de fator do crescimento do tipo insulina I (*insulin-like growth factor I* – IGF-I) local ou pelo fígado, do mesmo modo que o faz a somatotropina.

A Figura 20.9 resume alguns dos efeitos relatados para a somatotropina em vacas em lactação. De sua leitura, depreende-se que os efeitos biológicos da somatotropina podem ser classificados como somatogênicos ou metabólicos. Os efeitos

Quadro 20.11 Limites máximos de resíduos (LMR) estabelecidos internacionalmente para ionóforos em tecidos de bovinos.

Substância	LMR (µg/kg)				
	Músculo	Fígado	Rim	Gordura	Leite
Lasalocida*	20	20	20	20	—
Monensina*	10	10	10	100	2
Salinomicina**	20	20	500	20	—

*Dados do *Codex alimentarius*. **Dados da legislação japonesa.

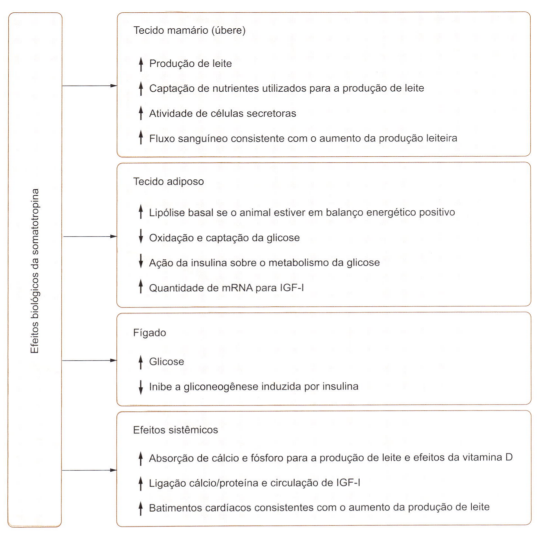

Figura 20.9 Efeitos biológicos da somatotropina em diversos tecidos de vacas em lactação.

somatogênicos são aqueles ligados à estimulação, pela somatotropina, da proliferação celular. Sabe-se serem estes efeitos mediados por IGF-I, cuja produção pelo fígado é estimulada pela somatotropina. No entanto, os efeitos metabólicos da somatotropina se devem à ação direta da mesma em uma grande variedade de tecidos e, em especial, sobre o metabolismo de carboidratos, lipídios, proteínas e minerais. Estas mudanças metabólicas alteram a disponibilidade dos nutrientes, o que resulta em aumento de massa muscular e, principalmente, da produção de leite. De fato, o principal efeito metabólico da somatotropina é mudar a disponibilidade/divisão dos nutrientes absorvidos e armazenados a partir da alimentação.

▪ Efeitos sobre o metabolismo de carboidratos

A somatotropina tem numerosos efeitos sobre o metabolismo dos carboidratos. Este fato é de particular importância quando se consideram vacas em lactação, pois se sabe que a glicose é quase exclusivamente obtida a partir da gliconeogênese e que 60 a 80% do *turnover* da glicose são usados para a síntese de leite.

O tratamento de vacas em lactação com rbST exógena reduz os níveis de oxidação da glicose, o que resulta em maior quantidade de glicose disponível. Sabe-se que esta adaptação na produção de glicose pelas vacas tratadas é quantitativamente igual à quantidade de glicose extra, necessária para que ocorra aumento da produção leiteira. Neste sentido, a redução da resposta hepática à insulina em vacas tratadas com rbST exógena possibilita ao fígado manter o aumento da taxa de gliconeogênese, fator crítico para suportar o aumento da produção leiteira. Em contraste, o tratamento com rbST exógena não tem qualquer efeito sobre a concentração de glicogênio hepático em vacas em lactação que apresentem balanço energético positivo. Entretanto, em vacas nas quais ocorre balanço energético negativo, a rbST exógena induz um pequeno decréscimo nos níveis de glicogênio hepático. Neste sentido, ressalte-se que as reservas de glicogênio hepático são insuficientes para sustentar o requerimento de glicose em vacas lactantes, em especial naquelas de elevada produção leiteira.

▪ Efeitos sobre o metabolismo da glândula mamária

Sabe-se que um alto nível de produção leiteira requer grande aporte nutricional e que o tratamento com somatotropina incrementa a captação e utilização de nutrientes para a produção de leite. De fato, mostrou-se que o aumento do fluxo sanguíneo no nível do úbere é essencial para produção leiteira, pois todos os nutrientes necessários à síntese do leite dependem do mesmo para chegar à glândula mamária. A relevância desta afirmação pode ser depreendida pelo fato de que os mesmos fatores que estimulam o crescimento do parênquima mamário são responsáveis pelo desenvolvimento dos vasos no úbere.

Nesse sentido, pode-se pensar que o aumento da produção leiteira em animais suplementados com rbST exógena seja consequência dos efeitos da somatotropina em tecidos (não mamários) que possibilitariam maior aporte de nutrientes para a glândula mamária. Embora verdadeiro, já foi demonstrado que o aumento da disponibilidade de nutrientes por si só não mimetiza o efeito da somatotropina na *performance* leiteira. A somatotropina também está envolvida principalmente no controle de uma série de eventos relacionados com o fornecimento nutricional e com sua utilização pelo úbere para a produção de leite. Nesse sentido, mostrou-se que a somatotropina coordena diversos eventos apontados como relevantes para ocorrência de ampliação da produção leiteira, como o aumento do débito cardíaco e do fluxo sanguíneo na glândula mamária.

Como discutido, a interferência da somatotropina na função da glândula mamária ainda não está totalmente estabelecida. No entanto, parece envolver o sistema IGF-I. Como acontece em animais não lactantes, a administração de bST exógena aumenta as concentrações circulantes de IGF-I e de IGF-I ligada às proteínas. Sabe-se que o aumento das concentrações de IGF-I é diretamente proporcional ao aumento na produção leiteira. Portanto, não causa surpresa que, no tecido mamário, especialmente de bovinos, haja grande concentração de receptores tipos I e II para IGF-I, o que não ocorre para a somatotropina. Nesse sentido, mostrou-se que a infusão arterial de IGF-I aumenta em muito a produção leiteira, noção consistente com as observações de ser o IGF-I capaz de aumentar o fluxo sanguíneo na glândula mamária, fato que parece ser mediado pela produção e liberação de óxido nítrico.

Uso em medicina veterinária

A somatotropina bovina produzida em escala industrial por tecnologia recombinante (rbST) foi liberada nos EUA para uso em medicina veterinária em 1993; particularmente, foi liberada com o objetivo específico de aumentar a produção leiteira. Entretanto, o início de sua comercialização ocorreu apenas no início de 1994. Os fabricantes preconizam a aplicação por via subcutânea de uma seringa contendo 500 mg de rbST exógena a cada 14 dias. Recomendam que a fossa isquiorretal seja usada quando da aplicação, alternando-se sempre o lado da injeção. O Quadro 20.12 mostra os produtos à base de somatotropina bovina que foram registrados no Brasil pelo MAPA.

Efeitos sobre a produção e a composição de leite

Uma dose de 500 mg de rbST exógena a cada 14 dias torna possível a liberação de 35,7 mg/dia da mesma. Este fato propicia aumento da produção leiteira da ordem de 3,0 e 4,3 kg de leite por dia, como foi relatado em vacas Holstein primíparas e multíparas, respectivamente. Deve-se ressaltar que os animais do grupo controle destes estudos (aqueles que não foram tratados com rbST exógena) tinham média de produção de 26,6 e 27,9 kg/dia, respectivamente. Portanto, a porcentagem de aumento da produção leiteira foi de 11,3% para as vacas primíparas e 15,6% para as multíparas. Importante lembrar que todos os animais tratados encontravam-se em ótimas condições nutricionais e sanitárias, estando livres de doenças.

Por outro lado, foram realizados diversos estudos para verificar os efeitos do tratamento com rbST exógena sobre a composição do leite. Neste sentido, parece que a suplementação de animais com rbST exógena aumenta um pouco a porcentagem de gordura e de proteínas do leite de vacas multíparas, fato que não impacta de maneira significativa a indústria de laticínios.

Toxicidade | Efeitos sobre a saúde dos animais tratados

A saúde dos animais tratados com rbST exógena foi exaustivamente avaliada, levando-se em consideração diversos parâmetros, como ingestão de matéria seca, condição corpórea, saúde do úbere (mastites clínica e subclínica), reprodução e saúde dos cascos (laminites). O Quadro 20.13 resume alguns dos efeitos do tratamento com rbST exógena sobre a saúde de animais com aptidão leiteira.

Foram analisados os efeitos da rbST exógena sobre diversos fatores nutricionais, dentre os quais, ingestão de matéria seca e eficiência alimentar. Entretanto, são abordados aqui apenas os efeitos sobre a ingestão de matéria seca em animais suplementados com rbST exógena, pois os testes disponíveis na literatura sobre eficiência alimentar são muitos variáveis, impedindo a formulação de conclusões. No entanto, no que tange à ingestão de matéria seca por animais tratados com rbST exógena, mostrou-se ocorrência de aumento médio de 1,5 kg/dia; em particular, mostrou-se que, em alguns casos, este aumento persistia até o início da lactação subsequente, mesmo quando não era realizado tratamento com rbST exógena.

Quadro 20.12 Produtos registrados pelo Ministério da Agricultura, Pecuária e Abastecimento (MAPA).

Produtos registrados	Doses	Via de administração	Período de carência
Boostin®	500 mg do princípio ativo a cada 14 dias	Subcutânea	Não requer período de carência
Lactotropin® Injetável	500 mg do princípio ativo a cada 14 dias	Subcutânea	Não requer período de carência

Quadro 20.13 Efeitos relatados para a somatotropina bovina (bST) exógena sobre a saúde de bovinos com aptidão leiteira.*

Parâmetros		Efeito
Ingestão de matéria seca		↑ em 1,5 kg/dia
Condição corpórea		↓
Mastite	Clínica	↑ Frequência em 25%
	Subclínica	–
Reprodução	Cistos ovarianos	
	Nº de serviços/concepção	
	Dias em aberto	↑ 5 dias
	Múltiplos nascimentos	–
	Risco de não emprenhar**	↑ 40%
	Risco de aborto	
	Tamanho (dias) da gestação	
	Retenção de placenta	
Sinais clínicos de Laminite		↑ em 50%

↑ = aumento; ↓ = diminuição. *Dados retirados de Dohoo et al., 2003. **Vacas não prenhes tratadas com bST exógena.

O tratamento com rbST exógena durante mais de 200 dias induziu redução da massa corpórea dos animais, avaliada por meio de uma escala de escores que varia de 1 a 5. De fato, alguns trabalhos têm demonstrado que, apesar do aumento da ingestão de matéria seca associada ao tratamento ou da manutenção de bom nível nutricional, vacas tratadas com rbST exógena entraram na lactação subsequente com menor massa corpórea, quando comparadas com animais não tratados. Desse modo, o aumento da ingestão de matéria seca parece não ser suficiente para compensar o incremento da energia necessário para o aumento da produção de leite, consumindo energia do organismo dos animais. Além disso, o efeito da somatotropina parece estar intimamente relacionado com o aumento do aporte de nutrientes ou da mobilização de reservas corpóreas; portanto, o estado de condição corpórea antes do início do tratamento com somatotropina é fundamental para o efeito buscado na produção leiteira.

Os possíveis efeitos do tratamento com rbST exógena sobre a reprodução de bovinos também foram exaustivamente analisados. De modo geral, estas avaliações baseiam-se na observação de alguns parâmetros como: incidência de cistos ovarianos, número de serviços requeridos por concepção, média da duração (tempo) decorrida entre o nascimento do bezerro e a próxima concepção (dias em aberto), incidência de múltiplos nascimentos e avaliação do risco de a vaca não emprenhar. Subsequentemente, três parâmetros refletem o estado da vaca durante seu período de gestação e logo após o parto, o que inclui: risco de aborto ou de perda fetal, duração da gestação e incidência de retenção de placenta. Mostrou-se que o uso de rbST exógena não aumentou a incidência de cistos ovarianos ou o número de serviços requeridos para a concepção. Entretanto, aumentou em até 5 dias o tempo decorrido entre o nascimento do bezerro e a lactação subsequente. Observou-se, também, que o uso de rbST exógena em vacas não prenhes aumentou em até 40% o risco de a vaca não emprenhar. Quanto aos outros parâmetros avaliados, não existem quaisquer evidências científicas consistentes de que o uso de rbST exógena interfira com os mesmos, isto é, com o período da gestação e com os riscos de retenção de placenta, aborto ou perda fetal.

No tocante aos efeitos da rbST exógena sobre a saúde do úbere, os estudos normalmente os dividem em: efeitos sobre a frequência de mastite clínica e sobre a mastite subclínica, a qual costuma ser mensurada pela contagem de células somáticas e/ou prevalência de infecções intramamárias. As evidências disponíveis sugerem que o tratamento com rbST exógena aumente a frequência de mastite clínica em aproximadamente 25%. Discute-se, na literatura, se este aumento decorre da ação direta do agente ou se é indireto, resultante do aumento da produção. Entretanto, mesmo se for considerado que o aumento da produção leiteira é um efeito do produto, e que este aumento ocasione indiretamente aumento da frequência de mastite clínica, isto ainda representaria um efeito da administração da bST exógena. Sendo assim, é bom lembrar que se aceita a existência de correlação positiva entre o perfil genético de produção leiteira e o risco de mastite (o risco é maior com o aumento da produção); no entanto, ainda não se determinou a magnitude deste efeito. Questiona-se, assim, se o uso de rbST exógena aumentaria a utilização de antibióticos para o tratamento destas mastites e, neste caso, se o fato resultaria em aumento da quantidade de resíduos destes antibióticos no leite. Esta questão é abordada em seguida.

Segurança para o consumidor | Análise de risco

Conforme já salientado, a somatotropina é espécie-específica, sendo que aproximadamente 90% da somatotropina do leite de animais tratados são degradados durante o processo de pasteurização. Por isso, mesmo quando ingerida, a somatotropina é digerida no trato gastrintestinal dos seres humanos como ocorre com qualquer outra proteína. Portanto, a somatotropina bovina parece não causar qualquer efeito desejável ou indesejável sobre os seres humanos. Além disso, os quatro análogos de somatotropina bovina – somagrobove, sometribove, somabubove e somidobove – obtidos por técnica de DNA recombinante foram analisados pelo comitê do *Codex alimentarius* em suas 48ª e 50ª reuniões. Concluiu-se que o emprego deste medicamento, se feito de acordo com as boas práticas de uso de medicamentos veterinários em animais de produção, é isento de riscos para a saúde dos consumidores e, portanto, que não há necessidade de se fixar um valor de IDA e, consequentemente, LMR para o mesmo. Esta conclusão foi baseada no fato de nem as rbST nem o IGF-I serem absorvidos por via oral. Além disso, levou-se em consideração que os resíduos destes compostos não são tóxicos mesmo após ingestão de doses elevadas, o que resultou em margens de segurança extremamente grandes para os consumidores de produtos lácteos advindos de animais tratados com rbST exógena.

Neste contexto, as decisões do comitê do *Codex alimentarius* também foram consubstanciadas pelas seguintes observações:

- Ausência de alterações nas quantidades de leite descartado por resíduos de antimicrobianos após tratamento de animais com rbST exógena
- Baixas concentrações residuais de rbST exógena e de IGF-I no leite de vacas tratadas com rbST exógena
- Quantidades extremamente baixas de IGF-I no leite de animais tratados que poderiam ser ingeridas pelos consumidores, em comparação com a produção endógena dos mesmos
- Degradação da IGF-I no intestino humano e de animais e sua abundância nos fluidos gástricos humanos
- Nenhuma alteração na composição do leite de vacas tratadas com rbST exógena que pudesse representar um risco adicional para o aparecimento de diabetes melito do tipo I no ser humano.

Por sua importância, é relevante comentar que muita preocupação tem sido expressada com relação a haver IGF-I no leite de animais tratados com rbST exógena. De modo geral, alega-se que o uso do medicamento aumentaria as concentrações de IGF-I no leite das vacas que, sobrevivendo aos processos de digestão intestinal, afetariam a saúde dos consumidores. De fato, concentrações elevadas de IGF-I (encontradas em pacientes que apresentam acromegalia) foram relacionadas com o aparecimento de neoplasias no intestino, pulmões e ossos. Neste sentido, a quantidade de IGF-I presente em 1,5 ℓ de leite proveniente de animais tratados com rbST exógena (9.000 ng/dia) é 42,5 vezes menor do que a encontrada nas secreções normais do trato digestivo humano (383.000 ng) e, seguramente, milhares de vezes menor do que as encontradas em portadores de acromegalia. Mais que isso, mostrou-se que o IGF-I está no leite materno, em concentrações que variaram de 8 a 28 ng/mℓ no colostro e 8 a 10 ng/mℓ, ou mais altas, mostrando que os recém-nascidos estão normalmente expostos a concentrações de IGF-I superiores às encontradas no leite de vacas tratadas com rbST exógena. De fato, assumindo um consumo de 1,5 ℓ de leite/colostro por criança/dia, haveria ingestão de 12.000 a 45.000 ng de IGF-I; estas quantidades são maiores do que a presente em igual quantidade de leite proveniente de animais tratados com rbST exógena (9.000 ng/dia).

Tendo em vista estas informações e, em especial, as avaliações realizadas pelo comitê do *Codex alimentarius*, as entidades que regulamentam o uso de medicamentos veterinários em todo o mundo, dentre elas o MAPA, no Brasil, entenderam por bem desconsiderar a necessidade do estabelecimento de período de carência ao liberar o uso de produtos à base de rbST.

▶ Bibliografia

Annen EL, Collier RJ, McGuire MA et al. Effect of modified dry period lengths and bovine somatotropin on yield and composition of milk from dairy cows. J Dairy Sci. 2004; 87: 3746-61.

Baker PKRH, Dalrymple DL, Ricks CA. Use of a β-adrenergic agonist to alter muscle and fat deposition in lambs. J Anim Sci. 1984; 59: 1256.

Bauman DE, Everett RW, Weiland WH et al. Production responses to bovine somatotropin in northeastern dairy herds. J Dairy Sci. 1999; 82: 2564-73.

Berger WG, Bates DB. Ionophores: Their effect on production efficiency and mode of action. J Anim Sci. 1984; 58: 1465-83.

Bodine TN, Purvis 2nd HT, Lanman DL. Effects of supplement type on animal performance, forage intake, digestion, and ruminal measurements of growing beef cattle. J Anim Sci. 2001; 79: 1041-51.

Burton JL, McBride BW, Block E et al. A review of bovine groth hormone. Can J Anim Sci. 1994; 74: 167-201.

Capuco AV, Dahl GE, Wood DL et al. Effect of bovine somatotropin and rumen-undegradable protein on mammary growth of prepubertal dairy heifers and subsequent milk production. J Dairy Sci. 2004; 87: 3762-69.

Casey NH, Wessels RH, Meissner HH. Feedlot growth performance of steers on salinomycin, monensin and a dairy rotation between the two. JS Afr Vet Assoc. 1994; 65: 160-3.

Castillo C, Benedito JL, Mendez J. Effects of long-term dietary supplementation on monensin or Saccharomyces cereviceae on blood acid-base and productive performance in growing feedlot steers. Berl Munch Tierarztl Wochenschr. 2006; 119: 480-5.

Choi J, Choi MJ, Kim C et al. The effect of recombinant bovine somatotropin (rbST) administration on residual BST and insulin-like growth factor I levels in various tissues of cattle. J Food Hyg Soc Jpn. 1997; 38: 225-32.

Clark AS, Henderson LP. Behavioral and physiological responses to anabolic-androgenic steroids. Neuroscience & Biobehavioral Reviews. 2003; 27:413-36.

Codex alimentarius Comission: Report of the twenty-second Session of the Codex alimentarius Comision. Genebra, 23-28 Junho de 1997 (Documento da FAO LINORM 97/37, Roma, Food and Agricultural Organization of the United Nations) (1997).

Coleman ME, Ekeren PA, Smith BS. Lipid synthesis and adipocyte growth in adipose tissue from sheep chronically fed a beta-adrenergic agent. J Anim Sci. 1988; 66:372-8.

Delmore RJ, Hodgen JM, Johnson BJ. Perspectives on the application of zilpaterol hydrochloride in the United States beef industry. J Anim Sci. 2010; 88(8): 2825-8.

Dikerman ME, Effects of metabolic modifiers on carcass traits and meat quality. Meat Sci. 2007; 77: 121-35.

Dohoo IR, Leslie K, DesCoteaux L et al. A meta-analysis review of the effects of recombinant bovine somatotropin 1. Methodology and effects on production. The Canadian Journal of Veterinary Research. 2003; 67: 241-51.

Dornas WC, Nagem TJ, de Oliveira TT. Considerações sobre efeitos do uso de esteroides anabólicos androgênicos. Rev Bras Farm. 2006; 87(1): 3-8.

Eppard PJ, Hudson S, Cole WJ. Response of dairy cows to high doses of a sustained-release bovine somatotropin administered during two lactations. 1. Production response. J Dairy Sci. 1991; 74:3807-21.

Erickson GE, Milton CT, Fanning KC. Interaction between bunk management and monensin concentration on finishing performance, feeding behavior, and ruminal metabolism during an acidosis challenge with feedlot cattle. J Anim Sci. 2003; 81: 2869-79.

Esteban E, Kass PH, Weaver LD. Interval from calving to conception in high producing dairy cows treated with recombinant bovine somatotropin. J Dairy Sci. 1994; 77: 2549-61.

FAO, JECFA. Ractopamine evaluation. Residue evaluation of certain veterinary drugs. Meeting 2010 – Evaluation of data on ractopamine residues in pig tissues.

Fieser BG, Horn GW, Edwards JT. Effects of energy, mineral supplementation, or both, in combination with monensin on performance of steers grazing winter wheat pasture. J Anim Sci. 2007; 85: 3470-80.

Flint DJ, Knight CH. Interactions of prolactin and growth hormone (GH) in the regulation of mammary gland function and epithelial cell survival. J Mammary Gland Biol Neoplasia. 1997; 2: 41-8.

Food and Drug Administration, Department of Health and Human Services – FDA/Federal register of Zilpaterol submetido em 2008. Disponível em: http://law.justia.com/us/cfr/title21/21cfrv6_02.html.

Food and Drug Administration, Department of Health and Human Services – FDA/Freedon of Information Summary (V-0238-0182): Zilmax. Registration File SHM, October 2010.

Gallo L. Effects of recombinant bovine somatotropin on nutritional status and liver function of lactating dairy cows. J Dairy Sci. 1990; 73: 3276-86.

Garmyn AJ, Shook JN, VanOverbeke DL et al. The effects of zilpaterol hydrochloride on carcass cutability and tenderness of calf-fed Holstein steers. J Anim Sci. 2010; 88(7): 2476-85.

Gonzalez JM, Dijkhuis RD, Johson DD et al. Differential response of cull cow muscles to the hypertophic actions of ractopamine-hydrogen chloride. J Anim Sci. 2008; 12: 3568-74.

Gonzalez JM, Johnson SE, Stelzleni AM et al. Effect of ractopamine-HC1 supplementation for 28 days on carcass characteristics, muscle fiber morphometrics, and whole muscle yields of six distinct muscles of the loin and round. Meat Sci. 2010; 85(3): 379-84.

Gulay MS, Hayen MJ, Liboni M et al. Low doses of bovine somatotropin during the transition period and early lactation improves milk yield, efficiency of production, and other physiological responses of Holstein cows. J Dairy Sci. 2004; 87:948-60.

Guller HP, Zapf J, Schmid C et al. Insulin-like growth factor I and II in health man. Estimations of half lives and production rates. Arch Endocrinol. 1989; 121: 753-8.

Habey ME, Hoehn MM. Monesin a new biologically active compound. Antimicrob Agents Chemother. 1967; 1: 349-57.

Hansen WP, Otterby DE, Linn JG et al. Multi-farm use of bovine somatotropin for two consecutive lactations and its effects on lactational performance, health, and reproduction. J Dairy Sci. 1994; 77: 94-110.

Hemken RW, Harmon RJ, Silvia WJ et al. Effect of dietary energy and previous bovine somatotropin on milk yield, mastitis, and reproduction in dairy cows. J Dairy Sci. 1991; 74:4265-72.

Hilton GG, Garmyn AJ, Lawrence TE et al. Effect of zilpaterol hydrochloride supplementation on cutability and subprimal yield of beef steer carcass. J Anim Sci. 2010; 88(5): 1817-22.

Hull KL, Harvey S. Growth hormone: roles in female reproduction. J Endocrinol. 2001; 168:1-23.

Jenny BF, Grimes LW, Pardue FE et al. Lactational response of Jersey cows to bovine somatotropin administered daily or in a sustained-release formulation. J Dairy Sci. 1992; 75:3402–7.

Judge LJ, Erskine RJ, Bartlett PC. Recombinant bovine somatotropin and clínical mastitis: incidence, discarded milk following therapy, and culling. J Dairy Sci. 1997; 80:3212–8.

Juskevich JC, Guyer GC. Bovine growth hormone: human food safety evaluation. Science. 1990; 249: 875-84.

Kelley KW. Growth hormone, lymphocytes and macrophages. Biochem Pharmacol. 1989; 38: 705-13.

Kim YS, Lee YB, Falrymple RH. Effect of the repartitioning agent cimaterol on growth, carcass and skeletal muscle characteristics in lambs. J An Sci. 1992; 70:7, 2144-50.

Kuhn CM. Anabolic steroids. Recent Prog Horm Res. 2002; 57: 411-34.

Lamote I, Meyer E, Massart-Leen AM et al. Sex steroids and growth factors in the regulation of mammary gland proliferation, differentiation, and involution. Steroids. 2004; 69:145-59.

Lasmézas C, Deslys JP, Dormont D. Recombinant human growth hormone and insulin-like growth factor I induce PrP gene expression in PCP12 cells. Biochem Biophys Res Commun. 1993; 196: 1163-9.

Lawrence TE, Allen DM, Delmore RJ et al. Technical note: Feeding zilpaterol hydrochloride to calf-fed Holstein steers improves muscle conformation of top loin steaks. Meat Sci. 2011; 88: 209-11.

Lean IJ, Curtis M, Dyson R et al. Effects of sodium monensina on reoriductive performance of dairy cattle. I. Effects on conception rates, calving-to-conception intervals, calving-to-heat and milk production in dairy cows. Austr Vet J. 1994; 71: 273-7.

Mac Lennan PA, Edwards RHT. Effects of clembuterol and propanolol on muscle β adrenoceptores to induce hypertrophy. Biochem J. 1989; 264: 537-39.

Macauly VM. Insulin-like growth factors and cancer. Br J Cancer. 1992; 65: 311-20.

McClary DG, Green HB, Basson RP et al. The effects of a sustained-release recombinant bovine somatotropin (somidobove) on udder health for a full lactation. J Dairy Sci. 1994; 77:2261-71.

Midio AF, Martins DI. Toxicologia dos alimentos. São Paulo: Livraria Varela, 2000. 293 p.

Miller MF, Garcia DK, Coleman ME et al. Adipose tissue, longissimus muscle and anterior pituitary growth and function in clembuterol fed heifers. J Anim Sci. 1988; 66: 12-20.

Ministério da Agricultura, Pecuária e Abastecimento (MAPA): Portaria nº 51 de 24 de maio de 1991.(Revogada).

Ministério da Agricultura, Pecuária e Abastecimento (MAPA): Portaria nº 10 de 27 de outubro de 2001.

Ministério da Agricultura, Pecuária e Abastecimento (MAPA): Instrução Normativa nº 13, de 30 de novembro de 2004. (Regulamento Técnico sobre aditivos para produtos destinados à alimentação animal.)

Ministério da Agricultura, Pecuária e Abastecimento (MAPA): Instrução Normativa nº 15, de 26 de maio de 2009. (Regulamento Técnico que dispõe acerca dos procedimentos para o registro de estabelecimento e dos produtos destinados à alimentação animal.)

Morbeck DE, Britt JH, McDaniel BT. Relationships among milk yield, metabolism, and reproductive performance of primiparous Holstein cows treated with Somatotropin. J Dairy Sci. 1991; 74: 2153–64.

National Institute of Health NIH conference: Insulin-like growth factors and cancer. Ann Intern Med. 1995; 122: 54-9.

Palermo-Neto J. Agonistas de receptores β-adrenérgicos e produção animal. In: Spinosa HS, Górniak SL, Bernardi MM. Farmacologia aplicada à medicina veterinária. Rio de Janeiro: Guanabara Koogan, 2006. pp. 614-27.

Palermo-Neto J. Anabolizantes. In: Spinosa HS, Górniak SL, Bernardi MM. Farmacologia aplicada à medicina veterinária. Rio de Janeiro: Guanabara Koogan, 2006. pp. 596-613.

Parr SL, Chung KY, Galyean ML et al. Performance of finishing beef steers in response to anabolic implant and zilpaterol hydrochloride supplementation. Anim Sci. 2010; 89:560-70.

Pessini GL. Somatotropina bovina recombinante (rBST) nos aspectos hematológicos e metabólitos do sangue de novilhas (1⁄2 Nelore x 1⁄2 Red Angus) em confinamento. R Bras Zootec. 2003; 32:465-72.

Poosm MI, Hanson TL, Klopfenstein TJ. Monensin effects on diet digestibility, ruminal protein bypass and microbial protein synthesis. J Anim Sci. 1979; 48: 1516-24.

Richardson LF, Raun AP, Potter EL. Effects of monensin on rumen fermentation in vitro and in vivo. J Anim Sci. 1976; 43:657-74.

Rose MT, Obara Y. The manipulation of milk secretion in lactating dairy cows: review. Asian-Aus J Anim Sci. 2000; 13: 236-43.

Russel JB. Mechanisms of ionosphere action in ruminal bacteria. In: Scientific update on Rumensin®/Tylan®/Micotil® for the Professional Feedlot Consultant. Indianapolis, Elanco Animal Health, 1996.

Schelling GT. Monensin mode of action in the rume. J Anim Sci. 1984; 58: 1518-27.

Scramlin SM, Platter WJ, Gomez RA et al. Comparative effects of ractopamine hydrochloride and zilpaterol hydrochloride on growth performance, carcass traits, and longissimus tenderness of finishing steers. J Anim Sci. 2010; 88(5): 1823-9.

Speicher JA, Tucker HA, Ashley RW et al. Production responses of cows to recombinantly derived bovine somatotropin and to frequency of milking. J Dairy Sci. 1994; 77: 2509–17.

Stanisiewski EP, Krabill LF, Lauderdale JW. Milk yield, health, and reproduction of dairy cows given somatotropin (Somavubove) beginning early postpartum. J Dairy Sci. 1992; 75: 2149–64.

Sthepany RW. Hormonal growth promoting agents in food production animals. Handb Exp Pharmacol. 2010; (195): 355-67.

Strydon PE, Frylinck L, Montgomery JL et al. The comparison of three beta-agonists for growth performance, carcass characteristics and meat quality of feedlot cattle. Meat Sci. (Epub ahead of print) 2008.

Svennersten-Sjaunja K, Olsson K. Endocrinology of milk production. Dom An Endocrinol. 2005; 29: 241–58.

Tyler JW, Wolfe DJ, Maddox R. Clinical indications for dietary ionosphores in ruminants. Compend Contin Educ Pract Vet. 1992; 14: 989-93.

Ungemach FR, Weber NE. Recombinant bovine somatotropins (addendum). In: Toxicological evaluation of certain veterinary drug residues in food. WHO Food Additives Series. 1998; 41: 125-46.

Van Der Welf JHJ, Jonker LJ, Oldenberg JK. Effect of monensin on milk production by Holstein and Jersey cows. J Dairy Sci. 1988; 81: 427-33.

Wells SJ, Trent AM, Collier RJ et al. Effect of long-term administration of a prolonged release formulation of bovine somatotropin (Sometribove) on clinical lameness in dairy cows. Am J Vet Res. 1995; 56:992–6.

Whitaker DA, Smith EJ, Kelly JM et al. Health, welfare and fertility implications of the use of bovine somatotrophin in dairy cattle. Vet Rec. 1988; 122:503-5.

Woener DR, Tatum JD, Engle TE et al. Effects of sequential implanting and ractopamine hydrochloride supplementation on carcass characteristics and longissimus muscle tenderness of calf-fed steers and heifers. J Anim Sci. 2011; 89: 201-9.

Zhao X, Burton JH, McBride BW. Lactation, health, and reproduction of dairy cows receiving daily injectable or sustained-release somatotropin. J Dairy Sci. 1992; 75:3122–30.

Zinn RA, Plascencia A, Barajas R. Interaction of forage level and monensin in diets for feedlot cattle on growth performance and digestive function. J Anim Sci. 1994; 72: 2009-15.

21
Macro e Microelementos

Maria Claudia Araripe Sucupira

▶ Introdução

A suplementação adequada de nutrientes é fundamental para o desenvolvimento e a produção dos animais. Água, energia, proteína, vitaminas, macro e microelementos são os nutrientes que devem ser administrados em quantidades que evitem deficiências, toxicidades e proporcionem o máximo desempenho animal. Neste contexto, é interessante notar que a maneira como a nutrição evoluiu fez com que as exigências previstas para as categorias animais se desenvolvessem de maneira a não simplesmente suprir uma carência e sim maximizar a produção saudável. Neste contexto, os macro e, principalmente, os microelementos têm sido estudados, tanto com o objetivo de melhorar a qualidade do produto final (carne, leite ou lã), como melhorar os índices reprodutivos e, até mesmo, a resposta imune.

Cerca de 4% do peso corporal dos animais são representados por minerais, classificados em macro e microelementos. Os macroelementos somam até 3,75% do peso vivo. Individualmente estão presentes em quantidades entre 0,049% e 2% do peso corpóreo e são expressos em porcentagem ou g/kg de peso vivo. Fazem parte deste grupo os elementos cálcio (Ca), fósforo (P), potássio (K), cloro (Cl), sódio (Na), enxofre (S) e magnésio (Mg), presentes, respectivamente, em cerca de 1,60%; 0,90%; 0,40%; 0,30%; 0,30%; 0,20%; e 0,05% do peso da corporal dos animais.

Os microelementos, também conhecidos como elementos traço ou oligoelementos, representam até 0,15% do peso vivo dos mamíferos, estão presentes em quantidades diminutas e são expressos em ppm (partes por milhão) equivalentes a mg/kg, ou então em ppb (partes por bilhão) equivalentes a µg/kg de peso vivo. Ainda há certa discussão sobre quais microelementos devem ser considerados essenciais para os mamíferos, porém existe consenso positivo quanto a ferro (Fe), flúor (F), zinco (Zn), cobre (Cu), manganês (Mn), iodo (I), arsênio (As), cobalto (Co), cromo (Cr), molibdênio (Mo) e selênio (Se). Estes elementos estão presentes em cerca de 50 ppm (Fe); 50 ppm (F); 20 ppm (Zn); 4 ppm (Cu); 500 ppb (Mn); 300 ppb (I); 200 ppb (As); 100 ppb (Co); 90 ppb (Cr); 70 ppb (Mo); 60 ppb (Se) do peso corporal dos animais.

▶ Formas de suplementação

As concentrações dos elementos, tanto nos concentrados como nas forragens, variam bastante. Desse modo, análises laboratoriais dos alimentos para macro e microelementos deveriam ser realizadas para que se soubessem exatamente quais nutrientes e em quais quantidades deveriam ser suplementados. Esta prática tornaria possível a oferta de alimento balanceado e talvez menos custoso, além de evitar o desperdício de suplemento mineral e de energia do animal que deve excretar o elemento oferecido em excesso. Neste sentido, também se deve considerar que ocorrerá maior excreção destes elementos oferecidos em excesso para o ambiente. Embora suplementar o elemento em quantidade necessária seja a maneira ideal de se proceder, esta raramente é realizada no Brasil, especialmente para os animais criados em regime de pastejo.

Tanto os macro quanto os microelementos podem ser suplementados via ração completa, modalidade muito frequente nos sistemas intensivos de produção. Outra maneira de suplementação mineral possível é por meio da oferta para consumo *ad libitum*, frequente nos sistemas extensivos e semiextensivos de criação. Com a oferta *ad libitum*, o suplemento pode ser oferecido sob a forma líquida, em blocos ou em pó, sendo esta última a mais utilizada no Brasil.

Os elementos costumam ser oferecidos na forma inorgânica, como sais minerais, mas podem ser ofertados também sob a forma orgânica. Esta última é composta por íons metálicos associados a aminoácidos, peptídios ou complexos polissacarídicos com alta estabilidade, solubilidade e biodisponibilidade. Elementos na forma orgânica são classificados do seguinte modo:

- *Complexo aminoácido metal*: composto resultante da complexação de um metal proveniente de um sal solúvel com aminoácidos
- *Quelato*: produto resultante da reação de um íon metálico proveniente de sal solúvel com 1 a 3 mols de aminoácidos, unidos por ligações coordenadas covalentes
- *Metal proteinado*: produto resultante da quelação de um sal solúvel com aminoácidos e/ou proteínas parcialmente hidrolisadas, sendo estruturas maiores que os quelatos
- *Complexo metal polissacarídio metal*: compreende os produtos resultantes da complexação de um sal solúvel com uma solução de polissacarídios.

Embora os elementos orgânicos sejam considerados mais biodisponíveis para os animais, os suplementos comercialmente disponíveis para ruminantes são basicamente compostos por elementos inorgânicos e, em algumas formulações de empresas específicas, pode haver produtos que contenham associações a microelementos na forma orgânica, não necessariamente quelatada.

▶ Homeostase

Importante conceito que deve ser firmado está relacionado com a homeostase dos minerais no organismo animal. Os macro e microelementos ficam dispostos, dentro do organismo, em 3 compartimentos, também chamados de *pools*. O *pool* de *estoque* é o local, tecido ou órgão onde os elementos ficam armazenados. O compartimento *homeostático* ou *de distribuição* é representado pela concentração do elemento no local ou meio por onde é distribuído; normalmente este é representado por suas concentrações séricas ou plasmáticas que ficam dentro de uma amplitude de normalidade. E o *pool funcional* é representado pelo local de ação dos elementos.

Nas situações de balanço negativo de um elemento, antes que se estabeleça o quadro de deficiência ou disfunção orgânica, o animal inicia um quadro de depleção, no qual são mobilizadas as reservas orgânicas daquele elemento (*pool* estoque), para somente depois haver alteração no *pool* homeostático e finalmente no *pool* funcional, quando se tornam evidentes as manifestações clínicas decorrentes da carência do elemento.

Nos casos de excesso de algum elemento, para que se evite a intoxicação, normalmente os animais estocam estes elementos ou os eliminam a fim de não causar dano. Porém, quando estes mecanismos são superados, ocorre a intoxicação.

▶ Funções dos elementos

Os minerais desempenham, basicamente, 4 funções nos mamíferos: estrutural, fisiológica, catalítica e regulatória.

A função *estrutural* diz respeito a sua participação na estrutura de órgãos e tecidos, como o cálcio, o fósforo e o magnésio na estrutura óssea, ou mesmo o enxofre e o fósforo na proteína muscular.

A função *fisiológica* dos eletrólitos nos fluidos e tecidos corporais ocorre especialmente para manter a pressão osmótica, o equilíbrio acidobásico, a permeabilidade da membrana e a transmissão do impulso nervoso; neste contexto, podem-se citar como exemplos os papéis de sódio, potássio, cloro, cálcio e magnésio no sangue, liquor e suco gástrico.

Os elementos podem ter função *catalítica*, atuando em sistemas enzimáticos e endócrinos como componentes integrais e específicos da estrutura de metaloenzimas e hormônios ou como ativadores (coenzimas) dentro destes sistemas.

Os minerais ainda podem desempenhar função *regulatória*, em razão de replicação e diferenciação celulares, podendo-se citar como exemplo o papel do íon cálcio influenciando o sinal de transdução.

▶ Macroelementos

Dos macroelementos, o cálcio e o fósforo são os que existem em maior proporção dentro do organismo e também têm seus metabolismos bastante relacionados.

▪ Cálcio

O cálcio dentro do organismo fica tanto no meio intracelular como no meio extracelular. Neste último é essencial para formação do tecido esquelético, transmissão dos impulsos nervosos, contração do músculo cardíaco, coagulação sanguínea e componente do leite. Mínima parte do cálcio extracelular está envolvida na atividade de enzimas e atua como segundo mensageiro para internalizar a informação da superfície da célula. Cerca de 98% do cálcio corporal está localizado nos ossos do corpo, garantindo, junto com o fosfato, a resistência estrutural e a dureza do osso. O restante do cálcio (2%) diz respeito à sua participação nos fluidos extracelulares. A concentração plasmática de cálcio é de 2,2 a 2,5 mmol/ℓ (equivalente a 9 a 10 mg/dℓ ou 4,4 a 5,0 mEq/ℓ) em vacas adultas; estes valores podem ser um pouco maiores em bezerros. Do cálcio total, 40 a 45% estão ligados a proteínas, principalmente a albumina; 5% estão associados a outros compostos orgânicos ou a elementos inorgânicos; e os 45 a 50% restantes estão na forma solúvel, isto é, ionizada. A quantidade de cálcio solúvel será maior, isto é, estará mais próxima aos 50%, quanto menor for o pH sanguíneo. A concentração de cálcio ionizado deve se manter relativamente constante com valores entre 1 e 1,25 mmol/ℓ para assegurar o funcionamento normal do organismo e para isso se vale da homeostasia do cálcio por meio dos hormônios calcitonina e paratormônio. Este sistema tenta manter concentração constante de cálcio extracelular. Quando a perda de cálcio extracelular excede a entrada, baixando abruptamente a concentração de cálcio ionizável, instala-se a enfermidade metabólica conhecida como paresia vitular, paresia puerperal ou hipocalcemia da parturiente. Como no Brasil as vacas com este distúrbio costumam apresentar normomagnesemia ou ligeira hipermagnesemia, vacas com esta enfermidade apresentam, inicialmente, o quadro de hiperestesia, marcado pela tetania muscular, seguido de depressão nervosa que pode ter duração de 40 min a 8 h e, se não for tratada, leva o animal à morte. Quando a hipocalcemia ocorre com hipomagnesemia, menos frequente no país, há contrações musculares acentuadas e persistentes, convulsões tetânicas e trismos.

A hipocalcemia é mais comum no gado leiteiro, especialmente no período periparto, quando há grande demanda de cálcio para a síntese de leite, mas pode ocorrer também em ovelhas albergando 3 ou mais fetos e no último mês de gestação.

O tratamento da hipocalcemia consiste na administração parenteral de soluções contendo sais de cálcio. A maior parte dos produtos disponíveis no mercado contém gliconato de cálcio ($C_{12}H_{22}CaO_{14}$), que contém 9,31% de cálcio em sua composição; e/ou glicerofosfato de cálcio ($C_3H_7CaO_6P$), com 19,07% de cálcio; e/ou lactato de cálcio ($C_6H_{10}CaO_6$), com 18,37%; e/ou D-sacarato de cálcio ($C_6H_8CaO_8$), que contém 16,15% de cálcio; e/ou ainda borogliconato de cálcio ($C_{12}H_{20}B_2CaO_{16}$), com 8,32% de cálcio. Com a administração de 6 a 9 gramas de cálcio injetável, obtêm-se melhores resultados no tratamento de vacas com hipocalcemia. A melhora clínica é atribuída quando o animal apresenta tremores musculares leves, eructação, movimentos ruminais, aumento da intensidade de batimentos cardíacos, o pulso volta a ficar evidente, peristaltismo e defecação. Outra possibilidade de tratamento é a administração de solução oral de propionato ou cloreto de cálcio, contendo o equivalente a 75 g do elemento, mas dependendo do estágio da hipocalcemia, a via intravenosa é a de eleição. A intoxicação iatrogênica pelo cálcio é evidenciada por bradicardia e arritmia. Este quadro pode ser revertido com o uso de 8 a 10 mg de sulfato de atropina, por vaca, em dose única.

Apesar de a hipocalcemia ocorrer no Brasil, casos de carência de cálcio em bovinos são raros, devido à boa disponibilidade deste elemento nas gramíneas e pastagens tropicais durante todo o ano.

▪ Fósforo

Aproximadamente 80% do fósforo corpóreo são encontrados nos ossos e dentes, e os 20% restantes estão dispostos nas partes moles do organismo, como no interior das células. Baixas concentrações de fósforo são encontradas nos fluidos extracelulares e no plasma. O fósforo tem importante função estrutural (osso), mas também está envolvido no crescimento e diferenciação celular, pois é componente do DNA e do RNA; está envolvido na utilização e transferência de energia, por fazer parte das moléculas de trifosfato, difosfato e monofosfato de adenosina (ATP, ADP e AMP, respectivamente) faz parte dos fosfolipídios; e participa da manutenção do equilíbrio osmótico e acidobásico. Há importante exigência de fósforo por parte dos microrganismos ruminais que necessitam deste e de outros elementos para o crescimento e o metabolismo celular.

O fósforo geralmente é estudado em conjunto com o cálcio devido aos seus papéis na formação óssea, sendo muito valorizada a proporção destes elementos nas rações de animais. Considera-se que os ruminantes toleram relações cálcio:fósforo de 1:1 até 7:1, sem prejuízo na absorção e no desempenho animal. Porém, deve-se ressaltar que o estudo que considerou esta elevada relação entre estes elementos proporcionou quantidades adequadas de fósforo para seus animais, fato pouco comum em nosso país, especialmente para os animais mantidos em regime extensivo de criação.

Sabe-se que no Brasil o fósforo é o elemento mais deficiente nas pastagens e, portanto, sua suplementação é imperativa para ruminantes criados em regime extensivo. Boa parte das pastagens nacionais fica nas regiões de cerrado, conhecidas por seu baixo pH de solo e altas concentrações de alumínio. Com isso, além das concentrações medianas de fósforo nos solos, este fica menos disponível para as plantas e, consequentemente, para os animais.

As manifestações clínicas da carência de fósforo são variadas e normalmente se iniciam com o menor consumo de matéria seca; menor ganho de peso; redução na produção de leite; menor resistência óssea, podendo ser observada maior frequência de fraturas, especialmente em ossos longos e chatos; e parorexia, isto é, aberração do apetite, com consumo de ossos e até mesmo de carcaças. Redução na fertilidade costuma ser observada nos casos de deficiência de fósforo, mas esse problema deve-se muito mais ao menor consumo de matéria seca e, portanto, ao menor aporte de energia do que à deficiência de fósforo *per se*.

Para o gado leiteiro, ou gado criado em regime intensivo, suplementado no cocho, o fósforo, quando suplementado em excesso, é considerado o elemento de maior risco potencial para a contaminação das águas superficiais, causando eutrofização e representando uma preocupação ambiental.

O fósforo é absorvido nas primeiras porções do intestino delgado dos ruminantes e a porcentagem de absorção não é grandemente afetada pela quantidade de fósforo consumida. A variação na excreção fecal de fósforo é um importante mecanismo homeostático para controlar o fósforo em bovinos. A perda endógena fecal é principalmente decorrente do fósforo salivar não absorvido. O fósforo salivar é afetado pela concentração plasmática de fósforo, que depende tanto do consumo do elemento como de fatores que afetam o fluxo salivar, como o consumo de matéria seca e a forma física da dieta.

O estoque de fósforo concentra-se no tecido ósseo, que proporciona grande reserva deste elemento para o animal. As reservas podem ser repostas durante os períodos de adequado consumo de fósforo. Concentrações plasmáticas de fósforo inferiores a 1,45 mmol/ℓ (equivalente a 4,5 mg/dℓ) são indicativas de deficiência, mas a determinação da concentração de fósforo nos ossos, por meio de biopsia da 12ª costela, é a forma mais sensível de se mensurar o *status* deste macroelemento.

▪ Potássio

O potássio é o terceiro mineral mais abundante no organismo e o principal cátion do fluido intracelular. Também é constituinte do fluido extracelular. É importante no equilíbrio acidobásico, na regulação da pressão osmótica, no equilíbrio hídrico, para as contrações musculares, na transmissão do impulso nervoso e para algumas reações enzimáticas.

Para ruminantes, as exigências de potássio ficam ao redor de 0,5 a 1,0% da matéria seca e podem aumentar para 1,2% nas vacas em lactação e sob estresse calórico. A exigência de potássio parece aumentar nos animais sob estresse. Animais com tendência à excitação perdem quantidade maior de potássio, tanto pela urina como em virtude de febre ou diarreia.

Não há relatos de deficiência de potássio em bovinos mantidos em regime natural de alimentação. Quando ocorre em ruminantes, a deficiência de potássio determina manifestações clínicas não específicas, como crescimento lento, redução na ingestão alimentar e de água, menor eficiência alimentar, fraqueza muscular, transtornos nervosos, rigidez, menor elasticidade da pele, emagrecimento, acidose intracelular e degeneração de órgãos vitais. Estágios extremos da carência podem ocasionar inanição completa, "pica" (apetite depravado), tetania e morte.

A concentração de potássio dietético é o melhor indicador para a investigação de casos de carências, já que as concentrações séricas ou plasmáticas não são consideradas indicadores confiáveis.

A absorção do potássio é elevada e ocorre tanto no rume como no omaso e no intestino. A principal via de excreção deste elemento é a urinária. Os estoques de potássio no organismo são pequenos e, portanto, casos de deficiência podem ocorrer em curto espaço de tempo.

As forragens são excelentes fontes de potássio; normalmente contêm entre 1 e 4% deste elemento em sua composição. Elevada concentração de potássio em pastagens adubadas de primavera parece ser o principal fator de risco associado à ocorrência de tetania das pastagens em vacas de corte. Forragens maduras têm menor concentração de potássio e os grãos de cereais frequentemente são deficientes nestes minerais. Farelos de grãos são boas fontes de potássio que também podem ser suplementados por cloreto de potássio, bicarbonato de potássio, sulfato de potássio ou carbonato de potássio. Todas estas formas são prontamente disponíveis.

▪ Sódio e cloro

Sódio é o principal cátion, enquanto o cloro é principal ânion do fluido extracelular. Ambos estão envolvidos na manutenção da pressão osmótica, no controle do equilíbrio hidreletrolítico e acidobásico. O sódio também atua na contração muscular, na transmissão do impulso nervoso e no transporte da glicose e de aminoácidos. O cloro é necessário para a formação do ácido clorídrico no suco gástrico e para a ativação da amilase.

A deficiência de sódio é a carência mineral mais comum em todo o mundo, além de ser a mais importante, depois da deficiência do fósforo. Há demonstração de deficiência de sódio nas pastagens em todos os continentes. Com relação ao cloro, não há relatos de deficiência específica. A suplementação com cloro pode ser necessária somente para vacas de alta produção leiteira por não terem sua exigência atendida com as concentrações deste elemento encontradas nas pastagens. Ainda assim, como a suplementação de sódio é feita por meio do sal comum (NaCl), então não é preciso se preocupar com a suplementação deste ânion para os ruminantes.

As exigências de sódio para gado de corte, não lactante, ficam entre 0,06 e 0,08% da matéria seca alimentar, enquanto vacas em lactação necessitam de 0,10% deste cátion na matéria seca alimentar.

Como o sódio é considerado um elemento importante para regular o consumo alimentar, em condições normais, dificilmente ocorre intoxicação por este elemento em bovinos. Exceção a isto é quando o animal dispõe exclusivamente de água salobra para beber. Bovinos em crescimento são capazes de tolerar 1% de sal adicionado à água da bebida sem qualquer efeito adverso, porém a adição de 1,25 a 2,00% de sal já resulta em anorexia, menor ganho de peso ou até perda de peso, redução no consumo de água e colapso físico.

- ### Enxofre

O enxofre é um elemento importante para a síntese de proteínas, pois os aminoácidos metionina, cisteína e cistina contêm enxofre em suas composições. Também faz parte de vitaminas como a tiamina e a biotina, bem como de polissacarídios sulfurados como a condroitina. Esta última é componente-chave da cartilagem, dos ossos, dos tendões e das paredes dos vasos sanguíneos. As funções orgânicas que envolvem o enxofre incluem síntese e metabolismo de proteínas, metabolismo de carboidratos e lipídios, coagulação sanguínea, função endócrina e equilíbrio acidobásico do fluido extracelular. Todos os compostos que contêm enxofre, com exceção da biotina e da tiamina, podem ser sintetizados a partir da metionina.

Os microrganismos ruminais são capazes de sintetizar todos os compostos sulfurados orgânicos necessários para os tecidos dos mamíferos a partir de fontes inorgânicas de enxofre. O enxofre também é necessário para o crescimento e o metabolismo celular normal dos microrganismos ruminais.

As recomendações de suplementação de enxofre para gado de corte são aproximadamente 0,15% da matéria seca dietética, mas a exigência exata para este elemento ainda não está bem definida. Também não se conhece a deficiência de enxofre em bovinos mantidos em regime de pastejo.

As manifestações clínicas da deficiência grave de enxofre resultam em anorexia, perda de peso, fraqueza, apatia, emagrecimento, salivação excessiva e morte. Deficiência marginal de enxofre pode reduzir o consumo alimentar, a digestibilidade e a síntese de proteína microbiana.

A intoxicação aguda por enxofre não é frequente e é caracterizada por agitação, diarreia, espasmos musculares, dispneia e, em casos prolongados, apatia e morte. Estima-se que o máximo tolerável de enxofre na dieta seja 0,40%.

- ### Magnésio

Da porcentagem total de magnésio no organismo, 65 a 70% estão presentes nos ossos; 15%, nos músculos; outros 15%, nos tecidos moles; e cerca de 1% está no fluido extracelular. São conhecidas mais de 300 enzimas ativadas pelo magnésio. É um macroelemento essencial como complexo Mg-ATP, para todos os processos biossintéticos como glicólise, transporte ativo de membrana, formação do AMP cíclico e transmissão do código genético. O magnésio também está envolvido na manutenção do potencial elétrico dos nervos e das membranas musculares e para a transmissão do impulso nervoso.

Como para outros elementos, as exigências de magnésio variam de acordo com a idade, o estado fisiológico e a disponibilidade do elemento na dieta. A exigência, em relação à matéria seca consumida, para bovinos em crescimento e terminação é de 0,10%; para vacas em gestação, 0,12%; e para vacas em lactação, 0,20%.

A deficiência de magnésio não é muito frequente em nosso meio. Ela pode ocorrer em bezerros alimentados exclusivamente com leite, pois este alimento sabidamente dispõe de baixas concentrações de magnésio e ferro. Bezerros com esta carência apresentam excitabilidade, anorexia, hipertermia, convulsões, salivação profusa e calcificação de tecidos moles, além de espumarem pela boca. A tetania das pastagens ou tetania por hipomagnesemia é um distúrbio metabólico caracterizado por baixas concentrações de magnésio no plasma e no fluido cerebrospinal e pode representar um problema, não frequente no Brasil, que acomete animais adultos, principalmente vacas em lactação que têm acesso a pastos adubados pesadamente com nitrogênio e potássio. As manifestações clínicas da tetania das pastagens são nervosismo, redução no consumo de alimento, espasmos musculares em face e orelhas. Os animais ficam incoordenados e andam com marcha rígida. Nos estágios avançados, as vacas entram em posição de autoauscultação e convulsionam. Se não for tratado pela via parenteral com solução de sal de magnésio, o animal tende a sucumbir por este mal.

Os bovinos, principalmente as vacas gestantes, dependem de uma fonte alimentar de magnésio para manterem as concentrações normais deste elemento no sangue. Apesar de os teores de magnésio serem altos nos ossos, os animais adultos não têm a capacidade de mobilizar grandes quantidades de magnésio deste tecido. Já os bezerros mobilizam ao menos 30% deste elemento do esqueleto durante quadros de deficiência.

O rume é o principal local de absorção de magnésio nos ruminantes. Esta absorção é maior nos bezerros lactentes e, independentemente da alimentação, diminui com a idade do animal.

O magnésio proveniente dos alimentos concentrados está mais disponível que o magnésio proveniente das forragens. Elevadas concentrações de potássio, de nitrogênio, de ácidos orgânicos, de ácidos graxos de cadeia longa, de cálcio, ou ainda de fósforo diminuem a absorção e/ou a utilização do magnésio. Altas concentrações de amônia ruminal podem ser associadas a quadros de hipomagnesemia em vacas mantidas em pastos de primavera com alto teor de proteína bruta. A absorção de magnésio pode ser aumentada pela oferta de carboidratos solúveis ou, ainda, pela administração de ionóforos carboxílicos.

▶ Microelementos

Os microelementos costumam fazer parte de metaloenzimas e de cofatores enzimáticos ou são componentes de hormônios, fazendo parte do sistema endócrino.

No Brasil, e também em outros lugares do mundo, os microelementos mais importantes em relação às carências dos bovinos são o cobre e o cobalto; mas será feita uma breve abordagem dos demais, considerando sua importância.

- ### Ferro

O ferro é componente essencial de proteínas envolvidas no transporte ou na utilização do oxigênio. Estas proteínas incluem a hemoglobina, a mioglobina e um número de citocromos e proteínas envolvidas na cadeia respiratória. Muitas enzimas dos mamíferos ou contêm ou são ativadas pelo ferro. Mais de 50% do ferro corpóreo está presente na hemoglobina, com pequenas quantidades em outras proteínas e enzimas dependentes de ferro.

As exigências de ferro são de aproximadamente 50 ppm na dieta para gado de corte. Para bezerros, recomendam-se entre

40 e 50 ppm para garantir o crescimento adequado e a prevenção de anemia ferropriva. As exigências para indivíduos adultos não são bem definidas, mas se acredita que sejam menores que para animais jovens devido à considerável reciclagem de ferro que ocorre quando os eritrócitos são renovados.

Normalmente não há casos de carência de ferro, pois este é um elemento com boa disponibilidade em nosso meio. Porém, casos de anemia ferropriva podem ser relatados em animais com enfermidades primárias nas quais ocorra espoliação deste microelemento, como no caso de verminoses com perda crônica de sangue, ou então em vitelos confinados e alimentados exclusivamente com leite durante período de 2 a 3 meses.

A deficiência de ferro em bovinos resulta em anemia microcítica e normocrômica ou hipocrômica; apatia, menores consumo alimentar e ganho de peso, mucosas esbranquiçadas e atrofia das papilas da língua.

Casos de intoxicação por ferro podem ocorrer e costumam causar diarreia, acidose metabólica, hipotermia, redução no ganho de peso e no consumo alimentar. A concentração máxima tolerável estimada para este elemento é de 1.000 ppm. Concentrações dietéticas de ferro entre 250 e 500 ppm podem causar depleção de cobre nos bovinos. Portanto, em áreas nas quais a água da bebida tem altas concentrações de ferro, deve-se aumentar a suplementação com cobre a fim de se evitar a deficiência cúprica.

Flúor

Embora considerado essencial pelo fato de pequena quantidade de flúor aumentar a resistência dos dentes em humanos e animais de laboratório, nenhum estudo conseguiu produzir ambiente com baixa concentração deste elemento a fim de comprometer a vida do animal.

Ruminantes são mais suscetíveis à intoxicação por flúor que as espécies não ruminantes. A fluorose crônica é observada quando há consumo contínuo de suplementos minerais com elevada concentração de flúor, quando a água de beber apresenta altas concentrações deste elemento (de 3 a 15 ppm ou mais) ou quando animais consomem pastagem contaminada por flúor em áreas adjacentes a parques industriais que emitam fumaças ou poeira com flúor.

Zinco

O zinco funciona como componente essencial de um número importante de enzimas e também ativa outras enzimas. As enzimas que necessitam de zinco estão envolvidas no metabolismo do ácido nucleico, da proteína e dos carboidratos. O zinco desempenha papel importante no desenvolvimento e funcionamento normais do sistema imune.

A exigência de zinco para gado de corte é de 30 ppm de matéria seca da dieta. Esta recomendação satisfaz a maior parte das situações. A recomendação para gado de corte alimentado com dieta baseada em forragem e a exigência para a reprodução e produção de leite ainda não estão claramente definidas.

A grave deficiência de zinco em bovinos resulta em redução no crescimento, menor consumo de matéria seca e pior eficiência alimentar; apatia; salivação excessiva; redução do crescimento testicular; membros inchados com lesões; escaras; paraqueratose mais importante nos membros, no pescoço, na cabeça e ao redor do focinho; atraso na cicatrização de feridas; e alopecia. Bezerros com prejuízo na absorção de zinco decorrente de problema genético podem apresentar atrofia de timo e resposta imune debilitada.

As concentrações plasmáticas ou hepáticas de zinco podem ser utilizadas para o diagnóstico de deficiência grave de zinco, mas estas determinações têm pouco valor nos casos de carência marginal. Situações de estresse ou de enfermidades causam a redistribuição do zinco dentro do organismo e, mesmo não sendo decorrente de processo de carência do elemento, pode resultar em baixas concentrações plasmáticas de zinco, característica de quadros graves de deficiência.

A quantidade de zinco necessária para causar intoxicação é muito maior do que a exigida. A concentração máxima tolerável na dieta é de 500 ppm.

Cobre

O cobre é componente essencial de muitas enzimas, incluindo a lisil oxidase, a citocromo oxidase, a superóxido dismutase, a ceruloplasmina, a tirosinase e a ceramida galactosil transferase.

As exigências de cobre podem variar de 4 até mais que 15 ppm, dependendo das concentrações dietéticas de molibdênio e enxofre, seus principais antagonistas. A recomendação para gado de corte é de 10 ppm de cobre na matéria seca da dieta. Esta quantidade proporciona cobre adequado se o teor de enxofre não exceder 0,25% e se o molibdênio não exceder 2 ppm. Em bovinos confinados, pode-se trabalhar com menos que 10 ppm de cobre, pois a disponibilidade deste elemento é maior nos alimentos concentrados que nas forragens.

O antagonismo do molibdênio e do enxofre no cobre ocorre devido à formação dos tiomolibdatos no rume, formando os mono, di, tri e tetratiomolibdatos que são quelantes de cobre e, portanto, impedem sua absorção no intestino do animal.

As manifestações clínicas da deficiência de cobre são anemia, redução no crescimento, acromotriquia, mudança no crescimento do pelo, falha cardíaca, fragilidade óssea, diarreia e baixo desempenho reprodutivo, representado por atraso e depressão de estro.

A despigmentação (acromotriquia) geralmente é a manifestação clínica mais precoce da deficiência de cobre. Mas também se observa comprometimento da resposta imune nos casos de carência deste elemento.

O cobre é pouco absorvido nos ruminantes com rume desenvolvido. Depois de absorvido, é excretado via bile e pequenas quantidades são perdidas na urina. O órgão que armazena este elemento é o fígado, de maneira que 50% do cobre ficam armazenados no citosol; 20%, nos lisossomos; 20%, no núcleo; e o restante, nas demais organelas. Parte do cobre distribuído pelos tecidos e pelo sangue está incorporada a metaloenzimas, metaloproteínas ou em outras proteínas carreadoras.

Concentrações hepáticas de cobre menores que 20 ppm, na base seca, ou concentrações plasmáticas menores que 50 μg/dℓ são indicativas de deficiência.

As forragens variam bastante nos teores de cobre dependendo da espécie e da disponibilidade do cobre no solo. As leguminosas costumam apresentar maiores teores de cobre que as gramíneas. O leite e os derivados lácteos são pobres em cobre. Geralmente, os grãos de cereais contêm entre 4 e 9 ppm de cobre, e os farelos de grãos e sementes de leguminosas, de 15 a 30 ppm do microelemento.

A intoxicação cúprica pode ocorrer em bovinos como resultado de suplementação excessiva de cobre ou de alimentos usados que tenham o elemento como contaminante de resíduos industriais ou de agricultura. O fígado pode acumular grandes quantidades de cobre antes de o animal manifestar qualquer sinal de intoxicação. Quando a quantidade estocada de cobre atinge um limite, cerca de 1.000 a 1.400 ppm do elemento na matéria seca do fígado, ocorre dano nos hepatócitos com consequente liberação de cobre. Este elemento, então na forma livre, penetra nos eritrócitos, causando hemólise e liberação de hemoglobina, provocando crise hemolítica e insuficiência renal, que frequentemente leva os animais à morte. Estima-se que a concentração máxima tolerável de cobre para bovinos seja 100 ppm.

Manganês

O manganês é componente das enzimas piruvato carboxilase, arginase e superóxido dismutase e atua também como ativador de algumas enzimas, como hidrolases, quinases, transferases e descarboxilases. Das muitas enzimas que podem ser ativadas pelo manganês, somente as glicosiltransferases são caracterizadas por necessitarem especificamente do manganês.

A exigência deste elemento para o crescimento e para a terminação de bovinos é de 20 ppm na dieta. A quantidade necessária para a reprodução é de 40 ppm.

O consumo inadequado de manganês em animais jovens resulta em alterações esqueléticas que podem incluir rigidez, membros torcidos, aumento de articulações e menor resistência óssea. Em bovinos adultos, a deficiência deste elemento provoca baixo desempenho reprodutivo caracterizado por depressão e irregularidade de estro, baixa taxa de concepção, abortos, natimortos e baixo peso ao nascimento.

Normalmente, as forragens contêm adequada quantidade de manganês e este está disponível para a absorção. A silagem de milho pode ter baixo teor de manganês, ou na melhor das possibilidades, teores marginais desta substância. Este microelemento pode ser suplementado nas dietas de ruminantes como sulfato de manganês, óxido de manganês ou nas várias formas orgânicas, como manganês metionina, proteinato de manganês, dentre outras. A disponibilidade relativa do manganês metionina é aproximadamente 120% superior ao sulfato de manganês.

Iodo

O iodo funciona como componente essencial dos hormônios tireoideanos tiroxina (T_4) e tri-iodotironina (T_3), que regulam o metabolismo basal do organismo. Da concentração de iodo dietético, 70 a 80% são absorvidos como iodeto do rume com considerável ressecreção ocorrendo no abomaso. O iodeto ressecretado no abomaso é reabsorvido nos intestinos delgado e grosso. O iodeto absorvido é captado pela tireoide para a síntese de seus hormônios, ou é excretado na urina. Vacas em lactação secretam aproximadamente 8% do iodeto dietético no leite. Quando os hormônios tireoidianos são catabolizados, boa parte deste elemento é reaproveitado pela tireoide.

As exigências para iodo ainda não estão bem estabelecidas para gado de corte. Estima-se que 0,5 ppm de iodo seriam adequados a menos que a dieta contenha substâncias goitrogênicas (que dão origem ao bócio), o que demandaria maiores concentrações dietéticas de iodo.

A primeira manifestação clínica de deficiência de iodo é o aumento da tireoide (bócio) no recém-nascido. A deficiência de iodo pode resultar em bezerros nascidos com poucos pelos, fracos, ou mortos; há menor desempenho reprodutivo em vacas, especialmente no que diz respeito a ciclos irregulares, baixa taxa de concepção e retenção de placenta; pode ocorrer diminuição da libido e na qualidade do sêmen. Os sinais de deficiência não aparecem se a carência não estiver estabelecida por pelo menos 1 ano. Iodo ligado a proteínas, peso da tireoide nos recém-nascidos e concentração de iodo no leite são parâmetros utilizados para analisar indiretamente o *status* de iodo dos animais. O teor máximo tolerável para o iodo na alimentação de bovinos é de 50 ppm.

Arsênio

Embora considerado microelemento essencial, não há recomendação específica de suplementação de arsênio para ruminantes.

Cobalto

Basicamente, o cobalto tem por função ser componente da cobalamina (vitamina B_{12}). Os bovinos não são dependentes de uma fonte dietética de vitamina B_{12} devido à sua síntese por parte dos microrganismos ruminais a partir do cobalto. Nos tecidos dos mamíferos são encontradas 2 enzimas dependentes da vitamina B_{12}: a metilmalonil CoA mutase, essencial para a metabolização do propionato em succinato, pois catalisa a conversão de L-metilmalonil CoA para succinil CoA; e a 5-metiltetra-hidrofolato homocisteína metiltransferase (metionina sintetase) que catalisa a transferência dos grupos metil do 5-metiltetra-hidrofolato para homocisteína para formar metionina e tetra-hidrofolato. Esta reação é importante na reciclagem de metionina após a transferência do seu grupo metil.

A exigência de cobalto para bovinos é de 0,10 ppm na matéria seca. Casos de deficiência de cobalto são relativamente frequentes no Brasil. As manifestações clínicas iniciais da deficiência de cobalto, ou melhor, de vitamina B_{12} são diminuição do apetite, menor crescimento ou moderada perda de peso. Se a deficiência permanecer, os animais podem exibir grave emaciação, rápida perda de peso, degeneração gordurosa do fígado e pele e mucosas tornam-se esbranquiçadas como resultado da anemia. Também podem ser observados problemas na imunidade.

Nos casos de carência, as concentrações plasmáticas e ruminais de succinato ficam elevadas. As concentrações hepáticas de vitamina B_{12} podem ser utilizadas para analisar o *status* de cobalto. Teores hepáticos de vitamina B_{12} menores ou iguais a 0,10 µg/g da matéria original são indicativos de deficiência de cobalto. A determinação da concentração sérica de vitamina B_{12} pode ser de valor diagnóstico limitado, já que a técnica identifica também análogos desta vitamina no soro de bovinos.

Casos de intoxicação por cobalto são raros e os bovinos toleram aproximadamente 100 vezes a quantidade dietética exigida pela espécie.

Cromo

A importância do cromo vem aumentando nas últimas décadas, desde que se descobriu sua participação como componente do fator de tolerância à glicose, que potencializa a ação da insulina. Há relatos de melhor desempenho animal, bem como de melhora na resposta imune de bovinos suplementados com cromo. Também se sabe que a excreção deste elemento é aumentada nos casos de estresse ou de exercício físico intenso. As informações existentes ainda não são suficientes para determinar a exigência de cromo por bovinos.

Estima-se que a quantidade máxima tolerável de cromo na forma trivalente seja 1.000 ppm para bovinos.

Molibdênio

O molibdênio funciona como componente das enzimas xantina oxidase, sulfito oxidase e aldeído oxidase. As exigências para molibdênio ainda não estão estabelecidas. Não há evidências de deficiência de molibdênio em bovinos em condições práticas, mas se sabe que este elemento aumenta a atividade dos microrganismos ruminais em pouco tempo.

O metabolismo do molibdênio é muito afetado pelo cobre e pelo enxofre, em função de suas ações antagonistas. Como citado anteriormente, o sulfeto e o molibdato interagem no ambiente ruminal para formar os tiomolibdatos, resultando na menor absorção dos 3 elementos.

Em bovinos, as concentrações de molibdênio iguais ou superiores a 20 ppm podem causar intoxicação caracterizada por diarreia, anorexia, perda de peso, rigidez e mudanças na coloração do pelo. Estima-se que a concentração máxima tolerável de molibdênio por bovinos seja 10 ppm.

Selênio

O selênio é um elemento não metal, ligeiramente ácido, que se caracteriza por sua capacidade de oxidorredução. Sua valência pode variar de −2 até +6 e esta característica é muito importante para seu papel no centro ativo da enzima glutationa peroxidase (GPx), que catalisa a redução dos peróxidos, evitando o dano oxidativo destes aos tecidos. Esta enzima foi a primeira selenometaloenzima conhecida. Posteriormente, descobriu-se outra selenometaloenzima, a iodotironina 5′-deiodinase que catalisa a retirada de iodo da tiroxina (T_4) para a tri-iodotironina (T_3), forma biologicamente ativa do hormônio tireoidiano.

As exigências de selênio para gado de corte estão ao redor de 0,1 ppm/kg de matéria seca, embora para vacas leiteiras esta recomendação possa chegar a 0,3 ppm, dependendo do estado fisiológico do animal.

Fatores que interferem nas exigências de selênio não estão bem definidos. Porém, devido às ações relacionadas entre este elemento e a vitamina E, nas situações em que esta vitamina estiver em baixas concentrações, o animal pode ter sua exigência por selênio aumentada. Concentrações elevadas de ácidos graxos insaturados ou a presença de agentes estressores também podem aumentar a demanda por selênio. Geralmente este elemento é suplementado sob a forma de selenito de sódio, porém a selenometionina é a forma predominante na maior parte dos alimentos. A disponibilidade do selenato é semelhante ao do selenito.

A absorção deste elemento acontece principalmente no duodeno com pouca ou nenhuma absorção a partir do rume ou abomaso. A absorção do selênio nos ruminantes é muito menor que nos monogástricos. A menor absorção de selênio é atribuída à redução do selenito a formas insolúveis dentro do rume. A excreção fecal é maior que a urinária em indivíduos adultos e a excreção pulmonar é importante nos casos intoxicação.

Nos casos de deficiência de selênio, pode-se observar a doença do músculo branco em ruminantes jovens. Esta enfermidade resulta em degeneração e necrose dos músculos esqueléticos e cardíacos. Os animais afetados apresentam rigidez de membros, claudicação ou falha cardíaca. Outros sinais possíveis de serem encontrados em animais carentes em selênio são menor resposta imune, menor atividade quimiotática de leucócitos, retenção de placenta, metrite e mastite. Também há relatos de que, em casos de deficiência de selênio, pode haver aumento nas concentrações plasmáticas de T_4 e redução nas de T_3.

As atividades plasmáticas, séricas e no sangue total da GPx têm sido utilizadas para avaliar o *status* de selênio.

No Brasil, muitas áreas são deficientes em selênio e os quadros de intoxicação são mais frequentes em monogástricos do que em ruminantes. Estima-se que o máximo considerado tolerável para bovinos seja 2,0 ppm.

Bibliografia

Bittar CM, Moura JC, Faria VP *et al*. Minerais e aditivos para bovinos. *In*: Anais do 8º Simpósio sobre Nutrição de Bovinos. Piracicaba: Fealq, 2006. 373p.

McDowell LR, Arthington JD. Minerals for grazing ruminants in tropical regions. 4 ed. Florida: IFAS, 2005. 86 p.

Nutrient Requirements of Beef Cattle: Seventh Revised Edition: Update 2000, Minerals, 2000, chap. 5, pp. 54-74.

Nutrient Requirements of Dairy Cattle: Seventh Revised Edition, Minerals, chap. 6, pp. 105-61, 2001.

Ortolani EL. Macroelementos e microelementos. *In*: Spinosa HS, Górniak SL, Bernardi MM. Farmacologia Aplicada à Medicina Veterinária. 5. ed. Rio de Janeiro: Guanabara Koogan, 2011. cap 60, pp. 729-38.

Spears JW. Organic trace minerals in ruminant nutrition. Anim Feed Sci Technol. 1996; 58:151-63.

Suttle NF. Mineral Nutrition of Livestock. 4 ed. Londres: CABI, 2010. 579p.

22
Fluidoterapia

Alessandra Silva Lima, Priscilla Marques do Nascimento e Maria Claudia Araripe Sucupira

▸ Introdução

Muitos fatores influenciam a quantidade necessária de água para os animais. Atividade física, período fisiológico, taxa de ganho de peso, dieta e temperatura ambiente são alguns deles. O insuficiente suprimento de água pode resultar em prejuízos para a produção, e o excesso também pode comprometer a saúde e até mesmo a vida do animal. A desidratação *per se* pode ser letal nos animais de todas as idades, pois quando não revertida pode evoluir para choque.

Para evitar tais danos, o profissional vale-se da fluidoterapia, que é uma medida terapêutica amplamente utilizada, cujo objetivo é restaurar o volume e a composição dos fluidos corporais, promovendo a manutenção do equilíbrio dos eletrólitos e líquidos corporais.

Na medicina veterinária, algumas enfermidades também evoluem para quadros de desidratação e/ou desequilíbrio eletrolítico e/ou acidobásico. Nestes casos, até mesmo antes de se utilizar o medicamento escolhido de acordo com a etiologia da enfermidade, deve-se associar a fluidoterapia para corrigir os distúrbios hidreletrolítico e acidobásico instalados, aumentando a chance de sucesso do tratamento. A diarreia, muito frequente em bezerros, e as doenças infecciosas, parasitárias, metabólicas, intoxicações, bem como manejo nutricional inadequado podem culminar em desidratação. A fluidoterapia também pode ser utilizada para melhorar o fluxo sanguíneo nos tecidos e para fornecer nutrientes, como nos casos do tratamento do choque e da nutrição parenteral, respectivamente.

O emprego correto da fluidoterapia depende da escolha do fluido, do volume a ser utilizado, da via de administração e da velocidade do fluxo. Neste contexto, é importante avaliar o tipo de desidratação, a extensão do distúrbio, as manifestações clínicas e realizar a análise de alguns parâmetros bioquímicos, esta última nem sempre possível em nível de campo. Alguns conceitos básicos sobre fisiologia dos líquidos corporais e da farmacologia das soluções utilizadas também constituem a base para o sucesso da fluidoterapia.

▸ Água corporal | Distribuição e equilíbrio

Todos os seres vivos necessitam de água para sobreviver. A água participa dos processos fisiológicos e metabólicos, mantendo o equilíbrio entre os fluidos e também a homeostase no organismo.

A água corporal total representa de 50 a 70% do peso corporal dos animais adultos. Esta porcentagem é maior nos jovens (70 a 80% do peso corporal), durante a gestação e a lactação, e quando há acúmulo de líquido nas cavidades corporais, como em animais com efusão pleural. Menores porcentagens de água estão presentes em obesos, devido à baixa concentração de água na gordura. De maneira geral, pode-se considerar a variação da água corporal total de acordo com a idade, o gênero e o estado nutricional.

Nos mamíferos, a distribuição dos fluidos ocorre nos meios intracelular (líquidos intracelulares – LIC) e extracelular (líquidos extracelulares – LEC), que correspondem de 30 a 40% e 20% a 30% do peso corporal, respectivamente. A maior parte dos solutos, aproximadamente 95%, é composta por íons.

O LIC, embora composto por muitas células de função e, portanto, composição distintas, é considerado espaço único e representa aproximadamente 40% do peso corporal. O LEC é distribuído no espaço plasmático (4 a 5% do peso corporal); no espaço intersticial (13% do peso corporal); e no espaço transcelular (2 a 3% do peso corporal), formado por cavidades especiais delimitadas por epitélio ou mesotélio. Fazem parte deste espaço os líquidos presentes nas vias digestiva e urinária, no peritônio, bem como o liquor, o humor aquoso e o líquido sinovial.

Os principais ânions dos líquidos corporais são cloreto, bicarbonato, fosfato, sulfato e as proteínas. Os principais cátions são sódio, potássio, cálcio, magnésio e hidrogênio. No LEC, o principal cátion é o sódio, enquanto os principais ânions são o cloreto e o bicarbonato. No LIC, os principais cátions são potássio e magnésio, sendo os principais ânions os fosfatos orgânicos, as proteínas e, em menor proporção, o sulfato e o bicarbonato. O componente plasmático do LEC tem como ânions quantidades consideráveis de proteínas. O equilíbrio osmótico entre o LIC e o LEC é mantido por eletrólitos, que são os solutos, e, para manter a homeostase do organismo, é necessário que haja neutralidade elétrica entre os meios, ou seja, deve haver equivalência entre ânions e cátions.

A composição visivelmente distinta do LIC, quando comparada à do LEC, é mantida pela permeabilidade seletiva da membrana celular e pela atividade da bomba de sódio (Na^+) e potássio (K^+), ligada à membrana e dependente de energia, que possibilita a entrada de K^+ e saída de Na^+ do meio intracelular, contra um gradiente eletroquímico. Por outro lado, a impermeabilidade da membrana aos fosfatos e às proteínas provoca grande pressão oncótica intracelular, que é superada pelo deslocamento iônico ativo, evitando a entrada de LEC para o interior das células.

A composição iônica característica dos líquidos corporais dos mamíferos em termos de equivalentes químicos é de aproximadamente 300 mEq/ℓ no LEC e de 400 mEq/ℓ no LIC. Se a composição for expressa em termos de osmoconcentração, observa-se padrão similar.

Os fluidos são classificados de acordo com sua natureza física (cristaloide ou coloide) e osmolaridade (hipo-osmótico, iso-osmótico, ou hiperosmótico). As soluções cristaloides mais utilizadas nos animais de produção para a fluidoterapia, geralmente, são iso-osmóticas ou ligeiramente hipo-osmóticas.

▸ Soluções cristaloides

Cristaloides são soluções de íons inorgânicos e pequenas moléculas orgânicas dissolvidas em água. A membrana capilar é permeável a estas pequenas moléculas que, portanto, são capazes de entrar em todos os compartimentos corpóreos. São exemplos de cristaloides as soluções de Ringer, Ringer com lactato, Ringer com acetato, solução fisiológica (0,9% de cloreto de sódio – NaCl), solução salina hipertônica (7,2% de NaCl), glicose a 5% e bicarbonato de sódio a 1,3%.

Importante caracterização das soluções cristaloides está relacionada com o número de moléculas (numerador) por volume de solução (denominador). O número de moléculas é expresso em mols (abreviado como mol), em que 1 mol de composto é equivalente ao peso molecular do composto em gramas. Como os fluidos corporais nos ruminantes são diluídos, estes são expressos em milimoles (mmol = mol/1.000). Porém, as soluções cristaloides devem ser expressas em equivalentes (Eq), pois a eletroneutralidade deve ser preservada em todo o momento, e desta maneira há maior facilidade em se observar esta condição. A diferença entre as cargas determinada por todos os cátions fortes (Na^+, K^+, Ca^{2+} e Mg^{2+}) e ânions fortes (Cl^-, lactato, sulfato, cetoácidos, ácidos graxos não esterificados, dentre outros) no plasma é chamada de diferença íon-forte (DIF), e este fator altera independentemente e diretamente o pH sanguíneo e, portanto, o *status* acidobásico. A DIF normal do plasma dos ruminantes é de aproximadamente 40 mEq/ℓ. Soluções de eletrólitos com DIF efetiva maior que 40 mEq/ℓ são alcalinizantes por criarem alcalose íon-forte (Quadro 22.1). Soluções de eletrólitos com DIF zero são acidificantes por criarem acidose íon-forte. E soluções eletrolíticas com DIF intermediárias podem ser alcalinizantes ou acidificantes, dependendo da mudança na DIF plasmática relativa à diminuição da concentração de proteína plasmática (que é alcalinizante).

Estas soluções também podem ser classificadas como de manutenção e de reposição; e os conceitos de osmolalidade, osmolaridade e equivalência devem também ser considerados.

Quadro 22.1 Resumo da diferença íon-forte (DIF) efetiva e da osmolaridade de soluções cristaloides mais comumente administradas por via parenteral.

Soluções	DIF efetiva (mEq/ℓ)	Osmolaridade (mOsm/ℓ)
Hiperosmóticas (> 312 mOsm/ℓ)		
$NaHCO_3$ (8,4%)	1.000	2.000
$NaHCO_3$ (5,0%)	595	1.190
NaH_2PO_4 (10,0%)	145	1.150
Dextrose (50%)	0	2.500
NaCl (7,2%)	0	2.460
Sulfato de magnésio (25%)	0	2.028
Borogluconato de cálcio (23%)	0	1.069
Isosmóticas (300 a 312 mOsm/ℓ)		
$NaHCO_3$ (1,3%)	155	310
Solução de Ringer	0	309
NaCl (0,9%)	0	308
KCl (1,15%)	0	308
Hiposmóticas (< 300 mOsm/ℓ)		
Ringer com acetato	27	294
Ringer com lactato	< 14	275
Dextrose (5%)	0	250

Adaptado de Constable, 2003.

Soluções de manutenção

São utilizadas quando ainda está estabelecida a doença, porém após a recuperação do déficit hidreletrolítico. São formuladas para a reposição das perdas diárias normais de líquidos hipotônicos e de eletrólitos. Essas soluções também são elaboradas para satisfazerem as necessidades de potássio em animais saudáveis. As soluções de manutenção não são elaboradas para infusões rápidas.

Soluções de reposição

São formuladas para corrigir deficiências específicas na concentração plasmática ou na quantidade corporal total de eletrólitos e álcalis. São soluções isotônicas, acidificantes ou alcalinizantes e, apesar de apresentarem composição de eletrólitos similar à do plasma, têm sódio como base da sua constituição. Sua administração em grandes volumes pode reduzir a pressão oncótica plasmática e diluir a concentração de bicarbonato, causando acidemia dilucional. Porém, a acidemia não ocorrerá, será insignificante, ou será evitada se forem empregadas soluções que contenham lactato, acetato ou gliconato, que são precursores metabólicos do bicarbonato via biotransformação no fígado, nos músculos e na maioria dos tecidos.

Osmolalidade

Termo mais correto a ser utilizado para os fluidos extracelulares e para o plasma. Representa o número de partículas dissolvidas por quilo de solução e é expressa em mOsm/kg de solução. O plasma dos ruminantes apresenta concentração aproximada de 285 mOsm/kg, normalmente mantida pelos mecanismos de ingestão, absorção, eliminação e secreção de nutrientes.

Osmolaridade

Número de partículas por litro de solução e é expressa em mOsm/ℓ. Este é o termo mais frequentemente utilizado, pois 1 kg de plasma representa aproximadamente 1 ℓ de plasma e a osmolaridade pode ser calculada facilmente pela concentração de eletrólitos na solução. Assim, 1 kg (1 ℓ) de plasma tem 2 componentes, 70 g de proteína e 930 g de "água plasmática". Portanto, a osmolalidade plasmática normal de 285 mOsm/kg tem osmolaridade equivalente de 306 mOsm/ℓ ([285 mOsm/kg]/[0,93 ℓ/kg]). É a partir deste conceito que as soluções cristaloides são classificadas em hiperosmóticas, isosmóticas e hiposmóticas, conforme constam no Quadro 22.1.

Equivalência

Número de carga de cada componente que combina com, ou substitui, um mol de íon hidrogênio. O equivalente (Eq) é sempre um número positivo e, da mesma forma que o previamente descrito para o mol, o equivalente é expresso em miliequivalente (mEq = Eq/1.000). Para calcular o número de mEq de mmol, basta multiplicar o número de milimoles pela valência (carga). Por exemplo, 1 mmol de cloreto de cálcio ($CaCl_2$) em solução proporciona 4 mEq, sendo 2 mEq do Ca^{2+} (1 × 2) e 2 mEq do Cl^- (2 × 1) e 1 mmol de glicose em solução proporciona 0 mEq, pois não há dissociação desta em componentes com carga.

O peso-molecular de compostos pode ser obtido em algumas tabelas periódicas, mas se a fórmula do composto for conhecida, pode-se obter o peso do composto somando-se o peso dos elementos que o compõem. Os pesos-moleculares dos compostos mais comumente utilizados por via parenteral em ruminantes são apresentados no Quadro 22.2.

▶ Soluções coloides

Os coloides são substâncias homogêneas não cristalinas, consistindo em grandes moléculas ou partículas ultramicroscópicas de uma substância dispersa em outra. Podem ser naturais, como o sangue total e o plasma (albumina); semissintéticos ou sintéticos, como gelatinas, dextranas e hidroxietilamidos (HES).

Embora muito empregados em medicina humana, a utilização destes compostos pode ser considerada ainda tímida na medicina veterinária, e inexistente em animais de produção, fundamentalmente, devido à dificuldade de serem encontrados e ao seu custo mais elevado.

É fato que nos casos emergentes, pode-se valer da administração de sangue total, obtido na própria fazenda. Ele é considerado uma solução mista cristaloide-coloide com grande capacidade de carrear oxigênio, mas que dispõe de baixo tempo de validade (no máximo 24 h a 4°C). Outra desvantagem da utilização do sangue total é que, nos casos de falta de controle, há grande risco da transmissão de doenças e de ocorrência de reações alérgicas, estas últimas mais raras de ocorrerem nos ruminantes na primeira transfusão.

▶ Intensidade da desidratação

A estimativa da intensidade de desidratação é utilizada para auxiliar na fluidoterapia. Como as manifestações clínicas da desidratação frequentemente incluem enoftalmia (afundamento do globo ocular dentro da órbita), diminuição da elasticidade da pele, taquicardia, diminuição da umidade das mucosas, fezes ressecadas, extremidades frias e, nos bovinos e bubalinos, muflo seco, de maneira prática, a intensidade de desidratação pode ser determinada por metodologias baseadas em tais achados. Como esses são obtidos ao exame físico, e, portanto, dependem da avaliação do médico-veterinário, para minimizar a chance de erro, deve-se considerar o conjunto destas manifestações.

Animais com menos de 5% de redução do peso vivo, decorrente da perda de fluido, não apresentam alterações na elasticidade da pele, mantêm pregueamento normal entre 2 e 3 s, mensurado na pálpebra superior; porém há observação ou relato de perda e/ou privação de líquidos. Nos quadros com 6 a 7% de desidratação, são observadas enoftalmia discreta, turgor de pele levemente diminuído (pregueamento por 5 a 8 s), porém as mucosas ainda apresentam-se úmidas, brilhantes. Com 8 a 9% de desidratação, observam-se enoftalmia, diminuição mais importante do turgor de pele (pregueamento persistente por 9 a 12 s), mucosas sem brilho/pegajosas, diminuição do reflexo de sucção e apatia moderada. Nos ruminantes com mais de 10 a 12% de desidratação, observam-se enoftalmia pronunciada, evidente redução da elasticidade da pele (pregueamento por mais de 12 s ou ainda sem retornar), mucosas secas, depressão evidente, anorexia, ausência de reflexo de sucção, reflexos ausentes, hipotermia, extremidades frias, decúbito lateral e, quando superior a 12%, o animal entra em choque hipovolêmico, manifestando taquicardia, pulso filiforme etc.

Como o grau de desidratação é expresso em porcentagem do peso vivo, poder-se-ia concluir que acompanhamento do peso do animal tornaria possível a estimativa ainda mais precisa da desidratação. É importante ressaltar que este raciocínio nem sempre é válido para ruminantes com rume desenvolvido, pois o peso pode não se alterar devido o deslocamento da água para o lúmen do órgão, como nos casos de acidose láctica ruminal, tornando a água, embora presente, indisponível ao animal. Em condições normais, o rume, embora tenha como função principal a digestão (fermentação), também é considerado reservatório de água e pode, temporariamente, proteger o animal da falta de ingestão ou do aumento da perda desta, como nos casos de doença renal, respiratória ou diarreia; ou então nos casos maior demanda por água, como na síndrome febre, altas temperaturas ambientes (estresse térmico) etc.

Ainda para a estimativa do grau de desidratação, outra consideração deve ser feita. O escore de condição corporal (ECC) e a idade do animal devem ser estimados, já que animais magros e/ou idosos tendem a apresentar leve enoftalmia

Quadro 22.2 Cálculos de miliequivalentes (mEq) e miliosmoles (mOsm) para os compostos mais utilizados para ruminantes.

Composto	Fórmula química	PM (g)	Quando em solução			
			Total mEq		Osmolalidade	
			Eq/mol	mEq/g	Osm/mol	mOsm/g
Cloreto de sódio	NaCl	58,4	2	34,2	2	34,2
Cloreto de potássio	KCl	74,6	2	26,8	2	26,8
Cloreto de cálcio dihidratado	$CaCl_2 \cdot 2H_2O$	147,0	4	27,2	3	20,4
Cloreto de magnésio hexaidratado	$MgCl_2 \cdot 6H_2O$	203,3	4	19,7	3	14,8
Bicarbonato de sódio	$NaHCO_3$	84,0	2	23,8	2	23,8
L-lactato de sódio	$(CH_3\text{-}(CHOH)\text{-}COO^-)Na$	112,1	2	17,8	2	17,8
Acetato de sódio	$(CH_3\text{-}COO^-)Na^+$	82,0	2	24,4	2	24,4
Glicose (dextrose monoidratada)	$(C_6H_{12}O_6) \cdot H_2O$	198,2	0	0	1	5,0

PM = peso molecular. Adaptado de Constable, 2003.

e menor elasticidade da pele, aumentando o tempo de pregueamento da mesma.

Saber se a desidratação é leve (5 a 8% de desidratação), moderada (entre 8 e 10%), ou grave (10 a 12%), isto é, fazer a estimativa precisa do grau de desidratação, embora importante, não é considerado ponto crítico para o início do tratamento, mas é importante para monitorar a resposta à terapia. Neste sentido, a determinação laboratorial do volume globular e da proteína total também é útil para o monitoramento da fluidoterapia e não para determinar a intensidade da desidratação, já que a amplitude de valores normais para estas variáveis é grande e, portanto, avaliação única tem pequeno significado, a menos que o valor encontrado esteja anormal.

▶ Vias de administração das soluções

Certamente a via de administração é uma das decisões importantes a serem feitas. Normalmente, na prática clínica de ruminantes, as opções ficam restritas à via oral ou intravenosa.

As soluções cristaloides utilizadas na fluidoterapia parenteral devem ser estéreis, preferencialmente isotônicas e constituídas por íons de maneira balanceada. Estes fluidos costumam promover a correção dos desequilíbrios hidreletrolítico e acidobásico simultaneamente. Os produtos mais utilizados para ruminantes são os oriundos da linha humana, porém nas apresentações de 500 e 1.000 mℓ. A solução fisiológica (NaCl 0,9%) apresenta apenas os íons Na^+ e Cl^-; a solução de Ringer veicula Na^+, Cl^-, K^+ e Ca^{2+}; a solução de Ringer com lactato dispõe de Na^+, Cl^-, K^+, Ca^{2+} e lactato; solução glicofisiológica (glicose 5% e NaCl 0,9%) é composta por Na^+ e Cl^- e glicose.

Embora a via intravenosa possibilite a infusão relativamente rápida do volume de reposição, o que é importantíssimo nos casos de desidratação intensa e choque hipovolêmico, a fluidoterapia oral é excelente alternativa para animais de produção, independentemente da idade. Primeiro, por minimizar os problemas decorrentes da falta de estrutura e de equipamentos nas propriedades, o que dificultaria a contenção e a manutenção da fluidoterapia intravenosa prolongada; depois, por reduzir as complicações com a fixação da agulha ou cateter; e também por representar redução importante no custo do tratamento, já que na prática, muitas condições clínicas exigem a administração de grandes quantidades de fluido.

Bovinos adultos com desidratação leve a moderada respondem muito bem à fluidoterapia por via oral, por meio da colocação de sonda orofaringiana ou por sonda nasofaringiana. Esta última, quando realizada com sonda de pequeno calibre, torna possível a infusão de soluções enterais de maneira lenta e contínua, evitando a distensão ruminal decorrente da administração de grandes quantidades sob a forma de *bolus*, além de promover a movimentação e a alimentação do animal durante a fluidoterapia. Animais com quadro grave de desidratação até podem ser tratados por via oral, mas certamente a via intravenosa seria a escolhida. O que se tem feito nestes casos é associar as 2 vias de administração para, em um primeiro momento, garantir a vida do animal, em boa parte dos casos administrando solução salina hipertônica (7,2 ou 7,5% de NaCl, na dose de 3 a 5 mℓ/kg de peso vivo), sob a forma de *bolus* e, na sequência, administrar o restante do fluido por via oral.

Bezerros com marcada enoftalmia, turgor de pele aumentado, mucosas secas e depressão de moderada a grave, devem receber os fluidos por via intravenosa. Quando estes animais não conseguem ficar em estação e perdem o reflexo de sucção, a escolha da via intravenosa é imperativa. Graus de desidratação menores que 8% possibiltam a utilização de fluidos por via oral.

Deve-se ressaltar que a administração de solução por via oral é muito segura, desde que esteja garantido que a sonda esteja no esôfago/rume e não na traqueia, pois neste último caso o fluido irá para o pulmão e, na maior parte dos casos, esse acidente é fatal.

▶ Escolha do fluido

A escolha do fluido depende do processo instalado, portanto, deve ser feita de acordo com as manifestações clínicas e sua intensidade, de modo que cada animal receba a solução mais adequada às suas necessidades de reposição.

De acordo com a perda de líquidos e solutos, classifica-se a desidratação em 3 tipos. A *hipotônica*, caracterizada por maior perda de solutos que de água, de modo que o fluido do organismo torna-se hipotônico e há transferência do LEC para o LIC. Quadros de diarreias secretórias enterotoxigênicas são exemplos de diarreia hipotônica. Na *isotônica*, ocorre perda de sais de maneira proporcional à perda de água, não havendo alteração entre o LEC e o LIC; este quadro pode ocorrer nos casos diarreia aguda. A desidratação *hipertônica* ocorre quando há perda de sais em menor proporção que a perda de água, portanto, o fluido torna-se hipertônico, aumentando a osmolaridade plasmática e movimentando água do LIC para o LEC; o jejum hídrico pode levar a este quadro.

Indubitavelmente, a causa mais comum de desidratação em bezerros é a diarreia. Esta pode ocorrer por *hipersecreção*, principalmente nos casos de infecção por organismos que liberem toxinas; por *má absorção*, nos casos de infecção por organismos que levem ao comprometimento das vilosidades intestinais; ou ainda por *osmose*, quando ocorre aumento da passagem de alimento não digerido para o cólon. Apesar de a magnitude do quadro depender destes mecanismos, normalmente ocorre eliminação contínua de íons Na^+, Cl^-, K^+ e bicarbonato (HCO_3^-), provocando hiponatremia, hipocloremia, hipopotassemia e acidose metabólica. Por consequência da menor perfusão e oxigenação dos tecidos, a glicólise anaeróbica com geração de ácido láctico tende a aumentar, agravando o quadro de acidose que, portanto, evolui com o grau de desidratação.

O principal fator predisponente de diarreia em bezerros é a quebra de resistência, passível de ser desencadeada por condições estressantes, como superlotação, calor intenso, pouca ventilação etc. No Brasil, a causa mais frequente da diarreia em bezerros é a inadequada ou até mesmo ausente ingestão de colostro, que leva a falhas da transferência de imunidade passiva, apesar de o excesso de ingestão de leite ou ainda a baixa qualidade dos sucedâneos, bem como infecções por *Escherichia coli*, *Salmonella* spp., rotavírus, coronavírus e *Cryptosporidium* também desencadearem o quadro. As diarreias também podem ocorrer nos adultos, normalmente, em virtude do consumo de pastagem jovem, rica em brotos; ou ainda por diarreia viral bovina (DVB) e paratuberculose.

A terapia por via oral em bezerros com diarreia deve auxiliar na correção tanto da desidratação como da hiponatremia, hipocloremia, depleção de potássio e acidose, frequentes nestas situações. Pode-se valer de soluções compostas por sódio (105 a 120 mmol/ℓ; cloro (50 mmol/ℓ); potássio (20 mmol/ℓ); citrato (2 a 10 mmol/ℓ), agente alcalinizante (50 a 80 mmol/ℓ

de acetato, lactato, citrato, gliconato ou bicarbonato), glicina (10 a 40 mmol/ℓ) e dextrose (110 a 140 mmol/ℓ), com osmolaridade final entre 300 e 430 mOsm/ℓ. Mas solução com 2,5 g de NaCl, 5 g de NaHCO$_3$ e 28 g de dextrose diluídos em 1 ℓ de água também pode ser administrada para estes animais.

Em bovinos adultos, a desidratação depende do processo envolvido, mas na maior parte dos casos envolve menor ingestão/absorção de fluidos ou maior perda/secreção destes por diarreia ou por sequestro para o sistema digestório. Nesta categoria animal, casos de deslocamento de abomaso, intussuscepção, vólvulo mesentérico, obstruções intestinais, indigestão vagal, acidose ruminal, doença do fígado gordo, disfagia, diarreia, cetose, salmonelose, verminose, hemoparasitoses, peritonite difusa, pleurite difusa, mastite tóxica, retenção de anexos fetais, metrite tóxica, endotoxemias, septicemias, dentre outras, normalmente desencadeiam a desidratação.

Embora muitos dos princípios da fluidoterapia de ruminantes adultos sejam similares aos recomendados para bezerros e para animais de outras espécies, existem particularidades a serem consideradas. Para fluidoterapia do ruminante adulto, evita-se a utilização de produtos que contenham alcalinizantes, pois com exceção dos casos de acidose láctica ruminal, choque, diarreia grave e, por vezes, casos de insuficiência renal, fígado gordo, cetose e toxemia da prenhez, os quadros de desidratação em adultos provocam mais alcalose do que acidose.

As soluções eletrolíticas para uso enteral em ruminantes adultos devem conter sódio, cloro, potássio, cálcio, magnésio e uma fonte de energia, pois, algumas vezes, as enfermidades determinam inapetência ou anorexia, o que pode causar hipoglicemia. Nesses casos, torna-se necessário acrescentar às soluções eletrolíticas substâncias precursoras de energia, já que a administração oral de glicose não seria efetiva, pois este composto seria completamente fermentado pelos microrganismos ruminais. Dentre os aditivos gliconeogênicos mais utilizados, destaca-se o propilenoglicol, que administrado por via oral é absorvido como tal em nível intestinal e por meio da metabolização hepática é transformado em glicose.

Formulações contendo 140 g de NaCl, 30 g de KCl, 10 g de CaCl$_2$, em 20 ℓ de água, ou então com 160 g de NaCl, 20 g de KCl, 10 g de CaCl$_2$ e 300 mℓ de propilenoglicol diluídos em 20 ℓ de água podem ser utilizadas. Esses 2 exemplos de solução não possibilitam a correção de quadros de acidose. Ressalta-se que a suplementação destas soluções com HCO$_3$ para administração oral é praticamente inócua, pois o bicarbonato e seus precursores são metabolizados no processo fermentativo microbiano.

Esses sais podem ser pesados individualmente, acondicionados em sacos plásticos identificados e mantidos em ambiente seco para serem misturados, acrescidos de água e utilizados quando necessários. De maneira geral, o cloreto de cálcio deve ser adicionado à solução somente no caso de comprometimento de vacas leiteiras a partir da terceira gestação e no pós-parto quando houver real preocupação com quadros de hipocalcemia.

Das causas de desidratação em bovinos adultos, certamente o deslocamento do abomaso, mais comum em vacas leiteiras no período pós-parto, e a acidose láctica ruminal, mais frequente no gado de corte confinado, são as enfermidades que merecem destaque. Para pequenos ruminantes, as enfermidades que causam desidratação são semelhantes às dos bovinos adultos, mas são mais frequentes os casos de verminose e toxemia da prenhez que demandam suplementação com fluidos e também com nutrientes.

Casos de deslocamento ou de dilatação do abomaso têm como tratamento principal a cirurgia para recolocação e fixação do órgão em seu local de origem. A intensidade de manifestação clínica está relacionada com o grau de obstrução proporcionado pela ectopia. Normalmente estão presentes desidratação aguda, fezes ressequidas ou raras, anorexia, quebra na produção de leite e depressão. Para que se realize o procedimento cirúrgico, é importante se valer previamente da fluidoterapia para hidratação e reposição de eletrólitos, lembrando que nestes quadros, devido ao sequestro de cloro para o órgão, o animal normalmente está em alcalose. Outro fato que deve ser considerado é que antes da cirurgia não se deve fazer a hidratação por via oral, devido ao quadro obstrutivo; a via escolhida, portanto, é a intravenosa. O tratamento da desidratação nestes casos é feito com 20 ℓ de cloreto de sódio (0,9%) acrescidos de 2 g de cloreto de potássio e 15 g de glicose. Observa-se que a alcalose não é tratada diretamente, porém se deve tentar administrar os fluidos e eletrólitos com o intuito de proporcionar substrato para a compensação metabólica, que costuma ocorrer de maneira efetiva.

A acidose láctica ruminal, normalmente decorrente do elevado consumo de concentrado, acarretará aumento do processo fermentativo neste órgão, mudando o perfil de ácidos graxos de cadeia curta, com redução importante do pH, modificando a composição de microrganismos e levando ao acúmulo de ácido láctico no rume. O quadro clínico é caracterizado por indigestão, atonia ruminal, desidratação, acidose, toxemia e diarreia. De acordo com a intensidade, a acidose láctica ruminal evolui para incoordenação, colapso e morte. A desidratação ocorre principalmente em função do aumento da osmolaridade ruminal que leva ao sequestro de fluidos para este órgão, que fica distendido. O tratamento consta de reidratação do animal e correção da acidose que, se não for feita a tempo, pode evoluir para o quadro metabólico. Deve-se estabelecer o déficit de base sistêmico e proceder, de acordo com o comprometimento, ao esvaziamento ruminal (por meio de sonda oral ou nasal, ou por ruminotomia). Se a desidratação for intensa, pode-se, no primeiro momento, administrar solução salina hipertônica (7,2 a 7,5%, na dose de 3 mℓ/kg de peso vivo) a fim de evitar o choque hipovolêmico. Este procedimento possibilitará a entrada do fluido intersticial para o espaço vascular e deve ser realizado em velocidade alta, mas assim que efetuado, é preciso, na sequência, administrar solução fisiológica continuamente (20 mℓ/kg de peso vivo) até que se estabeleça o déficit real de bases para reverter o quadro da acidose metabólica. Logicamente, este procedimento deverá ser realizado apenas se o animal estiver com grau de desidratação superior a 10%.

Para a escolha do fluido, além do grau de desidratação, devem-se analisar alguns parâmetros do animal. A determinação do *status* acidobásico é importante. A melhor maneira de avaliá-lo é por meio da hemogasometria.

Casos de acidose metabólica podem ser tratados com fluidos como o Ringer com lactato (6 ℓ/100 kg de peso vivo), pois, no fígado, o lactato é biotransformado a bicarbonato. Mas certamente o emprego do bicarbonato de sódio é o tratamento mais eficiente, por reverter o quadro mais rapidamente. Embora a solução de NaHCO$_3$ 1,3% seja isotônica e considerada ideal, não existe disponível no mercado uma apresentação comercial como tal. Estão disponíveis apresentações com concentrações de 3%; 5%; 7,5%; 8,4% e até 10%, em frascos de 250 mℓ, embora ampolas de 10 mℓ a 8,4% sejam mais facilmente disponíveis. Para obter uma solução a 1,3%

(155 mmol/ℓ), utilizam-se 15,5 ampolas (155 mℓ) e completa-se, com água destilada esterilizada, o volume para 1 ℓ, obtendo-se a solução de NaHCO$_3$ a 1,3%.

A fórmula clássica para determinar a quantidade de bicarbonato nos animais com acidose metabólica necessita da determinação do excesso de ácido/base (EAB), como apontado a seguir:

$$BD = EAB \times constante \times PV$$

Em que BD é déficit de bicarbonato (mmol/ℓ ou mEq/ℓ); EAB é excesso de ácido/base (mmol/ℓ ou mEq/ℓ); constante é o fator de correção para o bicarbonato (base): para bezerros neonatos é 0,6 e para adultos, 0,3; e PV é o peso vivo (kg).

Considere que 1 ℓ de solução isotônica de HCO$_3$ (1,3%) tem 155 mmol/ℓ e que 1 g de NaHCO$_3$ equivale a 12 mEq de HCO$_3$.

Sabe-se que é muito importante não administrar excesso de bicarbonato (base) para o animal, já que se pode, por iatrogênese, transformar um quadro de acidose em alcalose metabólica, bem mais difícil de ser revertido.

Como em nível de campo dificilmente se dispõe de equipamento para determinar hemogasometria, existe uma fórmula, desenvolvida por Ortolani et al. (1997) para estimar o déficit de base (bicarbonato), valendo-se do pH urinário, a saber:

$$EAB = -47,4 + (7,42 \times pH \text{ urinário})$$

A mensuração do pH urinário pode ser feita de maneira precisa por potenciômetro ou então, de maneira mais prática por meio de papel indicador de pH.

Outro modo menos preciso seria estimar o grau de acidose com base em critérios subjetivos, assumindo grande margem de erro. Pode-se supor, de maneira razoável, que bezerros com diarreia e desidratação de grau moderado a grave tenham déficit de base aproximado de 10 mEq/ℓ. Este valor também pode ser considerado para bovinos com acidose láctica ruminal que apresentem certo grau de acidose metabólica e depressão, mas que ainda permaneçam em estação. Pode-se considerar que 1 ℓ de solução isotônica de bicarbonato de sódio corrige em 5 mEq/ℓ o déficit de base de um bezerro com cerca de 50 kg, e em 3 mEq/ℓ o déficit de um bovino com 100 kg de peso vivo.

Ainda considerando os critérios subjetivos, além da manifestação clínica do quadro, deve-se ponderar a idade do animal. Bezerros com mais de 1 semana de vida tendem a ter acidose mais pronunciada que os mais novos com as mesmas manifestações clínicas. Bezerros manifestando leve, moderada e grave depressão, se tiverem menos de 1 semana de vida apresentam déficit de base equivalente a 6; 9; e 12 mEq, respectivamente. Porém, se estes animais tiverem mais de 1 semana de vida, a relação representaria déficit de base de aproximadamente 9; 12 e 15 mEq, respectivamente.

Se não for possível estimar de maneira mais precisa a quantidade de bicarbonato a ser administrada, deve-se infundir, em um primeiro momento, metade da quantidade calculada e avaliar o animal. Caso a evolução seja positiva, deve-se continuar a reposição do fluido para recuperar apenas a hidratação, aguardando-se a resposta do organismo com relação à acidose. Caso a evolução não seja positiva, administra-se mais ¼ do estimado necessário e assim sucessivamente.

Em todas as situações apresentadas, é necessário o monitoramento da fluidoterapia para avaliação dos seus resultados por meio do exame físico, com a verificação da atenuação e o desaparecimento dos sinais clínicos da desidratação e de outros desequilíbrios diagnosticados. A realização de exames laboratoriais, com a constatação do retorno dos parâmetros determinados ao intervalo fisiológico de variação, seria muito importante, mas nem sempre possível em nível de campo.

▶ Volume e velocidade de administração das soluções

O volume a ser reposto depende, basicamente, da intensidade da desidratação, mas devem-se considerar fundamentalmente os *volumes de reposição*, *manutenção* e *perdas contínuas*. O primeiro corrige o déficit estimado e é obtido multiplicando-se o peso vivo (PV) do animal (kg) pelo grau da desidratação, isto é:

$$\text{Volume de reposição (ℓ)} = PV \text{ (kg)} \times (\text{grau de desidratação}/100)$$

Este volume deve ser reposto rapidamente e deve ser recalculado a cada 24 h de tratamento.

Para obter-se o volume de manutenção, deve ser considerado o *turnover* diário da água; este volume precisa ser reposto ao longo de 24 h e, portanto, de maneira lenta ou fracionada. Este valor varia de acordo a idade do animal; assim, deve-se considerar se é neonato, jovem (até a puberdade) ou adulto, de acordo com a seguinte fórmula:

$$\text{Volume de manutenção (mℓ)} = \text{constante (mℓ)}^* \times \text{peso vivo (kg)},$$

Em que * para o neonato é o valor da constante de 150 mℓ; para o jovem, de 100 mℓ; e para o adulto, de 50 mℓ.

O cálculo das perdas contínuas muitas vezes não é considerado em função da dificuldade para sua mensuração e, quando ocorre esta estimativa, há grande margem de erro. Este volume refere-se às perdas decorrentes do processo base (diarreia, poliúria ou sequestro de fluidos) durante o dia, após o início do tratamento.

O ideal é que a reposição seja feita com a soma dos 3 volumes. Embora a administração intravenosa possibilite a infusão contínua de fluidos, recuperando a hidratação, corrigindo os desequilíbrios eletrolíticos e acidobásicos, e aumentando a secreção no sistema digestório, essa prática é menos utilizada em animais de produção. A velocidade máxima de administração do fluido por esta via é de 10 a 20 mℓ/kg PV/h. Normalmente, esta é a velocidade escolhida para administração do volume de reposição e a velocidade de eleição nos casos de desidratação grave em ruminantes. Nos casos de choque hipovolêmico a via de administração de escolha é a intravenosa e opta-se pela administração forçada de fluidos na velocidade de até 40 mℓ/kg PV/h.

Depois de administrado o volume de reposição em velocidade mais rápida, o volume restante (reposição e perdas contínuas) deve ser administrado na velocidade de 2 a 5 mℓ/kg de PV/h.

Na dificuldade de cálculo destes volumes existe recomendação prática, considerada até mesmo grosseira, em que se podem estimar doses de 30 a 60 mℓ de solução hidratante por kg de peso vivo, a cada 12 h, na maior parte dos casos de desidratação leve e moderada. Em desidratações graves, pode-se chegar até a 120 mℓ/kg de solução hidratante.

Nos casos menos graves, todo o volume de manutenção e de perdas contínuas pode ser administrado por via oral, fracionado em 2 ou em mais vezes durante o dia. Essa via de acesso é contraindicada nos casos de sequestro de fluidos no sistema digestório.

O volume de fluidos requerido para a completa reidratação de uma vaca ou de um touro de grande porte é substancial, o que torna complicada a hidratação por via intravenosa. Deve-se ressaltar, porém, que a administração de 10 a 20 ℓ de fluido, mesmo que rapidamente, pode salvar a vida do animal, ainda que o volume represente menos de metade do déficit total de líquidos. Com o uso de certa quantidade de fluido por via intravenosa, o volume intravascular pode ser restaurado, sendo o problema primário tratado por meios cirúrgicos ou médicos, podendo-se, por meio de soluções orais, repor o restante do déficit.

Outra consideração importante a ser feita está relacionada com a velocidade de administração de soluções contendo potássio por via intravenosa. Deve-se ressaltar que a velocidade não pode exceder 0,5 mEq/kg/h. São contraindicadas velocidades superiores a 200 mEq de potássio/h em bovinos com mais de 400 kg de peso vivo, pois caso contrário, podem ocorrer complicações cardíacas.

▶ Bibliografia

Auler Junior JOC, Costa LGV. Expansores do plasma. In: Cavalcanti IL, Cantinho FAF, Assad A (eds.). Medicina perioperatória. 1 ed. Rio de Janeiro: Sociedade de Anestesiologia do Estado do Rio de Janeiro, 2006. pp. 343-51.

Avanza MFB, Lopes MAF, Souza MV *et al.* Fluidoterapia enteral em vacas normais e experimentalmente desidratadas. In: XXXI Congresso Brasileiro de Medicina Veterinária. São Luís, 2004.

Benesi FJ, Kogika MM. Fluidoterapia. *In*: Spinosa HS, Górniak SL, Bernardi MM (eds.). Farmacologia aplicada à Medicina Veterinária. 5. ed. Rio de Janeiro: Guanabara Koogan, 2011. pp. 739-61.

Cardozo IR, Sacco SR, Zappa V. Fluidoterapia e seus aspectos fisiológicos: revisão de literatura. Revista Científica Eletrônica de Medicina Veterinária. 2009; 12.

Constable P. Fluid and electrolyte therapy in ruminants. Vet Clin North Am Food Anim Pract. 2003; 19:557-97.

Freitas MD, Ferreira MG, Ferreira PM *et al.* Equilíbrio eletrolítico e ácido-base em bovinos. Cienc Rural. 2010; 40(12):2608-15.

Gilliam J. Rehydration therapy: oral. *In*: Haskell SRR. Blackwell's Five-minute veterinary consult. 1. ed. Iowa: Wiley-Blackwell, 2008. pp. 760-3.

Haddad Neta J, Trapp SM, Sturion DJ. Considerações fisiológicas na fluidoterapia de cães e gatos. Arq Ciênc Vet Zool. 2005; 8(1): 63-70.

Houpt TR. Água e eletrólitos. *In*: Swenson MJ, Reece WO. Dukes Fisiologia dos animais domésticos. 11. ed. Rio de Janeiro: Guanabara Koogan, 1996. pp. 8-18.

Lisbôa JAN. Fluidoterapia em ruminantes: uma abordagem prática. In: Anais do Congresso Paulista de Medicina Veterinária. Santos, 2004.

Nappert G, Zello GA, Naylor JM. Oral rehydration therapy for diarrheic calves. Comp Contin Education. 1997; 19(8):181-9, 1997.

Ortolani EL, Mendes Netto D, Maruta CA. O uso do pH urinário para estimar o grau de acidose metabólica em garrotes com acidose láctica ruminal. *In*: Anais do XXV Congresso Brasileiro de Medicina Veterinária. Gramado, 1997. p. 215.

Ribeiro Filho JD, Baptista Filho LCF, Silveira CO *et al.* Hidratação enteral em bovinos via sonda nasogástrica por fluxo contínuo. Ciênc Anim Bras. 2009; 11(1):24-8.

Ribeiro Filho JD, Fonseca EF, Martins TM *et al.* Tratamento de bovinos desidratados experimentalmente com soluções eletrolíticas por via enteral administradas por sonda nasogástrica. Arch Vet Sci. 2007; 12(1):50-1.

Ribeiro Filho JD, Gimenes AM, Fonseca EF *et al.* Hidratação enteral em bovinos: avaliação de soluções eletrolíticas isotônicas administradas por sonda nasogástrica em fluxo contínuo. Cienc Rural. 2011; 41(2):285-90.

Roussel AJ. Fluid therapy in mature cattle. Vet Clin North Am Food Anim Pract. 1999; 15:545-57.

Seahorn TT, Cornick-Seahorn J. Fluid therapy. Vet Clin North Am Equine Pract. 1994; 10:517-25.

Studer VA, Grummer RR, Bertics SJ *et al.* Effect of prepartum propylene glycol administration on periparturient fatty liver in dairy cows. J Dairy Sci. 1993; 76:2931-9.

Seção 2
Suínos

23
Medicamentos com Efeitos no Sistema Respiratório

Andrea Micke Moreno

▶ Introdução

A administração adequada de medicamentos ou agentes biológicos para prevenção e tratamento de doenças em animais de produção é uma grande responsabilidade para o médico-veterinário. A utilização destes produtos em suínos envolve conhecimento detalhado sobre os princípios ativos, os riscos de sua utilização e respeito às normas de uso nacionais e internacionais. A maior preocupação dos órgãos regulatórios e da indústria suinícola é a produção de carne suína segura e livre de contaminações para consumo humano, seguida por fatores como bem-estar animal, custos, eficácia e facilidade de utilização.

O objetivo atual da cadeia produtiva é reduzir ao mínimo o uso de medicamentos, conciliando esta redução com a produção economicamente viável de animais saudáveis, de modo humanitário, seguro para o consumidor e para o meio ambiente.

▶ Vias de administração de medicamentos

O tratamento individual de animais com medicamentos injetáveis geralmente é reservado a infecções sistêmicas agudas, graves e de rápida evolução (septicemia, pneumonia aguda ou meningite por *Streptococcus suis*). Nos casos em que esta seja a melhor opção, a administração por via intramuscular é a mais utilizada, por promover completa absorção do princípio ativo e concentrações teciduais mais altas do que a administração por via oral. A injeção de medicamentos por via intramuscular deve ser realizada sempre na tábua do pescoço, evitando que, caso haja lesões no local da aplicação, estas possam afetar, por exemplo, o nervo ciático ou a musculatura do pernil.

O tratamento em massa é o mais utilizado em sistemas de produção de suínos, pois é fácil, eficaz e não exige a manipulação, reduzindo o estresse dos animais. Nestes casos a administração do medicamento por via oral é a mais frequente, pois possibilita o tratamento de grandes grupos, evitando inconvenientes como a quebra de agulhas, abscessos e reações locais.

Quando a melhor opção for o tratamento por via oral, pode-se escolher entre a administração do medicamento na água ou na ração. O tratamento pela água da bebida é o método mais rápido e eficaz no caso de rebanhos, uma vez que o animal, mesmo debilitado, não deixa de beber água, ainda que não esteja se alimentando. As desvantagens deste método são a necessidade de instalações apropriadas para este fim, como caixas de água individualizadas para baias ou salas, baixa solubilidade de alguns medicamentos na água e atuação de alguns veículos que podem obstruir bebedouros do tipo chupeta. Os suínos ingerem aproximadamente 8 a 10% de seu peso em água diariamente, dependendo da temperatura ambiente e da palatabilidade do medicamento administrado na água. De modo geral, um suíno de 60 kg deve receber 5 a 6 ℓ de água por dia (Quadro 23.1).

Colocar o medicamento na ração é a maneira mais utilizada de tratamento de rebanhos suínos quando se administram antimicrobianos e anti-helmínticos. As desvantagens desta prática em infecções agudas são o baixo consumo de alimentos por animais doentes, a necessidade de retirar ou esperar que os animais terminem a ração não medicada antes de iniciar o tratamento, além das dificuldades no preparo do lote de ração com medicamento quando a propriedade não dispõe de fábrica de ração própria ou quando o lote a ser tratado é pequeno, e há risco de erros na mistura de pequenas quantidades do princípio ativo na ração. Por estas razões, o uso de rações com medicamento é mais recomendado em tratamentos de longa duração, na prevenção ou no tratamento de infecções crônicas.

O princípio geral do tratamento é maximizar a eficácia terapêutica minimizando efeitos adversos, como toxicidade, resistência bacteriana aos antimicrobianos, altos níveis de resíduos ou impacto ambiental negativo. Isto implica realizar um bom diagnóstico, escolher o medicamento mais adequado e o modo de administração mais eficaz, e empregar a dosagem correta.

Quadro 23.1 Consumo médio diário de água por suínos.

Peso ou categoria animal	Litros/animal/dia
7 a 20 kg de peso corpóreo	2 a 4
20 a 50 kg de peso corpóreo	4 a 6
50 a 100 kg de peso corpóreo	6 a 8
Fêmea gestante	8 a 12
Fêmea em lactação	16 a 20

Os medicamentos antimicrobianos, amplamente discutidos adiante, têm recomendações de uso para tratamento muito bem estabelecidas. A duração do tratamento depende do medicamento e da doença, mas deve basear-se em dados científicos e/ou em experiência clínica. O diagnóstico pode ser clínico ou preferencialmente confirmado por laboratório especializado, incluindo a realização de testes de sensibilidade. A escolha de um antimicrobiano em especial depende do conhecimento sobre a suscetibilidade do agente bacteriano envolvido, conhecimento sobre os fatores que afetam a concentração do princípio ativo nos tecidos-alvo, toxicidade, período de retirada e custo do tratamento.

Neste capítulo e no próximo (*Capítulo 24*) são abordadas as principais doenças respiratórias, sistêmicas e entéricas que afetam os suínos e que demandam o uso de grandes quantidades de medicamentos para controle e prevenção. Para o tratamento das doenças infecciosas são indicados os antimicrobianos e anti-inflamatórios mais adequados, cujas características farmacológicas são descritas em detalhes nos *Capítulos 7* e *6*, respectivamente.

▶ Infecções respiratórias

A estrutura dos sistemas de produção de suínos mudou drasticamente em várias partes do mundo nas últimas décadas; grandes grupos de animais são alojados sob condições intensivas, em regiões em que a população de suínos é extremamente densa. Grande quantidade de animais desse porte em instalações fechadas facilita a transmissão de agentes aerógenos dentro do rebanho e entre as propriedades. Consequentemente, as doenças respiratórias e sistêmicas de transmissão aerógena tornaram-se um dos principais problemas sanitários em suinocultura.

Comercialmente, espera-se que poucos animais cheguem à idade de abate sem ter desenvolvido nenhum tipo de infecção respiratória. As lesões no sistema respiratório podem ser categorizadas em 3 tipos principais: rinite, pneumonia e pleurite. A seguir são caracterizados os principais quadros infecciosos que afetam o sistema respiratório dos suínos.

• Rinite atrófica progressiva e não progressiva

Trata-se de uma doença da espécie suína relatada há quase dois séculos, e é caracterizada por não desenvolvimento ou atrofia dos ossos turbinados da cavidade nasal dos suínos. Esta condição é atualmente classificada em 2 tipos: a "rinite atrófica não progressiva", causada por cepas toxigênicas de *Bordetella bronchiseptica*; e a "rinite atrófica progressiva", causada por cepas toxigênicas de *Pasteurella multocida* isoladamente ou em associação a outros agentes que causam lesões na cavidade nasal.

A *lesão* característica nos dois casos é a hipoplasia dos ossos turbinados nasais (atrofia das conchas); em surtos graves, há deformidades na face (incluindo bragnatia superior, desvio lateral do focinho e do septo), hemorragia nasal e espirros. A hemorragia nasal é rara na forma não progressiva e frequente na forma progressiva da doença.

A forma progressiva tem grande impacto econômico na suinocultura mundial, pois reduz o crescimento de animais de terminação e predispõe os animais a outras infecções respiratórias.

Para que haja crescimento e/ou colonização da cavidade nasal pela *P. multocida* e pela *B. bronchiseptica* em quantidade suficiente para produção de toxina, é necessário que haja lesões prévias por vírus ou bactérias, ou ambientais causadas por altas concentrações de gases, excesso de pó, baixa umidade ambiental e outros fatores envolvidos neste complexo multifatorial.

A *B. bronchiseptica* é um bacilo ou cocobacilo pequeno, móvel, gram-negativo, aeróbio, que não fermenta carboidratos, utiliza citrato e degrada ureia. O agente tem sido isolado de animais jovens com rinite e de suínos com pneumonia.

Algumas cepas de *B. bronchiseptica* são capazes de produzir toxina termolábil relacionada com a rinite atrófica, no entanto, vários estudos têm demonstrado que esta toxina só produz lesões significativas em leitões com menos de 3 semanas de vida e que estas lesões desaparecem e o quadro não progride. Animais privados do colostro são mais suscetíveis a esta infecção.

A *Pasteurella multocida* é um cocobacilo ou bacilo curto, gram-negativo, anaeróbio facultativo, imóvel, não hemolítico, produtor de indol, catalase e oxidase-positivo e urease-negativo.

A espécie *P. multocida* apresenta 5 tipos capsulares: A, B, D, E e F. Além da classificação com base nos componentes capsulares, as amostras de *P. multocida* podem ser classificadas de acordo com os antígenos somáticos, sendo descritos 16 sorotipos somáticos até o momento.

Algumas amostras de *P. multocida* são capazes de produzir uma toxina proteica de 145 kDa, também conhecida como toxina dermonecrótica ou proteína Tox A. A toxina é termolábil, dermonecrótica em cobaias e letal para camundongos quando administrada por via intraperitoneal.

A toxina produzida pela *P. multocida* está diretamente envolvida na rinite atrófica progressiva e tem a habilidade de alterar a morfogênese de um tecido ou órgão. Nestes casos, este processo se dá nos ossos turbinados nasais. As alterações nos ossos turbinados incluem aumento no número de osteoclastos e progressiva degeneração dos osteoblastos. Estes tipos celulares juntos são responsáveis pelo processo de formação e remodelamento dos ossos. Os osteoblastos produzem as camadas de tecido ósseo e controlam a atividade dos osteoclastos; estes são responsáveis pela reabsorção do tecido ósseo necessária para remodelamento e crescimento ósseo. A toxina altera o equilíbrio entre a produção e reabsorção de tecido ósseo em favor da reabsorção. Como consequência, o osso desaparece e eventualmente é substituído por células mesenquimais proliferadas.

Estudos com diferentes linhagens de cultivos celulares mostraram que a toxina é um dos mais potentes fatores de crescimento conhecidos, sendo capaz sozinha de se ligar à célula, alterar o metabolismo lipídico e ativar mecanismos de crescimento e divisão celular.

Não foi possível estabelecer a importância da toxina na patogenia de infecções pulmonares por *P. multocida*, embora alguns autores descrevam o isolamento de amostras toxigênicas a partir de pulmões de suínos. Amostras toxigênicas de *P. multocida* também são descritas causando doença em outras espécies, como coelhos, caprinos, ovinos, aves, bovinos e seres humanos.

Os *sintomas* da rinite atrófica progressiva (*P. multocida* toxigênica) costumam ser observados após 4 a 12 semanas de idade, podendo afetar reprodutores jovens, dependendo da gravidade do surto. Os suínos apresentam espirros, secreção nasal, secreção ocular, hemorragia nasal, bragnatia e diferentes graus de desvio de septo e do focinho, o que causa deformação facial. As lesões podem ser uni ou bilaterais. Podem-se observar redução na conversão alimentar, retardo no crescimento e aumento das taxas de infecções pulmonares.

O *diagnóstico* baseia-se em sinais clínicos, avaliação de lesões nos ossos turbinados em animais de terminação e exames laboratoriais.

A avaliação de focinhos em abatedouros é uma das principais formas de monitoramento da rinite atrófica progressiva. Para este monitoramento, são avaliados lotes de 30 a 40 suínos de cada rebanho suspeito. Os focinhos dos animais selecionados são serrados na altura do primeiro e do segundo pré-molares superiores, região na qual as conchas nasais são simétricas e alcançam o máximo desenvolvimento. As lesões são classificadas em diferentes graus de 0 a 5 e os dados são utilizados para o cálculo de um índice de rinite atrófica.

O *diagnóstico laboratorial* pode ser realizado por meio do isolamento do agente e da identificação da toxina dermonecrótica. A caracterização das cepas de *P. multocida* quanto à presença da toxina dermonecrótica pode ser realizada por intermédio de provas biológicas (inoculação em coelho e camundongo), ELISA (*enzyme-linked immunosorbent assay*) e reação em cadeia da polimerase (PCR).

No caso de envolvimento de *B. bronchiseptica*, podem-se realizar o isolamento e a identificação da espécie por meio da PCR. A PCR pode ser empregada, ainda, na pesquisa dos dois agentes diretamente em *swabs* de cavidade nasal, pesquisando-se *B. bronchiseptica*, *P. multocida* e o gene codificador da toxina dermonecrótica.

A pesquisa de anticorpos contra a toxina dermonecrótica de *P. multocida* pode ser realizada também por meio de ELISA ou de soroneutralização em cultivo celular.

Controle

O controle da doença deve basear-se, inicialmente, em medidas ambientais, reduzindo-se os fatores de risco que favoreçam lesões ao sistema respiratório, implementando-se programas de limpeza e desinfecção e sistema de manejo "todos dentro – todos fora". Em seguida, deve-se estabelecer um programa medicamentoso e de vacinação. As vacinas formuladas para rinite são, na maioria dos casos, bacterianas contendo cepas de *P. multocida*, *B. bronchiseptica* com ou sem adição de toxina dermonecrótica.

Ao que diz respeito à medicação, uma das medidas para reduzir a prevalência e o impacto da infecção é tentar reduzir a eliminação do agente pelas fêmeas; para tanto, pode-se iniciar um programa de medicação desta faixa etária durante o último mês de gestação. Os produtos mais usados nesta fase são sulfadimidina (400 a 2.000 g/ton) e oxitetraciclina (400 a 1.000 g/ton).

O tratamento de leitões lactentes apresenta melhores resultados quando é realizada a medicação estratégica nas primeiras 3 a 4 semanas de vida. Nesta fase podem-se usar formulações injetáveis de sulfas associadas a trimetoprima (12,5 mg/kg de sulfadiazina + 2,5 mg/kg de trimetoprima), oxitetraciclina (20 a 80 mg/kg), penicilina/estreptomicina (20.000 UI/10 a 25 mg/kg), ou ceftiofur (1 a 5 mg/kg).

No caso de bordetelose, mais frequente em leitões jovens, a associação de escolha é sulfonamida-trimetoprima (12,5 mg/kg de sulfadiazina + 2,5 mg/kg de trimetoprima).

Administração intramuscular de oxitetraciclina (20 a 80 mg/kg) 1 ou 2 vezes/semana também é efetiva no caso de rinite atrófica progressiva (*P. multocida*). Outros antimicrobianos indicados para o controle de *P. multocida* em infecções agudas são penicilina/estreptomicina (20.000 UI/10 a 25 mg/kg), tilosina (10 a 25 mg/kg), lincomicina/espectinomicina (50/100 mg/kg), ampicilina (10 a 20 mg/kg), amoxicilina (10 a 20 mg/kg), espiramicina (25 mg/kg), derivados de quinolonas (0,5 a 5 mg/kg), cefalosporinas (1 a 5 mg/kg), tiamulina (10 a 20 mg/kg), florfenicol (15 mg/kg).

A rinite atrófica progressiva observada na fase de creche ou de crescimento geralmente resulta em alta frequência de animais com lesões na fase de terminação. Além das medidas ambientais, nesta fase pode-se lançar mão de antimicrobianos na água ou na ração; entre os princípios ativos mais usados estão: clortetraciclina (125 g/ton) e penicilina G (83 g/ton), oxitetraciclina (400 g/ton), lincomicina/espectinomicina (44/44 g/ton) e amoxicilina (10 a 20 g/ton), tilmicosina (200 g/ton).

A prevenção da doença só é possível em relação às cepas toxigênicas de *P. multocida*, uma vez que *B. bronchiseptica* apresenta alta prevalência em criações de suínos e coloniza os animais muito precocemente.

▪ Pneumonias e pleurite

Pneumonia micoplásmica dos suínos

A pneumonia micoplásmica é um quadro causado pelo *Mycoplasma hyopneumoniae*; a pneumonia enzoótica, nome pelo qual esta infecção também é conhecida, refere-se ao quadro decorrente da infecção pelo *M. hyopneumoniae* associado a outros agentes bacterianos e virais.

O isolamento do *M. hyopneumoniae* é lento e complexo; esta espécie pode crescer em meio de cultura, mas seu cultivo e identificação são trabalhosos e têm baixa taxa de sucesso. Têm sido verificadas variações antigênicas e de virulência entre cepas de *M. hyopneumoniae*.

A transmissão do agente por animais portadores é a maneira mais comum de contaminação em condições de campo. A manutenção do agente na propriedade costuma ocorrer pela transmissão do mesmo da fêmea para os leitões, e após o estabelecimento da infecção nestes, a disseminação se dá nas fases em que há mistura de leitegadas, com maior intensidade após a fase em que os anticorpos passivos decaem. Apesar de animais de todas as idades serem suscetíveis, é raro apresentarem sintomas da infecção antes de 6 semanas de vida.

Os prejuízos causados pela pneumonia micoplásmica estão relacionados com redução no ganho de peso, aumento na mortalidade, redução na eficiência alimentar e aumento nos gastos com medicação e vacinas.

A *patogenia* da infecção pelo *M. hyopneumoniae* é complexa e envolve, inicialmente, a adesão do microrganismo aos cílios do epitélio da mucosa respiratória, seguida de estase ciliar e destruição de células epiteliais e células caliciformes dos brônquios. A colonização do epitélio pelo agente reduz a atividade protetora da barreira mucociliar, favorecendo a entrada de outros patógenos bacterianos. O agente atua, ainda, reduzindo a atividade dos macrófagos alveolares, causando imunossupressão do sistema respiratório.

O maior efeito da pneumonia micoplásmica está relacionado com a associação deste agente a outros microrganismos bacterianos e virais que afetam o sistema respiratório.

Os *sinais clínicos* da infecção apresentam caráter crônico com alta morbidade e baixa mortalidade, caracterizando-se por tosse seca, improdutiva. Outros sintomas, como febre, redução no apetite, dificuldade respiratória e prostração dependem da ocorrência de infecções secundárias.

As *lesões* macroscópicas resultantes da infecção pelo *M. hyopneumoniae* consistem em áreas de consolidação pulmonar de coloração púrpura a acinzentada. As lesões tendem a se localizar na região cranioventral dos pulmões. Na ausência de infecções secundárias, as lesões são focais e bem demarcadas. Os linfonodos regionais apresentam-se firmes e aumentados.

O *diagnóstico* da infecção por *M. hyopneumoniae* baseia-se no histórico, na pesquisa de lesões macroscópicas em animais ao abate e em exames laboratoriais.

A pesquisa de lesões macroscópicas em animais ao abate é muito utilizada para monitorar granjas negativas e rebanhos positivos para o agente. O médico-veterinário avalia as áreas que apresentam consolidação púrpura ou cinzenta e estabelece valores para cada lobo pulmonar afetado, obtendo ao final da avaliação de lotes de 30 a 40 suínos um índice de pneumonia que pode ser acompanhado e utilizado para correção de programas de controle da infecção.

Os *exames laboratoriais* que possibilitam a identificação do agente em tecido pulmonar são PCR e técnicas imuno-histoquímicas. Exames sorológicos por ELISA viabilizam o monitoramento de rebanhos negativos e a determinação dos momentos de disseminação do agente em populações contaminadas. Com a PCR em *swabs* de tonsilas também é possível verificar se o agente está presente ou não no rebanho e as fases de maior eliminação e disseminação, visando ao estabelecimento de um programa de medicação e vacinação mais adequado para cada plantel.

Controle

Para o controle da pneumonia enzoótica, devem-se considerar as correções de fatores estressantes ambientais e o controle conjunto das infecções secundárias.

Um bom esquema de vacinação dos leitões é, sem dúvida, o pilar de qualquer programa de controle, seguido pela redução da pressão de infecção com o uso de antimicrobianos adequados.

Mycoplasma não apresentam parede celular, o que elimina a possibilidade de ação de antimicrobianos que atuam sobre a síntese da parede, como penicilinas, amoxicilina, ampicilina e cefalosporinas (ver *Capítulo 7*). Outros antimicrobianos de baixa eficácia sobre *M. hyopneumoniae* são polimixinas, eritromicina, estreptomicina, sulfas e trimetoprima.

Bons resultados em testes *in vitro* têm sido relatados com o uso de quinolonas, tiamulina, clortetraciclina, lincomicina e tilmicosina. Tem-se verificado menor gravidade das lesões com uso na ração de tiamulina (30 a 40 g/ton), clortetraciclina (125 g/ton), tilmicosina (200 g/ton), tilosina (100 g/ton), doxiciclina (200 g/ton), florfenicol (10 mg/kg), lincomicina/espectinomicina (44/44 g/ton) e administração intramuscular de tulatromicina (2,5 mg/kg).

Devido à alta frequência de infecções concomitantes por outros agentes bacterianos, devem-se identificar os agentes presentes no rebanho e adequar o tratamento para que haja o controle efetivo do complexo respiratório.

Pleuropneumonia

A pleuropneumonia suína é uma doença infectocontagiosa que causa lesões graves no pulmão e na pleura. As formas superaguda e aguda caracterizam-se por um quadro de pleuropneumonia exsudativa, fibrino-hemorrágica e necrótica não purulenta, enquanto a forma crônica, por aderências de pleura e pericárdio e focos de necrose pulmonar encapsulados.

É causada pelo *Actinobacillus pleuropneumoniae,* um cocobacilo gram-negativo, anaeróbio facultativo e pleumórfico. O agente é classificado em dois biotipos de acordo com a necessidade de meios suplementados com nicotinamida adenina dinucleotídio (NAD) ou fator V, sendo o biotipo 1 NAD-dependente e o biotipo 2, não. Antigenicamente, já foram descritos seis antígenos somáticos e, com base nas características de polissacarídios (LPS), 12 sorotipos capsulares. Com a associação destas classificações, são reconhecidos 15 sorotipos.

A. pleuropneumoniae apresenta diferentes fatores de virulência, entre eles o LPS capsular e as citotoxinas. Até o momento foi descrita a produção de 4 citotoxinas, denominadas ApxI, ApxII, ApxIII e ApxIV.

O hospedeiro natural do *A. pleuropneumoniae* é o suíno, mas, ocasionalmente, o agente tem sido descrito em outras espécies animais. A introdução da infecção em um rebanho costuma ocorrer por meio da aquisição de suínos portadores. A transmissão ocorre por via aerógena e pelo contato direto entre os suínos mantidos na mesma baia ou baias adjacentes.

Suínos de todas as idades são suscetíveis, mas os surtos geralmente ocorrem naqueles entre 70 e 100 dias de idade. Após essa fase, segue-se a forma crônica, afetando, principalmente, os suínos na terminação, com mais de 60 kg. Em um rebanho, a infecção é mantida pelo portador assintomático, no qual o *A. pleuropneumoniae* localiza-se em nódulos pulmonares, abscessos e/ou nas tonsilas. Esses portadores eliminam o agente e infectam outros animais por contato, mantendo a infecção no rebanho. Porcas infectadas ou vacinadas desenvolvem imunidade sorotipo-específicas que, pelo colostro, protege seus leitões nas primeiras semanas de vida.

A pleuropneumonia suína apresenta diferentes formas clínicas:

- *Forma superaguda*: os animais podem ser encontrados mortos nas terminações, sem mostrarem sintomas prévios. Muitas vezes, apresentam sangue saindo pelas narinas e/ou boca
- *Forma aguda*: observam-se anorexia, prostração, hipertermia (40,5 a 42,0°C), dificuldade respiratória, tosse profunda e, antecedendo a morte, fluxo sanguinolento nasobucal. Os animais afetados permanecem nos cantos das baias em posição de "cão sentado" ou em decúbito esternal. Muitas vezes, apresentam-se com a pele avermelhada devido à cianose e, às vezes, apresentam vômitos. Nessa forma da doença, os animais necessitam ser tratados por via parenteral, pois existe risco à vida. Os sobreviventes à infecção podem continuar com a doença em sua forma crônica
- *Forma crônica*: os únicos sintomas observados aqui são falta de desenvolvimento e acessos esporádicos de tosse. Nesses casos, pode ser observado aumento significativo de condenações de carcaças no frigorífico, devido a aderências de pleura e pericárdio.

As *lesões* de pleuropneumonia suína são encontradas, quase exclusivamente, na cavidade torácica e podem estar localizadas em um ou em ambos os pulmões. Os lobos diafragmáticos e cardíacos direitos são envolvidos com maior frequência e a pleura adjacente às lesões pulmonares está, invariavelmente, afetada. Os suínos que morrem da doença apresentam áreas de consolidação pulmonar de aspecto hemorrágico, recobertas por espessa camada de fibrina, além de exsudação serofibrinosa a fibrinossanguinolenta nas cavidades pleural e pericárdica.

Nos suínos sobreviventes (forma crônica), quando examinados no matadouro, observam-se nódulos pulmonares encapsulados no parênquima pulmonar, abscessos pulmonares, pleurite e pericardite fibrosas, com aderências.

O *diagnóstico* pode ser feito com base nos achados a necropsia e exames laboratoriais, como isolamento bacteriano, PCR, imunofluorescência e ELISA para monitoramento do rebanho. Na forma crônica, o diagnóstico se faz pelas lesões encontradas no matadouro e pela pesquisa do agente nessas lesões, ou pela sorologia de suínos na terminação.

Controle

É impossível estabelecer uma regra geral para todos os rebanhos infectados por *A. pleuropneumoniae*. A forma de tratamento depende, principalmente, do tamanho do rebanho, do sistema de produção adotado, da finalidade da criação, do nível de infecção e das condições ambientais às quais os suínos estão submetidos. Uma vez que o rebanho esteja infectado, torna-se difícil eliminar o agente dos animais. Os tratamentos com antimicrobianos e vacinas reduzem a mortalidade e a gravidade das lesões, mas não impedem a infecção, pois esses suínos tornam-se portadores do agente.

Para os suínos doentes, deve-se dar preferência aos tratamentos por via parenteral e, para o restante do lote, por via oral, durante 7 a 10 dias, para prevenir o surgimento de novos casos.

Os antimicrobianos mais indicados são: ceftiofur (1 a 5 mg/kg), penicilina (20.000 UI/kg), sulfonamida-trimetoprima (12,5 mg/kg de sulfadiazina + 2,5 mg/kg de trimetoprima) e amoxicilina (10 a 20 mg/kg), tulatromicina (2,5 mg/kg) por via intramuscular ou tiamulina (30 a 40 g/ton), clortetraciclina (125 g/ton), tilmicosina (200 g/ton), tilosina (100 g/ton), doxiciclina (200 g/ton), florfenicol (10 mg/kg) e lincomicina/espectinomicina (44/44 g/ton) via oral.

• Bordetelose

A bordetelose pulmonar é uma infecção de curso agudo que afeta, principalmente, leitões lactentes, podendo causar alta mortalidade. É a única infecção pulmonar que afeta leitões em fase de lactação. A doença é causada por cepas toxigênicas de *Bordetella bronchiseptica*, descrita anteriormente como causadora de rinite atrófica não progressiva.

A *B. bronchiseptica* está em praticamente todas as criações de suínos e, sob condições de estresse, má higiene e alta taxa de reposição de matrizes, pode causar alta prevalência de bordetelose pulmonar e atingir animais mais velhos, até cerca de 4 meses de idade.

A broncopneumonia pode se desenvolver precocemente durante o desencadeamento da doença e ocorre em leitões a partir de 4 dias de vida, principalmente no inverno.

Na broncopneumonia, as *lesões* pneumônicas estão distribuídas principalmente nos lobos apicais e cardíacos, e na forma aguda são semelhantes às observadas nos quadros de pleuropneumonia.

O *diagnóstico* da doença na fase de maternidade é relativamente fácil, no entanto, quando o agente causa broncopneumonia em animais de crescimento e terminação, o diagnóstico diferencial deve envolver todos os agentes que afetam o sistema respiratório.

A *prevenção* e o *controle* da bordetelose são semelhantes ao indicados para rinite atrófica progressiva; no entanto, quando a doença manifesta-se em leitões lactentes, deve-se ajustar o programa de vacinação e a medicação injetável é a melhor forma de tratamento, já que nesta fase os animais ingerem pouca ração e água. Os antimicrobianos mais indicados são oxitetraciclina (20 a 80 mg/kg), sulfonamida-trimetoprima (12,5 mg/kg de sulfadiazina + 2,5 mg/kg de trimetoprima) e amoxicilina (10 a 20 mg/kg).

Quando há surtos em fase de crescimento e terminação, pode-se optar por medicação em pulsos na água ou na ração. Entre os princípios ativos mais indicados estão: oxitetraciclina (400 g/ton), lincomicina/espectinomicina (44/44 g/ton) e amoxicilina (10 a 20 g/ton), tilmicosina (200 g/ton), florfenicol (10 mg/kg), sendo usada também nesta fase a administração intramuscular de tulatromicina (2,5 mg/kg).

• Pasteurelose pulmonar

A pasteurelose pulmonar ocorre frequentemente em associação a infecção por *Mycoplasma hyopneumoniae* e circovírus suíno tipo 2, causando o complexo das doenças respiratórias dos suínos. O agente tem sido isolado dos pulmões de suínos em diversos países, em vários tipos de clima e condições de criação.

O agente da pasteurelose pulmonar é a *P. multocida*, descrita anteriormente na rinite atrófica progressiva, no entanto, é mais frequente nesta apresentação da infecção a *P. multocida* tipo capsular A não toxigênica.

Segundo a maioria dos autores, o microrganismo é incapaz de agir como agente primário, necessitando da interação com outros patógenos para produzir pneumonia. Entretanto, a alta frequência de *P. multocida* em lesões pneumônicas de suínos necropsiados em granjas ou abatidos em frigoríficos comprova a importância deste microrganismo nos quadros de pneumonia nessa espécie animal, sendo as lesões decorrentes desta infecção responsáveis por grandes prejuízos à suinocultura.

Nos casos de pasteurelose pulmonar em suínos, descreve-se a ocorrência de formas aguda, subaguda e crônica. A subaguda está associada a amostras capazes de causar pleurite. Nestes casos, tosse e respiração abdominal podem ser observadas em animais das fases de crescimento e terminação. Os sinais clínicos desta forma são similares aos observados na pleuropneumonia causada por *Actinobacillus pleuropneumoniae*.

A forma crônica é a mais comum e caracteriza-se por tosse, taquicardia e inexistência de febre. Os animais afetados têm, em média, 10 a 16 semanas de idade e os sintomas são indistinguíveis da pneumonia micoplásmica.

Os casos agudos envolvem a septicemia por *P. multocida* e geralmente estão associados a amostras do tipo capsular B sorotipo somático 2 (B:2). Esta forma de infecção é considerada rara e nunca foi descrita na América ou na Europa, sendo relatada na Índia, no Sri Lanka e no Vietnã. Os animais infectados por este sorotipo apresentam dispneia, respiração difícil, contrações abdominais, prostração e febre alta. Animais mortos ou muito doentes podem apresentar coloração arroxeada na região abdominal, sugerindo choque endotóxico.

A epidemiologia da infecção por *P. multocida* ainda não está bem esclarecida. O microrganismo está presente em praticamente todas as criações de suínos e pode ser isolado da cavidade nasal e tonsila de animais saudáveis. A transmissão do agente pode ser horizontal, por aerossóis e pelo contato direto entre os suínos, ou vertical. As fontes externas do agente incluem camundongos e outros roedores, assim como aves silvestres e domésticas.

Controle

A prevenção e o controle da pasteurelose pulmonar são semelhantes aos indicados para a rinite atrófica progressiva, no entanto, as fases em que a medicação deve ser realizada mudam, já que a ocorrência deste quadro é maior em animais de 70 a 120 dias.

As vacinas comerciais indicadas para rinite têm sido utilizadas com sucesso na prevenção da infecção ou na redução da pressão ambiental. O tratamento medicamentoso envolve a medicação parenteral de animais em fase subaguda com oxitetraciclina (20 a 80 mg/kg), penicilina/estreptomicina (20.000 UI/10 a 25 mg/kg), tilosina (10 a 25 mg/kg), lincomicina/espectinomicina (50/100 mg/kg), ampicilina (10 a 20 mg/kg), amoxicilina (10 a 20 mg/kg), espiramicina (25 mg/kg), derivados das quinolonas (0,5 a 5 mg/kg), ceftiofur (1 a 5 mg/kg), tiamulina (10 a 20 mg/kg), florfenicol (15 mg/kg) e tulatromicina (2,5 mg/kg).

Pode-se optar por medicação em pulsos na água ou na ração. Entre os princípios ativos mais usados estão: clortetraciclina (125 g/ton) e penicilina G (83 g/ton), oxitetraciclina (400 g/ton), lincomicina/espectinomicina (44/44 g/ton) e amoxicilina (10 a 20 g/ton), tilmicosina (200 g/ton) e florfenicol (10 mg/kg).

▶ Infecções sistêmicas

Infecções de caráter sistêmico afetam grande número de suínos criados em sistemas intensivos de produção. Estas doenças podem manifestar-se com sintomas neurológicos, respiratórios, reprodutivos, lesões do aparelho locomotor, lesões de pele e mortes súbitas. A seguir, são abordados três quadros de origem bacteriana de grande ocorrência na suinocultura nacional e que demandam grande gasto com medicamentos. Informações sobre outros agentes de menor impacto podem ser facilmente encontradas em publicações especializadas.

▪ Infecção por Streptococcus suis

Infecção por *Streptococcus suis* ou estreptococose é uma doença infectocontagiosa que afeta leitões nas fases de maternidade, creche e crescimento-terminação. A infecção frequentemente está associada ao surgimento de sintomas neurológicos, febre e, muitas vezes, morte súbita. Além deste quadro de meningite, a mesma bactéria pode causar septicemia, pneumonia, endocardite, artrite e, ocasionalmente, endometrite e aborto.

O *Streptococcus suis* é uma bactéria gram-positiva que pertence aos grupos D, R e S de Lancefield. É um microrganismo cocoide, ovoide, podendo ser observado sozinho, em pares ou cadeias curtas. Apresenta alfa ou beta-hemólise em ágar-sangue de carneiro ou cavalo, respectivamente.

Com base nos antígenos capsulares, as amostras de *S. suis* são classificadas em 35 sorotipos (tipo 1 a 34 e tipo 1/2). O agente apresenta grande diversidade na virulência entre os sorotipos, de maneira que nem todos causam doença e entre os sorotipos patogênicos existe variabilidade na manifestação do quadro clínico.

Os suínos passam a ser infectados com o *S. suis* durante ou logo após o nascimento, podendo ser contaminados pelas secreções vaginais da fêmea durante o parto. As porcas infectadas atuam como fonte de infecção e podem eliminar continuamente o *S. suis* na granja por meio de saliva, secreções vaginais e fezes; além disso, o *S. suis* também pode ser isolado da pele da região ventral da fêmea. As várias vias de transmissão aumentam a possibilidade de contaminação dos leitões com múltiplos sorotipos de *S. suis* presentes nas fêmeas portadoras.

A transmissão vertical do agente foi demonstrada pela caracterização genotípica de amostras isoladas em fêmeas suínas e suas leitegadas. A transmissão horizontal do agente tem sido descrita em epidemias de estreptococose em animais de creche. As infecções causadas por *S. suis* podem acometer suínos de qualquer faixa etária, mas a suscetibilidade tende a diminuir com o aumento da idade.

Os animais portadores têm sido, em geral, incriminados por surtos de infecção por *S. suis* em granjas de suínos, no entanto, estes não são a única fonte de infecção pelo agente. A introdução do *S. suis* e de seus diferentes sorotipos pode ocorrer por intermédio de pessoas e materiais contaminados. Fômites, como botas contendo fezes contaminadas e seringas, podem transmitir o *S. suis*, bem como moscas-domésticas e ratos parecem ser possíveis vetores para o microrganismo.

O *quadro clínico* inicial da estreptococose em suínos é pouco característico. Em geral, manifesta-se por aumento da temperatura seguido de bacteriemia ou prévia septicemia; durante esta fase, o animal costuma apresentar febre intermitente e variados graus de inapetência, depressão, claudicação e fraqueza. Na forma aguda da infecção, o animal pode ter febre, depressão e anorexia, que podem ser seguidos por ataxia, tremores, opistótono, cegueira, movimentos de pedalagem, paralisia, dispneia, convulsão, nistagmo, artrite, claudicação e eritema.

Nos casos hiperagudos, pode haver morte sem manifestações de sintomas. Os sinais de meningite são os mais característicos e geralmente norteiam o diagnóstico presuntivo.

Alguns tipos capsulares de *S. suis* causam surtos de septicemia em suínos de qualquer idade, resultando em meningite, poliartrite, endocardite, polisserosite e/ou pneumonia; infecções como rinites, abortos e vaginites também podem ser observadas. As *lesões* macroscópicas dependem da duração da infecção e da distribuição do agente no organismo hospedeiro.

O *diagnóstico* presuntivo de infecções causadas por *S. suis* geralmente se baseia em sinais clínicos, lesões macroscópicas e idade do animal, sendo confirmado por isolamento e identificação do agente.

Controle

O controle baseia-se na correção de fatores ambientais, em programas de vacinação, que podem incluir vacinas comerciais ou autógenas e na medicação com antimicrobianos em fases estratégicas, por via parenteral ou na ração. Em leitões lactentes, a medicação parenteral sempre é a via de escolha; no entanto, quando há surtos de encefalite nas fases de creche ou terminação, deve-se associar a medicação parenteral em animais com sintomas e a medicação do lote pela água ou ração para evitar o desenvolvimento do quadro nos animais contactantes.

Os princípios ativos mais indicados para o controle da infecção por *S. suis* são oxitetraciclina (20 a 80 mg/kg), sulfonamida-trimetoprima (12,5 mg/kg sulfadiazina + 2,5 mg/kg de trimetoprima), penicilina (20.000 UI), ampicilina (10 a 20 mg/kg), amoxicilina (10 a 20 mg/kg), ceftiofur (1 a 5 mg/kg) e florfenicol (15 mg/kg). Em casos agudos, deve-se associar ao antibiótico um anti-inflamatório não esteroide (AINE) ou esteroide.

▪ Infecção por Haemophilus parasuis

O *Haemophilus parasuis* (*H. parasuis*) é o agente etiológico da doença de Glasser, considerada esporádica em suínos jovens e relacionada com condições de estresse. O agente causa polisserosite, podendo manifestar-se de modo agudo quando introduzido em rebanhos imunologicamente debilitados. Nestas situações, este agente pode causar pneumonia quando na presença de outros agentes respiratórios de caráter imunossupressor.

Pertence ao gênero *Haemophilus*, família Pasteurellaceae; trata-se de uma bactéria gram-negativa, móvel e microaerófila, apresentando células pleomórficas.

O cultivo do agente é dificultado pelas suas exigências nutricionais, sendo necessária para o seu crescimento a utilização de meios suplementados com NAD. A identificação desta espécie é tradicionalmente baseada nas características morfológicas e na realização de provas bioquímicas. Trata-se de um agente negativo para produção de urease, positivo para produção de catalase, fermentador de açúcares como glicose, sacarose, galactose, manose e frutose. Não utiliza carboidratos como lactose, manitol e xilose. Negativo para produção de indol oxidase e não realiza a redução de nitrato para nitritos.

Por se tratar de uma bactéria exigente e de crescimento lento, o desenvolvimento e a utilização da PCR representaram um grande avanço na identificação do agente. Os *primers* descritos até o momento baseiam-se na amplificação de genes que codificam a região 16S do RNA ribossômico.

O método mais utilizado para a classificação desta bactéria é a sorotipagem. Em 1992, Kielstein e Rapp-Gabrielson propuseram um esquema uniforme para designar estes sorotipos, denominado método Kielstein-Rapp-Gabrielson (KRG). Nesta técnica, a sorotipagem é realizada por imunodifusão de antígenos autoclavados relacionados com polissacarídios presentes na cápsula celular ou na membrana externa. Com este esquema, as amostras são classificadas em 15 sorotipos denominados 1 a 15. Apesar do sucesso do método KRG, uma porcentagem relativamente grande dos isolados não é tipificável, sugerindo que possam existir outros sorotipos ainda não conhecidos, perda de componentes capsulares, ou falhas na metodologia que impossibilitem a identificação dos antígenos capsulares.

A doença de Glasser costuma ser associada a episódios esporádicos de estresse como desmame, transporte ou presença de outros patógenos respiratórios em suínos jovens pertencentes a criações convencionais. Contudo, desde o estabelecimento de rebanhos *specific pathogen free* (SPF) ou com alto *status* sanitário ocorreu aumento significativo da doença nos animais em todas as fases de produção, com aumento de morbidade e mortalidade. Isto ocorre principalmente quando animais provenientes de diferentes origens são misturados ou quando se introduzem novas matrizes no rebanho, ocorrendo, deste modo, a introdução de uma nova cepa para a qual os animais não tenham imunidade ou não tenham imunidade cruzada com as já existentes.

Apesar da grande ocorrência da doença em suínos, até o presente momento, os conhecimentos sobre a patogenicidade do *H. parasuis* e as variações de virulência entre cepas de mesmo sorotipo são escassos.

O agente infecta apenas suínos, apresentando tropismo particular para as membranas serosas como peritônio, pericárdio, pleura, membranas articulares, meninges e para o parênquima pulmonar.

A disseminação ocorre por aerossóis, porém o agente pode ser isolado tanto das cavidades nasais quanto de tonsilas de animais sadios, e não costuma ser isolado em pulmões de animais sadios.

Geralmente os *sintomas* e *lesões* da doença aparecem 3 a 7 dias após a infecção e afetam suínos entre 2 semanas a 4 meses de idade. Os principais sinais clínicos e lesões são: anorexia, tremor, incoordenação motora, cianose, convulsão, claudicação, decúbito lateral e morte súbita. À necropsia é possível observar exsudato fibrinoso, serofibrinoso ou purulento nas membranas serosas afetadas, levando a um quadro de artrite, pleurite, peritonite, pericardite, meningite e pneumonia.

Há indicações experimentais de que alguns sorotipos possam ser mais virulentos que outros.

O *H. parasuis* é um agente etiológico de distribuição mundial. Estudos epidemiológicos indicam que as cepas isoladas do sistema respiratório dos suínos são mais heterogêneas, representando vários sorotipos e genótipos. Contrariamente, as cepas isoladas de infecções sistêmicas tendem a ser mais homogêneas e normalmente não são as mesmas que coloniza o sistema respiratório superior de porcas e leitas, principalmente as de rebanhos SPF.

O *diagnóstico* da infecção deve basear-se no histórico, nas lesões macroscópicas e em exames laboratoriais, entre eles o isolamento bacteriano e a PCR.

Controle

O controle pode ser realizado por medicação com antimicrobianos em fases estratégicas ou pode incluir o uso de vacinas comerciais ou autógenas. Os princípios ativos mais indicados para o controle da infecção por *H. parasuis* são oxitetraciclina (20 a 80 mg/kg), sulfonamida-trimetoprima (12,5 mg/kg sulfadiazina + 2,5 mg/kg de trimetoprima), penicilina (20.000 UI), ampicilina (10 a 20 mg/kg), amoxicilina (10 a 20 mg/kg), derivados das quinolonas (0,5- 5 mg/kg), ceftiofur (1 a 5 mg/kg), florfenicol (15 mg/kg) e tulatromicina (2,5 mg/kg).

• Erisipela suína

A erisipela ou ruiva é uma enfermidade do tipo hemorrágico apresentando lesões cutâneas, articulares, cardíacas ou septicemia em suínos, bem como aborto em porcas em gestação.

É causada por *Erysipelothrix rhusiopathiae*, um microrganismo gram-positivo, bacilar, reto ou levemente curvo, delgado com extremidades arredondadas, não formador de esporos e imóvel. Este agente bacteriano pode ser encontrado sob arranjo singular, em pequenas cadeias, aos pares em configuração "V" ou, ainda, agrupados ao acaso. Filamentos e longas cadeias podem ser observados com menor frequência.

O agente é classificado em sorotipos 1 a 26 e "N", sendo os sorotipos 1 e 2 subtipados em "a" e "b". Em suínos, 75 a 80% dos isolados pertencem aos sorotipos 1 e 2. O sorotipo 1a tem sido amplamente isolado de casos agudos de erisipela suína, enquanto o sorotipo 2a é mais prevalente em formas crônicas da doença.

A infecção por *E. rhusiopathiae* é mais importante em suínos, mas a bactéria tem sido isolada de grande número de mamíferos, aves e peixes. Bovinos, ovinos, equinos, galinhas, perus, cães e gatos podem se infectar.

A fonte de infecção mais importante é o suíno portador, pois grande porcentagem de suínos sadios aloja o *E. rhusiopathiae* nas tonsilas ou em outros tecidos linfoides, e pode eliminar a bactéria nas fezes. Suínos com infecção aguda eliminam o agente nas fezes, urina, saliva e secreções nasais. As bactérias contaminam o solo, a água, a cama e os alimentos, que são fontes de infecção.

A infecção natural processa-se, frequentemente, pela ingestão de alimentos ou água contaminados. Parece provável que a penetração no organismo ocorra pelas tonsilas ou pelo tecido linfoide ao longo do sistema digestório. A infecção pode ocorrer também por ferimentos na pele.

Após a inoculação experimental em suínos, segue-se a invasão da corrente sanguínea e posterior septicemia ou, então, bacteriemia com localização em diversos órgãos (principalmente coração, baço, rins e articulações), entre 1 e 7 dias.

A infecção natural é caracterizada por septicemia, lesões cutâneas e poliartrite. Porcas em gestação podem abortar. Pode também ocorrer lesão nas valvas cardíacas.

O período de incubação oscila entre 1 e 7 dias e na forma hiperaguda ocorre morte súbita. Na forma aguda observam-se febre alta (até 42°C), prostração, anorexia, conjuntivite e andar cambaleante. Podem ocorrer mortes nos lotes afetados. Lesões cutâneas em forma de eritema, urticária, ou lembrando contornos em losango tornam-se visíveis a partir do segundo dia da infecção. São áreas salientes na pele com coloração púrpuro-escuras, facilmente visíveis em animais de pelagem clara. Essas lesões podem desaparecer entre 4 e 7 dias, ou dar origem a áreas de necrose que persistem por várias semanas, devido à infecção secundária. Nesta forma, as porcas prenhes abortam e os machos apresentam infertilidade temporária.

A forma crônica caracteriza-se por sinais de artrite e insuficiência cardíaca. Os animais apresentam engrossamento das articulações dos membros locomotores, com escasso conteúdo líquido sanguinolento turvo no interior da cápsula articular, podendo evoluir para fibrose. Sob o ponto de vista econômico, a artrite é a manifestação clínica mais importante. A proliferação de tecido granular nas valvas cardíacas causa endocardite vegetativa, com insuficiência cardíaca.

Suínos de todas as idades são suscetíveis, mas os leitões são menos acometidos, pois dispõem de imunidade passiva. São comuns as observações de lesões cutâneas generalizadas por ocasião do abate. Representam agudização da doença desencadeada pelo transporte ao frigorífico, ou resultam do agrupamento de animais de diversas origens no período que antecede o abate.

No Brasil, a infecção tem sido observada com maior frequência na forma septicêmica, em porcas em gestação ou lactação, sendo o quadro caracterizado por toxemia, hipertermia e grande número de microrganismos circulantes no sangue.

O *diagnóstico* baseia-se nas observações de lesões cutâneas e outros sintomas. No laboratório, o diagnóstico é obtido por isolamento e classificação do agente, a partir de cultivos de tonsilas, pele e baço.

Controle

O controle pode ser feito por meio de vacinação dos reprodutores e, em granjas em que haja alta ocorrência em animais jovens, devem-se vacinar também leitões de 6 a 10 semanas de idade.

A medicação dos animais doentes geralmente é realizada com administração intramuscular de penicilina durante 3 a 5 dias (20.000 UI/kg). Pode-se usar também tetraciclina na água ou na ração (20 a 80 mg/kg) durante 5 dias. Casos de artrite e endocardite não respondem bem ao tratamento.

Paralelamente ao tratamento, devem ser adotadas medidas higiênicas e desinfecção das instalações. Desinfetantes fenólicos ou cresóis são recomendados, por apresentarem boa ação residual e atividade na presença de matéria orgânica (ver *Capítulo 9*).

▶ Bibliografia

Ahrné S, Stenström IM, Jensen NE et al. Classification of erysipelothrix strains on the basis of restriction fragment length polymorphisms. Int J Syst Bacteriol. 1995; 45:382-5.

Amass SF, Clark LK, Knox KE et al. Streptococcus suis colonization of piglets during parturition. Swine Health Prod. 1996; 4(6):269-72.

Amass SF, Clark LK, Wu CC. Source and timing of *Streptococcus suis* infection in neonatal pigs: implications for early weaning procedures. Swine Health Prod. 1995; 3:189-93.

Angen O, Oliveira S, Ahrens P et al. Development of an improved species specific PCR test for detection of *Haemophilus parasuis*. Vet Microbiol. 2007; 119:266-76.

Bemis DA, Burns Jr. EH. Bordetella. *In*: Gyles CL, Thoen CO (eds.). Pathogenesis of bacterial infections in animals. Ames: Iowa State University Press, 1993. pp. 201-15.

Berthelot-Hérault F, Marois C, Gottschalk M et al. Genetic diversity of *Streptococcus suis* strains isolated from pigs and humans as revealed by pulsed-field gel electrophoresis. J Clin Microbiol. 2002; 40 (2):615-9.

Blackall PJ, Fegan N, Pahoff JL et al. The molecular epidemiology of four outbreaks of porcine pasteurellosis. Vet Microbiol. 2000; 72:111-20.

Bossé JT, Janson H, Sheehan BJ et al. *Actinobacillus pleuropneumoniae*: pathobiology and pathogenesis of infection. Microbes Infect. 2002; 4(2):225-35.

Bowles R, Pahoff JL, Smith BN et al. Ribotype diversity of porcine *Pasteurella multocida* from Australia. Aust Vet J. 2000; 78:630-5.

Brockmeier SL. Prior infection with *Bordetella bronchiseptica* increases nasal colonization by *Haemophilus parasuis* in swine. Vet Microbiol. 2004; 99:75-8.

Brockmeier SL, Palmer MV, Bolin SR et al. Effects of intranasal inoculation with *Bordetella bronchiseptica*, porcine reproductive and respiratory syndrome virus, or a combination of both organisms on subsequent infection with *Pasteurella multocida* in pigs. Am J Vet Res. 2001; 62:521-5.

Brooke CJ, Riley TV. *Erysipelothrix rhusiopathiae*: bacteriology, epidemiology and clinical manifestations of an occupational pathogen. J Med Microbiol. 1999; 48:789-99.

Casalmiglia M, Pijoan C, Bosch GJ. Profiling *Mycoplasma hyopneumoniae* in farms using serology and a nested PCR technique. Swine Health Prod. 1999; 7: 263-8.

Christensen H, Bisgaard M. Revised definition of *Actinobacillus sensu stricto* isolated from animals. A review with special emphasis on diagnosis. Vet Microbiol. 2004; 99(1):13-30.

Dugal F, Bélanger M, Jacques M. Enhanced adherence of *Pasteurella multocida* to porcine tracheal rings preinfected with *Bordetella bronchiseptica*. Can J Vet Res. 1992; 56:260-4.

Ellis J, Clark E, Haines D et al. Porcine circovirus-2 and concurrent infections in the field. Vet Microbiol. 2004; 98:159-63.

Eriksson H, Jansson DS, Johansson K-E et al. Characterization of *erysipelothrix rhusiopathiae* isolates from poultry, pigs, emus, the poultry red mite and other animals. Vet Microbiol. 2009; 137:98-104.

Fidalgo, SG, Longbottom CJ, Riley TV. Susceptibility of *erysipelothrix rhusiopathiae* to antimicrobial agents and home disinfectants. Pathology. 2002; 34:462-5.

Fontaine CM, Perz-Casal J, Willson PJ. Investigation of a novel DNase of *Streptococcus suis* serotype 2. Infect Immun. 2004; 72 (2):774-81.

Frey J. Detection, identification, and subtyping of *Actinobacillus pleuropneumoniae*. Methods Mol Biol. 2003; 216:87-95.

Gottschalk M. *Streptococcus suis*: an update. American Association of Swine Practitioners, 1999. pp. 489-92.

Gottschalk M, Segura M. The pathogenesis of the meningitis caused by *Streptococcus suis*: the unresolved questions. Vet Microbiol. 2000; 76 (3): 259-72.

Hunt ML, Adler B, Townsend KM. The molecular biology of *Pasteurella multocida*. Vet Microbiol. 2000; 72:3-25.

Kielstein P, Rapp-Gabrielson VJ. Designation of 15 serovars of *Haemophilus parasuis* on the basis of immunodiffusion using heat-sable antigen extracts. J Clin Microbiol. 1992; 30:862-5.

Kim J, Chung HK, Chae C. Association of porcine circovirus 2 with porcine respiratory disease complex. Vet J. 2003; 166 (3):251-6.

Kobisch M, Friis NF. Swine mycoplasmoses. Rev Sci Tech. 1996; 15(4):1569-605.

Maes D, Segales J, Meyns T et al. Control of *Mycoplasma hyopneumoniae* infections in pigs. Vet Microbiol. 2008; 126(4):297-309.

Nakai T, Kume K, Yoshikawa H et al. Adherence of *Pasteurella multocida* or *Bordetella bronchiseptica* to the swine nasal epithelial cell *in vitro*. Infect Immun. 1988; 56:234-40.

Oliveira S, Galina L, Pijoan C. Development of a PCR test to diagnose *Haemophilus parasuis* infections. J Vet Diagn Invest. 2001; 13:495-501.

Oliveira S, Pijoan C. *Haemophilus parasuis*: new trends on diagnosis epidemiology and control. Vet Microbiol. 2004; 99:1-12.

Olvera A, Segalés J, Aragón V. Update on the diagnosis of *Haemophilus parasuis* infection in pigs and novel genotyping methods. Vet J. 2007; 174 (3): 522-9.

Pallarés FJ, Halbur PG, Schmitt CS et al. Comparison of experimental models for *Streptococcus suis* infection of conventional pigs. Can J Vet Res. 2003; 67(3):225-8.

Pointon AM, Byrt D, Heap P. Effect of enzootic pneumonia of pigs on growth performance. Aust Vet J. 1985; 62:13-8.

Robertson ID, Blackmore DK, Hampson DJ et al. A longitudinal study of natural infection of piglets with *Streptococcus suis* types 1 and 2. Epidemiol Infect. 1991; 107(1):119-26.

Rycroft AN, Garside LH. Actinobacillus species and their role in animal disease. Vet J. 2000; 159(1):18-36.

Shin EK, Seo YS, Han JH et al. Diversity of swine *Bordetella bronchiseptica* isolates evaluated by RAPD analysis and PFGE. J Vet Sci. 2007; 8(1):65-73.

Sibila M, Pieters M, Molitor T et al. Current perspectives on the diagnosis and epidemiology of *Mycoplasma hyopneumoniae* infection.Vet J. 2009; 181(3):221-31.

Sobestiansky J, Barcellos D. Doenças dos suínos. 1. ed. Goiânia: Cânone Editorial, 2007.

Straw B, Zimmerman JJ, D'Allaire S et al. Diseases of swine. 9. ed. Ames: Blackwell, 2006, 1153p.

Wang Q, Chang BJ, Riley TV. *Erysipelothrix rhusiopathiae*. Vet Microbiol. 2010; 140(3-4):405-17.

Zimmerman JJ, Yoon KJ, Wills RW et al. General overview of PRRSV: a perspective from the United States. Vet Microbiol. 1997; 55:187-96.

24
Medicamentos com Efeitos no Sistema Digestório

Andrea Micke Moreno

Neste capítulo são abordadas as principais doenças que afetam o sistema digestório de suínos e os medicamentos indicados para o seu controle. Recomenda-se que o leitor tenha atenção aos comentários feitos no item "Introdução", do *Capítulo 23*, que se estendem também a este capítulo. Com relação aos antimicrobianos aqui indicados, recomenda-se que o leitor se inteire sobre suas características farmacológicas, descritas em detalhes no *Capítulo 7*.

▶ Clostridiose

As bactérias do gênero *Clostridium* são amplamente reconhecidas como causadoras de doenças entéricas em seres humanos, animais domésticos e silvestres. Entre as doenças ocasionadas por bactérias deste gênero estão tétano, botulismo, gangrena gasosa e várias formas de doença entérica. O *Clostridium perfringens* é uma das espécies mais amplamente distribuídas do gênero e certamente o mais importante agente envolvido nas clostridioses entéricas em animais domésticos, que continuam a ser diagnosticadas na medicina veterinária, a despeito dos produtos imunoprofiláticos existentes.

Essas bactérias são bacilos anaeróbios, gram-positivos, imóveis e esporulam somente em circunstâncias especiais, sendo esta uma observação pouco frequente *in vivo* e *in vitro*. Atualmente, a classificação do *C. perfringens* tem como base a produção das toxinas alfa, beta, épsilon e iota, ditas toxinas maiores. A toxina alfa é produzida por todos os biotipos e é a única toxina maior produzida pelo biotipo A. As amostras produtoras de toxina alfa e beta recebem a classificação de biotipo C. As produtoras de toxinas alfa, beta e épsilon são classificadas como biotipo B, enquanto as produtoras das toxinas alfa e épsilon caracterizam o biotipo D e as produtoras de alfa e iota, o biotipo E.

Nos suínos o *C. perfringens* é considerado um agente primário de enterites necróticas hemorrágicas, classicamente associadas ao biotipo C, que acomete leitões com até 2 semanas de idade. No entanto, outras formas de doença entérica são associadas a este agente, especialmente as enterocolites necróticas e as diarreias profusas, associadas ao biotipo A.

A enterite necrótica pode ser classificada em hiperaguda, aguda, subaguda e crônica, segundo a gravidade dos sinais clínicos. Nos quadros de enterite necrótica, quase sempre associados ao biotipo C, pode-se observar vômito, diarreia, sinais de dor abdominal e sangue nas fezes, com a morte podendo ocorrer por obstrução intestinal ou toxemia.

A toxina denominada beta-2 parece estar relacionada com enterites necróticas em suínos, tendo sido detectado o gene cpb-2, codificador da toxina, em 83% de amostras de *C. perfringens* isoladas de leitões com diarreia. Outro indício deste envolvimento é o grande número de casos de enterites relacionadas com amostras de *C. perfringens* do biotipo A, cuja toxina maior, a toxina alfa, não parece ser capaz de produzir doença entérica em suínos.

A infecção depende da ingestão do microrganismo presente nas fezes, no ambiente ou, eventualmente, em rações contaminadas. Para o biotipo A, as condições para a colonização e aparecimento de alterações não são bem definidas, sabendo-se apenas que o agente se estabelece muito precocemente, podendo ser encontrado nas primeiras fezes expelidas após a saída do mecônio, sugerindo que as fêmeas exerçam um importante papel na perpetuação do agente no plantel.

O *C. perfringens* biotipo C não faz parte da flora normal dos suínos, não sendo encontrado frequentemente em animais sadios, ao contrário do biotipo A, que pode estar presente na flora dos leitões já no primeiro dia de vida. Os fatores que propiciam a multiplicação do *C. perfringens* biotipo C com a subsequente produção de toxina não são bem entendidos, embora se reconheça a capacidade do agente de colonizar rapidamente o sistema digestório quando não há flora bem-estabelecida. Níveis baixos de tripsina, característicos do sistema digestório dos neonatos, agindo com substâncias antitripsina presentes no colostro conferem à toxina beta a possibilidade de se manter na forma ativa por um período prolongado, aumentando o risco para animais nesta condição. O diagnóstico da doença entérica por *C. perfringens* em suínos baseia-se no histórico do rebanho, nos sinais clínicos, no exame anatomopatológico, no isolamento do agente e na caracterização da amostra isolada por reação em cadeia da polimerase (PCR). Nos casos de envolvimento do biotipo A, o diagnóstico deve contar com maiores cuidados, uma vez que este biotipo parece agrupar amostras patogênicas, mas também amostras que fazem parte da flora normal do intestino dos suínos.

▪ Controle

O controle da clostridiose envolve medidas de manejo e a imunização das fêmeas é frequentemente utilizada para melhorar a imunidade transferida pelo colostro, sendo na maioria dos casos associada à vacina para *E. coli* e/ou rotavírus.

Devido à idade afetada (leitões lactentes), a administração de antimicrobianos é individual e realizada geralmente por via oral, sendo mais indicado o uso de penicilina (20.000 UI/kg), ampicilina (10 a 20 mg/kg) ou amoxicilina (10 a 20 mg/kg).

▶ Colibacilose neonatal

O gênero *Escherichia* pertence à família Enterobacteriaceae, e é formado por um grupo dos bacilos gram-negativos e anaeróbios facultativos. A espécie *Escherichia coli* inclui habitantes da flora do trato intestinal e cepas causadoras de uma série de doenças intestinais e extraintestinais.

Há várias maneiras de dividir espécies bacterianas em subtipos. No caso da *E. coli,* a sorotipagem tem apresentado boa associação a certos grupos de cepas virulentas. A sorotipagem completa inclui a determinação dos grupos antigênicos O (somático), K (capsular), H (flagelar) e F (fimbrial).

A nomenclatura das *E. coli* patogênicas mudou muito nos últimos anos. O termo patotipo é atualmente utilizado para identificar tipos de *E. coli* com base no mecanismo de virulência. Este sistema identifica grandes classes de *E. coli* patogênicas, como as *E. coli* enterotoxigênicas (ETEC), aquelas causadoras da doença do edema (EDEC), as causadoras de um tipo de alteração denominada *attaching and effacing* (AEEC), entre outras.

As infecções por *E. coli* exigem a colonização da superfície mucosa. Nas ETEC e EDEC, a adesão ao intestino delgado é mediada por apêndices proteicos extracelulares, os quais são chamados fímbrias, adesinas fimbriais ou *pili* e são específicos para os diferentes hospedeiros.

Grupos muito específicos de fatores de virulência são necessários para causar determinada doença. A detecção destes fatores é muito importante para identificação da *E. coli* patogênica e o termo "virotipo" tem sido empregado para se referir a determinada combinação destes fatores para um isolado em particular. Os genes que codificam muitos dos fatores são carreados em plasmídios, o que se aplica a hemolisinas, toxinas, fímbrias e genes codificadores de resistência aos antimicrobianos.

A infecção intestinal de leitões no período neonatal é chamada de colibacilose neonatal, sendo causada por cepas patogênicas de *E. coli* capazes de provocar quadro grave de diarreia, com curso quase sempre fatal. A manifestação e o desenvolvimento da doença são muito influenciados por higiene, manejo, condicionamento ambiental e grau imunitário da porca.

O agente é comensal do intestino delgado de suínos quando em títulos baixos. Para causar a doença, o agente precisa ser capaz de aderir à mucosa do intestino delgado (evitando sua eliminação pelo trânsito intestinal normal) e produzir toxinas. A adesão é mediada por apêndices fimbriais proteicos. Os principais são K88 (F4), K99 (F5), P987 (F6) e F41. As ETEC podem produzir também uma adesina envolvida na aderência difusa (AIDA).

Uma das fímbrias mais frequentes é a F4, que tem o gene responsável por sua expressão geralmente localizado no mesmo plasmídio que alberga o gene determinante da hemólise. É por essa razão que grande parte das amostras patogênicas são hemolíticas quando semeadas em placas de ágar-sangue. As enterotoxinas envolvidas na patogenia da colibacilose neonatal são as toxinas termoestáveis STa (STI), STb (STII), com peso molecular baixo e não imunogênica, a toxina termolábil (LT), de alto peso molecular e imunogênica, e a toxina EAST 1.

Pode-se afirmar que, por ação das toxinas da *E. coli*, ocorre a hiperfunção de um processo fisiológico (troca de líquidos e eletrólitos entre as células das vilosidades e o lúmen intestinal). Como existe o predomínio das atividades secretórias sobre as de absorção, ocorrem diarreia e desidratação do leitão, o que pode provocar acidose metabólica e morte.

O leitão adquire a bactéria pelo ambiente (por contaminação pelo tratador, vassoura, contaminação residual por má desinfecção entre diferentes leitegadas etc.) ou pela mãe. Reconhece-se que a maioria das porcas é portadora assintomática de cepas patogênicas de *E. coli* em seu intestino. A doença é mais comum em leitoas, por deficiência imunitária (falta de contato prévio com a bactéria, não estimulando a produção de anticorpos, que seriam transferidos pelo colostro ou pelo leite).

Há vários fatores de risco ligados a higiene, manejo, condicionamento ambiental e grau imunitário da porca, fundamentais ao desencadeamento da colibacilose.

Na sua forma clássica, a doença afeta leitões logo após o nascimento. Um número variado pode ser afetado, e os sintomas são de diarreia aquosa e amarelada, resultando em desidratação. O curso é rápido, geralmente a desidratação e morte ocorrem em 4 a 24 h. A mortalidade é alta. Nos casos mais graves, pode haver morte dos leitões afetados sem ter ocorrido diarreia. Nesses casos, ocorre desidratação aguda, com acúmulo de líquidos dentro do intestino delgado, podendo alcançar volume entre 30 e 40% do peso corporal.

Nos casos em que houver imunidade parcial, transmitida da porca aos leitões, o quadro clínico pode ser menos grave. Esse abrandamento ocorre também nos casos de antibioticoterapia em que o produto usado apresente efeito apenas parcial sobre a população de *E. coli*, causadora da infecção.

O diagnóstico é obtido pela análise dos sintomas, por dados epidemiológicos e pela ausência de lesões à necropsia, associado a exames laboratoriais.

O exame laboratorial de fezes ou do conteúdo intestinal possibilita o isolamento do agente. Atualmente, a detecção de genes codificadores das fímbrias e toxinas por PCR nas amostras de *E. coli* isoladas tem oferecido grande avanço no diagnóstico da infecção por *E. coli*.

Controle

Em primeiro lugar, devem-se identificar e corrigir os fatores de risco. Os aspectos ligados a limpeza, desinfecção e manutenção de um ambiente seco e aquecido para os leitões devem ser priorizados. A imunização das fêmeas é frequentemente utilizada para melhorar a imunidade transferida pelo colostro, sendo na maioria dos casos associada à vacina para *C. perfringens* e/ou rotavírus.

A antibioticoterapia é uma alternativa válida para o tratamento de casos de colibacilose neonatal e o meio mais indicado para medicação é a administração por via oral individual (frascos dosadores). Usam-se, preferencialmente, princípios ativos selecionados mediante a realização de antibiograma. De maneira geral, os mais eficientes são quinolonas (0,5 a 5 mg/kg), gentamicina (2 a 5 mg/kg), neomicina (2 mg/kg), florfenicol (15 mg/kg) e apramicina (25 mg/kg).

Doença do edema

A doença do edema é uma toxi-infecção caracterizada pela ocorrência de sinais neurológicos, morte súbita e desenvolvimento de edema em vários tecidos. Os sintomas e lesões estão associados a uma toxina produzida pela *E. coli* do patotipo conhecido como EDEC, que age na parede de vasos sanguíneos.

O quadro está associado a cepas patogênicas de *E. coli* no intestino delgado que, sob determinadas circunstâncias, se multiplicam e produzem a substância biologicamente ativa, a verotoxina-2e (VT2e), mais recentemente denominada *shigalike toxin 2e* (Stx2e), a qual é tóxica para células vero em cultivos celulares.

A fímbria frequentemente associada às cepas EDEC é a F18. Recentemente foram descritas duas toxinas, uma denominada EAST1 e a outra denominada adesina, envolvida na aderência difusa (AINDA). Ambas têm sido detectadas em casos de diarreia pós-desmame e doença do edema, associadas a toxinas Stx2e e fímbrias F18 e F4.

Cepas patogênicas de *E. coli* aderem e proliferam no epitélio do intestino delgado de leitões suscetíveis, no qual produzem a toxina Stx2e. Essa toxina é absorvida e, na corrente sanguínea, causa lesão vascular sistêmica, com surgimento dos sintomas.

É doença de ocorrência mundial, embora sua frequência varie com o tempo, localização geográfica e de rebanho para rebanho, em função dos fatores de risco existentes. A disseminação de cepas EDEC ocorre, presumivelmente, por fômites, alimentos, água, suínos portadores e, possivelmente, por outros animais.

De modo geral, a taxa de morbidade é baixa, mas a de letalidade é alta, com a mortalidade podendo chegar a 100% em alguns lotes.

Colonização e multiplicação exageradas de cepas patogênicas de *E. coli* no intestino de leitões estão associadas a muitos fatores nutricionais, de manejo e de ambiente (fatores de risco).

A doença aparece, geralmente, 4 a 14 dias após o desmame, podendo, em alguns casos, afetar animais com mais de 60 dias de vida. Um ou mais leitões de um lote podem ser encontrados mortos, sem terem apresentado sinais evidentes. Outros podem manifestar transtornos de origem nervosa, como incoordenação motora, sinais de cegueira e andar incerto. Outros sinais frequentemente vistos são: dispneia devido ao edema pulmonar e da laringe, apatia, edema de pálpebras e temperatura retal até 40°C. Surtos de diarreia podem acompanhar a doença do edema quando há ocorrência do patotipo ETEC associado. Na fase final, ocorrem paralisia, tremores, convulsões (os leitões caem em decúbito lateral com movimentos de pedalagem) e evoluem para coma e morte em menos de 36 h. Alguns animais podem sobreviver e recuperar-se lentamente, mas se tornam refugos. Uma forma subclínica, sem sintomas aparentes, mas com efeito negativo sobre o desempenho dos leitões pode ocorrer.

Os leitões mortos são encontrados em bom estado nutricional, com áreas irregulares de congestão da pele e com o estômago cheio de alimento. Nem sempre há lesões edematosas; quando há, tendem a desaparecer com o tempo, após a morte.

▪ Controle

Os suínos afetados raramente se recuperam. O medicamento administrado na ração de animais do mesmo lote ou lotes posteriores com apramicina (75 a 100 g/ton), colistina (20 a 40 g/ton), neomicina (70 g/ton), gentamicina (30 g/ton), quinolonas (100 a 200 g/ton), florfenicol (20 a 40 g/kg) e lincomicina-espectinomicina (44/44 g/ton) pode auxiliar na prevenção de novos casos. Entretanto, é sempre conveniente selecionar o antibiótico a ser usado com base em antibiograma.

▶ Síndrome da diarreia pós-desmame

A síndrome da diarreia pós-desmame (SDPD), também chamada de colibacilose do desmame, é uma doença multifatorial, que afeta os leitões nas 2 primeiras semanas após o desmame. Esta síndrome pode ser acompanhada de casos de doença do edema ou não.

Essa síndrome tem como principal agente as cepas ETEC, produtoras de toxina LT e/ou algumas cepas EDEC que produzem toxina Stx2e. As fímbrias mais frequentes nestas cepas são F4 e F18.

A toxina denominada EAST1 e a AIDA têm sido detectadas em casos de diarreia pós-desmame e doença do edema, associadas às toxinas Stx2e e fímbrias F18 e F4.

Sabe-se que outros agentes podem estar presentes na fase pós-desmame, causando enterites e confundindo o diagnóstico clínico e o tratamento deste quadro. Dentre eles, a *Lawsonia intracellularis* tem sido um dos mais frequentes nos últimos anos, seguida por *Salmonella typhimurium* e *S. choleraesuis* em surtos esporádicos.

Atualmente, a maioria das granjas desmama os leitões entre 21 e 28 dias de idade, período em que as imunidades passiva e ativa estão muito baixas. Associado a isso, muitos eventos ocorrem simultaneamente no desmame: separação social dos leitões das mães, mudança de instalação, mistura de leitões formando uma nova hierarquia social e mudança brusca de alimento, passando de uma dieta líquida (leite) para sólida, à base de vegetais. Tais situações causam estresse nos leitões que, associado aos fatores de risco ligados ao ambiente e ao manejo na fase de creche, favorecem a multiplicação dos agentes infecciosos no intestino, os quais determinam a ocorrência de diarreia. Nestas situações, as cepas ETEC ou EDEC que apresentam as fímbrias F4 e F18 podem colonizar o intestino e expressar suas toxinas, causando diarreia.

Em rebanhos nos quais a SDPD seja frequente, os sinais de diarreia e desidratação geralmente ocorrem a partir do quarto dia após o desmame, como consequência do aumento no consumo de ração a partir deste período (uma vez que, nos 3 primeiros dias, o consumo é muito baixo), podendo prolongar-se por 10 a 15 dias. Os leitões afetados apresentam fezes diarreicas aquosas de coloração cinza-amarelada. A diarreia pode ser transitória, desaparecendo em 3 a 5 dias, mas costuma ser persistente. A morte por desidratação pode ocorrer em menos de 24 h.

O diagnóstico clínico da SDPD é caracterizado pelo aparecimento de diarreia entre 5 e 10 dias após o desmame, mas para estabelecer a etiologia, deve-se recorrer a exames laboratoriais. Para isso, deve-se utilizar, preferencialmente, leitões na fase inicial da diarreia e que não tenham sido medicados, enviando ao laboratório o animal inteiro ou as alças intestinais. Esses exames são direcionados ao isolamento de *E. coli* e à identificação dos fatores de virulência das cepas por PCR.

▪ Controle

Em caso de surto, deve-se retirar, imediatamente, a ração dos leitões por 1 dia, fornecendo-lhes apenas água medicada e/ou re-hidratante. Deve-se reiniciar o arraçoamento gradativamente, fornecendo pequenas quantidades de ração várias vezes ao dia (mínimo 4 vezes) até que o consumo total seja restabelecido, em 10 a 12 dias.

Quando possível, devem-se administrar antimicrobianos pela água; caso não haja esta possibilidade, deve-se administrar a medicação na ração. Os antimicrobianos mais usados são apramicina (75 a 100 g/ton), colistina (20 a 40 g/ton), neomicina (70 g/ton), gentamicina (30 g/ton), quinolonas (100 a 200 g/ton), florfenicol (20 a 40 g/ton) e lincomicina-espectinomicina (44/44 g/ton), realizando-se sempre testes de sensibilidade para monitorar o desenvolvimento de resistência.

As medidas terapêuticas sempre devem acompanhar a correção dos fatores de risco, principalmente, da temperatura ambiental (mantendo a temperatura da sala entre 22 e 28°C) e da melhoria nas condições higiênico-sanitárias.

Coccidiose

A coccidiose pode ser causada por protozoários dos gêneros *Eimeria* e *Isospora*. Entretanto, apenas a *Isospora suis* é considerada responsável pela doença em leitões lactentes. A infecção por *Isospora suis* foi descrita em 1934, e caracteriza-se por apresentar oocistos esporulados contendo dois esporocistos com quatro esporozoítos. O ciclo biológico da *Isospora suis* é complexo e pode ser dividido em duas fases: endógena e exógena.

Fase endógena

Os esporozoítos (forma infectante) são liberados dos oocistos esporulados para o lúmen do intestino delgado e penetram principalmente nos enterócitos do jejuno e íleo, dando início à fase endógena do ciclo. No interior das células epiteliais, inicia-se o processo de multiplicação assexuada, com formação de formas endógenas denominadas merontes tipo I. Os merontes tipo I originam os merozoítos tipo I que são capazes de multiplicar-se na própria célula ou de infectar outras células. Alguns merozoítos tipo I dão origem a merontes tipo II que formarão merozoítos tipo II. Os merozoítos tipo II formam os gametócitos, que representam as formas sexuadas feminina e masculina, denominadas microgametócito e macrogametócito, respectivamente. A fusão do macrogametócito e do microgameta dá origem ao zigoto.

Os zigotos produzem uma parede espessa e resistente, transformando-se em oocistos que são eliminados nas fezes. A eliminação de oocistos tem início 4 a 5 dias após a infecção e pode prolongar-se por até 3 semanas.

Fase exógena

Esta fase desenvolve-se no meio ambiente, onde os oocistos não esporulados (forma não infectante), sob condições ideais de oxigenação, umidade e temperatura (20 a 38°C) sofrem o processo de esporulação que ocorre dentro de 12 a 56 h, tornando-se infectantes.

A coccidiose pode ocorrer em qualquer época do ano, sendo mais frequente no verão, quando as altas temperaturas favorecem rápida esporulação, e não depende do tipo de manejo adotado.

A transmissão de *I. suis* ocorre por meio da ingestão de oocistos esporulados nas fezes de animais infectados. Tem sido proposto que a porca seja a principal responsável pela contaminação dos leitões lactentes, no entanto, estudos epidemiológicos não confirmam esta hipótese. As principais fontes de infecção são instalações, vassouras, botas e outros utensílios contaminados. Os oocistos de *I. suis* são extremamente resistentes e permanecem viáveis no meio ambiente por longos períodos.

Leitões com coccidiose apresentam diarreia não hemorrágica que não cede à antibioticoterapia. As fezes são pastosas ou fluidas, com coloração amarela ou acinzentada. Os sinais clínicos são observados com maior frequência em animais com idade entre 7 e 14 dias, podendo ser observados até o desmame.

Animais gravemente afetados mostram-se desidratados, podendo chegar à morte, e os que sobrevivem não apresentam o ganho de peso esperado, tornando-se refugos. Nem todos os leitões da leitegada são afetados.

Reprodutores, animais de engorda e terminação raramente são infectados com *I. suis*; pouco se sabe sobre a importância da eliminação do agente por estes animais ou leitões recentemente desmamados.

As lesões macroscópicas que acompanham a coccidiose neonatal podem variar de discretas a graves. Durante muito tempo, a membrana fibrinonecrótica na região de jejuno e íleo foi considerada característica da infecção por *I. suis*.

O diagnóstico da isosporose é realizado com base no histórico da propriedade, nos sinais clínicos e em oocistos em amostras de fezes.

Controle

Para diminuir a carga de oocistos no ambiente e evitar a infecção de outros leitões, a higiene e a limpeza das instalações são fundamentais. Para limpeza e desinfecção adequadas devem-se varrer e raspar o piso da gaiola de parição para remover toda matéria orgânica, lavar o local com água quente ou desinfetar com fogo e, finalmente, lavar com água e sabão. A desinfecção deve ser realizada com produtos à base de amônia (ver *Capítulo 9*).

O tratamento da coccidiose neonatal tem apresentado poucos resultados, uma vez que os danos à mucosa intestinal já ocorreram no momento em que se observa a diarreia; o controle e a prevenção são as melhores formas de combater a infecção por *I. suis*.

Medidas preventivas incluem o uso de totralzuril (20 mg/mℓ na dose de 1 mℓ para cada 1,25 kg de peso), administrado no terceiro e quinto dias de idade.

Outros medicamentos como amprolium, monensina, dicoquinato, sulfaquinoxalina, sulfaguanidina e furazolidona não se mostraram eficazes na prevenção da doença.

Salmonelose

As salmoneloses são enfermidades provocadas por bactérias do gênero *Salmonella*, apresentando importância mundial tanto na produção de carnes quanto em saúde pública. As bactérias do gênero *Salmonella* pertencem à família Enterobacteriaceae; são bastonetes gram-negativos, não formadores de esporos, anaeróbios facultativos, reduzem nitratos a nitritos, fermentam glicose e raramente lactose, crescem a 35 a 37°C e pH 6,5 a 7,5.

O gênero *Salmonella* é dividido em espécies, como os demais gêneros bacterianos, e apresenta uma classificação antigênica que determina os diferentes sorovares, sendo identificados até o momento 2.463 sorovares, diferenciados de acordo com seus antígenos somáticos (O) e flagelares (H).

Em suínos, a importância da infecção por salmonela está relacionada com dois fatores: a manifestação clínica da doença e a presença do agente em carcaças e produtos derivados que podem causar intoxicações alimentares em seres humanos.

A infecção em suínos pode ocorrer por diversos sorovares não causadores da doença, mas que representam uma fonte de contaminação para a carne suína, pois alguns animais podem passar despercebidos por todas as fases zootécnicas, permanecendo no estado de portadores assintomáticos por período indeterminado, chegando ao abate e, se expostos a situações estressantes, eliminam a bactéria pelas fezes e contaminam animais livres. Os sorovares mais frequentemente associados à ocorrência de salmonelose em suínos são *S. typhimurium* e *S. choleraesuis*.

Na espécie suína, S. choleraesuis é o sorovar de maior capacidade invasiva, não necessitando de grande carga bacteriana para provocar a doença; este sorovar causa septicemia e tem predileção pelo íleo e cólon, invade enterócitos e células M, que estão justapostas às placas de Peyer.

O sorovar S. typhimurium é menos invasivo e necessita de maior quantidade de células bacterianas para induzir a doença, sendo as placas de Peyer a principal porta de entrada. Este sorovar está relacionado com os casos de enterocolite e tem a capacidade de permanecer no organismo hospedeiro por longos períodos, sendo eliminado de maneira intermitente.

O principal meio de infecção é o fecal-oral pela ingestão de água e alimentos contaminados; secreções orofaringianas podem conter Salmonella spp., facilitando a transmissão nariz-nariz de um suíno para outro. Além disso, secreções contaminadas formando aerossóis tornam possível a infecção a pequenas distâncias.

O quadro clínico observado nas infecções por Salmonella pode ser relacionado com septicemia ou diarreia.

Na septicemia, o quadro normalmente é agudo; alguns animais morrem subitamente e outros apresentam sinais de febre e cianose nas extremidades, aumento da temperatura corporal (40,5 a 41°C), queda no apetite, dificuldade de locomoção, enfraquecimento, tendência a se amontoarem e, ocasionalmente, diarreia. A pele apresenta áreas avermelhadas, principalmente nas orelhas, no ventre e na região inguinal, que posteriormente tornam-se cianóticas. A maioria dos animais morre em 1 a 4 dias após o surgimento dos sintomas, sendo rara a recuperação.

Na forma aguda da forma septicêmica predomina um quadro de gastrenterite hemorrágica, observando-se, na mucosa estomacal, focos hemorrágicos e áreas com perda da mucosa. O baço apresenta-se aumentado, observam-se hemorragia nos rins e na bexiga, e petéquias e linfonodos infartados. No pulmão, observam-se focos purulentos e áreas hemorrágicas disseminadas; no coração ocorre excesso de fluido no saco pericárdico e petéquias no epicárdio.

A forma diarreica inicia-se com aumento na temperatura corporal, seguida de queda no apetite e diarreia. As fezes são líquidas, fétidas, amareladas, esverdeadas ou sanguinolentas, com estrias de material necrótico. A diarreia apresenta-se de modo intermitente, podendo durar várias semanas, resultando em perda de peso, refugagem, e a mortalidade varia de 20 a 40%. O ceco e cólon apresentam áreas de tecido necrosado, variando de pequenos círculos a grandes áreas de tecido necrótico e fibrinoso. A espessura da mucosa está aumentada, com coloração esbranquiçada ou amarelada. O conteúdo é líquido e fétido, contendo grumos de tecido necrótico e os linfonodos mesentéricos estão aumentados.

Existem diferentes métodos para detecção de Salmonella spp. em fezes e tecidos aplicáveis ao diagnóstico ou a estudos de prevalência. O diagnóstico da doença deve ser realizado por meio do exame bacteriológico associado às lesões histopatológicas compatíveis com o quadro.

A detecção de anticorpos contra Salmonella spp. em suínos possibilita identificar plantéis positivos para o agente, devendo-se avaliar a prevalência do mesmo em determinada região ou rebanho, e estudos epidemiológicos.

- ## Controle

Quando ocorrem surtos de salmonelose entérica ou septicêmica, o principal objetivo do tratamento é reduzir a gravidade do quadro e a disseminação do agente no lote, na sala ou na criação. No entanto, em se tratando de S. typhimurium e S. choleraesuis, esta tarefa torna-se bastante difícil, pois, além de apresentarem altos níveis de resistência aos antimicrobianos mais usados em suinocultura, durante a fase aguda da infecção, estes agentes habitam nichos intracelulares que não são alcançados pelos medicamentos mais comuns.

A escolha do antimicrobiano apropriado deve, portanto, ser realizada com auxílio do antibiograma. Os antimicrobianos mais utilizados são ceftiofur injetável (1 a 5 mg/kg) ou ainda, na água ou na ração, apramicina (75 a 100 g/ton), neomicina (70 g/ton), gentamicina (30 g/ton), florfenicol (20 a 40 g/ton) e lincomicina-espectinomicina (44/44 g/ton).

As medidas terapêuticas devem ser acompanhadas da correção dos fatores de risco e da melhoria nas condições higiênico-sanitárias.

Enterite proliferativa suína

O microrganismo causador da enterite proliferativa suína foi classificado na subdivisão Delta da classe Proteobacteria e denominado Lawsonia intracellularis. Trata-se de um bacilo curvo, gram-negativo, não flagelado, não esporulado, microaerófilo e intracelular obrigatório.

Os animais suscetíveis infectam-se pela ingestão do agente presente nas fezes ou em outros materiais contaminados. Outras espécies animais podem participar da introdução do agente no plantel.

Os fatores que determinam a suscetibilidade dos animais à enterite proliferativa não são bem conhecidos. Os suínos com menos de 1 mês de idade ou com mais de 1 ano parecem ser mais resistentes a infecção. Uma das justificativas para este fato está relacionada com a proteção conferida pela imunidade colostral aos leitões de 4 a 8 semanas, ou, ainda, com a imunidade adquirida pelos animais com mais de 1 ano devido ao contato com o agente no decorrer de sua vida.

Fatores predisponentes, tais como estresse do transporte, mudanças na ração ou em seus aditivos, superlotação e mudanças nos lotes, parecem estar relacionados com o aparecimento da doença.

Os sinais clínicos da enterite proliferativa podem ser agrupados em duas formas principais:

- *Forma aguda*: frequentemente ocorre em animais em fase de terminação (50 a 102 kg) ou em animais de reposição (reprodutores jovens). Alguns casos agudos da doença têm sido descritos em animais de fase de crescimento e fêmeas multíparas. A morte súbita de um pequeno número de animais é um dos primeiros sintomas observados nesta forma de enterite proliferativa; a mortalidade pode ser superior a 6%. A morbidade geralmente é baixa. Após um surto inicial, a doença permanece endêmica, afetando 1 ou 2 animais esporadicamente. Fezes diarreicas escuras e sanguinolentas podem ser observadas nas baias ou na região perineal dos suínos antes da morte. Os animais apresentam-se debilitados, letárgicos, anêmicos e anoréxicos. A morte tende a ocorrer em 48 h, no entanto, alguns animais recuperam-se quando tratados em tempo. Fêmeas gestantes podem abortar
- *Forma crônica*: geralmente se manifesta como enterite necrótica associada a diminuição no consumo de alimentos e ganho de peso. Animais de 6 a 20 semanas são os principais afetados. O sinal clínico inicial é de diarreia aquosa com coloração marrom que dura alguns dias ou até 4 semanas.

A diarreia pode não ocorrer em casos subclínicos. Geralmente a mortalidade nestes casos é baixa (1 a 5%). A maioria dos animais recupera-se em 6 ou 8 semanas após o aparecimento dos sinais clínicos, principalmente se for utilizada terapia adequada. No entanto, cerca de 15% dos animais não alcançam o peso de abate, o que ocasiona perdas econômicas.

As lesões macroscópicas limitam-se apenas ao trato intestinal; são segmentares, envolvendo o íleo e, ocasionalmente, jejuno, ceco e cólon proximal. Podem apresentar três formas principais:

- *Adenomatosa*: caracterizada pelo espessamento da mucosa e camada muscular intestinal com ou sem alterações inflamatórias
- *Necrótica*: caracterizada por necrose de coagulação da superfície adenomatosa. Inicialmente pode se restringir a uma delgada membrana fibrinonecrótica, podendo tornar-se espessa e firmemente aderida. Observada na forma crônica da doença
- *Hemorrágica*: caracteriza-se por hemorragia maciça por perda do epitélio da mucosa com exposição da lâmina própria. Grandes coágulos podem ser observados no lúmen do intestino delgado de animais infectados, frequente na forma aguda da doença.

O diagnóstico da enterite proliferativa suína inclui histórico da propriedade, sinais clínicos e avaliação macro e microscópicas das lesões. A detecção do agente por PCR é a maneira mais utilizada para confirmação diagnóstica, seguida pela imuno-histoquímica e por testes sorológicos como o *enzyme-linked immunosorbent assay* (ELISA) ou imunofluorescência.

▪ Controle

O controle pode envolver vacinação contra o agente e uso de antimicrobianos. Sabe-se que alguns antimicrobianos, como penicilina, virginamicina, neomicina, gentamicina (aminoglicosídios, em geral) e bacitracina de zinco não têm efeito sobre o agente.

Testes *in vivo* têm sido realizados e indicam que macrolídios, lincosamidas e pleuromutilinas são os antimicrobianos mais eficazes no tratamento e na prevenção da infecção. A medicação pode ser administrada sob a forma de pulsos em animais da faixa etária afetada, com tiamulina (150 g/ton), tilosina (100 g/ton) ou lincomicina (110 g/ton) durante 14 dias por via oral, pela ração.

▶ Disenteria suína

Enterite muco-hemorrágica grave que acomete suínos principalmente na fase de crescimento e terminação. É conhecida também como disenteria vibriônica, diarreia com sangue, disenteria sanguinolenta, diarreia negra, diarreia muco-hemorrágica.

O agente etiológico da disenteria suína foi isolado e caracterizado em 1971, e atualmente é denominado *Brachyspira hyodysenteriae*. Trata-se de um espiroqueta gram-negativo, anaeróbio e beta-hemolítico.

A disenteria suína encontra-se disseminada pelos vários países do mundo e é mais comumente observada em animais de 15 a 70 kg, podendo ocorrer em adultos e, ocasionalmente, leitões lactentes.

Animais sadios podem ser portadores eliminando o agente nas fezes; tratadores ou técnicos podem carrear o agente em roupas ou botas. Outras espécies animais podem transmitir a *B. hyodysenteriae* aos suínos.

Alguns fatores parecem estar envolvidos com aparecimento de sinais clínicos em animais contaminados, entre eles podem-se citar estresse, mudança na alimentação, castração, superlotação e variações extremas de temperatura ambiental. O período de incubação da disenteria suína é variável. Embora haja descrição de manifestação da doença entre 2 dias a 3 meses, este período normalmente ocorre em 10 a 14 dias após a infecção natural.

O sintoma mais comum é a diarreia. As fezes inicialmente são pastosas, de coloração amarelo-acinzentada; após algumas horas ou dias tornam-se aquosas, com sangue e muco; podem-se observar estrias de exsudato mucofibrinoso.

A diarreia prolongada induz desidratação, emagrecimento, fraqueza e incoordenação. Animais com infecção aguda podem morrer em poucas horas. Na forma crônica da doença, as fezes frequentemente estão misturadas com sangue.

As lesões são mais evidentes no intestino grosso, porém, sob certas condições, podem estar presentes nos outros segmentos. A mucosa apresenta-se edemaciada com perda da aparência rugosa característica; muitas vezes observa-se exsudato mucofibrinoso com estrias de sangue. Com a progressão do quadro, as lesões tornam-se mais graves e o aumento do exsudato pode induzir a formação de pseudomembrana espessa.

O diagnóstico deve-se basear em histórico, sinais clínicos, lesões macroscópicas, lesões microscópicas, isolamento e identificação do agente por PCR ou imunofluorescência.

▪ Controle

O tratamento da disenteria suína deve ser realizado por meio da adição de antimicrobianos na água ou na ração. Animais em estado grave devem receber medicação injetável. Recomenda-se a administração na ração de um dos seguintes antimicrobianos: bacitracina metileno dissalicilato (250 g/ton), lincomicina (40 a 100 g/ton), tiamulina (35 g/ton), tilosina (100 g/ton) e virginamicina (25 a 100 g/ton), respeitando-se os respectivos períodos de retirada.

Além da medicação, é importante adotar medidas de manejo que impeçam a propagação do agente. Após 1 semana de medicação, deve-se limpar e desinfetar todo equipamento utilizado no manejo dos animais. Durante o período de medicação, devem-se limpar e desinfetar as instalações e alojar o número adequado de animais por baia.

▶ Colites espiroquetais

Também denominada "espiroquetose do cólon", é uma forma de diarreia não fatal, geralmente autolimitante, que ocorre com maior frequência em animais no início da fase de crescimento. Os prejuízos decorrentes da infecção são redução do ganho de peso diário e piora na conversão alimentar. Os espiroquetas intestinais denominados *Brachyspira pilosicoli* e *B. intermedia* são os agentes etiológicos. As outras duas espécies de espiroquetas intestinais dos suínos, *B. innocens* e *B. murdochii*, são consideradas apatogênicas. Os agentes são fastidiosos, necessitando de meios e condições especiais de crescimento.

São considerados fatores importantes ao desencadeamento da doença a alimentação dos suínos com rações sem medicamentos e outras formulações que favoreçam o crescimento bacteriano vigoroso no intestino grosso. Um exemplo são as rações ricas em polissacarídios não amiláceos, que não são digeridos no intestino delgado e fornecem substrato importante à flora anfibiôntica do intestino grosso. A infecção por B. pilosicoli já foi detectada em seres humanos, primatas, cães, marsupiais e aves domésticas e silvestres.

Apesar de não estar totalmente determinada, acredita-se que a transmissão ocorra pela via fecal-oral. O pré-requisito para tal seria a adequada sobrevivência do agente fora do trato intestinal do hospedeiro. Tem sido proposto que o período médio de sobrevivência seja de 14 dias em temperatura ambiente.

A patogenia está relacionada com a capacidade de a bactéria se associar de maneira vantajosa ao muco que recobre o glicocálice presente na superfície apical dos enterócitos do intestino grosso. Ocorre colonização da superfície epitelial, com formação de uma falsa borda em escova nos estágios iniciais da infecção. Em decorrência da íntima associação às células, há reorganização da estrutura celular interna (citoesqueleto), com perda de microvilosidades. A diarreia ocorre, principalmente, por má absorção, resultado das alterações morfológicas e fisiológicas do epitélio. Perdas de líquido, associadas a atividade enterotóxica (secreção ativa) ou como consequência de reação inflamatória, também foram sugeridas, mas parecem ter menor relevância do que a má absorção.

A diarreia tende a ser autolimitante, com a cura entre 7 e 21 dias. As fezes têm consistência predominantemente pastosa e cor acinzentada, semelhante a cimento fresco. Sangue é bastante incomum. A perda de peso é significativa e alguns animais podem sofrer infecções secundárias, com evolução para quadro crônico da diarreia e refugagem.

As lesões macroscópicas são limitadas ao ceco e ao cólon. Os órgãos apresentam-se dilatados. Em um caso típico, a mucosa apresenta-se congesta e com aspecto brilhante por excesso de muco na superfície.

O diagnóstico pode ser realizado pelo histórico, isolamento do agente a partir de fezes ou do conteúdo cecal ou detecção do mesmo nas fezes por PCR.

Controle

As medidas de controle são as mesmas indicadas para o combate à disenteria suína e consistem, principalmente, no uso de antimicrobianos específicos contra os espiroquetas no início do quadro clínico.

Bibliografia

Berends BR, Urlings HAP, Snijders JM et al. Identification and quantification of risk factors in animal management and transport regarding Salmonella spp. in pigs. Int J Food Microbiol. 1996; 30:37-53.

Bessa MC, Costa M, Cardoso M. Prevalência de Salmonella sp. em suínos abatidos em frigoríficos do Rio Grande do Sul. Pesq Vet Bras. 2004; 24(2):80-4.

Brenner FW, Villar RG, Ângulo FJ et al. Salmonella nomenclature. J Clin Microbiol. 2000; 38(7):2465-7.

Connor JF. Diagnosis, treatment and prevention of porcine proliferative enteritis. Comp Contin Education. 1991; 13(7):1172-8.

Darwin KH, Miller VL. Molecular basis of interation of Salmonella with the intestinal mucosa. Clin Microbiol Rev. 1999; 12:405-28.

Driesen SJ, Fahy VA, Carland PG. The use of totralzuril for the prevention of coccidiosis in piglets before weaning. Aust Vet J. 1995; 72:139-41.

Elder RO, Duhamel GE, Schafer RW et al. Rapid detection of Serpulina hyodysenteriae in diagnostic specimens by PCR. J Clin Microbiol. 1994; 32:1497-502.

Fedorka-Cray P, Hogg A, Gray JT et al. Feed and feed trucks as sources of Salmonella contamination in swine. Swine Health Prod. 1997; 5:189-93.

Fedorka-Cray PJ, Whipp SC, Isaacson RE et al. Transmission of Salmonella typhimurium to swine. Vet Microbiol. 1994; 41:333-44.

Gales AC, Reis AO, Jones RN. Contemporary assessment of antimicrobial susceptibility testing methods for Polymyxin B and Colistin: review of available interpretative criteria and quality control guidelines. J Clin Microbiol. 2001; 39:183-90.

Galland JC, House JK, Hyatt DR et al. Prevalence of Salmonella in beef feeder steers as determined by bacterial culture and ELISA serology. Vet Microbiol. 2000; 76:143-51.

Gebhart CJ, Mcorist S, Lawson GHK et al. Specific in situ hybridization of the intracellular organism of porcine proliferative enteropathy. Vet Pathol. 1994; 31:462-7.

Hammerum AM, Heuer OE. Human health hazards from antimicrobial-resistant Escherichia coli of animal origin. Clin Infect Dis. 2009; 48:916-21.

Hensel M. Evolution of pathogenicity islands of Salmonella enterica. Int J Med Microbiol. 2004; 294:95-102.

Lindsay DS, Blagburn BL, Powe TA. Coccidiostats. Lack of approved products make absolute control impossible. Large Animal Veterinarian. 1993; 48:8-9.

Mainil MG, Moseley SL, Schneider RA et al. Hibridization of bovine isolates with gene probes for four enterotoxins (StaP, StaH, STb, LT) and one adhesion factor (K99). Vet Res. 1991; 47(5):1145-48.

Mcorist S, Gebhart CJ, Lawson GHK. Polymerase chain reaction for diagnosis of porcine proliferative enteropathy. Vet Microbiol. 1994; 41(3):205-12.

Nielsen B, Baggesen D, Bager F et al. The serological response to Salmonella serovars typhimurium and infantis in experimentally infected pigs: the time course followed with an indirect anti-LPS ELISA and bacteriological examinations. Vet Microbiol. 1995; 47:205-18.

Schmidt H, Hensel M. Pathogenicity islands in bacterial pathogenesis. Clin Microbiol Rev 2004; 7:14-56.

Sears CL, Kapre JB. Enteric bacterial toxin: mechanism of action and linkage to intestinal secretion. Microbiol Rev. 1996; 60(1):186-99.

Smith SC, Muir T, Holmes M et al. In-vitro antimicrobial susceptibility of Australian isolates of Treponema hyodysenteriae. Aust Vet J. 1991; 68:408-9.

Sobestiansky J, Barcellos D. Doenças dos suínos. 1. ed. Goiânia: Cânone Editorial, 2007.

Svensmark B, Jorsal SE, Nielsen K et al. Epidemiological studies of piglet diarrhoea in intensively maneged Danish sow herds. I. Pre – weaning diarrhoea. Acta Vet Scand 1989; 30(1):43-53.

Svensmark B, Nielsen K, Wileberg P et al. Epidemiological studies of piglet diarrhoea in intensively maneged Danish sow herds. II Post – weaning diarrhoea. Acta Vet Scand. 1989; 30(1):55-62.

Van Asten AJAM, Van Dijk JE. Distribuition of "classic" virulence factors among Salmonella spp. FEMS Immunol Med Microbiol. 2005; 44:251-9.

Waldmann KH. Influence of colibacillosis on fluid, eletrolyte and energy balance in newborn pigs. Pig News and Information. 1990; 11(3):337-340.

Ward GE, Winkelman NL. Reconizing the three forms of proliferative enteritis in swine. Vet Med. 1990; 85(2):197-203.

Weiss LHN, Nonnig R, Cardoso M et al. Ocorrência de Salmonella sp. em suínos de terminação no Rio grande do Sul. Pesq Vet Bras. 2002; 22(3):104-8.

Zhang W, Zhao M, Ruesch L et al. Prevalence of virulence genes in Escherichia coli strains recently isolated from young pigs with diarrhea in the US. Vet Microbiol. 2007; 123:145-52.

25
Medicamentos com Efeitos no Sistema Reprodutor

André Furugen Cesar de Andrade, Wagner Loesch Vianna, Simone Maria Massami Kitamura Martins e Aníbal Sant'Anna Moretti

▶ Introdução

O foco da criação de suínos é a produção de carne em quantidade e qualidade de modo a atender um mercado consumidor cada vez mais exigente. Para se obter essa produtividade, a indústria suinícola depende da eficiência reprodutiva do plantel.

Deste modo, é importante manipular a reprodução por meio de medicamentos, pois esta manipulação pode influenciar a produtividade da fêmea suína, sendo constatada principalmente pelo número de terminados/porca/ano. Este índice, por sua vez, está atrelado a outros, como as taxas de concepção, de parição, de retorno regular e irregular ao estro, número total de leitões nascidos, natimortos, mumificados, número de nascidos vivos e o número de desmamados, os quais retratam a eficiência reprodutiva da fêmea.

Para se otimizarem os benefícios oriundos dos hormônios exógenos, é necessário o conhecimento da fisiologia do eixo hipotálamo-hipófise-ovários, pois estes medicamentos promovem o controle do ciclo estral, da ovulação e do parto em suínos.

A sincronia do ciclo estral e da ovulação torna possível o emprego de biotecnologias da reprodução em dia predeterminado (inseminação artificial em tempo fixo), sem a necessidade da detecção do estro, além de possibilitar a programação dos manejos e do uso das instalações, propiciando maior uniformização da leitegada.

Embora o uso de hormônios ainda seja limitado em função de seu custo elevado, na suinocultura há situações específicas para a recomendação de seu uso. Dentre os hormônios mais conhecidos e utilizados, podem ser citados as gonadotrofinas coriônicas equina (eCG) e humana (hCG), o hormônio liberador das gonadotrofinas (GnRH) e seus análogos, a prostaglandina ($PGF_{2\alpha}$) e seus análogos, as ocitocinas e os progestágenos. Cada grupo tem funções e efeitos específicos, dependendo do momento ou da fase do ciclo em que são aplicados e da finalidade do resultado desejado.

Desta maneira, este capítulo abrange aspectos relacionados com o conhecimento da fisiologia da fêmea suína, proporcionando ao leitor a capacidade de entender os protocolos hormonais que visam à indução da puberdade, da ovulação e do parto. Além disso, o leitor pode também consultar os aspectos gerais dos medicamentos empregados na reprodução no *Capítulo 12*.

▶ Sistema reprodutor da fêmea suína

A morfofisiologia do sistema reprodutor de suínos é mostrada em detalhes no *Capítulo 2*. Neste capítulo enfatizam-se os aspectos desse sistema voltados à produção animal.

Na espécie suína (*Sus scrofa*), a fêmea é classificada como multípara (produz várias crias) e poliéstrica anual (vários ciclos estrais ao ano). Os estros repetem-se a cada 21 dias, podendo variar de 18 a 24 dias. O ciclo reprodutivo é considerado curto, por apresentar período gestacional de aproximadamente 114 dias (variando de 112 a 117 dias), período de lactação médio de 21 a 28 dias e intervalo desmame-estro fértil de até 7 dias (3 a 6 dias em média), dependendo da ordem de parto das matrizes. Deste modo, o potencial de uma reprodutora é de 2,57 partos por ano [(114 + 21 + 7) | 365].

▪ Anatomia do aparelho genital

O aparelho genital é constituído por ovários, tubas uterinas, útero bicornual, cérvice, vagina e genitália externa, incluindo vestíbulo da vagina, lábios maiores, lábios menores, clitóris e glândulas vestibulares. Os órgãos tubulares, formados pelas tubas uterinas, cornos uterinos, cérvice e vagina, compõem o sistema condutor. Na dinâmica funcional, a tuba uterina caracteriza-se como um receptáculo dos ovócitos liberados pelos ovários que, por um processo histofisiológico, os conduz ao local da fertilização. Das tubas, os mesmos descem para os cornos uterinos, onde ocorre a implantação dos embriões. Os espermatozoides, por sua vez, percorrem parte do sistema condutor em direção à junção istmo-ampola nas tubas uterinas, local onde ocorre a fecundação dos ovócitos. Os ovários e o sistema condutor ocupam a cavidade abdominal, sendo sustentados por uma série de ligamentos, dentre os quais se destacam o mesovário e o mesométrio.

▶ **Ovários.** Apresentam-se aos pares, em forma de cacho de uva, sendo o ovário esquerdo 60% mais funcional do que o direito. O tamanho do ovário depende, em grande parte, da idade e da fase reprodutiva da fêmea. Desempenham funções básicas como produção dos gametas femininos (ovócitos) e secreção de vários hormônios, dos quais merecem destaque o estradiol e a progesterona. A fêmea suína é a única espécie em que a oogênese prolonga-se até alguns dias após o parto no neonato, determinando a quantidade de folículos que cada ovário produzirá na vida útil reprodutiva. Este fato pode influenciar negativamente o potencial futuro de produção de ovócitos, por uma condição de estresse ocorrida nas duas primeiras semanas de vida, principalmente quando se trata de leitegadas grandes, acima do número de glândulas mamárias disponíveis.

▶ **Tubas uterinas.** Par de tubos sinuosos que conectam os ovários com o útero, sendo constituídas por fímbria (primeiro receptáculo dos ovócitos), infundíbulo, ampola e istmo. Os espermatozoides fertilizam os ovócitos nesse órgão, e em seguida inicia-se o desenvolvimento da célula-ovo que caracterizará o novo embrião, mas é nos estágios iniciais de desenvolvimento que abandonam o órgão para descerem para o útero.

▶ **Útero.** Consta de uma porção curta chamada corpo do útero e de 2 cornos bem desenvolvidos, cujas funções básicas no processo reprodutivo são:

- Transporte dos espermatozoides do ponto de ejaculação e/ou inseminação artificial até o local da fertilização na tuba uterina
- Controle da função do corpo lúteo
- Início da implantação, da gestação e do parto.

Cada corno uterino costuma conter aproximadamente metade do número de embriões, em decorrência da chamada migração embrionária intrauterina, antes do início da implantação. Este fato confirma-se pela comparação do número de corpos lúteos em cada ovário com o número de embriões do corno uterino correspondente. Em porcas unilateralmente ovariectomizadas, notou-se que o mesmo número de embriões implantou-se em cada corno uterino.

▶ **Cérvice ou colo uterino.** Esfíncter muscular situado entre o útero e a vagina, isolando o útero do meio exterior. É um tubo longo no qual são encontradas fileiras de firmes proeminências como interdigitações que se projetam para o lume do canal cervical e que, junto com a camada muscular circular, acabam ocluindo efetivamente o órgão. Esta última característica confere proteção ao útero quando do final do estro. Por outro lado, as interdigitações nada mais são do que estruturas anatômicas que acabam acomodando a glande (em espiral) do pênis do cachaço na cópula. No momento do parto, forma-se o canal do nascimento para passagem dos fetos justamente pela dilatação dos órgãos do sistema tubular, cornos uterinos, cérvice e vagina.

▶ **Vagina.** Dividida em 2 partes, o vestíbulo (parte mais externa) e a vagina posterior, que se estende desde o orifício uretral até a cérvice, apresentando massas de tecido conjuntivo denso e frouxo, com abundante provisão de plexos venosos, fibras nervosas e pequenos grupos de células nervosas. O muco normalmente encontrado na vagina, procedente sobretudo da cérvice, aumenta consideravelmente nas fêmeas em estro.

▶ **Genitália externa ou vulva.** Constituída por clitóris, lábios maiores e menores e certas glândulas que se abrem no vestíbulo vaginal. O clitóris é o homólogo embriológico do pênis na fêmea, e é formado por dois pequenos corpos cavernosos eréteis que terminam em uma glande rudimentar. Os genitais externos estão bem providos de terminações nervosas sensitivas que desempenham importante papel durante a excitação sexual das fêmeas.

Puberdade

A puberdade da fêmea suína caracteriza-se pelo aparecimento do primeiro estro fértil, por volta dos 140 a 180 dias de idade. No macho, a puberdade está relacionada com o aparecimento de espermatozoides nos túbulos seminíferos, por volta do 4º mês de vida. Vários fatores influenciam o aparecimento da puberdade na fêmea: idade e peso, genótipo, nutrição, alojamento, transporte, sazonalidade e efeito do macho. Este evento está associado à maturação do eixo-hipotálamo-hipófise e, consequentemente, à habilidade do ovário em responder às gonadotrofinas e secretar os hormônios esteroides. A marrã, portanto, para atingir a puberdade deve alcançar certo nível de maturação fisiológica compatível com seu desenvolvimento corporal, repercutindo no reprodutivo, uma vez que sustentará gestação, lactação e retorno ao estro pós-desmame.

Um fator relevante é o nutricional, uma vez que programas de restrição alimentar devem ser acompanhados das recomendações das empresas, pois, dependendo da restrição, pode haver retardo do estro na puberdade.

Os efeitos a longo prazo no manejo nutricional durante o período de crescimento da leitoa e sua influência na produtividade futura ainda não foram claramente definidos. A idade da puberdade tem relação com o ganho de peso. Encontrou-se efeito quadrático representando atrasos na idade da puberdade para taxas de ganho menores que 650 g e maiores que 720 g. Os animais geneticamente melhorados e com alimentação à vontade, portanto, podem apresentar taxas de crescimento mais elevadas. A consequência da alimentação à vontade seria a de provocar descompasso entre desenvolvimento genital e corporal, apesar de as leitoas mostrarem-se mais pesadas no momento da cobrição e/ou inseminação artificial. Assim, é possível que, nos animais com rápido crescimento corporal, a maturação do eixo reprodutivo não acompanhe a velocidade de crescimento e/ou exista necessidade de os animais alcançarem um limiar de gordura corporal para que os eventos fisiológicos indutores da puberdade sejam deflagrados. O estado metabólico da fêmea para a ocorrência dos eventos fisiológicos específicos para cada fase caracteriza a tônica de averiguação da condição corporal.

Atualmente, as empresas de genética preconizam a primeira cobertura ou inseminação artificial em marrãs com idade e espessura de toucinho específicas (7 a 8 meses e 18 a 22 mm, respectivamente). As condições climáticas relacionadas com a época do ano também influenciam o desenvolvimento sexual de leitoas, pois o percentual que chega à puberdade no verão é menor do que no inverno. O fotoperíodo, que influencia muitos aspectos ligados à reprodução suína, também afeta a idade da puberdade. Sabe-se que há diminuição da idade à puberdade após a exposição de leitoas a dias de luz crescente. O efeito desse fator no hemisfério sul, quando comparado com o hemisfério norte, é discutível, visto que a diferença na duração do dia em várias épocas do ano é muito pequena.

O manejo com o macho adulto (acima de 11 meses de idade) junto a fêmeas imaturas conduz, sabidamente, à puberdade devido à ação sinérgica de vários componentes estimulatórios do cachaço. Essa ação não está restrita apenas aos estímulos olfatórios de feromônios, mas também a outros odores corporais, estímulos táteis e, possivelmente, visuais e auditivos. Sugere-se que o mecanismo dos estímulos do macho ocorra por intermédio do aumento dos níveis de hormônio luteinizante (LH) na leitoa, com desenvolvimento folicular e aumento dos níveis plasmáticos de estrógeno.

A idade em que a leitoa é coberta e/ou inseminada pela primeira vez pode ter importantes implicações na eficiência total de sua vida reprodutiva. Economicamente, justifica-se a cobrição ou a inseminação artificial o mais cedo possível, uma vez que reduz o seu período improdutivo no rebanho. Entretanto, o número médio de ovulações aumenta do primeiro ao terceiro estro de tal modo que, realizando a primeira cobrição, por ocasião do terceiro estro, melhora-se a prolificidade da fêmea. Isso parece ser mais evidente no caso de leitoas submetidas à restrição alimentar se comparadas com leitoas com ração à vontade. A indução precoce do primeiro estro é um fator relevante na sua vida útil reprodutiva, pois o maior número de ciclos estrais influencia o desenvolvimento genital, proporcionando ambiente uterino mais favorável aos embriões devido à maior exposição do útero aos hormônios esteroides (estrógeno e progesterona).

Ciclo estral

O processo reprodutivo das fêmeas é sempre cíclico, iniciando-se com o estro ou cio e terminando imediatamente antes da manifestação do cio subsequente. A duração total média do ciclo estral é de 21 dias, com oscilação de 18 a 24 dias. Do ponto de vista endócrino, o ciclo estral é regulado primariamente por dois componentes esteroides, denominados progesterona e estradiol, além de dois hormônios gonadotróficos, o hormônio foliculestimulante (FSH) e o LH, e também a $PGF_{2\alpha}$.

As fases podem ser divididas em três etapas:

- Estabelecimento da fase luteínica (1), a qual indica correspondentemente o final da fase folicular, denominada metaestro e diestro
- Regressão do corpo lúteo (2), definindo o final do diestro e o início do proestro
- Estabelecimento da fase folicular (3), quando se identifica o estro ou cio.

A fase 1 destaca a elevação constante das concentrações séricas de progesterona produzidas pelos corpos lúteos dos ovários, mantidas por concentrações sanguíneas elevadas do LH, preponderantemente. Após a ovulação, o corpo lúteo desenvolve-se a partir das células que compunham a parede folicular. As células da granulosa diferenciam-se em células luteais grandes, que compreendem cerca de 30% das células esteroidogênicas, e secretam 70% de toda a progesterona produzida. Estas células não dependem da estimulação pelo LH para que ocorra secreção de progesterona. As células da teca diferenciam-se nas células luteais pequenas e correspondem a 70% das células esteroidogênicas. Estas células necessitam da estimulação do LH para a máxima secreção de progesterona, que corresponde a apenas 30% do total de secreção deste hormônio.

Na fase 2 há queda dos níveis de progesterona, havendo influência na regressão do corpo lúteo pela ação principal da $PGF_{2\alpha}$, que é um hormônio eicosanoide secretado pelo endométrio. Este hormônio acelera a queda da progesterona e ainda exerce ação indireta nos níveis de estrógeno e prolactina. Quando há regressão do corpo lúteo, este se torna LH-dependente e a diminuição da expressão gênica dos receptores de LH dentro do tecido luteínico resulta em declínio na síntese de progesterona. Em consequência, há elevação das concentrações de estrógeno, marcando a fase folicular inicial 3 e a sua manutenção mediada pelo aumento dos níveis de FSH e LH. O término dessa fase coincide com a liberação de um pico pré-ovulatório característico de LH e, finalmente, a ovulação, retornando-se à fase 1, correspondente ao estabelecimento da fase luteínica.

Essa evolução de mudanças hormonais associa-se à própria evolução comportamental da fêmea, principalmente na fase folicular. O objetivo principal é o diagnóstico preciso do estro, pelo acompanhamento da evolução dos sinais característicos associados ao momento da ovulação, visando ao sucesso na fertilização. Consideram-se, portanto, as seguintes características adicionais dos períodos específicos do ciclo estral:

- *Proestro – fase proliferativa*: fase em que os folículos estão em crescimento. Os corpos lúteos da ovulação anterior estão diminuídos e duros, formados por tecido de cicatrização (corpos *albicans*). O útero encontra-se tenso, a vagina apresenta-se hiperêmica e edemaciada. A cérvice mostra-se dilatada, assim como a vagina, havendo edema das interdigitações, o que facilita a penetração do pênis ou a pipeta de inseminação artificial. Às vezes, há muco na vagina, com evidência da proximidade de novo cio, com início das manifestações comportamentais. A duração desse período é de aproximadamente 2 dias. A fêmea nesta fase monta sobre as outras, urina com frequência, procura o macho, mas como característica diferencial não permite a monta do macho e não se deixa montar por outras fêmeas. O estrógeno é o principal hormônio atuante, cuja principal função, nesta fase, é a de promover o crescimento do útero relacionado com a hipertrofia das fibras musculares, preparar o miométrio para a ação da ocitocina e aumentar a retenção de água e eletrólitos pelas células, sendo o edema de vulva um dos sinais visíveis. Além disso, o estrógeno aumenta o número de receptores para progesterona, hormônio predominante na fase secretória
- *Estro ou cio – fase proliferativa*: nesta fase, o útero fica rígido e retém líquido, a cérvice produz mais muco e a vulva apresenta-se edemaciada e hiperêmica. A fêmea fica inquieta, com apetite reduzido, salta sobre as outras e urina com frequência. Esta fase caracteriza-se por um período com duração de aproximadamente 2 a 3 dias, na dependência principalmente de idade e ordem de parto, identificando-se cios curtos nas marrãs. A fêmea apresenta-se sexualmente receptiva e imóvel na presença do macho e do homem, o que se chama de reflexo de tolerância ao macho e ao homem. Os folículos de Graaf, ou pré-ovulatórios, rompem-se, liberando o ovócito, fenômeno denominado ovulação. A viabilidade do ovócito é de 6 a 8 h após a sua liberação. A ovulação propriamente dita ocorre no terço final do estro com duração média de 3 h. O momento ideal para estabelecimento dos esquemas de cobrição e inseminação artificial ocorre nesse período, havendo variação entre os distintos sistemas de produção. Há desenvolvimento glandular intenso, com ramificações e secreção de fluido fino
- *Metaestro – fase secretória*: fase pós-ovulatória, com duração de 2 dias. Os ovários caracterizam-se por apresentarem inicialmente depressões correspondentes aos locais de ovulação, que posteriormente dão origem aos corpos hemorrágicos e em um estágio mais avançado aos corpos lúteos. Há predominância de progesterona. O útero perde sua tonicidade e a vagina apresenta-se menos edemaciada
- *Diestro – fase secretória*: esta fase, com duração média de 14 dias após a ovulação, caracteriza-se por corpo lúteo maduro, crescimento do útero, hipertrofia do miométrio que, ao mesmo tempo, mantém-se em estado quiescente. O desenvolvimento das glândulas uterinas é intenso, ocorrendo várias ramificações, com o aumento da secreção do histiotrofo, conhecido como leite uterino. O fim desta fase é marcado pela primeira onda de crescimento folicular. As mucosas da vagina e da cérvice estão secas e pálidas
- *Anestro*: é o período de diestro prolongado. Pode constituir-se em um dos tipos de esterilidade funcional pela possibilidade de persistência do corpo lúteo. Há, ainda, os chamados anestro gestacional e lactacional, nos quais os embriões e a amamentação são responsáveis por interrupção temporária do ciclo estral.

Há alguns tipos de estro:

- Normal, no qual as características básicas fisiológicas mantêm-se íntegras, juntamente com as comportamentais específicas da fêmea
- Silencioso de difícil verificação
- Cio pós-parto, anovulatório, em que ainda se observam resquícios de elevadas concentrações de estrógenos, características dos primeiros dias pós-parto
- Cio pós-desmame, mudança fisiológica relacionada com o desenvolvimento folicular inicial após 14 dias de lactação, com expressão máxima de alteração hormonal na terceira semana após o aleitamento, vindo em seguida o pró-estro e o estro, no estresse do desmame. Com a ausência do estímulo de sucção, o hipotálamo não é mais inibido, aumentando-se as concentrações de gonadotrofinas. O intervalo desmame-estro médio, em fêmeas com 3 ou mais partos, varia de 3 a 7 dias, dependendo da condição corporal da fêmea, sendo a média para primíparas maior ou igual a 4.

Sincronização do estro com o uso de progestágenos exógenos

A progesterona é o hormônio endógeno responsável pela manutenção de gestação; este é produzido no corpo lúteo, em grande parte pelas células luteais grandes que foram originadas das células da granulosa. A progesterona atua no miométrio, mantendo seu tônus relaxado, estimulando secreções endometriais, bloqueando o comportamento característico do estro e, em geral, mantém a concepção viável no útero.

A progesterona e seus análogos sintéticos atuam inibindo a secreção das gonadotrofinas (FSH e LH) pela hipófise. Uma vez retirado o tratamento, as gonadotrofinas voltam a ser liberadas, estimulando rápido e sincrônico crescimento de uma nova onda folicular. A meia-vida da progesterona administrada por via oral é muito baixa (20 min) e, para o efeito de sincronização do ciclo estral, é fundamental que seu efeito perdure por vários dias. Os progestágenos sintéticos podem ser usados por via oral para sincronizar o estro de porcas e leitoas cíclicas, já que, além de apresentarem meia-vida maior, são absorvidos pelo trato gastrintestinal sem sofrer inativação. O altrenogest (progestágeno sintético) pode ser usado em porcas e leitoas na dose de 15 a 20 mg/animal/dia. Neste caso, as fêmeas podem entrar no cio entre 1 e 6 dias depois de retirado o produto da ração.

Além da administração de progestágenos por via oral, pesquisas têm buscado avaliar o uso de implantes com liberação sustentada. Quando marrãs foram tratadas com implantes contendo 6 mg de norgestomet por 18 dias, 5 de 6 marrãs entraram em estro com 3 a 7 dias após a retirada do implante. Similarmente, ao tratar as marrãs com o dispositivo intravaginal por 14 dias, levou 17 de 24 animais (70,8%) a apresentarem estro entre 3 e 5 dias após a remoção do implante.

Indução da puberdade com uso de hormônios exógenos

A reposição anual de 40%, em média, das fêmeas reprodutoras faz com que haja atenção especial com as marrãs, futuras reprodutoras, principalmente nos períodos da criação, caracterizadas pelas fases pré-púbere, púbere e pós-púbere. Estas fêmeas podem ser produzidas na própria granja por intermédio de programas de cruzamento dirigido, envolvendo as aptidões maternas (número de pares de tetos, docilidade, produção leiteira etc.) e paternas (ganho de peso, conversão alimentar, espessura de toucinho, relação de carne magra etc.). Os produtos do cruzamento dirigido são, portanto, as leitoas de reposição. Outra maneira é a aquisição dessas leitoas diretamente de uma empresa de genética. As vantagens e desvantagens de determinado programa de reposição dependem do sistema de produção, sendo analisados vários fatores, como número de leitoas necessárias ao programa; organização da incorporação das leitoas nos lotes dimensionados de cobrições ou inseminações, custo da aquisição ou de separação das leitoas; instalações apropriadas para a fase ou fases; época de aquisição ou de separação do próprio plantel; exigências quanto às linhagens utilizadas; manutenção das avós para produção das leitoas; o próprio esquema de cruzamento e outros.

Dessa maneira, o programa de indução da puberdade deve iniciar-se o mais cedo possível (120 a 140 dias de idade), mediante o acompanhamento até a primeira inseminação artificial condizente com a adequada condição corporal da fêmea. Nesse caso, os primeiros ciclos ocorrem em benefício ao preparo da fêmea para uma vida útil reprodutiva desejável.

A redução da idade à puberdade é uma das maneiras que torna possível ao produtor um retorno mais rápido do investimento em marrãs futuras reprodutoras. Para isso, modernas técnicas de manejo vêm sendo empregadas de acordo com a evolução do melhoramento genético. As novas linhagens precisam ser avaliadas em vários aspectos do período pré e pós-púbere, em razão de sua precocidade. A manifestação precoce da puberdade na marrã propicia maior número de ciclos estrais antes da cobrição, ou inseminação artificial, melhorando o tamanho da primeira leitegada. Com o início da puberdade, o eixo reprodutivo torna-se ativo, havendo uma série de estímulos hormonais, cuja ação é efetiva para o desenvolvimento do aparelho genital da fêmea, refletindo associação positiva entre a quantidade de ciclos estrais, tamanho e peso do útero, influenciando a taxa de sobrevivência fetal durante a gestação.

A ação da progesterona, proveniente do corpo lúteo, como um hormônio relacionado com a sobrevivência dos embriões e manutenção da gestação, atua no preparo do ambiente uterino, com hipertrofia das glândulas endometriais, e consequente aumento qualitativo e quantitativo dos nutrientes ao embrião. O tratamento com progestágeno (altrenogest) em leitoas aumenta o comprimento dos cornos uterinos, além de elevar a taxa de parição e o número de leitões totais nascidos.

Com o estro induzido sincronicamente, os produtores selecionam menos marrãs para reposição, adequando-as aos grupos de porcas já formados e comercializando o excedente de marrãs, a preço de mercado. Assim, os dias não produtivos são diminuídos e os custos associados a fêmeas de reposição permanecem mais baixos para os sistemas de produção.

As habilidades da gonadotrofina gonadotrofina coriônica equina (eCG) em estimular o recrutamento e o desenvolvimento folicular e da hCG em controlar precisamente o momento da ovulação foram utilizadas para sincronizar a ovulação e promover a inseminação artificial em tempo fixo. Paterson, em 1982, em sua revisão sobre a indução da puberdade em marrãs, referiu que a combinação mais comumente utilizada é a de 400 UI de eCG e 200 UI de gonadotrofina coriônica (hCG), em uma única aplicação. Entretanto, a utilização da combinação hormonal de 600 UI de eCG e 5 ou 2,5 mg de LH em duas aplicações com intervalo de 72 h, respectivamente, mostrou-se eficiente quanto a indução da puberdade e sincronização do estro em leitoas pré-púberes já aos 126 dias de idade e no período de 140 a 154 dias. Essa sincronização com hormônios exógenos tem sido mais efetiva do que a indução apenas com o macho.

A presença do macho sexualmente maduro como estímulo à puberdade é fundamental na medida em que os feromônios encontrados nas secreções das glândulas salivares do macho têm ação importante na mediação da puberdade precoce da fêmea. Essa ação não está restrita apenas aos estímulos olfatórios de feromônios, mas também aos estímulos táteis, visuais e auditivos. Além dessas ações do macho sobre a fêmea, o contato físico restrito na hora do estímulo é essencial para a qualificação da observação do estro em fêmeas suínas em baias, pois em gaiolas em que não haja contato entre os animais, há diminuição da intensidade da resposta na detecção de fêmeas em estro, se comparado ao estímulo do estro quando a fêmea é colocada junto com o macho em baias.

A idade do macho merece atenção, uma vez que os mais jovens não secretam níveis adequados de feromônios, principalmente 5-alfa-androstenona e 3-alfa-androstenol, encontrados na urina e saliva dos animais e, dessa maneira, o manejo do macho adulto, acima de 11 meses de idade, junto a fêmeas imaturas conduz, sabidamente, a melhores estímulos à puberdade. De modo geral, a recomendação para o início da estimulação da fêmea pelo macho é a partir dos 150 ou 160 dias de idade.

Estudo conduzido por Carbone, em 2002, destacou formação cística no ovário de leitoas em diferentes protocolos hormonais de indução da puberdade. De todos os protocolos utilizados (400 UI de eCG e 200 UI de hCG em uma única aplicação; 400 UI de eCG e após 72 h 200 UI de hCG; 600 UI de eCG e após 72 h 5 mg de LH), a combinação eCG-LH apresentou a menor ocorrência de cistos ovarianos; cerca de 1,07% das leitoas apresentaram pelo menos 1 cisto ovariano. Além disso, essa mesma combinação hormonal obteve 100% de expressão da sincronização (pelo menos 1 corpo lúteo nos ovários) e 20,8% de cio silencioso.

Averiguações posteriores mostraram que, em marrãs tratadas com a mesma combinação hormonal (eCG e LH), a taxa de aproveitamento, desde a indução hormonal a puberdade até o terceiro parto, foi superior em comparação às estimuladas apenas com a indução pelo macho. Esta vantagem pode representar maior lucratividade para o sistema de produção. Portanto, o manejo de marrãs no plantel de matrizes é essencial no sistema e, desse modo, práticas de manejo avançadas, como a indução da puberdade e melhor sincronização do primeiro estro, devem ser incorporadas aos objetivos do programa de progresso dessas fêmeas para melhor aproveitamento e incorporação sincrônica aos grupos semanais de produção, com consequente diminuição dos dias não produtivos e otimização do uso de instalações.

Ressalta-se que, quanto maior a taxa de aproveitamento, ou seja, quanto maior a ordem de parto da fêmea na ocasião do seu descarte, menores são os dias não produtivos e maiores são o número de leitões desmamados por ano e o lucro bruto obtido deste animal. Obviamente, esta taxa é influenciada por diversos fatores que levam ao descarte de um animal, não sendo possível atribuir seu valor apenas ao método de indução e sincronização da puberdade.

▶ Indução do estro e da ovulação com uso de hormônios exógenos

A otimização da mão de obra, reduzindo os custos com funcionários, é um dos principais objetivos das criações, sendo um elemento que impulsiona a busca por metodologias de manejo específicas, que resultem em maior eficiência produtiva. Muitos estudos têm sido desenvolvidos com a finalidade de estabelecer um tempo fixo para a realização da inseminação artificial, sem ser necessário deslocar funcionários para a rotina diária de indução de estro e determinação do momento de início do estro, variável de extrema importância nos esquemas de inseminação artificial. Entretanto, as elevadas variabilidades na duração do estro, nos intervalos desmame-estro e início do estro-ovulação, dificultam a melhor definição de esquemas eficientes de inseminação artificial, uma vez que o momento ideal para inseminar guarda estreita relação com a ovulação. Devido à complexidade na determinação dessa última característica e, consequentemente, do momento de realização da inseminação artificial, os tratamentos hormonais utilizados para sincronização de estros e ovulações têm sido estudados e surgem como interessante alternativa para facilitar as tarefas de manejo do sistema de produção, com a melhor e mais precisa programação das atividades, o que pode oferecer maior eficiência no desempenho reprodutivo. Desta maneira, torna-se possível o desenvolvimento de métodos intensivos de detecção de estro e/ou a determinação de um tempo fixo seguro para a inseminação artificial.

A variabilidade elevada, na espécie suína, da duração do estro e do tempo de ovulação em relação ao início ou final do estro conferem à duração do estro uma característica retrospectiva. Nesse raciocínio, os potenciais preditores para ovulação, como início do estro, intervalo desmame-estro, condutividade do muco vaginal, temperatura vaginal e diâmetro folicular não foram efetivos para precisar o momento da ovulação.

O padrão da onda de LH surge como parâmetro endocrinológico determinante do momento da ovulação, uma vez que relaciona as concentrações de LH e ovulação com a ocorrência média de 44 h após o início da onda de LH. O momento de pico na concentração de LH relaciona-se com o estro, e deste modo, o pico de LH pode ocorrer entre 10 h antes e 36 h após o início do estro. Essa variabilidade da relação impossibilita o uso desse parâmetro como preditor da ovulação.

A técnica de indução do cio com eCG, que estimula o crescimento folicular, contribuiu para a realização de experimentos com a inseminação artificial em tempo fixo (IATF). Além disso, contribuiu para a diminuição do intervalo desmame-estro. O emprego de gonadotrofinas na indução e sincronização da ovulação em fêmeas suínas, visando à realização da inseminação artificial em momento predeterminado, caracteriza prática facilitadora no manejo reprodutivo que possibilita o sucesso da fecundação. Tanto o GnRH (natural e seus agonistas), como o hormônio luteinizante suíno (pLH) e a hCG são eficientes em induzir a ovulação em leitoas e porcas; no entanto, esses hormônios não são amplamente usados na produção.

Quando se realiza a aplicação de LH suíno em combinação com eCG em leitoas também há bons resultados na sincronização da ovulação, sendo o intervalo entre aplicação de LH e a ovulação por volta de 37 h (32 a 40) e o coeficiente de variação de 10%.

Em porcas desmamadas, a aplicação de 750 a 800 UI de eCG 24 h após o desmame é capaz de promover crescimento folicular suficiente para ocorrência do estro entre 3 e 4 dias após sua aplicação, valores desejáveis para melhor desempenho reprodutivo. A complementação dessa estimulação com eCG ou hCG, ou ainda GnRH, com o objetivo de controlar ou mimetizar a liberação pré-ovulatória de LH, possibilita a predição do momento da ovulação e, deste modo, torna possível que a inseminação artificial seja realizada em tempos fixos estabelecidos para alcançar o período de máxima fertilização. Para sincronizar a ovulação, tradicionalmente tem sido utilizada a injeção de eCG 24 h após o desmame e de hCG ou GnRH 72 h após aplicação de eCG.

As ovulações em porcas acontecem, em média, 37 h (24 a 40 h) e 36 h (33 a 40 h) após injeção de 500 UI de hCG e de 300 UI de hCG associadas a 300 μg de GnRH, respectivamente. Leitoas que foram sincronizadas com 600 UI de eCG e após 72 h, 5 mg de LH, a ovulação ocorreu, em média, 38,1 h após a aplicação do LH. Resultados semelhantes foram obtidos com essa mesma combinação, mas com redução da dose de LH para 2,5 mg. Resultados semelhantes são relatados quando se induz a ovulação com 50 µg de GnRH (35,1 ± 4,8 h e 36,4 h, variando entre 29 e 38,5 h) ou com 750 UI de hCG (40 ± 1 h).

A adoção de um tempo fixo para inseminação artificial complementa pesquisas desenvolvidas com auxílio da ultrassonografia que caracterizam o intervalo entre 28 h antes e 4 h após a ovulação como o melhor para realização da inseminação. A variabilidade em tamanho de leitegada foi menor quando a primeira inseminação artificial coincidiu com o momento da ovulação. Por outro lado, objetivando o intervalo ideal entre inseminação artificial e ovulação, em protocolos de sincronização de ovulações em porcas, as inseminações são realizadas 24 a 26 h (primeira dose) e 40 a 44 h (segunda dose) ou 27 e 38 h após a aplicação do medicamento indutor da ovulação.

▶ Indução do parto com uso de hormônios exógenos

A produtividade em uma granja de suínos é mensurada por vários parâmetros, dentre os quais o número de leitões desmamados/fêmea/ano. Embora o número de leitões nascidos seja aquele mais considerado em termos de desempenho reprodutivo, os nascidos vivos representam o potencial real de leitões que podem ser desmamados. Assim, a natimortalidade e a perda de leitões até o desmame devem ser bem entendidas, sempre no sentido de minimizar estes fatores de perda.

A indução do parto com o uso de $PGF_{2\alpha}$ e seus análogos tem efeito positivo no manejo da maternidade. Os análogos de $PGF_{2\alpha}$ induzem parto em porcas e marrãs, proporcionando um manejo mais eficiente e conveniente sob vários aspectos. A intervenção humana em um parto laborioso, seja por manobras obstétricas, seja para estimular leitões aparentemente natimortos, pode levar a um incremento de até um leitão por leitegada. Além disto, com a sincronização dos partos, sincronizam-se também os desmames e, consequentemente, a concepção subsequente.

A administração de $PGF_{2\alpha}$ a porcas e leitoas gestantes resulta em declínio imediato das concentrações plasmáticas de progesterona associado à regressão do corpo lúteo. A $PGF_{2\alpha}$ leva à liberação de relaxina com um pico de concentração ocorrendo 45 min após a aplicação.

Antes de propor o uso de medicamentos para a indução de partos, deve-se ter em mente que a duração média da gestação em suínos é de 114 a 115 dias, com variação de 111 a 120 dias. Esta variação é influenciada pela granja, pelo tamanho da leitegada e pela época do ano. Logo, é relevante ressaltar que a indução e a sincronização de partos com o uso de $PGF_{2\alpha}$ só devem ser usadas em propriedades que tenham registros de controle detalhados sobre os animais a serem tratados; de fato, apenas estes registros tornarão possível o cálculo da duração média das gestações naquela propriedade. Este dado é fundamental para que se conheça com precisão a duração da gestação, de modo a possibilitar que a indução do parto seja feita antes do dia gestacional 110 (D110). Se a indução for precoce, isto é, se ocorrer antes desta data, pode haver aumento na porcentagem de leitões natimortos. Entretanto, a sincronização dos partos resulta em maior e melhor uniformização da idade e do peso dos leitões por matriz. Porcas e marrãs tratadas com $PGF_{2\alpha}$ ou com seus análogos sintéticos, 2 dias antes da data prevista para o parto, costumam iniciar o trabalho de parto 24 a 48 h após o tratamento.

O processo de parto sem intervenção dura aproximadamente 2 a 5 h, com os leitões nascendo com cerca de 15 min de intervalo. As placentas podem ser liberadas após o esvaziamento de um dos cornos uterinos ou até 4 h após o nascimento do último leitão. A ocitocina tem efeito uterotônico, encurtando o intervalo entre o nascimento dos leitões e tempo total de parto; porém, aumenta a intensidade e a frequência das contrações uterinas, podendo resultar em danos aos cordões umbilicais, como sua ruptura e consequente aumento da natimortalidade. Ainda assim, com o objetivo de aumentar a sincronização dos partos, pode-se utilizar a ocitocina 24 h após a aplicação da $PGF_{2\alpha}$, acelerando o início do parto. As doses recomendadas podem variar de 5 a 30 UI por porca, com grande porcentagem dos animais parindo 6 h após a aplicação. As altas doses (20 a 30 UI) são mais eficientes em provocar a sincronização dos nascimentos, porém estas podem levar a tetania e fadiga uterina. Como resultado, pode-se obter maior quantidade de porcas necessitando de intervenções obstétricas, aumentando o número de leitões natimortos e de lesões e infecções genitais nas fêmeas. Desta maneira, caso a ocitocina seja acrescentada no protocolo de indução do parto, recomenda-se trabalhar com doses menores (5 a 10 UI).

De modo geral, os indutores de parto são aplicados por via intramuscular. Entretanto, pode-se utilizar a via intramucosa vulvar pela possibilidade de redução de custo em virtude da diminuição da dose recomendada.

▶ Bibliografia

Anderson LL. Suínos. *In*: Hafez ES, Hafez B. Reprodução animal. 6. ed. São Paulo: Manole, 1995, Capítulo 16. pp. 348-65.

Beltranena E, Aherne FX, Foxcroft GR *et al*. Effects of pre- and postpubertal feeding on production traits at first and second estrus in gilts. J Anim Sci. 1991; 69:886-93.

Benites NR, Baruselli PS. Medicamentos empregados para sincronização do crescimento folicular e da ovulação para transferência de embriões. *In*: Spinosa HS, Górniak SL, Bernardi MM. Farmacologia aplicada à Medicina Veterinária. Rio de Janeiro: Guanabara Koogan, 2006. pp. 343-61.

Botté FM, Bariteau F, Forgerit Y *et al*. Control of oestrus in gilts II. Synchronization of oestrus with a progestagen, Altrenogest (Regumate): effect on fertility and litter size. Anim Reprod Sci. 1990; 22:227-33.

Botté FM, Bariteau F, Forgerit Y *et al*. Synchronization of oestrus in gilts with altrenogest: effects on ovulation rate and fetal survival. Anim Reprod Sci. 1995; 39:267-74.

Britt JH, Day BN, Webel SK *et al*. Induction of fertile estrus in prepubertal gilts by treatment with a combination of pregnant mare's serun gonadotropin and human chorionic gonadotropin. J Anim Sci. 1989; 67:1148-53.

Brooks PH. Management of the replacement gilt: the "male effect" thirty years on. The Pig J. 1999; 43:92-109.

Brüssow KP, Jöchle W, Hühn U. Control of ovulation with a GnRH analog in gilts and sows. Theriogenology. 1996; 46:925-34.

Carbone A. Emprego de gonadotrofinas exógenas na indução e sincronização da puberdade em marrãs. [Dissertação.] São Paulo: Faculdade de Medicina Veterinária e Zootecnia – Universidade de São Paulo, 2002.

Cowart RP. Parturition and dystocia in swine. *In*: Youngquist RS, Threlfall WR. Current therapy in large animal theriogenology 2. St. Louis: Elsevier, 2007. pp. 778-84.

Dalin AM, Nanda T, Hultén F *et al*. Ovarian activity at naturally attained oestrus in the sow. An ultrasonographic and LH study. Acta Vet Scand. 1995; 36:377-82.

Day BN, Abeydeera LR, Prather RS. Recent progress in pig embryo production through in vitro maturation and fertilization techniques. *In*: Johnson LA, Guthrie HD. Boar semen preservation. Kansas: Allen Press Inc., 2000. pp. 81-92.

Eckhardt OHO, Martins SMMK, Pinese ME. Efeito das gonadotrofinas (ECG e LH) na sincronização do estro a puberdade em marrãs e eficiência reprodutiva nos três primeiros partos. Anais do III Congresso Latino Americano de Suinocultura. Foz do Iguaçu, 2006. pp. 975-6.

Foxcroft GR. Mechanisms mediating nutritional effects on embryonic survival in pigs. J Reprod Fertil. 1997; 52:47-61.

Foxcroft G, Aherne F. Manejo da marrã de reposição e da porca de primeiro parto. In: Anais do 7 Simpósio Internacional de Reprodução e Inseminação Artificial em Suínos. Foz do Iguaçu, 2000. pp. 91-8.

Gama RD. Emprego de diferentes doses de LH suíno na indução e sincronização da puberdade em marrãs. [Dissertação.] São Paulo: Faculdade de Medicina Veterinária e Zootecnia – Universidade de São Paulo, 2003.

Gama RD, Vianna WL, Pinese ME et al. Different doses of porcine luteinizing hormone in precocious puberty induction in gilts. Reprod Dom Anim. 2005; 40:433-5.

Gheller NB. Prostaglandina F2 Alfa associada à ocitocina ou carbetocina na indução de partos em suínos. [Dissertação.] Porto Alegre: Faculdade de Veterinária – Universidade Federal do Rio Grande do Sul, 2009.

Gordon I. Controlled reproduction in pigs. 3. ed. London: Cab International, 1997.

Hasley CS, Lee GJ. Genetic basis of prolificacy in Meishan pigs. J Reprod Fertil. 1993; 48:247-59.

Hazeleger W, Bouwman EG, Noordhuizen JPTM et al. Effect of superovulation induction on embryonic development on day 5 and subsequent development and survival after nonsurgical embryo transfer in pigs. Theriogenology. 2000; 53:1063-70.

Hühn U, Jöchle W, Brüssow KP. Techniques developed for the control of estrus, ovulation and parturition in the east German pig industry: a review. Theriogenology. 1996; 46:911-24.

Kauffold J, Rautenberg T, Richter A. Estrus synchronization and rebreeding of failed female swine. Proceedings of the 16th International Pig Veterinary Society Congress. Melbourne, Australia, 2000. p. 384.

Kirkwood RN, Aherne FX. Energy intake, body condition and reproductive performance of the gilt. J Anim Sci. 1985; 60:1518-29.

Knox RV, Breen S, Roth S et al. Effect of housing system and frequency of boar contact on estrus in weaned sows. Proceedings of the 17th International Pig Veterinary Society Congress. Ames, EUA, 2002. p. 480.

Knox RV, Wilson WD. Induction of estrus and control of the estrous cycle in swine. In: Large Animal Theriogenology. St. Louis: Saunders, 2007. pp. 757-64.

Lago V, Gama RD, Vianna WL et al. Second estrus synchronization and precocious embryo viability in gilts by the use of gonadotrophin treatment. Reprod Dom Anim. 2005; 40:141-4.

Lambersom WR, Johnson RK, Zimmerman DR et al. Direct responses to selection for increased litter size, decreased age at puberty or random selection following selection for ovulation rate in swine. J Anim Sci. 1991; 69:3129-43.

Love RJ, Evans G, Klupiec C. Seasonal effects on fertility in gilts and sows. J Reprod Fertil. 1993; 48:191-206.

Lucia Junior T, Dial GD, Marsh WE. Estimation of lifetime productivity of female swine. J Vet Med Assoc. 1999; 214:1056-9.

Mburu JN, Einarsson S, Dalin AM et al. Ovulation as determined by transretal ultrasonography in multiparous sows: relationships with oestrous symptoms and hormonal profiles. J Vet Med Assoc. 1995; 42:285-92.

Moretti AS, Gonzaga CA, Campos JP et al. Emprego da prostaglandina (PGF2 alfa) na indução do parto em porcas. Efeitos da droga nas características pós-parto (nota prévia). In: Congresso Nacional de Veterinários Especialistas em Suínos. Curitiba, Brasil, 1984. p. 47.

Nephew KE, Cardenas H, Pope WF. Effects of progesterone pretreatment on fertility of gilts mated at an induced pubertal estrus. Theriogenology. 1994; 42:99-106.

Nissen AK, Schmidt M, Hyttel P et al. Ovulation and embryonic development rate following hCG-stimulation in sows. Acta Vet Scand. 2000; 41:321-8.

Niswender GD, Juengel JL, Mcguire WJ et al. Lutela function: the estrous cycle and early pregnancy. Biol Reprod. 1994; 50:239-47.

Palermo-Neto J, Arruda RP, Madureira EH. Prostaglandinas. In: Spinosa HS, Górniak SL, Bernardi MM. Farmacologia aplicada à Medicina Veterinária. Rio de Janeiro: Guanabara Koogan; 2006. pp. 239-55.

Paterson AM. The controlled induction of puberty. In: Cole DJA, Foxcroft GR, editors. Control of pig reproduction. Londres: Butterworths, 1982. pp. 139-59.

Patterson JL. Factors influencing onset of puberty in gilts. [Thesis.] Edmonton: Faculty of Graduate Studies and Research – University of Alberta, 2001.

Peacock AJ. Synchronization of oestrus in postpuberal gilts using controlled internal drug release (CIDR) devices. Proceedings of the 12th International Pig Veterinary Society Congress. The Hague, Holland, 1992. p. 484.

Pearce GP, Hughes PE, Booth WD. The involvement of boar submaxillary gland secretions in boar – induced precocious puberty attainment in the gilt. Anim Reprod Sci. 1988; 16:125-34.

Rydhmer L. Genetics of sow reproduction, including puberty, oestrus, pregnancy, farrowing and lactation. Livest Prod Sci. 2000; 66:1-12.

Sherwood OD, Chang CC, De Vier GW et al. Relaxin concentration in pig plasma following the administration of $PGF_{2\alpha}$ during late pregnancy. Endocrinology. 1975; 98:875-9.

Shymatsu Y, Uchida M, Niki R et al. Induction of superovulation and recovery of fertilized oocytes in prepubertal miniature pigs after treatment with PG600. Theriogenology. 2000; 53:1013-22.

Silveira PRS, Bortolozzo FP, Wentz I et al. Manejo da fêmea reprodutora. In: Sobestiansky J, Wentz I, Silveira PRS et al. Suinocultura intensiva: produção, manejo e saúde do rebanho. Brasília: Embrapa-CNPSA, 1998. pp. 163-96.

Soede MN, Hazelenger W, Broos J et al. Vaginal temperature is not related to the time of ovulation in sows. Anim Reprod Sci. 1997; 47:245-52.

Soede MN, Helmond FA, Kemp B. Periovulatory profiles oestradiol, LH and progesterone in relation to oestrus and embryo mortality in multiparous sows using transrectal ultrasonography to detect ovulation. J Reprod Fertil. 1994; 101:633-41.

Soede NM, Wetzels CCH, Zondag W et al. Effects of time of insemination relative to ovulation, as determined by ultrasonography, on fertilization rate and accessory sperm count in sows. J Reprod Fertil. 1995; 104:99-106.

Stokhof S, Soede NM, Kemp B. Vaginal mucus condutivity as measured by Walsmeta MKIV does not accurately predict the moment of ovulation or the optimum time for insemination in sows. Anim Reprod Sci. 1996; 41:305-10.

Terqui M, Guillouet P, Maurel MC et al. Relationship between peri-oestrus progesterone levels and time of ovulation by echography in pigs and influence of the interval between ovulation and artificial insemination (AI) on litter size. Reprod Nutr Dev. 2000; 40:393-404.

Viana CHC. Relações entre características intervalo-desmame-cio, duração do cio e momento da ovulação pela ultrassonografia e dosagem de progesterona sérica em fêmeas da espécie suína. [Dissertação.] São Paulo: Faculdade de Medicina Veterinária e Zootecnia – Universidade de São Paulo, 1998.

Vianna WL. Estudo da relação morfométrica de útero e placenta com a capacidade uterina em leitoas. [Dissertação.] São Paulo: Faculdade de Medicina Veterinária e Zootecnia – Universidade de São Paulo, 2004.

Vianna WL, Pinese ME, Rosseto AC et al. Indução da puberdade e sincronização do cio subsequente em fêmeas suínas pré-púberes utilizando gonadotrofinas exógenas. In: Anais do XI Congresso Brasileiro de Veterinários Especialistas em Suínos. Goiânia: Brasil, 2003. pp. 163-4.

Webel SK, Day BN. The control of ovulation. In: Cole DJA, Foxcroft GR (eds.). Control of Pig Reproduction. Londres: Butterworths, 1982. pp. 197-209.

Weems CW, Weems YS, Randel RD. Prostaglandins and reproduction in female arm animals. Vet J. 2006; 171:206-28.

Weitze KF, Wagner-Rietschel H, Waberski D et al. The onset of heat after weaning, heat duration, and ovulation as major factors in IA timing in sows. Reprod Dom Anim. 1994; 29:433-43.

Wentz I, Gava D, Bortolozzo FP. Hormônio terapia como ferramenta no manejo reprodutivo de suínos. In: Anais do XIII Congresso Brasileiro de Veterinários Especialistas em Suínos. Florianópolis, Brasil, 2007. pp. 139-54.

Wood CM, Kornegay ET, Shipley CF. Efficacy of altrenogest in synchronizing estrus in two swine breeding programs and effects on subsequent reproductive performance of sows. J Anim Sci. 1992; 70:1357-64.

Ziecik AJ, Dybala J, Martin-Rillo S et al. Induction of fertile estrus in prepuberal gilts and weaned sows. Reprod Dom Anim. 1996; 31:469-72.

26
Anti-helmínticos

Vivian Ferreira da Silva e Alexandre Teixeira Zocche

▶ Introdução

Devido às perdas zootécnicas e, consequentemente, econômicas, as helmintoses têm grande importância na produção animal. Em alguns casos, por se tratar de zoonoses, a importância passa a ser ainda maior.

As infecções em suínos por helmintos são causadas, basicamente, por problemas de biossegurança, tais como a baixa qualidade das instalações e a falha nos programas preventivos de controle da verminose no plantel. A maior incidência é encontrada nos lotes criados a pasto, mas com as novas exigências para a produção animal, hoje o problema se dá pela falta de limpeza e desinfecção apropriada nas baias. O tratamento, em geral, é realizado com anti-helmínticos para eliminação de ovos, larvas e formas adultas, controlando as formas infectantes no meio ambiente.

Neste capítulo são enfatizados os anti-helmínticos e as helmintoses de suínos. Recomenda-se também a leitura do *Capítulo 10* para mais detalhes sobre os fatores que interferem na eficácia das formulações e na farmacologia desses medicamentos.

Os anti-helmínticos são utilizados para fins curativo (em animais clinicamente doentes), tático (para evitar que aumente a contaminação do meio ambiente) e estratégico (com base em estudos epidemiológicos locais para conhecer a dinâmica populacional dos parasitas, tanto no hospedeiro como no meio ambiente).

No controle estratégico dos helmintos, os animais a serem tratados são as matrizes em produção, os machos em produção e os suínos de reposição. Em matrizes, o objetivo do controle estratégico é reduzir o número de ovos eliminados pelas porcas e suprimir os possíveis efeitos de um parasitismo subclínico, bem como diminuir as chances de contaminação dos leitões lactentes. Deve-se medicar a porca antes do parto até 7 dias antes da transferência para a maternidade, a qual deve estar limpa e desinfetada. O medicamento a ser escolhido depende do tipo e estágio do parasita; recomenda-se o uso de medicamento com atuação nas formas adultas e larvais para interromper o ciclo do parasita. Com os machos, o cuidado não deve ser diferente, pois estes animais podem disseminar os parasitas no rebanho. É recomendável até quatro aplicações de anti-helmínticos por ano, mas pode ser alterado conforme a necessidade do plantel.

Nos animais jovens, tais como leitões lactentes, desmamados e destinados à engorda, o controle com anti-helmínticos só se faz necessário nos locais onde não foi realizado o tratamento nas porcas antes do parto ou em locais com baixa condição de higiene. Os animais jovens são os mais suscetíveis às infestações e são os que mais sofrem as consequências. Quando as condições de biossegurança são respeitadas, o tratamento destes animais só se faz necessário após 2 a 3 meses de vida.

Os animais de reposição são os que trazem mais risco de contaminação para o rebanho. Assim, se faz necessária a quarentena dos novos suínos a serem introduzidos e também um tratamento com anti-helmíntico de amplo espectro de ação logo na chegada destes animais à propriedade, com repetição 1 ou 2 vezes antes da transferência.

Além destes controles pontuais, existe a possibilidade do tratamento estratégico contínuo dos animais do plantel, com a utilização de anti-helmínticos em doses mais baixas, prevenindo as perdas econômicas e o aparecimento de infecções patentes.

Atualmente existem diversos princípios ativos altamente eficazes e seletivos, porém devem ser utilizados de maneira adequada para se obterem os melhores resultados. Alguns medicamentos agem sobre um ou vários estágios do parasita, têm certas formas de administração mais eficazes que outras ou agem sobre um ou outro tipo de helmintos. É importante ressaltar que a dose considerada eficaz para um anti-helmíntico é caracterizada pela capacidade de eliminar 95% dos parasitas adultos, com adequada segurança.

A seguir, são apresentados, sucintamente, os principais grupos farmacológicos dos anti-helmínticos utilizados em suínos (para mais detalhes, ver *Capítulo 10*).

Os *benzimidazóis*, tais como oxibendazol, mebendazol, oxfendazol, tiabendazol e albendazol, agem bloqueando a polimerização da tubulina no parasita (causando paralisia), inibindo o transporte de glicose (causando a morte por inanição) e inibindo a fumarato-redutase (ovicida) nos parasitas. Em geral, apresentam alta eficácia contra estágios adultos e imaturos (tanto em desenvolvimento como inibido) de nematódeos gastrintestinais e pulmonares, desempenhando também ação ovicida. O mebendazol e o tiabendazol são hidrossolúveis, sendo pouco absorvidos no trato gastrintestinal e com alta excreção nas fezes. Outros compostos, como oxfendazol e albendazol, apresentam pouca solubilidade e lenta absorção. O fembendazol, o oxibendazol e o albendazol são ovicidas, larvicidas e adulticidas.

A *piperazina* e as *avermectinas* potencializam o ácido gama-aminobutírico (GABA), o que causa paralisia flácida no parasita. A piperazina é utilizada no controle de estágios adultos e imaturos de nematódeos gastrintestinais; já existem relatos de resistência do *Oesophagostomum dentatum* para este princípio ativo, e na forma de tartarato tem pouca absorção gastrintestinal. Dentre as avermectinas, têm-se a ivermectina e a doramectina, que agem sobre os estágios adultos e imaturos (em desenvolvimento e inibido) de nematódeos gastrintestinais e pulmonares dos suínos; são, em geral, compostos lipofílicos praticamente insolúveis em água. Esta característica favorece a deposição no local de aplicação, por via subcutânea; também são muito bem absorvidos quando administrados por via oral ou pela pele, mantendo altas concentrações dos medicamentos no pulmão e na pele dos animais.

Os *imidazotiázois* e as *pirimidinas*, como o levamisol e o pirantel, respectivamente, são agonistas colinérgicos, causando a paralisia espástica no parasita. O levamisol desempenha atividade sobre as formas adultas e imaturas em desenvolvimento dos nematódeos gastrintestinais e pulmonares dos suínos, sendo de baixa eficácia sobre *Trichuris* spp. Existem relatos na literatura de resistência dos nematódeos ao levamisol, principalmente em relação ao *Oesophagostumum dentatum*. Esse princípio ativo também é muito conhecido por sua capacidade de estimular a resposta imune celular dos animais. Após a sua ação sobre os parasitas, a expulsão dos nematódeos ocorre de 24 a 36 h do início do tratamento.

Os *organofosforados*, tais como o diclorvós, são inibidores da acetilcolinesterase e causam paralisia espástica do parasita. Este princípio ativo desempenha atividade sobre os nematódeos das famílias Ascaridae, Ancylostomatidae, Trichuridae e Oxyuridae, principalmente para as formas adultas. São absorvidos no trato intestinal, podendo ser hidrolisados no intestino delgado devido ao alto pH. São lipossolúveis e rapidamente oxidados e inativados no fígado, sendo eliminados pela via urinária. Podem causar toxicidade caracterizada por letargia, anorexia, diarreia, vômito, salivação e tremores musculares.

A *higromicina B*, apesar de ser um antimicrobiano, é eficaz no controle de alguns helmintos, como *Oesofagostomum* spp. em suínos.

O Quadro 26.1 mostra a posologia dos anti-helmínticos utilizados em suínos e os respectivos períodos de carência.

Principais helmintoses dos suínos

Os principais helmintos que afetam suínos são divididos em nematódeos, vermes de formato cilíndrico, e cestódios, vermes de formato achatado e segmentado. Os nematódeos apresentam maior patogenicidade e ampla distribuição geográfica, e os cestódios têm maior importância devido aos riscos de saúde pública. A seguir, são apresentadas helmintoses que acometem a produção de suínos.

Ascaridiose

Umas das mais importantes parasitoses em suínos devido à frequência de incidências e perdas econômicas decorrentes da condenação de intestino e fígado no matadouro. A contaminação ambiental somada à superlotação e à higiene deficiente são fatores predisponentes para a infestação por *Ascaris suum*.

Quadro 26.1 Posologia de anti-helmínticos para uso em suínos.

Medicamento	Dose (mg/kg)*	Período de carência (dias)
Abamectina	0,1 (via subcutânea)	5
Albendazol	–	14 dias
Cambendazol	20 a 40	14
Diclorvós	30 a 40	2
Febantel	5	7
Fembendazol	5 a 9	14
Flubendazol	5	14
Haloxon	30 a 50	–
Ivermectina	0,3	28
Levamisol	4,5 a 8	3
Mebendazol	30 ppm	14
Oxfendazol	4,5	14
Oxibendazol	5 a 15	14
Parbendazol	30	16
Piperazina	250 a 440	28
Pirantel	22	–
Tetramisol	15	7
Tiabendazol	50 a 100	30
Tiofanato	5 a 12	7
Triclorfon	50	2

*Via oral e em mg/kg, exceto quando indicado.

O ciclo de vida é direto, e o verme adulto vive no lúmen intestinal alimentando-se do seu conteúdo e liberando ovos no ambiente pelas fezes do suíno. No ambiente, o ovo embrionado é ingerido pelo hospedeiro e iniciam-se as fases larvais. As larvas passam pelo intestino, sistema porta e fígado, pulmões, pela traqueia e faringe, sendo, neste momento, deglutidas e retornando ao intestino delgado, fechando o ciclo. Este ciclo pode durar de 40 a 53 dias e os vermes adultos podem viver por até 6 meses. O suíno desenvolve imunidade ao *Ascaris suum* após a primeira infestação. Devido a esta característica, os animais jovens, principalmente entre 3 e 9 meses de vida, são mais acometidos do que os adultos.

Em casos de infecções maciças, pode-se observar atraso no desenvolvimento dos animais acometidos devido à competição por nutrientes, bem como tosse e dificuldade respiratória (pneumonia verminótica), e até mesmo a morte. A fase de migração larval pelo fígado e pelos pulmões pode levar à sua condenação no abatedouro ou propiciar infecções pulmonares secundárias.

Realizando-se regularmente exames coprológicos e necropsias para observação de vermes no intestino e manchas leitosas no fígado, pode-se monitorar o plantel. As ações de controle baseiam-se no uso de medicamentos para nematódeos, tais como oxibendazol, fembendazol, levamisol, mebendazol, doramectina, ivermectina e piperazina. O princípio ativo pirantel também se mostrou eficiente na redução de manchas leitosas no fígado, migração larval pelos pulmões e o estabelecimento do áscaris no intestino e, desta maneira, há melhora do ganho diário de peso principalmente nas fases iniciais do suíno.

Medidas de limpeza e desinfecção são essenciais para a prevenção das helmintoses. O piso recomendado para a criação dos animais também é importante para o controle da infestação, sendo o concretado a melhor escolha.

Cisticercose

A *Taenia solium* e a *Taenia hydatigena* são os agentes desta helmintose que acomete suínos pela ingestão de proglotes gravídicos ou de ovos na forma livre liberados no ambiente. No intestino do animal, há a liberação das larvas que migram para os tecidos musculares (no caso da *T. solium*) ou para o fígado, omento e mesentério (no caso da *T. hydatigena*), formando cisticercos, denominados *Cysticercus cellulosae* (*T. solium*) e *Cysticercus taenuicollis* (*T. hydatigena*). O cisticerco é uma vesícula semitransparente de 1 a 2 cm de comprimento com um escólex esférico no seu interior. Quando o hospedeiro definitivo ingere estes cisticercos viáveis, o escólex é liberado e fixa-se na parede do intestino e o estróbilo inicia o desenvolvimento do pescoço e das proglotes, que são liberados já na forma gravídica após 3 a 4 meses da infestação.

No hospedeiro definitivo, que normalmente é o homem, a larva da *T. solium* fixa o escólex na mucosa do intestino delgado e inicia o desenvolvimento das proglotes, podendo chegar a 4 m de comprimento. Após 2 meses da infestação, as proglotes gravídicas começam a se destacar da parte distal do verme adulto e são eliminados nas fezes.

O suíno que ingere os ovos da *T. solium* ou da *T. hydatigena* desenvolve cistos ao longo do corpo, principalmente nos músculos e na gordura subcutânea e, em casos mais raros, no tecido cerebral. A avaliação da língua dos animais abatidos é um parâmetro para a condenação da carcaça. Como os suínos são abatidos antes dos 9 meses de vida, não há tempo para o cisto se desenvolver até a fase de sintomatologia clínica. Porém, quando a musculatura envolvida com a mastigação e deglutição é muito afetada, os animais acometidos podem ter dificuldades nestas funções.

O princípio ativo de eleição para o tratamento da cisticercose é o oxfendazol na dose de 30 mg/kg, porém, deve-se esperar até 3 meses para eliminação total dos cisticercos após o tratamento. Por este motivo, não é comum o tratamento de suínos acometidos, sendo mais frequente a condenação da carcaça no abatedouro.

A eficácia da imunização, por meio da vacinação de suínos com *T. crassiceps* já foi discutida, sendo possível reduzir em 52,6% o número de parasitas presentes no hospedeiro e em 98,7% a intensidade da cisticercose em suínos expostos à infestação natural no ambiente rural. Foram desenvolvidas vacinas recombinantes em suínos utilizando antígenos homólogos da *T. solium*, e obtivemos 99,5% de proteção dos animais inoculados com uma carga infectante conhecida. Esses estudos mostram que este processo pode ser muito eficiente e é capaz de garantir altos níveis de proteção contra infecções por cestódios, inclusive para a *T. solium*.

O hospedeiro definitivo da *T. solium* é o homem, enquanto os da *T. hydatigena* são os carnívoros, principalmente os canídeos. Partindo-se deste princípio, o controle preventivo da infestação é feito por meio de medidas sanitárias básicas para evitar o acesso dos suínos às fezes dos hospedeiros definitivos.

• Estrongiloidose

Parasitose causada pelo nematódeo *Strongyloides ransomi*, que acomete leitões jovens, provocando quadros de enterite, lesões cutâneas e respiratórias.

O ciclo de vida deste parasita apresenta duas fases distintas, sendo uma de vida livre e outra, parasitária. Os vermes adultos têm cerca de 3,3 a 4,0 mm de comprimento e habitam o intestino delgado do suíno. A fêmea produz ovos larvados que são eliminados nas fezes; estes liberam larvas que podem seguir um ciclo homogônico (formas infectantes) ou heterogônico (machos e fêmeas de vida livre que produziram larvas L3 infectantes). As larvas infectantes podem acometer o suíno por penetração cutânea, oral, transcolostral e pré-natal. Após a infestação, as larvas seguem em direção ao sistema respiratório, pela corrente sanguínea, atingindo o tecido alveolar, os bronquíolos, os brônquios e a traqueia; alcançam, então, a faringe e, sendo deglutidas, instalam-se no intestino delgado. Quando a infestação se dá pelo colostro ou no período pré-natal, o período pré-patente é muito reduzido, nos quais leitões de 2 a 4 dias de vida já eliminam ovos larvados nas fezes e também resultando em rápida e consistente resistência imunológica.

Os animais acometidos podem ter lesões cutâneas eritematosas nos pontos de penetração das larvas com diarreia aguda, o que causa atraso no desenvolvimento. Em casos mais graves podem ser observados óbitos em leitões entre 10 e 14 dias.

O diagnóstico pode ser realizado por exames coprológicos e necropsia. O tiabendazol, por via oral, em dose única de 50 mg/kg de peso vivo, é eficaz no controle da verminose, bem como o levamisol na água ou na ração, na dose única de 8 mg/kg de peso vivo. A ivermectina, por via subcutânea, em dose única de 300 μg/kg de peso vivo ou adicionada na ração por 7 dias na concentração de 2 ppm é eficaz no controle da infestação vertical pelo colostro. A doramectina, administrada por via intramuscular na dose de 300 μg/kg de peso vivo, é adulticida.

• Hiostrongilose

O nematoide *Hyostrongylus rubidus* causa gastrite e emagrecimento em animais adultos, principalmente em porcas em lactação. Sua cor é avermelhada e pode medir de 4 a 9 mm; os machos são menores que as fêmeas e ambos são encontrados na região fúndica do estômago.

Como o parasita tem ciclo direto, os ovos eliminados nas fezes são capazes de infectar outros animais na 3ª fase larval. As larvas de 4º estágio podem permanecer na mucosa gástrica, dentro das glândulas gástricas, por diversos meses, nas quais formam nódulos e estão protegidas da ação dos anti-helmínticos. Em certas situações, tais como no período de lactação, ocorre a muda para o 5º estágio (adulto jovem) e as larvas são liberadas para o lúmen do estômago.

O diagnóstico é realizado por intermédio dos sinais clínicos, da necropsia e do exame das fezes de animais parasitados.

O tratamento dos animais parasitados pode ser realizado com fembendazol a 20 ppm na ração ou 5 mg/kg por 6 dias; tiabendazol, por via oral, 50 mg/kg de peso vivo; diclorvós, por via oral, na dose de 11 a 21,6 mg/kg, tendo ação adulticida; tartarato de pirantel na ração ou dose única de 22 mg/kg, com ação adulticida; doramectina, por via intramuscular na dose de 300 μg/kg para o controle de vermes adultos e formas larvais; além de mebendazol, oxibendazol, levamisol e ivermectina.

Os animais devem ser criados sobre piso concretado e os processos de limpeza e desinfecção garantem a prevenção da doença.

• Metastrongilose

Verminose de ciclo indireto, isto é, necessita de um hospedeiro intermediário, sendo causada por nematódeos do gênero *Metastrongylus* spp. (*M. elongatus*, *M. salmi*, *M. pudendotectus* e *M. apri*). Acomete os pulmões dos animais, principalmente os lobos caudais diafragmáticos dos pulmões, causando distúrbios respiratórios.

Os ovos liberados pelos vermes adultos são expectorados e deglutidos, sendo eliminados pelas fezes e ingeridos pelas minhocas (hospedeiros intermediários) no solo, onde desenvolvem algumas fases larvais até serem ingeridas pelos suínos. No intestino delgado, as larvas migram para os vasos e gânglios linfáticos, sendo conduzidas para o coração do suíno infectado e, finalmente, para os pulmões, podendo ser causa de bronquite e até pneumonia. Durante a necropsia, é possível observar no pulmão enfisema e consolidação nas margens dos lobos afetados e vermes adultos nos brônquios. O exame coprológico também é indicado para auxiliar no diagnóstico.

O tratamento desta verminose é realizado utilizando-se fembendazol na dose de 9 mg/kg por 7 dias, levamisol na dose de 4,5 mg/kg, mebendazol na concentração de 30 ppm na ração por 10 dias ou tetramisol na dose de 15 mg/kg.

O controle consiste na mudança do tipo de piso da baia do animal para o cimentado, evitando, assim, o acesso às minhocas. As boas práticas de biossegurança, entre elas o destino adequado para as fezes dos animais, também contribuem para a prevenção.

• Oesofagostomose

Essa helmintose, ocasionada pelo *Oesofagostomum dentatum* (mais comum), *O. quadrispinulatum*, *O. brevicaudum*, *O. longicaudum* e *O. georgianum*, tem como característica nódulos na parede do intestino grosso e vermes adultos no lúmen intestinal do suíno infestado. É um helminto considerado de baixa imunogenicidade, sendo mais encontrado em animais reprodutores.

É uma verminose de ciclo direto e hospedeiro-específica, na qual os suínos infectam-se ingerindo larvas de 3º estágio presentes no ambiente; estas passam pelo estômago e intestino, penetram na mucosa do intestino grosso e lá encapsulam. Quando voltam ao lume intestinal, já na 4ª fase larval, tornam-se formas adultas, podendo permanecer ali por até 21 meses. Os ovos eliminados nas fezes liberam no meio ambiente as formas larvais, que se tornam infectantes após duas mudas.

Os animais podem manifestar diarreia, quando a verminose está associada a salmonelose ou balantidiose. O diagnóstico pode ser obtido por exame coprológico, complementado com cultura larval e achados de necropsia, os quais são os nódulos de 1 a 8 mm na mucosa do intestino grosso.

Recomendam-se boa limpeza e desinfecção para controle das formas infectantes no ambiente e uso de mebendazol, piperazina, levamisol, higromicina B, oxibendazol ou fembendazol.

▪ Tricurose

A tricurose é uma zoonose causada pelo gênero *Trichuris suis*, com ocorrência comum em leitões, principalmente nos animais criados em ambientes externos com acesso ao pasto infectado. Após a primeira infestação, os animais desenvolvem forte imunidade, principalmente por meio da resposta imunológica das imunoglobulinas (Ig) IgG1, IgG2 e IgA.

Recentemente, descobriu-se que existe diferenciação morfológica entre *T. trichiura* (que afeta mais comumente os seres humanos e os macacos e é uma espécie relativamente menor) e *T. suis*. No ser humano, *T. suis* pode causar infestação, todavia, trata-se de um ciclo autolimitante, em que o verme permanece no sistema digestório por algumas semanas e é eliminado naturalmente, sem a necessidade de utilização de medicamentos.

O *T. suis* é um parasita relativamente grande, com 3 cm (machos) a 8 cm (fêmeas) de comprimento; acomete o ceco e o cólon dos animais e elimina seus ovos pelas fezes. Estes ovos podem permanecer por até 1 ano no meio ambiente, sendo muito resistentes às adversidades climáticas. O ovo, depois de ingerido, passa pelo intestino delgado e ceco, liberando a larva no 1º estágio; esta penetra na mucosa, migra entre as camadas do intestino e, após 3 semanas, aflora na superfície da mucosa, onde se fixa. Este processo pode durar de 6 a 7 semanas e causar anorexia, diarreia mucoide a sanguinolenta, levando a retardo no crescimento e até morte do animal acometido. É interessante ressaltar que diversas fases deste parasita podem ser encontradas em um mesmo animal, pois as larvas não se desenvolvem de modo sincrônico.

O diagnóstico pode ser realizado por meio de necropsia com observação de nódulos nos cecos e presença do verme, bem como por exame coprológico.

O tratamento pode ser realizado como o uso de ivermectina na dose única de 300 µg/kg, por via subcutânea, ou oral na dose de 100 µg/kg por 7 dias consecutivos; tiabendazol em dose única de 50 mg/kg, por via oral; doramectina na dose de 300 µg/kg de peso, por via intramuscular, tem ação adulticida melhor do que ação larvicida; fembendazol por 3 dias consecutivos por via oral na dose de 5 mg/kg; levamisol em dose única de 8 mg/kg, por via oral; diclorvós incorporado em *pellets* na dose de 11,2 a 21,6 mg/kg, por via oral, apresenta ótima ação adulticida; e mebendazol na concentração de 30 ppm na ração, por 10 dias. Em relação à eficácia, têm-se o diclorvós e a higromicina com eficiência superior a 85%, seguidos por fenbendazol, levamisol e ivermectina. Piperazina, pirantel e tiabendazol não têm atividade eficaz contra o parasita.

A prevenção baseia-se nas boas práticas de limpeza e desinfecção.

▪ Triquinelose

Parasitose humana, rara em suínos; não existem registros de ocorrência no Brasil, provavelmente por se tratar de uma doença de climas frios e temperados. A transmissão ocorre por meio da ingestão de carne malcozida e em virtude de canibalismo entre os animais.

O *Trichinella spiralis* é um nematódeo que acomete o tecido muscular, sendo obrigatória a ingestão de carne contaminada para sua transmissão. As larvas no intestino tornam-se formas adultas e as fêmeas liberam novas larvas que migram pela circulação linfática e sanguínea, atingindo os músculos do hospedeiro e formando cistos principalmente na musculatura estriada.

O diagnóstico é realizado por meio da observação dos cistos na musculatura do animal acometido e o controle é feito evitando-se o uso de restos de alimentos não cozidos na alimentação de suínos, controlando o canibalismo e os roedores, que também podem ser acometidos por triquinelose.

As larvas presentes em tecidos musculares de animais podem sobreviver aos processos de congelamento por algumas semanas e ao processo de deterioração da carne.

O controle deve ser realizado tomando-se os devidos cuidados com o manejo dos animais, principalmente sobre o ambiente e a estrutura de criação, tipo de nutrição oferecida aos animais e seu armazenamento, controle de roedores, medidas sanitárias adequadas (principalmente em relação aos animais mortos) e um bom programa de controle de verminose. O abate de suínos afetados deve ser diferenciado, e o processamento da carne deve ter como objetivo a destruição das larvas encistadas.

▪ Estefanurose

Stephanurus dentatus, conhecido também como verme dos rins, é responsável por uma verminose encontrada em suínos criados em ambientes externos, em regiões tropicais e subtropicais. Os animais acometidos sofrem perdas na taxa de crescimento e na eficiência alimentar e é uma das maiores causas da condenação de fígado nos abatedouros.

A infestação ocorre por penetração cutânea, por ingestão de larvas no 3º estágio ou de minhocas infectadas. A migração larval pode ser encontrada em muitos órgãos, entre eles linfonodos, fígado e cavidade peritoneal. Durante este período, ocorre o desenvolvimento das fases larvais até o 5º estágio. Quando atingem os rins, as formas tornam-se adultas e iniciam o processo de oviposição e liberação dos ovos pela urina. Este processo pode durar de 9 a 12 meses.

O diagnóstico é realizado pela observação dos sintomas gerais da parasitose, podendo ser confirmado por achados de necropsia ou exame microscópico do sedimento da urina, avaliando-se a presença de ovos do parasita.

Boas práticas de manejo e uso de anti-helmínticos são formas de controle da doença. Os princípios ativos de eleição são fenbendazol, ivermectina, levamisol, doramectina e o triclorfom. O fenbendazol deve ser administrado na ração por 3 dias; atua sobre vermes adultos e formas larvais. O levamisol tem ação adulticida, sendo administrado na ração ou na água de bebida, na dose única de 8 mg/kg. A ivermectina, em dose única, age sobre as formas adultas e imaturas. A doramectina administrada por via intramuscular na dose de 300 µg/kg é um adulticida potente. O triclorfon, por via oral durante 5 dias, também é eficaz.

O Quadro 26.2 apresenta a atividade anti-helmíntica dos principais medicamentos utilizados em suínos.

Quadro 26.2 Atividade anti-helmíntica dos medicamentos.

Anti-helmíntico	Ascaris	Hyostrongylus	Metastrongylus	Oesophagostomum	Stephanurus dentatus	Strongyloides	Trichuris
Abamectina	+	+	+	+	+	+	+
Albendazol	+	+	+	+	+	±	+
Cambendazol	+	+	+	+	+	±	+
Diclorvós	+	+	−	+	−	±	+
Febantel	+	+	±	+	−	±	±
Fenbendazol	+	+	±	+	+	±	±
Flubendazol	+	+	±	+	+	±	+
Ivermectina	+	+	+	+	+	+	±
Levamisol	+	+	+	+	+	+	±
Mebendazol	+	+	±	+	−	±	±
Oxfendazol	+	+	−	+	+	−	+
Oxibendazol	+	+	−	+	+	±	+
Parbendazol	+	+	±	+	+	+	±
Piperazina	+	+	+	+	+	+	−
Tetramizol	+	+	+	+	+	+	−
Tiabendazol	−	+	−	+	+	+	−
Tiofanato	+	+	−	+	−	−	+

+ = alta atividade; ± = atividade aceitável; − = inativo.

Considerações finais

As novas tendências de produção envolvendo o bem-estar animal e as produções orgânicas, verdes ou chamadas de *free-range* são muito bem vistas e tendem a agregar valor aos produtos. Porém, o que se tem observado envolvendo as questões sanitárias é a maior prevalência de helmintoses devido ao tipo de manejo empregado, principalmente nas regiões da Europa. De fato, já se mostrou que 9 entre 10 suínos criados na Dinamarca utilizando este tipo de manejo estão infectados com *T. suis*, e 37,5% na Holanda.

Outros aspectos relevantes na produção de suínos são a alimentação animal e a seleção genética. Com relação à nutrição, os animais devem ser alimentados da melhor maneira possível, pois é sabido que os níveis de proteína na ração podem ajudar a prevenir infecções, aumentando a imunidade do animal. No mesmo sentido, foi mostrado que algumas linhagens de suínos apresentam maior resistência à infestação por *A. lumbricoides*, *A. suum* e *T. suis*.

Concluindo: para se evitarem as helmintoses e até mesmo as zoonoses, é preciso praticar ações adequadas de controle, limpeza e desinfecção, manejo e monitoramento do plantel pela inspeção pós-abate de suínos a cada 6 meses ou por exames coprológicos periódicos, e um bom programa estratégico utilizando anti-helmínticos.

Bibliografia

Bernardo TM, Dohoo IR, Donald A. Effect of ascariasis and respiratory diseases on growth rates in swine. Can J Vet Res. 1990; 54:278-84.

Corwin RM, DiMarco NK, McDowell AE *et al*. Internal parasites. In: Leman AD, Straw B, Glock RD *et al*. (eds.). Diseases of swine. 6. ed. Iowa: Ames, 1986. pp. 646-64.

Cutillas C, Callejón R, Rojas M *et al*. *Trichuris suis* and *Trichuris trichiura* are different nematode species. Acta Trop. 2009; 111:299-307.

Flisser A, Rodríguez-Canul R, Willingham III AL. Control of taeniosis/cysticercosis complex: Future developments. Vet Parasitol. 2006; 139:283-92.

García HH, González AE, Del Brutto OH *et al*. Strategies for the elimination of taeniasis/cysticercosis. J Neurol Sci. 2007; 262:153-7.

García HH, Gonzalez AE, Evans CAW *et al*. *Taenia solium* cysticercosis. Lancet. 2003; 361:547-56.

Gottstein B, Pozio E, Nöckler K. Epidemiology, diagnosis, treatment, and control of trichinellosis. Clin Microbiol Rev. 2009; 22:127-45.

Hennessy DR, Bauer C, Boray JC *et al*. World association for the advancement of veterinary parasitology (WAAVP): Second edition of guidelines for evaluating the efficacy of anthelmintics in swine. Vet Parasitol. 2006; 141:138-49.

Moreno AM, Linhares GF, Sobestiansky J *et al*. Endoparasitoses. In: Sobestiansky J, Barcellos D (eds.) Doenças dos suínos. Goiânia: Cânone Editorial, 2007. pp. 355-73.

Morita T, Haruta K, Shibata-Haruta A *et al*. Lung worms of wild boars in the western region of Tokyo, Japan. J Vet Med Sci. 2006; 69(4):417-20.

Nejsum P, Roepstorff A, Jorgensen CB *et al*. High heritability for *Ascaris* and *Trichuris* infection levels in pigs. Heredity. 2009; 102:357-64.

Nejsum P, Thamsborg SM, Petersen HH *et al*. Population dynamics of *Trichuris suis* in trickle-infected pigs. Parasitology. 2009; 136:691-7.

Sobestiansky J, Barcellos D, Moraes N *et al*. Clínica e patologia suína. 2. ed. Goiânia: Art e Impressos Especiais, 1999.

Spinosa HS, Górniak SL, Bernardi MM. Farmacologia aplicada à medicina veterinária. 5. ed. Rio de Janeiro: Guanabara Koogan, 2011.

27
Ectoparasiticidas

Andrea Micke Moreno

▶ Introdução

A importância dos ectoparasitas em suínos varia muito de uma região para outra devido a mudanças climáticas e aos tipos de sistema de criação. Sem dúvida, o *Sarcoptes scabiei* var. *suis* é o ectoparasita mais importante em todo o mundo.

Em geral, estes ectoparasitas provocam uma série de sinais clínicos como prurido, irritações na pele e, principalmente, estresse, o que interfere no desenvolvimento dos animais. Estes parasitas podem, ainda, transmitir doenças infecciosas, determinando graves prejuízos à indústria e aos criadores.

Para compreender melhor os esquemas de controle e tratamento dos ectoparasitas, como sarna sarcóptica, piolho e outros, torna-se necessário o conhecimento do ciclo biológico dos parasitas, uma vez que a maioria dos medicamentos não tem ação ovicida e a duração da evolução dos insetos e dos ácaros determina os intervalos de tratamentos.

Recomenda-se, também, que o leitor consulte o *Capítulo 11* para mais detalhes sobre a farmacologia dos princípios ativos aqui citados como ectoparasiticidas.

▶ Sarna sarcóptica

Ectoparasitose altamente pruriginosa e contagiosa, frequente na espécie suína e causada pela infestação pelo ácaro *Sarcoptes scabiei* var. *suis*.

O *Sarcoptes scabiei* var. *suis* é um parasita pequeno, de coloração branca a acinzentada, de formato globular, com aproximadamente 0,5 mm de comprimento e visível a olho nu apenas quando colocado em superfície escura. As fêmeas e os machos dispõem de 4 pares de patas; os machos são menores e apresentam pedúnculos curtos com ventosas, e não cerdas, no 4º par de patas, como a fêmea.

A fêmea acasala apenas 1 vez durante sua vida, o que geralmente ocorre na superfície da pele do hospedeiro. Após o acasalamento, as fêmeas iniciam a escavação de galerias na epiderme, a uma taxa de 0,5 a 5 mm por dia, e ovipõem durante a escavação. Durante a escavação, a fêmea atinge o estrato germinativo da epiderme, no qual põe seus ovos e libera produtos metabólitos. Este processo destrutivo expõe o suíno a secreções salivares, ovos, exúvia e fezes do ácaro, que atuam como alergênios.

As fêmeas adultas do ácaro põem 2 a 4 ovos por dia durante seu período de vida, que é de 20 a 30 dias. Em média, 10% dos ovos alcançam a fase adulta e o período de incubação é de 3 a 4 dias. As larvas do ácaro da sarna, que se diferenciam dos adultos por apresentarem apenas 3 pares de patas e por serem menores, emergem dos ovos e 3 a 4 dias depois sofrem muda, transformando-se em ninfas. Os ácaros imaturos continuam a expandir a rede de túneis na pele do hospedeiro, causando irritação. As ninfas tornam-se adultas em 3 a 5 dias. O ciclo completo de vida dura 12 a 15 dias, em média, podendo variar de 8 a 25 dias.

Os prejuízos provêm principalmente da constante irritação e prurido, da formação de crostas e das possíveis afecções secundárias. A sarna sarcóptica influi negativamente sobre a habilidade materna e a produção de leite, além de provocar queda nos índices de crescimento (de 5 a 12%) e de eficiência alimentar em todas as faixas etárias, devido à constante irritação provocada pelo ácaro. A inquietação das fêmeas parasitadas faz com que diminuam as oportunidades de os leitões mamarem. Esses mostram queda no peso aos 21 dias de idade e necessitam de mais tempo para alcançar o peso de abate.

Outros prejuízos causados pelo ácaro decorrem do aumento na taxa de descarte de reprodutores; do aumento na taxa de condenações de peles em matadouros, com prejuízo à indústria de couros pelas lesões cutâneas; do aumento na taxa de esmagamento de leitões pela porca na maternidade, principalmente durante a noite, quando o prurido é mais intenso; do aumento nos gastos com medicamentos, produtos para limpeza e de desinfecção e com mão de obra; e de surtos de canibalismo.

A sarna é considerada um dos fatores de desencadeamento do canibalismo e consequente perda de animais por morte ou aumento de condenações de carcaças em abatedouros.

Pelos prejuízos que causa e pelas dificuldades para seu controle e erradicação, a doença é considerada de notificação obrigatória em muitos países. Na França, a constatação de sarna sarcóptica em granjas SPF (*specific pathogen free,* livres de patógenos específicos) determina a perda definitiva desta condição. Do mesmo modo, no Brasil, segundo a Normativa/DAS nº 19 de 15 de fevereiro de 2002, a Granja de Reprodutores Suídeos Certificada (GRSC) com exame de raspado de pele positivo para sarna sarcóptica dos suínos terá sua certificação suspensa, devendo ser providenciada a erradicação por meio de tratamento medicamentoso, elaborado e implantado pelo responsável técnico.

Independentemente do clima ou da região, as infestações por *Sarcoptes scabiei* têm sido amplamente registradas em diferentes sistemas de produção de suínos, tornando-se um problema sério à medida que os suínos são produzidos de maneira intensiva. No Brasil, em abatedouros localizados no Paraná, em Santa Catarina e no Rio Grande do Sul, foram examinadas 3.948 carcaças procedentes de 64 granjas, das quais 51 (82,30%) apresentaram pelo menos 1 animal com lesões de dermatite papular eritematosa, sugerindo a presença de sarna.

Os animais contaminam-se principalmente pelo contato com animal infestado. A doença nos suínos machos adultos geralmente é favorecida pelo fato de estes receberem menor atenção dentro da granja e não serem medicados com muita frequência. Por outro lado, o macho costuma ser responsável pela disseminação da sarna, pelo contato com várias fêmeas durante a reprodução. As porcas podem infestar os leitões, que, por sua vez, durante o reagrupamento dos lotes após o desmame, contaminam os leitões de lotes livres do ácaro, promovendo rápida difusão entre os mesmos. Esta transmissão pode ser favorecida em ambientes frios porque os leitões procuram se amontoar para se aquecerem.

A principal fonte de disseminação dentro da propriedade são os reprodutores com lesões crônicas, com grande número de ácaros. Estas lesões são observadas em fêmeas e estão, geralmente, localizadas no pavilhão auricular. Nesse local pode-se encontrar o ácaro nas crostas, no cerume, ou em ambos.

Apesar de a transmissão direta ser a mais importante, a disseminação nem sempre acontece por esse modo. Há maneiras pelas quais é possível que o ácaro mova-se sem ser detectado. A utilização imediata de baias não desinfetadas, utilizadas previamente por animais com sarna, possibilita a transmissão a partir de ácaros presentes no ambiente. Leitões desmamados isentos de sarna, durante o transporte, podem infestar-se em veículos contaminados ou ao serem colocados em baias ocupadas anteriormente por animais infestados pelo *Sarcoptes scabiei*. Foi observado que a infestação dos leitões ocorria já nas primeiras 24 h após a introdução em baia contaminada e os primeiros sinais clínicos apareciam entre 4 e 13 semanas após a exposição.

A transmissão indireta pode ocorrer dentro de um sistema de produção pelo material de limpeza ou por alimentos ou, ainda, por funcionários, potenciais portadores dos ácaros.

A sobrevivência dos ácaros fora do hospedeiro, no meio ambiente, está limitada a períodos de tempo muito curtos, já que o *Sarcoptes* é muito suscetível à dessecação e incapaz de sobreviver mais do que 12 dias fora do seu hospedeiro. As baixas temperaturas reduzem o metabolismo do ácaro e prolongam sua sobrevivência no meio ambiente, o que explica, em parte, a maior prevalência de sarna sarcóptica nos meses mais frios.

A apresentação clínica da sarna sarcóptica dos suínos pode ser classificada em:

- *Aguda e grave*: ocorre após a introdução do ácaro em uma criação indene
- *Primária*: ocorre em leitões, que mostram lesões leves nas orelhas e que tendem a desaparecer em torno de 12 semanas
- *Crônica ou hiperceratótica*: observada em animais com mais de 6 meses de idade
- *Alérgica ou forma hipersensível*: é mais frequente e ocorre mais em animais jovens, em fase de crescimento.

Na forma aguda da sarna sarcóptica, os ácaros inicialmente se multiplicam de maneira incontrolada até estabelecer-se uma resposta hipersensível e, a partir deste momento, a população de ácaros decresce. Na forma crônica (hiperceratótica) não há resposta imune adequada e a multiplicação do ácaro ocorre de maneira contínua. A forma hipersensível ocorre como consequência da resposta alérgica do animal e depende de um contato anterior com o ácaro. A hipersensibilidade resultante é imediata e ocorre independentemente do grau de exposição ao alergênio.

O suíno responde à infestação pelo ácaro da sarna desenvolvendo a forma hipersensível (mais frequente em animais jovens) ou a forma crônica (observada em animais com mais de 6 meses). Os sinais clínicos associados à sarna correspondem ao desenvolvimento das diferentes fases da reação de hipersensibilidade.

O quadro clínico da sarna sarcóptica caracteriza-se por prurido intenso, eritema, queda de cerdas e formação de crostas, acarretando redução no ganho de peso e na produtividade. O sinal clínico mais comum é o prurido intenso; os animais esfregam-se contra paredes, comedouro e divisórias e coçam continuamente as orelhas, a cabeça e o pescoço. O ato de coçar-se aumenta quando os animais infestados pelo ácaro são molhados.

Em leitões acometidos, os primeiros sintomas podem manifestar-se à idade de 3 a 4 semanas e o quadro pode agravar-se consideravelmente até o desmame. Nas fases de recria e terminação, a inquietação dos animais e o prurido intenso são caracterizados pelo ato de esfregar-se contra as divisórias, queda no desempenho, e consequente heterogeneidade da condição corporal.

A sarna crônica é a mais frequente em reprodutores. O sinal clínico característico é a presença de crostas, frouxamente presas. Essas, apesar de poderem aparecer em qualquer parte do corpo, são mais comuns ao redor da cavidade bucal e dos olhos, no pavilhão auricular, no pescoço, na região axilar, na região inguinal e na cauda, ou seja, regiões em que a pele é mais sensível e existem poucas cerdas. Além disso, pode ocorrer ranger involuntário dos dentes, aerofagia, salivação abundante com formação de espuma esbranquiçada nas comissuras labiais, constante morder de canos das gaiolas e, com o canto da boca, realização de movimentos de deslizamento para os lados. Em casos graves, as matrizes contidas em gaiolas podem morder a borda externa e interna do comedouro tipo calha, podendo ocorrer estomatite ulcerativa na região vestibular do lábio inferior com fratura dos dentes incisivos.

Em casos graves, pode ocorrer *impotência coeundi* nos reprodutores (incapacidade de realização da monta) e, em outras faixas etárias, por falta de alimentação adequada e consequente parada no crescimento e perda de peso, morte dos animais.

Com a evolução do quadro clínico, os animais podem apresentar lesões em todo corpo, tendendo a sofrer infecções secundárias que agravam ainda mais a sintomatologia.

O diagnóstico da sarna sarcóptica do suíno pode ser realizado presuntivamente, com base nos sinais clínicos característicos e na visualização das lesões. A demonstração de ácaros em raspados de pele confirma o diagnóstico.

Um resultado de exame de raspado de pele negativo não exclui a suspeita de sarna. Quando houver sinais clínicos, mas o exame dos raspados for negativo, é recomendada a realização de um segundo exame de raspado de pele, 2 a 4 semanas após o primeiro. Este período torna possível que a população de ácaros aumente e alcance um nível detectável.

O tamanho da amostra para se definir se a granja é positiva ou negativa para sarna depende do tamanho do lote. No caso de matrizes, alguns autores recomendam coletar um mínimo de 10% do total de animais e, na fase de recria, devem-se coletar raspados de pele de 10% dos animais, de 3 a 10 amostras por baia.

No caso da certificação GRSC, o número de animais a serem coletados é de 5 reprodutores e 5 suínos de terminação, identificados pelo médico-veterinário oficial, por meio de exame clínico, como potenciais portadores de sarna. Uma granja é considerada sarna sarcóptica negativa quando várias amostras de raspado de pele de vários animais de diferentes faixas etárias são negativas ao exame laboratorial.

A avaliação do impacto da sarna em um rebanho pode ser realizada com o monitoramento do prurido e da dermatite alérgica em animais de terminação. O índice de prurido e dermatite são métodos simples e objetivos para avaliar a prevalência e a gravidade da sarna sarcóptica em suínos de terminação.

▪ Controle

A sarna sarcóptica é uma ectoparasitose de alto custo, não apenas pela doença em si, mas também pela necessidade de repetição dos tratamentos. Falhas no controle ocorrem, principalmente, pelo desconhecimento da epidemiologia da doença, bem como pelo fato de o produtor não querer reconhecer que eventuais perdas econômicas na granja possam estar relacionadas com a sarna sarcóptica ou com o uso incorreto de sarnicidas.

Para garantir o sucesso de um programa de controle ou de erradicação, devem-se considerar, entre outros, os seguintes fatores:

- A sarna sarcóptica é uma doença de rebanho e, portanto, deve ser tratada como tal. O tratamento individual é antieconômico porque é praticamente impossível de se identificar clinicamente e eliminar os animais portadores assintomáticos
- É o plantel de reprodutores que perpetua a sarna em uma criação, por meio da disseminação do ácaro aos leitões. Já suínos de terminação são constantemente removidos para o abatedouro e, consequentemente, têm poucas condições de transmitir a infecção ao plantel de reprodutores. Os reprodutores com sarna na sua forma de apresentação crônica (com crostas, encontradas principalmente nas orelhas, atrás do cotovelo e nos membros) respondem mal aos tratamentos, independentemente do produto utilizado, permanecendo como fonte de infestação. Por isso, a primeira medida de controle a ser adotada é a identificação e eliminação dos reprodutores com lesões crostosas crônicas (acinzentadas, frouxamente presas, encontradas principalmente no pavilhão auricular). Em 1 g desse tipo de crosta, podem-se encontrar até 10.000 ácaros
- Em granjas de ciclo completo, antes do início do tratamento, devem-se enviar ao abatedouro os reprodutores descartados, bem como os animais com peso de abate; eles não devem ser tratados devido ao período de retirada dos produtos sarnicidas.

Atualmente, no Brasil, existe uma ampla gama de sarnicidas e/ou endectocidas de aplicação externa, injetáveis ou orais, para erradicação ou controle da sarna sarcóptica, como mostrado no Quadro 27.1.

Na escolha do produto sarnicida, devem ser consideradas a eficácia, o período de ação e a facilidade de aplicação. O período de ação é importante porque nenhum produto disponível no mercado é ativo contra ovos de ácaros (e, por isso, eles continuarão a eclodir durante o desenvolvimento do programa implantado). As larvas que emergem dos ovos após o período de ação do acaricida sobreviverão e a infestação continuará presente. O fato de os produtos disponíveis não atuarem contra ovos do ácaro faz com que os tratamentos devam ser repetidos nos intervalos preconizados pelo fabricante. O acaricida escolhido deve ser usado na dose recomendada, pois em doses baixas, muitos ácaros poderão sobreviver e os animais tratados incorretamente permanecerão como fonte de infestação.

Apesar de a maior transmissão do ácaro ser pelo contato direto e de o período de sobrevivência fora do hospedeiro ser curto, é fundamental limpar e desinfetar as instalações e os equipamentos durante o tratamento.

A primeira decisão a ser tomada pelo médico-veterinário em conjunto com o proprietário é o tipo de programa a ser adotado para resolver o problema de sarna. Existem diferentes opções, como o programa de erradicação imediata e o programa de controle, mais bem discutidos a seguir.

Programa de erradicação imediata

No caso da erradicação, o objetivo é estabelecer ou restabelecer a condição de rebanho livre de sarna sarcóptica. Nem todas as granjas apresentam condições adequadas para desenvolver um programa de erradicação imediata e algumas das

Quadro 27.1 Princípios ativos mais utilizados no controle dos ectoparasitas que afetam os suínos.

Princípio ativo*	Concentração/dose	Parasitas suscetíveis	Modo de uso
Abamectina (AVM)	100 μg/kg	Sarna e piolhos	Pela ração
Amitraz	Solução a 0,1%	Sarna	Aspersão nos animais e no ambiente. Repetição após 7 dias
Ciodrin (OF)	Solução a 0,25%	Piolho	Aspersão, repetir em 7 dias
Cipermetrina (PI)	10 mg/kg	Piolho e sarna	Pour on
Coumafós (OF)	Solução a 0,06%	Piolho	Aspersão
	Solução a 0,24%	Sarna	Aspersão nos animais
Clorpinfós (OF)	14 mg/kg	Piolho e sarna	Pour on
Diazanona (OF)	Emulsão a 0,05%	Piolho e sarna	Aspersão nos animais 3 vezes com intervalo de 10 dias
Dioxation (OF)	Solução a 0,15%	Piolho	Aspersão ou no banho. Não tratar fêmeas lactantes e não repetir o tratamento em menos de 2 semanas
Doramectina (AVM)	300 μg/kg peso	Piolho, sarna e pulgas	Injeção intramuscular
Fosmete (OF)	Solução em óleo a 20%	Sarna	Colocar 1 mℓ/10 kg peso no dorso e nas orelhas
Ivermectina (AVM)	300 μg/kg peso	Piolho, sarna e pulgas	Injeção subcutânea
	300 a 500 μg/kg	Piolho, sarna e pulgas	Pela ração
Malation (OF)	Emulsão a 0,05%	Piolhos e sarna	Aspersão
	Pó a 6%	Pulgas e piolho	Espalhar no ambiente
	Emulsão a 2,5%	Pulgas	Aspersão no ambiente
Moxidectina (MIL)	300 μg/kg peso	Piolho, sarna e pulgas	Injeção subcutânea
Pirimifós (OF)	Pó	Pulgas	Aspersão no ambiente
Polissulfetos	Solução a 2%	Sarna	Aspersão
Rotenona	Pó 1%	Pulgas	Distribuição do pó na cabeça, no pescoço e no dorso
Toxafeno (OC)	Emulsão a 0,5%	Piolhos e sarna	Aspersão
Triclorfon (OF)	Emulsão a 0,125%	Sarna	Aspersão no ambiente

AVM = avermectina; MIL = milbemicina; OC = organoclorado; OF = organofosforado; PI = piretroide. *Grupo farmacológico.

que têm condições para implantá-lo não o fazem pelos altos custos envolvidos. Pesquisadores dinamarqueses (Cargil e Davies, 2006) constataram que os custos de implantação de um programa de erradicação da sarna equivalem aos gastos com acaricidas utilizados de modo contínuo por um período de 3 anos.

Para que um programa de erradicação seja bem-sucedido, os animais cronicamente infestados devem ser eliminados e os demais, submetidos a tratamentos múltiplos e com intervalos específicos, até a obtenção do estado de livre de sarna. Paralelamente a isto, dependendo do caso, pode ser necessário aplicar acaricidas nas instalações e equipamentos.

Após a conclusão do programa de erradicação, o sucesso é medido pela ausência de qualquer evidência clínica, pela observação dos suínos terminados no matadouro e pelo monitoramento de raspados periódicos das orelhas de matrizes, dos cachaços e de suínos de engorda. Se o programa falhou, ao exame laboratorial, verifica-se a presença do ácaro da sarna e nota-se o aparecimento súbito de prurido e dermatite alérgica, principalmente em animais de terminação.

Programa de controle

O objetivo é manter um nível de infestação pelo ácaro na granja que interfira o mínimo possível na produção, ou seja, cause o mínimo de perdas econômicas.

O sucesso de um programa de controle é determinado pela presença de sarna apenas em um número limitado de animais e com presença mínima de sintomas.

Quando o programa de controle atingir seu objetivo, o que geralmente ocorre 3 a 6 meses após sua implantação, pode-se partir imediatamente para a erradicação da sarna, uma vez que haverá um número pequeno de animais infestados e o custo complementar será relativamente baixo.

Programa de controle/erradicação

Já foram descritos vários programas para erradicação e/ou controle da sarna. A diferença entre os mesmos está no tipo de produto utilizado, no modo de administração e no período de tratamento.

Os principais pontos de um programa de controle/erradicação são:

- *Observações gerais*: selecionar um sarnicida (ou endectocida) de comprovada eficácia, observar rigorosamente os intervalos e o número de tratamentos recomendados e o período de carência. Deve-se examinar clinicamente o plantel de reprodutores quanto à presença de lesões crônicas e descartar os positivos. No caso de não serem descartados os reprodutores com crostas na parte interna da orelha, devem-se remover as crostas e lavar o pavilhão auricular das matrizes com sarnicida. Os animais com peso de abate devem ser enviados para o matadouro, sem tratamento prévio devido ao período de carência.
- *Reprodutores*: tratar o plantel de reprodutores, inclusive os animais de reposição, com produto injetável ou via ração; repetir o tratamento, após o intervalo recomendado pelo fabricante. Após a realização de pelo menos 2 tratamentos em todo o plantel, deve-se passar a tratar regularmente as matrizes, 1 ou 2 semanas antes do parto, com produto injetável ou via ração e tratar os machos regularmente a cada 2 ou 3 meses com produto injetável
- *Leitões desmamados*: tratar todos os leitões por ocasião do desmame utilizando sarnicida injetável ou via ração, transferir os leitões para instalações limpas, desinfetadas, pulverizadas com sarnicida e submetidas a um vazio sanitário de 3 a 6 dias
- *Animais em crescimento/terminação*: tratar os animais no início das fases de crescimento e terminação, adicionando sarnicida à ração, e observando o período de retirada
- *Monitoramento dos resultados*: a frequência e o intervalo entre os exames de uma granja dependem de vários fatores, incluindo os objetivos preestabelecidos pelo médico-veterinário. Para definir a situação do rebanho – sarna sob controle ou sarna erradicada –, recomenda-se realizar exames clínicos e de raspados de pele e calcular os índices de prurido e de dermatite alérgica, com intervalo de 2 meses, por um período de 6 meses. Se nesse meio-tempo forem identificados reprodutores ou lotes de animais com prurido, devem-se considerar os animais como potenciais portadores de sarna e proceder à coleta de raspados de pele e examinar as carcaças de um lote de animais em matadouro, buscando a presença de dermatite alérgica.

▶ Pediculose suína

Esta ectoparasitose, também denominada "infestação pelo piolho", é causada pelo piolho hematófago *Haematopinus suis*, pertencente à subordem Anoplura, classe Insecta.

O piolho-do-suíno é o maior dos piolhos domésticos, dado que a fêmea adulta pode atingir até 6 mm de comprimento, sendo o macho um pouco menor. Tem coloração marrom-acinzentada e marcas negras sobre o corpo. Passa o seu ciclo todo sobre o hospedeiro, podendo viver apenas 3 a 7 dias fora dele. Pode, eventual e temporariamente, alimentar-se no homem.

As fêmeas fecundadas põem 3 a 4 ovos por dia, os quais se aderem às cerdas, graças à substância clara e pegajosa, produzida pelo parasita, que rapidamente se solidifica. Medem 1 a 2 mm de comprimento e podem ser vistos a olho nu. Os ovos eclodem após 8 a 20 dias, dando origem a ninfas que, após três instares, se transformam em adultos. Todo este ciclo dura entre 23 e 30 dias. Ninfas e adultos alimentam-se de sangue. O piolho pode viver de 32 a 40 dias.

A infecção, de modo geral, se estabelece pelo contato direto entre animais parasitados e não parasitados. Pode ocorrer de maneira indireta, quando animais livres do parasita são transferidos para alojamentos recentemente ocupados por animais parasitados, ou pelo contato com o tratador, visitantes ou utensílios contaminados. A porca pode contaminar seus leitões logo nas primeiras horas após o parto.

Em granjas em que o controle contra a sarna é realizado rotineira e adequadamente, a população de piolhos também é controlada, dado que os produtos sarnicidas também atuam sobre o piolho. Quando isso não é feito, a população de piolhos pode alcançar altos níveis, haja vista sua rápida multiplicação. Estima-se que uma fêmea possa gerar, em apenas 1 ano, mais de 2.000 descendentes.

Não há muitos dados sobre os prejuízos desta ectoparasitose, mas infestações maciças podem causar anemia, especialmente em leitões, com atraso no desenvolvimento e queda na conversão alimentar. Adicionalmente, há referências de prejuízos no aproveitamento do couro. O piolho tem, ainda, grande importância epidemiológica, pois atua como vetor de diversas doenças infectocontagiosas, como varíola, erisipela, peste suína e infecção por *Mycoplasma suis* (eperitrozoonose).

O piolho habita preferencialmente a porção superior do pescoço, as áreas atrás das orelhas, o conduto auditivo e a face interna dos membros posteriores. As lesões cutâneas aparecem como consequência das perfurações produzidas pelo parasita, todas as vezes que este se alimenta (cerca de 6 vezes/dia). Há pequenas hemorragias e necrose circunscrita nos locais destas perfurações. Estabelece-se prurido intenso, o que faz com que o hospedeiro se coce com vigor, ampliando as lesões já existentes na pele.

A sintomatologia varia de acordo com a intensidade de parasitismo. Nas infestações maciças, os animais mostram-se inquietos, coçam-se com frequência e podem apresentar desenvolvimento prejudicado. Nas fêmeas, pode haver queda na produção láctea. Na pele destes animais podem ser vistas as lesões causadas pelo parasita (hemorragias, necrose), tanto quanto aquelas decorrentes de traumatismos provocados pelos animais ao se coçarem (escoriações, espessamento cutâneo, áreas com alopecia). Em leitões jovens, pode ser observada anemia.

O diagnóstico deve ser feito com base na constatação das lesões e na identificação do parasita e/ou de seus ovos, os quais podem ser vistos a olho nu.

▪ Controle

Inúmeros produtos podem ser empregados no combate aos piolhos (Quadro 27.1), em quaisquer de suas diferentes apresentações (injetáveis, *pour-on*, banhos de imersão ou aspersão). Os endectocidas são indicados para aplicação única por via subcutânea ou intramuscular.

A higiene e a limpeza das instalações, tanto quanto o próprio tratamento por aspersão do ambiente, podem ser realizadas para o controle mais efetivo da parasitose. Como são muitas as opções para tratamento, é sempre interessante que, na escolha do produto a ser usado, sejam considerados a toxicidade (ao suíno, homem, ambiente), o custo (do produto e da aplicação), os efeitos colaterais ou, até mesmo, a possibilidade, quando for o caso, do tratamento conjunto de outras parasitoses dos animais.

▶ Miíase

Infestação de lesões presentes na pele do suíno por larvas da mosca *Cochliomyia hominivorax*, conhecida como mosca-da-bicheira. As moscas adultas apresentam comprimento entre 10 e 15 mm e coloração verde metálica no tórax e abdome, com três faixas longitudinais no tórax.

Conforme levantamento realizado pelo Ministério da Agricultura em 1983, a mosca causadora de miíases (*Cochliomyia hominivorax*) tem sido encontrada em todos os estados do Brasil. Em 50,3% deles, registrou-se ocorrência de infestações em suínos. Apesar desta informação, sabe-se que a miíase em suínos é menos incidente em comparação a outras espécies de mamíferos, principalmente em ruminantes.

As larvas desta mosca parasitam o suíno, invadindo lesões preexistentes na pele, em cortes de umbigo ou castração e em cavidades dentárias, causando a miíase primária. Outras espécies de moscas, como *Cochliomyia macellaria* e *Chrysomyia albiceps*, além de outras da família Caliphoridae, podem invadir feridas com tecidos necrosados, muitas vezes já habitados pela mosca-da-bicheira, causando miíase secundária.

Os ovos da mosca-da-bicheira são depositados próximo à margem das lesões. Cada mosca fêmea adulta deposita entre 150 e 500 ovos por postura, nas bordas do ferimento. O período de incubação dos ovos é de 12 a 20 h. As larvas estarão maduras de 4 a 8 dias após a eclosão dos ovos. Durante a fase de desenvolvimento nos tecidos da porta de entrada, as larvas causam lesões por ação mecânica, exercida pelos ganchos bucais, e pela ação química de suas enzimas proteolíticas. Como resultado, ocorre decomposição do tecido na presença de exsudato de odor desagradável que tem a propriedade de atrair mais moscas para o local e, consequentemente, agravar as lesões por renovar a população de larvas existente. Desta maneira, as lesões não tratadas tendem à expansão contínua, podendo levar o animal à morte.

Espontaneamente, essas larvas de 3º instar abandonam o hospedeiro, penetram no solo e transformam-se em pupas, as quais, após cerca de 8 dias, originarão os adultos. A fase de pupa, no inverno, pode durar mais de 2 meses. A média de vida dos adultos é de 18 dias.

O diagnóstico é realizado pela observação das lesões características contendo larvas de moscas. A conclusão definitiva sobre a participação de outras espécies de moscas somente pode ser alcançada mediante a identificação entomológica das larvas.

▪ Controle

O controle das infestações por larvas da mosca-da-bicheira e de outras espécies de mosca depende de vigilância permanente sobre os animais, a fim de localizar e limpar os ferimentos a cada 12 h (2 vezes/dia), evitando a eclosão de ovos e a instalação da miíase, além da aplicação de repelentes e larvicidas adequados.

▶ Sarna demodécica

Dermatose parasitária de rara manifestação clinicopatológica, caracterizada por alopecia, descamação da pele e nódulos com pus nas regiões afetadas.

A doença é causada pelo ácaro *Demodex phylloides*, habitante natural dos folículos pilosos, local em que vive permanentemente como parasita específico dos suínos, onde faz todo o seu ciclo biológico, o qual se completa em aproximadamente 2 semanas. Neste local, os parasitas realizam a deposição dos ovos, dos quais eclodem as larvas. Estas, por sua vez, completam o desenvolvimento, passando por 3 instares ninfais, até a forma de adultos com sexo diferenciado. Apenas o estágio de larva apresenta 3 pares de patas; os demais apresentam 4 pares, sendo estas muito curtas em relação às dimensões do corpo.

Os adultos apresentam o corpo alongado (0,23 a 0,26 mm de comprimento) e vivem de 1 a 2 meses. Fora do hospedeiro, geralmente não sobrevivem mais do que 2 dias. São muito sensíveis à dessecação, no entanto, em condições de umidade podem ter sobrevida prolongada por mais alguns dias.

Os dados sobre distribuição e incidência da enfermidade são escassos. Muitas vezes, a doença pode cursar sem sintomatologia muito evidente, fazendo com que a maior parte dos registros de sua ocorrência fique restrita aos achados de frigorífico.

Outras espécies de animais domésticos, expostas a espécies do gênero *Demodex*, mostraram que o parasita é transferido da mãe para os filhotes logo nos primeiros dias após o nascimento. Tentativas de reproduzir a enfermidade experimentalmente fracassaram. Admite-se que, sob condições naturais, a doença desenvolva-se apenas em animais imunossuprimidos.

Não há, em princípio, predileção por sexo, raça ou idade. O processo inicia-se pela presença de pontos avermelhados na pele e/ou folículos pilosos. As lesões podem ser vistas ao redor dos olhos, do focinho, do pescoço, do peito, do abdome e da face interna dos membros. Seguem-se a formação de pápulas, que podem se contaminar e evoluir para pequenas pústulas e nódulos, os quais, se comprimidos, deixam fluir conteúdo purulento e espesso, no qual pode ser visualizado um grande número de parasitas ao exame microscópico. Além disso, podem-se observar alopecia, prurido e perda de peso.

O diagnóstico baseia-se na sintomatologia e é confirmado pela identificação do parasita ao exame microscópico de material coletado das lesões. Adicionalmente, pode ser feita biopsia das áreas lesadas que, ao exame histológico, revelará os folículos pilosos distendidos, em diversos graus, contendo os ácaros demodécicos. Muitas vezes, identificam-se grandes cistos foliculares, com mínima resposta inflamatória. Alternativamente, variados graus de foliculite, perifoliculite, furunculose e formação de granulomas, do tipo corpo estranho, podem ser identificados.

- ## Controle

Em casos de demodecidose, não há relatos de sucesso no tratamento em suínos, sendo sempre preferível o descarte do animal afetado.

▶ Tungíase

A tungíase é uma ectoparasitose causada pelo estágio de fêmea adulta de *Tunga penetrans,* um inseto hematófago da ordem Siphonaptera, pertencente à família Tungidae, conhecida popularmente como "bicho-do-pé", "pulga-da-areia" e "bicho-do-porco". Assim como as demais pulgas, são insetos desprovidos de asas, com o corpo achatado laterolateralmente.

Tunga penetrans é, das espécies de pulgas, a que apresenta grande importância em saúde pública, por acometer tanto seres humanos quanto animais, caracterizando-se como zoonose.

Ela é a menor das pulgas conhecidas, sendo que as fêmeas, normalmente maiores que o macho, apresentam corpo com cerca de 1 mm de comprimento. Após a cópula, que ocorre no solo, o macho morre e a fêmea penetra na pele de animais de sangue quente e passa a alimentar-se de sangue.

Após um período no hospedeiro, seu abdome começa a se distender devido à produção de ovos, até alcançar o tamanho máximo em aproximadamente 2 semanas. Durante a fase parasitária, somente a parte posterior do abdome mantém-se visível na pele do hospedeiro. Com o acúmulo de ovos nessa região, a lesão assume o aspecto de um tumor pequeno, que alcança o tamanho de uma ervilha, no interior do qual se encontra do corpo do inseto. Após o término da postura, as fêmeas morrem e são expelidas, deixando no local uma lesão ulcerativa com reação inflamatória. É comum a contaminação bacteriana secundária que dá origem a processos de dermatite purulenta, necrótica, entre outros.

Após este período, tem início a liberação de ovos no solo, onde incubam e dão origem a larvas. Estas, por sua vez, alimentam-se de matéria orgânica e, posteriormente, transformam-se em pupas e, finalmente, em adultos. A penetração da fêmea na pele dura de 5 a 10 min. O ciclo completa-se em torno de 17 dias.

A *Tunga penetrans,* geralmente, é encontrada em lugares secos, quentes e arenosos. O homem adquire o parasita ao caminhar descalço em áreas infestadas.

O parasitismo causa estruturas nodulares na pele ou, ainda, pequenas úlceras. Nas fêmeas, as lesões por *T. penetrans* ocorrem, com maior frequência, nos tetos, causando agalaxia por obstrução do canal galactóforo, levando a involução da glândula mamária. As lesões características ocorrem no ápice dos tetos, que apresentam aspecto de couve-flor, com múltiplos grânulos e espessamento da pele, em alguns casos com total deformação dos mesmos. Além destas, podem ser observadas lesões em outras regiões do corpo, como vulva, jarrete e base da orelha.

Nos leitões lactentes, as lesões podem afetar uma ou mais patas e a região do jarrete. Estas lesões têm como consequência deformação do casco, espessamento do tecido interdigital e dificuldade de locomoção, devido à presença dos parasitas.

- ## Controle

A retirada da matéria orgânica, a limpeza da área e a aplicação de inseticidas são medidas que visam à eliminação de larvas e pupas do meio ambiente e das pulgas dos animais.

Devem-se fornecer calçados ou botas aos funcionários, e seu uso deve ser exigido.

▶ Bibliografia

Brasil. Ministério da Agricultura e do Abastecimento. Secretaria de Defesa Agropecuária. Instrução Normativa nº 12, de 23 de junho de 1999. Normas para a certificação de granjas de suínos com um mínimo de doenças (GSMD) e granjas de suínos certificadas (GSC). Diário Oficial [da República Federativa do Brasil]. Brasília, [s.p.], 25 de junho de 1999, Seção 1, p. 155.

Cargil C, Davies P. External parasites. In: Straw B, Zimmerman JJ, D'Allaire S et al. (eds.). Diseases of swine. Ames: Blackwell, 2006. pp. 875-89.

Castilho JA, Lucientes J, Zárate JJ et al. La sarna sarcóptica: importancia económica en la producción porcina. Porci. 2000; 57:15-22.

Courtney CH, Ingalls WL, Stitzlein SL. Ivermectin for the control of swine scabies: relative values of prefarrowing treatment of sows and weaning treatment of pigs. Am J Vet Res. 1983; 44:1220-3.

Damriyasa IM, Failing K, Volmer R et al. Prevalence, risk factors and economic importance of infestations with *Sarcoptes scabiei* and *Haematopinus suis* in sows of pig breeding farms in Hesse, Germany. Med Vet Entomol. 2004; 18:361-7.

Davies PR. Sarcoptic mange and production performance of swine: a review of the literature and studies of associations between mite infestation, growth rate and measure of mange severity in growing pigs. Vet Parasitol. 1995; 60:249-64.

Heard TW. *Sarcoptes scabiei* infestation in pigs. Vet Rec. 1979; 104:61-2.

Hollanders W, Harbers AH, Huige JC et al. Control of *Sarcoptes scabiei* var. *suis* with ivermectin: influence on scratching behaviour of fattening pigs and occurrence of dermatitis at slaughter. Vet Parasitol. 1995; 58:117-27.

Hollanders W, Vercruysse J. Sarcoptic mite hypersensitivity: a cause of dermatitis in fattening pigs at slaughter. Vet Rec. 1990; 126:308-10.

Lee RP, Dooge DJ, Preston JM. Efficacy of ivermectin against *Sarcoptes scabiei* in pigs. Vet Rec. 1980; 107:503-5.

Lingnon GB, Sobestiansky J, Girotto AF et al. Sarna sarcóptica dos suínos: I. Estratégia de ação no controle. Pesq Agropec Bras. 1991; 26: 585-9.

Lucientes J. Parasitosis externas del ganado porcino. Porci. 2000; 57:91.

Peribáñez MA, Gracia MJ, Calvete C. La sarna sarcóptica: Patogenia y clínica. Porci. 2000; 57:35-46.

Sobestiansky J, Barcellos D. Doenças dos suínos. 1. ed. Goiânia: Cânone Editorial, 2007.

28 Aditivos Zootécnicos | Antimicrobianos e Agonistas de Adrenorreceptores β

João Palermo-Neto, Jaci Clea de Carvalho Camargo, Andrea Micke Moreno

▶ Introdução

Há diferentes sistemas de criação de suínos; as diferenças entre eles consistem, principalmente, em seus princípios norteadores. Assim, quando se trata de um ciclo completo de produção desenvolvido em um único local, pode-se optar pelo chamado sistema "todos dentro, todos fora" do inglês *all in all out*; neste, os animais, a partir da maternidade, ocupam ou desocupam uma sala em um mesmo momento. Como vantagem, este tipo de manejo possibilita a implantação de um sistema de biosseguridade mais efetivo, com limpeza e desinfecção completa das salas e realização de um vazio sanitário. Biosseguridade é o termo técnico que estabelece um conjunto de práticas de manejo e normas de segurança que protegem suínos ou outros animais de produção de organismos vivos responsáveis por riscos de enfermidades em dada população.

Outros tipos de sistemas de criação executam apenas parte das etapas de produção de suínos, como as unidades de produção de leitões (UPL), que produzem leitões até a saída da creche, e as unidades de terminação (UT) que recebem os leitões de uma UPL e executam as fases de crescimento e terminação. Entre outros sistemas de criação, encontram-se, ainda, o sistema intensivo de suínos criados ao ar livre (Siscal), o agroecológico e o orgânico.

O manejo da produção de suínos compreende todo o processo reprodutivo e produtivo do sistema. Independentemente do tipo escolhido, ele deve ser conduzido com atenção; de fato, dele dependem os indicadores de produtividade e o retorno econômico da atividade. De modo geral, as seguintes etapas ou fases caracterizam a suinocultura moderna: cobertura/gestação, maternidade, creche, crescimento e terminação. Cada uma destas fases tem merecido a atenção de criadores e de pesquisadores. Destaque-se, neste contexto, o excelente trabalho da Embrapa Suínos e Aves que sistematizou e tem divulgado protocolos específicos de manejo que incluem valores críticos e metas que se espera alcançar em cada uma das fases de produção de suínos. Há, por exemplo, protocolos destinados ao manejo de machos para cobertura, outros relacionados com a pré-cobrição de leitoas e de porcas, com a cobertura propriamente dita, com a gestação e a maternidade (incluindo-se aqui os cuidados com os leitões e as medidas para evitar perdas), com a castração de leitões, com o descarte de fêmeas, com a creche e, finalmente, com as fases de crescimento e terminação.

Depreende-se da leitura destes protocolos que a saída da maternidade para a creche representa um estresse para os leitões, pois os animais deixam a companhia da porca e, em substituição ao leite materno, passam a se alimentar exclusivamente de ração. Por esta razão, os cuidados dispensados aos leitões, principalmente nos primeiros dias de creche, são muito importantes para evitar perdas e queda no desempenho, em função de problemas alimentares e ambientais que, em geral, resultam na ocorrência de diarreias. As fases de crescimento e terminação, por outro lado, são menos preocupantes, desde que, nesta época, os suínos apresentem peso compatível com a idade e boas condições sanitárias. É consenso entre os autores que o sucesso nas etapas finais depende de um bom desempenho na maternidade e na creche.

A farmacologia aplicada, neste particular, tem contribuído de maneira marcante para o aumento da produtividade e para a redução da mortalidade nos sistemas de criação de suínos. Ganha destaque neste contexto o desenvolvimento dos aditivos zootécnicos melhoradores da eficiência alimentar, substâncias que, não sendo nutrientes, são administradas aos animais de criação visando aumentar a produtividade, segundo a Food and Agriculture Organization/Organização Mundial da Saúde (FAO/OMS). Especificamente, estas substâncias produzem em suínos: (1) aumento do ganho de peso; (2) diminuição do tempo necessário para que se atinja o peso ideal para o abate (tempo de engorda); (3) diminuição da quantidade de alimento consumido pelo animal até o momento do abate, isto é, aumento da eficiência alimentar; (4) melhora nas qualidades organolépticas, de textura e diminuição do teor em gordura das carcaças; e, dentre tantos outros, (5) prevenção de enfermidades infecciosas ou parasitárias e diminuição da mortalidade.

O Quadro 28.1 mostra os principais aditivos zootécnicos melhoradores da eficiência alimentar de uso em suínos: antimicrobianos, avilamicina, bacitracina metileno dissalicilato (BMD), bacitracina de zinco, sulfato de colistina, clorexidina, enramicina, espiramicina, flavomicina, halquinol, lincomicina, salinomicina, tiamulina, tilosina, virginiamicina e o agonista de adrenorreceptores β, a ractopamina. Estas substâncias são administradas aos animais misturadas à ração em quantidades pequenas (mg/kg ou μg/kg) e por tempo prolongado.

▶ Antimicrobianos

Antimicrobianos são utilizados como aditivos zootécnicos em suinocultura para melhorar o desempenho produtivo (*i. e.*, como agentes promotores do crescimento) por meio da inclusão na dieta dos animais em doses menores que as usadas para finalidades terapêuticas ou profiláticas. Os produtos que se mostraram capazes de alcançar este efeito são aqueles que atuam preferencialmente em microrganismos gram-positivos (Quadro 28.1). No entanto, vale destacar que muitos dos antimicrobianos constantes do Quadro 28.1 não foram desenvolvidos para uso específico como aditivos de produção melhoradores da eficiência alimentar em suínos. De fato, embora alguns deles tenham sido registrados pelo Ministério da Agricultura, Pecuária e Abastecimento (MAPA) como aditivos, são empregados em

Quadro 28.1 Aditivos zootécnicos melhoradores do desempenho e da eficiência alimentar de uso em suinocultura.

Aditivo	Fase de uso	Dose (g/ton ração)	Período de retirada (dias)	Nome comercial
Avilamicina	C	10 a 40	0	
	T	10 a 20		Surmax®
Bacitracina metileno dissalicilato	C ou T	11 a 33	ND	BMPAC®, BMPAC 110®
Bacitracina de zinco	C ou T	11 a 55	ND	Zinc Bacitracina®, Zibagran®, Zinc bacitracina Premix®, Bacitracina de zinco®, Albac 15 granular® etc.
Colistina (sulfato)	PI ou I	20 a 40	3	Sulfato de colistina®, Colistina sulphate®, Colimpex®, Colistina 80®, Colistina®, Colistrat®, Colistina MC® etc.
	C	5 a 10		
	T	2 a 5		
Clorexidina	PI ou I	20 a 40	ND	HiGrow Premix®
	R	20 a 30		
	T	20		
Enramicina	Até 60 dias	5 a 10	ND	Enradin F80®, Enradin F40®, Enramax®
	60 dias até abate	3 a 5		
Espiramicina	Até desmame	30	ND	Embonato de espiramicina 50®
	D a E	5		
Flavomicina	C ou T	2 a 4	ND	Flavimpex 80®, Jivet 4®, Flavomicin 80®, Promovi F®, Flavophos 80®
Halquinol	PI ou I	120	5	Halqmix®, Halquinol 60®, Alquinol 12%®, 3 Care 60®, Quixalub®, Stalquinol 6®
	C	120		
	T	60		
Lincomicina	T	22	3 a 6	Lincosint 110®, Lincotract 40®, Lincomicina®, Lincosil 44®, Actigrow®, Lincofarm®, Lincoimpex®
Ractopamina	T	5 a 20	0	Paylean 20®, Paylean 100®, Ractosuin®, Ractop®
Salinomicina sódica	I ou C	30 a 60	ND	Salinotrat®, Salinopharm®, Salocin®, Posistac®, Salinomicina®, Salinomycin®
	T ou E	10 a 30		
Tiamulina	–	11	2	Denagrad 80®, Tiagran 80®, Suistin®
Tilosina	PI ou I	22 a 110	ND	Tylan®, Tilosina®, Tylovet®, Tilosina 25®, Tilimpex®, Fostimpex 200®
	C	22 a 44		
	T	11 a 22		
Virginiamicina	C ou T	5,5	ND	Staphac 20®, Staphac 100®, Staphac 500®, V-Max®

C = crescimento; T = terminação; PI = pré-inicial; I = inicial; R = recria; D = desmame; E = engorda; ND = não determinado.

suínos para prevenção de processos infecciosos e de suas consequências adversas, como redução do ganho de peso, aumento do tempo necessário para abate, diminuição da eficiência alimentar e, principalmente aumento de mortalidade. Este uso preventivo, quando feito por via oral, confunde-se na prática zootécnica com aquele dos aditivos zootécnicos propriamente ditos, uma vez que os antimicrobianos vêm adicionados à ração em ambos os casos; mais que isto, possibilita a manutenção da integridade da mucosa do trato gastrintestinal dos suínos, facilitando a absorção de nutrientes fornecidos pela alimentação e reduzindo perdas energéticas decorrentes de processos infecciosos clínicos ou subclínicos.

Neste sentido, embora os efeitos produzidos pelos antimicrobianos usados como aditivos de produção ou de modo preventivo possam ser, de alguma maneira, confundidos na prática, estes usos precisam ser diferenciados do ponto de vista farmacológico. As doses empregadas, os mecanismos de ação e as consequências sobre o meio ambiente e a saúde pública advindas destes usos são totalmente diversas. A Figura 28.1 ilustra os diferentes usos dos antimicrobianos em suinocultura e os compara quanto às doses usadas, ao tempo de tratamento e às discussões relacionadas com os usos; depreende-se da observação que o uso como aditivo zootécnico é o que desperta maior polêmica na população. Pela relevância, são aqui comentados alguns conceitos relacionados com o uso como aditivo ou profilático dos antimicrobianos, com foco na suinocultura (para detalhes sobre a farmacologia dos antimicrobianos, ver *Capítulo 7*).

Os antimicrobianos são usados como aditivos zootécnicos melhoradores da eficiência alimentar para otimizar o desempenho do plantel, isto é, aumentar o ganho de peso e a conversão alimentar. Como detalhado no *Capítulo 34*, este efeito decorre, principalmente, das alterações que produzem na biota do trato gastrintestinal dos animais, às quais se somam outras alterações nutricionais e morfofuncionais relevantes (ver detalhes no Quadro 34.2). Embora não totalmente esclarecidas, estas alterações traduzem-se na prática por:

- Redução de metabólitos depressores do crescimento gerados pela biota do trato gastrintestinal
- Redução da utilização de nutrientes pela biota do trato gastrintestinal
- Aumento da absorção dos nutrientes fornecidos pela dieta

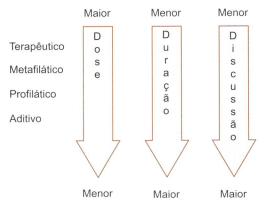

Figura 28.1 Usos dos antimicrobianos (terapêutico, metafilático, profilático e como aditivo) em suinocultura e suas relações com a dose, a duração do tratamento e as discussões associadas à saúde pública.

- Controle de infecções subclínicas endêmicas, em especial do trato gastrintestinal e, desta maneira, redução dos gastos metabólicos decorrentes da ativação do sistema imune e do processo inflamatório subsequente (para detalhes, ver *Capítulo 34*).

Como comentado, o uso dos antimicrobianos como aditivos zootécnicos é feito por via oral, sendo os diferentes produtos administrados pela ração. O Quadro 28.2 apresenta resultados de alguns experimentos em que se demonstra o efeito de um antimicrobiano, a avilamicina, sobre o desempenho de suínos.

O uso profilático dos antimicrobianos, por sua vez, é feito para prevenir o aparecimento de quadros infecciosos, em especial quando se reconhece queda de imunidade e/ou estresse em determinada faixa etária da criação, como quando do desmame, de mudanças de alojamento em função das fases ou etapas de criação ou do transporte dos suínos. Nestas condições, emprega-se de preferência a via oral, administrando-se o produto pela água de bebida ou pela ração. A Figura 28.2 exemplifica este tipo de tratamento.

Nesta figura é possível observar que os níveis de anticorpos no organismo dos suínos, isto é, aqueles transferidos aos animais pelo leite materno, caem de modo drástico em seus primeiros dias de vida e, muito especialmente, quando os animais são transferidos da maternidade para a creche; a produção ativa de anticorpos, por outro lado, inicia-se somente algum tempo depois, praticamente quando se transferem os animais para a recria. Observa-se, assim, a ocorrência, nos animais, de uma "janela de queda imunológica", que se instala de modo geral entre a 6ª e a 12ª semana de vida, exatamente no momento em que eles mais se estressam por terem de se adaptar à ingestão de ração e, também, por experimentarem na creche e/ou recria a convivência com outros animais. Nestas condições, é comum o aparecimento de infecções subclínicas entre a 6ª e a 8ª semana e a detecção de sinais clínicos de doença, geralmente diarreia de origem bacteriana da 8ª à 12ª semana de vida. O conhecimento desta "janela de queda imunológica" e de suas prováveis consequências (perdas por morte dos animais ou por queda irrecuperável do desempenho) praticamente impõe o uso profilático de antimicrobianos no manejo dos animais; este tratamento é, normalmente, realizado ao redor da 8ª semana de vida dos animais. Há, então, justificativa clara para este tipo de uso.

Outras situações na dinâmica da suinocultura podem, também, demandar tratamentos preventivos como parte das medidas de biosseguridade do plantel, conforme ilustrado na Figura 28.3, em que é possível observar que antimicrobianos específicos são adicionados às rações das fases pré-inicial 1 e pré-inicial 2, àquela fornecida na creche e até mesmo àquela administrada na fase inicial de terminação, com objetivo de prevenir surtos de colibacilose pós-desmame (do 20º ao 40º dia de vida), doenças respiratórias (pneumonia enzoótica e micoplasmose, entre outras) e enterite proliferativa, em especial por *Lawsonia intracelularis* (aproximadamente no 100º dia de vida dos animais).

Neste contexto, existem esquemas mais complexos para administração de antimicrobianos empregados em algumas criações do Brasil. Nestes, vários produtos são usados em diferentes fases da criação. O Quadro 28.3 mostra algumas combinações de antimicrobianos empregadas na formulação de ração no Brasil. De sua leitura, depreende-se que são usados antimicrobianos em praticamente todo o período de vida dos animais. Esquemas que se valem do emprego excessivo de antimicrobianos como estes, no entanto, devem ser evitados,

Quadro 28.2 Efeitos da administração de diferentes doses de avilamicina sobre o desempenho de suínos em fase de crescimento e terminação.

Item	Avilamicina (ppm)					
	0	5	10	20	40	60
Número de experimentos	43	27	43	43	43	27
Número de suínos	320	193	319	318	323	193
Peso médio inicial	24,4	24,5	24,5	24,5	24,5	24,5
Primeiros 28 dias						
Peso médio (kg)	42,8	44,1	44,1	44,3	44,6	44,7
Ganho médio de peso/dia (g)	657	701*	699*	710*	720*	725*
Média de consumo de ração/dia (kg)	1,77	1,79	1,78	1,82**	1,81**	1,81
Consumo/ganho	2,70	2,56*	2,55*	2,57*	2,51*	2,49*
Dados finais						
Peso médio ao final (kg)	95,6	97,0	97,3	97,5	97,5	97,6
Ganho médio de peso/dia (g)	749	763**	767**	769**	771**	771**
Média de consumo de ração/dia (kg)	2,38	2,40	2,39	2,41	2,38	2,38
Consumo/ganho	3,17	3,15	3,12**	3,13**	3,09**	3,09**

*$p < 0,05$. **$p < 0,01$, em relação ao grupo controle não tratado (0 ppm).

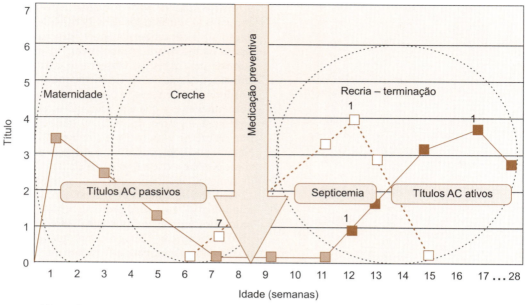

Figura 28.2 Uso profilático de antimicrobianos feito após a saída da creche. AC = anticorpos. (Gentilmente cedida por David Barcellos.)

sendo substituídos por programas de sanidade mais adequados; como se verá mais adiante, muitos deles não concordam com as determinações dos guias e princípios gerais para uso de antimicrobianos em animais de produção.

Existem, também, formulações de rações medicadas com antimicrobianos para administração aos animais destinados à cobertura e durante a gestação e lactação (maternidade). De modo geral, administram-se quinolonas como norfloxacino (200 a 300 ppm durante os 10 primeiros dias da gestação), florfenicol (2 kg/tonelada de ração durante os primeiros 10 dias de gestação) ou tetraciclinas (200 ppm de doxiciclina ou 600 ppm de clortetraciclina ou oxitetraciclina, durante os 10 ou 20 primeiros dias da gestação). Tratamentos preventivos semelhantes com os mesmos ou diferentes antimicrobianos também são realizados em algumas criações durante a lactação; em geral, iniciam-se 5 dias antes do parto, prolongando-se até 10 dias após a ocorrência do mesmo. Estes tipos de tratamentos preventivos, se realizados, devem ser avaliados de maneira crítica; de fato, muitos dos antimicrobianos empregados não são recomendados para este tipo de uso por serem considerados muito importantes para o tratamento humano ou animal (ver adiante). Por outro lado, há citações na literatura científica de teratogenicidade ligada a alguns destes antimicrobianos em algumas espécies de animais. Assim, por exemplo, as tetraciclinas, por quelarem o íon cálcio, têm potencial para produzir mal-formações fetais, em especial nos ossos longos.

Guias e princípios gerais para uso em suinocultura

Uma das grandes preocupações do mundo moderno é o crescente aparecimento de cepas de bactérias resistentes em animais de produção. Este tema é discutido em detalhes no *Capítulo 41*. Algumas considerações são inseridas aqui em função da relevância do tema no tocante ao uso dos antimicrobianos para fins profiláticos e como aditivos zootécnicos melhoradores da eficiência alimentar em suinocultura.

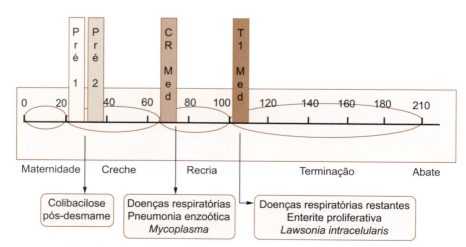

Figura 28.3 Exemplos de uso profilático de antimicrobianos. Os antimicrobianos específicos são adicionados às rações das fases pré-inicial 1 (Pré 1) e pré-inicial 2 (Pré 2), àquela fornecida na creche (CR Med) e até mesmo àquela administrada na fase inicial de terminação (T1 Med), com objetivo de prevenir surtos de colibacilose pós-desmame, doenças respiratórias e enterite proliferativa. (Gentilmente cedida por David Barcellos.)

Quadro 28.3 Exemplo de esquemas de biosseguridade em que se empregam antimicrobianos de maneira preventiva em suinocultura.

Exemplo	Pré-inicial (produto/período)	Inicial (produto/período)	Crescimento (produto/período)	Terminação (produto/período)
1	Tiamulina 100 ppm Colistina 120 ppm (desmame até 35 dias)	Idem ao período anterior (36 a 49 dias)	Doxiciclina 100 ppm (70 a 85 dias)	Tiamulina 100 ppm (110 a 120 dias)
2	Tiamulina 100 ppm Amoxicilina 250 ppm (desmame até 35 dias)	Idem ao período anterior (36 a 49 dias)	Florfenicol 2 kg/ton (70 a 85 dias)	Florfenicol 2 kg/ton (110 a 120 dias)
3	Colistina 150 ppm (desmame até 35 dias)	Colistina 120 ppm Neomicina 100 ppm (36 a 49 dias)	Tiamulina 100 ppm Clortetraciclina 400 ppm (70 a 85 dias)	Tiamulina 100 ppm Clortetraciclina 400 ppm (110 a 120 dias)
4	Colistina 120 ppm Amoxicilina 200 ppm (desmame até 35 dias)	Idem ao período anterior (36 a 49 dias)	Tiamulina 100 ppm Amoxicilina 200 ppm (70 a 85 dias)	Amoxicilina 200 ppm (110 a 120 dias)
5	Florfenicol 2 kg/ton (desmame até 35 dias)	Idem ao período anterior (36 a 49 dias)	Leucomicina 100 a 200 ppm (70 a 85 dias)	Leucomicina 100 ppm (110 a 120 dias)
6	Amoxiciclina 200 ppm (desmame até 35 dias)	Colistina 150 ppm (50 a 70 dias)	Tiamulina 100 ppm (70 a 85 dias)	Tiamulina 100 ppm (110 a 120 dias)
7	Amoxiciclina 200 ppm (desmame até 35 dias)	Neomicina 100 ppm (50 a 70 dias)	Lincomicina + espectinomicina (70 a 85 dias)	Tiamulina 100 ppm (110 a 120 dias)
8	Amoxiciclina 200 ppm (desmame até 35 dias)	Doxiciclina 200 ppm (36 a 49 dias) Colistina 120 ppm (50 a 70 dias)	Tilosina (70 a 85 dias)	Tilosina (110 a 120 dias)

É de amplo conhecimento que o uso de antimicrobianos, especialmente quando em concentrações pequenas e por tempo prolongado, conduz à seleção de bactérias resistentes e, consequentemente, à transmissão vertical (para a mesma população bacteriana durante sua divisão) ou horizontal (de uma bactéria para outra, por transdução, transformação ou conjugação) de genes de resistência entre a mesma ou diferentes populações bacterianas. Isto é, a resistência pode ser simples (mantida em uma única cepa bacteriana), cruzada (se o mecanismo que levou à resistência for comum entre duas bactérias diferentes) ou múltipla (se o fator de resistência for comum a várias bactérias). Há de se compreender, portanto, que o uso de antimicrobianos como aditivos zootécnicos ou com finalidade profilática seja foco de preocupação da população e das autoridades sanitárias em todo o mundo, pelo modo como são usados (em doses subterapêuticas e por tempo prolongado – Figura 28.1). É necessário destacar, no entanto, que a questão da resistência bacteriana passa pelo uso de antimicrobianos como aditivos zootécnicos em suinocultura, mas não tem neste uso sua única causa.

Pela relevância, a FAO, em ação conjunta com a OMS e a Organização Internacional de Epizootias (OIE), sugeriu algumas ações quando do uso de antimicrobianos em animais de produção, buscando minimizar o desenvolvimento de resistência bacteriana. São elas:

- Procure diminuir o uso de antimicrobianos
- Antes do uso, compare as vantagens e desvantagens dos antimicrobianos em termos de efeitos sobre o meio ambiente e, em especial, sobre o desenvolvimento de resistência bacteriana
- Use antimicrobianos apenas e unicamente quando a necessidade for comprovada
- Implemente as boas práticas clínicas de uso
- Siga os protocolos e guias de uso racional. O MAPA no Brasil também produziu e tem divulgado uma cartilha contendo normas e condutas de boas práticas no uso de medicamentos veterinários.

A redução do uso de antimicrobianos em suinocultura passa, necessariamente, pelo monitoramento constante do plantel, pelo estabelecimento de medidas preventivas (vacinação, maior rigor nos programas de biossegurança, aumento do período de vazio sanitário, controle do fluxo de animais etc.) e, entre outras, pelo estabelecimento de programas de melhoramento genético, nutricional e ambiental. Por outro lado, ao comparar as vantagens e desvantagens do uso de produtos antimicrobianos, é preciso ter em mente que nem sempre os antimicrobianos representam a melhor estratégia a ser usada (o processo infeccioso pode não ser de origem bacteriana, podem resultar no desenvolvimento de resistência bacteriana, podem acarretar resíduos nos alimentos provenientes dos animais tratados, podem ter impactos econômicos e ambientais etc.). Mais que isso, há de se ter certeza do motivo pelo qual se pretende este uso: como aditivo zootécnico melhorador da eficiência alimentar ou como agente profilático? Na dúvida, devem ser consultados trabalhos científicos sobre os princípios ativos a serem empregados que são facilmente encontrados e recuperados a partir de bibliotecas físicas (em especial de universidades) ou virtuais. De modo geral, é interessante comentar que a literatura científica é unânime ao afirmar que quanto melhor o estado nutricional e o manejo sanitário dos animais, menor será a necessidade do uso de antimicrobianos.

O uso dos antimicrobianos como aditivos deve ser feito sempre que existirem benefícios potenciais (redução de perdas por doença e/ou morte dos animais, melhora de desempenho, melhora nutricional, diminuição da quantidade de dejetos etc.). Neste caso, deve-se dar preferência ao uso dos antimicrobianos que atuem em bactérias gram-positivas, não apenas pelo fato da inexistência de comprovação cientifica definitiva sobre o efeito dos antimicrobianos para gram-negativos como aditivo zootécnico, mas também e, principalmente, porque estes produtos podem acarretar aparecimento de formas de resistência em cepas bacterianas consideradas criticamente importantes para a saúde humana e animal pela OMS e pela OIE, como *Salmonella*, *Campylobacter* e *Escherichia coli*.

A adoção das boas práticas de uso, por sua vez, demanda, pela cuidadosa anotação do tipo de medicação escolhida, informações sobre o animal tratado (existência de recidiva ou de cura), o nome da partida do medicamento usado, o nome de quem tratou o animal, o tipo de uso e a validade do produto; requer, ainda, verificação e reavaliação (checagem) dos cálculos de dosagens efetuados, administração precisa do produto (por água ou ração) e estabelecimento de eventuais medidas de suporte, como administração de medicação oral por gavagem (usando-se, por exemplo, uma garrafa) se o animal estiver muito debilitado e não conseguir ingerir o antimicrobiano voluntariamente, aquecimento do ambiente, redução da umidade etc.

A necessidade de prescrição dos antimicrobianos pelo veterinário é outra medida constante em todos os protocolos e guias de uso racional de antimicrobianos em animais de produção, bem como a necessidade de observância irrestrita às indicações de bula (dose, via e frequência de administração) e a comprovação de sensibilidade do agente infeccioso ao antimicrobiano em questão (provas de sensibilidade/resistência ou, em sua ausência, instituição de um tratamento presuntivo). É sempre conveniente coletar material antes do início de um tratamento presuntivo para encaminhamento ao laboratório de análises para a realização de provas de sensibilidade bacteriana (para detalhes, ver *Capítulo 8*); neste caso, quando do retorno do laudo, haverá condições de verificar se o antimicrobiano usado de modo presuntivo pode ser mantido ou se deverá ser trocado por outro que tenha se mostrado mais efetivo para tratamento daquela população bacteriana. O uso *extra label* de antimicrobianos, isto é, de produtos não aprovados pelos órgãos competentes (no caso do Brasil, pelo MAPA), é totalmente contraindicado; de fato, se não liberado oficialmente para uso, nada se conhece deste produto (pureza, composição, eficácia, toxicidade, resíduos em tecidos, período de carência etc.).

Os protocolos e guias de uso racional de antimicrobianos recomendam, ainda, que se limitem os tratamentos aos animais que já estiverem doentes (tratamento terapêutico) ou àqueles que estejam em contato direto com estes (tratamento metafilático); o uso profilático e como aditivo melhorador da eficiência alimentar deve ser evitado, sendo feito apenas após cuidadosa análise de risco *versus* benefício; no caso, risco para o meio ambiente e para a saúde dos animais e do ser humano (resistência bacteriana) e benefício para o plantel. Neste contexto, deve ser evitado o uso profilático ou como aditivo de antimicrobianos considerados criticamente relevantes para a saúde humana e animal pela OMS e pela OIE. São eles: macrolídios (eritromicina, josamicina, espiramicina, tilmicosina, tilosina, mirosamicina, terdecamicina), quinolonas e fluoroquinolonas (flumequina, miloxacino, ácido nalidíxico, ácido oxonílico, ciprofloxacino, danofloxacino, difloxacino, enrofloxacino, marbofloxacino, norfloxacino, ofloxacino, orbifloxacino) e cefalosporinas de 2ª ou 3ª geração (cefoperona, ceftiofur, cefriaxona). Recomenda-se, ainda, que não se façam misturas de antimicrobianos injetáveis com outros administrados por via oral; neste sentido, é bom lembrar que existem antagonismos comprovados entre algumas moléculas de antimicrobianos (para detalhes, ver *Capítulo 7*). Da mesma maneira e pelos mesmos motivos, deve-se ter muito cuidado quando da adição de dois ou mais antimicrobianos na ração (mesmo quando um deles for um anticoccidiano); de preferência, use na ração apenas o antimicrobiano indicado pelo veterinário.

Finalmente, algumas medidas são apontadas como capazes de diminuir a contaminação ambiental por antimicrobianos, devendo ser adotadas; dentre elas, merece destaque a que recomenda que seja corretamente ajustada a altura dos comedores e dos bebedores. Nunca é demais recordar que durante a manipulação dos antimicrobianos devem-se usar luvas e máscara para evitar a absorção do produto pelo encarregado da manipulação. De fato, quantidades, ainda que pequenas, absorvidas em cada batida de ração, ao final de 1 dia ou semana podem resultar em níveis plasmáticos do medicamento, neste encarregado, superiores àquelas que se espera obter nos animais a serem tratados.

• Considerações sobre o uso como aditivo zootécnico em suinocultura

A questão da continuidade ou não do uso dos antimicrobianos para fim profilático e como aditivo em animais de produção e, muito especialmente, em suinocultura vem sendo muito discutida nos últimos anos por estar relacionada com a emergência de bactérias resistentes de relevância para a saúde humana e animal. Embora nenhuma relação causal entre os fatos tenha sido estabelecida cientificamente até o momento, e mesmo sabendo-se da existência de outras portas para o crescente aumento de formas de resistência aos antimicrobianos (uso em animais de companhia, uso em seres humanos sem prescrição médica, uso indiscriminado em hospitais e unidades de tratamento intensivo, uso em vegetais e outros alimentos etc.), algumas medidas restritivas ao uso dos antimicrobianos têm sido adotadas por diversos países com base nos chamados "princípios de precaução". Estes princípios adotados, por exemplo, pelos países-membros da comunidade europeia (Regulamento CE 1833/2003), embora possam ser questionados pela inexistência de bases científicas, são legítimos e válidos. De fato, ao se trabalhar com o risco da emergência de formas de resistência bacteriana, os países são livres e soberanos para adotar internamente o que lhes parecer mais conveniente do ponto de vista prático. Lembre-se de que o gerenciamento de um risco decorrente do uso de um medicamento veterinário em animais de produção pode ser feito em função de dados cientificamente obtidos ou de outros que, embora não científicos, se mostrem igualmente importantes, isto é, o gerenciamento de risco pode envolver aspectos políticos, econômicos, sanitários e não apenas as constatações científicas advindas das avaliações de risco (para detalhes ver *Capítulos 40 e 41*). Esta suspensão tempestiva de uso pode vir acompanhada de algumas consequências adversas, dentre as quais algumas são aqui apresentadas.

Estima-se que a restrição ao uso profilático e como aditivo de antimicrobianos possa resultar em redução de até 5% do ganho de peso e em piora de 10% da conversão alimentar. Embora esta decorrência possa variar de uma criação para outra em função de variáveis importantes de manejo, é inquestionável que se acompanhará de aumento dos custos de produção e, via de consequência, dos preços dos produtos finais. Esta decorrência lógica pode implicar maiores gastos para os consumidores e risco de perda de competitividade no mercado internacional. Modelos matemáticos e econômicos aplicados à cadeia de produção animal (incluindo-se aqui a suinícola) apontam na direção de gastos adicionais de milhões de dólares em decorrência de restrição do uso.

Segundo Rostagno (2011), estudos epidemiológicos realizados em países em que a restrição ao uso de aditivos foi imposta têm revelado aumento de incidência principalmente de doenças entéricas, como enterite necrótica; em decorrência, houve necessidade de aumentar a quantidade de antimicrobianos usados terapeuticamente. Depreende-se desta observação que o volume dos antimicrobianos usados em animais de produção não diminuiu como o esperado. Vale comentar, no entanto, que o uso terapêutico de antimicrobianos, por ser feito em doses maiores e durante menor espaço de tempo, tem menor probabilidade de induzir formas de resistência em bactérias, o que, *per se*, já seria um benefício (Figura 28.1). De qualquer modo, é preciso ter em conta que, além do impacto negativo direto que as doenças têm sobre a produtividade (redução do desempenho e aumento das taxas de mortalidade, por exemplo), elas impactam ainda, e negativamente, o bem-estar dos suínos, uma vez que eles passam a vivenciar as consequências do processo infeccioso clínico ou subclínico que se instala. Curioso que estas sugestões de restrição ao uso de antimicrobianos ocorram exatamente no momento em que se pretende que os animais de produção sejam criados e manejados de maneira mais "humanitária" e ética.

Eventualmente, alguns dos antimicrobianos atualmente usados como aditivos zootécnicos podem atuar sobre a biota comensal do trato gastrintestinal dos animais controlando a presença de patógenos como *Salmonella*, *Campylobacter* e *Escherichia coli*; assim, a retirada tempestiva destes produtos sem aplicação imediata de uma tecnologia que os substitua pode levar à proliferação destas bactérias no trato gastrintestinal dos animais, o que aumentaria a probabilidade de contaminação de suas carcaças ao longo da linha de abate e processamento, resultando em maior risco de infecções de origem alimentar em seres humanos.

Ainda segundo Rostagno (2011), a restrição do uso de antimicrobianos criaria automaticamente a necessidade de desenvolvimento e implantação de um sistema de monitoramento da utilização destes produtos, incluindo-se não apenas os usos como aditivo ou profilático, mas também o terapêutico. Embora necessário e importante, um sistema como este requereria a existência de um controle rigoroso da prescrição de antimicrobianos em medicina veterinária, no caso em tela, em suinocultura. Assim, surgiria a necessidade de monitorar e controlar o acesso aos antimicrobianos, como ocorre com a prescrição destes agentes destinados aos seres humanos, comercializados apenas com receita sujeita ao controle da Agência Nacional de Vigilância Sanitária (Anvisa), que não poderiam mais ser comercializados sem um sistema nacional de vigilância (para detalhes, ver *Capítulo 3*).

Medidas com esta conotação já foram adotadas e estão em vigência nos países da União Europeia e estão na pauta das discussões em países como EUA, Austrália, Japão e Canadá, entre outros. Em especial, o que se discute é a necessidade de criação ou não de agências especiais para este tipo de controle, os custos envolvidos com sua implementação, eventuais consequências de falhas no monitoramento e controle dos produtos e, entre tantos outros, impactos resultantes sobre a sanidade animal e humana. De fato, uma medida de controle aparentemente simples e pontual como esta pode gerar efeitos em cascata de consequências muitas vezes inesperadas e piores do que aquelas que se pretendeu evitar com sua implantação.

No Brasil, bem como nos EUA e no Canadá, a principal postura adotada para contornar esta situação tem sido voltada mais para um trabalho educativo dos produtores rurais e dos profissionais envolvidos na cadeia de produção animal do que para medidas restritivas ligadas ao uso dos aditivos zootécnicos; destaque-se, porém, que o MAPA vem revendo alguns princípios ativos anteriormente liberados para este uso à luz de novos conhecimentos científicos sobre toxicidade e desenvolvimento de resistência bacteriana. Esta atitude proativa baseia-se em recomendações da FAO/OIE/OMS e, tanto quanto se saiba, não pretende a suspensão ou proibição dos aditivos zootécnicos em suinocultura, mas sim sua adequação às realidades impostas atualmente.

Ainda há muito a conhecer sobre a interação entre dieta e biota gastrintestinal; estudos nesta direção são extremamente relevantes pela possibilidade de propiciar o desenvolvimento de ferramentas tecnológicas que venham a melhorar o desempenho produtivo de suínos. Dentre estas, destacam-se, na atualidade, a busca por tecnologias alternativas ao uso dos antimicrobianos como aditivos zootécnicos melhoradores da eficiência alimentar, como probióticos e prebióticos (ver *Capítulo 35*).

▶ Agonistas de adrenorreceptores β

Os agonistas de receptores adrenérgicos β ou de adrenorreceptores β têm sido tradicionalmente usados em medicina veterinária como broncodilatadores e tocolíticos (ver *Capítulos 12*, *14*, *23*); mais recentemente, tem sido preconizado o uso de alguns deles como aditivos zootécnicos, uma vez que produzem, em suínos, aumento da eficiência alimentar, rápido e potente incremento da massa proteica corporal (principalmente muscular) e, concomitantemente, redução dos teores de gordura das carcaças. Em conjunto, esses efeitos têm emprestado aos agonistas de adrenorreceptores β preconizados como aditivos em suinocultura o nome de "agentes de partição" ou "agentes de repartição". No entanto, cabe destacar que o cloridrato de ractopamina é a única substância química com atividade agonista em adrenorreceptores β que logrou autorização do MAPA para uso em suinocultura no Brasil (Quadro 28.1). De fato, este princípio ativo foi analisado pela comissão do *Codex alimentarius* que, por considerá-la segura, estabeleceu para a mesma valores de referência toxicológica e limites máximos de resíduos (LMR) em tecidos de suínos (ver adiante).

▪ Estrutura química

A Figura 28.4 mostra a estrutura química básica das feniletanolaminas e da ractopamina; note que a ractopamina é uma feniletanolamina substituída, bem como a epinefrina produzida na medula das glândulas adrenais e a norepinefrina, o mediador químico presente no sistema nervoso central e nas terminações do sistema nervoso autônomo simpático. Mais especificamente, a ractopamina é um substituinte fenólico, enquanto as catecolaminas são substituintes hidroxilados; outros substituintes não autorizados para uso como aditivos no Brasil incluem: resorcinóis (fenoterol e terbutalina), saligeninas (salbutamol e salmeterol) e anilinas halogenadas

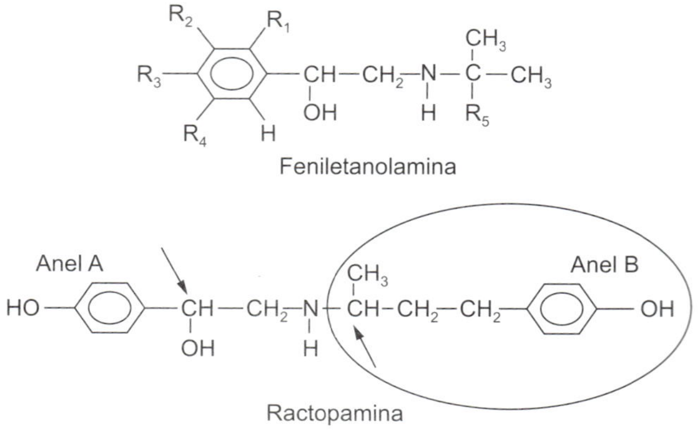

Figura 28.4 Estrutura química de uma feniletanolamina e da ractopamina. Note que a ractopamina é uma feniletanolamina modificada. As *setas* indicam os 2 carbonos quirais ou centros estereogênicos da molécula.

(clembuterol, mabuterol). Vale destacar que a ractopamina não tem estrutura esteroide (ver *Capítulo 20*); portanto, carece de atividade hormonal do tipo anabolizante.

Análise adicional da Figura 28.4 mostra que a ractopamina apresenta 2 carbonos quirais ou assimétricos em sua estrutura química (sinalizados pelas setas). Ressalta-se que carbono quiral ou estereogênico é aquele que se liga a 4 grupos químicos diferentes. Uma molécula que tem este átomo de carbono apresenta isomeria óptica, isto é, formas diferentes de molécula que são imagens especulares não sobrepostas, conhecidas como isômeros ópticos ou enantiômeros. No caso, a ractopamina apresenta 2 enantiômeros; portanto, ela existe como uma mistura racêmica de 4 estereoisômeros, denominados RR, RS, SR e SS. Este fato tem relevância prática, uma vez que se mostrou que as proporções destes isômeros nos produtos que contêm ractopamina, são capazes de influenciar os efeitos repartidores que eles produzem. Neste sentido, há praticamente consenso na literatura a respeito do fato de ser o isômero RR da ractopamina (também chamado de butopamina) o de maior afinidade e atividade nos adrenorreceptores β.

▪ Absorção, distribuição, biotransformação e excreção

Estudos conduzidos com [^{14}C]-ractopamina em diferentes espécies animais, incluindo suínos, indicaram ser essa molécula prontamente absorvida após administração oral (quantidade absorvida maior que 95%). Em suínos, o pico de máxima concentração plasmática ($T_{máx}$) variou de 0,5 a 2 h após o tratamento e a meia-vida de eliminação, de 3 a 7 h. Estudos de recuperação conduzidos também com [^{14}C]-ractopamina após administração oral em suínos mostraram que 96,5% da radioatividade se perde em 7 dias após a administração, sendo 88,1% pela urina e 8,4% pelas fezes. Destas quantidades, 84,7% foram eliminados após 24 h e 95,4% nos primeiros 3 dias após o tratamento (FAO/WHO, 2010).

A julgar pelos resultados obtidos experimentalmente após administração de [^{14}C]-ractopamina em suínos, a distribuição desta substância pelos tecidos é extensa e ocorre rapidamente. Assim, 3 grupos de suínos foram tratados por 4, 7 e 10 dias com 30 mg/kg/dia de [^{14}C]-ractopamina; 12 h após o último tratamento, mediu-se a radioatividade em diversos tecidos. Não se encontrou ractopamina em níveis mensuráveis na gordura, indicando que esta molécula é pouco lipofílica. Análises estatísticas adicionais mostraram que os níveis teciduais de ractopamina estabilizam-se após o 4º dia de tratamento. Especificamente, as concentrações de ractopamina encontradas do 4º ao 10º dia variaram com o tecido analisado, sendo, no entanto, sempre inferiores a 0,655 mg de equivalente em ractopamina/kg; maiores concentrações do medicamento foram detectadas nos rins. Estudos conduzidos com suínos (FAO/WHO, 2010) após a remoção da administração de 20 mg/kg/dia de ractopamina, durante 7 dias pela ração, mostraram que as concentrações residuais declinaram de 0,106 mg/kg para 0,056 mg/kg no fígado e de 0,116 mg/kg a 0,036 mg/kg nos rins após 24 e 72 h após a remoção, respectivamente (ver adiante em "Dados de resíduos").

As feniletanolaminas não são biotransformadas da mesma maneira; o padrão de substituição no anel aromático determina a via metabólica e influencia de modo significativo a permanência do medicamento no organismo dos animais tratados. Assim, por exemplo, as catecolaminas (derivados hidroxilados) são biotransformadas por oxidação e conjugação, sendo também decompostas pela catecol-O-metiltransferase (COMT); a ractopamina, como derivado fenólico, sofre apenas a ação de enzimas de conjugação (glicuronidação e sulfatação) no fígado e no intestino; esta biotransformação é rápida, determinando, como já se comentou, meia-vida plasmática de 3 a 7 h para este medicamento. Os agonistas de adrenorreceptores β com substituintes halogenados no grupo aromático (clembuterol e mabuterol), por outro lado, são mais resistentes à degradação metabólica realizada por enzimas de conjugação; assim, costumam permanecer por mais tempo no organismo dos animais tratados (meia-vida plasmática de 25 a 30 h pelo menos). Finalmente, é relevante comentar que, por existirem em forma racêmica, os agonistas de adrenorreceptores β são suscetíveis de biotransformação estereoespecífica; de fato, mostrou-se que a glicuronidação do radical fenol ocorre mais prontamente e de modo mais acentuado para as formas RR e RS de ractopamina. Estes fatos impactam diretamente os níveis residuais destes agentes em tecidos de suínos tratados e destinados ao consumo humano (ver adiante).

Realizou-se um estudo em suínos para avaliar a proporção da ractopamina com aquela de seus metabólitos (FAO/WHO, 2010); os animais receberam 30 mg/kg de [^{14}C]-ractopamina durante 4 dias, sendo submetidos à eutanásia 12 h após o último dia de tratamento. Observou-se que a ractopamina parental respondeu pela maior quantidade de radioatividade encontrada no fígado (38,7%) e nos rins (33,4%) dos animais tratados, sendo encontradas também concentrações bem inferiores dos metabólitos A, B, C, D, E e F da ractopamina. Estes metabólitos foram caracterizados como sendo principalmente monoglicuronetos de ractopamina. Pela relevância no contexto das discussões pertinentes aos resíduos de ractopamina em tecidos de suínos, apresentam-se na Figura 28.5 as estruturas químicas dos metabólitos A, B e C. Como se depreende da análise desta figura, as diferenças entre estes metabólitos residem no local de ligação do radical glicuroneto (anéis A e B na molécula de ractopamina representada na Figura 28.5). Os metabólitos D, E e F não foram totalmente identificados; no entanto, acredita-se que tenham estruturas semelhantes àquelas de A, B e C, isto é, sais de glicuroneto, variando destas quanto ao tipo de isômero metabolizado (RR, SS, RS, SR). Foram também identificadas quantidades pequenas de metabólitos sulfatados da ractopamina na urina e nos tecidos de suínos. Finalmente, relatou-se no trabalho a presença de resíduos de ractopamina não passíveis de extração, isto é, que permaneceram ligados aos tecidos (20 a 30% do total de ractopamina administrada no fígado e 5 a 18% nos rins).

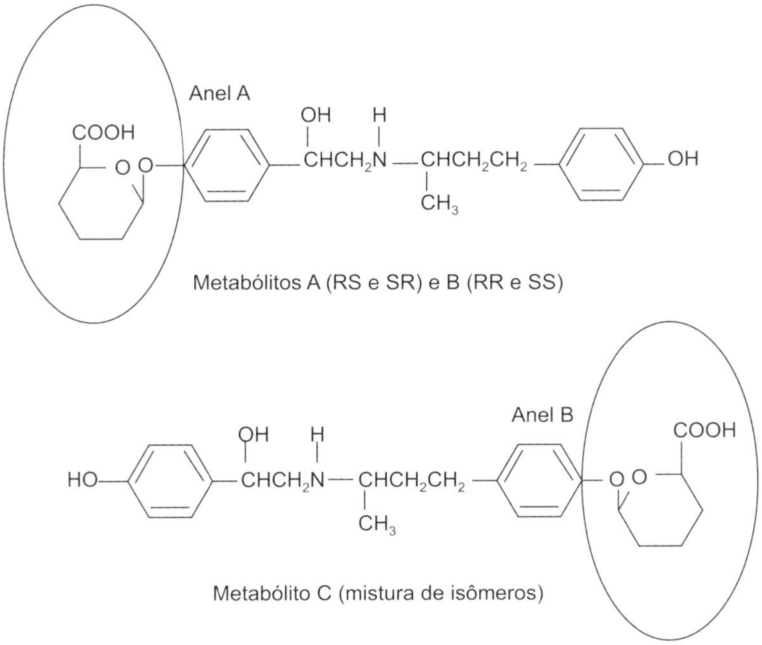

Figura 28.5 Estrutura química dos principais metabólitos presentes na urina e nos tecidos de suínos tratados com ractopamina.

Mecanismo de ação

O mecanismo de ação da ractopamina já foi descrito no *Capítulo 20*; apenas aspectos essenciais para a compreensão dos efeitos farmacológicos que produzem sobre a composição da carcaça de suínos, ou temas não abordados anteriormente, serão aqui considerados.

Os derivados substituintes da feniletilamina (Figura 28.4), dentre os quais as catecolaminas (epinefrina e norepinefrina), o clembuterol e a ractopamina, produzem seus efeitos metabólicos pela ativação dos receptores β-adrenérgicos. Estes receptores foram subdivididos em β_1 e β_2; evidências mais recentes indicam a existência de mais 2 grupos de receptores β: β_3 e β_4.

A Figura 28.6 mostra a localização dos receptores β-adrenérgicos; de sua observação depreende-se que eles se encontram na membrana das células intimamente acoplados à proteína G e aos segundos mensageiros. A ligação de agonistas, como a ractopamina, aos receptores β, resulta em mudanças conformacionais na proteína G (1º mensageiro) com ativação subsequente da adenilciclase, o que resulta na transformação do adenosina trifosfato (ATP) em altas concentrações de monofosfato cíclico de adenosina (cAMP) (2º mensageiro). Ressalta-se que a ativação da enzima adenilciclase é mediada pela enzima de acoplamento estimuladora Gs e que o cAMP constitui o principal 2º mensageiro da ativação dos agonistas de adrenorreceptores β. Uma vez formado, o cAMP (se não inativado pela enzima fosfodiesterase – PDE) produz a ativação de uma proteinoquinase (PCa) que, por sua vez, leva à fosforilação de enzimas intracelulares responsáveis pela resposta final. Essas enzimas, quando fosforiladas (EPO_4), produzem, por exemplo, a degradação de triglicerídios nos adipócitos (reduzindo a quantidade de gordura) e, entre outros efeitos relevantes, a ativação de enzimas catalisadoras que participam, no núcleo, da síntese de mRNA a partir da transcrição no DNA. O mRNA saindo do núcleo ativa a síntese proteica; as miofibrilas traduzidas depositam-se no sarcoplasma dos miócitos, ocasionando o aumento da massa muscular. Nesse sentido, é relevante comentar que os efeitos dos agonistas de adrenorreceptores β_2 sobre o metabolismo proteico e lipídico foram experimentalmente antagonizados pela administração prévia de antagonistas de adrenorreceptores β_2, como DI-propanol e o ICI 118.551.

Destaca-se, ainda, que a ligação de agonistas aos receptores β_2 adrenérgicos produz também trocas iônicas entre os espaços intra e extracelulares, em especial entre cálcio (Ca^{++}) e potássio (K^+), levando à hiperpolarização da membrana de músculos lisos e ao relaxamento muscular. No coração, a ativação dos receptores do tipo β_1 produz abertura de canais de cálcio sensíveis à voltagem, independentemente das alterações nos níveis de cAMP.

Demonstrou-se por meio de experimentos realizados *in vitro* que, dos isômeros da ractopamina, o RR foi o que mais ativou a adenilciclase em experimentos conduzidos em células de ovário de hamsters, que mais estimulou a lipólise em células de suínos e que mais ativou a adenilciclase em células musculares de roedores. No entanto, não existe consenso entre os autores quando a questão é definir os subtipos de adrenorreceptores β que seriam responsáveis pelos efeitos de partição do isômero RR ou da própria ractopamina. Mostrou-se, por exemplo, que a afinidade do isômero RR pelos subtipos β_1 e β_2 de adrenorreceptores de adipócitos de suínos é igual (29 nM para β_1 e 25 nM para β_2), sugerindo que a ractopamina seja um agente não seletivo. Entretanto, tem sido sugerido que a ractopamina difira de outros agentes deste grupo (clembuterol, por exemplo) exatamente por apresentar maior atividade em adrenorreceptores β_1. As formas isoméricas da ractopamina são relevantes para seus efeitos de partição. Mostrou-se que os isômeros SR e SS possam, até mesmo, antagonizar a ligação dos RR aos adrenorreceptores β_1 e β_2. Uma competição entre as formas isoméricas SR e RR ou entre RS e RR da ractopamina por receptores β_1 e β_2 poderia explicar resultados experimentais que mostraram maior efetividade do isômero RR em produzir os efeitos de partição quando estudado isoladamente, do que quando avaliado por uma formulação com os 4 isômeros misturados (RR, RS, SR e SS).

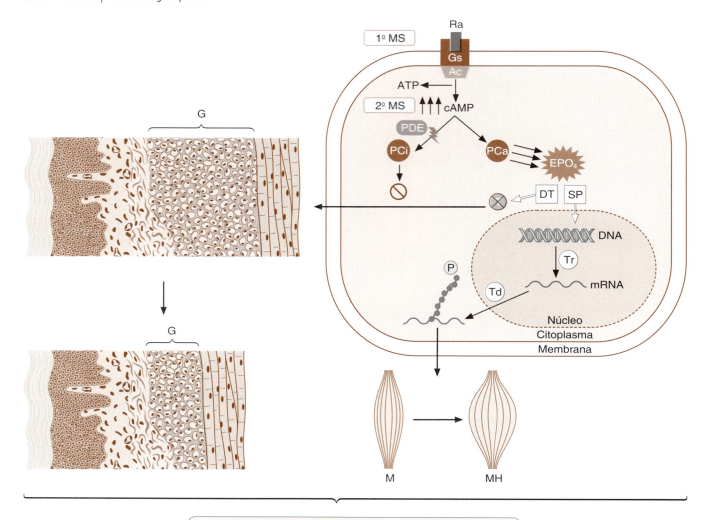

Figura 28.6 Ilustração do receptor de ractopamina e dos eventos intracelulares desencadeados por sua estimulação. Ra = ractopamina; Gs = proteína G na forma ativada; 1º MS = primeiro mensageiro; Ac = adenilciclase; ATP = adenosina trifosfato; cAMP = monofosfato cíclico de adenosina; 2º MS = segundo mensageiro; PDE = fosfodiesterase; PCi = proteinoquinase inativa; PCa = proteinoquinase ativa; EPO_4 = enzima fosforilada; DT = degradação de triglicerídios; T = triglicerídio; SP = síntese de proteínas; DNA = ácido desoxirribonucleico; Tr = transcrição; mRNA = ácido ribonucleico mensageiro; Td = tradução; P = proteína sintetizada; M = músculo; MH = músculo hipertrófico; G = gordura do tecido cutâneo.

Como se depreende do que foi exposto, a resposta final da ativação dos adrenorreceptores β traduz-se por uma multiplicidade de efeitos. Os efeitos sobre o metabolismo proteico foram apresentados no *Capítulo 20*, sendo aqui sumariados; outros efeitos, em especial aqueles que produzem sobre o sistema endócrino, metabolismo lipídico e glicídico (efeito "repartidor") são aqui discutidos em detalhes, uma vez que têm sido usados para justificar o uso da ractopamina e de alguns componentes do grupo (não autorizados no Brasil) como aditivos zootécnicos em suinocultura.

Efeitos sobre o sistema endócrino

Os efeitos dos agonistas de adrenorreceptores β sobre as concentrações plasmáticas de hormônio do crescimento ou de seus precursores, como as somatomedinas, têm sido contraditórios. Há trabalhos (FAO/WHO, 2005) que mostram aumento nas concentrações destes hormônios induzido por estes agentes, enquanto outros, relatados no mesmo documento, apontam na direção oposta, isto é, para uma redução dos níveis dos mesmos; finalmente, mostrou-se ausência de envolvimento dos agonistas de adrenorreceptores β com o hormônio de crescimento. É bem provável que estas discrepâncias tenham como base as diferentes espécies de animais testados, os diferentes agentes analisados e/ou as doses usadas nos experimentos. De qualquer maneira, uma vez que o efeito "repartidor" dos agonistas de adrenorreceptores β aparecem em todas as espécies animais analisadas, para todas as doses testadas e de modo dose-dependente, é pouco provável que o hormônio do crescimento ou seus precursores estejam relacionados com os efeitos farmacológicos que justificam o uso destes aditivos como agentes de "partição".

De relevância e mais consistentes são os efeitos relatados para os agonistas de adrenorreceptores β sobre a secreção de insulina. De modo geral, relata-se estimulação da liberação de insulina induzida por estes agentes, fato observado em diferentes espécies animais, incluindo suínos. A hiperinsulinemia levaria ao desenvolvimento de "resistência" ou "tolerância" do organismo aos efeitos da insulina; em especial, sugeriu-se ocorrência de redução dos efeitos da insulina em receptores presentes em adipócitos. Neste sentido, experimentos conduzidos *in vivo* e *in vitro* foram capazes de apontar ocorrência de *down regulation* ou dessensibilização dos receptores de insulina em adipócitos após exposição prolongada aos agonistas de adrenorreceptores β. Este fato tem grande relevância, uma vez que se mostrou ser a insulina necessária para manter a atividade de enzimas lipogênicas, como a sintetase dos ácidos graxos, e, também, para contrarrestar o efeito lipolítico das catecolaminas fisiológicas, principalmente aquele da epinefrina. Esta ação, relevante do ponto de vista dos efeitos dos agonistas de adrenorreceptores β no metabolismo lipídico, não explicaria, no entanto, aquele induzido por estes agentes no metabolismo proteico, isto é, não seria suficiente para explicar o efeito repartidor destes aditivos.

- **Efeitos sobre o metabolismo proteico**

Os agonistas de receptores β-adrenérgicos produzem hipertrofia do tecido musculoesquelético, sem hiperplasia; produzem, assim, aumento da massa muscular e do ganho de peso (Quadro 28.4). Destaca-se que este aumento de massa muscular não caracteriza atividade anabolizante, uma vez que estes agentes não são hormônios esteroidais e tampouco atuam em receptores intranucleares. Além disso, e como já comentado, os efeitos que produzem sobre a síntese proteica são inibidos pelo uso de bloqueadores de receptores β-adrenérgicos, em especial do subtipo $β_2$. Diferenças entre anabolizantes e agonistas de adrenorreceptores β foram detalhadas no *Capítulo 20*.

A hipertrofia muscular produzida pelos agonistas de adrenorreceptores β tem sido atribuída ao aumento da síntese proteica, à redução de sua degradação ou a ambos. Por outro lado, o aumento da massa muscular pode ser realizado à custa de fibras do tipo I (oxidativas, ou de contração lenta) ou do tipo II (oxidativas e glicolíticas, de contração rápida). Estudos realizados (Maltin *et al.*, 1987) com músculos dos quais se retirou a inervação mostraram reversão por clembuterol da diminuição da massa muscular produzida pela desnervação. Segundo estes trabalhos, os efeitos observados estavam relacionados tanto com diminuição do catabolismo proteico nas fibras do tipo I como também com efeito anabólico (aumento da síntese proteica) naquelas do tipo II. Mostrou-se, em especial, aumento dos diâmetros das fibras musculares do tipo II após tratamento com cimaterol, bem como nas concentrações de DNA determinadas nos músculos dos animais tratados em relação àqueles não tratados.

Trabalhos posteriores, conduzidos com o uso de agonistas de β-adrenorreceptores em animais mantidos em jejum, mostraram que a ractopamina inibia a supressão da redução da massa muscular induzida pela restrição alimentar, mas que não atuava, ou atuava muito pouco, nos animais mantidos em jejum (Raymond *et al*, 2011). Demonstrou-se, assim, a necessidade da existência de um substrato para que ocorra o aumento da síntese proteica, isto é, mostrou-se que os efeitos dos agentes de partição se fazem principalmente pela interferência com a síntese proteica. Demonstrou-se posteriormente, a assertiva desta informação uma vez que o uso de agonistas de β-adrenorreceptores aumentava a incorporação, pelos músculos, de aminoácidos marcados radioativamente. A Figura 28.7 ilustra os dados de um experimento deste tipo; observa-se claramente que o uso de agonista de adrenorreceptor produziu aumento da fixação de aminoácidos a partir do 3º dia de tratamento.

- **Efeitos sobre o metabolismo lipídico**

O efeito mais evidente dos agonistas de receptores β-adrenérgicos sobre o metabolismo lipídico é a redução da gordura corporal, particularmente aquela do tecido celular subcutâneo e intermuscular, uma decorrência da redução do tamanho e não do número de adipócitos. No entanto, não há quaisquer efeitos sobre os níveis circulantes de colesterol. O Quadro 28.5 mostra resultados de um experimento em que se avaliaram os efeitos da ractopamina sobre os adipócitos. De sua leitura, depreende-se que o uso de ractopamina produziu redução do número, do diâmetro e do volume médio dos adipócitos.

Quadro 28.4 Efeitos da administração experimental e oral de 4 mg/kg/dia de ractopamina por 20 dias em parâmetros corporais e fisiológicos de ratos.

Parâmetros	Controle	Ractopamina
Peso corporal (g)		
Antes	181 ± 4	181 ± 4
Depois	207 ± 4	221 ± 4*
Ganho	26 ± 1	40 ± 2*
Consumo alimentar (ganho em 20 dias)	510 ± 2	462 ± 1*
Músculo gastrocnêmico		
Peso (g)	0,085 ± 0,01	0,95 ± 0,01*
Proteína (mg)	1,63 ± 4	1,86 ± 4*
RNA (mg)	2,21 ± 0,04	2,95 ± 0,06*
RNA/proteína (mg/mg · 10^3)	13,6 ± 0,3	14,6 ± 0,04
Peso do coração (g)	0,71 ± 0,01	0,73 ± 0,01
Peso do fígado (g)	10,3 ± 0,3	10,3 ± 0,2
Peso da gordura epididimal (g)	0,75 ± 0,5	0,63 ± 0,02*
VO_2 em repouso (mℓ/min)	13,8 ± 0,3	15,5 ± 0,3
Tecido adiposo marrom (mg)	83,0 ± 6	88,0 ± 16

*$p < 0,05$, em relação ao grupo controle.

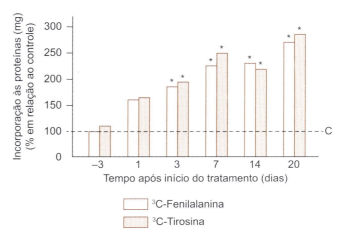

Figura 28.7 Incorporação de tirosina e de fenilalanina marcadas radioativamente pela musculatura esquelética de animais tratados ou não no dia 1 com 30 ppm de um agonista de adrenorreceptor β pela ração por 20 dias. Dados expressos em porcentagem de incorporação em relação ao grupo controle não tratado (C). *$p < 0,05$, em relação ao controle (C).

Quadro 28.5 Dados relacionados com os adipócitos de suínos alimentados com 10 ppm de ractopamina na ração durante 30 dias.

Parâmetros	Controle (n = 7)	Ractopamina (n = 8)
Adipócitos (g · 10^{-5})		
Subcutâneo	3,73 ± 0,12	2,12 ± 0,09*
Intermuscular	2,95 ± 0,28	1,90 ± 0,16*
Diâmetro médio dos adipócitos (μm)		
Subcutâneo	169,9 ± 21,1	124,5 ± 30,0*
Intermuscular	143,2 ± 19,5	116,8 ± 24,6*
Volume médio dos adipócitos ($\mu m^3 \cdot 10^{-6}$)		
Subcutâneo	2,59 ± 0,81	1,65 ± 0,33*
Intermuscular	1,54 ± 0,11	0,65 ± 1,96

Os dados referem-se à média ± desvio padrão. n = número de animais. *p < 0,05 com relação ao controle (teste *t* de Student).

Também neste caso, 2 mecanismos básicos poderiam justificar os efeitos dos agentes de partição: redução da lipogênese ou aumento da lipólise. Os dados de literatura não são conclusivos a este respeito, sendo até mesmo possível afirmar que as 2 ações estariam envolvidas simultânea ou sucessivamente. De fato, já se relatou ocorrência de aumento dos níveis plasmáticos de ácidos graxos e de glicerol nas primeiras semanas de administração de um agonista de adrenorreceptores β, sugerindo um aumento da lipólise; no entanto, estes efeitos foram observados apenas durante a 1ª semana de tratamento, o que sugere a possibilidade de outra ação.

Segundo Mills *et al.* (2010), a ocorrência de diminuição da lipogênese após o uso de agentes de partição, atribuindo esses achados quer a uma ação direta desses compostos em adrenorreceptores β, quer a outra, indireta, que se faria por alterações induzidas por esses agentes nos níveis de insulina (ver, anteriormente, o item "Efeitos sobre o sistema endócrino"). Dados de literatura mostram que a ractopamina produziu tanto aumento da lipólise como redução da lipogênese.

Os adipócitos de suínos contêm os subtipos β_1, β_2 e β_3 de adrenorreceptores; mais especificamente, os adrenorreceptores β_1 representam 78% do total de adrenorreceptores descritos, ficando os restantes 22% divididos entre os β_2 (20%) e β_3 (2%). Não surpreende que os receptores β_1 tenham sido responsabilizados pelos efeitos lipolíticos dos agentes de partição nesta espécie. No entanto, os receptores do tipo β_2 também têm sido envolvidos com a cascata lipolítica. De fato, mostrou-se que o uso de bloqueadores específicos de adrenorreceptores β_1 diminuiu, mas não aboliu, os efeitos lipolíticos do clembuterol e da ractopamina. Finalmente, já foi sugerida uma ação conjunta dos diferentes tipos de receptores β nos efeitos dos agentes de partição sobre o metabolismo lipídico.

- **Efeitos sobre o metabolismo glicídico**

A participação da glicose nas ações dos agentes de partição é controversa. Há relatos apontando participação no metabolismo glicídico, enquanto outros apontam na direção oposta. Neste contexto, e como já comentado, as ações dos agonistas de adrenorreceptores β são decorrentes, ao menos em parte, de modificações nos níveis de insulina (ver item *Efeitos sobre o sistema endócrino*). Como já comentado, a insulinemia produzida por estes agonistas levaria a redução da ligação da insulina a seus receptores em adipócitos e, consequentemente, ao desenvolvimento de uma "resistência" ou tolerância do organismo aos efeitos deste hormônio. Sabe-se que a insulina é necessária para a atividade das enzimas lipogênicas, como a sintetase de ácidos graxos.

- **Outros efeitos sobre ganho de peso, eficiência alimentar e composição corporal**

Pelo que foi exposto, depreende-se que os agonistas de adrenorreceptores β podem, de fato, ser enquadrados como "agentes de partição". Na verdade, estes agonistas modificam a composição corporal dos animais tratados, aumentando a massa muscular, produzindo, ao mesmo tempo, redução substancial do tecido adiposo. Analisados em seu conjunto, é possível afirmar que estes agentes produzem melhora da eficiência de produção de carne magra. A Figura 28.8 mostra fotografia de lombo de suínos tratados ou não com 20 mg/kg de ractopamina na ração durante 50 dias; nota-se, claramente, a redução da massa gordurosa e o aumento daquela de músculos nos animais tratados.

Dados de um experimento realizado com ractopamina administrada a suínos na dose de 20 mg/kg pela ração estão ilustrados na Figura 28.9. A administração deste agente de partição reduziu em 4 dias o tempo necessário para o abate, diminuiu a quantidade de ração em 20 kg/animal e aumentou o rendimento da carne magra dissecada avaliada, quer por cortes, quer em sua totalidade (acréscimo de 5 kg/animal) (Raymond *et al.*, 2011.).

- **Outros efeitos**

Outros efeitos farmacológicos têm sido relatados para os agonistas de receptores β-adrenérgicos. Em se tratando do uso destes agentes como aditivos zootécnicos ou agentes de partição, estes efeitos passam a ser considerados colaterais e indesejáveis. Dentre eles, destacam-se aqueles que se manifestam na esfera cardiovascular. Neste sentido, embora existam receptores β_2 no coração, os receptores cardíacos são predominantemente do tipo β_1; como os agentes de partição atuam com alguma atividade nestes receptores, carreiam potencial para produzir efeitos cardiovasculares nos animais tratados. De modo geral, produzem ligeiro aumento da frequência cardíaca que desaparece, regra geral, após o 2º ou 3º dia de administração em função do desenvolvimento de tolerância. Podem, ainda, produzir vasodilatação e hipotensão arterial, fato que leva os barorreceptores, por mecanismo reflexo, a promoverem

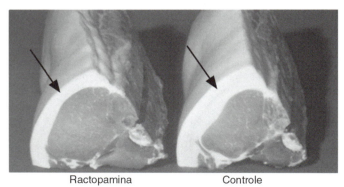

Figura 28.8 Lombo retirado de suínos tratados ou não (controle) com 20 mg/kg de ractopamina na ração durante 50 dias. (Gentilmente cedida por Isis Pasian.)

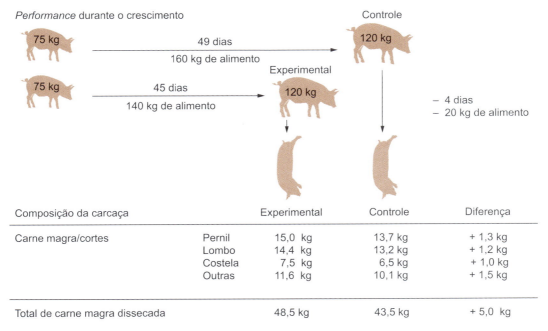

Figura 28.9 Desempenho e peso de cortes de carcaça de suínos tratados ou não com ração de ractopamina com 20 mg/kg durante 49 dias.

diminuição do tônus vagal, resultando em aumento do inotropismo e da frequência cardíaca. Estes efeitos também desaparecem após 2 ou 3 dias de tratamento.

- ## Toxicidade

Embora existam muitos agentes de partição, apenas o clembuterol e a ractopamina tiveram seus perfis farmacocinético e toxicológico ensaiados e avaliados pelo comitê do *Codex alimentarius*; ressalte-se que a ractopamina é o único agente deste grupo que tem seu uso permitido como aditivo zootécnico no Brasil. Pela relevância e possibilidade de uso ilegal como agente de partição, são incluídas também informações sobre a toxicidade do clembuterol. Estes estudos são relevantes, pois são partes integrantes das análises de risco ligadas aos resíduos destes agentes de partição (ver detalhes sobre análises de risco no *Capítulo 40*).

Toxicidade do clembuterol

Análises toxicológicas realizadas com o clembuterol revelaram toxicidade moderada (dose letal 50% – LD50 = 80 a 175 mg/kg) em ratos. Os principais sinais observados em intoxicação após administração pela via oral foram: letargia, taquicardia e convulsões tônico-clônicas; taquicardia foi o sintoma prevalente após administração prolongada do clembuterol. Estes efeitos já haviam sido relatados para outros agonistas de receptores β-adrenérgicos usados como broncodilatadores. Mostrou-se que o clembuterol não é genotóxico *in vitro* ou *in vivo* e que não produz efeitos sobre a fertilidade e/ou sobre parâmetros ligados à reprodução em diversas espécies animais. No entanto, a administração de doses elevadas deste agente (10 a 100 μg/kg/dia) em coelhas produziu anomalias fetais como hidrocefalia, ossificação tardia, fendas palatinas e anomalias nas costelas; estes achados fetais (dependentes da dose) foram acompanhados por sintomas indicativos de toxicidade materna. A NOEL (*no observed effect level* – maior dose usada que não resulta em efeitos tóxicos) calculada para os efeitos do clembuterol sobre a reprodução foi de 15 μg/kg/dia.

Em seres humanos, o clembuterol inalado em doses inferiores a 0,167 μg/kg/dia produziu broncodilatação e não levou ao aparecimento de taquicardia; administrado por via oral durante 3 semanas na dose de 0,08 μg/kg/dia não produziu quaisquer sinais de intoxicação, incluindo aqueles ligados à esfera cardíaca.

Tendo avaliado criticamente os dados de toxicidade do clembuterol, o comitê do *Codex alimentarius* estabeleceu um valor de NOEL de 0,04 μg/kg/dia com base em estudos realizados com seres humanos asmáticos. Uma vez que o valor da NOEL derivado deste estudo era metade do obtido em seres humanos sadios (0,08 μg/kg/dia), empregou-se um fator de segurança da ordem de 10, fixando-se um valor de ingestão diária aceitável (IDA) para este agente de 0 a 0,004 μg/kg/dia. O produto, no entanto, foi liberado apenas para uso como broncodilatador e tocolítico, tendo-se solicitado outros ensaios toxicológicos considerados necessários para avaliação do uso do clembuterol como aditivo (FAO/WHO, 2006); estes resultados nunca foram apresentados. O Brasil seguiu estas deliberações; de fato, e como já dito, o uso do clembuterol como agente de partição não está autorizado no país.

De qualquer modo, é relevante ressaltar que os resíduos de clembuterol aparecem em maior quantidade no fígado e nos rins (de 6 a 10 μg/kg) de suínos tratados, sendo pequenos em músculo e gordura (menores que 0,3 μg/kg) medidos 6 dias após interrupção de um tratamento com 0,8 μg/kg, durante 10 dias. No fígado, foram encontrados resíduos até 28 dias após a interrupção deste tratamento.

Algumas notas técnicas encontradas na literatura associaram o uso do clembuterol como agente de partição a intoxicações humanas decorrentes da ingestão de alimento supostamente contaminado por resíduos deste agente; deles, 2 são comentados aqui. Há registro de um incidente ocorrido na Itália, em agosto de 1996 (Sporano *et al.*, 1998), no qual 62 pessoas foram hospitalizadas por apresentarem palpitações ou taquicardia e nervosismo (91%), tremores musculares (88%), transtornos gastrintestinais (65%), vertigens (42%), mialgias ou artralgias (20%) ou cefaleia (18%). A realização de eletrocardiograma revelou existência de taquicardia sinusal (120 a 150 bpm) com extrassístoles ventriculares e supraventriculares. Todos estes pacientes relataram haver ingerido carne de suíno 10 min a 3 h antes de darem entrada no hospital. A carne havia sido adquirida em um só local de venda; análise cromatográfica realizada com amostras da carne revelou a presença do clembuterol em concentração de 4,5 mg/kg. Tomando-se estes dados como base, os autores concluíram que os pacientes haviam ingerido até 0,8 µg/kg do clembuterol. Outro incidente aconteceu na Espanha em julho de 1990 (Martinez-Navarro, 1990), e foi associado ao consumo de fígado de suínos contaminado por resíduos de clembuterol. Os sinais relatados pelos pacientes e que apareceram de 30 min até 6 h após as ingestões incluíram palpitações, taquicardia, tremores musculares, agitação e tensão nervosa. Foram coletadas amostras do alimento ingerido, do sangue e da urina das pessoas contaminadas para análise laboratorial. Encontrou-se clembuterol em 2 amostras de urina 48 h após a ingestão do alimento (0,002 e 0,004 µg/ℓ) e, também, em 5 amostras de fígado (0,16 a 0,29 µg/kg). Outros relatos de intoxicações envolvendo o clembuterol existem e, de modo geral, referem-se a ocorrências na Espanha ou na Itália.

No entanto, os dados destes relatos devem ser tomados com cautela. De fato, não eram esperados níveis tão elevados de clembuterol nos tecidos dos suínos após emprego como agente repartidor. Por outro lado, se assim o fosse, a quantidade encontrada na urina deveria ter sido maior; de fato, o limite superior do valor de IDA estabelecido pelo *Codex alimentarius* para este agente foi de 0,04 µg/kg/dia, valor muito próximo àquele agora relatado na urina dos pacientes intoxicados.

Tendo em vista estes relatos, bem como a ausência de dados adicionais de toxicidade e o fato de o clembuterol ter meia-vida longa no organismo dos animais tratados (ver anteriormente em "Absorção, distribuição e excreção"), diversos países, dentre os quais aqueles da comunidade europeia, não o liberaram para uso em suínos como aditivo zootécnico ou como agente de partição; pelo mesmo motivo, o clembuterol não tem autorização para uso como aditivo também no Brasil.

Toxicidade da ractopamina

O comitê do *Codex alimentarius* analisou diversas vezes os dados de toxicidade da ractopamina. Considerações sobre estas análises foram feitas no *Capítulo 20*. Pela relevância em saúde pública, alguns resultados são listados aqui; os efeitos cardiovasculares são analisados em maior profundidade.

Mostrou-se que a ractopamina não é genotóxica ou carcinogênica; no entanto, há relatos de leiomiomas induzidos por altas concentrações de ractopamina (> 25 mg/kg) em camundongos e ratos. Leiomiomas são tumores benignos passíveis de indução por agonistas de adrenorreceptores β em humanos e roedores. Não se encontraram relatos indicativos de efeitos teratogênicos ou sobre a reprodução para a ractopamina, quando administrada em doses inferiores a 15 mg/kg/dia.

Neste contexto, os efeitos cardiovasculares da ractopamina foram estudados em cães, macacos e no próprio ser humano, concluindo-se que os cães são mais sensíveis aos efeitos deste agente que os macacos. Um estudo dose-resposta (empregando de 67 a 597 µg/kg) realizado com ractopamina em voluntários humanos indicou que os indivíduos tratados relataram sensação moderada de taquicardia a partir da dose de 200 µg/kg (FAO/WHO, 2010). Observou-se nestes pacientes e por eletrocardiografia a ocorrência de aumento da velocidade e do débito cardíaco e de encurtamento da sístole eletromecânica. Estas alterações apareceram 1 h após a administração do agente e desapareceram após algum tempo. Ao contrário do observado em cães e macacos *rhesus*, a ractopamina não modificou a pressão diastólica humana. A NOEL para os efeitos relatados anteriormente foi de 67 µg/kg.

Analisaram-se vários relatos de efeitos colaterais provenientes de pacientes tratados cronicamente com agonistas de adrenorreceptores β (WHO, 2004; 2006; 2010). Os principais efeitos colaterais descritos incluíam taquicardia, vasodilatação, tremores musculares, aumento de tensão nervosa e distúrbios metabólicos (hiperglicemia e hipopotassemia). Concluiu-se que estes efeitos são farmacologicamente previsíveis, relacionados com a dose empregada e com a potência do medicamento usado; concluiu-se, também, que todos eles desapareciam alguns dias após o início do tratamento em função do desenvolvimento de tolerância. Nenhum caso de leiomioma foi relatado entre estes usuários, assim como não se encontraram referências a aumento de incidência de outros tipos de tumores. Desta maneira, e mais importante, pela similaridade dos achados em seres humanos com aqueles observados em animais, chegou-se à conclusão de que os efeitos colaterais dos agonistas de adrenorreceptores β poderiam ser corretamente analisados e interpretados a partir de estudos conduzidos com animais.

Tendo em vista estes dados, o comitê do *Codex alimentarius* fixou uma NOEL para a ractopamina de 67 µg/kg, com base nas alterações de traçado eletrocardiográfico detectadas em seres humanos; esta dose provê margem de segurança de pelo menos 20.000 vezes com respeito à possível indução de leiomiomas em ratos e camundongos. Empregando-se um fator de segurança da ordem de 50 e arredondando-se o valor para cima, a comissão do *Codex alimentarius* estabeleceu uma IDA de 0 a 1 µg/kg (60 µg por pessoa) para este agente repartidor.

▪ Dados de resíduo

O comitê do *Codex alimentarius* avaliou a depleção residual do cloridrato de [H^3]-ractopamina administrado a suínos em diferentes concentrações e pela via oral na ração. Compararam-se, em especial, os resíduos totais de ractopamina (ractopamina + metabólitos) com os da ractopamina livre, tendo-se concluído que o resíduo marcador para as análises de depleção residual da ractopamina é a ractopamina livre. Em outros estudos (FAO/WHO, 2010), suínos foram tratados com aproximadamente 20 mg de cloridrato de ractopamina por quilo de ração medicada durante 30 dias. Grupos de animais foram submetidos à eutanásia às 6 e às 12 h e, também 1, 2, 3, 5, 7 e 9 dias após o fim do tratamento, para estudos de depleção residual. As seguintes matrizes foram coletadas para análise: músculos, fígado, rins, coração, estômago, pulmões e porções dos intestinos delgado e grosso. Os resultados mostraram que os resíduos de ractopamina eram maiores no fígado, nos rins e nos pulmões que em outros tecidos. Neste sentido, observou-se serem os resíduos de ractopamina no pulmão maiores que aqueles medidos no fígado que, por sua vez, eram inferiores àqueles encontrados nos rins (pulmões > rins > fígado). Nos músculos, a quantidade de resíduos encontrada era menor que 10 µg/kg às 24 h pós-tratamento. A Figura 28.10 mostra a depleção dos níveis de ractopamina no fígado e nos rins; gráficos semelhantes foram construídos para os outros tecidos.

Empregando-se estes dados, estimou-se a ingestão diária de ractopamina 12 h após o último dia de tratamento dos suínos com este agente de partição (30º dia). Este cálculo foi feito empregando-se as normativas do comitê do *Codex alimentarius*, que considera a quantidade total de resíduos presentes nos alimentos que compõem a cesta básica consumida por dia por uma pessoa, isso é, em 300 g de músculo +

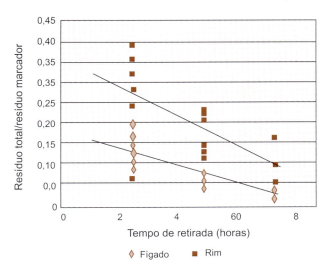

Figura 28.10 Depleção de ractopamina no fígado e nos rins de suínos. Os dados mostram a razão entre o resíduo total e o resíduo marcador.

veterinários em alimentos de origem animal. Pela relevância, destaca-se aqui que 8 etapas ou passos (*steps*) devem ser seguidos pelas moléculas quando de sua avaliação por este órgão internacional. A trajetória inicia-se no *step* 1, quando a comissão do *Codex alimentarius*, com base em prioridades traçadas por um grupo assessor, decide elaborar padrões de referência toxicológica para a molécula e prossegue até o *step* 8; quando esgotadas as discussões, adotam-se os padrões de referência estabelecidos para aquela molécula de modo definitivo.

Conforme deliberação (*step 1*) da comissão do *Codex alimentarius*, os dados de toxicidade e residuais do cloridrato de ractopamina foram encaminhados para análise na 62ª reunião do Joint Expert Committee on Food Additives (JECFA) do *Codex alimentarius* em fevereiro de 2004; na ocasião, sugeriram-se valores de referência (IDA e LMR) para a molécula. Atendendo solicitação da comissão do *Codex alimentarius*, o JECFA em sua 66ª reunião realizada em 2006, voltou a considerar os valores de referência da ractopamina, confirmando a IDA e os LMR anteriormente estabelecidos. A comissão do *Codex alimentarius* em resíduos de medicamentos em alimentos (CCRVDF) considerou os dados apresentados pelo JECFA na 15ª (outubro de 2004) e 16ª (maio de 2006) reuniões; nesta ocasião, entendeu-se por bem avançar a molécula de ractopamina para o *step* 5. Em sua 29ª reunião, a comissão do *Codex alimentarius* (julho de 2006) propôs o avanço da ractopamina para o *step* 6; na 17ª reunião da CCRVDF, realizada em setembro de 2007, os LMR para ractopamina voltaram a ser considerados, tendo-se proposto o avanço desta molécula para o *step* 8. A comissão do *Codex alimentarius* analisou esta proposta em suas 31ª (julho de 2008) e 32ª (julho de 2009) reuniões, decidindo manter a ractopamina no *step* 8, aguardando novas considerações a respeito da molécula. Decidiu-se aguardar novas informações sobre resíduos de ractopamina em tecidos de suínos, com especial destaque para os presentes nos pulmões. Ainda, em uma última solicitação da comissão do *Codex alimentarius*, o JECFA fez publicar, em 31 de maio de 2010, um adendo às 62ª e 64ª reuniões com a avaliação de estudos específicos de resíduos de ractopamina em tecidos de suínos. Em julho de 2010, durante a 33ª reunião, a comissão do *Codex alimentarius*, verificando não haver consenso entre seus integrantes a respeito da adoção definitiva dos valores de LMR estabelecidos para a ractopamina, decidiu manter a molécula no *step* 8, e formou um pequeno grupo de trabalho, chamado de *friends of the chair* para que informalmente discutisse e apresentasse soluções que tornassem possível o estabelecimento definitivo dos LMR para a a ractopamina na 34ª reunião em julho de 2011. Os LMR definitivos para a ractopamina foram, finalmente, estabelecidos em 2012.

100 g de fígado + 50 g de rins + 50 g de pele/gordura (para detalhes, ver *Capítulo 40*). O Quadro 28.6 reproduz os valores obtidos, sendo possível observar que a quantidade total de resíduos de ractopamina foi de 22 µg. Esta quantidade é inferior à IDA estabelecida pelo comitê do *Codex alimentarius* para a ractopamina, isto é, 0 a 1 µg/kg ou 60 µg por pessoa. Resultados semelhantes têm sido obtidos no Brasil quando se observam as recomendações de uso constantes de rótulo/bula dos produtos comerciais à base de ractopamina administrados a suínos em fase de terminação; em função destes dados, não se preconiza no Brasil período de carência para os mesmos.

Vale destacar que, nos cálculos de estimativa de ingestão preconizados pelo comitê do *Codex alimentarius* (e exemplificados anteriormente), não se consideram resíduos de medicamentos em vísceras como intestinos, estômago, cérebro e, principalmente, pulmões. Uma vez que os pulmões concentram quantidades significativas de resíduos de ractopamina, medidas especiais de manejo podem se tornar necessárias em países em que este tecido é parte da dieta. Neste sentido, faltam dados específicos sobre consumo *per capita* de pulmões de suínos no Brasil e em outros países.

- ### Ractopamina e o Codex alimentarius

Talvez a ractopamina seja uma das moléculas mais exaustivamente estudada pelo *Codex alimentarius*. O *Capítulo 40* é todo dedicado às questões de resíduos de medicamentos

Cabe destacar, neste momento, que a ractopamina não está liberada nos países-membros da comunidade europeia para uso como aditivo zootécnico em suínos; a União Europeia, fundamentada em "princípios de precaução" ignora, até o presente momento, a segurança toxicológica atribuída pelo JECFA ao uso desta molécula como aditivo, participando ativamente das discussões em curso nos âmbitos da CCRVDF e da comissão do *Codex alimentarius*. De qualquer modo, vale ressaltar que os países-membros da União Europeia, atendendo legislação específica, não empregam aditivos no manejo de suínos ou de outros animais de produção (ver detalhes no *Capítulo 45*).

Quadro 28.6 Ingestão diária de resíduos de ractopamina a partir de tecidos de suínos tratados com 20 ppm de ractopamina na ração durante 50 dias da fase de terminação.

Item cesta básica	Consumo diário* (kg)	Concentração (µg/kg)	Ingestão diária (µg/pessoa)
Músculo	0,3	10,3	3,1
Fígado	0,1	73,2	7,3
Rim	0,05	216	10,8
Pele + gordura	0,05	15,1	0,8
Total	–	–	22

*Os dados referem-se a determinações feitas 1 dia após a interrupção do tratamento.

Bibliografia

Berrang ME, Ladely SR, Meinersmann RJ et al. Subtherapectic tylosin phosphate in broiler feed affects *Campylobacter* on carcasses during processing. Poult Sci. 2007; 86:1229-33.

Brambilla G, Loizzo A, Fontana L et al. Food poisoning following consumption of clembuterol-treated veal in Italy. JAMA. 1997; 278:635.

Brockway JM, Mcrae JC, Willians PEV. Side effects of clembuterol as a repartitionine agent. Vet Rec. 1987; 18:383-91.

Casewell M, Friis C, Marco E et al. The European ban of growth-promoting antibiotics and emerging consequences for human and animal heath. J Antimicrob Chemother. 2003; 52:1159-61.

Castanon JIR. History of the use of antibiotic as growth promoters in European poultry feeds. Poult Sci. 2007; 86:2466-71.

Choo JJ, Horan MA, Little RA et al. Anabolic effects of clembuterol are mediated by β2-adrenoceptor activation. Am J Physiol. 1992; 263:E50-6.

Cromwell GL. Why and how antibiotics are used in swine production. Anim Biotechnol. 2002; 13:7-27.

DANMAP. Use of antimicrobial agents and occurrence of antimicrobial resistance in bactéria from food animals, foods and humans in Denmark. 14th Report, 2009. Disponível em: http://danmap.org.

Dibner JJ, Richards JD. Antibiotic growth promoters in agriculture: history and mode of action. Poult Sci. 2005; 84:634-43.

EMBRAPA. Produção de suínos. Disponível em: http://sistemasdeproducao.cnptia.embrapa.br.

FAO/WHO. Clembuterol. In: FAO/WHO, Toxicological evaluation of certain veterinary drug residues in food. WHO Food Additives Series. 1996; 38:3-43.

FAO/WHO. Clembuterol. In: FAO/WHO, Toxicological evaluation of certain veterinary drug residues in food. WHO Food Additives Series. 1996; 38:3-43.

FAO/WHO. Evaluation of data on ractopamine residues in pig tissues. FAO JECFA monograph 2010, 9:1-50.

FAO/WHO. Ractopamine (addendum). In: FAO/WHO, Toxicological evaluation of certain veterinary drug residues in food. WHO Food Additives Series. 2005; 53:119-64.

FAO/WHO. Ractopamine. In: Residues of some veterinary drugs in animals and foods. FAO/Food Nutrition Paper. 1992; 41(5):143-54.

Jones DJ, Mowrey DH, Anderson DB et al. Effect of various levels of avilamycin on the performance of growing-finishing swine. J Anim Sci. 1987; 65:881-5.

Liang W, Mills S. Profile of binding to porcine β2-adrenergic receptor. J Anim Sci. 2001; 79:877-83.

MacLennan PA, Edwards RHT. Effects of clembuterol and propranolol on muscle mass: evidence that clembuterol stimulates muscle β-adrenoceptors to induce hypertrophy. Biochem J. 1989; 264:537-9.

Maltin CA, Delday MI, Hay SM et al. The effect of the anabolic agent clembuterol, on overloaded rat skeletal muscle. Biosc Rep. 1987; 7:143-9.

Martinez-Navarro JF. Food poisoning related to comsumption of illicit β-agonist in liver. The Lancet, 1990; 336:1311.

Mersmann HJ. Acute metabolic effects of adrenergic receptor agents in swine. Am J Physiol. 1987; 252:E85-95.

Miller MF, Garcia DK, Coleman ME et al. Adipose tissue, longissimus muscle and anterior pituitary growth and function in clembuterol-fed heifers. J Anim Sci. 1988; 66:12-20.

Mills SE, Spurlock ME, Smith DJ. β-adrenergic receptor subtypes that mediate ractopamine stimulation of lipolysis. J Anim Sci. 2003; 81:662-8.

Niewold TA. The nonantibiotic anti-inflamatory effect of antimicrobial growth promoters, the real mode of action? A hypothesis. Poult Sci. 2007; 86:605-9.

Palermo-Neto J. Agonistas de receptores β-adrenérgicos e produção animal. In: Spinosa HS, Górniak SL, Bernardi MM. Farmacologia aplicada à medicina veterinária. 5 ed. Rio de Janeiro: Guanabara Koogan, 2011. pp. 586-96.

Palermo-Neto J, Titze RA. Antimicrobianos como aditivos em animais de produção. In: Spinosa HS, Górniak SL, Bernardi MM. Farmacologia aplicada à medicina veterinária. 5 ed. Rio de Janeiro: Guanabara Koogan, 2011. pp. 608-38.

Phillips I. Does the use of antibiotics in food animals pose a risk to human health? A critical review of published data. J Antimicrob Chemother. 2004; 53:28-52.

Ramos F, Noronha MIS. Agonistas β2-adrenérgicos como promotores de crescimento animal. Rev Farm Bioquim Univ S Paulo. 1997; 33:13-21.

Raymond R, Sutton AL, Fritz R et al. Ractopamine hydrochloride (Payliean® and Octaflex®) in pig and cattle feed. An expert review of the global benefits and human safety. In: Elanco, Codex Corporate Affairs OUS, 2011.

Rostagno MH. Impacto da restrição de antimicrobianos na indústria avícola. In: XII Simpósio Sul de Avicultura e III Brasil Sul Poultry Fair. Chapecó, SC, 2011. pp. 121-32.

Sporano V, Grasso L, Esposito M et al. Clembuterol residues in non-liver containing meat as a cause of collective food poisoning. Vet. Human Toxicol. 1998, 40:141-3.

Spurlock ME, Cusumano JC, Mills SE. The affinity of ractopamine, clembuterol and L-644,969 for the β-adrenergic receptor population in porcine adipose tissue and skeletal muscle membrane. J Anim Sci. 1993; 71:2061-5.

Turnidge J. Antibiotic use in animals – prejudices, perceptions and realities. J Antimicrob Chemother. 2004; 53:26-7.

Ungemach FR, Muller-Bahrt D, Abrahan G. Guidelines for prudent use of antimicrobials and their implications on antibiotic usage in veterinary medicine. Int J Med Microbiol. 2006; 296:33-8.

WHO. Ractopamine. In: Evaluation of certain veterinary drug residues in food. WHO Technical Report Series. 2004; 925:37-49.

WHO. Ractopamine hydrochloride. FAO JECFA Monographs. 2010; 9:1-51.

WHO. Ractopamine hydrochloride. In: Evaluation of certain veterinary drug residues in food. WHO Technical Report Series. 2006; 93948-59.

Yen JT, Nienaber JA, Klindt J et al. Effect of ractopamine on growth, carcass traits, and fasting heat production of US contemporary crossbred and Chinese meishan pure and crossed pigs. J Nac Sci. 1997; 69:4810-22.

Seção 3
Aves

29
Medicamentos com Efeitos no Sistema Respiratório

Elisabeth Gonzales, Patrícia Tironi Rocha e Maria Auxiliadora de Andrade

▶ Introdução

Manifestações clínicas envolvendo o sistema respiratório das aves ocorrem com frequência na avicultura industrial. Entretanto, nem sempre o tratamento é recomendado, possível ou de fácil realização. A indicação ou não do tratamento depende do agente infeccioso primário (bactérias, fungos, protozoários, vírus), das complicações secundárias (bacterianas) e de fatores injuriantes do aparato respiratório, como exposição a agentes irritantes (poeira, gases tóxicos, reações vacinais) e condições ambientais desfavoráveis (temperatura extrema, alta densidade populacional, qualidade da cama, má ventilação do galpão). Para se dimensionar a magnitude do problema para a avicultura industrial, são apresentados resumidamente nos Quadros 29.1 a 29.4 as afecções e seus agentes, primários ou secundários, causadores de doenças respiratórias que afetam as aves de produção de carne e ovos.

O controle de algumas dessas afecções respiratórias tem indicação medicamentosa e, independentemente da ocorrência multifatorial ou não, as perdas econômicas devido às doenças respiratórias são significativas e decorrentes de mortalidade, refugagens, condenações no abatedouro e queda de desempenho zootécnico, além dos altos custos com a medicação.

▶ Momento de medicar

Dentre as enfermidades respiratórias em aves, as passíveis de tratamento são as causadas por bactérias (com algumas

Quadro 29.1 Doenças respiratórias das aves de origem viral,* agentes etiológicos, principais espécies de produção suscetíveis e medidas preventivas e de controle.

Doença		Agente etiológico	Aves de produção suscetíveis	Medidas preventivas e de controle**
Bronquite infecciosa		Coronaviridae; gênero *Coronavirus*, grupo 3	Galinhas	Monitoramento sorológico dos plantéis; vacinação; biossegurança + manejo do meio ambiente;*** notificação à OIE
Doença de Newcastle		Paramyxoviridae; gênero *Avulavirus*, sorotipo APMV-1	Galinhas, perus, codornas (241 espécies de aves)	Monitoramento sorológico dos plantéis; vacinação; biossegurança + manejo; notificação obrigatória (OIE e PNSA)
Infecções por APMV-3		Paramyxoviridae; gênero *Avulavirus*, sorotipo APMV-3	Perus	Vacinação de reprodutoras; normas de biossegurança + manejo; notificação à OIE
Influenza aviária		Orthomyxoviridae; vírus *Influenza* A LPAI HPAI	Galinhas, perus, patos (90 espécies de aves)	Monitoramento sorológico dos plantéis; vacinação (em áreas endêmicas); normas de biossegurança + manejo; proibição de contato de aves de vida livre/selvagens migratórias com aves de produção; notificação obrigatória (OIE e PNSA)
Laringotraqueíte infecciosa		Herpesviridae; gênero *Iltovirus gallid herpesvirus 1*	Galinhas, faisões	Monitoramento sorológico dos plantéis; vacinação (em áreas endêmicas); biossegurança + manejo; notificação obrigatória (OIE e PNSA)
Pneumovirose	SHS (galinhas), associada a *Escherichia coli* TRT (perus)	Paramyxoviridae; gênero *Metapneumovirus*, subtipos A, B, C e D	Perus, galinhas	Monitoramento sorológico dos plantéis; vacinação; biossegurança + manejo; notificação à OIE

OIE = Organização Internacional de Epizootias; PNSA = Programa Nacional de Sanidade Avícola; LPAI = *low pathogenicity avian influenza*; HPAI = *high pathogenicity avian influenza*; SHS = síndrome da cabeça inchada; TRT = rinotraqueíte infecciosa dos perus. *Apesar de ser uma enfermidade mais tegumentar que respiratória, a bouba aviária poderia ser incluída nesta lista por afetar também o trato respiratório superior. **O tratamento só é indicado quando houver sinais clínicos secundários relacionados principalmente com *E. coli*. ***Limpeza, desinfecção, intervalo sanitário, boas condições ambientais (poeira, extremos de temperatura, qualidade da cama, baixas concentrações de gases tóxicos, ventilação mínima adequada, sistemas de criação *all in-all out*, evitar altas densidades, entre outras medidas que incluem a vacinação específica).

Quadro 29.2 Doenças respiratórias das aves de origem bacteriana, agentes etiológicos, principais espécies de produção suscetíveis e medidas preventivas e de controle.

Doença		Agente etiológico	Aves de produção suscetíveis	Medidas preventivas e de controle
Colibacilose	Aerossaculite, colissepticemia, DCR (associada a *Mycoplasma*), SHS (associada a *Metapneumovirus*)	*Escherichia coli*; APEC	Galinhas, perus Praticamente todas as espécies de aves	Boas condições ambientais (evitar poeira, extremos de umidade e temperatura, baixas concentrações de gases tóxicos), para evitar infecções secundárias por *E. coli*; biossegurança;* medicação
Bordetelose ou coriza dos perus		*Bordetella avium*	Perus, galinhas (infecções secundárias)	Boas condições ambientais para evitar infecções secundárias por *E. coli*; biossegurança; vacinas; medicação
Clamidiose ou ornitose		*Chlamydophila psittaci*	Psitacídeos, perus, patos, gansos, pombas	Biossegurança + manejo; medicação
Coriza infecciosa		*Avibacterium paragallinarum*	Galinha	Biossegurança + manejo; vacinas; medicação
Pasteurelose ou cólera aviária		*Pasteurella multocida*	Galinhas, perus, patos, gansos	Biossegurança; vacinas; medicação
Micoplasmose	DCR (MG ou MS associado ou não com *E. coli* e vírus respiratórios)	MG/MS/MM (perus)	Galinhas, perus, codornas, perdizes, faisões	Monitoramento sorológico; biossegurança; uso de vacinas (Brasil – somente postura comercial); eliminação de lotes positivos MG (galinhas) e MG/MS/MM (perus); notificação obrigatória (OIE e PNSA)
Infecções por ORT			Galinhas, perus, codornas, patos, perdizes, faisões	Biossegurança; vacinas; medicação

DCR = doença crônica respiratória; SHS = síndrome da cabeça inchada; APEC = *avian pathogenic Escherichia coli*; MG = *M. gallisepticum*; MS = *M. synoviae*; MM = *M. meleagridis*; ORT = *Ornithobacterium rhinotracheale*; OIE = Organização Internacional de Epizotias; PNSA = Programa Nacional de Sanidade Avícola. *Limpeza, desinfecção, intervalo sanitário, boas condições ambientais (poeira, extremos de temperatura, qualidade da cama, baixas concentrações de gases tóxicos, ventilação mínima adequada, sistemas de criação *all in-all out*, evitar altas densidades, entre outras medidas que incluem a vacinação específica).

Quadro 29.3 Doenças respiratórias das aves de origem fúngica, agentes etiológicos, principais espécies de produção suscetíveis e medidas preventivas e de controle.

Doença	Agente etiológico	Aves de produção suscetíveis	Medidas preventivas e de controle
Aspergilose ou pneumonia micótica	*Aspergillus* sp., *A. fumigatus*, *A. flavus*	Todas	Biossegurança; qualidade da cama, ninhos (desinfecções); limpeza, desinfecção nos incubatórios; qualidade e procedência de materiais utilizados como cama

Quadro 29.4 Doenças respiratórias das aves de origem parasitária (protozoário e nematoide), agentes etiológicos, principais espécies de produção suscetíveis e medidas preventivas e de controle.

Doença	Agente etiológico	Aves de produção suscetíveis	Medidas preventivas e de controle
Criptosporidiose (protozoário)	*Cryptosporidium baileyi*	Galinhas, perus, codornas	Biossegurança
Infecções por *Syngamus trachea* (nematoide)		Galinhas, perus, gansos, codornas	Biossegurança; controle de hospedeiros intermediários (minhocas, moluscos e outros invertebrados); vermifugação estratégica

restrições) e por helmintos, utilizando-se antimicrobianos e anti-helmínticos.

As enfermidades determinadas por bactérias passíveis de tratamento que afetam o sistema respiratório das aves são colibacilose (*Escherichia coli*), cólera aviária (*Pasteurella multicida*), coriza infecciosa (*Avibacterium paragallinarum*), rinotraqueíte (*Ornithobactrium rhinotracheale*) e bordetelose (*Bordetella avium*). Além dos tratamentos indicados, essas afecções podem ser controladas com esquemas de biossegurança e vacinações, preferíveis ao tratamento medicamentoso, muitas vezes antieconômico.

Os lotes de reprodutores comprovadamente infectados por *Mycoplasma gallisepticum*, *M. synoviae* e *M. meleagridis* por provas sorológicas (soroaglutinação rápida – SAR; *enzyme-linked immunosorbent assay* – ELISA) seguidas de provas comprobatórias (isolamento e reação em cadeia da polimerase – *polymerase chain reaction* – PCR) são de notificação obrigatória e, no caso de linhas puras, bisavós, avós e matrizes (exceto *M. synoviae* para galinhas) devem ser abatidos (Quadro 29.2), e não medicados, segundo as normas estabelecidas pelo Programa Nacional de Sanidade Avícola (PNSA, Instrução Normativa 44 de 23 de agosto de 2001) do Ministério de Agricultura, Pecuária e Abastecimento (MAPA). Os lotes de matrizes de galinhas infectadas com *M. synoviae* poderão ser medicados, mas deverão ficar "sob vigilância" e ser monitorados até sua saída. Lotes de frangos de corte e de aves produtoras de ovos comerciais com micoplasma podem ser submetidos à antibioticoterapia, porém, o usual é encaminhá-los para o abate sanitário imediato.

As doenças respiratórias determinadas por vírus, fungos e protozoários exigem ações preventivas, pois não há medicação específica. O tratamento é efetuado somente quando houver infecções bacterianas, secundárias às de origem viral, por fungos, ou por protozoários. Porém, mesmo nas enfermidades de origem bacteriana ou nas formas complicadas com bactérias, como o custo de medicação é muito alto e nem sempre compatível com o retorno produtivo, a prevenção, em seus vários aspectos, deve ser o objetivo primário na tentativa de minimizar as perdas que essas enfermidades determinam.

O tratamento das reações pós-vacinais às doenças virais do aparelho respiratório (recomendadas para a região) também tem indicação medicamentosa. Essas reações podem apresentar sinais clínicos semelhantes aos encontrados em enfermidades respiratórias e, em alguns casos, podem evoluir para tal se houver infecção secundária por bactérias. As reações pós-vacinais podem ser potencializadas pelos fatores não infecciosos, o que indica o tratamento profilático após as vacinações de agentes virais que afetam o sistema respiratório. Além do tratamento, é necessária análise criteriosa para estabelecer qual a cepa viral predominante na região em que estão situados os complexos produtivos (granjas e incubatório) para posterior adequação do tipo de vacina a ser utilizada e prevenir o aparecimento de quadros respiratórios por reações vacinais intensas.

As recomendações para o uso de penicilinas e tetraciclinas e alguns outros antimicrobianos de amplo espectro de ação, principalmente aqueles que agem de modo efetivo sobre bactérias gram-negativas, devem ter seu uso restrito por serem antimicrobianos de uso corrente em medicina humana e de reconhecida indução de resistência bacteriana por seleção e/ou por transferência gênica, principalmente plasmidial.

▶ Tratamento medicamentoso

Detalhes sobre a farmacologia dos antimicrobianos (classificação dos diferentes grupos, farmacocinética, farmacodinâmica etc.) são apresentados no *Capítulo 7*; aqui o foco é a indicação terapêutica dos diferentes agentes úteis para o tratamento das aves.

O êxito de toda terapia antimicrobiana é alcançar uma concentração que supere a concentração inibitória mínima (CIM) no tecido no qual se encontra o patógeno, no caso das enfermidades respiratórias, o sistema respiratório superior (fossas nasais, cavidade nasal, faringe, laringe e parte superior da traqueia), o sistema respiratório inferior (porção inferior da traqueia, pulmão e sacos aéreos) e, também, as secreções do aparelho respiratório.

Nem todos antimicrobianos apresentam a mesma afinidade pelo tecido pulmonar e demais estruturas do sistema respiratório. É necessário fazer a correta seleção, considerando o microrganismo que se quer combater, de acordo com a suscetibilidade do mesmo. Deve ser ressaltado, entretanto, que proteger os animais contra agentes patógenos do sistema respiratório não é uma tarefa fácil porque o sucesso é sempre limitado pela dificuldade de o agente alcançar o(s) tecido(s)-alvo.

Quando a prescrição é para antimicrobianos de amplo espectro (os mais comuns, oxitetraciclinas, fosfomicina, enrofloxacino e as sulfas) no combate a doenças respiratórias complicadas, o tratamento precisa ser iniciado o mais brevemente possível, tendo o cuidado de coletar material para isolamento e realização do antibiograma antes da medicação (para detalhes, ver *Capítulo 8*). Como precaução, a granja deve manter em estoque medicamentos de amplo espectro de ação de dois ou mais grupos farmacológicos para troca medicamentosa quando os resistogramas (análise para detecção de resistência bacteriana) indicarem essa necessidade.

No caso das doenças respiratórias com etiologia viral, é prática comum usar como coadjuvante à antibioticoterapia um medicamento anti-inflamatório, como o ácido acetilsalicílico.

No Quadro 29.5 é apresentada uma relação sucinta de antimicrobianos e anti-helmínticos indicados para tratamento dos agentes infecciosos causadores de enfermidades respiratórias das aves.

Segundo Vega (2009), os antimicrobianos mais estudados para tratamento primário ou secundário de enfermidades respiratórias das aves são a doxiciclina (do grupo das tetraciclinas) e a tilmicosina (macrolídio). Outros antimicrobianos de excelente difusão pulmonar são sulfa + trimetoprima (sulfa potencializada) e as quinolonas.

▪ Macrolídios

Os macrolídios licenciados para uso em aves indicados para o tratamento de enfermidades respiratórias e disponíveis comercialmente no Brasil são: tilosina, tilmicosina,

Quadro 29.5 Agentes infecciosos causadores de doenças respiratórias nas aves e antimicrobianos e anti-helmínticos indicados para tratamento.

Tratamento medicamentoso	Agentes infecciosos causadores de doenças respiratórias nas aves passíveis de tratamento							
	Escherichia coli	*Bordetella avium*	*Chlamydophila psittaci*	*Avibacterium paragallinarum*	*Pasteurella multocida*	*Mycoplasma* spp.	*Ornithobacterium rhinotracheale*	*Syngamus trachea*
Fluorquinolonas	x	x	x	x	x	x	x	–
Macrolídios	–	–	x	–	–	x	–	–
Penicilinas semissintéticas	x	x	–	x	x	–	x	–
Tetraciclinas	x	x	x	x	x	x	x	–
Aminoglicosídios	x	x	–	x	x	–	–	–
Lincosamidas	–	–	–	–	–	x	–	–
Sulfonamidas + diaminopiridinas	x	–	–	x	x	–	x	–
Pleuromutilinas	–	–	–	–	–	x	x	–
Benzimidazóis	–	–	–	–	–	–	–	x

Quadro 29.6 Indicação e posologia de macrolídios registrados no Brasil pelo Ministério da Agricultura, Pecuária e Abastecimento (MAPA) para tratamento de enfermidades respiratórias em aves, por via oral.

Princípio ativo/concentração		Indicação*	Dose indicada**	Período de carência**
Fosfato de tilosina a 10 e 25%; tartarato de tilosina 100 %		Auxiliar no controle da doença crônica respiratória	35 a 70 mg/kg de peso vivo, por 3 a 5 dias	Para fosfato de tilosina, 5 dias (aves); para tartarato de tilosina, 1 dia (frango) e 5 dias (peru)
Fosfato de tilmicosina 25%		Infecções respiratórias associadas a *M. gallisepticum*, *M. synoviae*, *Ornithobacterium rhinotracheale* e *Pasteurella*; microrganismos sensíveis à tilmicosina	15 a 20 mg/kg de peso vivo, por 3 dias	7 dias (aves)
Josamicina 9%		Infecções respiratórias primárias e secundárias causadas por agentes sensíveis à josamicina – *Mycoplasma*, *Chlamydia*	18 mg/kg de peso vivo, por 5 dias	4 dias (aves) Zero (ovos)
Tilvalosina	Tartarato de acetil isovaleril tilosina 5%	Doença crônica respiratória	25 a 40 mg/kg de peso vivo, por 3 dias	5 dias (aves)
	Tartarato de acetil isovaleril tilosina 85%			

Adaptado de Compêndio de Produtos Veterinários – SINDAN (2009). *Foram apontadas apenas as indicações constantes em rótulo e/ou ficha técnica para enfermidades respiratórias de aves. **Quando não constar dose/período de carência no rótulo ou na ficha técnica, relacionar com referência da literatura.

josamicina, tilvalosina e eritromicina. O Quadro 29.6 mostra a indicação e a posologia dos macrolídios registrados no Brasil pelo MAPA para tratamento de enfermidades respiratórias em aves.

Quinolonas

As quinolonas, especialmente as fluorquinolonas, são utilizadas na avicultura tanto para tratamento de enfermidades respiratórias como para enfermidades entéricas (ver Capítulo 30). Esses antimicrobianos são derivados do ácido nalidíxico e desempenham atividade bactericida, de amplo espectro de ação dose-dependente, combatendo bactérias gram-negativas (preferencialmente) e gram-positivas, e com atuação também sobre *Mycoplasma* e *Chlamydophila*.

As fluorquinolonas foram introduzidas no mercado para controle das salmoneloses em 1988 e, em 1995, foram aprovadas para uso em aves no combate de doenças respiratórias complicadas. As fluorquinolonas licenciadas para uso em aves e disponíveis comercialmente no Brasil são: enrofloxacino, norfloxacino e ciprofloxacino. A indicação e a posologia das fluorquinolonas registradas no Brasil pelo MAPA para tratamento de enfermidades respiratórias de aves são mostradas no Quadro 29.7.

Devido às suas características farmacocinéticas, esses compostos podem ser indicados para a medicação em pulso, com uma dose diária, via água, na dependência da apresentação farmacêutica.

Por suas propriedades, as fluorquinolonas são muito utilizadas em avicultura industrial, porém já há registros de resistência bacteriana à sua ação. Por isso, recomenda-se consultar os bancos de dados de resistograma antes de prescrever o uso desses antimicrobianos como primeira opção de tratamento.

Tetraciclinas

As tetraciclinas estão disponíveis no mercado desde 1948, sendo muito ativas para maioria das bactérias gram-negativas e *Enterobacteriacea* resistentes a estreptomicina. É uma substância de escolha na terapia para combate a doenças determinadas por *Rickettsia* e infecções causadas por *Chlamydophila* (*C. psittaci* e *C. trachomatis*). O Quadro 29.8 mostra a indicação e a posologia das tetraciclinas registradas no Brasil (MAPA) para tratamento, por via oral, de enfermidades respiratórias de aves.

O mecanismo de ação desses antibióticos é a inibição da síntese proteica bacteriana em nível ribossômico, impedindo a replicação da bactéria (bacteriostático), não sendo indicada sua

Quadro 29.7 Indicação e posologia das fluorquinolonas registradas no Brasil pelo Ministério da Agricultura, Pecuária e Abastecimento (MAPA) para tratamento de enfermidades respiratórias de aves, por via oral.

Princípio ativo/concentração	Indicação*	Dose indicada**	Período de carência
Enrofloxacino a 10, 20, 25 e 50%	Doença crônica respiratória; sinusite infecciosa dos perus; coriza infecciosa; cólera aviária; aerossaculite causada por *Escherichia coli*	10 mg/kg de peso vivo, por 3 a 5 dias	Vários períodos de carência informados; em geral: 7 dias (frango), 10 dias (peru), 10 dias (ovos); menor período de carência informado: 2 dias
Norfloxacino a 14, 16, 20, 50 e 70%	Doença crônica respiratória; colibacilose; coriza infecciosa; micoplasmose	Várias doses informadas: 2,5 a 20 mg/kg de peso vivo, por 3 a 5 dias	Vários períodos de carência informados – menor período de carência informado: 3 dias; maior período de carência informado: 10 dias
Ciprofloxacino a 10 e 50%	Doença crônica respiratória; colibacilose; coriza infecciosa; micoplasmose	7 a 10 mg/kg de peso vivo, por 3 a 5 dias	Menor período de carência informado: 4 dias; maior período de carência informado: 5 dias

Adaptado de Compêndio de Produtos Veterinários – SINDAN (2009). *Foram apontadas apenas as indicações constantes em rótulo e/ou ficha técnica para enfermidades respiratórias de aves. **Quando não constar dose no rótulo ou na ficha técnica, relacionar com referência da literatura.

Quadro 29.8 Indicação e posologia das tetraciclinas registradas no Brasil pelo Ministério da Agricultura, Pecuária e Abastecimento (MAPA) para tratamento, por via oral, de enfermidades respiratórias de aves.

Princípio ativo/concentração	Indicação*	Dose indicada**	Período de carência
Cloridrato de tetraciclina 50%	Infecções respiratórias (*Bordetella* spp., *Pasteurella* spp.); micoplasmoses	30 a 50 mg/kg de peso vivo, por 3 a 5 dias	7 dias
Oxitetraciclina a 10, 20, 22, 50, 70 e 82,5%	Colibacilose; doença crônica respiratória; coriza infecciosa; *Pasteurella*	20 a 30 mg/kg de peso vivo, por 5 a 7 dias	Menor período de carência informado: zero; maior período de carência informado: 18 dias (aves), 5 dias (ovos)
Cloridrato de clortetraciclina a 10, 15, 20 e 85%	Colibacilose; doença crônica respiratória; coriza infecciosa	22 a 30 mg/kg de peso vivo, por 5 a 7 dias; 60 mg/kg de peso vivo, por 3 dias (doença crônica respiratória)	Menor período de carência informado: 1 dia; maior período de carência informado: 15 dias
Doxiciclina a 10, 20 e 50%	Colibacilose; doença crônica respiratória; coriza infecciosa; *Pasteurella*	10 a 20 mg/kg de peso vivo, por 3 a 5 dias	Menor período de carência informado: 5 dias; maior período de carência informado: 10 dias

Adaptado de Compêndio de Produtos Veterinários – SINDAN (2009). *Foram apontadas apenas as indicações constantes em rótulo e/ou ficha técnica para enfermidades respiratórios de aves. **Quando não constar dose no rótulo ou na ficha técnica, relacionar com referência da literatura.

associação a bactericidas (como a penicilina, por exemplo). A absorção das tetraciclinas é prejudicada pelo cálcio, magnésio e ferro. Outras substâncias podem reduzir a meia-vida da doxiciclina, diminuindo seu efeito antimicrobiano. Por isso, deve ser evitado seu uso em rações com altas concentrações de íons cálcio e magnésio, e é altamente recomendado verificar as possíveis interações com outras substâncias, principalmente os aditivos dietéticos.

Ainda, em uso há mais de 50 anos, as tetraciclinas são utilizadas em terapia animal (principalmente a doxiciclina para animais de companhia) e humana com muita intensidade, sendo importante, portanto, a adoção de cautela nas suas utilizações (dose, período de uso, período de retirada) para a preservação das suas ações antibacterianas.

- **Sulfas**

Sulfonamidas, em geral denominadas sulfas, são antimicrobianos que atuam sobre bactérias e que são obtidos por síntese laboratorial. Foram o primeiro medicamento de uso antimicrobiano antes da descoberta da penicilina e, por isso, foram usadas indiscriminadamente nas décadas de 1930 e 1940, até que a ocorrência de intoxicação de mais de 100 pessoas levou os EUA a implementar um sistema de controle do uso de medicamentos – Food and Drug Administration (FDA) – hoje plenamente estabelecido e reconhecido no mundo todo. O uso contínuo e duradouro desses antimicrobianos desenvolveu graves níveis de resistência bacteriana associados aos efeitos colaterais de sua utilização não criteriosa. Milhares de novas moléculas foram sintetizadas a partir da substância original, obtendo-se produtos mais eficazes e menos tóxicos e muitos antimicrobianos também foram introduzidos na terapia desde a descoberta das sulfas, diminuindo a incidência de bactérias resistentes às sulfas. Por isso, atualmente esses produtos têm indicação de uso em falhas da antibioticoterapia, porém, com base em resultados obtidos dos resistogramas.

Para melhor eficiência terapêutica no controle de infecções por Enterobacteriaceae e bactérias específicas de doenças respiratórias que acometem as aves, as sulfas são associadas à trimetoprima, conseguindo-se um efeito sinérgico, inibindo as várias etapas de síntese bacteriana do folato. Em medicina humana, a associação é muito prescrita na profilaxia e no tratamento de doenças renais.

As diversas apresentações dessa associação disponíveis comercialmente no mercado brasileiro são apresentadas no Quadro 29.9.

Quadro 29.9 Sulfas associadas à trimetoprima registradas no Brasil, pelo Ministério da Agricultura Pecuária e Abastecimento (MAPA) | Indicação e posologia em aves para tratamento de enfermidades respiratórias, por via oral.

Princípio ativo/concentração	Indicação*	Dose indicada**	Período de carência**
Sulfaclorpiridazina 62,5% + trimetoprima 12,5%	Prevenção e tratamento de doença crônica respiratória (*E. coli*); *Pasteurella*; coriza infecciosa	24 a 32 mg/kg de peso vivo, por 3 a 5 dias	Menor período de carência informado: 1 dia; maior período de carência informado: 5 dias
Sulfadiazina 32% + trimetoprima 6,4%; sulfadiazina 40% + trimetoprima 8%	*Mycoplasma* spp.; prevenção e tratamento de doença crônica respiratória (*E. coli*); *Pasteurella*; coriza infecciosa	30 mg/kg de peso vivo, por 3 a 5 dias	5 dias
Sulfametazina 10% + trimetoprima 2%	Prevenção e tratamento de doença crônica respiratória (*E. coli*); *Pasteurella*; coriza infecciosa	25 mg/kg de peso vivo, por 3 a 5 dias	15 dias

Adaptado de Compêndio de Produtos Veterinários – SINDAN (2009). *Foram apontadas apenas as indicações constantes em rótulo e/ou ficha técnica para enfermidades respiratórios de aves. **Quando não constar dose no rótulo ou na ficha técnica, relacionar com referência da literatura.

Outros antimicrobianos de ação não específica

Esses medicamentos (penicilinas semissintéticas – amoxicilina e ampicilina –, aminoglicosídios e lincosamidas) podem ser utilizados no tratamento de doenças respiratórias complicadas. Nos Quadros 29.10 a 29.12 são citados os princípios ativos e suas indicações de uso. A mesma recomendação para uso cauteloso feita para as tetraciclinas também é indicada aqui.

O Quadro 29.13 resume o espectro de ação dos principais antimicrobianos de interesse na produção de aves.

Anti-helmínticos

Quando se constatarem problemas respiratórios devido a infestações por helmintos, os compostos pertencentes ao grupo dos benzimidazóis são a melhor opção de uso, sendo utilizados diferentes agentes, como mebendazol, fembendazol e flubendazol. Para detalhes sobre a farmacologia destes anti-helmínticos, ver *Capítulo 10*.

▶ Recomendações práticas para o controle de doenças respiratórias

Como já mencionado, a prevenção tem um caráter prioritário no controle de doenças respiratórias nas aves de produção comercial. Entretanto, se necessário e admitido pelas autoridades sanitárias, o tratamento pode ser feito com o objetivo de diminuir as perdas econômicas e manter a condição de saúde das aves, preservando o bem-estar e evitando a contaminação de outros lotes.

A escolha do tratamento deve ser muito bem feita para que seja eficaz na primeira tentativa, minimizando as perdas econômicas. Para isso, as seguintes recomendações devem ser seguidas:

- Mantenha um banco de dados com histórico de sensibilidade (antibiograma) e de CIM para as cepas bacterianas isoladas em caso de problema respiratório por unidade/região
- Escolha antimicrobianos com período de carência curto, principalmente para tratamento de lotes de frangos de corte, pois geralmente os problemas respiratórios são mais tardios e o ciclo produtivo é curto
- Quando medicar, siga rigorosamente os períodos de retirada de cada substância, segundo a bula do produto aprovada pelo MAPA
- Utilize o sistema de medicação em pulso na água (uma dose a cada 24 h) *somente e quando* houver disponibilidade e indicação de antimicrobiano específico para essa finalidade
- Nos tratamentos orais, via água de bebida, retire o cloro e os ácidos orgânicos de uso rotineiro, produtos que podem diminuir a eficácia do antimicrobiano
- Após a terapia antimicrobiana, é aconselhado fazer a reposição da flora bacteriana intestinal com o uso de probióticos
- Trabalhe em áreas de produção próprias, com alojamentos de lotes com idades próximas (máximo de 1 semana de diferença) na mesma área e alojamento *all in-all out*. Caso não seja possível o alojamento em áreas separadas, isole os núcleos de produção com barreiras verdes e com rigidez nos procedimentos de biossegurança com o objetivo de evitar o contato entre diferentes lotes via ar, fômites, veículos, pessoas e outros vetores
- Se houver registro anterior de problemas respiratórios na unidade, realize na área limpeza criteriosa com água em

---

Quadro 29.10 Penicilinas semissintéticas registradas no Brasil, pelo Ministério da Agricultura Pecuária e Abastecimento (MAPA) | Indicação e posologia em aves para tratamento de enfermidades respiratórias, por via oral.

Princípio ativo/concentração	Indicação*	Dose indicada**	Período de carência**
Ampicilina 10%	Doença crônica respiratória; coriza infecciosa; infecções bacterianas secundárias	10 a 20 mg/kg de peso vivo, por 3 a 5 dias	3 dias (frango); 10 dias (ovos)
Amoxicilina a 10, 20 e 50%	Infecções respiratórias causadas por bactérias gram-negativas e gram-positivas	10 a 20 mg/kg de peso vivo, por 5 a 7 dias	Menor período de carência informado: 15 dias; maior período de carência informado: 20 dias

Adaptado de Compêndio de Produtos Veterinários – SINDAN (2009). *Foram apontadas apenas as indicações constantes em rótulo e/ou ficha técnica para enfermidades respiratórias de aves. **Quando não constar dose no rótulo ou na ficha técnica, relacionar com referência da literatura.

Quadro 29.11 Indicação e posologia de um aminoglicosídio registrado no Brasil, pelo Ministério da Agricultura Pecuária e Abastecimento (MAPA), para tratamento, por via oral, de enfermidades respiratórias de aves.

Princípio ativo/concentração	Indicação*	Dose indicada**	Período de carência**
Gentamicina 6%	Doença crônica respiratória; infecções por *E. coli*; *Pasteurella*	3 mg/kg de peso vivo, por 3 dias	14 dias

Adaptado de Compêndio de Produtos Veterinários – SINDAN (2009). *Foram apontadas apenas as indicações constantes em rótulo e/ou ficha técnica para enfermidades respiratórias de aves. **Quando não constar dose no rótulo ou na ficha técnica, relacionar com referência da literatura.

Quadro 29.12 Indicação e posologia de uma lincosamida registrada no Brasil pelo Ministério da Agricultura Pecuária e Abastecimento (MAPA) para tratamento por via oral de enfermidades respiratórias de aves.

Princípio ativo/concentração	Indicação*	Dose indicada**	Período de carência**
Lincomicina 11%	Tratamento da doença crônica respiratória (*Mycoplasma*)	50 mg/kg de peso vivo, por 3 a 5 dias	6 dias

Adaptado de Compêndio de Produtos Veterinários – SINDAN (2009). *Foram apontadas apenas as indicações constantes em rótulo e/ou ficha técnica para enfermidades respiratórias de aves. **Quando não constar dose no rótulo ou na ficha técnica, relacionar com referência da literatura.

Quadro 29.13 Espectro de ação dos principais antimicrobianos.

Grupo farmacológico	Ação biológica	Gram-positivos**	Gram-negativos***
Quinolonas	Bactericida	+	+
Cefalosporinas	Bactericida	+	+
Penicilinas sintéticas	Bactericida	+	+
Sulfa + trimetoprima	Bacteriostático	+	+
Penicilina G	Bactericida	+*	–
Fenicóis	Bacteriostático	+	±
Aminoglicosídios	Bactericida	–	+
Macrolídios	Bacteriostático	+	–
Tetraciclinas	Bacteriostático	+	±

*Alguns gram-positivos (p. ex., *Staphylococcus aureus*) produzem penicilinases. **Staphylococcus, Streptococcus, Arcanobacterium, Corynebacterium. ***E. coli, Proteus, Salmonella, Klebsiella

alta pressão e desinfecção completa com boa atuação em matéria orgânica (à base de fenóis, amônias quaternárias e biocidas – ver *Capítulo 9*), aumentando o intervalo sanitário dos aviários (mínimo 10 dias)
- No caso de unidades produtivas com vários núcleos, realize vacinações em toda a granja com intervalo de, no máximo, 1 semana entre os núcleos
- Realize monitoramento sorológico regular para os principais agentes respiratórios de aves (*M. gallisepticum*, bronquite, pneumovírus, doença de Newcastle) para conhecer os desafios regionais
- Monitore o índice de qualidade da casca dos ovos (casca fina, brancos, quebrados e trincados) na granja de reprodução e, quando houver incremento dessas taxas, mesmo sem sinais clínicos evidentes ou mortalidade, reforce o monitoramento sorológica para doença de Newcastle, bronquite infecciosa e pneumovírus, podendo ser considerada a realização de vacinações massais, e aumente as ações de biossegurança
- Vacine no incubatório, quando utilizar vacinas via *spray* para bronquite infecciosa e doença de Newcastle, para a não propagação do vírus vacinal em decorrência de práticas inadequadas de vacinação a campo.

▶ Bibliografia

Acco A. Metabolização de drogas em aves. Disponível em: http://pt.engormix.com/MA-avicultura/industria-carne/artigos/metabolizacao-drogas-aves-t309/p0.htm

Berchieri Jr A, Silva EN, Di Fábio J *et al*. Doenças das aves. 2. ed. Campinas: Fundação APINCO de Ciência e Tecnologia Avícolas, 2009.

Booth NH, McDonald LE. Farmacologia e terapêutica em veterinária. 6. ed. Rio de Janeiro: Guanabara Koogan, 1992.

Brasil. Instrução Normativa nº 44, de 23 de agosto de 2001. Aprova as Normas Técnicas para o controle e a Certificação de Núcleos e Estabelecimentos Avícolas para a Micoplasmose Aviária (*Mycoplasma gallisepticum*, *synoviae*, *melleagridis*). Publicado no DOU de 24/08/2001, Seção 1, p. 68.

Burch DG. Revisión de la actividad del tiamulin contra el *Micoplasma* spp. y su uso em la prevención de la transmisión vertical en reproductoras ponedoras. In: Memórias XXI Congresso Latinoamericano de Avicultura. 2009. Ciudad de La Habana. Ciudad de La Habana: Distribuidora Nacional ICAIC; 2009. pp. 394-8.

Compêndio de Produtos Veterinários – SINDAN. Disponível em: www.cpvs.com.br/cpvs/index.html.

Carlile FS. Ammonia in poultry houses: A literature review. Worlds Poult Sci J. 1984; 40(2):99-112.

Garmyn A, Martel A, Froyman R *et al*. Effect of multiple- and single-day enrofloxacin medications against dual experimental infection with avian pneumovirus and *Escherichia coli* in turkeys. Poul Sci. 2009; 88(10):2093-100.

Garcia M, Della Libera AM, Barros Filho IR. Antibioticoterapia e hidratação em ruminantes. In: Guia on-line de clínica buiátrica. Disponível em: http://www.mgar.com.br/clinicabuiatrica/aspAtbHidrat.asp, 2010.

Glisson JR. Bacterial respiratory diseases of poultry. Poult Sci. 1998; 77:1139-42.

Marien M, Decostere A, Duchateau L *et al*. Efficacy of enrofloxacin, florfenicol and amoxicillin against *Ornithobacterium rhinotracheale* and *Escherichia coli* O2:K1 dual infection in turkeys following APV priming. Vet Microbiol. 2007; 121(1-2):94-104.

McEwen SA, Fedorka-Cray PJ. Antimicrobial use and resistance in animals. Clin Infect Dis. 2002; 34(3):S93-106.

Organização Internacional de Epizootias (OIE). Doenças notificáveis. Disponível em: http://www.Oie.int/maladies/enclassification2010.htm.

Palermo Neto J, Spinosa HS, Górniak SL. Farmacologia aplicada à avicultura. São Paulo: Roca, 2005.

Revolledo L, Ferreira AJP, orgs. Patologia aviária. 1. ed. Barueri: Manole, 2009.

Saif YM, Fadly AM, Glisson JR *et al*. Diseases of poultry. 12. ed. Ames: Blackwell, 2008.

Shea KM. American Academy of Pediatrics Committee on Environmental Health, American Academy of Pediatrics Committee on Infectious Diseases. Nontherapeutic use of antimicrobial agents in animal agriculture: Implications for pediatrics. Pediatrics. 2004; 114(3):862-8.

Sumano LH, Ocampo CL, Brumbaugh GW *et al*. Effectiveness of two fluoroquinolones for the treatment of chronic respiratory disease outbreak in broilers. Br Poult Sci. 1998; 39(1):42-6.

Vega LS. Farmacocinética y biodisponibilidad tisular, difusión pulmonar de antibióticos em aves. In: Memórias XXI Congresso Latinoamericano de Avicultura. 2009. Ciudad de La Habana. Ciudad de La Habana: Distribuidora Nacional ICAIC; 2009. pp. 437-43.

30
Medicamentos com Efeitos no Sistema Digestório

Liliana del Carmen Revolledo Pizarro e Antônio José Piantino Ferreira

► Introdução

O sistema digestório das aves está exposto constantemente às lesões do meio ambiente externo e permanece em contato direto com um grande número de agentes. Interações extremamente complexas existem entre os componentes da ecologia intestinal, incluindo a anatomia, as populações microbianas, a alimentação das aves, entre outras. A correta compreensão destas interações proporciona ferramentas com as quais se pode melhorar a saúde intestinal das aves, favorecendo o seu desempenho, e oferecer produtos inócuos e livres de resíduos ao consumidor final.

Na indústria avícola moderna, dois fatores estão estreitamente ligados: a saúde intestinal e a alimentação das aves. A composição da ração, a seleção dos ingredientes, bem como de sua qualidade e o manejo adequado do alimento, estão entre os mais importantes. Diferentes agentes podem afetar a saúde intestinal, sendo o objetivo da criação animal manter o equilíbrio do microambiente intestinal, a fim de possibilitar a utilização adequada dos nutrientes para o crescimento homogêneo e desempenho de acordo com os padrões estabelecidos.

Para melhor compreensão, neste capítulo é apresentado um breve resumo dos aspectos fisiológicos do sistema digestório das aves, dos mecanismos de defesa naturais e da imunidade na mucosa intestinal antes de se descreverem os medicamentos e as substâncias químicas com efeitos no sistema digestório das aves. Recomenda-se também, em particular, a leitura dos *Capítulos 34* e *35*, dedicados ao uso de antimicrobianos, prebióticos, probióticos em aves.

► Aspectos fisiológicos do sistema digestório

O sistema digestório das aves processa o alimento ingerido em componentes básicos por meios mecânicos e químicos. O intestino das aves tem função primordial nos processos de digestão e na absorção de nutrientes, processos que se realizam por meio das células epiteliais intestinais. O tamanho do trato gastrintestinal das aves é pequeno em relação ao peso corporal; por outro lado, isto é compensado pela maior vascularidade, pela grande taxa de secreção gástrica, pelo maior tempo de trânsito do alimento e pela acidez do meio, quando comparado com o sistema digestório dos mamíferos. Nas aves, o grande número de vilosidades intestinais favorece a absorção porque, na presença dos nutrientes, a capacidade de absorção do segmento intestinal é proporcional ao número, ao tamanho e à área disponível de absorção das vilosidades. Para que a absorção se realize eficazmente, as células epiteliais intestinais devem estar íntegras na estrutura e na função. Por outro lado, é necessário mencionar que o mecanismo proliferativo e de regeneração das vilosidades, o tamanho e a área absortiva podem ser alterados diretamente pela dieta e pela temperatura do microambiente.

Por que se deve manter a mucosa intestinal íntegra? Por que é indispensável o equilíbrio do microambiente intestinal? As respostas a estas perguntas podem ser óbvias e a maioria dos profissionais que trabalha na produção avícola considera que os processos no sistema digestório das aves, incluindo a absorção de nutrientes, são aspectos fundamentais da fisiologia digestiva. Nesse sentido, a inspeção dos lotes geralmente está restrita à avaliação da produção, seja ovos, conversão alimentar ou avaliação do peso vivo. Desse ponto vista da saúde das aves, as doenças que causam problemas no trato intestinal são especialmente importantes, porque afetam negativamente a digestão e a absorção de nutrientes e, consequentemente, os parâmetros produtivos de um lote. Portanto, a integridade da mucosa intestinal e o equilíbrio do meio ambiente intestinal devem ser mantidos, porque garantem a boa produtividade do lote.

► Mecanismos de defesa do sistema digestório

▪ Barreiras físicas

Os principais componentes da primeira barreira de defesa do sistema digestório nas aves são sucintamente ilustrados na Figura 30.1. O muco intestinal, ou mucina, é um gel secretado pelas células caliciformes; a presença desta capa de muco previne a translocação de agentes enteropatogênicos para as células epiteliais intestinais ou para a lâmina própria.

As barreiras físicas protegem o hospedeiro não só contra microrganismos como também contra a entrada de materiais estranhos. Quando ocorre desequilíbrio neste ambiente, por qualquer alteração associada tanto ao microambiente como ao agente ou ao hospedeiro, os microrganismos patogênicos quebram com facilidade estas barreiras e conseguem ingressar no hospedeiro. Existem múltiplos fatores capazes de alterar o equilíbrio intestinal, desde a composição da ração, a carga de agentes patogênicos, as toxinas do alimento, o estresse das aves, a composição da flora intestinal, entre outras.

▪ Flora

No sistema digestório das aves a flora é uma barreira que faz parte do microambiente intestinal e que é eficaz no controle de agentes patogênicos. No inglúvio, por exemplo, há predominância de lactobacilos, enterococos, coliformes e leveduras. No proventrículo e na moela, o baixo pH é responsável pela diminuição das populações bacterianas residentes, bem como no duodeno, onde a presença de enzimas não proporciona condições favoráveis para a flora. Mas nas

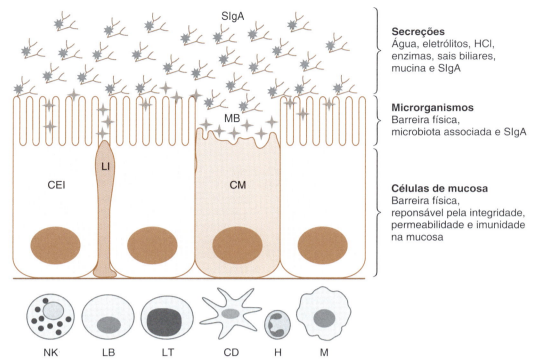

Figura 30.1 Barreiras intestinais. SIgA = imunoglobulina A secretora; MB = flora residente; CM = célula M; CEI = células epiteliais intestinais (enterócitos); LI = (linfócitos intraepiteliais); CD = células dendríticas; H = heterófilos; M = macrófagos; NK = células assassinas naturais; LB = linfócitos B; LT = linfócitos T.

porções subsequentes do intestino delgado, o meio é favorável para o crescimento bacteriano, com anaeróbios estritos e facultativos.

A flora das aves sofre influência de vários fatores, como as características do hospedeiro, sexo, idade, localização no trato intestinal, ração, estado de saúde das aves, ambiente ao qual os pintinhos são expostos quando nascem etc. Ressalta-se que a primeira exposição do pintinho ao ambiente externo é primordial, porque os microrganismos que adentrarem inicialmente podem adaptar-se e estabelecer-se no meio ambiente intestinal. Vários grupos de bactérias são consideradas benéficas para o hospedeiro, dentre as quais se destacam os lactobacilos e as bifidobactérias. Portanto, as condições existentes no momento da eclosão do ovo e o manejo estabelecido neste período é o primeiro ponto crítico a ser considerado.

A composição da ração, como já mencionado, é outro fator importante que contribui para a formação da flora e para o estabelecimento das populações microbianas no sistema digestório das aves. Este efeito vem sendo pesquisado e, embora os dados ainda não sejam conclusivos, existem informações indicando que a adição de trigo nas rações aumenta a concentração de bifidobactérias e propionobactérias, e que o milho induz maior atividade das populações de enterococos e menor atividade dos clostrídios, especialmente *C. perfringens*. Situação oposta ocorre com a cevada, que apresenta tendência a aumentar o número de *C. perfringens*, mas ao mesmo tempo aumenta as populações de lactobacilos. Estudos complementares precisam ser conduzidos para esclarecer estas modificações das populações microbianas no intestino das aves, influenciadas pelos componentes da ração, e é possível que nos próximos anos a formulação das rações seja uma ferramenta eficaz e definitiva para estimular o crescimento de bactérias benéficas no sistema digestório das aves, evitando a proliferação de bactérias patogênicas e prejudiciais ao hospedeiro.

Imunidade do sistema digestório

O sistema imune das mucosas evoluiu paralelamente com o sistema imune sistêmico e, como consequência desta dicotomia, somente as respostas iniciadas nos lugares indutores da mucosa podem resultar em resposta imune eficaz. O sistema imune secretor proporciona uma rede interligada de estruturas nas mucosas que trabalham independentemente da imunidade sistêmica. Este conceito de "sistema imune comum das mucosas", proposto por Bienenstock *et al.*, em 1974, está respaldado na migração de células efetoras e na secreção de imunoglobulina A secretora (SIgA), as quais asseguram que a experiência antigênica na mucosa possa ser refletida na expressão do sistema imune efetor em superfície mucosa distante. A estimulação do sistema imune no sistema digestório pode resultar, por exemplo, em produção e detecção de anticorpos específicos na traqueia, ou a imunização intraocular nas aves pode induzir estímulo na mucosa do trato intestinal com a produção de SIgA em níveis significativos.

As superfícies mucosas e os tecidos linfoides associados evoluíram com características especiais, o que reflete seu papel como primeira barreira de defesa nas superfícies mucosas, limitando a aderência de agentes patogênicos ao epitélio e reduzindo a colonização. Muito destes mecanismos têm sido amplamente estudados nas aves nos últimos anos. Assim, no desenvolvimento pós-natal das aves tem sido observado que nos intestinos, o tecido linfoide desenvolve áreas específicas para células B e células T. Na década de 1980, os estudos indicavam que as células produtoras de imunoglobulinas presentes no intestino do pintinho eram muito pequenas e aumentavam em resposta à colonização intestinal, possivelmente pela atividade mitogênica dos lipopolissacarídios bacterianos; porém, posteriormente, confirmou-se que o tecido linfoide associado ao intestino (GALT) é povoado de células B no 4º dia de vida das aves e a maturidade é alcançada até a 2ª semana de vida; e a imunidade inata está associada a 2 eventos: um independente da exposição aos alimentos ou a bactérias regulada por um gene, e outro dependente da exposição aos alimentos e à flora que se desenvolve após o nascimento.

A maioria dos agentes adentra pelas mucosas. Tem sido amplamente demonstrado que anticorpos protetores nas superfícies mucosas promovem proteção contra a entrada de microrganismos. No trato intestinal das aves, o mecanismo de defesa ligado à mucosa intestinal está associado ao GALT e é mediado pela SIgA. Por este motivo, a utilização de agentes capazes de estimular a resposta local é uma das alternativas para se prevenir a colonização de microrganismos patogênicos. Nas aves, os anticorpos maternos são transferidos para o pintinho pelo ovo, e existem evidências de que IgA de origem desconhecida pode ser encontrada na gema 1 dia antes do nascimento, porém a função na proteção da ave durante os primeiros dias de vida ainda não foi esclarecida; a estimulação para sua síntese no embrião e no pintinho é regulada pela expressão de alguns genes.

Por outro lado, a flora residente é importante para a estimulação precoce e a maturidade do componente celular no sistema imune intestinal; estas bactérias nativas modulam a resposta imune pelo aumento ou pela diminuição dos mediadores secretados pelas células imunocompetentes do intestino e pela estimulação dos linfócitos Th (*LT helper*) e supressores; sendo provável que as mudanças durante o crescimento afetem este microambiente.

Brandtzaeg *et al.* (1999) relataram que o sistema imune das mucosas pode atuar utilizando 3 mecanismos básicos:

- *Exclusão imune*: proteção não inflamatória de superfície que se realiza em colaboração com fatores da imunidade inata e é mediada por SIgA
- *Regulação imune*: série de eventos nos quais participam as células apresentadoras de antígenos, ativam-se linfócitos, tanto B como T, e existe liberação de citocinas e quimiocinas específicas
- *Eliminação imune*: envolve a estimulação de mediadores (citocinas, quimiocinas, defensinas e outras substâncias), células da defesa inata, proliferação e diferenciação de linfócitos, e os eventos relacionados com a produção de anticorpos.

Nas aves, os limitados estudos sobre a captação de antígenos pelo GALT não têm sido conclusivos. Apesar das diferenças existentes entre as espécies animais, o sistema imune funciona de maneira similar, e os mediadores geralmente têm homólogos ou ortólogos com a mesma atividade. O material antigênico pode entrar em contato com o GALT diretamente pelas células epiteliais intestinais, pelos linfócitos intraepiteliais, pelo processo de transcitose pelas células M, ou pelas células dendríticas; de qualquer maneira, a imunidade gerada nas mucosas é um fator importante porque reflete a imunidade de outros tecidos ou sistemas do organismo do hospedeiro. A Figura 30.2 ilustra sucintamente as interações e os eventos complexos da resposta imune no sistema digestório, e o Quadro 30.1 mostra a função de algumas células que participam da imunidade na mucosa intestinal.

▶ Fatores que afetam o intestino

Conforme comentado anteriormente, vários fatores influenciam a saúde do sistema digestório das aves, e a isso se somam os agentes não infecciosos e infecciosos que também alteram o equilíbrio do microambiente intestinal e induzem lesões que afetam a absorção dos nutrientes e o rendimento do lote. O Quadro 30.2 apresenta os principais fatores, não infecciosos e infecciosos, que afetam a saúde intestinal das aves.

▪ Fatores não infecciosos

Polissacarídios não amiláceos

Apesar de existirem muitos componentes antinutricionais nos ingredientes da ração, incluindo os cereais, o maior grupo são os polissacarídios não amiláceos (PNA); todos os cereais utilizados na fabricação de rações contêm diferentes níveis de PNA. A propriedade comum destes compostos é sua resistência às enzimas digestivas e sua tendência em deixar o meio ambiente do lúmen intestinal mais viscoso. A alta viscosidade do conteúdo intestinal tem demonstrado relação direta com problemas de saúde nas aves. Os PNA diminuem o trânsito intestinal e a disponibilidade de nutrientes. O aumento da retenção do conteúdo intestinal facilita a colonização bacteriana. Cereais como aveia, cevada, centeio e trigo têm altos níveis de PNA que aumentam a viscosidade do conteúdo intestinal, diminuem a passagem do conteúdo, da atividade enzimática e a digestibilidade dos nutrientes, afetando negativamente a conversão alimentar e o crescimento das aves. Algumas enzimas exógenas têm a habilidade de digerir os PNA e hidrolisá-los parcialmente, reduzindo a viscosidade do conteúdo intestinal e promovendo a absorção de nutrientes.

Textura e forma do alimento

A forma física dos cereais utilizados na formulação de rações pode afetar as características morfológicas e fisiológicas no trato intestinal. Alimento muito fino, por exemplo, pode aumentar a ocorrência de enterite necrótica. Tem sido demonstrado que trigo inteiro pode contribuir para o desempenho de frangos de corte, aumentando também a absorção de nutrientes no intestino delgado e a conversão alimentar. Este mesmo ingrediente pode reduzir o número de algumas bactérias, como *Salmonella* e *Clostridium* no trato intestinal, e estimular o desenvolvimento de *Eimeria tenella* nos cecos de aves infectadas. Aparentemente, o trigo inteiro teria ação positiva sobre a funcionalidade do sistema digestório nas aves e, ao mesmo tempo, quando a integridade está afetada, pode ter efeitos adversos no desempenho das aves.

Antimicrobianos como promotores de crescimento

Os antimicrobianos são utilizados como promotores de crescimento desde meados da década de 1940 (para maiores detalhes, ver *Capítulo 34*), e os dados indicam que melhoram o desempenho e o estado de saúde das aves. Graham *et al.*, em 2007, demonstraram que o aumento do ganho de peso nas aves resultante da utilização de antimicrobianos como aditivos zootécnicos melhoradores da eficiência alimentar (antigamente denominados promotores de crescimento) não foi suficiente para compensar os custos do seu uso. Por outro lado, é relatado também que a retirada dos antimicrobianos da ração de aves em alguns países aumentou a ocorrência de enterite necrótica nos lotes de aves.

Toxinas

Toxinas procedentes do alimento podem causar problemas no trato gastrintestinal das aves e afetar o fígado, comprometendo a saúde e reduzindo o desempenho destes animais.

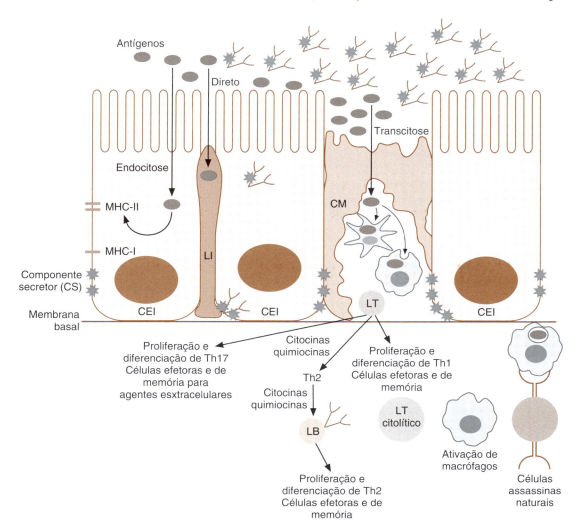

Figura 30.2 Resposta imune na mucosa intestinal. MHC-I = complexo principal de histocompatibilidade classe I; MHC-II = complexo principal de histocompatibilidade classe II; CEI = células epiteliais intestinais (enterócitos); LI = linfócitos intraepiteliais; CM = célula M; LB = linfócitos B; LT = linfócitos T; linfócito T *helper*.

Os efeitos mais graves são observados com os tricotecenos que causam destruição das células epiteliais intestinais das vilosidades, produzindo hemorragia, necrose e inflamação grave do epitélio intestinal, além de causar lesão no proventrículo e na moela. Outras micotoxinas, como as aflatoxinas em combinação ou não com diferentes fatores, como infecções por coccídias, podem interagir e predispor a surtos da doença.

Aminas biogênicas

Diferentes aminas biogênicas estão presentes em produtos contendo proteína animal. As aminas biogênicas estão envolvidas na ocorrência de síndrome de má absorção, caracterizada pela diminuição da eficiência alimentar e pela dilatação do proventrículo. Proventriculite tem sido associada a histamina e cadaverina presentes nas rações; outras aminas biogênicas como putrescina, espermina e espermidina também podem estar envolvidas.

▪ Fatores infecciosos

O Quadro 30.3 resume os agentes infecciosos que afetam a saúde intestinal das aves.

Infecções bacterianas

As lesões produzidas no trato intestinal pelas bactérias patogênicas podem levar a fraca eficiência alimentar e a diminuição do desempenho nos lotes de aves. Infecções produzidas por *Clostridium*, *Campylobacter*, *Salmonella*, espiroquetas e outros agentes podem produzir lesões de diferente gravidade e comprometer a absorção de nutrientes. Outros órgãos do sistema digestório também podem ser afetados por bactérias comprometendo o processamento dos nutrientes, como as infecções por *Chlamydophylla*, *Salmonella* ou por *E. coli*.

Parasitas

Dentre os parasitas internos que causam problemas em aves, os protozoários são os mais comuns, em especial a coccidiose aviária. A coccidiose é uma doença causada por um protozoário do gênero *Eimeria* (para mais detalhes, ver Capítulo 31). A doença está amplamente distribuída, sendo um problema de grande impacto econômico nas criações de aves, porque estes parasitas multiplicam-se nas células epiteliais do intestino delgado, o que causa lesões graves na mucosa e altera os processos digestivos, comprometendo a absorção de nutrientes.

Quadro 30.1 Algumas células que participam na imunidade da mucosa intestinal.

Células	Funções
Epiteliais intestinais	Absorção de nutrientes essenciais
	Primeira linha de defesa contra patógenos ingeridos
	Produção e secreção de peptídios
	Manutenção da integridade da barreira intestinal
	Regulação da imunidade inata e adquirida
	Expressão de MHC-II
	Células apresentadoras de antígenos solúveis
	Complemento, outros componentes e prostaglandinas
	Produção de citocinas (IL-1, IL-6, IL-8, TNF-α, GM-CSF)
M	Transporte de antígenos
	Facilitação do transporte de macromoléculas
	Células apresentadoras de antígenos
	Transcitose
Linfócitos intraepiteliais intestinais	Regulação da resposta imune das mucosas
	Interação com células epiteliais intestinais
	Processamento de antígenos (proteínas solúveis)
	Células apresentadoras de antígenos
	Produção de citocinas
	Indução de outras células a expressar moléculas MHC-II
	Atividade de células NK
Linfócitos da lâmina própria	Predominantemente células T ativadas (CD4+ e CD8+)
	Subpopulação menor de células B e células plasmáticas

MHC = moléculas do complexo principal de histocompatibilidade classe II; NK = *natural killer* (assassinas naturais); IL = interleucina; TNF-α = fator de necrose tumoral alfa; GM-csf = fator estimulante de colônias de granulócitos macrófagos.

Outro problema parasitário nas aves é a histomoníase causada por *Histomonas meleagridis*, que afeta o ceco e o fígado de muitas aves, sendo as mais suscetíveis os perus. Este problema pode se apresentar com maior gravidade quando o *Clostridium perfringens* está presente também nas aves.

Vírus

Uma série de infecções virais tem sido associada a problemas do sistema digestório. Dentre os agentes envolvidos, podem-se mencionar adenovírus, astrovírus, enterovírus, coronavírus, reovírus, rotavírus, entre outros, que têm como denominador comum o efeito negativo sobre o ganho diário de peso e a eficiência alimentar, bem como diminuição da uniformidade dos lotes.

Quadro 30.3 Agentes infecciosos que afetam a saúde intestinal das aves.

Tipo de agente	Agente infeccioso
Bactérias	*Clostridium perfringens*
	Campylobacter sp.
	Escherichia coli
	Salmonella sp.
Vírus	Rotavírus
	Coronavírus
	Enterovírus
	Adenovírus
	Astrovírus
	Reovírus
	Parvovírus
	Paramyxovírus
Parasitas	*Eimeria* sp.
	Histomonas meleagridis
	Cryptosporidium
	Hexamita
	Ascaridia
Fungos	*Candida*
Toxinas	Micotoxinas
	Aminas biogênicas

▶ Medicamentos e outros agentes com efeitos no sistema disgestório

O ecossistema intestinal, como já mencionado, compreende uma aliança estável entre a flora residente, os mediadores e células imunes, as secreções e a barreira epitelial. Apesar de cada um desses elementos ser capaz de ter um grau de desenvolvimento independente, todos os componentes interagem e são essenciais para o completo desenvolvimento e funcionalidade do ecossistema intestinal. Caso algum componente perca a estrutura ou a função, ou se altere esta aliança, o equilíbrio é perdido, deixando a porta aberta para a instalação de agentes patogênicos. Tentando manter este equilíbrio, numerosos medicamentos e outros produtos têm sido utilizados nas últimas 7 décadas. Alguns deles interagem com o ecossistema intestinal para a manutenção da homeostase e geralmente fazem parte da ração, outros são preventivos, e outros são terapêuticos utilizados

Quadro 30.2 Fatores não infecciosos e infecciosos que afetam a saúde intestinal das aves.

Origem	Agente	Atividade primária
Não infecciosa	Polissacarídios não amiláceos	Resistentes às enzimas digestivas e aumentam a viscosidade do conteúdo intestinal
	Textura e forma do alimento	Variável
	Antimicrobianos	Bacteriostáticos e bactericidas. Modificam a flora intestinal e o microambiente intestinal
	Promotores de crescimento	Inibição da síntese de proteínas, parede celular e interferência no balanço de íons
	Toxinas	Associadas a toxicidade hepática e lesão intestinal
	Aminas biogênicas	Associadas à síndrome de má absorção
Infecciosa	Bactérias	Infecções bacterianas associadas a lesão intestinal, diarreia ou lesão hepática
	Parasitas	Lesões das células epiteliais intestinais, falha no processamento e absorção de nutrientes
	Vírus	Infecções virais associadas a lesão intestinal, diarreia ou com lesão hepática

para combater agentes causadores de doença. A seguir, são comentados os grupos de medicamentos que agem no sistema digestório mais comumente empregados em aves de produção.

▪ Antimicrobianos

O efeito de promotor de crescimento dos antimicrobianos (atualmente referido como aditivo zootécnico melhorador da eficiência alimentar – ver *Capítulo 34*) foi descoberto na década de 1940, quando se observou que animais alimentados com micélios secos de *Streptomyces aureofaciens* contendo resíduos de clortetraciclina tenham o crescimento melhorado. Este efeito está relacionado com suas interações com as populações microbianas. Nos EUA, a Food and Drug Administration (FDA) aprovou a utilização de antimicrobianos como aditivos para animais sem prescrição veterinária em 1951 e, no período entre 1950 e 1960, vários países-membros da atual União Europeia aprovaram sua própria regulação para o uso de antimicrobianos nos alimentos dos animais.

Atualmente, nos EUA, em poedeiras comerciais, o uso de bacitracina na ração e na água é aprovado, bem como o emprego exclusivo na ração de clortetraciclina e de tilosina. O emprego do enrofloxacino foi proibido pelos norte-americanos para uso na produção avícola, embora continue sendo muito utilizado na América Latina. Na União Europeia, todos os antimicrobianos (com exceção de alguns coccidiostatos) vêm sendo retirados de uso desde janeiro de 2006, como avoparcina, bacitracina de zinco, virginiamicina, fosfato de tilosina, espiramicina, monensina sódica, salinomicina, avilamicina, flavofosfolipol, entre outros. Os anticoccidianos também estão sendo proibidos gradativamente (para detalhes, ver *Capítulo 31*).

No ovo, resíduos de muitos produtos utilizados em poedeiras comerciais podem ser encontrados tanto na clara como na gema, daí a importância de se controlar essa utilização. Obviamente, os requisitos para encontrar estes produtos no ovo são sua absorção intestinal e suas propriedades físico-químicas, entre outras características. Nos casos em que for indispensável a utilização de antimicrobianos como terapia, devem ser respeitados os períodos de carência para não gerar resíduos nos produtos avícolas. Isto é importante porque um mesmo princípio ativo pode ter diferentes períodos de carência, dependendo dos veículos utilizados em sua formulação e da espécie animal que o recebe (para detalhes, ver *Capítulo 4*).

Deve ser enfatizado que, embora o uso de antimicrobianos em aves, bem como em outras espécies animais produtoras de alimento, esteja sendo limitado devido, principalmente, aos riscos de resistência bacteriana, a utilização destes produtos continua sendo necessária em alguns casos específicos.

▪ Anticoccidianos

Os anticoccidianos são compostos amplamente utilizados nas aves como aditivos alimentares para prevenir e tratar a coccidiose aviária. Estes produtos estão licenciados para utilização em concentração previamente estabelecida e durante determinado período. Uma ampla variedade de compostos está disponível, e podem ser utilizados individualmente ou em misturas previamente aprovadas pelas autoridades regulatórias. No *Capítulo 31* são descritos detalhadamente os anticoccidianos utilizados em avicultura.

▪ Ácidos orgânicos

São princípios ativos biodegradáveis muito utilizados nas criações avícolas, geralmente no pré-abate em frangos de corte. Nas aves, a acidificação dos alimentos por meio de mistura apropriada torna possível que se module de maneira positiva a flora bacteriana do intestino, reduzindo as bactérias patogênicas.

No mercado existem misturas de ácidos orgânicos microencapsulados com ácidos graxos vegetais que parecem facilitar a liberação gradual e controlada no trato gastrintestinal das aves.

A eficácia do tratamento utilizando ácidos orgânicos é variável e depende do nível inicial da flora intestinal e da dose utilizada. Essa eficácia também foi demonstrada pela redução na transmissão horizontal de *Salmonella gallinarum* em aves que receberam ração tratada com mistura de ácidos fórmico e propiônico. Por outro lado, ensaios utilizando produtos à base de ácido propiônico (Van Immerseel *et al.*, 2004) mostraram pouco efeito sobre a população de salmonelas; sugeriu-se que seriam efetivos somente em células em multiplicação ou crescimento, e que a ineficiência poderia ser devida à ligação das partículas do aditivo químico com a ração, o que impediria o contato com as células bacterianas. Outros estudos relataram o efeito benéfico sobre os parâmetros zootécnicos de frangos de corte e indicaram os ácidos orgânicos como uma alternativa eficaz aos promotores de crescimento. Sugere-se, ainda, que o uso de probióticos e prebióticos aliado à formulação adequada de rações pode estimular a produção *in situ* de ácidos orgânicos no ceco das aves, e com isto seria possível o controle de agentes enteropatogênicos, com melhor custo-benefício.

▪ Exclusão competitiva

A exclusão competitiva, conceito descrito pela primeira vez por Nurmi e Rantala em 1973, implica a prevenção da entrada de um agente dentro de um ambiente pré-colonizado (para mais detalhes, ver *Capítulo 35*). A flora já estabelecida em um indivíduo adulto é administrada em aves de 1 dia e, com isso, os pintinhos aceleram o processo de amadurecimento da flora intestinal e aumentam sua resistência à colonização por *Salmonella*, prevenindo a infecção, uma vez que a flora do intestino delgado se estabelece após 2 semanas de eclosão. Este método é reconhecido como uma colonização precoce do intestino, no qual os microrganismos são excluídos graças à competência exercida pela flora pré-instalada. O conceito pode ser resumido da seguinte maneira:

- Aves de 1 dia infectam-se com uma única célula de *Salmonella*
- Aves adultas são resistentes à infecção pela existência da flora residente do intestino
- A introdução da flora de uma ave adulta em uma ave de 1 dia acelera o processo de maturidade da flora e aumenta a resistência dos pintinhos à colonização.

A exclusão competitiva em frangos de corte vem sendo utilizada para reduzir a contaminação por bactérias entéricas no processamento, reduzindo a exposição dos consumidores a toxinfecções alimentares. A maioria dos produtos de exclusão competitiva utiliza flora intestinal de aves adultas saudáveis, com sucesso há mais de 30 anos. Três mecanismos apresentam importante papel na prevenção da colonização entérica de pintinhos pré-tratados com produtos de exclusão competitiva:

- Os microrganismos que compõem a cultura de exclusão competitiva estabelecem uma flora entérica antes da exposição aos enteropatógenos
- Os microrganismos de exclusão competitiva competem com os microrganismos enteropatogênicos por nutrientes essenciais
- Os microrganismos de exclusão competitiva produzem concentrações de ácidos graxos voláteis que diminuem o pH e são bacteriostáticos para muitas enterobactérias, especialmente *Salmonella*.

O controle de agentes enteropatogênicos pode ser:

- *Químico*: existem grupos bacterianos que, por meio de uma rede de fímbrias, bloqueiam os locais de aderência de alguns agentes enteropatogênicos, e outros têm a capacidade de diminuir o pH pela produção de ácidos orgânicos inibindo os agente patogênicos
- *Biológico*: devido aos diferentes gêneros bacterianos presentes na exclusão competitiva, que colonizam e se desenvolvem, produzindo um ambiente de exclusão quase permanente, que confere à mucosa intestinal uma identidade estrutural à composição bacteriana residente
- *Físico*: os produtos de exclusão competitiva criam um sistema de integridade espacial, que impede que os agentes patogênicos encontrem um lugar para estabelecerem-se
- *Bioquímico*: muitos microrganismos produzem substâncias inibidoras que possibilitam a manutenção de um grupo de bactérias em determinado lugar espacial e nutricional no microambiente intestinal.

Adicionalmente, tem sido sugerido que o efeito anti-infeccioso mais importante dos produtos de exclusão competitiva é a estimulação não específica da imunidade no intestino e o aumento da produção de SIgA, que pode contribuir para melhorar a resistência da mucosa intestinal contra a instalação de patógenos entéricos.

Enzimas

Os β-glucanos e arabinoxilanos são os principais PNA presentes nas paredes celulares dos cereais (trigo, cevada, centeio e outros), os quais sofrem a ação das enzimas digestivas do trato gastrintestinal das aves. As enzimas utilizadas na alimentação de monogástricos devem resistir e conservar sua atividade enzimática após o processo de fabricação da ração e também após a digestão. Vários fatores podem influir sobre sua estabilidade, como: o microrganismo de origem, o tipo de atividade, as condições durante o processo da digestão e as enzimas endógenas.

A maioria das enzimas utilizadas na alimentação animal é de origem fúngica, estável à temperatura ambiente, mas se inativa em temperaturas superiores a 60°C, embora a estabilidade da enzima seja maior quando adicionada ao alimento que em solução. A atividade da β-glucanase, por exemplo, parece ser menos afetada pela temperatura que a atividade xilanásica. Proteger as enzimas das altas temperaturas que costumam atingir durante o processo de granulação da ração é importante para manter sua atividade.

A eficácia do suplemento enzimático deve considerar o espectro adequado de enzimas para neutralizar os efeitos antinutritivos do substrato específico, bem como conter o nível de atividade enzimática adequada, porém não deve ser inativado pelo processo de fabricação da ração, pelo pH intestinal ou pelas enzimas pancreáticas.

Sabe-se que os ácidos graxos voláteis resultantes da hidrólise enzimática dos arabinoxilanos favorecem o crescimento de bifidobactérias e de outras espécies benéficas que reduzem a porcentagem relativa de agentes patogênicos como *Campylobacter* e *Clostridium*. Há relatos que mostraram que as xilanases reduzem a população intestinal de *Clostridium perfringens* e de coliformes, enterococos e bactérias em geral. Sabe-se também que a adição de xilanases *per se* é tão eficaz quanto a avilamicina para melhorar os índices produtivos e reduzir a população de bactérias coliformes; o mesmo ocorre ao se associarem enzimas a oligossacarídeos ou ácidos orgânicos a produtos de leveduras ou a oligossacarídeos. Também têm sido descritos efeitos sinérgicos entre xilanases, ácidos orgânicos e produtos da parede celular de leveduras.

As fitases são outras enzimas que também têm sido estudadas, visando sua aplicabilidade na alimentação das aves (para mais detalhes, ver *Capítulo 35*).

Fitobióticos

Termo utilizado para descrever derivados naturais de plantas contendo compostos bioativos que afetam positivamente o crescimento e a saúde dos animais. São frequentemente aplicados a óleos essenciais e extratos de plantas. Propõe-se que os fitobióticos promovam aumento da palatabilidade e da produção de saliva, o que induz o aumento de apetite, a estimulação consequente das enzimas digestivas e a produção de ácido gástrico, favorecendo a digestão adequada e o equilíbrio da flora no intestino.

Alguns fitobióticos são conhecidos por sua atividade antimicrobiana ou antiviral, e alguns pesquisadores têm recomendado sua utilização como alternativa aos antimicrobianos.

Diferentes óleos e extratos têm sido testados; dentre eles, alecrim, orégano, alho, cominho, gengibre, sálvia, tomilho, entre outros. Piao *et al.* (2007) introduziram as atividades antioxidantes e imunológicas de sacarídios presentes em algumas ervas chinesas, incluindo polissacarídeos (*Astragalus, Ganoderma lucidum, Phoma herbarum, Lycium barbarum, Lentinus edodes, Angelica sinensis, Coriolus versicolor, Misgurnis anguillicaudatus, Spirulina platensis, Cladonia furcata* e outras) e oligossacarídeos (manano-oligossacarídeos – MOS –, fructo-oligossacarídeos – FOS –, xilo-oligossacarídeos – XOS – e outros) que se descrevem no seguinte item classificados como prebióticos. Esses mesmos autores indicam que sacarídios de ervas podem ser agentes imunomoduladores potenciais pata melhorar a saúde e a função imune.

Muitos experimentos têm sido realizados mostrando a atividade antimicrobiana *in vitro* de muitos componentes bioativos das plantas. O alho (alicina), por exemplo, é mais inibitório para bactérias patogênicas, leveduras e fungos do que para bactérias acidolácticas. Os componentes do orégano (carvacrol e timol) inibem o metabolismo da parede celular bacteriana. O cinamaldeído contido na canela também desempenha atividade antimicrobiana e antifúngica. O efeito destes agentes vem sendo avaliado com bons resultados na saúde intestinal e na estimulação das secreções endógenas.

Prebióticos

Esse termo foi introduzido por Gibson e Roberfroid, em 1995, referindo-se a um ingrediente alimentar não digestível com efeitos benéficos no hospedeiro, por meio da estimulação seletiva do crescimento e da atividade de uma ou mais bactérias benéficas do cólon (para detalhes, ver *Capítulo 35*). Para ser considerado prebiótico, um ingrediente deve preencher os seguintes quesitos: não ser hidrolisado ou absorvido na primeira parte do trato gastrintestinal; ser um substrato seletivo para 1 ou mais bactérias; e como consequência da alteração da flora, ser capaz de tornar o meio ambiente mais saudável.

Alguns açúcares absorvíveis ou não, fibras, álcoois de açúcares e oligossacarídios encaixam-se no conceito de prebióticos. As substâncias prebióticas agem alimentando e estimulando o crescimento de diversas bactérias intestinais benéficas, cujos metabólitos atuam também reduzindo o pH pelo aumento da quantidade de ácidos orgânicos presentes no ceco. Por outro lado, essas substâncias bloqueiam os locais de aderência, imobilizam e reduzem a capacidade de fixação de algumas bactérias patogênicas na mucosa intestinal. Especula-se que os oligossacarídios também possam estimular o sistema imunológico. Como estas substâncias toleram as variações do ecossistema gastrintestinal, apresentam grande variabilidade e isto é importante para sua utilização.

O grande valor na utilização destas substâncias reside na sua viabilidade, por tolerarem as variações do ecossistema intestinal. Os prebióticos mais estudados são os FOS, os MOS e os XOS. Os oligossacarídios podem ser de origem natural, mas a maioria é obtida por síntese ou hidrólise enzimática. Os FOS são obtidos industrialmente a partir da sacarose ou pela hidrólise dos fructanos de maior tamanho, como a inulina; os XOS, por hidrólise enzimática de xilanos; e os MOS, principalmente da parede de leveduras, embora também existam de outras origens. Basicamente, estes produtos não digeríveis são o substrato para a flora benéfica no intestino, estimulando algumas comunidades microbianas, modulando a resposta imune local e evitando a aderência dos agentes patogênicos.

- **Probióticos**

O termo "probiótico" foi introduzido por Lilly e Stilwell em 1965 (para detalhes, ver *Capítulo 35*). A definição mais utilizada é a de Fuller (1989 e 1993), que conceitua probióticos como microrganismos que, adicionados ao alimento, afetam beneficamente o equilíbrio do ecossistema intestinal, contribuindo para a proteção contra infecções gastrintestinais e doenças inflamatórias no intestino. Esses microrganismos são *Enterococcus*, *Bacteroides*, *Eubacterium* e, especialmente, *Lactobacillus* e *Bifidobacterium*, presentes em misturas de culturas definidas. Entre os modos de ação propostos para estas substâncias estão:

- Produção de substâncias antimicrobianas (bacteriocinas e ácidos graxos voláteis) que suprimem as populações ou espécies patogênicas
- Estimulação imune de células residentes, especialmente de macrófagos
- Exclusão competitiva, associada à competição por locais de ligação na mucosa
- Concorrência por nutrientes
- Proteção dos vilos e das superfícies absortivas contra toxinas irritantes produzidas por microrganismos patogênicos, promovendo a regeneração da mucosa intestinal lesada.

Os probióticos também são utilizados para restaurar a flora intestinal após a antibioticoterapia. Atualmente, a utilização destas substâncias como promotoras de crescimento em animais tem aumentado, com resultados positivos em aves, melhorando o ganho de peso e a conversão alimentar.

Entre os efeitos benéficos dos probióticos, podem ser mencionados:

- Influência positiva na flora intestinal pelo favorecimento do crescimento de bactérias residentes benéficas e mantendo o equilíbrio do meio ambiente intestinal
- Prevenção de infecções intestinais por interferir nas bactérias patogênicas, prevenindo a aderência e a colonização das células epiteliais intestinais
- Estimulação da imunidade local por meio do aumento da produção de SIgA, que previne e interfere na colonização dos agentes patogênicos
- Redução de reações inflamatórias
- Regulação da motilidade intestinal por meio do equilíbrio entre solutos e líquidos dentro do intestino, favorecendo a absorção de nutrientes.

- **Simbióticos ou eubióticos**

Combinações de probióticos e prebióticos e que alternativamente podem ser direcionados a diferentes regiões-alvo do trato gastrintestinal (ver também o *Capítulo 35*). Esses termos lembram "sinergismo", e devem ser utilizados para produtos nos quais o prebiótico favorece seletivamente o probiótico contido na composição, como os produtos contendo oligofrutose e um probiótico com bifidobactérias. A interação entre probiótico e prebiótico *in vivo* pode ser favorecida pela adaptação do probiótico ao substrato prebiótico anterior ao consumo. Sabe-se que a lactose adicionada à ração, juntamente com o probiótico, reduz, por exemplo, a colonização por *Salmonella*.

- **Substâncias abióticas**

Algumas substâncias purificadas, como os glucanos, foram consideradas substâncias abióticas, as quais, quando adicionadas ao alimento, podem regular ou influenciar a resposta imune inata contra alguns agentes patogênicos das aves, como *Salmonella*. Estas substâncias potencializam a imunidade do sistema digestório e são derivadas da parede celular de fungos, leveduras e alguns cereais. O primeiro relato da atividade destas substâncias nas aves foi registrado por Benda *et al.*, em 1989, e muitas pesquisas em diferentes espécies confirmam sua eficácia. Recentemente, foi demonstrada sua eficácia na prevenção de colonização de órgãos por *Salmonella enteritidis* em aves, podendo constituir uma alternativa eficaz no manejo integrado para o controle da salmonelose ou outras doenças causadas por enterobactérias.

- **Vacinas**

Vacinas são substâncias que, ao serem introduzidas no organismo, promovem a reação do sistema imunológico semelhante à que ocorreria no caso de infecção por um determinado agente patogênico, para proteger o organismo desse agente. A vacinação oral como método de prevenção e controle de muitas doenças na avicultura interage com o ecossistema intestinal e, especificamente, com o GALT para estimular adequadamente o sistema imune da ave.

▶ Considerações finais

Devido à relevância do sistema digestório na saúde das aves, sua influência na redução da produção animal e consequentes perdas econômicas que o desequilíbrio do sistema digestório pode ocasionar, bem como a interferência na absorção de nutrientes, torna-se imprescindível estabelecer um manejo específico para manter a integridade e a funcionalidade do sistema como um todo. As medidas devem ser adotadas em todas as fases da criação e incluir boas práticas de manejo (BPM) e boas práticas de higiene (BPH). O uso de antimicrobianos deve restringir-se a processos infecciosos, sendo necessário considerar o espectro de ação do produto, além de respeitar os períodos de carência e as recomendações do fabricante.

Devem-se estabelecer mecanismos de vigilância consistentes e eficazes, aliados a coordenação entre os métodos microbiológicos de diagnóstico e pesquisas epidemiológicas que proporcionem informações exatas sobre a distribuição e o impacto das doenças ou fatores que afetem o sistema digestório, visando estabelecer programas preventivos adequados a cada situação e região. Adotar um manejo integrado, que promova a atuação em todos os níveis da cadeia alimentar, bem como medidas direcionadas às vias de transmissão são fundamentais, uma vez que nenhuma alternativa, ferramenta ou procedimento aplicado isoladamente oferece resultados satisfatórios.

▶ Bibliografia

Amit-Romach E, Sklan D, Uni Z. Microflora ecology of chicken intestine using16S ribosomal DNA primers. Poult Sci. 2004; 83:1093-8.

Apajalahti J, Kettunen A, Graham H. Characteristics of the gastrointestinal microbial communities, with special reference to the chicken. Worlds Poult Sci J. 2004; 60:223-32.

Arstila PT, Vainio O, Lassila O. Central role of CD4+ T cells in avian immune response. Poult Sci. 1994; 73:1019-26.

Badiola JI, Pérez AM, Francesch M et al. Evaluación del efecto de los componentes de la ración sobre la microbiota intestinal. Memoria XXXVIII Symp. Avicultura, Sec. Esp. WPSA, Córdoba, 2001. pp. 63-76.

Bailey S. Factors affecting microbial competitive exclusion in poultry. Food Technol. 1987; 41:88-92.

Barbezange C, Humbert F, Rose V et al. Some safety aspects of Salmonella vaccines for poultry: Distribution and persistence of three Salmonella typhimurium live vaccines. Avian Dis. 2000; 44:968-76.

Barrow PA, Tucker JF, Simpson JM. Inhibition of colonization of the chicken alimentary tract with Salmonella typhimurium gram-negative facultatively anaerobic bacteria. Epidemiol Infect. 1987; 98:311-22.

Bar-Shira E, Friedman A. Development and adaptations of innate immunity in the gastrointestinal tract of the newly hatched chick. Dev Comp Immunol. 2006; 30:930-41.

Bar-Shira E, Sklan D, Friedman A. Establishment of immune competence in the avian GALT during the immediate post-hatch period. Dev Comp Immunol. 2003; 27:147-57.

Beal RK, Powers C, Davison F et al. Clearance of enteric Salmonella enterica serovar. typhimurium in chickens is independent of B-cell function. Infect Immun. 2006; 74:1442-4.

Bedford M. Removal of antibiotic growth promoters from poultry diets: implications and strategies to minimise subsequent problems. Worlds Poult Sci J. 2000; 56:347-65.

Benda V, Petrovsky E, Hampel A et al. Glucan stimulates the antibody response to a T-dependent antigen in chickens. Acta Vet Brno. 1989; 58:345-51.

Berchieri Jr A, Barrow PA. Reduction in incidence of experimental fowl typhoid by incorporation of a commercial formic acid preparation into poultry feed. Poult Sci. 1996; 75:339-41.

Berg RD. Indigenous intestinal microflora and host immune response. EOS J Immunol Immunopharmacol. 1985; 4:161-8.

Bienenstock J, Rudzik O, Clancy RL et al. Bronchial lymphoid tissue. Adv Exp Med Biol. 1974; 45:47-56.

Bloom PD, Boedeker EC. Mucosal immune responses to intestinal bacterial pathogens. Sem Gastroint Dis. 1996; 7:151-66.

Boyaka PN, Tafaro A, Fischer R et al. Therapeutic manipulation of the immune system: enhancement of innate and adaptative mucosal immunity. Curr Pharm Design. 2003; 9:1965-72.

Brandtzaeg P, Baekkevod ES, Farstad IN et al. Regional specialization in the mucosal immune system: what happens in the microcompartments. Immunol Today. 1999; 20:141-51.

Brufau J, Francesch M, Pérez-Vendrell AM. Exogenous enzymes in poultry feeding. Recent developments. Proc. 11th Eur. Poultry Conf., Bremen, 2002 CD-ROM.

Chen LM, Kaniga K, Galán JE. Salmonella spp. are cytotoxic for cultured macrophages. Mol Microbiol. 1996; 21:1101-5.

Choct, M. Enzymes for the feed industry: Past, present and future. Proc. XXII World's Poultry Congress, Istanbul, 2004 CD-Rom.

Cotter PA, Dirita VJ. Bacterial virulence gene regulation: an evolutionary perspective. Ann Rev Microbiol. 2000; 54:519-65.

Cunningham-Rundles S. The effect of aging on mucosal host defense. J Nutr Health Aging. 2004; 8:20-5.

Del Cacho E, Gallego M, Marcotegui MA et al. Follicular dendritic cell activation in the Harderian gland of the chicken. Vet Immunol Immunopathol. 1993: 35:339-51.

Dibner JJ, Richards JD. Antibiotic growth promoters in agriculture: History and mode of action. Poult Sci. 2005; 84:634-43.

Duncan MS, Adams AM. Effects of a chemical additive and of formaldehyde gas fumigation on Salmonella in poultry feeds. Poult Sci. 1972; 51:797-802.

Erf GF. Cell-mediated immunity in poultry. Poult Sci. 2004; 83:580-90.

Favre L, Spertini F, Corthésy B. Secretory IgA possesses intrinsic modulatory properties stimulating mucosal and systemic immune responses. J Immunol. 2005; 175:2793-800.

Fioramonti J, Theodoru V, Bueno L. Probiotics: what are they? What are their effects on gut physiology? Best Pract Res Clin Gastroenterol. 2003; 17:711-24.

Fukutome K, Watarai S, Mukamoto M et al. Intestinal mucosal immune response in chickens following intraocular immunization with liposome-associated Salmonella enterica serovar. enteritidis antigen. Dev Comp Immunol. 2001; 25:475-84.

Fuller R. Probiotics in man and animals. J Appl Bacteriol. 1989; 66:365-78.

Fuller R. Probiotics foods – current use and future developments. Int Food Ingred. 1993; 3:23-6.

Garcia del Portillo F. Salmonella intracellular proliferation: where, when and how? Microb Infect. 2001; 3:1305-11.

Gibson GR, Roberfroid MB. Dietary modulation of the human colonic microbiota: introducing the concept of prebiotics. J Nutr. 1995; 125:1401-12.

Graham JP, Boland JJ, Silbergeld E. Growth promoting antibiotics in food animal production: an economic analysis. Public Health Reports, 2007; 122(1): 79-87.

Guastalli EAL, Gama NMSQ. Eficácia de produtos desinfetantes contra Salmonella enteritidis. Arq Inst Biol. 2004; 71:582-4.

Hashimoto K, Suzuki I, Yadomae T. Oral administration of SSG, A B- glucan obtained from Sclerotinia sclerotiorum, affects the function of Peyer's patch cells. Int J Immunopharmacol. 1991; 13:437-42.

Husband AJ. Mucosal memory – maintenance and recruitment. Vet Immunol Immunopathol. 2002; 87:131-6.

Jankovic D, Liu Z, Gause WC. Th1 and Th2-cell commitment during infectious disease: asymmetry in divergent pathways. Trends Immunol. 2001; 22:450-7.

Jeurissen SHM, Janse EM, Kooch G et al. Postnatal development of mucosa-associated lymphoid tissue in chickens. Cell Tissue Res. 1989; 258:119-24.

Jeurissen SHM, Vervelde L, Janse EM. Structure and function of lymphoid tissues of the chicken. Poult Sci. 1994; 5:183-207.

Jin LZ, Ho YW, Abdullah N et al. Probiotics in poultry: modes of action. Worlds Poult Sci J. 1997; 53:351-68.

Kaspers B, Bondl H, Gobel TW. Transfer of IgA from albumen into yolk sac during embryonic development in the chicken. Zentralbl Veterinärmed A. 1996; 43:225-31.

Kelly CG, Younson JS. Antiadhesive strategies in the prevention of infectious disease at mucosal surfaces. Exp Op Invest Drugs. 2000; 9:1711-21.

Kerneis S, Bognadova A, Kraehenbuhl JP et al. Conversion by Peyer's patch lymphocytes of human enterocytes into M cells that transport bacteria. Science. 1997; 277:949-52.

Khan M, Raoult D, Richet H et al. Growth-promoting effects of single-dose intragastrically administered probiotics in chickens. Br Poult Sci. 2007; 48:732-5.

Koenen ME, Kramer J, van der Hulst R et al. Immunomodulation by probiotic lactobacilli in layer- and meat-type chickens. Br Poult Sci. 2004; 45:355-66.

Korver DR. Overview of the immune dynamics of the digestive system. J Appl Poult Res. 2006; 15:123-35.

Koutsos EA, Arias VJ. Intestinal ecology: interactions among the gastrointestinal tract, nutrition and the microflora. J Appl Poult Res. 2006; 15:161-73.

Lambert RJ, Stratford M. Weak acid preservatives: modeling microbial inhibition and response. J Appl Microbiol. 1999; 86:157-64.

Lillehoj HS, Trout JM. Avian gut-associated lymphoid tissues and intestinal immune response to Eimeria parasites. Clin Microbiol Rev. 1996; 9:349-60.

Lilly DM, Stilwell RJ. Probiotics: Growth promoting factors produced by microorganisms. Science. 1965; 147:747-8.

Linde K, Beer J, Bondarenko V. Stable Salmonella live vaccine strains with two or more attenuating mutations and any desired level of attenuation. Vaccine. 1990; 8:278-82.

Lowry VK, Farnell MB, Ferro PJ *et al.* Purified β-glucan as an abiotic feed additive up-regulates the innate immune response in immature chickens against *Salmonella enterica* serovar. *enteritidis*. Int J Food Microbiol. 2005; 98:309-18.

Lu J, Idris U, Harmon B *et al.* Diversity and succession of the intestinal bacterial community of the maturing broiler chicken. Appl Environ Microbiol. 2003; 69:6816-24.

Lu L, Walker A. Pathologic and physiologic interactions of bacteria with the gastrointestinal epithelium. Am J Clin Nutr. 2001; 73:1124S-30S.

Maldonado Galdeano C, Perdigon G. Role of viability of probiotic strains in their persistence in the gut and in mucosal immune stimulation. J Appl Microbiol. 2004; 97:673-81.

Marquardt RR, Brenes A, Zhang Z *et al.* Use of enzymes to improve nutrient availability in poultry feedstuffs. Anim Feed Sci Technol. 1996; 60:321-30.

Mateos GG, Lázaro R. Implicaciones y consecuencias generales de la prohibición de productos animales y restricción de aditivos: Nuevas tendencias en producción avícola. Memoria XXXVIII Symp. Avicultura, Sec. Esp. WPSA, Córdoba, 2001. pp. 63-76.

Mayer L. Review article: local and systemic regulation of mucosal immunity. Alim Pharmacol Ther. 1997; 11:81-8.

McCraken VJ, Lorenz RG. The gastrointestinal ecosystem: a precarious alliance among epithelium, immunity and microbiota. Cell Microbiol. 2001; 3:1-11.

Mead GC. Prospects for competitive exclusion treatment to control salmonellas and other foodborne pathogens in poultry. Vet J. 2000; 159:111-23.

Mestecky J. The common mucosal immune system and current strategies for induction of immune response in external secretions. J Clin Immunol. 1987; 7:265-76.

Muir WI. Avian intestinal immunity: Basic mechanisms and vaccine design. Poult Avian Biol Rev. 1998; 3:87-106.

Muir WI, Bryden WL, Husband AJ. Immunity, vaccination and the avian intestinal tract. Dev Comp Immunol. 2000; 24:325-42.

Nurmi E, Rantala M. New aspects of *Salmonella* infection in broiler production. Nature. 1973; 241:210-1.

Ouwehand AC, Kirjavainen PV, Shortt C *et al.* Probiotics: mechanisms and established effects. Int Dairy J. 1999; 9:43-52.

Palermo-Neto J. Resíduos de medicamentos veterinários em carne de frango e ovos. In: Palermo-Neto J, Spinosa HS, Górniak SL. Farmacologia aplicada à avicultura. São Paulo: Roca, 2005. pp. 287-302.

Patterson JA, Burkholder KM. Application of prebiotics and probiotics in poultry production. Poult Sci. 2003; 82:627-31.

Piao XS, Yuan SL, Kim SW *et al.* The use of bioactive herbal polysaccharides in China. J Anim Sci. 2007; 85(1): 643.

Pivnick H, Blanchfield B, Rigby C *et al.* Comparison of fresh feces with lyophilized and frozen cultures of feces as inocula to prevent *Salmonella* infection in chicks. J Food Protect. 1982; 45:1188-94.

Revolledo L, Ferreira CS, Ferreira AJ. Prospects in *Salmonella* control: competitive exclusion, probiotics and enhancement of avian intestinal immunity. J Appl Poult Res. 2006; 15:341-51.

Scanlan CM. Current concepts of competitive exclusion cultures for the control of *Salmonellae* in domestic poultry. Adv Exp Med Biol. 1997; 412:421-6.

Schneitz C. Competitive exclusion in poultry – 30 years of research. Food Control. 2005; 16:657-67.

Smirnov A, Perez R, Amit-Romach E *et al.* Mucin dynamics and microbial populations in chicken small intestine are changed by dietary probiotic and antibiotic growth promoter supplementation. J Nutr. 2005; 135:187-92.

Soejardi AS, Rufner R, Snoeyenbos GH *et al.* Adherence of *Salmonellae* and native gut microflora to the gastrointestinal mucosa of chicks. Avian Dis. 1982; 26:576-84.

Threfall EJ, Angulo FJ. Emerging quinolone-resistant *Salmonella* in the United States. Emerg Infect Dis. 1997; 3:371-2.

Threfall EJ, Fisher IS, Berghold C *et al.* Antimicrobial drug resistance in isolates of *Salmonella enterica* from cases of salmonellosis in Europe in 2000: results of international multicentre surveillance. Euro Surveill. 2003; 8:41-5.

Threfall EJ, Teale CJ, Davies RH *et al.* A comparison of antimicrobial susceptibilities in nontyphoidal salmonellas from humans and food animals in England and Wales in 2000. Microb Drug Resist. 2003; 9:183-9.

Van Immerseel F, Foevez V, de Buck J *et al.* Microencapsulated short-chain fatty acids in feed modify colonization and invasion after infection with *Salmonella enteritidis* in young chickens. Poult Sci. 2004; 83:69-74.

Volterra V. 1928. Variations and fluctuations of the number of individuals in an animal species living together. J Cons Int Explor Mer. 1928; 3:3-51.

Yun CH, Lillehoj HS, Lillehoj EP. Intestinal immune response to coccidiosis. Dev Comp Immunol. 2000; 24:303-24.

31
Anticoccidianos

Liliana del Carmen Revolledo Pizarro e Antônio José Piantino Ferreira

▶ Introdução

As infecções pelas coccídias (*Eimeria*, *Isospora*, *Cystoisospora* e *Cryptosporidium*) podem afetar diferentes espécies de aves (Quadro 31.1) e são consideradas autolimitantes, principalmente quando acometem frangos de corte e perus. Aves ornamentais ou silvestres, por sua vez, nem sempre conseguem sobreviver a uma infecção por coccídias. Deste modo, várias substâncias químicas vêm sendo desenvolvidas e utilizadas na tentativa de minimizar os danos causados por esta doença. As substâncias químicas de ação específica são denominadas *anticoccidianos* e classificadas em duas categorias: os coccidiostáticos, que inibem o crescimento celular do eimerídio; e os coccidicidas, que interrompem o ciclo de desenvolvimento e destroem o parasita.

A coccidiose aviária é uma doença causada por um protozoário do gênero *Eimeria*. É uma doença amplamente distribuída nas regiões de produção avícola, constituindo-se em um problema de grande impacto econômico, pois estes parasitas multiplicam-se nas células epiteliais do intestino delgado, causando lesões graves na mucosa, alterando os processos digestivos e, assim, comprometendo a absorção de nutrientes. Como consequência da exuberante multiplicação das eimérias no tecido epitelial, as aves apresentam drástica redução no ganho de peso, diminuição da conversão alimentar, do consumo de ração e mortalidade causada por algumas espécies. A coccidiose ainda possibilita a instalação de doenças oportunistas em decorrência das lesões provocadas na mucosa intestinal, como enterites por várias espécies de clostrídios e invasão dos órgãos internos por amostras patogênicas de *Escherichia coli* e *Salmonella* sp.

As espécies de *Eimeria* economicamente importantes em galinhas são: *Eimeria acervulina*, *E. maxima*, *E. tenella*, *E. necatrix*, *E. brunetti*, *E. praecox* e *E. mitis*; já *E. hagani* não apresenta importância para as aves de produção e sua classificação é incerta. Na produção de frangos de corte, as coccídias das espécies *E. acervulina*, *E. maxima* e *E. tenella* são consideradas economicamente importantes pelo fato de se multiplicarem nos tecidos intestinais. Na maioria dos casos, a infecção subclínica altera sensivelmente o ganho de peso e a conversão alimentar. Estas espécies não causam mortalidade nos plantéis avícolas, exceto *E. tenella*, que é muito patogênica para as aves e, em alguns casos, *E. brunetti* e *E. necatrix*. Esta espécie de *Eimeria* é encontrada somente nos cecos, e pode ser reconhecida pelo acúmulo de sangue.

Nas aves reprodutoras, as infecções causadas por *E. necatrix* e *E. brunetti* são bastante significativas na fase inicial de produção. A incidência de surtos em aves de postura comercial é relativamente reduzida em função da maneira como estas aves são criadas; no entanto, podem ocorrer surtos tendo como espécies importantes *E. necatrix* e *E. brunetti*.

Em perus, somente quatro das sete espécies de coccídia são consideradas patogênicas: *E. dispersa*, *E. adenoeides*, *E. meleagrimitis* e *E. gallopavonis*. As outras, *E. innocua*, *E. meleagridis* e *E. subrotunda*, são, relativamente, não patogênicas.

Um grande número de coccídias tem sido relatado em patos, tanto em criações comerciais como em aves selvagens. Os mais frequentes são os gêneros *Eimeria*, *Tyzzeria* e *Wenyonella*. Em gansos, a espécie identificada que produz infecções é *E. truncata*.

Considerando que a criação de avestruzes com finalidade comercial está se iniciando no Brasil, torna-se relevante destacar alguns aspectos sobre a coccidiose nesta espécie animal. Em avestruzes, *Isospora struthionis* foi descrito pela primeira vez, em 1940, em um zoológico na Rússia. A partir de então, vários outros surtos de coccidiose foram relatados, como na África do Sul, embora tenha havido dificuldade em demonstrar a presença de oocistos nas fezes destas aves; foi observada também, na América do Norte, a presença de *Eimeria* spp. em avestruzes e emas. Deve ser ressaltado que as coccídias das aves domésticas não são transmitidas para avestruzes e, ainda, que os antibióticos ionóforos não devem ser usados nestas aves devido à possibilidade de ocorrência de grave intoxicação e morte.

▶ Ciclo biológico de eiméria

O ciclo biológico das diferentes espécies de *Eimeria* é muito semelhante, variando no período pré-patente, número e tamanho dos estágios endógenos (Figura 31.1). O ciclo evo-

Quadro 31.1 Ocorrência de espécies de coccídia nas diferentes categorias de aves.

Categorias de aves	Espécies de coccídias				
	Eimeria sp.	*Isospora* sp.	*Cryptosporidium* sp.	*Tyzzeria* sp.	*Wenyonella* sp.
Avestruzes	–	x	x	–	–
Faisões e codornas	x	x	–	–	–
Falcões	–	x	–	–	–
Frangos e perus	x	–	–	–	–
Papagaios	x	x	x	–	–
Passeriformes	–	x	–	–	–
Patos e gansos	x	x	x	x	x
Pombos	x	–	–	–	x

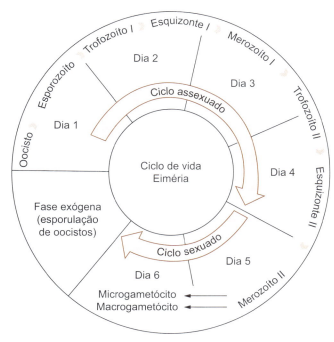

Figura 31.1 Ciclo de vida da *Eimeria*.

lutivo mais estudado e conhecido é o da *Eimeria tenella*, e, por isso, será usado como referência para a compreensão do ciclo das diferentes espécies de *Eimeria* de interesse na avicultura industrial, com exceção das eimérias do gênero *Isospora*, que apresentam um ciclo extraintestinal, parasitando o fígado de algumas espécies de aves silvestres e coelhos. É importante conhecer o ciclo biológico destes protozoários para planejar os programas de controle da doença. A coccidiose é uma doença relacionada com os animais de produção submetidos ao confinamento, como aves, suínos e coelhos, sendo os frangos de corte e as reprodutoras os mais suscetíveis aos surtos de coccidiose, devido ao sistema intensivo de criação em que estas aves se encontram.

O ciclo biológico das eimérias compõe-se de 2 ciclos assexuados, que se iniciam com a ingestão de oocistos esporulados. A ação mecânica da moela, a atividade enzimática do proventrículo e intestino, a ação dos sais biliares e a temperatura corporal facilitam o rompimento dos oocistos e a liberação dos esporozoítos, que penetram rapidamente nas células intestinais, iniciando o 1º estágio do ciclo assexuado. Os esporozoítos desenvolvem-se no citoplasma, transformando-se em esquizontes de 1ª geração. Após algumas horas, há liberação de centenas de merozoítos de 1ª geração no lúmen intestinal, infectando novas células e produzindo uma nova população de merozoítos de 1ª geração. Este ciclo repete-se 3 a 4 vezes. Nesta fase inicial do ciclo, alguns medicamentos podem agir sobre as coccídias quando estas estão presentes no lúmen intestinal; as coccídias que escaparem da ação dos medicamentos podem completar o ciclo biológico e ativar o sistema imunológico. Os merozoítos de 1ª geração penetram nas células e desenvolvem-se em esquizontes de 2ª geração, produzindo esquizontes contendo centenas de merozoítos de 2ª geração, que são liberados no lúmen intestinal das aves. Os merozoítos de 2ª geração penetram nas células intestinais iniciando, nesta etapa, a fase sexuada. Alguns clones dos merozoítos de 2ª geração transformam-se em células mononucleadas móveis denominadas microgametócitos ou gametócitos masculinos, enquanto outros permanecem imóveis, desenvolvendo-se em macrogametócitos ou gametócitos femininos. Após o período de maturação, as células intestinais apresentando os microgametócitos rompem-se, liberando no lúmen intestinal os microgametas que irão fecundar os macrogametas no citoplasma do enterócito, formando o zigoto, que, após a maturação, produzirá os oocistos. Os oocistos são excretados na forma não esporulada e terminam o ciclo de esporulação fora do hospedeiro. A esporulação dos oocistos depende da umidade da cama (90%), da temperatura ambiente (28 a 31°C) e da tensão de oxigênio. Neste período, deve-se ressaltar que somente os oocistos esporulados terão condições de desenvolver um novo ciclo biológico.

▪ Criptosporidiose

Cryptosporidium é um coccídio que infecta uma ampla variedade de vertebrados, incluindo o homem. O parasita localiza-se principalmente no intestino delgado de mamíferos e aves. Mais de 20 espécies têm sido reconhecidas. Em aves têm sido reconhecidas 2 espécies importantes: *C. baileyi* e *C. meleagridis*. Qualquer tratamento que seja proposto depende da imunocompetência do animal. Animais imunocompetentes requerem somente terapia de suporte porque a infecção tende a ser autolimitante. Animais imunossuprimidos frequentemente necessitam de tratamento para controlar ou eliminar o parasita.

▶ Anticoccidianos

O primeiro medicamento utilizado para o tratamento da coccidiose aviária foi o enxofre, introduzido em 1935. Desde então, vários laboratórios farmacêuticos vêm trabalhando no desenvolvimento de novos medicamentos para a prevenção e o tratamento da coccidiose. Na década de 1940, descobriu-se a eficácia anticoccídica das sulfas no controle da coccidiose, promovendo um notável incremento na produção avícola mundial. A partir de então, ocorreu desenvolvimento acelerado na descoberta de novos medicamentos capazes de atuar no combate a esta doença. Assim, em 1955, foi sintetizada a nicarbazina, que mostrou ter ação anticoccidiana muito eficiente na prevenção da coccidiose, iniciando-se a prática preventiva desta doença. Outro avanço importante no combate à coccidiose aviária, modificando e ampliando o perfil de prevenção desta doença, foi a descoberta da monensina, um antibiótico ionóforo na década de 1970. O Quadro 31.2 mostra a evolução dos diferentes medicamentos anticoccidianos desenvolvidos pelas diferentes empresas, o ano de introdução no mercado nacional, suas indicações (tratamento da doença ou como preventivo) e o ano do relato de ocorrência de resistência. Ressalta-se que nos últimos anos não têm sido lançados no mercado novos medicamentos anticoccidianos.

Os anticoccidianos são substâncias químicas amplamente utilizadas tanto para prevenir como tratar a coccidiose; os anticoccidianos preventivos são subdivididos em sintéticos e ionóforos (antibióticos poliéteres). Estes produtos estão licenciados para utilização em uma concentração previamente estabelecida e durante determinado período. Ampla variedade de anticoccidianos está disponível, podendo ser utilizados individualmente ou em misturas previamente aprovadas pelas autoridades regulatórias.

Quadro 31.2 Evolução dos medicamentos anticoccidianos, sua introdução no mercado e o ano de relato de resistência.

Anticoccidiano	Nome comercial	Empresa fabricante	Ano de introdução	Uso	Ano de relato de resistência
Sulfaguanidina	Guanibon®	Cyanamid	1942	T	–
Sulfametazina	Sulmet®	Cyanamid	1943	T	–
Ácido 3-nitro-4-hidroxifenilarsônico	Roxarsone®	–	1946	T	–
Sulfaquinoxalina	Sq®	–	1948	T	1954
Nitrofurazona	Furacin®	Hess & Clark	1948	T	1955
Nitrofenida	Megasul®	Cyanamid	1949	T	–
Butinorato	Tinostat®	Salsbury	1954	T	–
Nicarbazina	Nicarb®	Merck	1955	Ps	1964
Amprólio	Amprol®	Merck	1961	T	1964
Dinitolmide	Zoalene®	Hoechst	1962	T	1964
Clopidol	Coyden®	Rhône-Mérieux	1968	Ps	1979
Decoquinato	Deccox®	Rhône-Mérieux	1971	Ps	–
Monensina	Coban®	Elanco	1971	Pi	1974
Robenidina	Robenz®	Cyanamid	1972	Ps	1974
Nequinato	Statyl®	Ayerst	1974	Ps	–
Lasalocida	Avatec®	Roche	1974	Pi	–
Arprinocida	Arpocox®	Merck	1978	Ps	–
Salinomicina	Coxistac®	Pfizer	1979	Pi	–
Halofuginona	Stenorol®	Roussel Uclaf	1980	Ps	1986
Narasina	Monteban®	Elanco	1984	Pi	–
Maduramicina	Cygro®	Cyanamid	1985	Pi	1987
Toltrazurila	Baycox®	Bayer	1988	T	1993
Diclazurila	Clinacox®	Janssen-Rhodia	1991	Ps	1994
Senduramicina	Aviax®	Pfizer	1995	Pi	–
Associações					
Amprólio + etopabato	Amprol plus®	Merck	1970	Ts	–
Maduramicina + nicarbazina	Gromax®	Cyanamid	1989	Pi + s	–
Narasina + nicarbazina	Maxiban®	Elanco	1989	Pi + s	–
Metilclorpindol + metilbenzoquato	Lerbek®	Rhône-Mérieux	1995	Ts	–

T = terapêutico; P = preventivo; i = ionóforo; s = sintético.

Na União Europeia, os compostos anticoccidianos são classificados como aditivos alimentares em nutrição animal, enquanto nos EUA são classificados como substâncias químicas para uso em alimentos de animais. No Brasil, têm-se os "aditivos anticoccidianos", descritos como substâncias destinadas a eliminar ou inibir protozoários. Atualmente, na União Europeia há tendência para reduzir o uso de anticoccidianos, enquanto os EUA são menos restritivos. O Quadro 31.3 mostra os anticoccidianos aprovados para o uso nessas regiões e também no Brasil.

O Quadro 31.4 mostra as doses recomendadas para a maioria dos anticoccidianos utilizados para prevenção da coccidiose e o Quadro 31.5 sumariza aquelas para o tratamento da coccidiose atualmente disponíveis nas diferentes regiões do mundo.

▪ Medicamentos preventivos sintéticos

A seguir são apresentados os anticoccidianos preventivos sintéticos mais utilizados.

Ácido 3-nitro-4-hidroxifenilarsônico

Arsenical, conhecido também apenas como ácido 3-nitro ou roxarsone, é uma substância orgânica pentavalente que é biotransformada rapidamente pelo organismo da ave; tem se mostrado um excelente potencializador dos efeitos de outros anticoccidianos, como os ionóforos e vários compostos sintéticos. A sua atividade contra *E. tenella* foi demonstrada em 1951. Em reprodutoras pesadas, o arsenical é frequentemente utilizado para potencializar a ação do amprólio, utilizando-se concentrações decrescentes para que se forme imunidade contra o coccídio. O ácido 3-nitro deve ser retirado da ração 5 dias antes do abate das aves para eliminar os resíduos na carcaça e nas vísceras destinadas à alimentação humana. Na época em que as aves estão mais suscetíveis ao estresse calórico (principalmente no verão ou dias muito quentes), o ácido 3-nitro pode ser empregado para diminuir a mortalidade em frangos de corte. A concentração utilizada na ração pode variar de 25 a 50 ppm de acordo com as estações climáticas (Quadro 31.4).

O ácido 3-nitro é um dos três compostos químicos incluídos como aditivo alimentar em combinação com sulfanitrana e butinorato com eficácia para *E. acervulina*, *E. necatrix* e *E. tenella* em frangos. Acredita-se que a maior parte do ácido 3-nitro ingerido pelos frangos é eliminada sem alteração. Os produtos fertilizantes produzidos a partir da cama de frangos tratados com ácido 3-nitro não têm qualquer regulamentação para resíduos de arsenicais.

Quadro 31.3 Anticoccidianos aprovados para o controle da coccidiose nos EUA, na União Europeia (UE) e no Brasil.

Anticocccidiano	Aprovado nos EUA	Aprovado na UE	Aprovado no Brasil
Sintéticos			
Amprólio	x	–	–
Amprólio + etopabato	x	–	x
Arprinocida	–	x	–
Clopidol	x	–	x
Clopidol + metilbenzoquato	–	–	x
Decoquinato	x	x	x
Diclazurila	x	x	x
Halofuginona	x	x	x
Nequinato	x	–	–
Nicarbazina	x	–	x
Robenidina	x	–	x
Zoalene	x	–	–
Ionóforos poliéteres e associações			
Lasalocida	x	x	–
Maduramicina	x	x	x
Maduramicina + nicarbazina	–	–	x
Monensina	x	x	x
Monensina + ácido 3-nitro	–	–	x
Narasina	x	–	x
Narasina + nicarbazina	x	x	x
Salinomicina	x	x	x
Salinomicina + ácido 3-nitro	–	–	x
Senduramicina	x	x	x
Senduramicina + nicarbazina	–	–	x

Quadro 31.4 Anticoccidianos empregados para a prevenção da coccidiose em galinhas.

Anticoccidiano	Concentração recomendada na ração (ppm)	Categoria da ave
Sintéticos e associação		
Ácido 3-nitro	25 a 50	Frango de corte
Amprólio	125 a 250	Frango de corte, poedeiras de reposição
Amprólio + etopabato	125 a 250 + 4	Frango de corte, poedeiras de reposição
Arprinocida	60	Frango de corte
Clopidol	125	Frango de corte, poedeiras de reposição
Decoquinato	30	Frango de corte
Diclazurila	1	Frango de corte
Halofuginona	2 a 3	Frango de corte
Nequinato	20	Frango de corte, poedeira de reposição
Nicarbazina	100 a 125	Frango de corte
Robenidina	30 a 36	Frango de corte
Zoalene	125	Frango de corte, poedeiras de reposição
Ionóforos poliéteres e associação		
Lasalocida	75 a 125	Frango de corte
Maduramicina	5	Frango de corte
Monensina	100 a 120	Frango de corte, poedeiras de reposição.
Narasina	60 a 70	Frango de corte
Narasina + nicarbazina	54 a 90 de ambas	Frango de corte
Salinomicina	50 a 70	Frango de corte
Senduramicina	25	Frango de corte
Extrato natural		
Sapogeninas esteroidais	3,4 a 13,6	Frango de corte

Todos os produtos listados são conhecidos e utilizados na Europa, América Latina, América do Norte e região Ásia-Pacífico. Adaptado de Conway DP, McKenzie ME. Anticoccidial drugs and vaccines. In: Poultry coccidiosis. 3. ed. Iowa: Blackwell, 2007. pp. 77-164.

Uma vez no meio ambiente, o ácido 3-nitro degrada-se e produz compostos tóxicos que podem contaminar potencialmente o solo e a água. A acumulação e as informações sobre o impacto ambiental do ácido 3-nitro na cama de aves na forma de seu resíduo mais tóxico, arseniato, é uma preocupação crescente para a utilização deste composto, como preventivo da coccidiose, na produção de frangos de corte.

Diclazurila

Faz parte do grupo dos acetonitrilos benzênicos, sendo seu representante mais importante, com ação potente sobre as coccídias. A diclazurila atua, basicamente, na completa eliminação das eimérias e, por isso, tem favorecido o desenvolvimento acelerado de resistência, pela sua característica de exercer pressão seletiva muito alta. Diclazurila é uma substância sintética muito segura para aves, inclusive perus. O medicamento age nas diferentes fases do desenvolvimento das várias espécies de *Eimeria*; por exemplo, no ciclo de *E. maxima*, sua atividade anticoccídica é mais eficiente na fase de zigoto (fase sexuada), enquanto no ciclo de *E. acervulina* atua nos estágios de formação do esquizonte e, quando se trata de *E. brunetti*, a sua atividade é na fase de gametócitos (Figura 31.2). Diclazurila é compatível com a maioria dos medicamentos de uso preventivo, bem como com os ingredientes de rações; é segura para várias espécies aviárias e de mamíferos. A dose recomendada é de 1 mg/kg (1 ppm) e com período de carência da ração de 5 dias (Quadro 31.4). Foi demonstrado que a diclazurila tem efeito de eficácia residual

Quadro 31.5 Anticoccidianos empregados para o tratamento terapêutico da coccidiose em galinhas.

Anticoccidianos	Via de administração	Concentrações recomendadas
Amprólio	Alimento	250 ppm
	Água	0,006% e 0,012 a 0,024%
Sulfadimetoxina	Água	0,05%
Sulfaguanidina	Alimento	10.000 a 15.000 ppm
Sulfametazina	Alimento	4.000 ppm
	Água	0,1% e 0,05%
Sulfaquinoxalina	Alimento	1.000 ppm e 500 ppm
	Água	0,04%
Sulfaquinoxalina + pirimetamina	Água	0,005% + 0,0015%
Toltrazurila	Água	0,0025% e 0,0075%

Adaptado de Conway DP, McKenzie ME. Anticoccidial drugs and vaccines. In: Poultry coccidiosis. 3. ed. Iowa: Blackwell, 2007. pp. 77-164.

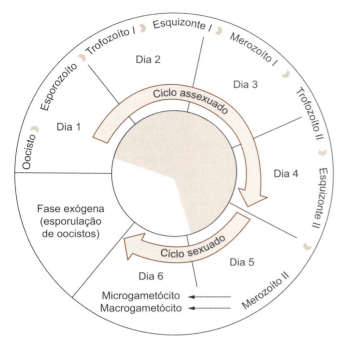

Figura 31.2 Eficácia de diclazurila (zona de sombra no círculo central).

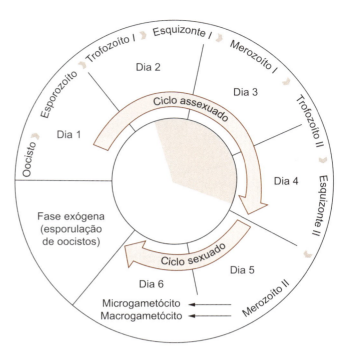

Figura 31.3 Eficácia de clopidol, também denominado metilclorpindol (zona de sombra no círculo central).

por alguns dias após o período de retirada contra as seguintes coccídias: *E. acervulina, E. maxima, E. necatrix, E. mitis, E. brunetti* e *E. tenella*. Este efeito parece ser único entre todos os anticoccidianos sintéticos e ionóforos utilizados na prevenção e no controle da coccidiose.

Halofuginona

Parte do grupo da quinazolina, a halofuginona é derivada do extrato de plantas da família das hidrângeas. Esta substância química foi inicialmente desenvolvida para o tratamento da malária e, posteriormente, introduzida com grande eficácia no controle da coccidiose; atua na fase esquizogônica do parasita. A dose terapêutica e o limiar de toxicidade são relativamente próximos, exigindo maior cuidado no preparo da mistura na ração. A halofuginona não deve ser empregada em aves de postura na fase de produção, pois pode interromper a produção de ovos. É necessário que se respeite o período de carência de 5 dias na ração de frangos de corte e de 7 dias em perus. A halofuginona deve ser administrada às aves na concentração mínima de 2 mg/kg e máxima de 3 mg/kg (Quadro 31.4); porém, em algumas cepas isoladas nos EUA e em alguns países da Europa, observou-se resistência à halofuginona na concentração de 3 ppm.

Clopidol ou metilclorpindol

Este medicamento é uma piridona. Apresenta ação coccidiostática contra *E. tenella*. O clopidol necessita estar no alimento no dia de infecção ou inoculação para atuar sobre o parasita. Já se observou resistência a 125 ppm de clopidol; constatou-se também que cepas resistentes apresentam aumento de sensibilidade a substâncias do grupo da 4-hidroxiquinolina. A associação ao metilbenzoquato (nequinato) é muito efetiva contra a maioria das espécies de *Eimeria* que acometem frangos de corte, aves de postura, perus e coelhos. As piridonas interferem no metabolismo mitocondrial, atuando principalmente nos esquizontes de 1ª e 2ª gerações (Figura 31.3). A associação da piridona à quinolona apresenta efeito coccidiostático compatível com outros medicamentos, principalmente com antimicrobianos comumente utilizados na avicultura. A ração de frangos de corte e aves de postura de até 16 semanas e perus de até 12 semanas deve conter 110 mg/kg de ração. O medicamento deve ser retirado da ração 5 dias antes do abate.

Nicarbazina

Complexo equimolar de 1,3-N,N'-bis(4-nitrofenil)-ureia e 4,6-dimetil-2(1-H)-pirimidona; estes compostos também são conhecidos como 4,4'-dinitrocarbanilida e 2-hidróxi-4,6-dimetilpirimidina, respectivamente. É obtido por síntese laboratorial; apresenta atividade anticoccidiana muito eficaz no controle da coccidiose aviária, agindo principalmente como coccidiostático, mas em algumas etapas pode atuar como coccidicida. A nicarbazina atua na fase de esquizonte de 2ª geração, interrompendo o ciclo de formação e desenvolvimento dos merozoítos, por interferir no metabolismo mitocondrial (Figura 31.4). O modo de atuação da nicarbazina impossibilita a ativação de linfócitos T quando as aves são acometidas pela infecção. Desde a sua introdução em 1955 até o momento, não foram detectados índices de resistência altos o suficiente para comprometer os programas de controle da coccidiose aviária. Esta substância química não deve ser utilizada nos programas de crescimento dos frangos de corte, pois ocorre aumento do estresse calórico. Também não deve ser administrada a poedeiras e reprodutoras nas fases de postura, pois os resíduos podem comprometer a qualidade, a pigmentação e o tamanho do ovo destinado ao consumo. A qualidade dos ovos férteis também é seriamente comprometida pela nicarbazina, observando-se diminuição na eclodibilidade. Após a ingestão do medicamento, detectam-se concentrações plasmáticas após 2 h. A nicarbazina apresenta compatibilidade com a maioria dos antimicrobianos, vitaminas, minerais, antioxidantes e outras substâncias de uso na fabricação de rações no Brasil. A dose recomendada é de 100 mg/kg (dose mínima) e 125 mg/kg (dose máxima) (Quadro 31.4), pois doses acima

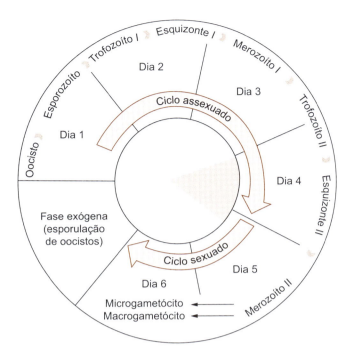

Figura 31.4 Eficácia de nicarbazina (zona de sombra no círculo central).

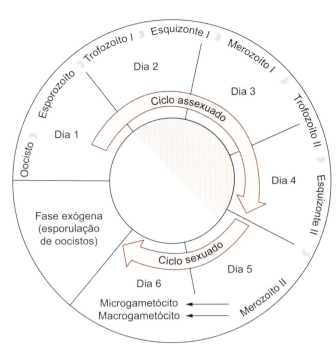

Figura 31.5 Eficácia de robenidina (zona de sombra no círculo central).

do máximo podem provocar intoxicações, desregulando os mecanismos termorreguladores e contribuindo para o agravamento do estresse calórico. Estudos de isolados de campo das maiores áreas de produção de frango de corte nos EUA têm mostrado que quase 60% de *E. acervulina* é resistente a 125 ppm de nicarbazina. O período de retirada deve ser de, pelo menos, 9 dias, não sendo recomendada para aves com mais de 4 semanas de idade.

Robenidina

Este medicamento é uma guanidina altamente eficaz contra a maioria das espécies de *Eimeria*, inibindo a fosforilação oxidativa das células do parasita nas fases de esquizonte de 1ª (atividade coccidiostática) e 2ª geração (coccidicida) (Figura 31.5). Este agente pode deixar resíduos na carcaça de frangos de corte, alterando as qualidades organolépticas da carne. Portanto, torna-se imprescindível a retirada do produto da ração pelo menos 5 dias antes do abate. A robenidina pode ser utilizada na terapia e prevenção da coccidiose dos frangos de corte e perus, sendo contraindicada para poedeiras; não deve ser administrada em associação a outros anticoccidianos. As aves podem ser medicadas com concentração mínima de 30 mg/kg e máxima de 36 mg/kg (Quadro 31.4).

Ionóforos

Antibióticos poliéteres com amplo espectro de atividade anticoccidiana, muito empregados em todo o mundo. A Figura 31.6 mostra fase do ciclo de eiméria na qual atuam esses agentes. Os ionóforos, produzidos por microrganismos dos gêneros *Streptomyces* e *Actinomadura*, são classificados em duas categorias: neutros e carboxílicos. Os ionóforos neutros formam complexos moleculares catiônicos altamente tóxicos para as aves, pois perturbam a estrutura e o transporte de íons através das membranas celulares. Somente os ionóforos carboxílicos são utilizados na prevenção da coccidiose aviária, devido a sua baixa toxicidade para o hospedeiro, porque, ao se ligarem a íons, tornam-se moléculas "zwinteriônicas", isto é, moléculas não aniônicas e não catiônicas, capazes de promover eletricamente a difusão de cátions neutros, sendo, por esta razão, mais tolerados pelas células do hospedeiro.

Monensina, maduramicina, salinomicina, narasina e senduramicina são ionóforos catiônicos monocarboxílicos que se ligam a íons monovalentes, como sódio e potássio. A lasalocida é um ionóforo que forma complexos com íons bivalentes (Ca^{2+} e Mg^{2+}) e também, em menor grau, com os monovalentes.

Quanto ao mecanismo de ação, os ionóforos são compostos lipossolúveis que podem agir formando canais ou poros que promovem o transporte de íons. Apresentam também

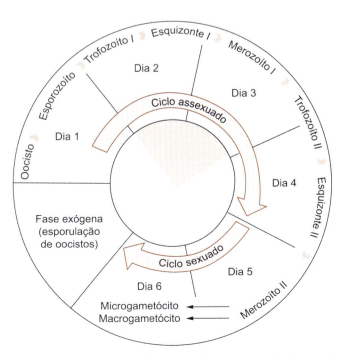

Figura 31.6 Eficácia dos ionóforos (zona de sombra no círculo central).

capacidade de se ligar a íons monovalentes (Na⁺ e K⁺) e bivalentes (Mg^{2+} e Ca^{2+}), e, deste modo, tornam-se ionóforos transportadores que se movem pela membrana celular carregando íons e alterando o equilíbrio hidreletrolítico celular. O transporte de íons pela membrana compromete a produção de ATP pelas mitocôndrias, exaurindo a fonte de energia do parasita. Pode, ainda, ocorrer influxo de grande quantidade de moléculas de água carreadas pelos mecanismos osmóticos, promovendo turgidez e morte celular. Todos os ionóforos apresentam estes mecanismos básicos de ação sobre as células do parasita e, em alguns casos, quando há intoxicação nas aves.

Lasalocida

Anticoccidiano ionóforo monocarboxílico amplamente utilizado na avicultura, obtido por fermentação do *Streptomyces lasaliensis*. Este agente é classificado como um ionóforo bivalente, porém pode atuar também sobre os íons monovalentes. A lasalocida promove movimentação intensa de íons para dentro da célula, causando esgotamento de energia, devido ao carreamento destes íons para fora; esse intenso movimento de íons é capaz de esgotar o sistema mitocondrial das eimérias. Concentrações intracelulares elevadas de íons, em função do carreamento pelo ionóforo, possibilitam a entrada de água para manutenção do equilíbrio osmótico da célula. Nestas condições, permanece o influxo de água provocando o rompimento do parasita. A lasalocida atua nos estágios assexuados do ciclo, principalmente nos esporozoítos e trofozoítos de 1ª geração e nos esquizontes, mas sua atividade contra gerações de merozoítos posteriores e gamontes é evidente. O pico da atividade da lasalocida foi encontrado quando se utilizaram 100 ppm e o tratamento foi iniciado dentro das 24 h pós-inoculação de frangos de corte com *E. tenella* e 48 h quando se empregou *E. acervulina*. Recomenda-se a retirada da lasalocida da ração 5 dias antes do abate das aves. A lasalocida é relativamente bem tolerada pelas diferentes espécies animais. Os Quadros 31.4 e 31.6 mostram as doses de lasalocida recomendadas para aves e o período de carência.

Maduramicina

Ionóforo monoglicósido poliéter produzido por *Actinomadura yumaense*; é a mais potente dentre os ionóforos. A maduramicina é um ionóforo bastante seguro que pode ser utilizado para diferentes espécies aviárias e de mamíferos, exceto equídeos, nos quais concentrações inferiores às recomendadas para aves podem causar intoxicações graves com morte dos animais. Como os outros ionóforos, ela tem predileção pelos íons Na⁺ e K⁺. O período de carência é de 5 dias para o abate. O Quadro 31.4 mostra sua concentração recomendada na ração.

Monensina

Foi o 1º ionóforo utilizado no controle da coccidiose aviária e, desde então, provocou uma revolução nos métodos de prevenção da doença nas aves comerciais. A monensina é produzida a partir de processos fermentativos de *Streptomyces cinnamonensis*. É um medicamento altamente efetivo contra todas as espécies de *Eimeria*. A monensina não deve ser administrada às poedeiras em fase de produção, pois seus resíduos podem ser detectados no ovo; deve-se também obedecer ao período de carência de 3 dias antes do abate dos frangos de corte. A dose recomendada de monensina para frangos de corte é de 100 a 123 mg/kg na ração (Quadro 31.6). Para aves de postura,

Quadro 31.6 Concentração na ração e período de carência dos ionóforos empregados como anticoccidianos em aves.

Ionóforo	Concentração (na ração)	Período de carência (dias)
Monensina	Frangos de corte: 100 a 123 mg/kg	3
	Poedeiras: 100 a 120 mg/kg*	–
	Perus: 90 a 100 mg/kg	3
Lasalocida	Frangos de corte: 75 a 125 mg/kg	5
	Poedeiras e reprodutoras: 75 a 125 mg/kg*	5
	Perus: 90 a 125 mg/kg	–
Narasina	Frangos de corte: 60 a 70 mg/kg	5
Salinomicina	Frangos de corte: 50 a 70 mg/kg	5
Maduramicina	Frangos de corte: 5 mg/kg	5
Senduramicina	Frangos de corte: 25 ppm	3

* Recomenda-se o uso até a 16ª semana de idade.

recomenda-se a monensina até 16 semanas, na concentração de 100 a 120 mg/kg na ração. Para os perus, recomenda-se 90 a 100 mg/kg na ração completa (Quadros 31.6).

Narasina

Produzida por *Streptomyces aureofaciens*; provoca aumento dos níveis de Na⁺ no citoplasma do parasita e interfere na bomba de sódio-potássio, induzindo morte celular. A narasina apresenta atividade anticoccidiana em diferentes estágios evolutivos do parasita, inibindo principalmente esporozoítos e merozoítos. Este anticoccidiano é recomendado apenas para frangos de corte (Quadro 31.6) na concentração de 60 a 70 mg/kg. A narasina não deve ser fornecida para perus, porque é muito tóxica, nem para aves de postura em produção e outras espécies animais, principalmente para equinos, pois a ingestão pode resultar em quadro de intoxicação grave, levando à morte do animal. O período de carência é de 5 dias. A associação de narasina e nicarbazina é altamente eficaz para infecções mistas de *E. acervulina*, *E. maxima*, *E. mitis*, *E. brunetti*, *E. necatrix* e *E. tenella*.

Salinomicina

Produto do metabolismo de *Streptomyces albus*, a salinomicina é utilizada no controle da coccidiose aviária em frangos de corte; de modo semelhante à monensina, apresenta alta afinidade para os íons Na⁺ e K⁺, predominantemente. Este anticoccidiano não deve ser fornecido para outras espécies aviárias e de mamíferos, como equinos, sendo administrado apenas para frangos de corte e reprodutoras de até 16 semanas de idade. O período de carência e a concentração na ração são indicados no Quadro 31.6.

Senduramicina

O mais recente ionóforo poliéter introduzido para o controle da coccidiose aviária, este anticoccidiano é produzido pelo microrganismo *Actinomadura roseorufa* var. Huang. Pouco se conhece a respeito das interações com outros medicamentos e do possível perfil de toxicidade para as demais espécies animais. Esse ionóforo tem efeito coccidicida nos esporozoítos e esquizontes, sendo recomendado na concentração de 25 ppm na ração. O período de carência é de 3 dias (Quadro 31.6).

Medicamentos terapêuticos

A seguir são apresentados os anticoccidianos terapêuticos mais empregados em aves.

Amprólio

Antagonista de tiamina, foi introduzido no mercado em 1961 para o tratamento da coccidiose aviária, em uma época em que a maioria dos medicamentos não apresentava eficácia condizente com os custos de produção e era frequente ocorrer resistência. O amprólio age nos esquizontes de 1ª e 2ª gerações (Figura 31.7), interferindo na regulação da absorção de tiamina pela coccídia. Os primeiros relatos sua eficácia foram publicados no começo da década de 1960, quando se observou que a administração de 125 ppm proporcionava boa eficácia contra um inóculo misto de E. acervulina, E. maxima, E. necatrix, E. brunetti e E. tenella. A eficiência do amprólio contra E. acervulina e E. tenella é comprovada principalmente quando associado ao etopabato ou à sulfaquinoxalina. A associação de 240 ppm de amprólio e 180 ppm de sulfaquinoxalina é eficaz contra E. acervulina, E. maxima, E. necatrix, E. brunetti e E. tenella. As associações destas substâncias são recomendadas devido ao sinergismo dos efeitos contra as eimérias. As associações do amprólio com etopabato e/ou sulfaquinoxalina não são recomendadas para aves de postura em produção. O período de retirada do produto da alimentação das aves é de, pelo menos, 3 dias. A associação do amprólio ao etopabato é recomendada na proporção de 25:1,6 partes, respectivamente. A concentração de amprólio recomendada é de 66,5 a 133 mg/kg na ração. O amprólio é um anticoccidiano relativamente seguro para as diferentes espécies de aves. Há alguns relatos de resistência ao amprólio observados em E. acervulina, porém estudos em laboratório indicaram que a resistência ocorre lenta e parcialmente.

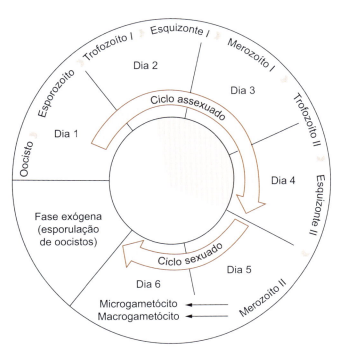

Figura 31.7 Eficácia de amprólio (zona de sombra no círculo central).

Sulfas

Com o desenvolvimento das sulfas nas décadas de 1930 e 1940, pela primeira vez pôde-se ter um controle mais efetivo da coccidiose aviária, promovendo a ampliação dos plantéis avícolas mundiais. Deste grupo, destaca-se a sulfaquinoxalina como a mais potente e de menor toxicidade para as aves, apesar de apresentar espectro de ação limitado a algumas espécies de Eimeria. Sabe-se que determinadas associações são capazes de aumentar a potência da sulfaquinoxalina e, talvez por esta razão, o medicamento ainda seja utilizado no tratamento da coccidiose com relativo sucesso.

A sulfaquinoxalina pode ser administrada na água de bebida ou na forma de pré-mistura, agindo contra os esquizontes de 2ª geração, sendo menos efetiva contra os estágios assexuados das eimérias. As sulfas têm como mecanismo de ação o bloqueio das vias metabólicas do ácido fólico e do ácido para-aminobenzoico (PABA). Este medicamento pode ser utilizado no tratamento da coccidiose de frangos de corte e perus. O período de retirada da sulfaquinoxalina é de 7 dias, e não se recomenda o uso em aves de postura durante a fase de produção.

É muito comum ocorrerem intoxicações nas aves domésticas em função do uso frequente deste medicamento no tratamento da coccidiose e de algumas infecções bacterianas, porque os níveis tóxicos da sulfaquinoxalina são muito próximos dos níveis terapêuticos nas aves. Além disso, as sulfas, de modo geral, são compostos difíceis de se misturar na ração; por isso, algumas aves podem ingerir maiores quantidades que outras, podendo se intoxicar. A alteração macroscópica comumente observada no campo quando da intoxicação é a síndrome hemorrágica acompanhada de mortalidade, principalmente em frangos de corte. As hemorragias são observadas na pele, nos músculos e nos órgãos internos. As aves intoxicadas apresentam-se frequentemente apáticas e com peso abaixo do normal. As aves em fase de produção de ovos sofrem queda brusca na postura, podendo também ser observada síndrome hemorrágica.

Toltrazurila

Triazinona simétrica. É um medicamento anticoccidiano de alta eficiência no tratamento da coccidiose aviária e de outros animais. O medicamento atua nas diferentes formas evolutivas do parasita (Figura 31.8), mas principalmente nos esquizontes, nos macro e microgametócitos, alterando a função da cadeia respiratória e as enzimas mitocondriais. Tem sido proposto o uso metafilático da toltrazurila, que consiste no tratamento da coccidiose na fase subclínica, entre a 3ª e 5ª semana de idade das aves. Este tratamento pressupõe que, nesta faixa etária, as aves tenham surtos da doença e, a partir desta premissa, estabelece-se o tratamento. O tratamento metafilático pode ser acompanhado do uso de outros medicamentos coccidiostáticos na ração. A dose recomendada para tratamento da coccidiose é de 7 mg/kg de peso corporal ou ainda 25 ppm na água, em dose única.

▶ Programas de controle da coccidiose aviária

Os programas de controle da coccidiose aviária baseiam-se na adição de medicamentos na ração das aves, na forma de

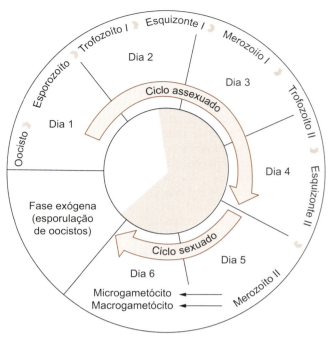

Figura 31.8 Eficácia de toltrazurila (zona de sombra no círculo central).

Quadro 31.7 Programas de controle de coccídios utilizados na avicultura.

Anticoccidianos	
1ª fase	**2ª fase**
Sintéticos	**Ionóforos**
Nicarbazina, robenidina, halofuginona, diclasurila	Salinomicina, monensina, maduramicina, narasina, lasalocida, senduramicina
Ionóforos	**Ionóforos**
Todas as combinações possíveis	Todas as combinações possíveis
Associações	**Ionóforos**
Maduramicina + nicarbazina	Todos, exceto a maduramicina
Narasina + nicarbazina	Todos, exceto a narasina

prêmix. Os programas geralmente começam no dia do nascimento e encerram-se no 37º ou 38º dia de idade dos frangos, visando prevenir a coccidiose e, portanto, minimizar os prejuízos decorrentes dos surtos da doença nos plantéis avícolas.

Busca-se, atualmente, elaborar programas em que os aspectos relacionados com o manejo e a imunidade das aves sejam amplamente beneficiados para prolongar o tempo de utilização destes medicamentos. Estes fatores são fundamentais para o sucesso dos programas anticoccidianos empregados na avicultura. Com isto, espera-se a eliminação mais rápida dos resíduos dos medicamentos na carcaça e nas vísceras destinadas à alimentação humana. Os programas mais utilizados atualmente são: o cheio (ou contínuo) e o dual (ou duplo).

No programa cheio, utiliza-se determinado medicamento continuamente na ração, respeitando-se os períodos de retirada, que podem variar de 3 a 10 dias, ou mesmo sem o uso de períodos de retirada do medicamento no final do ciclo de produção. Neste caso é importante salientar que determinados medicamentos deixam resíduos na carcaça, podendo causar alterações na palatabilidade dos alimentos ou outros riscos potenciais e indesejáveis à saúde pública.

No programa contínuo, utilizam-se anticoccidianos sintéticos, ionóforos e algumas associações destes. Neste procedimento, o combate à coccidiose apresenta como vantagem o controle efetivo sobre a doença quando se utiliza um anticoccidiano sintético, porém tem como desvantagens a promoção do desenvolvimento de resistência com mais rapidez, os riscos de intoxicações e o pequeno desenvolvimento de imunidade.

No programa dual, utiliza-se determinado medicamento na 1ª fase de produção (1º ao 21º dia de idade) e outro na 2ª fase (22º ao 38º dia de idade). Estes programas são regularmente empregados no controle da coccidiose em todas as regiões de produção avícola. São programas que prolongam a viabilidade dos medicamentos, pois diminuem a exposição ao desafio, levando-se em consideração a epizootiologia da doença. Neste programa, geralmente se emprega na 1ª fase um anticoccidiano sintético, como a nicarbazina; e na 2ª fase, um antibiótico ionóforo (Quadro 31.7).

- **Tipos de associações de programas**

As associações mais comumente empregadas nos programas anticoccidianos dividem-se em duas fases e, às vezes, dependendo da necessidade, pode-se até dividir em três fases distintas da produção dos frangos de corte e em diferentes formas, obedecendo sempre às características de cada medicamento. Os programas são elaborados com a associação de anticoccidianos sintéticos e/ou ionóforos. Tais programas podem utilizar, respectivamente, medicamentos:

- *Sintético-sintético*: pouco usado devido aos riscos de aparecimento de resistência e de possíveis intoxicações das aves, mas pode ser utilizado em algumas situações em que seja necessário controlar mais rigidamente os desafios intensos de coccidiose
- *Ionóforo-ionóforo*: mais factível de ser empregado no controle da doença. O uso de ionóforos nas duas fases de produção incrementa sobremaneira o desenvolvimento da imunidade à coccidiose, com escape frequente de amostras que completaram o ciclo biológico com a observação de lesões na mucosa intestinal. Neste caso, recomenda-se a alternância dos ionóforos nas duas fases da criação das aves
- *Sintético-ionóforo*: é o programa atualmente mais utilizado no controle da coccidiose. Preferencialmente, utiliza-se na 1ª fase um anticoccidiano sintético que elimine grande parte das eimérias, em uma idade em que se nota aumento do desafio. Na 2ª etapa do programa, utiliza-se o ionóforo que promova o escape de alguns coccídios que completaram o ciclo, proporcionando o aparecimento de lesões na mucosa intestinal, mas com a vantagem de beneficiar enormemente o desenvolvimento da imunidade celular. Na associação de medicamentos sintéticos e ionóforos, há sinergismo entre os medicamentos adicionados em uma formulação, colocando-se, geralmente, o anticoccidiano sintético e o ionóforo, como a narasina e a maduramicina, associados à nicarbazina em formulações comerciais diferentes. Na 2ª fase utiliza-se um ionóforo para o controle da doença com grande sucesso. O uso de medicamentos associados em ambas as fases é altamente desejável e eficaz, pois há diminuição das concentrações preventivas em relação ao uso dos mesmos medicamentos quando não associados. Acredita-se que haja sinergismo entre estes compostos quando são associados. No tratamento preventivo, as concentrações dos agentes são bastante reduzidas: nicarbazina + narasina, na proporção de 40:40 ppm ou 50:50 ppm; e nicarbazina + maduramicina, na proporção de 50:50 ppm.

• Rotação de medicamentos

A rotação dos medicamentos destinados ao controle da coccidiose aviária é fundamental nas diferentes regiões de produção avícola. Os programas de rotação são executados a cada 6 ou 12 meses, dependendo do grau de desafio e aparecimento de resistência que, de alguma maneira, possam comprometer a utilização de determinado medicamento. O uso frequente de rotações de programas retarda o aparecimento de resistência. Nos programas de rotação, costuma-se utilizar geralmente um mesmo medicamento em programas duais ou contínuos por vários meses, e após o término desses períodos, realizam-se avaliações para a determinação da eficiência dos medicamentos e dos programas. Isso geralmente ocorre devido às dificuldades de mudanças frequentes nos programas e medicamentos.

▶ Toxicidade dos anticoccidianos

As reações tóxicas causadas pelos anticoccidianos ocorrem nas diferentes espécies animais, incluindo aves comerciais. Geralmente, os casos de intoxicações são decorrentes do consumo de níveis elevados dos medicamentos aliados a diferentes causas, como uso incorreto em algumas espécies animais, erros na formulação das misturas para rações e, ainda, o emprego inadvertido em determinadas fases de produção, como na época da postura de ovos. A monensina é frequentemente associada a quadros de toxicose em frangos de corte devido ao erro na dosificação do medicamento na ração. A lasalocida, a salinomicina e a narasina também são passíveis de causar síndrome tóxica, com sinais clínicos e lesões semelhantes à da monensina.

Outro ponto relevante nos processos tóxicos são as interações entre anticoccidianos e outros medicamentos de uso frequente na avicultura, como os antimicrobianos empregados como aditivos zootécnicos melhoradores de desempenho (Quadro 31.8).

• Ionóforos

Os ionóforos são antibióticos poliéteres que carreiam íons mono e bivalentes pela membrana celular. Os níveis tóxicos dos ionóforos estão relacionados com a saída de K^+ e a entrada de Ca^{2+} intramitocondrial, principalmente nos miócitos, causando a morte celular. As intoxicações por ionóforos variam de acordo com a espécie e a idade do animal. Os perus são altamente suscetíveis aos ionóforos, em comparação com os frangos de corte, relativamente tolerantes. Os sinais de intoxicação caracterizam-se por anorexia, depressão, fraqueza, movimentos relutantes, paralisia de pernas e dispneia. A mortalidade é variável, mas pode atingir até 70% do plantel em casos de intoxicação aguda.

A monensina é altamente letal para perus, nos quais se observam ataxia, paralisia e paresia de pernas. O peso corporal é seriamente afetado, com elevado índice de refugagem de aves, devido à diminuição de ingestão de ração.

A lasalocida provoca diminuição no ganho de peso, interfere na fertilidade de matrizes pesadas na fase de recria. Em perus, observam-se diminuição no desenvolvimento e alteração da frequência cardiorrespiratória.

A intoxicação por narasina provoca alteração na ingestão de alimentos, degeneração muscular com miocitose e aumento de células adiposas no coração. A mortalidade em perus é observada nas concentrações de 28 a 43 ppm com lesão muscular, incoordenação, ataxia, anorexia e paralisia em algumas situações.

A salinomicina tem alguns efeitos adversos nas aves; há redução na produção de ovos, diminuição na eclodibilidade e no ganho de peso de frangos e aves de postura.

Quadro 31.8 Interações medicamentosas tóxicas dos ionóforos com outros anticoccicdianos de uso terapêutico e preventivo.

Medicamento	Concentração (ppm)	Via de administração	Ionóforo	Concentração tóxica (ppm)
Tiamulina	250	Água	Monensina	100 a 125
			Narasina	70
			Salinomicina	60
Oleandomicina	35	Água	Monensina	80
Eritromicina	200	Água	Monensina	120 a 125
Sulfametazina	750	Água	Monensina	120
Sulfaquinoxalina	200	Água	Monensina	120
Sulfadimetoxina	500	Água	Monensina	120
			Lasalocida	125
Furazolidona*	800	Ração	Monensina	120 a 240
			Lasalocida	125 a 250
Furaltadona*	200	Água	Monensina	120
			Lasalocida	125
Cloranfenicol*	500	Água	Monensina	100
			Narasina	70
			Salinomicina	60
			Lasalocida	80 a 100

*Proibido em animais de produção.

A senduramicina não é tóxica em aves, mas em casos esporádicos pode-se observar deficiência no empenamento e no ganho de peso.

• Nicarbazina

O uso da nicarbazina em determinadas situações pode causar retardo no crescimento dos frangos e aumentar a suscetibilidade ao estresse pelo calor, devido à interferência nos mecanismos termorreguladores e, como consequência, há mortalidade. Nas aves de postura em produção, há diminuição na eclodibilidade, aumento de 4,4′-dinitrocarbanilida (como citado anteriormente, é um dos componentes da associação que leva o nome de nicarbazina) no ovo, despigmentação da casca e queda na postura. Observam-se também dispneia e hipertermia. A nicarbazina é utilizada na 1ª fase do programa de controle da coccidiose (Quadro 31.7).

• Halofuginona

O quadro clínico de intoxicação por halofuginona é caracterizado por depressão da frequência cardiorrespiratória e cianose. O trato gastroentérico é seriamente acometido por diarreia e gastrenterite mucoide. Há diminuição na ingestão de ração e no ganho de peso. Em perus, pode-se observar alteração na palatabilidade.

• Amprólio associado a etopabato

Nos casos de intoxicação por amprólio, observam-se sinais clínicos de deficiência de tiamina (vitamina B_1) e diminuição na qualidade do ovo. O etopabato em níveis tóxicos reduz o peso total do ovo, interfere na eclodibilidade de ovos férteis, com diminuição da produção.

▶ Resistência aos anticoccidianos

O desenvolvimento da resistência pelas diferentes eimérias de importância clínica para as aves comerciais está diretamente ligado às características farmacológicas de cada anticoccidiano, ao tempo de exposição ao produto, ao uso na prevenção e à rotatividade dos medicamentos utilizados. A necessidade do uso contínuo de medicamentos anticoccidianos na alimentação das aves predispõe as coccídias ao desenvolvimento de resistência. Para que haja resistência, é necessário apenas que alguns esporozoítos escapem da ação do medicamento para recomeçar o ciclo assexuado que culminará no desenvolvimento de milhares de outras coccídias com características de resistência semelhantes para determinado medicamento. Os medicamentos que atuam nos estágios iniciais do ciclo da *Eimeria* são mais suscetíveis ao desenvolvimento de resistência, enquanto aqueles que suprimem as coccídias nos estágios de esquizogonia prolongam o tempo para o aparecimento de resistência.

Alguns medicamentos, por causa do aparecimento de resistência, permaneceram apenas 1 ano no mercado, como a diclazurila, recentemente reintroduzida no mercado, as quinolonas e outros. Os métodos integrados de uso dos anticoccidianos têm minimizado o desenvolvimento de resistência a muitos compostos desenvolvidos há mais de 40 anos, como a nicarbazina (introduzida no comércio em 1955) e a monensina (introduzida no comércio em 1971). Atualmente, já é possível detectar amostras de coccídias resistentes aos diferentes anticoccidianos (Quadro 31.2).

▶ Eficácia dos anticoccidianos em perus

Muitos compostos originalmente utilizados em frangos são eficazes em perus, embora nem todos estejam disponíveis ou aprovados para uso pelas autoridades regulatórias nos diferentes países. Os primeiros compostos que mostraram ser eficazes foram as sulfas. Neste grupo, a sulfaquinoxalina tem demonstrado melhores resultados e, quando associada a amprólio, pode ser utilizada para o tratamento de perus que apresentam sinais clínicos de coccidiose. Outros anticoccidianos sintéticos têm demonstrado atividade no combate da coccidiose em perus, como o arprinocid, o buquinolato, o clopidol, o decoquinato, a diclazurila, o etopabato, a halofuginona, a nicarbazina, a robenidina, a toltrazurila e o zoalene. O promotor de crescimento roxarsone e outros arsenicais têm demonstrado alguma eficácia. Dos ionóforos, a monensina tem sido utilizada amplamente para o controle da coccidiose em perus, bem como a lasalocida e a maduramicina. Os anticoccidianos aprovados para utilização em perus são apresentados no Quadro 31.9.

As associações de medicamentos têm mostrado eficácia também contra *E. adenoeides*, *E. gallopavonis* e *E. meleagrimitis*, como uma sulfa potenciada (sulfadimetoxina + ormetoprima), que também é indicada para a prevenção da pasteurelose. As associações de amprólio + etopabato e de amprólio + etopabato + sulfaquinoxalina têm sido utilizadas, mas cepas resistentes aos três compostos já foram identificadas.

Em relação aos perus, em particular, muito pouco tem sido descrito quanto ao estágio em que os anticoccidianos afetam as eimérias. Sabe-se que a sulfaquinoxalina inibe o desenvolvimento do esquizonte da *E. meleagrimitis*, mas tem atividade limitada contra as gametogonias. O amprólio afeta a 1ª geração de esquizogonias de *E. adenoeides*, e a sulfaquinoxalina, a 2ª geração. A monensina e salinomicina reduzem a invasão intestinal dos esporozoítos da *E. adenoeides*.

Quadro 31.9 Anticoccidianos aprovados para o controle da coccidiose em perus nos EUA, na União Europeia (UE) e no Brasil.

Anticoccidiano	Concentração (ppm)			Tipo
	EUA	UE	Brasil	
Amprólio	125 a 250	–	240	S
Diclazurila	1	1	1	S
Halofuginona	1,5 a 3,0	2 a 3	–	S
Lasalocida	75 a 125	90 a 125	–	I
Maduramicina	–	5	–	I
Monensina	59,5 a 99,2	60 a 100	60 a 100	I
Robenidina	–	30 a 36	–	S
Sulfadimetoxina	62,5	–	–	S
Ormetoprima	37,5	–	–	S
Zoalene	125,0 a 187,6	–	–	S

S = sintético, I = ionóforo. Adaptado de Chapman HD. Coccidiosis in turkey. Avian Pathol. 2008; 37:205-23.

▶ Alternativas no tratamento da coccidiose

Apesar de a coccidiose ser mais bem controlada pela utilização de substâncias químicas, algumas novas alternativas estão sendo testadas devido ao aumento dos casos de resistência. Algumas vacinas e suplementos naturais que atuam estimulando os mecanismos inespecíficos de defesa da ave podem reduzir ou prevenir eficazmente a necessidade de terapia medicamentosa para estas infecções entéricas. Algumas destas alternativas são descritas a seguir, com resultados promissores na produção de aves.

▪ Vacinas anticoccidianas

A primeira vacina anticoccidiana para uso em aves foi introduzida no mercado em 1952 (Coccivac®-B), e a segunda, em 1985 (Immucox®). Desde então, várias vacinas vivas têm sido introduzidas comercialmente em diferentes partes do mundo.

Recentemente, as vacinas contra a coccidiose tornaram-se amplamente utilizadas em aves reprodutoras de aves comerciais, e pouco usadas em criações de frangos de corte e aves de reposição. Apesar da disponibilidade de grande número de vacinas vivas no mercado, as informações publicadas em relação a sua eficácia em campo são limitadas quando se comparam com as informações disponíveis relacionadas com os medicamentos anticoccidianos.

O Quadro 31.10 mostra algumas empresas pioneiras na pesquisa e fabricação de vacinas para coccidiose aviária.

As vacinas Paracox® e Livacox® são compostas de cepas atenuadas de *Eimeria* spp. caracterizadas por apresentarem um ciclo de vida curto e patogenicidade reduzida. A Nobilis® Cox ATM é uma mistura não atenuada de eimérias relativamente tolerantes aos ionóforos. Advent® e Inovocox® também são misturas de eimérias não atenuadas (*E. acervulina*, *E. maxima* e *E. tenella*). Muitas outras vacinas têm sido relatadas e algumas se encontram em desenvolvimento. Mundialmente, mais ou menos 10 diferentes tipos de formulações de vacinas vivas estão disponíveis, mas a diferença básica nas vacinas vivas é definida pela atenuação ou não das cepas de *Eimeria*.

As vacinas não atenuadas contêm cepas de campo e de laboratório não modificadas, mas algumas delas não contêm quantidade suficiente das espécies mais patogênicas para induzir uma proteção de longa duração, sendo sua eficácia dependente da autorreinfecção. Além disso, como a patogenicidade das cepas de coccídia está relacionada com a imunogenicidade, as vacinas vivas podem introduzir novas espécies de agentes patogênicos não esperados em um lote. Por outro lado, é necessário mencionar que as vacinas atenuadas contêm parasitas, cuja virulência foi reduzida artificialmente pela passagem em ovos, como *E. tenella* nas vacinas Livacox®, ou pela seleção para precocidade contidas em outras espécies que constituem parte das vacinas Livacox® e Paracox®. A maioria das vacinas contém cepas sensíveis aos anticoccidianos, com exceção de Nobilis® Cox ATM e VAC M®, que contêm cepas de *Eimeria* ionofororresistentes. Esta característica pode ser considerada uma vantagem, pois torna possível a medicação com ionóforos ao mesmo tempo em que é estimulada a imunidade, porém como a imunidade protetora é espécie-específica, surtos podem ocorrer por outras espécies não contidas na formulação das vacinas. Da mesma maneira, tem sido demonstrado que a vacinação com Coccivac®-B produz aumento quantificável na sensibilidade de cepas de coccídia à diclazurila, o que pode ter grande utilidade no estabelecimento de

Quadro 31.10 Algumas empresas pioneiras na pesquisa e na fabricação de vacinas para coccidiose aviária.

Fabricante	Nome comercial do produto	País de origem	Tipo de aves	Tipo de vacina
Abic Biological Laboratories Teva Ltd.	CoxAbic®	Israel	Reprodutoras	Inativada/subunidades proteicas purificadas da fase gametócito de *Eimeria maxima*
Biopharm	Livacox® D	República Checa	Galinhas em gaiolas	Viva, atenuada; seleção para precocidade, exceto *E. tenella*
	Livacox® Q	República Checa	Frangos de corte	
	Livacox® T	República Checa	Frangos de corte e reprodutoras	
Eimeria Pty. Ltd	Eimeriavax® 4 m	Austrália	Frango de corte, poedeira e reprodutora	Viva, atenuada; seleção para precocidade
	Eimeriavax® 3 m	Austrália		
Pfizer Animal Health (Embrex)	Inovocox®	EUA	Galinhas *in ovo*	Viva, atenuada
Intervet-Schering Plough Animal Health	Coccivac®-B	EUA	Frangos de cortes e reprodutores	Viva, não atenuada
	Coccivac®-D	EUA	Reprodutoras e poedeiras	Viva, não atenuada
	Coccivac®-T	EUA	Perus	Viva, não atenuada
	Nobilis® Cox ATM	Holanda	Frangos de corte	Viva, não atenuada
	Paracox®-5	Reino Unido	Frangos de corte, reprodutoras e poedeiras	Viva, atenuada; seleção para precocidade
	Paracox®-8	Reino Unido		Viva, atenuada; seleção para precocidade
Stallen	Viracox® 500	Suíça	Frangos de corte	Viva, não atenuada
Vetech Laboratories	Immucox® CI	Canadá	Reprodutoras e poedeiras	Viva, não atenuada
	Immucox® CII	Canadá	Frangos de corte e reprodutores machos	Viva, não atenuada
	Immucox®	Canadá	Perus	Viva, não atenuada
Novus (Viridus Animal Health)	Advent®	EUA	Frangos de corte	Viva, não atenuada

programas de rotação vacinas-medicamentos anticoccidianos. Finalmente, a vacina CoxAbic®, preparada de subunidades proteicas purificadas da fase gametócito de *Eimeria maxima* (*affinity purified gametocyte antigens*), é uma vacina inativada que vem sendo utilizada com sucesso em galinhas, na proteção cruzada de até 7 espécies de *Eimeria*.

A primeira vacina comercial para perus, a Coccivac®-T, que contém oocistos vivos de *E. meleagrimitis*, *E. adenoeides*, *E. dispersa* e *E. gallopavonis*, é utilizada de modo limitado em perus de corte. Outra vacina baseada em cepas selvagens de *E. meleagrimitis* e *E. adenoeides*, que está também disponível, é a Immucox®. A diferença é que, para galinhas, nenhuma vacina com cepas atenuadas foi desenvolvida. Idealmente, vacinas vivas contra coccidiose deveriam incluir cepas sensíveis aos medicamentos anticoccidianos. Uma possível vantagem é sua utilização substituindo cepas de campo resistentes aos anticoccidianos com cepas vacinais sensíveis. Um exemplo desse caso é a melhora na eficácia do zoaleno e do amprólio depois do uso de Coccivac®-T. Programas sustentáveis de controle de coccidiose nos lotes de perus podem ser facilitados pela adoção de programas de rotação que utilizem alternadamente vacinas e medicamentos anticoccidianos.

Betaína

Embora não se saibam os mecanismos pelos quais a betaína atue, alguns experimentos nos quais ela foi administrada às aves juntamente com a salinomicina mostraram efeitos benéficos. Assim, em 2002, foi observado que aves alimentadas com rações contendo betaína tinham mais linfócitos no epitélio intestinal e na lâmina própria durante a infecção com *E. acervulina* que aquelas alimentadas sem betaína. Esta substância química aumentou o peso das aves e diminuiu a conversão alimentar durante a infecção por *Eimeria*, e garantiu a proporção cripta-vilosidade em aves infectadas por *E. maxima*, estabilizando a estrutura do epitélio intestinal.

Plantas e outros aditivos naturais

Uma grande variedade de plantas tem sido testada como aditivos na ração para avaliar sua atividade anticoccidiana. Assim, Allen *et al.* (1997) relataram que a artemisinina isolada de *Artemisia annua* reduziu a quantidade de oocistos de *E. acervulina* e *E. tenella* quando fornecida na dieta das aves. Os extratos de *Sophora flavescens Aiton* também mostraram atividade anticoccidiana, reduzindo as lesões produzidas por *E. tenella*, mantendo o ganho de peso e reduzindo a produção de oocistos. Outra planta que tem merecido especial atenção é o chá-verde, uma bebida popular, obtida da *Camellia sinensis*; esta planta contém compostos fenólicos, coletivamente denominados catecinas, conhecidos pelas propriedades antitumorogênica, anti-inflamatória, antioxidante, antiproliferativa, antibacteriana, antiviral e antiparasitária. O efeito anticoccidiano do chá-verde em dietas de frangos administrado pós-infecção com *E. maxima* mostrou redução significativa da excreção de oocistos.

As sapogeninas esteroidais (Quadro 31.4), que mostraram atividade anticoccidiana, são substâncias glicosídicas encontradas em alguns vegetais; elas são as principais matérias-primas utilizadas na produção de hormônios esteroidais. A sapogenina de maior importância econômica, a diosgenina, pode ser obtida a partir das raízes de algumas espécies de Dioscoreaceae.

Modulação da dieta e os coccídios

Embora de uso restrito, algumas dietas e associações contendo leite desnatado em pó, soro de leite e outros compostos desta origem têm mostrado eficácia no controle da coccidiose. O interesse por esta área da pesquisa regrediu devido ao desenvolvimento de medicamentos anticoccidianos de baixo custo. Porém, com o aparecimento de resistência aos coccidiostáticos e as novas regulações nos diferentes países visando banir a utilização destes compostos, o interesse nas pesquisas sobre os ingredientes da ração e o papel da nutrição como uma alternativa no controle desta infecção vem aumentando novamente.

Prebióticos

Dentre os prebióticos (ingredientes alimentares não digeríveis que beneficiam a saúde do hospedeiro por estimularem seletivamente o crescimento e/ou a atividade de um número limitado de microrganismos no intestino – para detalhes, ver Capítulo 35), os manano-oligosacarídios (MOS) adicionados às rações de frangos de corte mostraram eficácia na redução da gravidade da lesão causada por *E. tenella*, *E. acervulina* e *E. maxima*. Igualmente, alguns *Lactobacilli*, como parte da dieta de frangos de corte, produziram efeito imunorregulatório no sistema imune local melhorando a resistência contra a infecção de *E. acervulina* e inibindo a invasão por *E. tenella*.

Considerações finais

Apesar de a coccidiose ser uma doença bastante estudada nas últimas décadas, muitas perguntas importantes ainda estão sem resposta. Embora a produção avícola tenha sofrido várias mudanças nos últimos anos, a utilização de anticoccidianos é necessária e tem resultado na aparição de cepas resistentes. As alternativas de controle da coccidiose para os próximos anos deverão estar dirigidas à prevenção, com a utilização de produtos naturais e vacinas vivas ou atenuadas que estimulem o sistema imunológico de maneira adequada.

Bibliografia

Abbas RZ, Iqbal Z, Blake D *et al*. Anticoccidial drug resistance in fowl coccidia: the state of play revisited. Worlds Poult Sci J. 2011; 67:337-49.

Allen PC, Lydon J, Danforth HD. Effects of components of *Artemisia annua* on coccidia infections in chickens. Poult Sci. 1997; 76:1156-63.

Cerruti Sola S, Leoni A, Agostini A *et al*. Efficacy of maduramicin against turkey coccidiosis in battery: a clinical and pathological study. Schweiz Arch Tierheilkd. 1996; 138:201-6.

Chapman HD. A review of the biological activity of the anticoccidial drug nicarbazin and its application for the control of coccidiosis in poultry. Poult Sci Rev. 1994; 5:231-43.

Chapman HD. Coccidiosis in turkey. Avian Pathol. 2008; 37:205-23.

Chapman HD. Evaluation of the efficacy of anticoccidial drugs against *Eimeria* species in the fowl. Int J Parasitol. 1998; 28:1141-4.

Chapman HD. Practical use of vaccines for the control of coccidiosis in the chickens. Worlds Poult Sci J. 2000; 56:7-20.

Chapman HD. Twenty-one years of monensin for the control of coccidiosis – A review. In: International Coccidiosis Conference, 6, Ontario, Canadá, 1993. pp. 37- 44.

Chapman HD, Cherry TE. Comparison of two methods of administrating live coccidiosis vaccines to newly hatched chicks: infectivity and development of immunity to *Eimeria* species. Proc VIth Int Coccidiosis Conf. 1997, Oxford, UK.

Chapman HD, Cherry TE. Eye spraying vaccination: infectivity and development of immunity to *Eimeria acervulina* and *Eimeria tenella*. J Appl Poult Res. 1997; 6:274-8.

Chapman HD, Cherry TE, Danforth HD *et al.* Sustainable coccidiosis control in poultry production: The role of live vaccines. Int J Parasitol. 2000; 32:617-29.

Conway DP, McKenzie ME. Anticoccidial drugs and vaccines. In: Poultry coccidiosis. 3. ed. Iowa: Blackwell, 2007. pp. 77-164.

Dalloul R, Lillehoj HS, Shellem TA *et al.* Enhanced mucosal immunity against *Eimeria acervulina* in broilers fed Lactobacillus-based probiotic. Poult Sci. 2003; 82:62-6.

Delzenne NM. Oligosaccharides: state of the art. Proc Nutr Soc. 2003; 62:177-182.

Elmusharaf MA, Bautista V, Nollet L *et al.* Effect of a mannanoligosaccharide preparation on *Eimeria tenella* infection in broiler chickens. Int J Poult Sci. 2006; 5:583-8.

Elmusharaf MA, Peek HW, Nollet L *et al.* The effect of an in-feed mannanoligosaccharide preparation (MOS) on a coccidiosis infection in broilers. Anim Feed Sci Technol. 2007; 134:347-54.

Ferreira AJP; Pizarro LDCR. Agentes antiprotozoários. In: Spinosa HS, Górniak SL, Bernardi MM. Farmacologia aplicada à medicina veterinária. 5 ed. Rio de Janeiro: Guanabara Koogan, 2011. pp. 532-48.

Gabriel I, Mallet S, Leconte M. Effect of whole wheat feeding on the development of coccidial infection in broiler chickens until market-age. Anim Feed Sci Technol. 2006; 129:279-303.

Jang SI, Jun MH, Lillehoj HS *et al.* Anticoccidial effect of green tea-based diets against *Eimeria maxima*. Vet Parasitol. 2007; 144:172-5.

Kawazoe U. Biologia da eimeria. In: Simpósio Internacional sobre Coccidiose, 1., Santos. Anais. Santos, 1993. pp. 1-6.

Klasing KC, Adler KL, Remus JC *et al.* Dietary betaine increase intraepithelial lymphocytes in the duodenum of coccidia infected chicks and increase functional properties of phagocytes. J Nutr. 2002; 132:2274-82.

Kopko SH, Martin DS, Barta JR. Responses of chickens to a recombinant refractile body antigen of *Eimeria tenella* administered using various immunizing strategies. Poult Sci. 2000; 79:336-42.

Leibovitz L. *Wenyonella philiplevinei* n. sp., a coccidial organism of the White Pekin duck. Avian Dis. 1968; 4:670-81.

Lillehoj HS, Okamura M. Host immunity and vaccine development to coccidia and salmonella infections in chickens. Poultry Sci. 2003; 40:151-93.

Lillehoj HS, Trout JM. Coccidia: a review of recent advances on immunity and vaccine development. Avian Pathol. 1993; 22:3-21.

McDougald LR. Chemotherapy of coccidiosis. In: Proc. of the International Coccidiosis Conference, VIth, Ontario, 1993. pp. 45-7.

McDougald LR, Reid WM. Coccidiosis. In: Calnek BW, Barnes HJ, Beard CW *et al.,* eds. Diseases of poultry. Ames: Iowa State University Press, 1997. pp. 865-83.

Oksanen A. Mortality associated with renal coccidiosis in juvenile wild greylag geese (Anser anser anser). J Wildl Dis. 1994; 30:554-6.

Roberson EL. Fármacos contra protozoos. In: Booth NH, McDonald LE, eds. Farmacología y terapeutica veterinária. Zaragoza: Acribia, 1988. pp. 777-94.

Tennyson SA, Barta JR. Localization and immunogenicity of a low molecular weight antigen of *Eimeria tenella*. Parasitol Res. 2000; 86:453-60.

Tierney J, Gowing H, Van Sinderen D *et al.* In vitro inhibition of *Eimeria tenella* invasion by indigenous chicken *Lactobacillus* species. Vet Parasitol. 2004; 122:171-82.

Vanparijs O, Hermans L, Marsboon R. Efficacy of diclazuril against *Eimeria dispersa* in turkeys. Avian Dis. 1991; 35:599-600.

32 Anti-helmínticos

Alexandre Teixeira Zocche

▶ Introdução

Neste capítulo são abordados os anti-helmínticos e as helmintoses das aves. É recomendável que o leitor também consulte o *Capítulo 10* para mais detalhes sobre os fatores que interferem na eficácia das formulações e na farmacologia desses medicamentos.

Particularmente em aves ressalta-se a importância de seu sistema gastrintestinal ser mantido intacto para que alcance o máximo do potencial genético de um frango de corte ou consiga os resultados esperados nas matrizes no que se refere à postura de ovos e, consequentemente, à eclodibilidade e aos resultados zootécnicos.

Sabe-se que a manutenção da saúde das aves é de grande importância para a produção de frangos e matrizes, principalmente no que se refere ao trato gastrintestinal, visto que esta é a via de entrada dos nutrientes para o desenvolvimento da ave.

Todos os parasitas do sistema digestório, de uma maneira ou de outra, lesam a mucosa intestinal, e essa lesão necessita de uma resposta imediata, o que despende gasto de energia que poderia ser utilizada para ganho de peso ou para a manutenção das suas funções. O processo de reconstituição da mucosa é iniciado, em média, 30 min após a lesão, e depende da secreção de uma espessa camada de muco sobre a área injuriada.

Alguns parasitos, como as tênias, causam irritações constantes na mucosa, fazendo com que a absorção de nutrientes seja afetada e o gasto de energia para a manutenção aumente.

Quando há infecção na parede intestinal, o organismo precisa compensar de alguma maneira, por exemplo, promovendo o aumento da atividade enzimática para compensar a lesão, usando as partes do intestino que não foram afetadas para fazer a função da área acometida.

Deve ser ressaltado que a ave apresenta um gasto de energia que pode ser estimado em cerca de 20% da energia bruta consumida apenas com as necessidades absortivas e pós-absortivas. Assim, em condições fisiológicas normais, a manutenção da mucosa intestinal tem custo energético elevado, mas, quando existe lesão, por exemplo, parasitose, pode haver redução da quantidade de substrato digerido e absorvido, além do gasto com a renovação do epitélio, por isso é importante o controle de enfermidades parasitárias.

▶ Helmintos

Apesar da extensa lista de helmintos identificados como sendo capazes de parasitar as aves domésticas, a introdução dos sistemas intensivos e confinados de criação inviabilizou o ciclo de vida de muitos parasitas, reduzindo, assim, a sua relevância econômica. Esses parasitas são mais importantes em matrizes de corte e em sistemas abertos, tendo menor importância em frango de corte.

Os principais helmintos de interesse veterinário são divididos em dois filos: o Nemathelminthes, que compreende os nematódeos, e o Platyhelmintes, formado pelos cestódeos e trematódeos. O Quadro 32.1 mostra os principais parasitas do sistema digestório das aves de produção e algumas de suas características.

▪ Nematódeos gastrintestinais

Os nematódeos são parasitas de corpo cilíndrico, alongado, não segmentado e constituem a classe de maior destaque entre os helmintos por sua patogenicidade e ampla distribuição geográfica.

A maioria dos nematódeos produz danos que dependem do número de parasitas que acometem as aves. Desse modo, a simples presença de alguns parasitas não indica que o hospedeiro esteja sendo prejudicado. É o caso, por exemplo, do *Heterakis gallinarum*, considerado pouco patogênico para seu hospedeiro; já o *Ascaridia galli* causa enterites graves em infestações maciças, ou apenas redução de desempenho em infestações moderadas.

Dentre os nematódeos gastrintestinais mais importantes para a avicultura moderna, destacam-se dois parasitas: *Ascaridia galli* e *Heterakis gallinarum*.

Ascaridia galli

Os nematódeos do gênero *Ascaridia* são os mais encontrados no intestino, causando perdas econômicas e, eventualmente, mortalidade. A maioria tem hospedeiro específico e o *Ascaridia galli* é o mais comum, infestando galinhas, perus, codornas, pombos e galinhas-d'angola. O ciclo de

Quadro 32.1 Principais parasitas do sistema digestório das aves de produção.

Classificação	Parasita		Tamanho	Hospedeiro intermediário	Período pré-patente (dias)	Localização
Nematódeos	*Ascaridia galli*		3 a 12 cm	–	30 a 45	Duodeno
	Heterakis gallinarum		1,5 cm	–	24 a 36	Ceco
Cestódios	*Amoebatenia* spp.		4 mm	Minhocas	27 a 30	Duodeno
	Davainea spp.		4 mm	Lesmas, caracóis	8 a 17	Duodeno
	Hymenolepis spp.	*H. carioca*	1 mm	Besouros	12 a 13	Intestino delgado
		H. cantaniana	2 cm	Besouros	14	
	Raillietina spp.	*R. cesticillus*	15 cm	Besouros		Duodeno, jejuno
		R. tetragona	25 cm	Formigas	12 a 15	
		R. echinobothrida	34 cm	Formigas		

vida é simples e direto; os ovos são eliminados pelas fezes e, entre 10 e 12 dias, tornam-se infectantes. Quando ingeridos, eclodem no proventrículo e as larvas ficam livres no lúmen do duodeno por 9 a 10 dias e depois penetram na mucosa, causando enterite e hemorragias. Retornam ao lúmen intestinal entre o 17º e o 18º dia de vida e ficam lá até alcançarem a maturidade, que ocorre entre o 28º e o 30º dia. Em caso de infestação grave, pode haver, ocasionalmente, obstrução do lúmen intestinal, e pela cloaca, o áscaris pode alcançar o oviduto e ser incorporado ao ovo; contudo não há risco de saúde pública.

Os ascarídeos das galinhas são cilíndricos, branco-amarelados; seu tamanho varia de 3 a 12 cm e seu local de ocorrência é o intestino delgado. O diagnóstico é feito pela necropsia, ao se constatarem lesões e parasitas, bem como pela pesquisa de ovos nas fezes.

Diarreia, crescimento lentificado, inapetência e, eventualmente, morte são os sinais clínicos mais comuns. No caso do ciclo de vida indireto, gafanhotos, minhocas e insetos podem carrear os ovos de *Ascaris*.

Heterakis gallinarum

Nas aves domésticas e aves de cativeiro, o nematoide mais comum que infesta o ceco é o *Heterakis gallinarum*. É um verme redondo que mede até 1,5 cm de comprimento, considerado um helminto de baixa patogenicidade. Ocasionalmente pode acarretar granulomas no intestino, fígado, causando espessamento da parede do ceco. A sua maior importância se deve ao fato de transportar ovos de *Histomonas meleagridis*, protozoário que causa histomoníase em perus.

O ciclo ocorre pela ingestão dos ovos larvados que chegam até os cecos e, após 1 ou 2 dias, se desenvolvem e os perfuram para, posteriormente, voltarem ao lúmen intestinal já como parasitas adultos. O período pré-patente (*i. e.*, o tempo que decorre a partir da penetração/ingestão do estágio infectante do parasita no hospedeiro até o aparecimento de ovos, larvas ou oocistos da geração seguinte) é de 24 a 36 dias.

O diagnóstico é feito pela necropsia e pela observação dos parasitas no ceco, ou pelo exame de fezes e pela observação de ovos, os quais apresentam paredes mais finas que as do *A. galli* e não são operculados.

A heteraquiose não interfere no ganho de peso das aves, mas durante a sua fase larvar associada à mucosa, observam-se inflamação e espessamento da parede com alteração do conteúdo cecal. Nódulos na mucosa e submucosa podem ser vistos quando a infestação larvar está elevada ou quando a ave sofre reinfestação sucessiva.

▪ Cestódios

Há mais de 1.400 espécies de vermes chatos infectando aves domésticas e selvagens, no entanto, nas granjas comerciais, somente os cestódios que utilizam como hospedeiro intermediário a mosca, o besouro e a formiga são encontrados com maior frequência e em galpões de terra batida.

A cabeça ou escólex dos cestódios tem ganchos e ventosas que servem para fixação na parede intestinal do hospedeiro. Eles não têm boca nem sistema digestório. O corpo segmentado é composto por anéis chamados de proglotes. A absorção de nutrientes é feita por pequenas saliências em seu tecido externo, muito semelhante em estrutura e função ao revestimento do intestino delgado do hospedeiro. As proglotes saem nas fezes do hospedeiro ou sozinhas, inteiras ou desmanchadas.

Esses vermes chatos se fixam na parede do intestino causando irritação, inflamação e diminuição da absorção dos nutrientes, levando a perdas na produção de carne e de ovos. Também podem provocar lesões microscópicas que favorecem a invasão de outros patógenos bacterianos e virais.

Frequentemente, a infestação de vermes chatos é denominada teníase, sem identificar a espécie envolvida; essa denominação genérica pode comprometer a prevenção, o prognóstico e o tratamento, pois o método de controle varia de acordo com a espécie que está acometendo a ave. A identificação da espécie é realizada por meio do exame microscópico dos ovos, do escólex e das proglotes maduras.

O ciclo de vida dos cestódios envolve um ou mais hospedeiros intermediários. Esses vermes de corpo chato são hermafroditos (se autofecundam). Quando estão maduras, as proglotes se desprendem e são eliminadas do intestino do hospedeiro. No meio ambiente, essas proglotes se rompem, liberando grande quantidade de ovos, que são ingeridos pelos hospedeiros intermediários. No interior desses hospedeiros, os ovos se rompem liberando a forma larval que está em seu intestino. Ao se alimentarem desses invertebrados infectados, as aves ingerem as larvas desses vermes. Então os vermes se fixam na parede de seu intestino, completando o ciclo.

A duração deste ciclo é muito variável, pois os ovos livres no meio ambiente podem continuar viáveis por longo período de tempo quando as condições climáticas são favoráveis, ou seja, quando estão protegidos dos raios solares e da dessecação. No interior dos hospedeiros intermediários, as larvas também podem sobreviver por longo período de tempo.

Dentre as espécies de cestódios que mais acometem as aves, algumas se destacam.

Amoebatenia spp.

Verme curto, com 4 mm de comprimento e 25 a 30 proglotes. Pode ser encontrado entre as vilosidades do duodeno. Seus principais hospedeiros intermediários são as minhocas. O desenvolvimento da forma cisticercoide necessita de 14 dias, e o período pré-patente é de 27 a 30 dias.

Davainea spp.

Apresenta tamanho microscópico (4 mm de comprimento), tendo no máximo 9 proglotes. É encontrado principalmente no duodeno. Lesmas e caracóis são seus principais hospedeiros intermediários. O período pré-patente é de 8 a 17 dias após as aves ingerirem estes hospedeiros. É um dos mais nocivos vermes chatos para aves jovens, podendo reduzir em até 12% a taxa de crescimento.

Hymenolepis spp.

Têm maior importância *Hymenolepis carioca* e *H. cantaniana*. O primeiro caracteriza-se por ser extremamente delgado (cerca de 1 mm de diâmetro); diversas espécies de besouros, entre elas o cascudinho, são os hospedeiros intermediários e o período pré-patente é de 12 a 13 dias.

H. cantaniana apresenta, no máximo, 2 cm de comprimento; seus hospedeiros intermediários são besouros e o período pré-patente em aves é de 14 dias.

Raillietina spp.

Neste gênero têm maior importância *R. cesticillus*, *R. tetragona* e *R. echinobothrida*. O primeiro tem cerca de 15 cm de comprimento e é encontrado no duodeno e jejuno; diversas espécies de besouros são os seus hospedeiros intermediários e a forma cisticercoide leva 14 dias para se desenvolver, enquanto a forma adulta no hospedeiro definitivo demora 13 dias.

R. tetragona tem 25 cm de comprimento e 3 mm de diâmetro; geralmente fixa-se na metade posterior do intestino; as formigas são seus principais hospedeiros intermediários e o período pré-patente após a ingestão da forma cisticercoide é de 13 dias.

R. echinobothrida é um pouco mais comprido que *R. tetragona*; apresenta 34 cm de comprimento e 4 mm de diâmetro; as formigas são seus principais hospedeiros intermediários. É o mais patogênico dos vermes chatos, sendo, muitas vezes, associado à doença nodular em aves.

▶ Formas de controle dos endoparasitas nas aves

As helmintoses constituem um grave problema socioeconômico, não só devido à alta prevalência entre os animais domésticos e silvestres, causando prejuízos na produção animal, como também pelo fato de algumas delas serem classificadas como zoonoses. Daí a importância do controle desses endoparasitas, neste capítulo, em particular, nas aves.

Há algumas situações nas quais o risco de contaminação em granjas aumenta, e, dentre elas, podem-se citar negligência nas práticas de higiene e de desinfecção, inobservância dos intervalos de alojamento das aves, convívio próximo com outras aves de vida livre e fácil acesso de insetos nos locais onde as aves são criadas sobre a cama. Este fator aumentaria a predisposição para infestações por nematódeos, que têm seu ciclo de vida direto, ou por cestódios, pois estes necessitam de hospedeiros intermediários, tais como besouros, moscas e formigas. Daí a importância da biossegurança nos galpões de frangos de corte e das matrizes, visando à prevenção constante por meio da manutenção da limpeza e da desinfecção dentro de plano criterioso, bem como a eliminação dos hospedeiros intermediários no caso de infestações por cestódios (controle de besouros, minhocas etc.) e outras pragas, como os roedores.

O controle das helmintoses tem início com a identificação do parasita que está acometendo a ave, e, se necessário, também por meio do combate do hospedeiro intermediário.

Além da biossegurança, o controle das infestações também é feito pelo uso de anti-helmínticos, tanto por meio do tratamento terapêutico como do profilático. A seguir, são comentados os principais grupos de anti-helmínticos empregados em aves, salientando que as características farmacológicas de cada um deles estão detalhadas no *Capítulo 10*.

▪ Benzimidazóis

Pertencem ao grupo dos benzimidazóis: tiabendazol, parbendazol, mebendazol, oxibendazol, fembendazol, albendazol, flubendazol, dentre outros. Os mais empregados para aves são:

- *Oxibendazol*: é comercializado para o controle de infestações por nematódeos como *Ascaridia galli* e *Heterakis gallinarum* em aves. A concentração recomendada na ração para o uso preventivo é de 10 a 12 ppm por 8 semanas. Caso haja necessidade de utilizá-lo como tratamento terapêutico, a dose é de 40 ppm por 10 dias
- *Mebendazol*: de acordo com a dose, é eficaz tanto para nematódeos como para cestódios. Para o controle de nematódeos em galinhas, recomendam-se 30 a 60 ppm na ração por 5 dias no mínimo, ou 120 ppm na água de bebida por 3 dias consecutivos. Para perus e pombos, recomendam-se 30 ppm na ração por 10 dias e, para codornas, 60 ppm por 10 dias. O mebendazol também pode ser utilizado na dose de 10 mg/kg por 3 dias no tratamento de infestações por nematódeos em galinhas
- *Flubendazol*: utilizado na concentração de 60 ppm por 7 dias consecutivos, elimina alguns nematódeos gastrintestinais e outros cestódios mais comuns na avicultura. Produtos para controle de nematódeos, à base deste princípio ativo, estão disponíveis no mercado, como *Ascaridia galli*, *Heterakis gallinarum* e *Capillaria*, e cestódios como *Davainea proglotina*.

Deve-se atentar para o período de carência desses produtos, quando forem usados em animais de produção. Dentre os benzimidazóis aprovados para uso em frango de corte em países europeus, tem-se flubendazol, e, para matrizes, flubendazol, oxibendazol e mebendazol.

▪ Imidotiazóis

Neste grupo, destaca-se o levamisol, que é indicado contra nematódeos resistentes aos benzimidazóis. Atualmente, não há produtos registrados para uso em aves no comércio.

▪ Praziquantel

Atualmente é o produto escolhido contra os cestódios. Apresenta as seguintes características desejáveis: administrado em dose única, não deixa resíduos na carcaça, tem baixa toxicidade em aves e não interfere na produção e eclosão dos ovos.

O praziquantel pode ser utilizado tanto na ração como na água de bebida. Como é utilizado em dose única, é preciso atentar para a dose em função do parasita a ser controlado. Para combater *Amoebatenia*, emprega-se uma dose de 5 mg/kg, obtendo-se 100% de eficácia, tanto contra as formas imaturas como a adulta. No controle de *Raillietina*, a experiência de campo mostra eficácia com a dose de 10 mg/kg, tanto das formas imaturas como das adultas.

O Quadro 32.2 resume os principais anti-helmínticos empregados em aves.

Quadro 32.2 Principais anti-helmínticos utilizados em aves.

Anti-helmíntico		Parasita controlado	Observação
Benzimidazóis	Oxibendazol	*Ascaridia galli* e *Heterakis gallinarum*	Tratamento preventivo de 10 a 12 ppm por 8 semanas na ração; tratamento terapêutico, 40 ppm por 10 dias na ração
	Mebendazol	Nematódeos	Galinha: 30 a 60 ppm por 5 dias na ração ou 120 ppm na água de bebida por 3 dias ou 10 mg/kg por 3 dias; perus e pombos: 30 ppm na ração por 10 dias; codornas: 60 ppm por 10 dias na ração
	Flubendazol	Nematódeos e alguns cestódios	60 ppm por 7 dias na ração
Imidotiazóis	Levamisol	Nematódeos	Não há produtos registrados para aves no país
Praziquantel		Cestódios	5 a 10 mg/kg (dose única)

▶ Bibliografia

Almeida MAO, Ayres MCC. Considerações gerais sobre os anti-helmínticos. In: Spinosa HS, Górniak SL, Bernardi MM. Farmacologia aplicada à medicina veterinária. 5. ed. Rio de Janeiro: Guanabara Koogan, 2011. pp. 503-9.

Back A. Manual das doenças das aves. 2 ed. Cascavel: Integração, 2005. 331 p.

Barragry T. Anthelmintics – a review. New Zealand Veterinary Journal. 1984; 32(10): 161-4.

Boleli IC, Maiorka A, Macari M. Estrutura funcional do sistema digestório. In: Macari M, Furlan RL, Gonzales E. (Org.). Fisiologia aviária aplicada a frangos de corte. Jaboticabal: Funep, 2002. pp. 75-98.

Calnek BW, Enfermedades de las aves. (http://searchizz.com/download/g14422078-patolog-a-calnek---enfermedades-de-las-aves.pdf), acesso em 11 de janeiro de 2013.

Costa AJ. Diagnóstico laboratorial em parasitologia. 1. ed. São Paulo: CPPAR/UNESP, 1989. 89 p.

Costa CAF. Anti-helmínticos. In: Palermo-Neto J, Spinosa HS, Górniak SL. Farmacologia aplicada à avicultura: boas práticas no manejo de medicamento. São Paulo: Roca, 2005. pp. 201-11.

Costa HMA, Leite ACR, Guimarães MP, Lima WS. Distribuição de helmintos parasitos de animais domésticos no Brasil. Arquivo Brasileiro de Medicina Veterinária e Zootecnia. 1986; 38(4): 465-579.

Fortes E. Parasitologia veterinária. 3. ed. São Paulo: Ícone, 1997. 686 p.

Freitas MG. Helmintologia veterinária. Belo Horizonte: Rabelo, 1977. 396p.

Ito NMK, Miyaji CI, Miyaji SO. Verminoses. In: __. Diagnóstico diferencial das enfermidades bacterianas, fúngicas e parasitárias que acometem os frangos de corte. Cascavel: Coluna do Saber, 2007. pp. 114-22.

Leeson S, Summers JD, Diaz GJ. Nutrición aviar comercial. Santa Fé de Bogotá: Gonzalo J. Diaz Gonzalez, 2000. pp. 93-106.

Macari M, Boleli I, Maiorka A. Estrutura funcional do sistema digestório. Macari M, Furlan RL, Gonzales E. (Org.). Fisiologia aviária aplicada a frangos de corte. Jaboticabal: Funep, 2002. pp. 75-96.

Maiorka A, Fisher da Silva AV, Santin E, Borges SA, Boleti IC, Macari M. Influência da glutamina sobre o desenvolvimento de vilos e criptas no intestino delgado e desempenho de frangos. Arquivos Brasileiros Medicina Veterinária e Zootecnia. 2000; 52: 487-90.

Nurelhuda IEM, Elowni EE, Hassan T. Anthelmintic activity of praziquantel on Raillietina tetragona in chickens. Parasitology Research. 1989; 75(8): 655-6.

Reid WM, McDougald LR. Internal parasites: cestodes and trematodes. In: Calneck BW et al. (eds). Diseases of poultry. 10. ed. Ames: Iowa State University Press, 1997. pp. 850-64.

Starke WA, Oaks JA. Hymenolepis diminuta: praziquantel removal of adult tapeworms is followed by apoptotic down – regulation of mucosal mastocytosis. Experimental Parasitology. 1999; 92(3): 171-81.

Tancredi IP, Freitas MG, Martins IVM, Correia TR, Souza CP, Álvares M, Scott FB, Grisi L. Eficácia do ivermectin e praziquantel pasta no controle de infecções por cestódeos em equinos. Hora Veterinária. 2001; 20(119): 29-32.

Taylor M, Pillai G, Kvalsvig JD. Targeted chemotherapy for parasite infestations in rural black preschool children. South Africa Medicine Journal. 1995; 85(9): 870-4.

Thomas H, Gonnert R. The efficacy of praziquantel against cestodes in animals. Res Vet Sci. 1978; 24(1):20-5.

Tuli JS, Bali HS. Comparative efficacy of six anthelmintics against poultry tapeworms. Indian Journal of Parasitology. 1991; 15(1): 7-10.

Vanparijs O. Anthelmintic activity of flubendazole in naturally infected geese and the economic importance of deworming. Avian Diseases. 1984; 28(2): 526-31.

York W, Maplestone PA. The nematode parasites of vertebrates. New York: Hafner, 1926. 536p.

33
Ectoparasiticidas

Liliana del Carmen Revolledo Pizarro e Antônio José Piantino Ferreira

▶ Introdução

A produção avícola moderna cresceu nos últimos anos e continua sua expansão principalmente pela introdução do sistema de criação intensiva que favorece os índices produtivos, mas apresenta efeitos negativos em outras áreas. No Brasil, o plantel comercial de aves de postura, no qual o problema com os ectoparasitas tem maior importância, somou em 2009, segundo a União Brasileira de Avicultura, quase 80 milhões de aves no país, distribuídas aproximadamente 55% no Sudeste, 18% no Sul, 16% no Nordeste, 7% no Centro-Oeste e 4% no Norte.

Os ectoparasitas fazem parte do grupo de pragas que acometem os animais de produção. Diferentes ectoparasitas de importância na indústria avícola têm sido relatados na produção de aves (Quadro 33.1).

No Brasil, o maior problema com os ectoparasitas ocorre em poedeiras comerciais e nas criações de frangos e galinhas caipiras. Contudo, não se pode deixar de mencionar outras espécies de aves, como perus, patos e gansos, bem como aves de vida livre. Além dos ectoparasitas, também há outras pragas na criação avícola moderna, que, apesar de não afetarem diretamente as aves, constituem grande transtorno, como roedores, moscas e outros insetos que infestam o ambiente onde as aves estão alojadas. Isso aumenta os custos de produção, pois há necessidade de implantação do manejo integrado de pragas, devido à importância destes na disseminação de doenças nas aves.

O Quadro 33.1 mostra as pragas que afetam a produção avícola de acordo com a seguinte classificação: ectoparasitas e pragas de instalações. O primeiro grupo inclui carrapatos, ácaros, piolhos e pulgas, e o segundo grupo é constituído por moscas, coleópteros (*Alphitobius diaperinus*) e roedores.

Quadro 33.1 Principais pragas que afetam as criações avícolas modernas.

Praga	Tipo	Nome científico	Hospedeiro(s)/local
Ectoparasitas	Carrapatos	*Argas persicus*	Galinhas, perus, pombos, patos e gansos
	Ácaros	*Dermanyssus gallinae* *Ornithonyssus sylviarum* *Ornithonyssus bursa*	Galinhas, perus, pombos, patos e aves de vida livre
	Piolhos-mastigadores ou malófagos	*Menacanthus* spp. *Menopon gallinae* *Goniocotes gallinae* *Gonioides dissimilis* *Gonioides gigas* *Gonioides gallinae* *Lipeurus caponis*	Galinhas e perus
Pragas de instalações	Moscas sinantrópicas	*Musca domestica* *Stomoxys calcitrans* *Chrysomya putoria* *Muscina stabulans* *Fannia* spp.	Meio ambiente
	Coleópteros	*Alphitobius diaperinus*	Meio ambiente
	Roedores	*Rattus ratus* *Rattus norvegicus*	Meio ambiente

As pragas dependem de fatores abióticos e bióticos. Os primeiros estão relacionados, basicamente, com as condições do meio ambiente. Dentre estas, as mais importantes são a temperatura e as características físico-químicas do *habitat*. Os fatores bióticos estão relacionados com os efeitos dos organismos vivos, os quais podem incluir inimigos naturais (predadores, parasitas e agentes patogênicos) e a competição entre as espécies. Na indústria avícola quatro fatores correlacionados determinam a natureza dos fatores abióticos e bióticos, que são:

- Tipo de alojamento
- Manejo das instalações
- Manejo do lote
- Manejo do lixo.

A Figura 33.1 mostra os fatores que afetam a população de pragas na indústria avícola moderna.

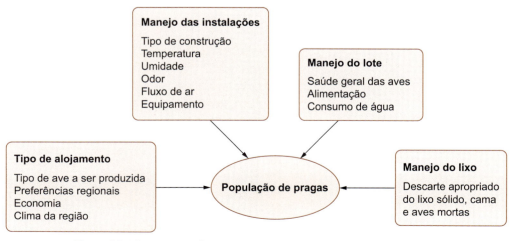

Figura 33.1 Fatores que afetam a população de pragas na produção avícola.

Programas integrados de controle de pragas

Atualmente, a avicultura comercial utiliza técnicas que possibilitam produzir um grande número de ovos ou de aves para a produção de carne, em um espaço reduzido. Esta situação determina alta densidade populacional e a aparição de fatores estressantes e sanitários que podem alterar o crescimento e a produção animal. Nestes sistemas de criação, o manejo de pragas está diretamente relacionado com o tipo de produto que está sendo produzido (ovo ou carne), o tipo de alojamento, a alimentação, o equipamento de fornecimento de água, o descarte do estrume e a qualidade do meio ambiente dentro dos galpões. Da mesma maneira, as populações das pragas estão relacionadas com o manejo do lote e com as práticas de produção, o que faz com que as estratégias para o controle das pragas devam ser compatíveis com este manejo. Por isso, para estabelecer o programa integrado de controle, é indispensável analisar a biologia da praga e a estratégia de controle adequada às características de alojamento e manejo das aves.

O manejo integrado de pragas tem sido discutido amplamente na produção de aves. Basicamente os passos importantes no estabelecimento de um programa integrado de controle de pragas são: identificação da praga, conhecimento da biologia e do comportamento da praga no *habitat* e monitoramento regular dos galpões e do meio ambiente interno e externo. Depois de ter realizado esta avaliação, é possível utilizar um dos métodos de controle de pragas indicados no Quadro 33.2.

A utilização de produtos químicos, principalmente para o controle de artrópodes e pragas na produção avícola, é comum e frequentemente necessária visto que não há alternativas. Os inseticidas são utilizados para aplicação nos galpões, lixo sólido, cama e aves, de acordo com a autorização do licenciamento do produto, a qual, no Brasil, é dada pelo Ministério da Agricultura, Pecuária e Abastecimento (MAPA). Na avicultura, os mais utilizados são: carbarila, tetraclorvinfós, diclorvós, ciflutrina, fenvalerato, clorpirifós, ciromazina e foxim.

Ectoparasiticidas químicos

Os produtos ectoparasiticidas utilizados na avicultura estão restritos a três grupos: os organofosforados, os carbamatos e os piretroides.

Quadro 33.2 Métodos de controle de pragas na produção avícola.

Método	Descrição
Controle básico	Biossegurança
	Manejo do lixo sólido
	Manejo do galpão
	Manejo do equipamento
	Manejo do estrume
	Descarte de aves mortas
	Compostagem
Controle biológico	Inimigos naturais
	Parasitas das pragas que atacam o estado de pupa
Controle químico	Controle de artrópodes e roedores
	Controle de moscas

Organofosforados

Estes compostos são comumente utilizados como praguicidas na agricultura, além disso, também são utilizados como ectoparasiticidas em medicina veterinária. Também são chamados de anticolinesterásicos por sua capacidade de inibir a enzima acetilcolinesterase responsável pela degradação do neutrotransmissor acetilcolina.

O primeiro composto organofosforado obtido foi o tetraetilpirofosfato, sintetizado em 1854 por Philipe de Clermont. Posteriormente, em 1932, foram sintetizados o dimetil e o dietil-fosforofluoridato. Com base na estrutura química destes compostos, o pesquisador Gerhard Schrader sintetizou compostos que podiam ser empregados como inseticidas, entre eles, a paratíona, um dos mais utilizados até hoje. Antes da Segunda Guerra Mundial, foram desenvolvidos compostos altamente tóxicos e, depois desse período, certos organofosforados foram sintetizados durante a procura por compostos seletivos para a espécie-alvo (praga) e menos tóxicos para os mamíferos. Um bom exemplo disso foi o malation. Atualmente mais de 100 organofosforados são utilizados com diferentes propósitos para combater pragas na agricultura, na medicina veterinária, em jardins, na saúde pública, dentre outros.

Na avicultura, o mais utilizado é o triclorfon, porém tem sido relatado que galinhas nas quais foram pulverizadas soluções aquosas contendo entre 1 e 8% deste princípio ativo apresentaram resíduos do composto em alguns órgãos. E ovos de galinhas tratadas com soluções com 6 a 8% de triclorfon continham níveis de 0,01 a 0,05 mg/kg. Resíduos de triclorfon também têm sido observados em galinhas 1 dia após a pulverização com 150 mg/kg, sendo 0,48 mg/kg na casca do ovo, 0,27 mg/kg na clara do ovo e não foi detectado na gema. O triclorfon também tem sido encontrado após 6 meses em carcaças de aves previamente tratadas e mantidas a –10°C, mas é rapidamente decomposto quando as carcaças são submetidas à fervura.

Carbamatos

O primeiro carbamato obtido foi a fisostigmina, isolado da *Physostigma venenosum* em meados de 1860. Cinco décadas depois, a neostigmina, um éster aromático do ácido carbâmico, foi sintetizada e utilizada no tratamento da miastenia grave (doença humana neuromuscular que causa fraqueza e fadiga anormalmente rápida dos músculos voluntários). A maioria dos carbamatos utilizados como praguicidas foi sintetizada entre as décadas de 1960 e 1970, sendo a carbarila a primeira utilizada como inseticida. Assim como os organofosforados, muitos carbamatos têm sido sintetizados, porém menos de duas dúzias deles têm sido utilizados como praguicidas. O Quadro 33.3 mostra os carbamatos disponíveis para uso como praguicidas e suas respectivas doses letais 50% (DL50) orais para ratos.

Os carbamatos, do mesmo modo que os organofosforados, têm uma maneira comum de exercer sua atividade inseticida, isto é, inibindo a enzima acetilcolinesterase. Ambos os tipos de inseticidas têm alta afinidade para ligar-se à enzima e inibi-la, promovendo o acúmulo de acetilcolina nos locais do organismo onde esse neurotransmissor é liberado, produzindo, assim, sinais clínicos bem característicos.

Alguns compostos do grupo dos ditiocarbamatos, como o dissulfeto de tetrametil tiuram, têm sido avaliados em relação a problemas nas patas de aves domésticas, tendo-se estabelecido uma relação direta entre a concentração destes produtos na cama ou na ração e o aparecimento de discondroplasia da tíbia. Os ditiocarbamatos que contêm mais de dois grupos

Quadro 33.3 Carbamatos utilizados como praguicidas e suas respectivas doses letais 50% (DL50) orais em ratos.

Nome	DL50 oral em ratos (mg/kg)
Aldicarbe	0,9
Aminocarbe	30
Bendiocarbe	34
Benfuracarbe	138
BPMC (fenobucarbe)	340
Carbarila	307
Carbofurano	8
Carbossulfano	209
Croneton	200
Fenoxicarbe	10.000
Isoprocarbe	450
Metiocarbe	15
Metomil	17
Metolcarbe	268
Mexacarbate	15
Oxamil	5
Pirimicarbe	147
Promecarbe	61
Propoxur	95
Trimetacarbe	125
XMC (xilil metilcarbamato)	452
Xililcarbe	384

de sulfeto foram indutores potentes deste problema nas aves. Os resultados das pesquisas sugerem que contaminações com estes produtos químicos ou similares, que passam inadvertidas no alimento e na cama das aves, podem causar problemas nas patas das aves, em especial em frangos de corte.

Piretroides

As piretrinas são inseticidas obtidos de flores de *Tanacetum cinerariaefolium*, também conhecida como *Chrysanthemum cinerariaefolium* ou *Pyrethrum cinerariaefolium*. Devido à instabilidade desses produtos naturais, procurou-se obter derivados mais estáveis, à semelhança dos organofosforados e organoclorados, porém que não causassem contaminação do meio ambiente e não apresentassem alta toxicidade para seres vivos não alvo. Na década de 1970, ressurgiu o interesse pelas piretrinas e pelos piretroides, estes últimos mais estáveis. Os piretroides são análogos sintéticos das piretrinas naturais; são utilizados amplamente em diferentes espécies animais em instalações, e seu uso doméstico é frequente devido à segurança associada a estes compostos. São mais utilizados como ectoparasiticida contra artrópodes. Os mais empregados são a cipermetrina e deltametrina.

Estes compostos têm propriedades lipofílicas que possibilitam a entrada através da cutícula do inseto, que é rica em lipídios. Após a absorção, são levados às células nervosas, onde atuam aumentando a condutividade do íon sódio, causando, nos insetos, hiperatividade, dificuldade de locomoção, convulsões e morte. São compostos bastantes seguros quando comparados com outros grupos de ectoparasiticidas. Porém, têm aparecido parasitas resistentes aos piretroides, especialmente os ácaros de poedeiras, fazendo com que seja necessário utilizar até 40 vezes mais do produto.

Alternativas aos inseticidas químicos

O manejo de pragas por meios convencionais pela utilização de praguicidas sintéticos está começando a diminuir por aspectos relacionados com a legislação (p. ex., em muitos países, a utilização de acaricidas tem sido restrita aos galpões vazios, porque poucos produtos estão licenciados para uso quando as aves estão no período de produção), a resistência desenvolvida pelas pragas e o aumento da demanda dos consumidores por alimentos produzidos respeitando o meio ambiente ou de maneira orgânica. Como resultado destas novas tendências do consumidor final, tem crescido o interesse pelo desenvolvimento de métodos alternativos de controle de pragas para eliminar a utilização de praguicidas sintéticos.

De maneira semelhante ao que se faz para o combate de insetos que afetam a agricultura, algumas estratégias ao controle químico têm sido aplicadas, como o uso dos controles biológico e físico. Duas das áreas de estudo que estão crescendo nos últimos anos são a pesquisa dirigida à utilização de óleos essenciais no controle de artrópodes ectoparasitas e a utilização do controle imunológico.

Óleos essenciais de plantas

Algumas pesquisas têm sugerido que os óleos essenciais de plantas exercem efeito tóxico contra *Dermanyssus gallinae*, especialmente para sua utilização em sistema de produção comercial de poedeiras, com baixos resíduos tóxicos para as aves e ausência de persistentes no meio ambiente. Mais de 50 produtos têm sido testados (Quadro 33.4), alguns deles com eficácia igual ou superior a 80%. Kim *et al.* (2004) sugeriram que o modo de ação dos óleos essenciais frente aos ácaros das aves se deve ao efeito fumegante.

Sabe-se também que os óleos essenciais presentes nas plantas podem sofrer variação na sua composição química, dependendo da planta das quais foram extraídos e de outros fatores como região geográfica de cultivo, sazonalidade, método de extração, condições de armazenagem, entre outros fatores. Além disso, alguns estudos demonstraram que o efeito acaricida dos óleos essenciais completos é maior que o de seus componentes primários, provavelmente porque seus vários componentes atuam sinergicamente para mostrar sua máxima toxicidade.

Vacinas

Atualmente não há vacinas disponíveis para o controle de ácaros das aves, no entanto, algumas proteínas de ácaros e artrópodes têm sido utilizadas com algum sucesso para o controle de *Dermanyssus gallinae in vitro*. Atualmente, a genômica tem fornecido consideráveis contribuições para a identificação de antígenos protetores contra carrapatos. Nesse sentido, a utilização de proteínas definidas e caracterizadas de outros acarídeos (especialmente dentro da ordem Parasitiformes, se a sequência proteica for conservada) poderia suprir a falta de antígenos definidos para *Dermanyssus gallinae* e facilitar o desenvolvimento de vacinas para uso em aves. Algumas proteínas recombinantes de carrapato têm demonstrado eficácia no controle de infestações em aves; uma delas é a Bm86, e, mais recentemente, a subolesina. Esta última tem demonstrado alguma eficácia *in vitro*, sendo observado que a imunização com subolesina recombinante pode estimular resposta protetora de poedeiras contra *Dermanyssus gallinae*.

Quadro 33.4 Nomes científico e popular de plantas das quais se extraem óleos essenciais com atividade acaricida.

Nome científico	Nome popular
Allium sativum L.	Alho
Artemisia absinthium L.	Absinto
Chamaemelum nobile L.	Camomila
Cinnamomum burmanii Blume	Semente de canela
Cinnamomum verum Presl.	Folha de canela
Cinnamomum zeylanicum Breyn.	Casca de canela
Citrus aurantifolia Swing.	Limão (espremido)
Citrus aurantifolia Swing.	Limão (destilado)
Citrus aurantium L.	Laranja-azeda
Coriandrum sativum L.	Coentro
Cymbopogon citratus Stapf.	Capim-limão
Cymbopogon Martini Roxb.	Palmarosa
Cymbopogon nardus L.	Citronela
Eucalyptus citriodora Hook	Eucalipto
Eucalyptus globulus Labill.	Eucalipto
Eucalyptus radiata Sieber	Eucalipto
Eucalyptus staigeriana Muel.	Eucalipto
Juniperus communis L.	Enebro
Juniperus oxycedrus L.	Cedro-da-espanha
Lavandula angustifolia Miller	Lavanda-inglesa
Lavandula officinalis Chaix	Alfazema
Leptospermum scoparium Forst.	Árvore-do-chá
Melaleuca alternifólia Cheel	Melaleuca
Menta piperita L.	Hortelã-pimenta
Menta pulegium L	Poejo
Mentha spicata L.	Hortelã
Origanum marjorana L.	Manjerona
Origanum vulgare L.	Orégano
Pelargonium graveolens L´Herit	Gerânio
Pimenta dioida L.	Pimenta
Pimenta racemosa Miller	Malagueta
Pinus sylvestris L.	Pinho
Piper nigrum L.	Pimenta-preta
Rosmarino officinalis L.	Alecrim
Salvia officinalis	Sálvia
Satureja Montana L.	Segurelha
Syzgium aromaticum L.	Cravo
Tanacetum vulgare L.	Catinga-de-mulata
Thymus vulgaris L.	Tomilho
Zingiber officinalis Roscoe	Gengibre

▶ Resistência aos ectoparasiticidas

Embora o conceito de resistência a um ectoparasiticida seja a mudança na suscetibilidade a um dado produto/substância química, a resistência é primeiramente reconhecida pela falha deste no controle do parasitismo. A medida da resistência ao ectoparasiticida tem sido avaliada de diferentes maneiras, como a sobrevivência dos parasitas após o tratamento ou a redução do período de proteção que o tratamento proporciona. A resistência também pode ser quantificada pela medida da concentração da substância química que mata 50% da população *in vivo* ou *in vitro*, conhecida como concentração letal 50% (CL50).

O monitoramento da resistência tem dois objetivos principais: o primeiro é detectar a resistência logo após sua aparição para identificar as substâncias químicas eficazes; e o segundo, quando existir baixa frequência de resistência, mudar o produto para outra classe ou geração antes que ele perca sua eficácia.

Assumindo que haja predisposição genética para o desenvolvimento de resistência em uma população, são necessários: seleção para resistência com o uso da droga; e parasitas resistentes que se reproduzam com êxito e procurem um hospedeiro.

Acredita-se que os fatores de resistência podem ser genéticos, biológicos e operacionais, considerando o sistema hospedeiro-parasita, e não cada um deles de maneira individual. Além disso, a predileção dos parasitas por algumas condições ambientais favorece o desenvolvimento de resistência. Apenas o fator operacional (manejo) está sob o controle humano, incluindo: natureza química do produto, possibilidade de resistência cruzada, persistência do produto no hospedeiro e a cinética de remoção do produto no organismo. Outros fatores importantes são a administração do produto, o modo de aplicação, a frequência de tratamento, o intervalo entre os tratamentos e o estágio do parasita. Para selecionar as melhores opções de manejo, os fatores que influenciam a seleção para resistência precisam ser considerados, bem como os métodos para reduzir esta seleção. Alguns aspectos gerais sobre o manejo da resistência parasitária foram descritos por Sangster (2001) e estão resumidos no Quadro 33.5.

Quadro 33.5 Efeitos do manejo na seleção de resistência.

Efeito do manejo	Medidas para retardar a resistência
Uso contínuo de substâncias químicas para as quais a resistência se desenvolveu propicia a seleção de parasitas mais resistentes e o controle da doença falha	Monitorar a resistência e utilizar a substância química que tem se mostrado eficaz
Frequência aumentada de tratamento aumenta a seleção de parasitas resistentes	Reduzir a dependência do uso de substâncias químicas, especialmente quando os parasitas resistentes são mais propensos a sobreviver no estágio inicial
Métodos de controle não químico reduzem a pressão de seleção e podem prevenir a ocorrência de sobreviventes resistentes ao tratamento	Desenvolver métodos que reduzam o número de estágios infectantes, por exemplo, remover a cama dos aviários
Doses e eficácia têm efeitos complexos na seleção para resistência	Usar substâncias químicas eficazes em doses corretas. Não utilizar regime de tratamento supressivo. Fazer rotação dos grupos químicos
A utilização de associação de substâncias químicas é mais eficaz para retardar o aparecimento de resistência	Usar associação de substâncias químicas com diferentes modos de ação, contra as quais ainda não haja resistência, e com a mesma meia-vida

Bibliografia

Axtell RC. Poultry integrated pest management: status and future. Int Pest Management Rev. 1999; 4:53-73.

Barra A, Coroneo V, Dessi S, Cabras P, Angioni A. Characterisation of the volatile constituents in the essential oil of Pistacea lentiscus L. from different origin and its antifungal and antioxidant activity. J Agric Food Chem. 2007; 55:7093-8.

George DR, Olatunji G, Guy JH, Sparagano OAE. Effect of plant essential oils as acaricides against the poultry red mite, Dermanyssus gallinae, with special focus on exposure time. Vet Parasitol. 2010; 222-5.

George DR, Smith TJ, Shiel RS, Sparagano OAE, Guy JH. Mode of action and variability in efficacy of plant essential oils showing toxicity against the poultry red mite, Dermanyssus gallinae. Vet Parasitol. 2009; 161:276-82.

Georghiou GP, Taylor CE. Genetic and biological influences in the evolution of insecticide resistance. J Econ Entomol. 1977; 70: 319-23.

Harrington D, Canales M, De la Fuente J, De Luna C, Robinson K, Guy J et al. Immunisation with recombinant proteins subolesin and Bm86 for the control of Dermanyssus gallinae in poultry. Vaccine. 2009; 4056-63.

Izmerov NF (ed). Trichlorfon. Scientific Reviews of Soviet Literatures on Toxicity and Hazards of Chemicals. 1983; 33. 24 p.

Isman MB. Plant essential oils for pest and disease management. Crop Protect. 2000; 19: 603-8.

Keita A, Pagot E, Pommier P, Baduel L, Heine J. Efficacy of phoxim 50% EC (ByeMite) for treatment of Dermanyssus gallinae in laying hens under field conditions. Rev Med Vet. 2006; 157: 588-92.

Kim S, Na Y, Yi J, Kim B, Ahn Y. Acaricidal activity of plant essential oils against Dermanyssus gallinae (Acari: Dermanyssidae). Vet Parasitol. 2004; 120:297-304.

Leach RM, Lilburn MS. Current knowledge on the etiology of tibial dyschondroplasia in avian species. Poult Sci Rev. 1992; 4:57-65.

Meyer-Kuhling B, Pfister K, Muller-Lindloff J, Heine J. Field efficacy of phoxim 50% (ByeMite) against the poultry red mite Dermanyssus gallinae in battery cages stocked with laying hens. Vet Parasitol. 2007; 147:289-96.

Muñoz-Bertomeu J, Arrillaga I, Segura J. Essential oil variation within and amog natural populations of Lavendula latifolia and its relation to their ecological areas. Biochem Systemat Ecol. 2007; 35:479-88.

Rath A, Huff WE, Huff GR, Kannan L. Induction of tibial dyschondroplasia by carbamate and thiocarbamate pesticides. Avian Dis. 2007; 51:590-3.

Rath NC, Richards MP, Huff WE, Huff GR, Balog JM. Changes in the tibial growth plates of chickens with thiram-induced dyschondroplasia. J Comp Pathol. 2005; 14:41–52.

Sangster NC. Managing parasite resistance. Vet Parasitol. 2001; 98:89-109.

34 Aditivos Zootécnicos | Antimicrobianos

Wanderley Moreno Quinteiro Filho e João Palermo-Neto

▸ Introdução

A história recente do uso de antimicrobianos como aditivos zootécnicos em avicultura desenvolveu-se paralelamente à do isolamento e da identificação da vitamina B_{12}.

Os anos 1940 foram testemunhas de importantes avanços tecnológicos na produção animal, em especial na avicultura. O melhoramento genético e nutricional, associado à implantação de novos padrões de instalações e de manejo e às novas estratégias de *marketing*, proporcionou a expansão extremamente rápida da produção de aves. O aumento do número de frangos e galinhas resultou em maior demanda por componentes básicos da alimentação animal, no exato momento em que esses componentes estavam reduzidos no mercado em decorrência da Segunda Guerra Mundial. Embora tenham sido encontradas inúmeras substâncias que substituíam componentes na ração de animais, como vitaminas e minerais, não se logrou sucesso na busca por alternativas ao uso das proteínas de origem animal. Segundo Jukes (1972), acreditava-se, na ocasião, que as proteínas animais tinham uma substância não identificada, chamada "fator proteico animal", que era fundamental para o correto balanço nutricional de suínos e aves.

A escassez de novas fontes de proteína animal encorajou pesquisadores a determinar a origem do "fator proteico animal". Em 1948, a vitamina B_{12} – presente nos tecidos hepáticos utilizados para a produção de concentrados de proteína animal – foi identificada e caracterizada como o fator responsável pelo crescimento dos animais. Na ocasião, mostrou-se que a adição de vitamina B_{12} cristalina à ração "compensava" as deficiências de uma suplementação à base de proteína vegetal no tocante à manutenção do crescimento das aves.

Nesta ocasião, novas pesquisas mostraram que outros ingredientes destinados à alimentação animal, incluindo-se o micélio de certos fungos usados na fabricação de antimicrobianos, também eram efetivos na promoção do crescimento se adicionados à dieta de frangos. A constatação da existência de vitamina B_{12} nos micélios pareceu explicar, em um primeiro momento, seus efeitos sobre o crescimento das aves. No entanto, isto explicava apenas parcialmente os fatos, uma vez que as aves cresciam significativamente mais que outras alimentadas apenas com ração suplementada com vitamina B_{12}.

Em 1946, Moore *et al.* figuraram entre os primeiros autores a afirmar que a inclusão de antimicrobianos na alimentação de aves aumentava o ganho de peso das mesmas. No entanto, a era do uso dos antimicrobianos como aditivos iniciou-se, formalmente, com a explanação feita por Stokstad e Jukes à Sociedade Americana de Química em 9 de abril de 1950. Esses autores demonstraram que adição de micélio fúngico bruto (produto de descarte da fermentação de *Streptomyces aureofaciens* usado para a fabricação de antibióticos) na alimentação de aves e de suínos aumentava a taxa de crescimento dos animais. Na ocasião, os autores sugeriram que essa "resposta" não estava restrita à vitamina B_{12} no caldo de cultura, mas diretamente relacionada com as baixas concentrações de clortetraciclina ainda existentes neste micélio, após a extração do antibiótico para fins terapêuticos.

Os primeiros estudos com antibióticos usados na suplementação de rações para aves concentraram-se no uso das tetraciclinas e da bacitracina de zinco. Com o passar dos anos, novas moléculas de antimicrobianos foram sendo avaliadas e subsequentemente introduzidas na produção avícola. O Quadro 34.1 mostra os antimicrobianos atualmente registrados como aditivos zootécnicos para uso em avicultura no Brasil.

▸ Mecanismo de ação

O mecanismo de ação dos aditivos antimicrobianos vem sendo estudado desde sua introdução em avicultura. Inicialmente, suspeitou-se que a ação estaria relacionada com o fato de o antibiótico ser ou não absorvido pelo trato intestinal das aves. Sabe-se, hoje, que esses compostos promovem maior crescimento, melhor eficiência alimentar e melhora nos aspectos sanitários do plantel em função de atuar nas bactérias localizadas (ou indígenas) no trato gastrintestinal das aves. Esta ação seletiva sobre a biota das aves deve ocorrer, no entanto, sem que se manifestem danos muito expressivos à biota. De fato, é de amplo conhecimento que a ação de um aditivo antimicrobiano se faz sem que ocorra a destruição total da biota normal do trato intestinal das aves. Uma destruição como esta reduziria a barreira bacteriana protetora natural do trato intestinal, fato que levaria à multiplicação de cepas patogênicas e ao aparecimento de infecções e lesões intestinais, caracterizadas por diarreias e perdas no desempenho dos animais. A Figura 34.1 resume algumas das funções protetoras, funcionais e metabólicas atribuídas à biota intestinal de aves.

Neste contexto, amplas evidências científicas da atualidade mostram que a saúde intestinal das aves (eubiose) é mantida pelo equilíbrio dinâmico entre biota comensal (bifidobactérias, *Lactobacillae*, bacterioides, *Eubacteria* etc.), sistema imune intestinal (tonsilas cecais, placas de Peyer, bursa de Fabricius, divertículo de Meckel, folículos linfoides múltiplos, linfócitos T e B, células *natural killer* [NK] e dendríticas) e integridade da mucosa intestinal (enterócitos, células de Paneth, células M, de goblet etc.). Como mostram as Figuras 34.2 e 34.3, a biota comensal, em particular, tem ações protetoras bem mais importantes, embora sutis. De fato, mostrou-se que ela regula a atividade dos linfócitos $TCD4^+$ presentes na mucosa intestinal (via ativação das células dendríticas), direcionando a produção de citocinas anti-inflamatórias em detrimento da produção de outras de perfil inflamatório. Mostrou-se, também, que ela impede, direta ou indiretamente, a ativação do fator nuclear kappa (NF-κB) induzido por bactérias patogênicas, ativação fundamental para que ocorra a transcrição gênica de citocinas e quimiocinas inflamatórias. Dessa maneira, perturbações da

Quadro 34.1 Antimicrobianos autorizados no Brasil para uso como aditivos zootécnicos na avicultura.

Antimicrobiano	Ave	Fase de uso	Dose mín-máx (ppm – g/ton)	Período de retirada	Observações*
Avilamicina	Frangos de corte	–	2,5 a 10	–	Restrições: não administrar em poedeiras
	Frangas de reposição	Cria e recria	2,5 a 10	–	
	Perus de corte	–	5 a 10	–	
Bacitracina metileno dissalicilato	Frangos de corte	–	4 a 55	–	Cuidados: a bacitracina pode causar alergia em indivíduos sensíveis
	Galinhas poedeiras	7 primeiras semanas de produção	11 a 28		
	Perus de corte	–	4 a 55		
Bacitracina de zinco	Frangos de corte	–	4 a 55	–	Cuidados: a bacitracina pode causar alergia em indivíduos sensíveis
	Galinhas poedeiras	–	11 a 28		
	Perus de corte	–	4 a 55		
	Codornas de corte	–	5 a 22		
Colistina (sulfato de)	Frangos de corte	Inicial	2 a 10	3 dias antes do abate	–
		Crescimento	2 a 5		
		Terminação	2 a 5		
	Galinhas poedeiras	–	4 a 10		
Clorexidina (cloridrato de)	Frangos de corte	Inicial	20	–	–
		Crescimento	15		
		Terminação	10		
	Galinhas reprodutoras (matrizes) ou poedeiras	–	10 a 15		
Flavomicina (flavosfosfolipol ou bambermicina)	Frangos de corte	–	1 a 2	–	Restrições de uso: não administrar a patos, gansos e pombos
	Perus de corte	–	1 a 2		
Halquinol (cloro-hidroxiquinolina)	Frangos de corte	–	15 a 30	5 dias antes do abate	–
	Galinhas reprodutoras (matrizes) ou poedeiras	Cria	30 a 60		
		Recria	30		
		Postura	30 a 60		
Lincomicina	Frangos de corte	–	2,2 a 4,4	–	–
Tilosina (fosfato ou tartarato de)	Frangos de corte	–	4 a 55	–	Não usar em rações concentradas ou suplementos com mais de 2% de bentonita
	Galinhas reprodutoras (matrizes) ou poedeiras	–	22 a 55	–	
Virginamicina	Frangos de corte	–	5,5 a 16,5	–	Restrições: não usar em galinhas poedeiras

*Ao manipular os produtos antimicrobianos empregando-se as boas práticas de uso, empregue equipamento de proteção individual (roupas protetoras, óculos, luvas impermeáveis e máscara contra pó). Após manipulação do produto, lave-se com água e sabão.

relação harmônica existente entre mucosa intestinal, sistema imune e biota ("eubiose") frequentemente levam as aves a apresentar uma condição denominada "disbiose" ou "disbacteriose", caracterizada por biota qualitativa e/ou quantitativamente anormal no intestino delgado que, seguramente, tem impacto negativo sobre os animais.

Distúrbios entéricos resultantes de "disbiose" têm sido associados a prejuízos econômicos incontestáveis para a avicultura em decorrência de redução do ganho de peso, aumento da conversão alimentar, desuniformidade do plantel e refugagem. Nesse caso, o uso de antimicrobianos como aditivos e em doses recomendadas para tal (menores que 100 ppm) tem se mostrado efetivo em manter a eubiose intestinal, melhorando, inclusive, a qualidade da biota comensal. Saliente-se, no entanto, que as "disbioses" podem ter origem não infecciosa, sendo decorrentes de falhas na alimentação (estrutura e qualidade dos *pellets*, palatabilidade, formulação e conteúdo, micotoxinas, deficiências nutricionais, alterações nas quantidades de NaCl) ou de manejo (espaço de comedouro e bebedouro disponível, qualidade do ar, temperatura ambiente, densidade etc.).

Considera-se, atualmente, que a função dos aditivos antimicrobianos seja a de selecionar e equilibrar a população de bactérias comensais da biota normal ou indígena das aves, mantendo a eubiose e possibilitando a eliminação e/ou a não implantação de bactérias patogênicas. Esta conclusão foi decorrência direta de inúmeros achados científicos. Os mais relevantes são:

- Efeito dos aditivos antimicrobianos sobre o crescimento dos animais não se manifesta quando estes estão livres de microrganismos (*germ-free*)
- Antimicrobianos não aumentam o crescimento de pintinhos em fase embrionária
- Condições sanitárias do plantel (presença de patógenos) influenciam a ação dos aditivos antimicrobianos

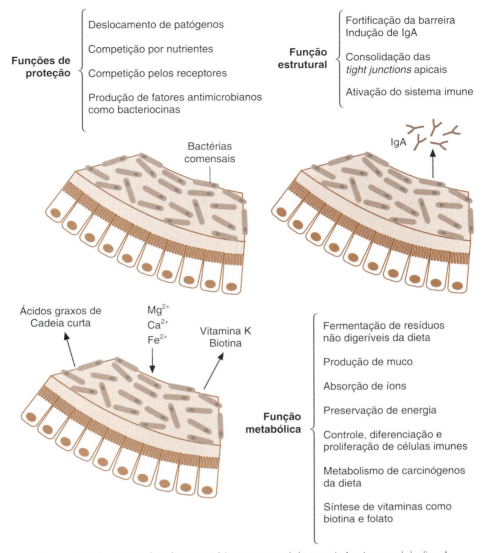

Figura 34.1 Funções relatadas para a biota comensal de aves. IgA = imunoglobulina A.

- Efeito dos aditivos sobre o crescimento animal pode ser observado pela administração oral de antimicrobianos não absorvidos pela mucosa intestinal
- Aumento do crescimento das aves após administração sistêmica de alguns antimicrobianos está relacionado com a sua presença e/ou sua excreção para o lúmen intestinal.

Neste sentido, têm sido apresentadas e avaliadas muitas hipóteses sobre o modo de ação dos antimicrobianos e sua relação com o crescimento. Porém, há consenso entre os autores de que dificilmente esses mecanismos de ação poderiam ocorrer de maneira separada ou isolada. Considerando estes fatos, Rosen, em 1995, classificou os aditivos antimicrobianos com finalidade meramente didática, tomando como critério os efeitos que produzem. Dividiu-os em: microbiológicos, morfofisiológicos, nutricionais e metabólicos. O Quadro 34.2 mostra alguns dos efeitos descritos por esse autor.

Essa visão conjunta facilita o entendimento do modo de ação dos aditivos antimicrobianos. De fato, e conforme salientado por Rosen (1995), esses produtos não apresentam um único mecanismo de ação, são múltiplos e simultâneos. Vale ressaltar que essa classificação tem caráter dinâmico, não sendo possível destacar qual dos mecanismos seja o mais importante ou aquele que ocorre primeiro e, muito menos, a sequência exata dos acontecimentos.

▶ Eventos microbiológicos

O efeito dos aditivos antimicrobianos sobre a biota intestinal das aves é o principal e mais aceito mecanismo de ação para este grupo de substâncias químicas. Isso se deve ao fato de serem muitas destas substâncias pouco ou nada absorvidas pela mucosa intestinal. Assim, a principal ação das mesmas seria selecionar e manter uma biota desejável. Já foi constatado, neste sentido, que aditivos antimicrobianos reduzem o crescimento de cepas de microrganismos com potencial patogênico, proporcionando um ambiente favorável para a proliferação das cepas ditas desejáveis.

Dentro desse contexto, é importante destacar e analisar a biota comensal do trato gastrintestinal das aves em uma tentativa de compreender sua relevância para a manutenção da integridade da mucosa intestinal.

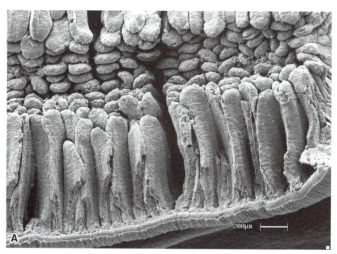
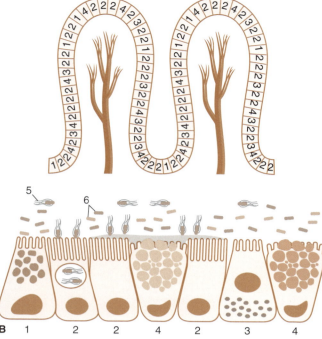

Figura 34.2 Vilos intestinais. **A.** Estruturas de vilos íntegros do intestino delgado de frango de corte de 18 dias, visualizados por técnica de microscopia de varredura. **B.** Detalhe de mucosa intestinal de frango de corte mostrando os diferentes agentes que mantêm a homeostase intestinal, em que 1. células de Paneth; 2. células epiteliais; 3. células enteroendócrinas; 4. células calciformes; e 5. patógenos entéricos; 6. bactérias comensais.

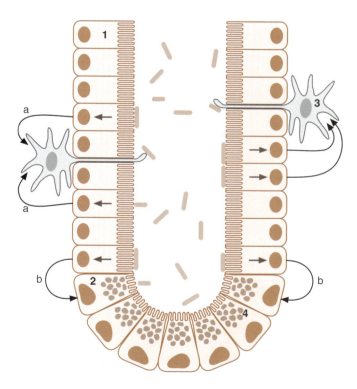

Figura 34.3 Detalhe de mucosa intestinal de aves mostrando a íntima relação entre biota, enterócitos e ativação imune, em que 1. células epiteliais; 2. células de Paneth; 3. células dendríticas; 4. proteínas antimicrobianas; a. sinais mediados por receptores em células dendríticas, b. sinais mediados por células endoteliais. (Adaptada de Thiago Pinheiro Aloia e Wanderley Moreno Quinteiro Filho.)

Quadro 34.2 Efeitos microbiológicos, morfofisiológicos, nutricionais e metabólicos atribuídos ao uso de aditivos antimicrobianos.

Efeitos	Alteração
Microbiológicos	
Bactéria adversa	–
Bactéria benéfica	+
Escherichia coli patogênica	–
E. coli benéfica	+
Estreptococcus patogênico	–
Clostridium perfringens	–
Lactobacilus benéficos	+
Competição por nutrientes pela biota comensal	–
Morfofisiológicos	
Comprimento, altura e peso do intestino	–
Capacidade de absorção intestinal	–
Síntese proteica no fígado	+
Tempo de trânsito do alimento	–
Turnover de células da mucosa	–
Nutricionais	
Absorção de cálcio	+
Retenção de energia	+
Excreção de gordura fecal	–
Absorção de ácido graxo	+
Perda energética pelo intestino	–
Síntese de nutrientes pela biota intestinal	+
Excreção de fósforo	–
Absorção de vitaminas	+
Excreção de nitrogênio	–
Retenção de nitrogênio	+
Metabólicos	
Produção de toxina alfa (α)	–
Produção de amônia	–
Oxidação de ácido graxo	–
Fosfatase alcalina intestinal	+
Urease intestinal	–

+ = aumento; – = diminuição.

A biota intestinal das aves é composta principalmente por lactobacilos, estreptococos e estafilococos (microrganismos aeróbios e gram-positivos). No ceco e no cólon predominam cepas de *Eubacterium* sp. e de *Clostridium* sp. (gram-positivos), bem como de *Fusobacterium* spp. e *Bacterioides* (gram-negativos), além de outros microrganismos anaeróbios. A Figura 34.4 mostra as regiões intestinais nas quais são encontradas algumas dessas cepas bacterianas.

O papel das bactérias comensais na manutenção da integridade da mucosa intestinal vem sendo estudado durante décadas. A atividade bioquímica das bactérias intestinais produz grande quantidade de enzimas e toxinas que podem atuar na mucosa intestinal, implicando este fato na necessidade de ocorrência de desintoxicação por parte do hospedeiro. Observou-se que os aditivos antimicrobianos causam diminuição do número de bactérias patogênicas aderidas à mucosa intestinal e de bactérias produtoras de toxinas e de amônia. Observa-se redução tanto no número de células inflamatórias na parede intestinal como do grau de descamação e renovação das vilosidades, fazendo com que a parede intestinal fique mais lisa e delgada. A neutralização dessas substâncias tóxicas faz-se à custa de um constante gasto energético proveniente da dieta consumida. Assim, modificando-se a biota, reduz-se a atividade de algumas bactérias intestinais produtoras de toxinas, possibilitando-se menor gasto energético por parte das aves. Consequentemente, a energia não consumida é direcionada para melhor desempenho, aumentando-se a eficiência na utilização dos alimentos.

As criações intensivas de frangos de corte apresentam, com alguma frequência, problemas ligados ao controle sanitário dos plantéis. Neste sentido, grande atenção vem sendo dada para o controle e a prevenção de bactérias patogênicas. Embora esta não seja uma ação precípua dos antimicrobianos usados como aditivos (mas sim dos empregados terapeuticamente com finalidade profilática), uma das soluções encontradas para este controle tem sido o uso dos aditivos antimicrobianos. De fato, frangos que recebem esses aditivos na dieta são menos acometidos por patógenos que aqueles não suplementados. Uma gama de antimicrobianos usados como aditivos, por exemplo, mostrou-se capaz de reduzir o crescimento de *Clostridium perfringens* no trato intestinal de frangos e de perus.

Por outro lado, sabe-se que a desaminação e a descarboxilação de aminoácidos por bactérias intestinais origina produtos tóxicos, como cadaverina (originária da descarboxilação da lisina) e metabólitos aromáticos e fenólicos voláteis como o 4-metilfenol e o 3-metil-indol (originários da degradação da tirosina e do triptofano). Estes produtos são potencialmente tóxicos para a mucosa intestinal, acarretando diminuição da absorção de nutrientes e, consequentemente, do ganho de peso dos animais. Inúmeros aditivos antimicrobianos são capazes de diminuir a produção desses metabólitos.

Mostrou-se, nesse sentido, que bactérias patogênicas presentes no trato intestinal das aves reduzem significativamente o rendimento zootécnico do plantel. Dentro desse contexto, mostrou-se que aves criadas em ambientes livres de germes apresentavam rendimento melhor de carcaça em comparação a aves criadas em sistemas convencionais. Especificamente, observou-se que frangos mantidos em ambientes livres de microrganismos patogênicos cresciam de modo mais eficiente e homogêneo que os criados em condições convencionais. Mostrou-se, também, que os animais criados em ambientes *germ-free* respondiam menos à ação dos aditivos antimicrobianos. Entretanto, quando as aves criadas em ambiente convencional eram suplementadas com aditivos antimicrobianos, observou-se crescimento semelhante ao que ocorria nos animais mantidos livres de patógenos. Em outro experimento, constatou-se que a inoculação de *Enterococcus faecalis* em aves *germ-free* diminuía

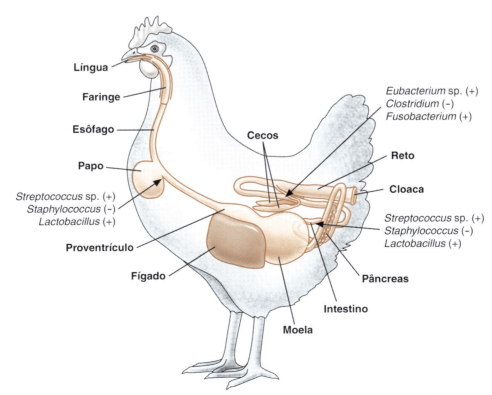

Figura 34.4 Algumas bactérias que habitam o sistema digestório das aves. (+) = gram-positivas; (–) = gram-negativas.

significativamente o crescimento das mesmas, prejudicando, principalmente, a conversão alimentar. O fornecimento de aditivos antimicrobianos restaurou o crescimento e os índices de conversão alimentar destas aves.

Experimentos como os mencionados têm direcionado pesquisadores da área a acreditar que o principal mecanismo de ação dos aditivos antimicrobianos esteja associado a efeitos inibitórios que apresentam sobre cepas bacterianas intestinais. Nesse sentido, a interação das bactérias da biota normal com o sistema imune associado ao intestino de aves é uma realidade: sabe-se que a biota comensal ativa a imunidade inata e adquirida das aves. No entanto, se essa biota não for controlada e equilibrada, ela pode levar a processos imune-inflamatórios intestinais, colocando-se em risco a saúde intestinal das aves. Neste contexto, uma quantidade menor de bactérias patogênicas no intestino das aves diminuiria estes processos inflamatórios e, dessa maneira, o gasto energético despendido pelas aves no controle dos mesmos. Entretanto, não se acredita na ocorrência de uma ação direta dos aditivos antimicrobianos sobre o sistema imune das aves, visto que não foram encontradas diferenças significativas consistentes na produção de anticorpos, na imunidade inata e no peso dos órgãos linfoides de aves tratadas ou não com aditivos antimicrobianos.

O número de bactérias isoladas da biota intestinal, por outro lado, é igual em animais suplementados ou não com aditivos antimicrobianos. Observou-se, nesse sentido, que as bactérias da biota intestinal das aves tratadas com antimicrobianos apresentam modificações em suas membranas celulares. De fato, após a adição de aditivos antimicrobianos, foram observadas pequenas alterações morfológicas na superfície de algumas bactérias, especialmente em *Escherichia coli*, fato que não apenas as tornariam mais suscetíveis aos efeitos dos próprios aditivos antimicrobianos como, também, aos ácidos e álcalis do conteúdo intestinal e, até mesmo, às enzimas bactericidas produzidas por outras bactérias. Sugeriu-se, neste sentido e de relevância, que as lesões induzidas pelos aditivos antimicrobianos nas bactérias impediriam a aderência das mesmas às vilosidades intestinais, o que facilitaria sua eliminação fecal e, consequentemente, diminuiria a instalação de processos inflamatórios na lâmina própria da mucosa do intestino.

▶ Eventos morfofisiológicos

A ação dos aditivos antimicrobianos também pode ser analisada pelas mudanças que eles produzem na morfologia e na fisiologia do trato gastrintestinal das aves. Relataram-se, especialmente, mudanças nos seguintes parâmetros:

- Tempo de trânsito do alimento no intestino
- Diâmetro intestinal
- Espessura da parede do intestino
- Peso da parede do intestino
- Capacidade de absorção do intestino
- Consumo de ração
- Umidade das fezes
- *Turnover* das células da mucosa intestinal.

Como já comentado anteriormente, mudanças morfofisiológicas intestinais decorrentes de bactérias oportunistas são geralmente caracterizadas por inflamação leve e subclínica. No desenvolvimento do processo inflamatório, a proliferação de células da mucosa intestinal aumenta, o que deixa a parede intestinal mais espessa e edemaciada, tornando a superfície da mucosa mais áspera. Como ilustrado na Figura 34.5, esse espessamento da parede intestinal ocorre em função de haver grande quantidade de células inflamatórias, que formam uma camada na lâmina própria do intestino. Essas células imunes (linfócitos, macrófagos, células dendríticas e heterófilos) ocupam, de certa maneira, o espaço destinado às células que realizam a absorção de nutrientes, diminuindo a eficiência do processo.

Como representado na Figura 34.5, numerosas mudanças histológicas foram observadas na parede intestinal de aves após o uso de aditivos antimicrobianos. A primeira e evidente mudança relatada após o uso destas substâncias foi a diminuição da incidência de processos inflamatórios na mucosa intestinal e, com isso, a redução do número de células imunes presentes nessa região. Este fato foi correlacionado à diminuição que se observou na espessura da parede intestinal das aves ou, em outras palavras, à redução no peso do intestino delgado dos animais tratados com o aditivo. Sabe-se que animais tratados com aditivos antimicrobianos apresentam vilosidades intestinais diferenciadas, caracterizando o que se convencionou chamar de uma mucosa mais "suave".

Mostrou-se que os aditivos antimicrobianos modificam a espessura da parede intestinal e, consequentemente, o peso do intestino das aves. Para exemplificar melhor essa afirmação, foram realizados estudos com diferentes concentrações de bacitracina de zinco, analisando-se as alterações induzidas por ela na estrutura e na morfologia da mucosa intestinal. Além do esperado aumento do ganho de peso das aves suplementadas com 11 e 55 ppm de bacitracina na ração, observou-se diminuição do peso do intestino delgado das aves, em decorrência do adelgaçamento da parede e do diâmetro intestinal. Em conjunto, esses resultados sugerem ocorrência de diminuição no número de células inflamatórias na mucosa intestinal, além de alteração na taxa de *turnover* das células da mucosa intestinal (Figuras 34.2 a 34.4).

Aves livres de patógenos apresentaram menor *turnover* de células no intestino e adelgaçamento da mucosa intestinal quando comparadas a outras criadas em sistemas convencionais. Esses dados reforçam os anteriormente relatados após o uso da bacitracina de zinco, ao relacionar as mudanças morfológicas observadas no intestino com o crescimento das aves. Em seu conjunto, tornam possível a seguinte conclusão: "alguns microrganismos, ao produzir inflamação e aumentar a renovação das células da mucosa intestinal das aves, aumentam as necessidades nutricionais dos animais, dificultando o crescimento, o ganho de peso e a conversão alimentar".

Mostrou-se também que aditivos antimicrobianos modificam a morfologia e fisiologia do intestino; de fato mostraram que a administração dos mesmos diminuiu o tempo de trânsito dos alimentos pelo intestino, aumentando a eficiência da absorção dos nutrientes. Estes achados decorreriam, provavelmente, de as aves apresentarem parede intestinal mais fina e permeável. Os aditivos antimicrobianos diminuíram o peso do íleo, bem como o número de algumas bactérias ali instaladas, dentre as quais cabe destacar o *Clostridium perfringens*, correlacionando-se estas reduções de maneira inversa ao aumento do ganho de peso dos animais.

Desse modo, têm-se como certo que as bactérias patogênicas do lúmen intestinal das aves acarretam inflamação crônica da mucosa, que se traduz por espessamento da lâmina própria, dificuldades na absorção de nutrientes e redução do crescimento. Todos esses achados seriam evitados se fossem introduzidos aditivos antimicrobianos na ração.

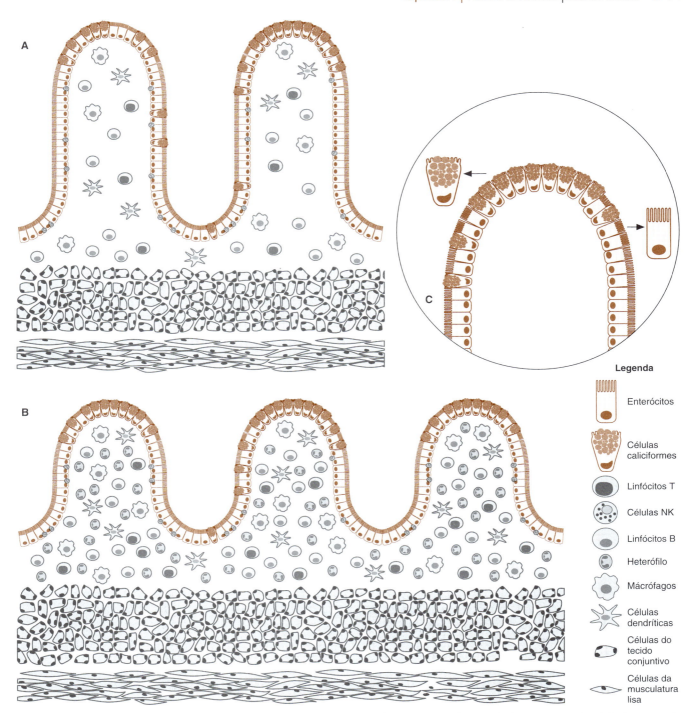

Figura 34.5 Mucosa intestinal de aves tratadas ou não com aditivos antimicrobianos e mantidas em criadouro convencional. **A.** Aves tratadas com aditivo antimicrobiano. **B.** Aves não tratadas com aditivo antimicrobiano. **C.** Representação da extrusão de muco por células caliciformes no ápice dos vilos intestinais (*à esquerda*) e enterócito (*à direita*). (Adaptada de Thiago Pinheiro Aloia.)

▶ Eventos nutricionais

Os aditivos antimicrobianos também são estudados pelos seus efeitos nutricionais. Relatou-se que essas substâncias químicas aumentam a retenção de energia e de nitrogênio, bem como o fornecimento de aminoácidos limitantes, a absorção de vitaminas, de elementos-traço (elementos essenciais, como iodo, flúor, cobre, manganês, zinco, cobalto, cromo, selênio etc.), de ácidos graxos, de glicose e de cálcio, dentre outros parâmetros relevantes que influenciam reconhecidamente o balanço nutricional das aves.

Como já comentado, algumas bactérias da biota intestinal das aves competem pelos nutrientes da dieta. Acredita-se que os aditivos antimicrobianos interfeririam com o metabolismo bacteriano e/ou reduziriam o número de algumas bactérias, alterando a composição da biota. Dessa maneira, eles reduziriam, por exemplo, a fermentação microbiana de glicose e a produção de ácido láctico, o que resultaria em melhor utilização da glicose pelas aves. Em aves sadias, este efeito foi relacionado com melhora do ganho de peso médio diário e o aumento da eficiência na absorção de nutrientes fornecidos pela ração.

Outros experimentos mostraram que aditivos antimicrobianos administrados a aves aumentaram os níveis de fosfatase alcalina. Esse achado foi correlacionado a mudanças observadas na biota intestinal e, consequentemente, ao tipo e à quantidade de nutrientes absorvidos pelo intestino das aves. Além disso, com relação à ação de aditivos sobre as enzimas da digestão, mostrou-se que estes agentes reduzem a atividade da colitaurina hidroxilase no intestino delgado. Esse ácido biliar conjugado (ácido cólico com taurina) é secretado pela bile e eliminado para o intestino delgado, possibilitando a emulsificação e a absorção de gorduras, lipídios e compostos lipossolúveis como α-tocoferol. Algumas bactérias, especialmente as gram-positivas, hidrolisam esse ácido biliar conjugado, diminuindo sua ação e aumentando a concentração dos metabólitos oriundos da hidrólise deste ácido, que não apenas são hepatotóxicos, como também responsáveis pela instalação de processos inflamatórios no intestino delgado. Nesse sentido, mostrou-se a existência de uma relação inversa entre o efeito dos aditivos antimicrobianos sobre o ganho de peso de aves e a atividade da colittaurina hidroxilase. Sugeriu-se ser este efeito um novo mecanismo de ação para os aditivos antimicrobianos. Um trabalho de Knarreborg et al. (2004) reforçou esta hipótese ao mostrar que a suplementação de aves com avilamicina e salinomicina diminuiu a quantidade de *C. perfringens*, de sais biliares não conjugados e da atividade da enzima hidroxilase, além de aumentar a concentração sérica de α-tocoferol, vitamina importante para a proteção da mucosa intestinal.

Também relatou-se menor necessidade por proteínas na alimentação das aves após o uso dos aditivos antimicrobianos, tendo-se sugerido que estes agentes produzem maior absorção de nitrogênio não proteico a partir dos alimentos. Esse achado foi considerado o fator responsável pela melhora na conversão alimentar de aves tratadas com aditivos antimicrobianos.

Somando-se os fatos, pode-se dizer que os aditivos antimicrobianos inibiriam o crescimento de algumas bactérias da biota, bactérias estas que produziriam substâncias tóxicas ou competiriam com as aves por nutrientes, dando lugar a outras bactérias simbióticas produtoras de vitaminas e de aminoácidos. De fato, muitos microrganismos são capazes de sintetizar nutrientes essenciais para o metabolismo das aves. A seleção desses microrganismos "benéficos" pelos aditivos antimicrobianos acarretaria aumento da síntese de alguns nutrientes, corrigindo, ainda que parcialmente, possíveis deficiências nutricionais da ração fornecida aos animais. Nesse contexto, empregando-se três doses de tetraciclina na ração de frangos de corte mostrou maior retenção de energia pelos animais tratados, fato acompanhado pelo aumento do ganho de peso dos animais. Também foi relatado possível estimulação induzida pelos aditivos antimicrobianos sobre a síntese de vitaminas pelas bactérias da biota do trato gastrintestinal. Constatou-se que o uso da clortetraciclina como aditivo na ração de aves aumentou a quantidade de vitamina B_{12} no conteúdo intestinal das mesmas, e que o uso de estreptomicina aumentou a população intestinal de *Bacillus megaterium*, bactéria responsável pela produção de grandes quantidades de vitamina B_{12}.

Por tudo quanto exposto, pode-se concluir que o uso de aditivos antimicrobianos na dieta de aves aumenta a digestibilidade e a absorção dos nutrientes por elas. Finalmente, parece interessante relatar que já se demonstrou a existência de uma relação positiva entre uma dieta com baixa concentração proteica e o emprego de aditivos antimicrobianos nela, melhorando o desempenho das aves.

▶ Eventos metabólicos

A biota do trato intestinal das aves interage com as células da mucosa intestinal das mesmas. Neste sentido e como já comentado, a população de bactérias no intestino varia com a espécie animal, a região do intestino, a idade dos animais, o tipo de dieta e o meio ambiente. Em geral, ela é equilibrada, desempenhando importante papel no crescimento e na saúde das aves. Como já discutido, estas bactérias intestinais metabolizam nutrientes, vitaminas, ácidos graxos e ácido láctico. Já foram relatadas importantes diferenças na atividade metabólica das bactérias intestinais, em função da suplementação com aditivos antimicrobianos. Assim, relatou-se redução das quantidades produzidas de amônia e de certas aminas tóxicas em animais tratados com aditivos antimicrobianos, tendo sugerido a ocorrência de diminuição na produção dessas substâncias pelas bactérias e/ou a ocorrência de seleção de cepas bacterianas que normalmente as produzem. Animais tratados com esses aditivos têm condições de economizar energia, uma vez que não há necessidade de gastá-la com as demandas geradas pelos processos ligados à eliminação de substâncias tóxicas. Segundo acredita-se, essa energia economizada ficaria disponível para o crescimento e, assim, contribuiria para a melhora dos índices de conversão alimentar.

Sabe-se que a amônia produzida pela degradação de aminoácidos no organismo das aves é convertida em ácido úrico no fígado. Além disso, sabe-se que diferentes tipos de bactérias presentes no ceco das aves hidrolisam o ácido úrico (precursor da urease). Nesse sentido, considera-se que algumas bactérias produtoras de urease diminuiriam o crescimento das aves. De fato, alguns experimentos têm mostrado que a diminuição do número de bactérias produtoras de urease induzida pelos aditivos antimicrobianos reduziria a hidrólise da ureia e, consequentemente, a produção de amônia. Esta redução seria benéfica para a saúde intestinal das aves, melhorando o crescimento das mesmas. De fato, a amônia produzida na mucosa intestinal poderia lesar as células epiteliais, prejudicando a absorção dos nutrientes. Neste aspecto, chegou-se mesmo a sugerir que a medida de atividade da urease intestinal das aves poderia ser utilizada como ferramenta para avaliação do potencial de ação dos aditivos antimicrobianos.

Também foi aventada a hipótese de uma possível ação direta dos aditivos antimicrobianos sobre o metabolismo das aves. Porém, uma ação como esta somente seria possível no caso de antimicrobianos absorvidos a partir do trato gastrintestinal. Para os aditivos que não são absorvidos pela mucosa (a maioria deles), essa ação sobre o metabolismo da ave seria improvável, a não ser que ocorresse diretamente nas células epiteliais do intestino, afetando a absorção de nutrientes, o que parece não ser o caso.

Observou-se que diferenças nas taxas de *turnover* das células do intestino delgado afetam o metabolismo energético e as perdas fecais de nitrogênio e aminoácidos. Assim, a diminuição da carga bacteriana intestinal pela introdução de aditivos antimicrobianos na dieta acarretaria redução da perda de nutrientes pelas fezes, em especial, do nitrogênio proteico ou não proteico. De fato, mostrou-se que a suplementação da dieta de pintinhos com aditivos antimicrobianos reduziu a taxa de degradação de componentes nitrogenados no intestino dos mesmos.

Tomados em seu conjunto, pode-se concluir que os inúmeros efeitos dos aditivos antimicrobianos sobre aspectos microbiológicos, nutricionais, morfofisiológicos e metabólicos não correspondem e nem devem ser compreendidos como fatos isolados. Eles devem ser interpretados como componentes de ações múltiplas e simultâneas produzidas por estes aditivos na biota e, por conseguinte, na complexa dinâmica intestinal das aves.

▶ Aditivos antimicrobianos e sua importância no desempenho das aves

De um total de 1.546 trabalhos computados, todos relataram melhora no ganho de peso e na eficiência alimentar das aves e redução do custo de produção por quilo de frango produzido. Rosen, em 1995, foi um dos primeiros autores a revisar a literatura relacionada com o uso de aditivos antimicrobianos em avicultura. Ele analisou 12.153 experimentos e observou que, em 72% deles, havia ocorrido melhora do desempenho zootécnico. Trabalhos relatando ausência de efeitos ou piora no desempenho das aves tratadas foram atribuídos por ele a erros de manejo, deficiências na qualidade da ração e/ou de sanidade do plantel.

O Quadro 34.3 mostra alguns dos benefícios atribuídos aos aditivos antimicrobianos usados em avicultura de corte.

O Quadro 34.4, por sua vez, mostra alguns efeitos positivos atribuídos ao uso dos aditivos antimicrobianos em poedeiras, em fase anterior à oviposição. Segundo Miltenburg (1999), o uso de aditivos em frangas poedeiras seria necessário principalmente na vigência de baixa qualidade de instalações, deficiências de manejo, presença de temperaturas elevadas e falhas sanitárias, dentre outros aspectos que podem acometer a recria de frangas. Essas situações desfavoráveis dificultariam o alcance do peso ideal para postura, o que seria contornado pelo uso dos aditivos antimicrobianos.

Resultados expressivos na produtividade de ovos e na eficiência alimentar foram experimentalmente obtidos após o uso de alguns aditivos antimicrobianos durante a fase de postura. Porém, apesar deles, o uso de aditivos antimicrobianos durante a fase de oviposição de aves é proibido no Brasil e deve ser evitado, pois resulta frequentemente em resíduos dos mesmos nos ovos das aves tratadas.

Quadro 34.3 Benefícios do uso de aditivos antimicrobianos em poedeiras (antes da fase de oviposição comercial).

Parâmetros	Resultados
Número de ovos/ave alojada	Aumento de 2 a 4%
Massa de ovos/ave alojada	Aumento de 1 a 2%
Espessura da casca	Aumento de 1 a 2%
Pigmentação da gema	Aumento de 10 a 20%
Ovos quebrados e trincados	Diminuição de 0,5 a 1%
Conversão alimentar	Diminuição 2 a 4%

Adaptado de Albuquerque, 2005.

Outros trabalhos foram desenvolvidos para mostrar a eficiência do uso de aditivos antimicrobianos na melhora do desempenho de aves. Em particular, foram analisados os efeitos de aditivos sobre o desempenho e a coloração da perna de frangos. As aves suplementadas com 10 ppm de virginiamicina apresentaram maior peso corporal e melhora na conversão alimentar. Empregando-se suplementações com 10 e 20 ppm do antimicrobiano, também foi observada melhora no ganho de peso e na conversão alimentar. No entanto, não foram observadas diferenças entre os efeitos produzidos pelas duas doses do antimicrobiano. Nos dois experimentos, o uso do aditivo antimicrobiano proporcionou melhora na coloração das pernas das aves, o que foi atribuído ao aumento da absorção de pigmentos carotenoides.

Foram avaliados 15 produtos contendo antimicrobianos em frangos de corte. Em todos os casos, mostrou-se melhor ganho de peso. Um dado importante desse trabalho foi a observação da ausência de efeitos das sulfas usadas como aditivo sobre o desempenho das aves. Além disso, mostrou-se que os antimicrobianos testados aumentaram o rendimento das carcaças e o peso das "partes nobres" (coxa e peito). Nesse sentido, vale ressaltar que os efeitos atribuídos ao uso de aditivos antimicrobianos sobre a qualidade da carcaça são inconsistentes. Outros estudos não mostraram diferenças na qualidade da carcaça de animais tratados ou não tratados com aditivos antimicrobianos. As razões para estas discrepâncias de resultados centram-se nas linhagens estudadas, nas condições das instalações, nas condições climáticas presentes durante a realização dos testes, na sanidade do plantel e, dentre tantas outras, no tipo de manejo usado.

De particular relevância é a possibilidade do uso de aditivos antimicrobianos para melhorar o desempenho quando as aves experimentam situações de estresse. De fato, mostrou-se que o estresse por calor diminuiu o ganho de peso dos animais, piorou a conversão alimentar, diminuiu a atividade imune inata avaliada por meio da atividade de macrófagos peritoneais e resultou no aparecimento de processos inflamatórios no intestino das aves. A piora da imunidade dessas aves e um possível desequilíbrio induzido pelo estresse na biota ocasionaram a proliferação de agentes patogênicos intestinais produzindo, em decorrência, os processos inflamatórios/infecciosos intestinais com espoliação energética e prejuízos na absorção de nutrientes. O uso de um aditivo antimicrobiano nestas condições, por reequilibrar a biota dos animais, tem amplas possibilidades de restaurar a integridade da mucosa intestinal, melhorando a conversão alimentar e o ganho de peso dos animais.

Quadro 34.3 Benefícios do uso de determinados aditivos antimicrobianos em avicultura.

Benefício	Avilamicina	Bacitracina	Lasalocida	Monensina	Nasaricina	Salinomicina	Virginamicina
Redução da excreção de nitrogênio	+	+	+	+	+	+	+
Ganho de peso	+	+	+	+	+	+	+
Conversão alimentar	+	+	+	+	+	+	+
Aumento da qualidade de carcaça	+	+	–	–	–	–	–
Controle de enterite necrótica	+	+	+	+	+	+	+
Economia de proteína	+	+	+	+	+	+	+
Economia de energia	+	+	+	+	+	+	+
Aumento da absorção mineral	–	–	+	+	+	–	+
Tolerância ao calor	–	–	+	+	–	–	+

Considerações finais

É indiscutível: o uso de aditivos antimicrobianos traz benefícios à saúde intestinal das aves, melhorando seu desenvolvimento e sua produtividade. No entanto, cabe destacar que o uso desses agentes deve seguir as recomendações apresentadas pela Organização Mundial da Saúde (OMS) e pela Organização Mundial da Saúde Animal (OIE) com relação às chamadas "boas práticas de uso de medicamentos em animais de produção", em especial, no que se refere à necessidade de constante monitoramento da sanidade do plantel feito por um médico-veterinário. Nesse sentido, o Ministério da Agricultura, Pecuária e Abastecimento (MAPA) confeccionou importante manual destinado aos produtores rurais, contendo orientações de boas práticas de uso de produtos veterinários em animais de produção. Neste manual há as seguintes recomendações:

- Não usar o produto veterinário nas seguintes condições: com embalagem violada, se mantido em temperatura inadequada e se a rotulagem estiver danificada
- Utilizar somente produtos registrados pelo MAPA
- Nunca usar produtos veterinários com prazo de validade vencido
- Consultar sempre um médico-veterinário
- Ler atentamente a bula/rótulo do produto
- Ter cuidado ao utilizar vários produtos ao mesmo tempo, pois podem ocorrer associações indesejáveis
- Ficar atento para o uso da dose correta e para a duração do tratamento
- Respeitar o período de carência do produto, verificando a bula ou a embalagem do produto para informações a respeito
- Utilizar o produto veterinário apenas na espécie-alvo recomendada.

Nesse sentido, muita atenção deve ser dada para o uso como aditivos em avicultura apenas dos antimicrobianos que tenham sido especificamente liberados pelo MAPA para tal, cuidando-se de respeitar a dose prescrita para utilização na ração dos animais. Estas necessidades são essenciais para que se respeite o período de carência fixado para esses produtos, de modo a não ultrapassar os limites máximos de resíduos (LMR) estabelecidos para os mesmos (para detalhes, ver *Capítulo 40*).

O uso de antimicrobianos como aditivos melhoradores do desempenho zootécnico em animais de produção tem suscitado acirrados debates. Neles são considerados não apenas aspectos técnico-científicos como também outros de caráter ideológico ou emocional. De modo geral, o bloco representado pelos EUA defende a utilização de antimicrobianos como aditivos zootécnicos; já o europeu defende sua remoção. Essa opinião contrária dos países europeus ao uso de aditivos antimicrobianos está embasada em princípios de precaução e não em evidências de cunho científico. No entanto, embora de modo espúrio, essa opinião não se deu por acaso. Decorreu diretamente de alguns acontecimentos que deixaram em crise a produção animal europeia.

Dentre esses acontecimentos, destacam-se dois de extrema importância para as decisões tomadas. O primeiro data de 1995/1996 e diz respeito à encefalopatia espongiforme bovina (BSE) e sua relação com o uso de ração com proteína animal contaminada por príons, os agentes etiológicos da BSE. O segundo surgiu quando se constatou a contaminação de carne de frangos de corte por dioxina (produto genotóxico) oriunda do uso impróprio de óleo queimado no preparo da ração de aves. A soma desses acontecimentos e os contaminantes presentes em outros produtos agropecuários destinados ao consumo humano acarretaram uma crise relacionada com a qualidade dos alimentos consumidos pelos europeus, que se difundiu por toda a Europa. Ela se materializou na queda drástica do consumo de carnes em toda a Europa e na implantação de novas e graves regras e medidas restritivas de controle. Dentre elas, cabe destacar exigências ligadas a diferentes etapas da produção animal: certificação de procedência, rastreabilidade, condições de alojamento e bem-estar dos animais, busca pela ausência de resíduos de substâncias químicas em ração/água/pastagem fornecida aos animais de produção, ou seja, uma garantia de que apenas alimentos seguros e inócuos sejam fornecidos aos animais de produção.

Nesse contexto e em função das constatações relatadas, os consumidores passaram a ficar mais exigentes, escolhendo cuidadosamente o tipo de carne que ingerem, buscando alimentos "livres de contaminantes" ou de substâncias químicas.

Como agente complicador deste quadro, acirraram-se, ao mesmo tempo, na Europa e em outros países do mundo, as discussões relativas ao uso de aditivos antimicrobianos na dieta de animais de produção e o possível desenvolvimento de resistência bacteriana a antimicrobianos relevantes para a saúde humana e dos animais. Embora nada de científico tenha sido produzido a respeito desta relação, por precaução, as agências regulatórias europeias resolveram banir o uso de aditivos antimicrobianos em produção animal e, em especial, em avicultura, buscando, com isto, diminuir a prevalência/incidência de microrganismos resistentes aos antimicrobianos usados terapeuticamente em medicina humana e veterinária (para detalhes, ver *Capítulo 28*). Pelo mesmo motivo, em dezembro de 2013, o FDA elaborou um plano que propõe a remoção voluntária, por parte das indústrias farmacêuticas veterinárias, do uso de aditivos antimicrobianos em alimentação animal.

Diante desse cenário, a avicultura brasileira teve de adotar condutas que têm procurado contornar as exigências impostas pelo mercado europeu, principalmente tendo em vista que a Europa é um dos principais destinos da carne de frango brasileira exportada. Assim, diversificou-se a produção, implantaram-se novas tecnologias que buscam manter a qualidade e o custo da carne produzida, procurando, ainda, atender e manter os mercados que restringem o uso dos aditivos antimicrobianos.

No entanto, manter dois tipos de manejo produtivo – com ou sem aditivos antimicrobianos – dentro do cenário avícola brasileiro tem sido complicado, na medida em que se tornam mandatórios o controle e a rastreabilidade das produções para evitar contaminações e trocas de rações e/ou do destino das mercadorias a serem exportadas. Nesse contexto, o estabelecimento de procedimentos diversificados na produção avícola brasileira exige a participação conjunta dos produtores rurais, dos médicos-veterinários e dos órgãos de fiscalização federais. Em especial, entende-se que o produtor rural deva ser muito bem instruído e treinado para que evite contaminações cruzadas com aditivos antimicrobianos. De fato, as técnicas analíticas para detecção de resíduos de substâncias químicas em tecidos animais utilizadas pelos países importadores da nossa carne são cada vez mais sofisticadas e sensíveis. Isto implica a necessidade de se tomar muito cuidado para que não se misture a carne de animais tratados com aditivos antimicrobianos com aquela proveniente de animais não tratados. Do mesmo modo, deve-se cuidar para que não haja contaminação por aditivos dos comedouros, da cama das aves, dos misturadores de ração e de outros equipamentos da fábrica de ração.

Por outro lado, é inegável que a restrição do uso dos aditivos antimicrobianos na produção de aves acarreta consequências nefastas e amplas. Os possíveis efeitos da restrição/

proibição do uso de antimicrobianos como aditivos foram detalhados em outro trecho deste livro (para mais detalhes, ver *Capítulo 28*). Alguns deles são: redução da produtividade, aumento da incidência de doenças nos animais, aumento do risco de infecções de origem alimentar em seres humanos e necessidade de criação de um sistema de monitoramento/controle do uso dos antimicrobianos em avicultura.

Métodos alternativos ao uso de aditivos antimicrobianos estão sendo estudados e têm sido utilizados na tentativa de suprir as necessidades produtivas, cumprindo-se as exigências europeias e buscando não interferir com a resistência microbiana. Entretanto, apesar dos esforços dentro dessa grande área de pesquisa, nenhum substitutivo mostrou-se, até o momento, tão eficiente quanto os antimicrobianos no relativo ao aumento da produtividade. Neste contexto, há que se destacar o uso de probióticos e de prebióticos, bem como de substâncias diversas de origem vegetal. Eles vêm se revelando possíveis alternativas tecnológicas para melhorar o desempenho da produção de aves (para detalhes, ver *Capítulo 35*).

O Brasil não se tornou o maior exportador de carne de frango por acaso. Diante de muito trabalho e tecnologia, desenvolveu-se uma produção avícola de grande qualidade, eficiência e baixo custo. Os últimos anos têm se mostrado muito favoráveis à avicultura brasileira principalmente pelo excelente padrão sanitário dos plantéis. Essa hegemonia nas exportações de carne de frango tem incomodado muitos países e seus mercados. Neste contexto internacional, medidas para manter a qualidade dos nossos produtos devem ser tomadas como prioritárias, dando-se especial atenção e cuidado às questões ligadas aos resíduos de aditivos antimicrobianos em carne de aves e às questões de biossegurança, em especial com a resistência bacteriana, evitando-se, assim, que medidas restritivas ou embargos futuros venham a ser impostos pelos países importadores aos nossos produtos.

O mundo enfrenta o desafio de ter que dobrar a produção de alimentos nos próximos 40 anos. O Brasil vem ganhando destaque nesse cenário, pois é considerado um dos países que irão satisfazer essa demanda. Porém, é preciso lembrar que este aumento de produção, em especial de carne de frango, deverá ocorrer com o menor impacto possível ao meio ambiente, isto é, utilizando-se das mesmas áreas agricultáveis atuais. Dessa maneira, só resta a alternativa de maximizar-se a produção. Para isso, novas e antigas tecnologias devem estar disponíveis aos produtores de aves, destacando-se, entre elas, os melhoramentos genético, sanitário e nutricional do plantel e o uso prudente dos aditivos antimicrobianos.

▶ Bibliografia

Albuquerque R. Antimicrobianos como promotores de crescimento. In: Palermo-Neto J, Spinosa H S, Górniak S L (eds). Farmacologia aplicada à avicultura. São Paulo: Rocca, 2005. p. 159.

Brisbin JT, Gong J, Sharif S. Interaction between commensal bacteria and the gut-associated immune system of the chicken. An Health Res. Reviews. 2008; 9:101-10.

Butaye P, Devriese LA, Haesebrouck F. Antimicrobial growth promoters used in animal feed: effects of less well known antibiotics on gram-positive bacteria. Clin Microbiol Rev. 2003; 16(2):175-88.

Butolo J E. Qualidade de ingredientes na alimentação animal. Campinas: Colégio Brasileiro de Nutrição Animal, 2002. 430p.

Dafwang II, Cook ME, Sunde ML et al. Bursal, intestinal, and spleen weights and antibody response of chicks fed subtherapeutic levels of dietary antibiotics. Poult Sci. 1985; 64(4):634-9.

Dewey CE, Cox BD, Straw BE et al. Associations between off-label feed additives and farm size, veterinary consultant use, and animal age. Prev Vet Med. 1997; 31(1-2):133-46.

Feighner SD, Dashkevicz MP. Subtherapeutic levels of antibiotics in poultry feeds and their effects on weight gain, feed efficiency, and bacterial cholyltaurine hydrolase activity. Appl Environ Microbiol. 1987; 53(2): 331-6.

Fuller R, Houghton SB, Coates ME. The effect of dietary penicillin on the growth of gnotobiotic chickens monoassociated with Streptococcus faecium. Br Poult Sci. 1983; 24(1):111-4.

Jones FT, Ricke SC. Observations on the history of the development of antimicrobials and their use in poultry feeds. Poult Sci. 2003; 82(4): 613-7.

Jukes TH. Antibiotics in animal feeds and animal production. Bioscience. 1972; 22:526-34.

Knarreborg A, Lauridsen C, Engberg RM et al. Dietary antibiotic growth promoters enhance the bioavailability of alpha-tocopheryl acetate in broilers by altering lipid absorption. J Nutr. 2004; 134(6):1487-92.

Luckey TD. Antibiotics stimulate growth of germfree birds. Fed Proc. 1978; 37(12):2553.

Maiorka A. Impacto da saúde intestinal na produtividade avícola. V Simpósio Brasil Sul de Avicultura. Chapecó, 2004. pp. 119-29.

Miles RD, Butcher GD, Henry PR et al. Effect of antibiotic growth promoters on broiler performance, intestinal growth parameters, and quantitative morphology. Poult Sci. 2006; 85(3):476-85.

Miles RD, Janky DM, Harms RH.Virginiamycin and laying hen performance. Poult Sci. 1985; 64(1):139-43.

Miltenburg G. Uso de aditivos na nutrição de poedeiras comerciais. In: Simpósio sobre as implicações socioeconômicas do uso de aditivos na produção animal, 1999. Piracicaba. Anais do Simpósio sobre as Implicações Socioeconômicas do Uso de Aditivos na Produção Animal, 1999. pp. 95-8.

Moal VL, Servin AL. The front line of enteric host defence against unwelcome intrusion of harmful microorganisms: mucins, antimicrobial peptides and microbiota. Cl. Microbiol Reviews. 2006; 19:315-37.

Moore PR, Evension A, Luckey TD et al. Use of sulfasuxidine, streptothricin and streptomycin in nutritional studies with the chick. J Biol Chem. 1946; 165:437-41.

Muramatsu T, Coates ME, Hewitt D et al. The influence of the gut microflora on protein synthesis in liver and jejunal mucosa in chicks. Br J Nutr. 1983; 49(3):453-62.

Nunes DA. Influência do uso de aditivos alternativos a antimicrobianos sobre o desempenho, morfologia intestinal e imunidade de frangos de corte. Pirassununga: Faculdade de Medicina Veterinária e Zootecnia, Universidade de São Paulo, 2008.

O'Hara AM, Shanahan F. The gut flora as a forgotten organ. EMBO Reports. 2006; 7:688-93.

Ott WH, Rickes EL, Wood FR. Activity of crystalline vitamin B12 for chick growth. J Biol Chem. 1948; 174:1047-8.

Palermo-Neto J, Titze-de-Almeida R. Antimicrobianos como aditivos em animais de produção. In: Spinosa HS, Górniak SL, Bernardi MM (eds). Farmacologia aplicada à medicina veterinária. 5ª edição. Rio de Janeiro: Guanabara Koogan, 2011. pp. 608-29.

Pedroso AA, Menten JF, Lambais MR et al. Intestinal bacterial community and growth performance of chickens fed diets containing antibiotics. Poult Sci. 2006; 85(4):747-52.

Quinteiro-Filho WM, Ribeiro A, Ferraz-de-Paula V et al. Heat stress impairs performance parameters, induces intestinal injury, and decreases macrophage activity in broiler chickens. Poult Sci. 2010; 89(9): 1905-14.

Rickes EL, Brink NG, Koniuszy FR et al. Crystalline vitamin B12. Science. 1948; 107:396-7.

Rosen GD. Antibacterials in poultry and pig nutrition. In: Wallace RJ, Chesson A (eds). Biotecnology in Animal Feeds and Animal Feeding. Weinheim: VCH Verlagsgesellshcaft, 1995. pp. 143-72.

Roura E, Homedes J, Klasing KC. Prevention of immunologic stress contributes to the growth-permitting ability of dietary antibiotics in chicks. J Nutr. 1992; 122(12):2383-90.

Shryock TR, Page SW. Growth Promotion Uses of Antimicrobial Agents. In: Giguère S, Prescott JF, Baggot JD (eds). Antimicrobial therapy in veterinary medicine. Iowa: Blackwell Publishing, 2006. pp. 389-404.

Silva PL. Enterites bacterianas: atenção especial para enterites inespecíficas. Informativo Técnico Farmabase. 2010; 1-4.

Soares LLP. Restrições e uso de aditivos (promotores de crescimento) em ração de aves. Visão do fabricante. In: Conferência APINCO'1996 de Ciência e Tecnologia Avícolas; Curitiba. Brasil, 1996. pp. 27-36.

Stokstad ELR, Jukes TH. Growth promoting effect of aureomycin on turkey poults. Poult Sci. 1950; 29:611-2.

Stutz MW, Johnson SL, Judith FR. Effects of diet and bacitracin on growth, feed efficiency, and populations of Clostridium perfringens in the intestine of broiler chicks. Poult Sci. 1983; 62(8):1619-25.

Stutz MW, Johnson SL, Judith FR. Effects of diet, bacitracin, and body weight restrictions on the intestine of broiler chicks. Poult Sci. 1983; 62(8): 1626-32.

Stutz MW, Lawton GC. Effects of diet and antimicrobials on growth, feed efficiency, intestinal Clostridium perfringens, and ileal weight of broiler chicks. Poult Sci. 1984; 63(10):2036-42.

35
Probióticos, Prebióticos e Fitases

Raphael Lucio Andreatti Filho e Edir Nepomuceno da Silva

▶ Introdução

Denomina-se *funcional* todo alimento ou componentes de alimentos que tragam benefícios específicos ou que contenham componentes biologicamente ativos para melhoria da saúde, prevenindo doenças, além dos nutrientes básicos tradicionais. A crescente atenção dada a esta categoria de produtos está associada ao seu valor adicional relacionado com as propriedades preventivas de doenças. Os alimentos funcionais são vistos como promotores de saúde, estando associados à redução do risco de certas doenças. Porém, não garantem boa saúde sozinhos, fazendo parte de um conjunto no qual se incluem boa nutrição, boas práticas de manejo e genética. Dessa maneira, pode-se produzir animais mais saudáveis, que revertam em ganhos produtivos ao agronegócio, culminando com a oferta de produtos de origem animal com maior segurança ao consumidor. Atualmente, esta é a tendência mundial na produção de alimentos, que anseia por produtos mais saudáveis, sem resíduos químicos e isentos de patógenos humanos. Os alimentos funcionais estão tornando-se alternativa viável e saudável para substituição dos promotores de crescimento químicos e redução dos antimicrobianos disponíveis à nutrição e terapêutica animal.

O uso de alimentos funcionais para animais ainda é pífio quando comparado com os produtos para os seres humanos, entretanto, aumenta, a cada dia, a quantidade de estudos conduzidos sobre probióticos, prebióticos, simbióticos, podendo ser incluídos também os produtos de exclusão competitiva, especialmente na avicultura.

O principal estímulo ao uso destes produtos é a crescente restrição, em todo o mundo, ao uso de antimicrobianos na forma terapêutica e como promotores de crescimento em animais destinados à produção de alimentos. O uso racional de probióticos, prebióticos, simbióticos e produtos de exclusão competitiva na produção animal representa alternativa natural para substituição de antimicrobianos, além de trazer outras vantagens como o aumento da resistência natural (modulação de respostas imunes sistêmicas) do hospedeiro e de produtividade, e também da potencial redução de patógenos. Portanto, estes produtos representam avanço tecnológico, transferindo e aplicando os efeitos benéficos propiciados pela natureza às criações industriais.

A ação benéfica dos *probióticos* utilizados na avicultura é evidenciada pela obtenção de melhores índices zooeconômicos, como o aumento no ganho de peso e a redução da conversão alimentar, bem como a redução da colonização intestinal por alguns patógenos, especialmente *Salmonella* spp. A(s) bactéria(s) presente(s) nestes produtos beneficiam o hospedeiro por meio da competição por locais de ligação e/ou nutrientes, produção de substâncias antibacterianas e estímulo do sistema imune, com evidente sinergismo entre estes fatores. A ação dos probióticos é aumentada quando estes são associados a substâncias prebióticas.

Os *prebióticos* são ingredientes alimentares não digeridos pelas enzimas digestivas, que estimulam seletivamente o crescimento e/ou a atividade de bactérias benéficas no intestino, redundando em melhor saúde ao hospedeiro. A associação de probiótico e prebiótico tem sido referida como *simbiótico*, representando nova linha de alimentos funcionais animais. O uso de *produtos de exclusão competitiva* é indicado mais especificamente para redução e resistência à colonização intestinal por parte de bactérias patogênicas, principalmente *Salmonella* spp.

O estudo de enzimas na nutrição animal tem aumentado muito nos últimos anos devido à busca pela melhor utilização dos ingredientes da dieta e exploração de outros novos. Outro fator é o ambiental, com a redução de excreção de elementos contaminantes para a natureza. Neste sentido, as *fitases* têm sido as mais estudadas e usadas. Elas melhoram o rendimento das aves e a excreção fecal de fósforo. Além disso, atuam sinergicamente com os probióticos e prebióticos, constituindo alternativa ao uso dos antimicrobianos como promotores de crescimento nas rações avícolas.

Dentre os diversos segmentos do agronegócio, a avicultura é aquele que apresenta ampla e constante evolução técnica, possibilitando a obtenção de produtos avícolas de baixo custo, saudáveis e altamente nutritivos, redundando no evidente favorecimento ao consumidor final. Tal consumidor pode ser ainda mais beneficiado, mediante a redução do uso de antimicrobianos pela indústria avícola, que vêm sendo paulatinamente substituídos pelos alimentos funcionais já descritos. Estes produtos, embora não apresentem todas as ações benéficas dos antimicrobianos, não deixam resíduos nos produtos de origem animal e não desenvolvem resistência aos antimicrobianos utilizados em seres humanos, visto que são essencialmente naturais, o que já os coloca em simpática posição em todos os segmentos da cadeia de produção e consumo de proteína animal. Se, além dessas características, for possível contar com a redução na colonização de patógenos potencialmente perigosos à saúde avícola e humana, além de propiciar melhores índices zooeconômicos, estar-se-á diante de ideias, conceitos e produtos que estão modificando os métodos de criação e produção avícolas.

▶ Histórico

O efeito protetor da biota intestinal ou de alguns dos seus componentes contra a colonização por patógenos é conhecido há muitos anos e tem sido amplamente aceito. Em 1907, Metchnikoff foi quem primeiro observou que agricultores búlgaros que consumiam leite fermentado, com *Lactobacillus acidophilus*, apresentavam maior longevidade, o que levou à suposição de Rettger e Chaplin, em 1921, de que este efeito benéfico era proveniente da colonização intestinal pelo *L. acidophilus*. Em 1969, Greenberg utilizou o termo exclusão competitiva pela primeira vez ao descrever o controle de *Salmonella* em larvas de moscas mediante o emprego de outras bactérias. Em 1973, os trabalhos de Nurmi e Rantala demonstraram que a biota de aves adultas normais apresentava efeito protetor em pintos contra a infecção por *Salmonella* spp. Os de Tortuero, também em 1973, indicaram melhoria nos índices zooeconômicos, como melhor conversão alimentar e aumento no ganho de peso em aves que receberam *L. acidophilus*. Esses trabalhos abriram caminho para uma série de investigações sobre o tema. A partir da pesquisa de Nurmi e Rantala, em 1973, demonstrando que a biota intestinal de galinhas adultas prevenia a colonização intestinal por *Salmonella* em pintos de 1 dia de idade, começou-se a denominar este fenômeno como "conceito de Nurmi", na verdade, uma sinonímia de exclusão competitiva, que é o termo utilizado para descrever os mecanismos pelos quais a colonização por patógenos é reduzida. Desse trabalho pioneiro surgiram algumas constatações amplamente aceitas atualmente, que, inclusive, norteiam inúmeros trabalhos de pesquisa, como o fato de que pintos ou aves jovens em geral podem ser infectados por uma única célula de *Salmonella*, enquanto aves adultas são mais resistentes à colonização devido à biota natural do trato intestinal, especialmente dos cecos.

Em condições normais, as aves jovens recebem a biota principalmente das mães e, em galinhas e perus, a transferência de microrganismos é muito eficiente quando os recém-nascidos são criados próximos aos adultos. Infelizmente, os sistemas modernos de produção em massa desenvolvidos atualmente pela indústria avícola impossibilitam este contato, trazendo retardo no desenvolvimento da biota intestinal normal e protetora.

▶ Biota intestinal | Atividade e composição

A biota intestinal é composta de inúmeras espécies bacterianas, formando um sistema complexo e dinâmico, responsável por influenciar decisivamente fatores microbiológicos, imunológicos, fisiológicos e bioquímicos no hospedeiro. A administração de microrganismos da biota intestinal de aves pode determinar alguma proteção às aves contra a colonização por alguns patógenos, como *Salmonella* spp., *Escherichia coli* e *Campylobacter* spp. Já em agentes que são hospedeiros específicos, como *S. gallinarum*, ou seja, que causam infecção sistêmica e não colonizam primariamente os cecos, a biota intestinal não tem sucesso no seu controle. O termo exclusão competitiva pode ser definido como a incapacidade de uma população de microrganismos estabelecer-se no intestino, em razão da presença de outra população bacteriana. Em outras palavras, ou uma população de microrganismos apresenta maior sucesso ao estabelecer-se em determinado ambiente ou ela é produtora de algum metabólito tóxico para outra população de microrganismos.

A colonização da mucosa intestinal por grande e diversificado número de bactérias é achado normal no homem e nos animais, incluindo as aves. Geralmente, os primeiros gêneros e espécies bacterianas que colonizam o trato intestinal persistem ao longo da vida do hospedeiro, passando a compor a biota do intestino. No hospedeiro, estas bactérias devem encontrar condições propícias para a colonização e persistência, como temperatura e pH adequados e oferta de nutrientes, entre outras.

Não só as bactérias, mas também as leveduras, fungos, protozoários, vírus e bacteriófagos compõem a biota intestinal. Entre os principais gêneros bacterianos identificados na biota cecal de aves, observam-se invariavelmente *Bacillus*, *Bacteroides*, *Bifidobacterium*, *Citrobacter*, *Clostridium*, *Enterobacter*, *Enterococcus*, *Escherichia*, *Eubacterium*, *Fusobacterium*, *Lactobacillus*, *Lactococcus*, *Pediococcus*, *Peptostreptococcus*, *Propionibacterium*, *Ruminococcus*, *Serratia*, *Veillonella* e *Streptococcus*, entre outros.

As bactérias que habitam o trato intestinal podem se estabelecer de duas maneiras: em íntima associação ao epitélio intestinal ou livres no lúmen intestinal, mas se multiplicando mais rapidamente do que são eliminadas pelo peristaltismo intestinal. Estes são os mecanismos que ocorrem, por exemplo, com algumas espécies de *Lactobacillus* e *Enterococcus*, respectivamente. Outras espécies bacterianas não são capazes de aderir ao epitélio intestinal, tampouco se multiplicam em tempo que compense a eliminação pelo peristaltismo, mas permanecem no intestino se agregando a outras bactérias, as quais, por sua vez, estão aderidas à mucosa entérica.

Qualquer fator que leve ao desequilíbrio da biota intestinal, como o uso indevido de antimicrobianos e estresse de qualquer natureza do hospedeiro, poderá tornar possível a instalação e a multiplicação de microrganismos patogênicos. Logo, fica evidente que o equilíbrio da biota intestinal reflete diretamente o bom estado de saúde do hospedeiro. O sistema digestório das aves é habitado por biota que tem sua formação iniciada imediatamente após o nascimento das aves, constituindo importante barreira contra a colonização de microrganismos potencialmente patogênicos como *Salmonella* spp. A suscetibilidade das aves à colonização intestinal por *Salmonella* spp. é maior durante os primeiros dias de vida, sendo, posteriormente, reduzida à medida que a biota intestinal se desenvolve normalmente. Esta biota aumenta consideravelmente durante as primeiras semanas de vida, até se tornar uma população formada predominantemente por bactérias anaeróbias.

Os inúmeros gêneros bacterianos que compõem a biota intestinal podem ser divididos em benéficos e prejudiciais. Os efeitos patogênicos incluem diarreia, infecções, danos hepáticos, carcinogênese e putrefação intestinal, enquanto os efeitos benéficos à saúde do hospedeiro são determinados pela inibição do crescimento de bactérias patogênicas, estímulo às funções do sistema imune, redução na distensão por gases, melhor digestão e absorção de nutrientes essenciais e síntese de vitaminas. Considera-se que as bactérias acidolácticas faz parte do grupo benéfico, composto principalmente por *Lactobacillus*, *Bifidobacterium* e *Enterococcus*. Na composição de um probiótico, dois gêneros são necessariamente comuns, seja para produtos humanos ou animais, pois tanto *Lactobacillus* quanto *Bifidobacterium* exercem ação estritamente benéfica ao hospedeiro. Espécies de *Lactobacillus*, até por motivos históricos no desenvolvimento dos produtos lácteos, têm lugar garantido nos probióticos. As principais espécies de *Lactobacillus* que colonizam as aves são *L. salivarius*, *L. acidophilus* e *L. reuteri*. *L. salivarius* e *L. acidophilus* são consideradas homofermentadoras, ou seja, produzem ácido láctico, enquanto *L. reuteri* e *L. fermentum* são heterofermentadoras, produzindo ácidos láctico e acético e alcoóis. Outras propriedades não "tradicionalmente conhecidas" estão relacionadas com o gênero *Bifidobacterium*. Estas propriedades incluem o estímulo do sistema imune por meio da ativação dos macrófagos e o auxílio na digestão e absorção de nutrientes por seu envolvimento na bioquímica intestinal, especialmente no que se refere à ação sobre os sais biliares, assim como pela ação inibitória ao crescimento de bactérias patogênicas, por meio da produção de bacteriocinas, substâncias formadas por peptídios, proteínas ou complexos proteicos e de carboidratos que agem inibindo o crescimento de outras bactérias. Mais recentemente, algumas espécies de *Bifidobacterium* adquiriram enorme importância e evidência, quanto aos probióticos, devido à observação da participação deste gênero bacteriano em inúmeras funções benéficas ao hospedeiro. Algumas destas funções são a produção de lactato e acetato, que reduzem o pH do meio, exercendo efeito antibacteriano, excreção de metabólitos que inibem bactérias gram-negativas e positivas patogênicas, produção de vitaminas do grupo B, ativação do sistema imune contra células malignas e restauração da biota após antibioticoterapia, entre outras.

▶ Probióticos

▪ Conceito

Em 1965, Lilly e Stillwell foram os primeiros a utilizar o termo probiótico, observando a ação de microrganismos como promotores de crescimento. Seguiram-se inúmeros trabalhos sobre produtos e processos com o propósito de oferecer proteção contra a infecção por patógenos intestinais e melhor desempenho zootécnico. A maioria destes produtos compostos por culturas de microrganismos vivos tem a capacidade de se instalar e proliferar no trato intestinal do hospedeiro. Surgiram várias definições para os probióticos. Geralmente observa-se a complementação das definições antecessoras, com a adequação a alguma característica peculiar. Em 1989, Fuller definiu probiótico como suplemento alimentar composto de microrganismos vivos que beneficiam a saúde do hospedeiro, por meio do equilíbrio da biota intestinal. Em 1992, Havenaar *et al.*, complementando a definição proposta por Fuller, definiram probiótico como cultura pura ou composta de microrganismos vivos que, fornecidos ao homem ou aos animais, beneficiam o hospedeiro pelo estímulo das propriedades existentes na biota natural. Atualmente, estas definições são as mais aceitas e utilizadas no meio científico. Pode-se verificar que não há espaço para antimicrobianos, derivados ou mesmo promotores de crescimento tradicionais (químicos) no contexto destas definições.

▪ Mecanismo de ação

O mecanismo ou os mecanismos de ação dos probióticos não estão inteiramente elucidados. Especula-se que um ou mais processos, associados ou não, alterariam a atividade e a composição bacteriana intestinal. O equilíbrio entre os diferentes componentes da biota intestinal parece ser fundamental para o funcionamento normal e saudável das funções digestiva e geral do hospedeiro. A alta incidência e o constante estresse a que estão expostas as aves em condições normais de criação podem, invariavelmente, alterar o equilíbrio intestinal e predispor as aves a diversas infecções, além de reduzir os índices de produtividade.

Competição por locais de ligação | Exclusão competitiva

Após quase 30 anos do trabalho pioneiro de Nurmi e Rantala, inúmeras foram as pesquisas realizadas para verificar a eficácia da exclusão competitiva no controle de bactérias patogênicas, especialmente *Salmonella* spp. O bloqueio dos locais de ligação (receptores) na mucosa entérica pelas bactérias intestinais pode reduzir a área de interação nos cecos pelas bactérias patogênicas. Bailey, em 1993, e Jin *et al.*, em 1996, concluíram que a ocupação física dos locais intestinais pela biota normal, especialmente *Lactobacillus* spp., poderia ser mais importante que outros fatores propostos para exclusão competitiva. Desse mesmo modo, outros trabalhos, como os de Conway *et al.*, em 1987, e Stavric, em 1987, confirmaram que a colonização intestinal por grande quantidade de bactérias pertencentes à biota intestinal normal, especialmente *Lactobacillus* spp. e *Bifidobacterium* spp., formando uma barreira física às bactérias patogênicas pelo preenchimento dos locais de ligação, respaldaria a teoria de que este mecanismo possa ser fator primário à exclusão competitiva.

Substâncias antibacterianas

Bactérias da biota intestinal e/ou componentes dos probióticos podem produzir e liberar compostos como bacteriocinas, ácidos orgânicos e peróxido de hidrogênio, que teriam ação antibacteriana especialmente em relação às bactérias patogênicas (Figura 35.1). As bacteriocinas, definidas por Tagg *et al.*, em 1976, como substâncias produzidas por bactérias que apresentam ação bactericida ou antagônica a outros tipos de bactérias, são frequentemente relacionadas com a ação dos probióticos. Bacteriocinas produzidas por diversas espécies de bactérias acidolácticas, especialmente *Lactobacillus*, como a lactocina F, lactocina 27, lactocidina, nisina e reuterina, entre outras, vêm sendo extremamente estudadas. Apresentam atividade inibitória tanto para bactérias tanto gram-negativas como gram-positivas, como *Salmonella* spp., *Escherichia coli* e *Staphylococcus* spp., ressaltando a importância da presença de espécies de *Lactobacillus* produtoras de bacteriocinas na composição dos probióticos.

As bactérias intestinais, utilizando-se de ingredientes alimentares não absorvidos integralmente pelo hospedeiro – prebióticos –, produzem alguns ácidos orgânicos, como propiônico, acético, butírico, láctico, bem como peróxido de hidrogênio, cujo espectro de ação também inclui a inibição do crescimento de bactérias patogênicas gram-negativas. Aparentemente, a ação bacteriostática dos ácidos graxos é dependente do pH, pois, quanto maior a redução deste, maior a quantidade de ácido, com consequente efeito antibacteriano mais intenso, determinado pela criação de um ambiente desfavorável à sobrevivência de patógenos. Os ácidos orgânicos penetram passivamente na parede celular, atuando diretamente no DNA, com consequente redução da multiplicação

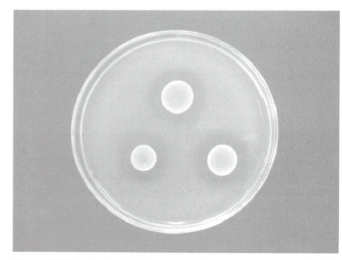

Figura 35.1 Halos de inibição a partir de amostras de *Lactobacillus reuteri* isoladas de aves, frente a *Salmonella* Enteritidis.

bacteriana e, por vezes, morte celular. Não se pode descartar a ideia de que todas estas substâncias antibacterianas possam trabalhar em associação, não só entre si como fatores desencadeantes e processantes, mas também com o bloqueio físico.

Competição por nutrientes

Embora possa parecer incongruente que exista supressão do crescimento de alguma espécie bacteriana intestinal devido à carência nutricional, exatamente pelo local em questão, tem sido demonstrado que isto de fato ocorre, chegando a reduzir drasticamente algumas espécies da biota intestinal.

Estímulo ao sistema imune

O *status* imunológico do hospedeiro está diretamente relacionado com a biota intestinal, uma vez que a carga antigênica resultante destas bactérias induz estímulo do sistema imune. Alguns gêneros de bactérias intestinais, como o *Lactobacillus* e o *Bifidobacterium*, estão diretamente relacionados com o estímulo da resposta imune, por aumento da produção de anticorpos, ativação de macrófagos, proliferação de células T e produção de interferona, entre outros. Entretanto, o verdadeiro mecanismo pelo qual estas bactérias estimulam o sistema imune ainda continua com muitos pontos obscuros.

▪ Probióticos na avicultura

Atualmente há diversos probióticos sendo comercializados no Brasil, contemplando diversas espécies animais. Há expectativa de que este mercado seja ampliado à medida que mais e mais empresas e técnicos percebam a viabilidade desse tipo de produto, especialmente na avicultura.

Há dois aspectos extremamente positivos no uso dos probióticos na avicultura: a determinação de melhores índices zooeconômicos, como aumento no ganho de peso e melhor conversão alimentar em frangos de corte e incremento da produção de ovos em poedeiras, e a redução da colonização intestinal por alguns patógenos, incluindo-se *Salmonella* spp.

Em alguns países, há restrição no uso comercial de probióticos devido à exigência dos órgãos responsáveis de que a composição destes produtos seja totalmente conhecida e discriminada. Este fato esbarra na constatação científica atual de que culturas definidas são menos efetivas que as indefinidas. Entretanto, inúmeros grupos de pesquisadores trabalham visando obter produtos que contenham bactérias totalmente conhecidas e em quantidades predeterminadas, com o intuito de eliminar a possibilidade da transmissão de patógenos. O isolamento, a seleção, o cultivo e a manutenção das bactérias em condições de preservar a capacidade de proteção são critérios que ainda carecem de pleno esclarecimento, suscitando dúvidas na obtenção do produto "ideal", ou seja, com quantidade e discriminação predefinidos, além de preservar o seu poder de ação. Existem inúmeras tentativas para obtenção desse tipo de produto. No Quadro 35.1, pode-se verificar a composição de diversas misturas definidas que redundaram em proteção a aves desafiadas com *Salmonella* spp. As diversas combinações variam do mínimo de 28 até o máximo de 65 espécies bacterianas. Observando a diferença entre o número total de amostras e as espécies selecionadas, não se pode desconsiderar um fator extremamente importante que é a manutenção do equilíbrio entre as diversas espécies. Afinal, em condições naturais, há determinadas espécies bacterianas e em quantidades ideais contribuindo para a manutenção do hospedeiro em condições saudáveis. A composição artificial de algumas

Quadro 35.1 Comparação da composição bacteriana de misturas definidas que protegeram aves contra *Salmonella*.

	Misturas definidas				
	Impey	Stavric		Gleeson	Corrier
Gênero ou tipo	1982	1984	1985	1989	1995
Escherichia	8	8	6	–	2
Enterococcus	2	2	8	7	7
Bacteroides	4	5	11	6	1
Bacillus	1	1	–	–	–
Fusobacterium	–	1	2	2	1
Lactobacillus	11	11	10	4	1
Eubacterium	2	6	3	3	3
Propionibacterium	–	–	1	1	4
Clostridium	10	11	2	–	–
Bifidobacterium	2	2	1	1	3
Lactococcus	–	–	–	–	2
Citrobacter	–	–	–	–	1
Enterobacter	–	–	–	–	1
Pseudomonas	–	–	–	–	1
Serratia	–	–	–	–	1
Veillonella	–	–	–	–	1
Bastonetes Gram+	1	1	6	4	–
Cocos Gram+	4	10	–	–	–
Outros	3	7	–	–	–
Número total amostras	48	65	50	28	29

Adaptado de Stavric (1992).

espécies de bactérias intestinais muitas vezes não alcança bons resultados, provavelmente pelo rompimento deste equilíbrio microbiano. A preocupação com algumas espécies bacterianas na composição dos probióticos fica evidente no Quadro 35.1. *Enterococcus*, *Bacteroides*, *Eubacterium* e, especialmente, *Lactobacillus* e *Bifidobacterium* estão em todas as misturas, ressaltando-se a importância destas espécies para a efetiva ação dos probióticos.

Aparentemente, número maior de espécies bacterianas determina um probiótico mais efetivo quando comparado com produtos que apresentam número reduzido de espécies. De fato, culturas contendo em torno de 50 espécies bacterianas teriam mais chances de manter o equilíbrio da biota cecal quando comparadas com outras que contenham número reduzido de bactérias. Apenas a partir de quatro espécies de bactérias é que se evidencia alguma proteção. Em misturas que contenham mais de 20 espécies, a proteção tende a ser mais efetiva.

Utilizando o conteúdo total de cecos provenientes de aves adultas, Corrier *et al.*, em 1991, em um clássico trabalho sobre a ação das culturas cecais, demonstraram claramente que misturas indefinidas de bactérias cecais promovem a redução da colonização ou a invasão de órgãos por *Salmonela* Enteritidis em aves (Quadro 35.2). Coerentemente, a redução da colonização por *Salmonela* Enteritidis pela ação da biota cecal é mais acentuada quando o desafio ocorre em menor concentração. Transpondo esta informação às condições de campo, podem-se esperar resultados ainda mais promissores, pois, em condições laboratoriais, os desafios costumam ser bem maiores que os observados no campo, excetuando-se as condições de estresse. Nesse mesmo traba-

Quadro 35.2 Efeito de biota cecal anaeróbia e lactose sobre a colonização cecal de aves desafiadas com *Salmonella* Enteritidis.*

Tratamento	Inóculo S. Enteritidis	Positivo S. Enteritidis/Total (%)*	
		10º dia	21º dia
Controle	10^6	15/15 (100)	15/15 (100)
	10^4	14/15 (93)	14/15 (93)
Biota	10^6	12/15 (80)	6/15 (40)***
	10^4	13/14 (93)	4/15 (27)***
Lactose	10^6	15/15 (100)	15/15 (100)
	10^4	12/14 (86)	13/15 (87)
Biota e lactose	10^6	11/15 (73)**	7/15 (47)***
	10^4	0/14 (0)***	1/15 (7)***

*Biota administrada via intraesofágica no primeiro dia de idade. Lactose fornecida a 5% na ração até o 21º dia. Todos os grupos foram desafiados com *S*. Enteritidis no segundo dia de idade. **p < 0,05. ***p < 0,01. Adaptado de Corrier *et al.* (1991).

lho, verifica-se que a adição de lactose à ração, funcionando como um prebiótico, incrementa a redução da colonização por *Salmonela* Enteritidis, o que não ocorre quando o carboidrato é administrado isoladamente.

Uma das formas mais frequentes de disseminação das infecções paratifoides determinadas por *Salmonella* spp. é pelas fezes. Devido a este aspecto, é fundamental minimizar a disseminação desta bactéria pela excreção via fezes. Em 1997 e 1998, Andreatti Filho *et al.* demonstraram que o uso de biota cecal anaeróbia reduziu a quantidade de *Salmonela* Enteritidis nas fezes de aves. Nestes mesmos trabalhos, a ação isolada de lactose ou ácido acético não apresentou efeito similar na redução bacteriana quando comparada com a biota cecal anaeróbia. Já está claramente definido que os cecos, seguidos do reto e do inglúvio, são os segmentos do sistema digestório com maior colonização por enterobactérias, especialmente *Salmonella* spp. Quando estes três segmentos, além do duodeno, foram utilizados para verificar a colonização de *Salmonela* Enteritidis em aves tratadas com biota cecal anaeróbia, lactose ou ácido acético, constatou-se que, também nestes locais, sequencialmente, há redução na colonização pela bactéria nas aves que receberam biota cecal anaeróbia, o que não ocorreu com a mesma intensidade naquelas tratadas com lactose ou ácido acético.

▪ Composição e utilização

Algumas características são imprescindíveis na composição de um probiótico. Especialmente se este produto deixar de ser apenas fruto de experiências laboratoriais, passando a ser comercializado. Fuller, em 1989, e Gibson e Roberfroid, em 1995, apresentaram as propriedades mais desejáveis de um probiótico: condições de ser produzido em larga escala e de maneira viável, poder ser estocado e a sua viabilidade poder ser mantida até o momento de uso, ter condições de ficar no ecossistema intestinal e beneficiar o hospedeiro animal com seu uso. Além dessas condições desejáveis, há outros cuidados, muitas vezes determinantes para o sucesso de um produto, que também devem ser observados, como a origem das bactérias que comporão o probiótico, o cultivo, a manutenção, as vias de administração, o momento de utilização e o modo de avaliação de sua eficácia.

Origem das bactérias

As bactérias devem ser hospedeiro-específicas a fim de que a máxima eficácia do produto seja alcançada. O fluido do rume de bovinos ou de fezes de equinos é ineficaz na prevenção à infecção por *Salmonella* spp. em galinhas. Mesmo entre aves de espécies diferentes, há apenas proteção parcial, ou seja, biota obtida de perus determina proteção parcial em galinhas (frangos de corte ou poedeiras) e o inverso também é verdadeiro.

As aves doadoras deverão ser obrigatoriamente adultas, assegurando que haja uma população bacteriana intestinal ampla e bem formada, além da garantia de que estas aves não contenham nenhum patógeno que possa contaminar a cultura que dará origem ao probiótico. O uso de aves SPF (*specific pathogen free*) como doadoras de biota talvez seja a maneira mais simples de obter produto sem patógenos específicos.

Condições de cultivo

A condição de anaerobiose no cultivo bacteriano é a indicação mais frequente nas pesquisas, objetivando a manutenção da capacidade de exclusão pelas bactérias cecais. Entretanto, a condição de anaerobiose estrita cede espaço, atualmente, ao uso de misturas de bactérias anaeróbias estritas e facultativas.

Manutenção

Devido aos problemas com a padronização da biota intestinal, diversos estudos têm sido realizados com o intuito de obter-se produto que apresente boa uniformidade e efetividade na sua ação, pela melhor conservação dos microrganismos, com o consequente uso comercial pela indústria avícola. As opções de manutenção da biota intestinal são os cultivos seriados pela passagem *in vivo*, liofilização e congelamento. Cultivos puros congelados ou liofilizados tendem a perder a sua eficácia inicial após algum tempo em relação ao material cecal fresco, que confere maior proteção. Entretanto, Pivnick *et al.*, em 1982, demonstraram que, embora o cultivo fresco proteja aves infectadas com *S*. Typhimurium com mais consistência que culturas liofilizadas ou congeladas, algumas vezes, estas foram tão protetoras como a cultura fresca.

Vias de administração

São descritos vários métodos de tratamento utilizando-se probióticos, como a adição à água de bebida, ração, pulverização sobre as aves, inoculação via cloaca ou em ovos embrionados (*in ovo*), por meio de cama usada, em cápsulas gelatinosas e via intraesofágica. A via de administração dos probióticos determina melhor ou pior capacidade de colonização intestinal pelas bactérias presentes no produto utilizado. A inoculação direta no esôfago/inglúvio (intraesofágica) é a mais eficiente. Entretanto, devido à necessidade de aplicação em massa, métodos de administração por intermédio da água de bebida ou pulverização são os mais indicados em condições de campo. Deve-se ter em mente que, de acordo com as características primordiais da avicultura, ou seja, a necessidade de tratar, medicar ou vacinar elevado número de aves em curto espaço de tempo, sem minimizar a qualidade e a viabilidade intrínseca do produto que está se administrando, toda e qualquer via de aplicação em massa são sempre desejáveis, especialmente se estiver associada à manutenção da efetividade do produto envolvido. A aplicação de probióticos *in ovo* tende a ser aperfeiçoada, sofisticando cada vez mais a já tecnificada avicultura. Entretanto, a simplicidade e a praticidade, como a própria ideia de ação dos probióticos, sempre serão amplamente aceitas, especialmente quando este tipo de produto for veiculado pela ração, seguindo-se a ideia dos prebióticos.

Momento de utilização

Alheia a qualquer via de administração, há a indicação de que os probióticos devam ser utilizados o mais precocemente possível nas aves, a fim de que as bactérias presentes no produto colonizem e se multipliquem no trato intestinal, iniciando suas atividades benéficas ao hospedeiro antes de este ser contaminado por algum patógeno. A administração dos probióticos logo à chegada das aves ao aviário ou mesmo no incubatório é o mais indicado diante da possibilidade cada vez mais frequente da contaminação precoce por *Salmonella* spp. Recomenda-se também a administração do produto em situações estressantes impostas pelo manejo ou inesperadas, como muda forçada, debicagem, alterações bruscas e graves de temperatura, restrição alimentar, enterites ou infecções intestinais, entre outras. A administração contínua de probióticos e prebióticos – simbióticos – possibilitará a redução da incidência de infecções intestinais, associada à obtenção de melhores índices zooeconômicos.

Avaliação da eficácia

Com o crescente número de probióticos que vêm sendo produzidos atualmente e introduzidos no mercado, fazem-se necessários o controle de qualidade e a verificação da eficácia destes produtos. Por meio da obtenção de melhores índices zooeconômicos, a constatação a campo é facilmente verificada, desde que sejam adotados parâmetros técnico-científicos adequados para aferição destes resultados. Além disso, com os índices de produtividade tão marcantes atualmente obtidos, quaisquer avanços e benefícios em termos de produção, por menores que sejam, trarão retorno extremamente favorável à produção, com consequente benefício tanto à indústria avícola quanto ao consumidor final. Os probióticos parecem se enquadrar perfeitamente neste contexto. Em relação à exclusão competitiva, reduzindo-se a quantidade de aves colonizadas por patógenos, como *Salmonella* spp., fazem-se necessários alguns testes laboratoriais que determinem os chamados fatores de proteção e colonização, entre outros, tornando possível verificar a eficiência do probiótico utilizado.

▶ Prebióticos

• Conceito

Há poucos anos, o termo prebiótico começou a ser empregado para determinados ingredientes alimentares utilizados especificamente por algumas bactérias da biota intestinal, melhorando seu rendimento e, consequentemente, o do hospedeiro. Prebióticos são definidos como ingredientes alimentares não digeríveis que beneficiam a saúde do hospedeiro por estimularem seletivamente o crescimento e/ou a atividade de um número limitado de bactérias no intestino. A principal ação dos prebióticos é estimular o crescimento e/ou ativar o metabolismo de algum grupo de bactérias do trato intestinal.

• Características

Assim como para os probióticos, Gibson e Roberfroid, em 1995, descreveram as características imprescindíveis para que determinado produto ou substância possa ser classificada como prebiótico: não deve ser hidrolisado ou absorvido durante a sua passagem pelo sistema digestório superior; deve servir como substrato a uma ou mais bactérias intestinais benéficas, as quais, por sua vez, serão estimuladas a crescer e/ou tornarem-se metabolicamente ativas; deve ter a capacidade de alterar a biota intestinal de maneira favorável à saúde do hospedeiro e induzir efeitos benéficos sistêmicos ou no lúmen intestinal do hospedeiro. Dessa maneira, pode-se perceber claramente a simbiose entre os probióticos e os prebióticos, pois estes, na dieta, atuam como beneficiadores das bactérias intestinais presentes nos probióticos. Esta associação de funções traz benefícios duplicados ao hospedeiro também, pois se houver a suplementação constante de prebióticos na dieta, sempre ocorrerá o favorecimento ao desenvolvimento das bactérias intestinais, com o consequente benefício ao hospedeiro.

• Fontes

Alguns carboidratos, peptídios, proteínas e lipídios podem ser inseridos no conceito de prebióticos, entretanto, entre os carboidratos, os denominados oligossacarídios, que são cadeias curtas de polissacarídios compostos de três a dez açúcares simples ligados entre si, são os que mais se enquadram na definição e nas características concernentes aos prebióticos. Alguns destes polissacarídios – como os frutoligossacarídios (FOS) – podem substituir determinados antimicrobianos utilizados preventivamente. Assim podem estimular a produtividade em frangos de corte, devido à influência sobre bactérias intestinais, como algumas espécies de *Lactobacillus* e *Bifidobacterium*, que têm seu crescimento estimulado pelo prebiótico, visto que este pode ser utilizado como fonte de energia pelas bactérias intestinais. Os mananoligossacarídios (MOS) são carboidratos extraídos da parede celular de leveduras – *Saccharomyces cerevisiae* –, ligando-se a microrganismos patogênicos, principalmente com *Salmonella* spp. Arabinose, galactose, manose e, principalmente, lactose são outros carboidratos utilizados com o intuito de reduzir a colonização por *Salmonella* spp. Embora os tratamentos isolados com carboidratos apresentem alguma ação na inibição da colonização por *Salmonella* spp., melhores resultados são obtidos quando as aves são inoculadas com culturas anaeróbias de biota cecal, juntamente com os carboidratos.

Sementes e raízes de alguns vegetais são as fontes naturais mais comuns de oligossacarídios. Chicória, cebola, alho, alcachofra, aspargo, cevada, centeio, bem como soja, grão-de-bico e tremoço são exemplos de alguns vegetais com maior ou menor concentração de oligossacarídios, que, por sua vez, podem ser extraídos mediante cozimento ou ação enzimática ou álcool. Há também os oligossacarídios sintéticos obtidos da polimerização direta de dissacarídios, por meio do fracionamento da parede celular de leveduras ou fermentação de polissacarídios. Os oligossacarídios têm apresentado melhores resultados como prebióticos e menos efeitos colaterais.

• Modo de ação

As substâncias prebióticas agem alimentando e estimulando o crescimento de diversas bactérias intestinais benéficas, cujos metabólitos também atuam reduzindo o pH por meio do aumento da quantidade de ácidos orgânicos presentes nos cecos. Por outro lado, atuam bloqueando os locais de aderência (principalmente D-manose), imobilizando e reduzindo a capacidade de fixação de algumas bactérias patogênicas na mucosa intestinal. Há indícios de que os oligossacarídios também possam atuar estimulando o sistema imune, pela redução indireta da translocação intestinal por patógenos, que determinariam infecções após alcançarem a corrente sanguínea.

Utilização

Quando FOS foram administrados isoladamente para aves, foi observada pouca influência sobre a colonização por *Salmonella* spp., mas quando este foi utilizado em combinação com um probiótico, houve redução significativa na quantidade cecal de *Salmonella* spp. No Quadro 35.3, pode-se constatar claramente a eficácia da associação da biota cecal com FOS em reduzir a quantidade de *S.* Enteritidis nos cecos de aves desafiadas com 21 dias de idade. Em todos os períodos após o desafio – 1, 7 e 14 dias –, a associação de probiótico e prebiótico demonstrou, por meio da redução na colonização pela *S.* Enteritidis, ser significativamente distinta dos grupos não tratados. Já está demonstrado que FOS são seletivamente fermentados por diversas espécies de *Bifidobacterium* e, como consequência, pode haver redução na quantidade de outras bactérias, como *Bacteroides*, *Clostridium* e coliformes.

O uso dos oligossacarídios pode reduzir o crescimento de diversas bactérias intestinais, patogênicas ou não, pela redução do pH, devido ao aumento da quantidade de ácido láctico presente nos cecos. Algumas bactérias podem reconhecer locais de ligação nos oligossacarídios como sendo da mucosa intestinal, reduzindo-se a colonização intestinal por bactérias patogênicas. Isto feito, além da menor incidência de infecções, tem-se a mucosa intestinal inteiramente apta às suas funções de secreção, digestão e absorção de nutrientes. Especificamente com *S.* Typhimurium, Oyarzabal e Conner, em 1995, demonstraram que o crescimento desta bactéria é inibido na presença de FOS puro. Em experimento *in vivo*, Choi *et al.*, em 1994, observaram redução na colonização intestinal por *S.* Typhimurium em aves alimentadas com ração contendo FOS, quando comparados com aves sem a referida suplementação. Em 1995, Monsan e Paul demonstraram que, com o equilíbrio proporcionado pelos oligossacarídios à biota intestinal, este pode ser traduzido em maior ganho de peso em animais.

Os prebióticos são misturados à ração habitual, podendo ser administrados às aves durante todo o período de criação, associados ou não a probióticos ou, ainda, em situações estressantes como muda forçada, debicagem, transferências e após medicação, entre outras.

▶ Simbióticos

Dentro da classe de alimentos funcionais, os simbióticos vêm a ser a mistura ou a combinação de probiótico e prebiótico em um só produto, trazendo, além de componentes da biota intestinal, substâncias que estimulem o desenvolvimento e a atividade desta mesma biota. Este conjunto, probiótico e prebiótico, atua no maior desenvolvimento fisiológico e imunológico do sistema digestório, melhorando digestibilidade, absorção de alimentos e resistência às infecções e toxinas. Todas as características descritas nos probióticos e prebióticos também podem, conjuntamente, ser consideradas quando forem usados simbióticos.

▶ Produtos de exclusão competitiva

Os produtos de exclusão competitiva são baseados na biota intestinal, visando primordialmente à prevenção de microrganismos patogênicos como *Salmonella* spp. em aves recém-nascidas. Diferentemente da administração mais contínua dos probióticos, os produtos de exclusão competitiva são geralmente administrados uma única vez ou, compondo tratamento específico contra *Salmonella* spp., após o uso de antimicrobianos. Outra diferença básica em relação aos probióticos é que estes apresentam composição definida, seja com uma ou várias espécies bacterianas, enquanto os produtos de exclusão competitiva apresentam composição não totalmente conhecida. Esta biota indefinida é originada dos cecos e composta por bactérias aeróbias e anaeróbias.

Por tratar-se de biota indefinida, criam-se obstáculos na liberação destes produtos por parte dos órgãos fiscalizadores. Entretanto, não há relato de contaminação destes produtos por patógenos ou que estes tenham afetado os índices de produtividade dos lotes. Além disso, produtos indefinidos parecem ficar mais viáveis durante o período necessário até o momento do seu uso. Embora os produtos de exclusão competitiva sejam indicados especificamente em programas de controle contra *Salmonella* spp., estes não a eliminam sozinhos. Por reduzirem a contaminação por *Salmonella* spp., estes produtos são excelentes e cada vez mais necessários como ferramentas dentro de um programa rigoroso de biosseguridade.

▶ Enzimas | Fitase

O crescente interesse pelo uso de enzimas em rações para aves está diretamente relacionado com a busca de eficiência alimentar e a possibilidade de melhor aproveitamento de matérias-primas alternativas. Também há forte contribuição ambiental pela redução da excreção fecal de substâncias químicas contaminantes como fósforo, nitrogênio, cobre, zinco e outras.

O uso de enzimas aumenta a digestibilidade de alguns ingredientes e acelera o processo de digestão de outros da dieta. Consequentemente, reduz os substratos para alguns microrganismos, modificando, assim, a composição da biota intestinal. Outro aspecto favorável ao uso de algumas enzimas é o da utilização por parte das bactérias lácticas do resultado da degradação de carboidratos, proporcionando assim substrato necessário às bactérias benéficas da biota intestinal.

Quadro 35.3 Efeito de biota cecal e frutoligossacarídios (FOS) a 0,1% na ração, sobre a quantidade de *Salmonella* Enteritidis presente no conteúdo cecal (em grama de conteúdo cecal – Log_{10}) de aves desafiadas com 21 dias de idade.

Tratamento	Tempo após desafio com *S.* Enteritidis* (dias)		
	1	7	14
Controle	4,31 (10/10)*	3,47 (8/10)*	1,54 (4/10)
Biota	4,04 (10/10)*	1,83 (6/10)*	0,4 (1/10)
FOS	2,45 (10/10)**	1,76 (8/10)**	0,3 (2/10)
Biota e FOS	1,76 (8/10)**	0,45 (3/10)**	0 (0/10)

Números entre parênteses indicam aves positivas para *S.* Enteritidis pelo número de aves examinadas. Valores em cada coluna não seguidos pelo mesmo número de asteriscos são significativamente diferentes ($p < 0,05$). Adaptado de Fukata *et al.* (1999).

Desta maneira, além do aspecto nutricional, a utilização de enzimas colabora com a modulação da biota benéfica intestinal, atuando sinergicamente com os probióticos e prebióticos, constituindo alternativa ao uso dos promotores antimicrobianos usados na alimentação das aves. Portanto, os resultados positivos do uso de enzimas são devido a uma consorciação de fatores intrínsecos entre si.

A necessidade na redução da excreção fecal de fósforo – um dos grandes contaminantes ambientais – tem estimulado o estudo e as aplicações da fitase na alimentação das aves. As fitases são denominadas exógenas e têm nos microrganismos *Aspergillus niger*, *Peniophora lycii* e *Escherichia coli* sua principal fonte de obtenção. Ela atua liberando os nutrientes ligados ao fitato, aumentando a disponibilidade de fósforo para as aves. O fitato é um poderoso fator antinutricional que diminui, significativamente, a disponibilidade de nutrientes para os monogástricos. A adição de fitase nas dietas de aves e suínos reduz a excreção de fósforo nas fezes em 20 a 30% e aumenta a disponibilidade de outros nutrientes, como os minerais cálcio, zinco e cobre; proteína, aminoácidos e energia. Uma boa revisão do seu uso e interações pode ser vista no artigo de Bedford e Cowieson (2009).

• Fitato nos ingredientes alimentares

A concentração de fitato em ingredientes alimentares varia consideravelmente (aproximadamente 0,22% no trigo; 0,45% no farelo de soja). Consequentemente, sua ação antinutricional depende da sua concentração nas rações finais. Há de se considerar que a ação da fitase é, também, dependente dos ingredientes como fonte do fitato. Por exemplo, farinha de canola tem elevada concentração de fitato que é pobremente defosforilado em comparação ao encontrado na soja e no milho. Por isto, sugere-se considerar na programação do uso de fitase não somente a concentração total de fitato, mas sua solubilidade relativa. Comercialmente, recomenda-se dosagem superior a 500 unidades de fitase/kg para seu uso.

• Características químicas do fitato

Uma grande parte do fósforo (P) encontrado nos vegetais está na forma de ácido fítico (P-fitato – fiticofosfato-hexa-mio-inositol). Esta forma não é digerida pelas aves pela falta da produção de fitase endógena efetiva. O ácido fítico tem uma grande capacidade de se quelatar com íons formando sais insolúveis no ambiente intestinal, tornando-os indisponíveis para absorção e até para a utilização como cofatores na formação de certas enzimas. Também reduz a disponibilidade de aminoácidos, energia da dieta e proteínas. A formação dos complexos químicos intestinais é diretamente influenciada pelo pH do meio.

O fitato da dieta é relativamente não reativo. Sua reatividade é ativada pelo baixo pH intestinal com a substituição dos seus íons originais K e Mg por H^+. Nesta forma, ele reage eletrostaticamente com resíduos de aminoácidos e outros compostos, tornando-os insolúveis. Na tentativa de digeri-los, as aves produzem pepsina, HCl e mucina em excesso, o que acaba interferindo em todo o processo de digestão.

• Classificação e características das fitases

As fitases são fosfomonoesterases como as fosfatases ácida e alcalina. Sua habilidade específica em hidrolisar o ácido fítico é a característica que as distingue das demais. São mais ativas nas regiões gástricas em que o pH é menor. A maioria dos produtos comerciais não resiste às temperaturas de peletização. Os processos tecnológicos alternativos (termorresistência, encapsulação, aplicação pós-peletização) reduzem sua eficácia e aumentam o custo.

Entre os fatores que interferem em seu efeito incluem-se: nível de cálcio (até mesmo o cálcio da água de bebida), *binders* na peletização, níveis elevados de zinco, relação cálcio:vitamina D, ácidos orgânicos, programas de luz e alimentação. Além destes, o cobre (> 200 ppm), particularmente na forma de sultato, interfere não somente na digestão e absorção de fosfato, como também na redução de cinzas da tíbia.

• Fósforo e cálcio na dieta das aves

Os minerais têm uma variedade de características funcionais, sendo que, nas aves, o fósforo e o cálcio (Ca) formam a base dos tecidos ósseos e casca dos ovos. A combinação adequada destes dois elementos atua no melhor desempenho das aves, sendo a mineralização dos ossos o melhor critério para a avaliação desta combinação. As exigências nutricionais destes dois elementos dependem de vários fatores, como suas disponibilidades, relação Ca/P, e interações com fitase, vitamina D_3 e seus metabólitos. O fósforo pode ser de origem vegetal, animal ou mineral. Este último se encontra, principalmente, na forma de fosfato de cálcio e se localiza, em sua maioria, em reservas de rochas sedimentares localizadas em Marrocos, EUA, Brasil e China. Aproximadamente 90% do fosfato são usados globalmente com fertilizante, e apenas 5% na indústria de rações animais. Entretanto, o processo de produção de fosfato para as rações – que tem impacto na sua biodisponibilidade – fez com que seus preços aumentassem consideravelmente nos últimos anos. Em função disso, o uso de fitases tem sido uma das alternativas na melhor utilização e redução do uso destes compostos (Huyghebaert *et al.*, 2009).

• Uso experimental de fitase na alimentação de aves

Na avaliação do efeito em poedeiras de 49 semanas de idade alimentadas com diferentes níveis de P inorgânico (fosfato monocálcio) e fitase (625 FTU/kg de ração), foram observados os seguintes efeitos na produção e características dos ossos: a suplementação de fitase na dieta quando não foi adicionado P restaurou a viabilidade, o nível de postura, o consumo e a conversão alimentar e o nível de Ca:P nos ossos em comparação com o grupo controle. Entretanto, o peso médio dos ovos era menor nas aves que receberam dieta suplementada com fitase, em comparação ao controle. Também não houve diferença entre os tratamentos na resistência da tíbia à quebra e conteúdo de cinzas. Concluiu-se que, quando não houve complementação de P na dieta, a suplementação com fitase restaurou a produção de ovos e mineralização dos ossos (Valkonen e Valaja, 2009).

Em outro experimento usando poedeiras de 25 semanas de idade para medir a resposta ao suplemento das rações com preparações contendo multienzimas (xilanase, glucanase e fitase), os autores observaram que o uso destas enzimas na dieta atuou beneficamente na economia de nutrientes (P, Ca, proteína e energia metabolizável) sem afetar o rendimento das mesmas (Mathlouthi *et al.*, 2009).

Em experimentos usando frangos de corte Ross e dietas contendo diferentes níveis de fitase (250 a 8.000 unidades/kg) em ração peletizada à base de milho-soja com baixo nível de

P (4,3 g de P total, 2 g de P não fitato, 5,8 g de Ca/kg), foram observados os seguintes efeitos: o uso de fitase melhorou significativamente na dose-resposta logarítmica o ganho de peso, a conversão alimentar, a utilização do P e Ca. Aparentemente, a utilização de P variou de acordo com o nível de fitase utilizada. A suplementação de fitase em dietas com baixo nível de P melhorou significativamente o rendimento e a mineralização dos ossos de frangos. Dessa maneira, com a melhor utilização do P, houve, consequentemente, redução na sua excreção fecal (Philipps *et al.*, 2009).

▶ Considerações finais

Está claramente demonstrado que os probióticos e os prebióticos induzem a biota intestinal ao equilíbrio, determinando, por conseguinte, efeitos benéficos ao hospedeiro, seja no homem ou nos animais. Estes efeitos vão desde a supressão de agentes patogênicos até a obtenção de melhores condições de absorção de nutrientes. As enzimas vêm sendo estudadas e usadas, não somente como melhoradoras da digestibilidade de matérias-primas, mas também como fatores coadjuvante aos probióticos e prebióticos. Na avicultura, estes efeitos são particularmente interessantes, visto que, com o equilíbrio e a reposição da biota intestinal por estes produtos, as aves conseguem enfrentar em melhores condições todo o estresse desencadeado pelos modernos sistemas de produção.

A utilização de produtos naturais como os probióticos, os prebióticos e as enzimas vêm ao encontro da indústria avícola, ansiosa por substitutos dos tradicionais promotores de crescimento químicos, bem como dos consumidores, exigindo sempre produtos de melhor qualidade.

Nos últimos anos, produtos como probióticos, prebióticos e simbióticos começaram a ganhar destaque como os denominados alimentos funcionais, mediante a possibilidade de reduzirem doenças e proporcionarem mais saúde ao hospedeiro. Com o advento do conceito de que a dieta controla e regula inúmeras funções no organismo, contribuindo para a boa saúde do hospedeiro, originou-se o termo alimento funcional e surgiu a possibilidade de novos desenvolvimentos dentro desta área.

Em medicina veterinária, mais precisamente na avicultura e na suinocultura, deve-se começar a se familiarizar com termos como probióticos, prebióticos, alimentos funcionais e simbióticos. Termos que, aos poucos, vêm ganhando espaço, sendo reconhecidos pela sua utilidade e importância. Estes produtos tendem a ser, indubitavelmente, importante segmento das indústrias veterinária e farmacêutica, privilegiando, além do bem-estar do hospedeiro, também o seu desenvolvimento, especialmente na produção de proteína animal.

▶ Bibliografia

Abdulrahim SM, Haddadin MSY, Hashlamoun EAR *et al*. The influence of Lactobacillus acidophilus and bacitracin on layer performance of chickens and cholesterol content of plasma and egg yolk. British Poult. Sci. 1996; 37: 341-6.

Ammerman E, Quarles Andreatti Filho RL, Silva EN. Effect of carbohydrates and anaerobic cecal microflora on intestinal colonization by Salmonella Typhimurium and Salmonella Enteritidis in broiler chicks. Braz. J. Poult. Sci. 1999; 1: 215-22.

Andreatti Filho RL, Crocci AC, Twining Junior PV. Evaluation of fructooligosaccharides on performance and carcass yield of male broilers. Poult. Sci. 1989; 68:167.

Andreatti Filho RL, Sampaio HM. Probióticos e prebióticos: realidade na avicultura industrial moderna. Rev. Educ. Contin. CRMV-SP. 1999; 2:59-71.

Andreatti Filho RL, Sampaio HM, Barros MR *et al*. Use of cecal microflora cultured under aerobic or anaerobic conditions in the control of experimental infection of chicks with Salmonella Enteritidis. Veterinary Microbiol. 2003; 92: 237-44.

Andreatti Filho RL, Silva EN, Curi PR. Ácidos orgânicos e microbiota cecal anaeróbia no controle da infecção experimental de frangos por Salmonella Typhimurium e Salmonella Enteritidis. Arq. Bras. Med. Vet. Zootec. 1997; 49: 661-72.

Andreatti Filho RL, Silva EN, Curi PR. Control of experimental infection of broilers by Salmonella Enteritidis and S. Typhimurium with the use of organic composites and anaerobic cecal microflora. In: International Symposium on Food-Borne Salmonella in Poultry, Baltimore. Proceedings. American Association of Avian Pathology, 1998. p. 53.

Andreatti Filho RL, Silva EN, Ribeiro AR *et al*. Use of anaerobic cecal microflora, lactose and acetic acid for the protection of broiler chicks against experimental infection with Salmonella Typhimurium and Salmonella Enteritidis. Braz. J. Microbiol. 2000; 31: 107-12.

Andreatti Filho RL, Crocci AJ. Efeito protetor da microbiota cecal congelada e liofilizada sobre a infecção experimental de frangos de corte por *Salmonella enterica sorovar Enteritidis*. Arq. Bras. Med. Vet. Zootec. 2002; 54: 457-61.

Bailey JS. Control of Salmonella and Campylobacter in poultry production. A summary of work at Russel Research Center. Poult. Sci. 1993; 72: 1169-73.

Bailey JS, Blankenship LC, Cox NA. Effect of fructooligosaccharide on Salmonella colonization of the chicken intestine. Poult. Sci. 1991; 70: 2433-8.

Bedford MR, Cowieson AJ. Phytase and phytate interactions. European Symposium on poultry nutrition, 17th. Proceedings. Edinburgh, Scotland. 2009. pp. 7-13.

Bellaver C. Utilização de melhoradores de desempenho na produção de suínos e de aves. Campo Grande, MS. In: Congresso Internacional de Zootecnia, 7. Campo Grande: ABZ/UEMS/UFMS, Embrapa Pantanal, 2005.

Cherrington CA, Hinton M, Chopra I. Effect of short-chain organic acids on macromolecular synthesis in Escherichia coli. J. Bacteriol. 1990; 68: 69-74.

Choi KH, Namkung H, Paik IK. Effects of dietary fructooligosaccharides on the suppression of intestinal colonization of Salmonella typhimurium in broiler chickens. Korean J. Animal Sci. 1994; 36: 271-84.

Conway PL, Gorbach SL, Goldin BR. Survival of lactic acid bacteria in the human stomach and adhesion to intestinal cells. J. Dairy Sci. 1987; 70: 1-12.

Corrier DE, Hargis BM, Hinton Junior A *et al*. Effect of anaerobic cecal microflora and dietary lactose on colonization resistance of layer chicks to invasive Salmonella enteritidis. Avian Dis. 1991; 35: 337-43.

Corrier DE, Nisbet DJ, Scanlan CM *et al*. Treatment of commercial broiler chickens with a characterized culture of cecal bacteria to reduce Salmonellae colonization. Poult. Sci. 1995; 74:1093-101.

Cowieson AJ, Ravindran V. Effect of phytic acid and microbial phytase on the flow and amino acid composition of endogenous protein at the terminal ileum of growing broiler chickens. Brit. J. Nutr. 2007; 98: 745-52.

Day CA. Competitive exclusion in poultry: a review. Life-Care Products Ltd.: Worcestershire, England. 1992. 18p.

Fukata T, Sasai K, Miyamoto T *et al*. Inhibitory effects of competitive exclusion and fructooligosaccharide, singly and in combination, on Salmonella colonization of chicks. J. Food Protec. 1999; 62: 229-33.

Fuller R. Probiotics in man and animals. J. Appl. Bacteriol. 1989; 66: 365-78.

Fuller R, Gibson GR. Modification of the intestinal microflora using probiotics and prebiotics. Scand. J. Gastroenterol. 1997; 32: 28-31.

Garlich JD. Microbiología del tracto intestinal aviar. In: XVI Congreso Latinoamericano de Avicultura, Lima, 1999. Memorias. 1999. pp. 110-21.

Gibson GR, Roberfroid MB. Dietary modulation of the human colonic microbiota: introducing the concept of prebiotics. J. Nutrition. 1995; 125: 1401-12.

Gleeson TM, Stavric S, Blanchfield B. Protection of chicks against Salmonella infection with a mixture of pure cultures of intestinal bacteria. Avian Dis. 1989; 33: 636-42.

Greenberg B. Salmonella supression by known populations of bacterian in flies. J. Bact. 1969; 99:629-35.

Gusils C, Chaia AP, González S *et al*. Lactobacilli isolated from chicken intestines: potential use as probiotics. J. Food Protec. 1999; 62: 252-6.

Havenaar R, Brink BT, Huis Veld JHH *et al*. Selection of strains for probiotics use. In: Fuller R. Probiotics: the scientific basis. London: Chapman and Hall, 1992. pp. 209-24.

Huyghebaert G, Bleukx W, Ruysveldt F *et al*. Phosphorus supply and usage. In: European Symposium on poultry nutrition, 17th. Proceedings. Edinburgh, Scotland. 2009. pp. 21-32.

Iji PA, Tivey DR. Natural and synthetic oligosaccharides in broiler chicken diets. World Poult. Sci. J. 1998; 54: 129-43.

Impey CS, Mead GC, George SM. Competitive exclusion of Salmonella from the chick caecum using a defined mixture of bacterial isolates from the caecal microflora of an adult bird. J. Hyg. 1982; 89: 479-90.

Impey CS, Mead GC, George SM. Evaluation of treatment with defined and undefined mixture of gut microorganisms for preventing Salmonella colonization in chicks and turkey poults. Food Microbiol. 1984; 1: 143-7.

Jin LZ, Ho YW, Abdullah N et al. Influence of dried Bacillus subtilis and Lactobacilli cultures on intestinal microflora and performance in broilers. Asian-Australasian J. Animal Sci. 1996; 9: 397-404.

Jin LZ, Ho YW, Abdullah N et al. Probiotics in poultry: modes of action. World Poult. Sci. J. 1997; 53:351-68.

Klaenhammer TR, Ahn C, Muriana PM. Lactacin F, a small hydrophobic heat-stable bacteriocin from Lactobacillus johnsonii. In: Vuyst LD, Vandamme EJ. Bacteriocins of Lactic Acid Bacteria: Microbiology, Genetics, and Applications. London: Chapman and Hall, 1994. pp. 377-97.

Korshunov UM, Sinitsyna NA, Ginodman GA et al. Correction of intestinal microflora in chemotherapeutic dysbacteriosis using bifidobacterial and lactobacterial autologous strains. Z. Mikrobiol. Epidemiol. Immunobiol., v.9, p. 20-5, 1985.

Lee J, Ametani A, Enomoto A et al. Screening for the immunopotentiating activity of food microorganisms and enhancement of the immune response by Bifidobacterium adolescentis M101-4. Biosc. Biotech. Biochem. 1993; 57: 2127-32.

Lilly DM, Stillwell RH. Probiotics: growth promoting factors produced by microorganisms. Science. 1965; 147: 747-8.

Manley HM, Richards GN. Nutritional gains from sucrose caramels, a synopsis of the potential. International Sugar J. 1994; 96: 1144.

Mathlouthi N, Massaoudi I, Sassi T et al. The effect of adding xylanse and glucanase in combination with phytase on performance of laying hens fed maize and soybean meal base diet. In: European Symposium on poultry nutrition, 17th. Proceedings. Edinburgh, Scotland. 2009. p. 165.

Metchnikoff E. Prolongation of life. New York: Putnam and Sons, 1907.

Miles RD. Manipulation of the microflora of the gastrointestinal tract: natural ways to prevent colonization by pathogens. In: Altech Biotechnology in The Feed Industry, Florida, 1993. Proceedings. pp. 133-50.

Monsan F, Paul F. Oligosaccharide feed additives. In: Wallace RJ, Chesson A. Biotechnology in animal feeds and feeding. Weinheim and New York: VCH Verlagsgesellschaft, 1995. pp. 233-45.

Mulder RWAW, Havenaar R, Huis In't Veld JHJ. Intervention strategies: the use of probiotics and competitive exclusion microfloras against contamination with pathogens in pigs and poultry. In: Fuller R. Applications and practical aspects. London: Chapman and Hall, 1997. pp. 187-207.

Nahashon SN, Nakaue HS, Mirosh LW. Nutrient retention and production parameters of Single Comb White Leghorn layers fed diets with varying crude protein levels and supplemented with a direct-fed microbial. Animal Feed Sci. Technol. 1996; 61: 17-26.

Nishizawa Y. Physiological activity of bifidobacteria. Shonika Shinryo. 1960; 23: 1213-8.

Nurmi E, Rantala M. New aspects of Salmonella infection in broiler production. Nature. 1973; 241: 210-1.

Oyarzabal OA, Conner DE. In vitro fructooligosaccharide utilization and inhibition of Salmonella spp. by selected bacteria. Poult. Sci. 1995; 74: 1418-25.

Oyofo BA, Deloach JR, Corrier DE et al. Effects of carbohydrates on Salmonella typhimurium colonization in broiler chickens. Avian Dis. 1989; 33: 531-4.

Perdigon G, Alvarez S, Medici M, Holgado AAPR. Influence of the use of Lactobacillus casei as na oral adjuvant on the levels of secretory immunoglobolin A during na infection with Salmonella typhimurium. Food Agric. Immunol. 1993; 5: 27-37.

Petterson DS, Mackintosh JB. The Chemical Composition and Nutritive Value of Australian Grain Legumes. Brisbane, Australia: Grains Research and Development Corporation, 1994. pp.10-3, 38-41.p.

Philipps P, Aureli R, Fru F et al. Effect of a liquid preparation of a phytase in Aspergillus oryzae on growth-performance and phosphorus utilization of broiler chicken fed low phosphorus diet. In: European Symposium on poultry nutrition, 17th. Proceedings. Edinburgh, Scotland. 2009. p. 166.

Pivnick H, Barnum D, Stavric S et al. Investigations on the use of competitive exclusion to control Salmonella in poultry. In: International Symposium on Salmonella. Proceedings. American Association of Avian Pathologists: Uni Pennsylvania, 1985. pp. 80-7.

Pivnick H, Blanchfield B, Rigby C et al. Comparison of fresh feces with lyophilized and frozen cultures of feces as inocula to prevent Salmonella infection in chicks. J. Food Protect. 1982; 45: 1188-94.

Price RJ, Lee JS. Inhibition of Pseudomonas species by hydrogen peroxide producing lactobacilli. J. Milk Food Technol. 1970; 33: 13-8.

Rasic JL. The role of dairy foods containing bifido and acidophilus bacteria in nutrition and health. N. Eur. Dairy J. 1983; 4: 80-8.

Rettger LF, Chaplin HA. Treatise on the transformation of the intestinal flora with special reference to the implantation of Bacillus acidophilus. New Haven: Yale University Press, Connecticut, 1921.

Salanitro JP, Blake IG, Muirhead A et al. Bacteria isolated from the duodenum, ileum and cecum of young chicks. Appl. Environm. Microbiol. 1978; 35: 782-90.

Savage TF, Zakrzewska EI, Andreasen JR. The effects of feeding mannan oligosaccharide supplemented diets to poults on performance and the morphology of the small intestine. In: Southern Conference on Avian Diseases. Southern Poultry Science Society, 1997.

Schneitz C. Automated droplet application of a competitive exclusion preparation. Poult. Sci. 1992; 71: 2125-8.

Sekine K, Toida T, Saito M et al. A new morphologically characterized cell wall preparation (whole peptidoglycan) from Bifidobacterium infantis with a higher efficacy on the regression of na established tumor in mice. Cancer Res. 1985; 45: 1300-7.

Sekine K, Watanabe-Sekine E, Toida T et al. Adjuvant activity of the cell wall of Bifidobacterium infantis for in vivo immune responses in mice. Immunopharmacol. Immunotoxicol. 1994; 16: 589-609.

Silva EN. Probióticos e acidificantes no controle de Salmonella Enteritidis em poedeiras comerciais. In: VI Simpósio Técnico de Produção de Ovos, São Paulo, 1996. Anais. Associação Paulista de Avicultura, 1996. pp. 127-34.

Silva EN, Andreatti Filho RL. Probióticos e prebióticos na avicultura. In: II Simpósio de Sanidade Avícola, Santa Maria, RS, 2000. Anais. pp. 33-40.

Silva EN, Snoeyenbos GH, Weinack OM et al. The influence of native gut microflora on the colonization and infection of Salmonella gallinarum in chickens. Avian Dis. 1998; 25: 68-73.

Slominski BA, Campbell LD, Guenter W. Oligosaccharides in canola meal and their effect on nonstarch polysaccharide digestibility and true metabolizable energy in poultry. Poult. Sci. 1994; 73: 156-62.

Sorrels KM, Speck ML. Inhibition of Salmonella gallinarum by culture filtrates of Leuconostoc citrovorum. J. Dairy Sci. 1970; 59: 338-43.

Stavric S, Gleeson TM, Blanchfield B et al. Competitive exclusion of Salmonella from newly hatched chicks by mixtures of pure bacterial cultures isolated from fecal and cecal contents of adult birds. J. Food Protect. 1985; 48: 778-82.

Stavric S. Microbial colonization control of chicken intestine using defined cultures. Food Technol. 1987; 43: 93-8.

Stavric S. Defined cultures and prospects. Int. J. Food Microbiol. 1992; 15: 245-63.

Stavric S, D'Aoust JY. Undefined and defined bacterial preparations for the competitive exclusion of Salmonella in poultry – a review. J. Food Protec. 1993; 56: 173-80.

Tagg JR, Dajani AS, Wannamaker LW. Bacteriocins of gram-positive bacteria. Bacteriol. Review. 1976; 40: 722-56.

Tannock GW. Studies of the intestinal microflora: a prerequisite for the development of probiotics. Int. Dairy J. 1998; 8: 527-33.

Tortuero F. Influence of implantation of Lactobacillus acidophilus in chicks on the growth, feed conversion, malabsorption of fats syndrome and intestinal flora. Poult. Sci. 1973; 52: 197-203.

Upreti GC, Hindsdill RD. Production and mode of action of Lactocin 27: Bacteriocin from a homofermentative Lactobacillus. Antimicrobial Agents and Chemotherapy. 1975; 7: 139-45.

Valkonen E, Valaja J. The effects of dietary inorganic phosphorus and phytase supplement on laying hens. In: European Symposium on poultry nutrition, 17th. Proceedings. Edinburgh, Scotland. 2009. p. 164.

Vicent JG, Veonett RC, Riley RG. Antibacterial activity associated with Lactobacillus acidophilus. J. Bacteriol. 1959; 78: 477-84.

Wilson KH, Perini F. Role of competition for nutrients in suppression of Clostridium difficile by the colonic microflora. Infect. Immun. 1988; 56: 2610-4.

Yasui H, Ohwaki M. Enhancement of immune response in Peyer patch cells cultured with Bifidobacterium breve. J. Dairy Sci. 1991; 74: 1187-95.

Ziprin RL, Corrier DE, Hinton Junior A, Beier RC, Spates GE, Deloach, JR, Elissalde MH. Intracloacal Salmonella typhimurium infection of broiler chickens: reduction of colonization with anaerobic organisms and dietary lactose. Avian Dis. 1990; 34: 749-53.

Ziprin RL, Corrier DE, DeLoach JR. Control of established Salmonella typhimurium intestinal colonization with in vivo-passaged anaerobes. Avian Dis. 1993; 37: pp. 183-8.

Seção 4
Peixes e Camarões

36 Medicamentos Utilizados em Piscicultura e Carcinicultura

Benito Soto-Blanco

▶ Introdução

A aquicultura é uma atividade zootécnica bastante importante no Brasil, país com extraordinário potencial por apresentar 8.400 km de costa marítima e 5.500.000 ha de reservatórios de água doce. A piscicultura brasileira utiliza uma grande variedade de espécies, sendo a tilápia a mais produzida comercialmente. A principal espécie de camarão marinho cultivada no Brasil é *Litopenaeus vannamei*, uma espécie exótica originária do Oceano Pacífico, com rápido crescimento em cativeiro.

Muitas doenças podem afetar os peixes e os camarões. As principais doenças que ocorrem no Brasil são abordadas a seguir.

▶ Doenças dos peixes

▪ Bacterianas

As doenças bacterianas têm grande impacto na piscicultura, pois podem causar elevada mortalidade. O tratamento de algumas destas doenças é difícil e pouco eficaz. A furunculose, a doença renal bacteriana e a doença da boca vermelha são de notificação obrigatória.

A *doença da coluna* é causada por *Flexibacter columnaris* (*Cytophaga columnari*), uma bactéria gram-negativa normalmente presente na água e nos peixes. Todas as espécies de peixes de água doce são suscetíveis, e os peixes jovens são mais sensíveis que os adultos. Os fatores predisponentes para a infecção são: elevadas concentrações de amônia e de matéria orgânica na água, baixo oxigênio dissolvido e elevadas temperaturas. A sintomatologia consiste em pequenas lesões brancas no corpo e na cabeça ou nas nadadeiras, cobertas por exsudato mucoso com bactérias, que podem atingir até 1/4 da superfície do corpo. Há erosão do tegumento pelas lesões, com exposição muscular, sendo comum a aparência semelhante a sela, e pode haver lesões branquiais. A mortalidade inicia-se 2 dias após o surgimento dos sinais e pode atingir 60 a 90%. Casos iniciais da doença podem ser tratados com banhos de surfactante ou imersão prolongada em permanganato de potássio ou sulfato de cobre. O tratamento pode ser feito com oxitetraciclina (220 mg/kg/dia durante 10 dias, seguido por 50 a 75 mg/kg/dia durante mais 10 dias) ou sulfamerazina (220 mg/kg de peixe/dia, por 10 dias, seguido por 50 a 75 mg/kg de peixe/dia, durante 10 dias) incorporada ao alimento.

A *doença branquial bacteriana* é causada por bactérias filamentosas gram-negativas dos gêneros *Flavobacterium*, *Flexibacter*, *Myxococcus* e *Chryseobacterium*. A transmissão ocorre pela água e por peixes infectados. A sintomatologia consiste em letargia, perda de apetite e dificuldade respiratória, evidenciada pela tendência dos peixes em permanecer na superfície ou na entrada da água no tanque. Nas brânquias, pode ser evidenciado o aumento na produção de muco e a fusão lamelar. A mortalidade pode chegar a 50%. O tratamento é feito por imersão em solução de cloreto de sódio a 1 a 5%, por 1 a 2 min.

Septicemia por Edwardiella ou *septicemia entérica do catfish* é causada pelas enterobactérias *E. tarda* e *E. ictaluri*, que provavelmente são patógenos oportunistas. As espécies de peixes afetadas são *catfish* (por *E. tarda* e *E. ictaluri*), carpa, tilápia, truta-arco-íris e outras (por *E. ictaluri*). Estas bactérias também podem afetar répteis, aves e mamíferos, incluindo o ser humano, no qual pode causar gastrenterite e meningite. Nos peixes infectados por *E. tarda*, há formação de abscessos nos músculos laterais e cauda contendo gás com cheiro desagradável, hemorragias por todo o corpo e perda progressiva da mobilidade da cauda. Os sinais da septicemia são ascite, exoftalmia e prolapso anal, e na necropsia podem ser observados nódulos brancos no fígado, nos rins e no baço. Na infecção por *E. ictaluri*, são observados falta de apetite; natação apática à superfície da água; hemorragia na boca, nas nadadeiras e regiões laterais e ventral; lesões ulcerativas na parte posterior ou entre os olhos. A septicemia é caracterizada por ascite, hipertrofia de baço e rins e inflamação em vários órgãos. A mortalidade por *E. tarda* geralmente é de cerca de 5%, mas pode chegar a 50%, enquanto por *E. ictaluri* é de cerca de 50%. O tratamento é feito com oxitetraciclina no alimento (55 mg/kg/dia durante 10 dias ou 60 mg/kg/dia durante 4 a 5 dias).

Doença da boca vermelha é causada pela bactéria gram-negativa móvel *Yersinia ruckeri*. Afeta principalmente salmonídeos, como trutas, mas também carpas, peixes marinhos e outros. Muitas espécies de peixes e alguns invertebrados aquáticos são portadores assintomáticos, e as aves também podem disseminar a bactéria. Além disso, a bactéria pode persistir no sedimento por até 2 meses. As manifestações clínicas são escurecimento do corpo, distensão da cavidade visceral, hipertrofia e pequenas hemorragias superficiais nos rins e hemorragias na musculatura, no tecido adiposo e intestino. Em casos mais avançados, há hemorragias na boca, língua, garganta e base das nadadeiras e dos olhos. Para o tratamento, podem ser utilizados oxitetraciclina (65 mg/kg/dia, por 10 dias), florfenicol (10 mg/kg de peixe/dia, por 10 dias), sulfamerazina (200 mg/kg de peixe/dia, por 3 dias) ou ácido oxolínico (10 mg/kg de peixe/dia, por 10 dias), incorporados ao alimento.

A *furunculose*, causada pela bactéria *Aeromonas salmonicida*, afeta principalmente os salmões, mas também outras espécies como carpas e tilápias. A evolução da doença varia de acordo com a idade do peixe e a temperatura da água. A forma hiperaguda geralmente ocorre em alevinos, resultando em pronunciado escurecimento e altas taxas de mortalidade rápida. Os achados patológicos observados são hipertrofia do baço e vísceras hemorrágicas. A forma aguda afeta peixes jovens e adultos, e é caracterizada por septicemia hemorrágica, letargia e anorexia, com os mesmos achados patológicos da forma hiperaguda. As formas subaguda e crônica são mais frequentes em adultos, havendo baixa mortalidade. Há formação de lesões hemorrágicas no tegumento, com aprofundamento para a musculatura que se assemelha a furúnculo. O tratamento é feito com antimicrobiano incorporado ao alimento, podendo ser utilizado oxitetraciclina (50 mg/kg/dia, por 10 dias) ou florfenicol (10 mg/kg de peixe/dia, por 10 dias).

A *septicemia por Aeromonas*, bactérias gram-negativas flageladas, ocorre em todas as espécies de peixes de água doce. As espécies que podem causar a doença são *A. hydrophila*, *A. caviae* e *A. sobria*, bactérias da biota dos peixes que causam doenças como agentes oportunistas. Estas bactérias tornam-se abundantes na água na presença de grande quantidade de matéria orgânica. A doença é mais frequente em períodos quentes do ano. Não há uma sintomatologia típica. Pode haver ruptura de pequenos vasos e formação de lesões ulcerativas no tegumento com aspecto hemorrágico, que, quando ocorre em grande quantidade, confere coloração avermelhada ao corpo do peixe. Também pode haver hemorragias em órgãos internos. Outras possíveis alterações são exoftalmia, ascite, alargamento da cavidade visceral, necrose das nadadeiras e cauda e perda de escamas. Para o tratamento, podem ser utilizados oxitetraciclina (5,5 mg/kg/dia, por 10 dias), florfenicol (10 mg/kg de peixe/dia, por 10 dias) ou sulfamerazina (200 a 300 mg/kg de peixe/dia, por 10 dias), incorporados ao alimento.

A *septicemia por Pseudomonas*, bactérias gram-negativas, pode ser causada pelas espécies *P. fluorescens*, *P. chloraphis* e *P. anguilliseptica*, patógenos oportunistas normalmente presentes na água e nos peixes. As condições para a ocorrência da doença são estresse, debilidade e imunossupressão do hospedeiro. A infecção por *P. fluorescens* resulta em hemorragias no tegumento e na base das nadadeiras, escurecimento do corpo, ascite e hemorragias em vários órgãos. *P. anguilliseptica* é responsável por pequenas hemorragias junto à boca, aos opérculos e ao longo da face ventral, e por hemorragias em vários órgãos. O tratamento pode ser feito com oxitetraciclina (8,3 g/kg de peixe/dia, por 10 dias) ou sulfamerazina (200 a 300 mg/kg de peixe/dia, por 10 dias), incorporadas ao alimento. As infecções por *P. anguilliseptica* podem ser curadas pela elevação da temperatura da água para 26 a 27°C, por 2 semanas.

A *doença renal bacteriana* é causada por *Renibacterium salmoninarum*, uma bactéria gram-positiva patogênica. As espécies sensíveis são os salmonídeos, e os peixes de outras famílias podem ser portadores assintomáticos. É uma doença de notificação compulsória. A doença é tipicamente crônica, afetando exemplares com mais de 6 meses de idade. A sintomatologia é composta por exoftalmia, lesões nos olhos, perda de equilíbrio, falta de apetite e ulcerações na pele. Os peixes afetados desenvolvem ascite e hipertrofia de rins e baço, e, tipicamente, há pequenos nódulos branco-acinzentados nos rins. Pode haver membrana opaca envolvendo rins, baço, coração, fígado ou gônadas, e lesões granulomatosas resultantes de proliferação de fibroblastos, macrófagos e bactérias. A mortalidade é ocasional. Como *R. salmoninarum* é uma bactéria intracelular, o tratamento dos animais é difícil, mas pode ser feito com eritromicina (100 mg/kg de peixe/dia, incorporada ao alimento, por 21 dias).

A *micobacteriose* ou *tuberculose dos peixes* tem como agentes etiológicos as bactérias *Mycobacterium marinum*, *M. fortuitum* e *M. chelonae*. Um grande número de espécies de peixes pode ser afetado, e os seres humanos podem ser infectados por penetração da bactéria na pele, formando granulomas locais. A sintomatologia consiste em anorexia, emagrecimento, dispneia, exoftalmia, descoloração do tegumento, perda de escamas e ulceração e necrose das nadadeiras. Na necropsia, é observada grande quantidade de pequenos nódulos granulomatosos branco-acinzentados, espalhados ou agrupados em qualquer órgão, especialmente no baço, nos rins e no fígado. A mortalidade é baixa, e nos animais sobreviventes pode haver deformações esqueléticas. O isolamento da bactéria em cultivo é difícil e não há tratamento eficaz.

A *vibriose* é causada pelas bactérias gram-negativas *Vibrio anguillarum*, *V. ordalii* e *V. salmonicida*. É uma doença de grande importância em cultivos de peixes marinhos, e está associada a estresse ou traumatismo dos peixes. A sintomatologia é composta por ulcerações focais hemorrágicas na boca ou tegumento com corrimento esbranquiçado e rodeado por halo pigmentar negro, lesões focais na musculatura ou ao longo da margem das nadadeiras e lesões subepidérmicas enegrecidas. O tratamento é difícil, pois os animais não se alimentam, sendo recomendado o descarte dos peixes afetados.

▪ Fúngicas

Saprolegniose é a micose mais frequente em peixes de água doce, tendo como temperatura ideal para manifestação entre 18 e 26°C. O agente etiológico é o fungo miceliano *Saprolegnia* spp., que infecta lesões preexistentes nos peixes. O fungo cobre a lesão e se estende a tecidos contíguos com o auxílio da secreção de enzimas líticas. O aspecto característico da doença deve-se a colônias brancas, que podem ser volumosas e ter aparência de algodão, ou se tornarem escuras, devido ao acúmulo de resíduos ou bactérias. O fungo também pode desenvolver-se nas brânquias. Em casos graves, há acometimento da musculatura e de órgãos internos, incluindo o sistema nervoso central. As lesões no tegumento afetam a osmorregulação, enquanto as lesões nas brânquias afetam a respiração. Na maioria dos casos, a mortalidade dos peixes é baixa, mas pode tornar-se elevada se não for feito tratamento. Também ataca os ovos, promovendo alta mortalidade. O tratamento dos ovos pode ser feito com formalina ou verde malaquita, e dos peixes, com cloreto de sódio, permanganato de potássio ou verde malaquita.

A *branquiomicose* é micose das brânquias promovida pelos fungos *Branchiomyces sanguinis* e *Branchiomyces demigrans*, patógenos oportunistas. O desenvolvimento do fungo ocorre em presença de contaminantes orgânicos, com *blooms* de algas, pouco oxigênio dissolvido na água e baixo pH. Os peixes apresentam brânquias brancas, letargia, dificuldade respiratória e distúrbio do equilíbrio, e a morte ocorre em cerca de 2 dias. As infecções crônicas podem ser assintomáticas. O tratamento pode ser feito com verde malaquita ou formalina.

Exofialose é micose sistêmica causada pelo fungo *Exophiala* sp. Os sintomas são ataxia, movimentos em círculos seguidos por natação errática, exoftalmia e formações ulcerosas na cabeça. Há ascite, formação de granulomas no rim posterior, baço, fígado e coração, e cistos com fluido aquoso no rim. A mortalidade pode ser bastante elevada. O tratamento é ineficaz.

Ictiofonose é micose sistêmica granulomatosa provocada por *Ichthyophonus hoferi*, um fungo parasita obrigatório. Afeta peixes marinhos e de água doce, e sua presença em peixes cultivados é consequência do uso de restos de peixes marinhos na alimentação. A sintomatologia é bastante variável e inclui perda de peso, letargia, modificações no comportamento, deformações na coluna vertebral, emagrecimento e, em casos graves, tegumento rugoso com ulcerações. As infecções crônicas podem ser assintomáticas. Na análise patológica, podem ser observados granulomas em diversos órgãos. A mortalidade é variável, podendo chegar a 50%. O tratamento é ineficaz.

- ### Parasitárias

As doenças causadas por protozoários em peixes são ictiofitiriose, chilodenolose, epistiliose, henenguyose e ictiobodose.

A *ictiofitirose* é causada pelo protozoário *Ichthyophthirius multifiliis*, o ictio. Normalmente o parasita aloja-se na epiderme, nas nadadeiras e nas brânquias, mas em elevadas infestações também atinge córneas, boca e esôfago. Os peixes afetados apresentam coloração acinzentada, e a morte ocorre por falência na osmorregulação. O tratamento é feito com banhos de formalina ou solução de cloreto de sódio.

A *chilodenolose*, causada por *Chilodonella* spp., afeta várias espécies. Os sinais da doença são eriçamento e perda das escamas e congestão nas brânquias. Para o tratamento podem ser feitos banhos de formalina ou verde malaquita.

A *epistiliose* é causada por *Epistylis* sp., um protozoário bastante patogênico em hospedeiros debilitados. As espécies sensíveis são pacus, tambaquis e outras. O protozoário promove lesões tegumentares hemorrágicas. O tratamento pode ser feito com banhos de formalina ou verde malaquita.

A *henenguyose*, provocada por *Henneguya* spp., afeta principalmente peixes de água doce. São formados múltiplos cistos brancos nas brânquias e nos músculos. Para o tratamento podem ser feitos banhos de formalina, e peixes marinhos podem ser tratados com banhos de imersão em água doce, por 5 min.

A *ictiobodose* ou *costíase* é causada por *Ichthyobodo necator* (*Costia necatrix*), um protozoário parasita obrigatório de distribuição cosmopolita que afeta todas as espécies de peixes de água doce. O parasita adere ao tegumento causando necrose e hemorragias, e frequentemente afeta as brânquias causando congestão aguda e morte. Em casos de elevada infestação, os peixes batem contra a parede dos tanques. O tratamento é feito com banhos de formalina ou de cloreto de sódio.

As doenças parasitárias dos peixes causadas por metazoários são: *helmintose por monogenéticos*, metacercariose, anisaquíase, argulose e lerneose.

Os monogenéticos são ectoparasitas de brânquias e tegumento, geralmente espécies do gênero *Gyrodactylus* parasitas de tegumento e *Dactylogyrus*, *Actinocleidus*, *Ancyrocephalus* e *Haliotrema* parasitas de brânquias. A sintomatologia consiste em quantidade excessiva de muco, ulcerações no tegumento e lesões nas brânquias. O tratamento é feito com banhos que podem ser de formalina (1:4.000, por 1 h), cloreto de sódio (1 a 3%, por 30 min a 3 h), ácido acético (2 mℓ/ℓ, por 30 s), triclorfon (0,5 mg/ℓ, por 3 dias) ou alumínio aquoso (202 µg/ℓ, única aplicação).

A *metacercariose* é causada por metacercárias de Digena, tendo moluscos como hospedeiro intermediário. Promovem formação de cistos com deposição de melanina, conferindo coloração enegrecida. O parasita pode ser identificado nos cistos enegrecidos. Não há tratamento eficaz.

A *anisaquíase* é causada pelos nematoides dos gêneros *Anisakis*, *Phocanema*, *Terranova*, *Contravaecum* e *Pseudonisakis*. Os peixes são hospedeiros intermediários, e o ser humano pode ser infectado pela ingestão das larvas ao se alimentar de peixe portador cru ou inadequadamente cozido. O tratamento é feito com óxido de di-N-butil-estanho (25 g/ℓ por 5 a 10 min, 4 vezes em 1 semana).

A *argulose* é causada pelo ectoparasita *Argulus* spp., conhecido com piolhos-do-peixe. O parasita apresenta ganchos e ventosas, utilizados para fixação nos peixes, e uma trompa, utilizada para alimentação. As lesões provocadas pelos parasitas podem necrosar, ulcerar e infeccionar. A transmissão ocorre de maneira direta entre os peixes, e elevadas infestações podem resultar em alta mortalidade. O tratamento é feito com triclorfon (20 mℓ/ℓ, por 2 m).

A *lerneose* é causada pelos copepodídeos *Lernaea* spp., que são crustáceos parasitas. Todas as espécies brasileiras de peixes de água doce são sensíveis, e as mais afetadas são pacu, tambaqui, tambacu e piauçu. O parasita ancora-se na porção caudal do peixe e penetra na musculatura, formando uma lesão ulcerosa e um nódulo fibroso avermelhado. Eventualmente, o parasita se fixa no esôfago e estômago. As lesões feitas pelo parasita podem servir como porta de entrada a infecções. O tratamento é feito com triclorfon (25 g/ℓ, por 5 a 10 min, 4 vezes em 1 semana).

- ### Virais

Os principais vírus que afetam os peixes são rabdovírus, herpes-vírus e birnavírus, responsáveis por doenças de grande importância para a piscicultura devido a elevada infectividade e patogenicidade, associada à inexistência de tratamento e vacinação. A transmissão dos vírus ocorre a partir de ovos e peixes infectados e pela água contaminada. Não há tratamento eficaz. O controle pode ser feito pela eliminação de todos os animais, seguido por desinfecção das instalações para posterior recomeço da criação com peixes saudáveis.

A *viremia primaveril da carpa*, causada pelo *Rhadsovirus carpio*, afeta vários tipos de carpa. A temperatura ideal para a ocorrência da doença é entre 12 e 22°C. Os animais afetados permanecem nas áreas de saída de água dos tanques, e apresentam escurecimento do corpo, movimentos respiratórios lentos, distúrbios de equilíbrio e distensão da cavidade visceral. À necropsia, há ascite, inflamação e edema anal, brânquias pálidas e petéquias no tegumento e ânus. Ocorrem hemorragias no coração, no fígado, nos intestinos e na musculatura, além de edema em quase todos os órgãos. A mortalidade é maior em animais com 1 a 2 anos de idade e pode chegar a 30%.

A *necrose pancreática infecciosa*, provocada por um birnavírus, afeta diversas espécies de peixes. A temperatura ideal para a ocorrência da doença é entre 5 e 17°C, e o período de incubação da doença é de 3 a 5 dias. Os sinais da doença incluem escurecimento do corpo, exoftalmia, distensão da cavidade visceral, hemorragias ventrais e longos tubos finos de fezes esbranquiçados presos ao ânus. Na fase terminal, os peixes apresentam movimentos de rodopio alternados com prostração. O estudo anatomopatológico mostra que a doença é caracterizada por necrose na porção acinar do pâncreas, podendo haver necrose em outros órgãos. A mortalidade é inversamente proporcional à idade, sendo elevada em peixes de 20 a 60 dias de idade, mas muito baixa naqueles com mais de 140 dias.

A *encefalopatia e retinopatia viral*, ou *necrose nervosa viral dos peixes*, é uma doença de importância em piscicultura marinha que afeta larvas e juvenis. Ocorre com maior frequência em temperaturas entre 22 e 25°C. Os animais afetados apresentam natação errática e em círculos, perda do equilíbrio e hiperatividade. Pode ocorrer perda de apetite e letargia. Em alguns casos, os peixes colocam a cabeça subitamente para fora da água. As lesões histopatológicas são intensa vacuolização no sistema nervoso central e retina, com presença de inclusões virais no citoplasma dos neurônios. A mortalidade é bastante variável.

- ## Outras doenças

Os peixes também podem apresentar *doenças nutricionais*, causadas por deficiências ou excessos de diversos elementos, bem como pela oxidação de gorduras não saturadas do alimento. As deficiências nutricionais dos peixes podem ser de ácidos graxos, aminoácidos essenciais (lisina, metionina, triptofano), vitaminas (A, B_{12}, C, E, biotina, colina, ácido fólico, inositol, niacina, ácido pantotênico, piridoxina, riboflavina, tiamina) e minerais (fósforo, cálcio, potássio, magnésio, ferro, zinco, manganês, selênio, iodo). Os nutrientes que podem causar intoxicação por estarem em quantidade excessiva no alimento dos peixes são lipídios, aminoácidos (leucina, colina), vitamina A e minerais (cobre, selênio, zinco, cromo).

Outras doenças que podem acometer os peixes são: *queimaduras solares*, *doença branquial ambiental* (por degradação da qualidade da água), *doença das bolhas gasosas* (supersaturação da água com oxigênio ou nitrogênio), *transtornos térmicos* e *doenças neoplásicas*.

▶ Doenças dos camarões

- ## Bacterianas

As doenças bacterianas dos camarões são hepatopancreatite necrosante, vibriose e micobacteriose.

A *hepatopancreatite necrosante* (NHP) é causada por bactérias pleomórficas gram-negativas do tipo rickétsia, mas de classificação taxonômica incerta; já se propôs denominar o gênero de *Proteobacteria*. O fator predisponente para a ocorrência da doença é o estresse provocado por variações bruscas de temperatura ou salinidade. O local de infecção é o hepatopâncreas, e afeta animais jovens ou adultos. Os animais afetados apresentam redução na ingestão de alimentos e no ganho de peso, letargia, casca mole e corpo flácido. As brânquias ficam escuras, o corpo fica coberto por organismos comensais e o tubo digestório apresenta-se vazio. No estudo anatomopatológico, observa-se hepatopâncreas com centro branco pálido, mole, aquoso e atrofiado com presença de bactérias intracelulares nos epitélios. A mortalidade é elevada, superior a 90% em 3 dias. O tratamento é eficaz quando realizado precocemente e pode ser feito com oxitetraciclina (1,5 g/kg de ração, por 14 dias).

A *vibriose* é uma doença de elevada mortalidade causada por *Vibrio* spp., uma bactéria gram-negativa, disseminada por aves aquáticas. Apresenta-se de dois modos, sistêmico e localizado. A vibriose sistêmica tem como locais de infecção o coração, as brânquias, o órgão linfoide, os espaços hemocoélicos e o tecido conjuntivo. São afetados camarões nas fases jovens e adultos. A vibriose sistêmica é caracterizada por nódulos hemocíticos melanizados, musculatura opaca, pigmentos aumentados, flutuação desordenada e tempo insuficiente de coagulação da hemolinfa (superior a 20 s). A vibriose localizada afeta camarões de todas as fases, e tem como locais de infecção a cutícula, partes da boca, apêndices e revestimento do estômago. Os animais afetados pela vibriose localizada apresentam tempo de coagulação da hemolinfa prolongado (superior a 20 s), bactérias em forma de bastão nas lesões, necrose do epitélio e placas de bactérias melanizadas no hepatopâncreas. O tratamento pode ser feito com antimicrobianos, mas é pouco eficaz.

A *micobacteriose* é causada por bactérias do gênero *Mycobacterium*, principalmente *M. marinum* e *M. fortuitum*. É caracterizada por produção de granulomas contendo bastonetes álcool-acidorresistentes. Os seres humanos podem ser infectados por penetração da bactéria na pele formando granulomas locais. Não há tratamento eficaz.

- ## Fúngicas

As doenças fúngicas dos camarões podem ser causadas por microsporídeos e haplosporídeos.

A *infecção por microsporídeos* é conhecida como *doença do "camarão de algodão"*, e pode ser causada por 3 espécies de microsporídeos: *Agmasoma*, *Ameson* e *Pleistophora*. A distribuição é cosmopolita, e o ciclo biológico completo inclui os peixes. Geralmente tem baixo impacto na carcinicultura. Promove redução na resistência do hospedeiro. Afeta a musculatura estriada ou os órgãos internos, com variação de acordo com a espécie do fungo. Na musculatura, a doença promove opacidade e branqueamento do abdome, dando aparência de camarão cozido, e a cutícula torna-se azul-escura. Os órgãos que podem ser afetados são as gônadas, o coração e os vasos hemolinfáticos, as brânquias, o hepatopâncreas e o tubo digestório. As gônadas tornam-se brancas, aumentadas e opacas, causando esterilidade, e pode haver feminilização de machos. Pode haver múltiplos grânulos brancos nas brânquias e tecidos subcuticulares. Não há tratamento com eficácia comprovada.

A *infecção por haplosporídeos* é causada por espécies não identificadas precisamente, em função da ausência de esporos nas amostras avaliadas. Os haplosporídeos causam infecção do hepatopâncreas, instalando-se no citoplasma das células epiteliais tubulares. Pode haver encapsulamento das células infectadas por hemócitos, com deposição de melanina. Também não há tratamento com eficácia comprovada.

Parasitárias

Os camarões podem ser parasitados por protozoários de 3 gêneros: *Nematopsis*, *Cephalolobus* e *Paraophioidina*, conhecidos como gregarinas. O ciclo biológico inclui anelídeos e moluscos, sendo o camarão o hospedeiro definitivo. As gregarinas podem ter localização inter ou intracelular, e pode haver infecção secundária por bactérias por meio das lesões na mucosa intestinal geradas pela migração do protozoário. Tipicamente os camarões apresentam redução no crescimento, e, em casos graves, apresentam tubo digestório com coloração amarelada. Não há tratamento eficaz.

Virais

As doenças virais dos camarões são: mionecrose infecciosa, mancha branca, síndrome de Taura, necrose hematopoética, hepatopancreatite e doença do baculovírus. A síndrome de Taura, a mancha branca e a cabeça amarela (*yellowhead disease*) são de notificação obrigatória à Organização Internacional das Epizootias (OIE), atualmente denominada Organização Mundial de Saúde Animal. Atualmente não há tratamento disponível para as doenças virais em camarões, mas se acredita que em breve estejam disponíveis tratamentos com tecnologia de RNA de interferência.

A *mionecrose infecciosa*, anteriormente denominada *necrose infecciosa muscular* (NIM), é uma doença recente que ocorre apenas no nordeste do Brasil, responsável por elevados prejuízos. É causada por um RNA-vírus da família Totiviridae, de um novo gênero proposto como *Myonecvirus*. Afeta juvenis e subadultos, e os surtos estão associados a estresse (salinidade extrema, fortes variações de temperatura, superpopulações e alimentação de baixa qualidade). Na fase aguda, a mortalidade é bastante elevada, de até 50%, mas na progressão crônica há redução da mortalidade. Os camarões afetados apresentam áreas necróticas brancas, de distribuição focal a extensiva, na musculatura estriada nos segmentos distais do abdome e da cauda.

A *doença da mancha branca* é causada por um baculovírus denominado *white spot syndrome virus* (WSSV). Trata-se da doença mais importante dos camarões, pois é altamente infecciosa, e também afeta outros crustáceos. Os locais da infecção são as brânquias e a epiderme cuticular. Os animais doentes apresentam letargia, com nado lento na superfície da água, queda no consumo de alimento e coloração rosada ou avermelhada em decorrência da expansão dos cromatóforos. O crescimento é interrompido no início da doença, e os camarões agonizantes morrem durante a muda. Os sinais mais característicos da doença são as manchas brancas no interior da superfície do exoesqueleto, formadas por depósitos excessivos de sais de cálcio, com 0,5 a 2,0 mm de diâmetro. A mortalidade pode chegar a 100%, e grande parte ocorre nos primeiros 3 a 10 dias da sintomatologia, com os camarões ficando no fundo dos tanques.

A *síndrome de Taura* ou *doença da cauda vermelha* é causada por um picornavírus, o vírus da síndrome de Taura (TSV). É uma doença endêmica nas Américas. O local de infecção é a epiderme (cutícula), e os jovens são afetados na fase de pós-larva com 14 a 50 dias de idade (pesando menos de 5 g). A evolução pode ser aguda ou crônica, e a mortalidade pode ser bastante elevada. Na fase aguda, os camarões agonizantes apresentam cromatóforos vermelhos expandidos. A morte ocorre na fase de muda, mas os sobreviventes a esta fase normalmente se recuperam. Na análise patológica, são evidenciados necrose epitelial nos urópodos, casca com consistência mole e intestinos caracteristicamente vazios.

A *necrose hematopoética* é uma infecção na hipoderme, causada por um vírus semelhante ao parvovírus, o *haematopoietic necrosis virus* (IHHN). Os locais de infecção são as brânquias, a epiderme, o intestino anterior, o coração e o cordão nervoso. São afetados camarões nas fases de pós-larva e recém-juvenis. Os animais afetados apresentam crescimento lento, baixa resistência ao estresse e deformidades na cutícula e no rostro.

A *hepatopancreatite* é uma doença causada pelo parvovírus da hepatopancreatite (HPV), um pequeno vírus de RNA. A transmissão do vírus é vertical, e o estresse piora os quadros. A mortalidade pode variar de 50 a 100% em 4 semanas. Os camarões afetados apresentam anorexia, queda no ganho de peso, hepatopâncreas esbranquiçado e atrofiado e tendência a permanecer na superfície. Nas brânquias pode haver crescimento de organismos epicomensais e ocasionalmente há opacidade da musculatura abdominal.

A *doença do baculovírus*, ou *PvSNPV*, é uma doença causada pelo *Baculovirus penaei*, distribuída pelo continente americano. Afeta larvas e juvenis, e o período de incubação é de apenas 24 h nas larvas. O início da doença é agudo e de elevada mortalidade, mas após esta fase a mortalidade é bastante variável. O estresse piora o quadro. Os camarões afetados apresentam queda no apetite e no crescimento e acúmulo de sujeira na superfície e nas brânquias com proliferação de organismos comensais. O tubo digestório torna-se branco, e a análise microscópica evidencia estruturas tetraédricas no hepatopâncreas e tubo digestório.

Outras doenças

Os camarões deprimidos podem apresentar deposição de resíduos em brânquias, apêndices e superfície, com multiplicação de agentes secundários como bactérias, algas e protozoários.

A *enterite hemocítica* é causada pela ingestão de toxinas de algas. Diversas espécies de algas são implicadas, incluindo *Schizothrix calcicola* e *Leucothrix mucor*, que se multiplicam excessivamente. O local das lesões é o revestimento do intestino médio. Os animais afetados apresentam baixo crescimento, inflamação hemocítica do intestino, depleção de lipídios no hepatopâncreas, ceco distendido e melanizado e necrose do revestimento do intestino. Não há tratamento.

Assim como os peixes, os camarões também podem apresentar bolhas em decorrência da supersaturação da água com oxigênio ou nitrogênio.

▶ Tratamento medicamentoso

A administração dos medicamentos pode ser feita pela adição do medicamento na água ou no alimento ou aplicada por meio de *gavage*, injeção ou tópica.

A adição do medicamento à água é uma das formas mais fáceis de administração que possibilita o tratamento simultâneo de grande número de animais, e tem por objetivo matar microrganismos ou estágios infectantes de parasitas presentes na água ou ser absorvido pelos peixes e camarões. A absorção pode ocorrer pelas brânquias e pelo sistema olfatório, e também pelo tegumento dos peixes. A taxa de absorção é bastante variável de acordo com as propriedades físico-químicas do medicamento e da espécie do hospedeiro, sendo geralmente inferior a 5% do medicamento administrado, o que tem importante repercussão ambiental.

A incorporação do medicamento ao alimento é uma forma muito prática de administração, mas tem como desvantagem a imprecisão na dosagem por grande variação individual na ingestão do alimento. Além disso, é ineficaz em animais anoréxicos, o que é bastante comum em peixes e camarões doentes.

A administração de medicamentos injetáveis pode ser feita em peixes e promove grande precisão na dosagem, mas é uma forma onerosa de aplicação, além de ser bastante estressante.

A *gavage*, administração do medicamento diretamente no interior do estômago, não é utilizada na piscicultura, restringindo-se a trabalhos experimentais e também a peixes ornamentais. A administração tópica também é restrita a peixes ornamentais.

Atualmente, no Brasil, os princípios ativos que compõem medicamentos veterinários registrados com licença vigente no Ministério da Agricultura, Pecuária e Abastecimento (MAPA) para uso em organismos aquáticos são a oxitetraciclina (TM-700®), o florfenicol (Aquaflor®) e o triclorfon (Masoten®).

De modo geral, há poucos dados disponíveis sobre a farmacocinética dos medicamentos utilizados em organismos aquáticos, sendo praticamente inexistentes em espécies e condições do Brasil. Como consequência, os dados relativos ao período de carência para vários produtos não estão estabelecidos no Brasil.

▪ Antimicrobianos

A maioria das bactérias de interesse em animais aquáticos é gram-negativa. O ideal para a escolha do antimicrobiano a ser utilizado é a realização do isolamento bacteriano e do antibiograma. De modo geral, os antimicrobianos não são absorvidos pelo tegumento, e os banhos de imersão não são indicados nas infecções sistêmicas.

O desenvolvimento de resistência bacteriana aos antimicrobianos é comum em espécies aquícolas, muitas vezes causada por desinformação ou negligência no tratamento. Um elemento importante que contribui para a resistência a um antimicrobiano é o sedimento dos tanques, que contém grande número de microrganismos. A dispersão de antimicrobianos no sedimento é muito mais lenta do que na água, o que favorece a exposição prolongada aos microrganismos e posterior resistência. Assim, a resistência ocorre de modo mais frequente na aquicultura do que nas demais criações zootécnicas. Além de evitar a resistência, são necessários controle e a responsabilidade no uso de antimicrobianos para evitar resíduos nos peixes ou camarões, que poderiam causar danos em seres humanos, e contaminação ambiental, que pode afetar os ecossistemas aquáticos.

Oxitetraciclina

As tetraciclinas são antimicrobianos bacteriostáticos de amplo espectro (ver *Capítulo 7*). A tetraciclina utilizada em aquicultura é a oxitetraciclina (TM-700®), o antibiótico mais utilizado para as infecções bacterianas. No entanto, o uso disseminado da oxitetraciclina tornou frequente a ocorrência de resistência.

A administração das tetraciclinas pode ser feita por via parenteral, oral por meio da adição ao alimento ou em banhos de imersão. No Brasil, a única formulação de oxitetraciclina disponível para utilização aquícola é oral, para incorporação ao alimento.

As tetraciclinas formam complexos com cátions divalentes, como Ca^{++} e Mg^{++}, que as tornam microbiologicamente inertes por serem carregados eletricamente e, deste modo, não atravessarem facilmente as membranas biológicas. Este fato é especialmente importante para espécies cultivadas em água marinha, que bebem água por estarem em um meio hiperosmótico em relação ao organismo, o que resulta em perda de água pelo tegumento e pelas brânquias, reduzindo a biodisponibilidade das tetraciclinas adicionadas ao alimento. Este fato não é importante para as espécies de água doce, que não bebem água.

A distribuição da oxitetraciclina está, em grande parte, relacionada com as proteínas plasmáticas (52 a 55% na truta-arco-íris). A velocidade de eliminação é inversamente proporcional à temperatura. Por causa da ligação da oxitetraciclina aos cátions divalentes, a persistência residual deste antibiótico em camarões é maior na carapaça que no músculo.

A oxitetraciclina é indicada para tratamento de salmonídeos com doença ulcerosa (*Haemophilus piscium*), furunculose (*Aeromonas salmonicida*), septicemia hemorrágica (*Aeromonas liquefaciens*) e infecções por *Pseudomonas*, em bagres com septicemia hemorrágica (*Aeromonas liquefaciens*) e infecções por *Pseudomonas*. A dosagem é 8,3 g/kg de peixe/dia, incorporado ao alimento, por 10 dias. Nos peixes, o período de carência é de 21 dias.

Em lagostas e outros crustáceos, a oxitetraciclina é indicada para o tratamento de infecções por *Aerococcus viridans*, na dose de 2,25 g/kg de ração. O período de carência para estas espécies é de 30 dias.

Em peixes, foi verificado que a oxitetraciclina pode causar imunossupressão, por redução na resposta humoral e celular, e redução na eritropoese. Elevadas doses de oxitetraciclina também podem causar redução no ganho de peso.

Florfenicol

O florfenicol (Aquaflor®) é um antibiótico análogo ao cloranfenicol, contendo um grupamento metil-sulfonato no lugar do p-nitro e um grupamento hidroxila substituído por flúor. Desempenha ação bacteriostática e apresenta amplo espectro, atuando em bactérias gram-positivas e gram-negativas. A ação antimicrobiana do florfenicol deve-se à inibição da síntese proteica bacteriana por se ligar à subunidade 50S do ribossomo bacteriano, inibindo o processo de transpeptidação (ver *Capítulo 7*).

O florfenicol apresenta elevada biodisponibilidade oral, calculada em 96,5% em salmão-do-atlântico, mas pode ser afetada pela forma de incorporação ao alimento ou pela quantidade oferecida. A concentração plasmática máxima após a administração oral a salmão-do-atlântico ocorre em 6 a 12 h, e a meia-vida média é de 12,2 h. O principal produto de biotransformação é a florfenicol-amina, formada por conjugação no fígado, microbiologicamente inativa.

Os usos recomendados do florfenicol em tilápias e híbridos são as septicemias hemorrágicas por *Aeromonas* móveis e estreptococoses em tilápias e híbridos, e na doença da boca vermelha (*Yersinia ruckerii*) em trutas-arco-íris. Não é recomendável seu uso em animais em reprodução.

O florfenicol é utilizado por via oral, incorporado ao alimento. É uma molécula estável; nos processos de extrusão e peletização da ração ocorre perda mínima do medicamento. A dose utilizada em peixes de água doce é de 10 mg/kg de peixe, por 10 dias; em peixes marinhos, a dose deve ser de 25 a 50 mg/kg/dia. O período de carência em tilápias e híbridos é de 14 dias. Em trutas-arco-íris, o período é dependente da temperatura da água, sendo o período de carência de 135°C/dias; esse valor foi obtido multiplicando-se a temperatura média da água pelo número de dias que a temperatura foi avaliada, isto é, °C/dias = temperatura da águas × dias.

Sulfamerazina

As sulfas são antimicrobianos de amplo espectro, sendo a sulfamerazina (medicamento não registrado no Brasil para uso em espécies aquáticas) empregada para o tratamento de praticamente todas as infecções bacterianas das espécies aquícolas. Pode ser associada à trimetroprima ou à ormetoprima para potencialização de seus efeitos (ver *Capítulo 7*).

O mecanismo de ação antibacteriano das sulfas é a inibição por competição do ácido *p*-aminobenzoico (PABA), utilizado pelas bactérias para formação do ácido fólico. Como as bactérias não conseguem captar diretamente o ácido fólico, há inibição na formação do ácido tetraidrofólico e, posteriormente, na síntese dos ácidos nucleicos bacterianos. Assim, as sulfas são bacteriostáticas, pois bloqueiam o crescimento bacteriano (ver *Capítulo 7*).

A biodisponibilidade da sufamerazina depende de sua concentração no alimento. A biotransformação em peixes ocorre por acetilação principalmente no fígado, mas também no sangue.

A sulfamerazina é usada adicionada à ração para o tratamento da doença da coluna (220 mg/kg de peixe/dia, por 10 dias, seguidos por 50 a 75 mg/kg de peixe/dia, por 10 dias), doença da boca vermelha (200 mg/kg de peixe/dia, por 3 dias) e septicemia por *Aeromonas* móveis e *Pseudomonas fluorescens* (200 a 300 mg/kg de peixe/dia, por 10 dias). Nos EUA, o período de carência é de 21 dias.

Eritromicina

A eritromicina (medicamento não registrado no Brasil para uso em espécies aquáticas) é um antibiótico macrolídio isolado de cultivos de *Streptomyces erythreus*. O espectro de ação é intermediário, atuando principalmente contra bactérias gram-positivas, clamídias e riquétsias (ver *Capítulo 7*). Em espécies aquícolas, é utilizada principalmente para o tratamento de infecção por *Renibacterium salmoninarum* e estreptococos. Sua ação antimicrobiana deve-se à inibição da síntese proteica pelas bactérias por meio de ligação seletiva à subunidade 50S dos ribossomos bacterianos.

A adição de eritromicina ao alimento reduz sua palatabilidade para os peixes. Após a administração, o tecido que apresenta maior concentração de eritromicina é o renal, que é também o último a apresentar níveis detectáveis após o término do tratamento. Em salmões, os níveis de eritromicina não são detectáveis no plasma e na musculatura após 10 dias do término da administração, mas nos rins estão detectáveis após 19 dias ou mais. Em decorrência da persistência nos rins, o uso prolongado da eritromicina em peixes pode causar dano renal.

É usada no tratamento da doença renal bacteriana, na dose de 100 mg/kg de peixe/dia, misturada na ração por 21 dias, e da estreptococose, na dose de 25 a 50 mg/kg de peixe/dia, misturada na ração por 4 a 7 dias. O período de carência estabelecido na União Europeia é dependente da temperatura da água, 500°C/dias para a eritromicina.

Ácido oxolínico

O ácido oxolínico (medicamento não registrado no Brasil para uso em espécies aquáticas) é um antimicrobiano sintético do grupo das quinolonas. É eficaz contra muitas bactérias gram-negativas patógenas de peixes, podendo ter efeito bacteriostático ou bactericida. O mecanismo de ação é a inibição da enzima bacteriana topoisomerase II, uma DNA-girase, interferindo com o superenovelamento do DNA, impedindo a transcrição e a replicação (ver *Capítulo 7*).

Os dados sobre a farmacocinética do ácido oxolínico em peixes são bastante escassos e conflitantes. Foi verificado que a absorção em trutas-arco-íris depende da temperatura, sendo a concentração máxima no plasma encontrada em 1 dia a 16°C, 3 a 4 dias a 10°C e 6 dias a 5°C. Não está claro se o ácido oxolínico é biotransformado nos peixes, e a eliminação parece depender da temperatura.

O ácido oxolínico é usado no tratamento da doença da boca vermelha e da furunculose, na dose de 10 mg/kg de peixe/dia, misturado na ração, por 10 dias. O período de carência é controverso, e ainda deve ser estudado em diversas espécies de peixes. Em trutas-arco-íris, este período parece dependente da temperatura da água, sendo proposto 150°C/dias para o ácido oxolínico.

Fumagilina

O antibiótico fumagilina (medicamento não registrado no Brasil) é um composto sequiterpênico produzido pelo fungo *Aspergillus fumigatus*. Este antibiótico e seus análogos desempenham atividade contra protozoários, incluindo tripanossomas, leishmânia, amebas e malária, mas pouca atividade antibacteriana e antifúngica. A fumagilina também apresenta ação anticancerígena e inibidora da angiogênese.

Com relação ao mecanismo de ação da atividade antiprotozoária da fumagilina, foi verificado que esta inibe a atividade enzimática da metionina aminopeptidase-2 (MetAP2), uma enzima citosólica que remove a metionina da porção aminoterminal de proteínas recém-sintetizadas para posteriores modificações pós-translacionais, o que é essencial para a estabilidade, atividade e localização intracelular. A inibição ocorre pela ligação covalente irreversível da fumagilina ao radical histidina-231 do local ativo da enzima Met AP2.

A fumagilina pode ser administrada dissolvendo-se o antibiótico em etanol a 95%, pulverizando-a nos *pellets* de ração, que pode ter sua palatabilidade aumentada pela adição de óleo de fígado de bacalhau. Apresenta ação contra protozoários da família Microsporea, *Enterocytozoon salmonis*, *Loma salmonae*, *Pleistophora anguillarum*, *Sphaerospora testicularis* e *Sphaerospora renicola* e da família Myxosporea, *Myxosoma* (*Myxobolus*) *cerebralis*. A fumagilina não deve ser utilizada em animais destinados ao consumo humano por ser oncogênica e genotóxica.

Antiparasitário

O triclorfon (também chamado de metrifonato – Masoten®) é um composto organofosforado. O mecanismo de ação é a inibição da enzima acetilcolinesterase, resultando em acúmulo de acetilcolina na fenda sináptica prolongando a transmissão neuromuscular e, consequentemente, as contrações musculares.

Na água, o triclorfon é gradualmente convertido em diclorvós, um composto com atividade anticolinesterásica cerca de

Quadro 36.1 Produtos utilizados com objetivo terapêutico em espécies aquícolas na forma de banhos de imersão.

Composto	Doença	Dosagem na água
Formalina	Ictiobodose, ictiofitiríase, mebíase, *Chilodonella*, *Trichodina*, *Apiosoma*, *Ambiphrya*, *Epistylis*, monogenéticos, saprolegniose	0,25 mℓ/ℓ, por 30 min, repetindo-se o procedimento 3 vezes a cada 4 dias
	Saprolegniose em ovos	0,5 a 1,0 mℓ/ℓ, por 15 min
Verde malaquita	Branquiomicose	0,3 mg/ℓ, por 12 h
	Doença renal proliferativa	1,5 ppm em tanque com troca de água
	Saprolegniose	Ovos: 1 a 5 mg/ℓ, por 1 h; peixes: 1 a 4 mg/ℓ, por 1 h
	Ectoparasitas	0,2 mg/ℓ, por 6 dias
Ácido acético	Monogenéticos	2 mℓ/ℓ, por 30 segundos
Cloreto de sódio	Ictiobodose, *Chilodonella*, monogenéticos, saprolegniose	1 a 3%, por 30 min a 3 h
	Ictiofitiríase	5%, por 30 min
Permanganato de potássio	Saprolegniose	0,1 mg/ℓ, por 5 a 10 min

100 vezes mais potente que o triclorfon. O diclorvós também é mais lipossolúvel que o triclorfon, o que aumenta sua velocidade de absorção.

Utilizado para o tratamento de infestações pelos parasitas *Argulus* sp. (piolho-dos-peixes), *Ergasilus* sp. (caranguejo-das-guelras), *Lernea* sp. (verme-da-âncora), *Trichodinas* sp., *Dactylogyrus* sp. (verme-das-brânquias), *Gyrodactylus* sp. (verme-da-pele) e diversos trematódeos como *Pisciola* sp.

A principal forma de tratamento com o triclorfon é por meio da pulverização da superfície do tanque. Em carpas e enguias, a dose recomendada é de 0,8 g para 2.000 ℓ de água para o tratamento das infestações por *Argulus* sp., *Ergasilus* sp., *Lernea* sp., *Dactylogyrus* sp. e *Gyrodactylus* sp. O tratamento para infestação por *Argulus* deve ser repetido em 3 a 4 semanas. Nas infestações por *Lernea*, o tratamento deve ser repetido em 2 a 3 semanas; se a temperatura da água for superior a 20°C, a repetição do tratamento deve ser em 1 a 2 semanas. Em trutas, a infestação por trematódeos é tratada na dose de 0,8 g para 4.000 ℓ de água. A infecção por *Trichodinas* sp. é tratada na dose de 0,8 g para 400 ℓ de água. Não há período de carência para a administração do triclorfon por meio de pulverização do tanque.

Outra forma de administração é o banho de imersão. É utilizado para carpas na dose de 2 kg de triclorfon para 100 ℓ de água, por 5 a 10 min. No caso de animais jovens e/ou debilitados, a duração do banho deve ser de 5 min. O período de carência para esta forma de tratamento é de 21 dias.

- **Outros produtos**

Outros produtos que podem ser utilizados para tratamento de peixes, na forma de banhos de imersão, são formalina, verde malaquita, ácido acético, cloreto de sódio e permanganato de potássio.

A formalina é um desinfetante amplamente utilizado como agente antiparasitário e contra alguns microrganismos. O verde malaquita é um corante orgânico sintético com ação antimicrobiana de amplo espectro, que não deve ser utilizado em peixes destinados ao consumo humano por ser mutagênico. O ácido acético é usado para o tratamento de ectoparasitas monogenéticos, na forma de banho de imersão em períodos curtos, pois os tratamentos prolongados podem se tornar tóxicos. Cloreto de sódio é produto bastante barato e fácil de utilizar. Se utilizado corretamente, não apresenta toxicidade aos peixes nem danos ao ambiente. O permanganato de potássio pode ser utilizado para o tratamento da saprolegniose nos peixes. As indicações e dosagens estão apresentadas na Quadro 36.1.

Bibliografia

Arico-Muendel C, Centrella PA, Contonio BD et al. Antiparasitic activities of novel, orally available fumagillin analogs. Bio-org Med Chem Lett. 2009; 19:5128-31.

Chiayvareesajja S, Chandumpai A, Theapparat Y et al. The complete analysis of oxytetracycline pharmacokinetics in farmed Pacific white shrimp (*Litopenaeus vannamei*). J Vet Pharmacol Therap. 2006; 29:409-14.

Conroy GC, Conroy DA. Patología de tilapias: una reseña general. In: Ranzani-Paiva MJT, Takemoto RM, Lizama MAP (eds). Sanidade de organismos aquáticos. São Paulo: Varela, 2004. pp. 121-41.

Figueiredo HCP. Columnariose: doença da piscicultura moderna. Panorama da Aquicultura. 2007; 17(101): 32-57.

Lavorante BR, Santos PN, Mendes PTS et al. Método de determinação e avaliação da depleção de oxitetraciclina em camarão marinho. Pesq Agropec Bras. 2009; 44:738-45.

Lightner DV. A handbook of shrimp pathology and diagnostic procedures for diseases of cultured penaeid shrimp. Baton Rouge: World Aquaculture Society, 1996.

Lightner DV, Redman RM. Shrimp diseases and current diagnostic methods. Aquaculture. 1998; 164:201-20.

Noga EJ. Fish disease – diagnosis and treatment. Ames: Blackwell Publishing, 2000.

Pavanelli GC, Eiras JC, Takemoto RM. Doenças de peixes – profilaxia, diagnóstico e tratamento. 2 ed. Maringá: Eduem, 2002.

Shao ZJ. Aquaculture pharmaceuticals and biologicals: current perspectives and future possibilities. Advanced Drug Deliv Rev. 2001; 50:229-43.

Stanimirovic Z, Stevanovic J, Bajic V et al. Evaluation of genotoxic effects of fumagillin by cytogenetic tests in vivo. Mutat Res. 2007; 628:1-10.

Stentiford GD, Bonami JR, Alday-Sanz V. A critical review of susceptibility of crustaceans to Taura syndrome, Yellowhead disease and White Spot Disease and implications of inclusion of these diseases in European legislation. Aquaculture. 2009; 291:1-17.

Stevanovic J, Stanimirovic Z, Radakovic M et al. In vitro evaluation of the clastogenicity of fumagillin. Environ Mol Mutag. 2008; 49:594-601.

Toranzo AE, Barja JL, Dopazo CP et al. Enfermedades bacterianas y víricas de peces marinos. In: Ranzani-Paiva MJT, Takemoto RM, Lizama MAP, eds. Sanidade de Organismos Aquáticos. São Paulo: Varela, 2004. pp. 3-49.

Toranzo AE, Magariños B, Romalde JL. A review of the main bacterial fish diseases in mariculture systems. Aquaculture. 2005; 246:37-61.

Treves-Brown KM. Applied fish pharmacology. Dordrecht: Kluwer Academic Publisher, 2000.

Seção 5
Abelhas

37 Medicamentos Utilizados em Apicultura

Benito Soto-Blanco

▶ Introdução

A apicultura é uma importante atividade zootécnica, cujos produtos são mel, geleia real, pólen, própolis, cera e veneno de abelha. Além disso, a utilização de abelhas como polinizadoras é uma atividade crescente, que resulta no aumento da produtividade da fruticultura. A principal espécie apícola é a *Apis mellifera*, a abelha europeia, criada há muitos séculos pelo ser humano, mas não domesticada de fato. No Brasil, a variedade comum é a africanizada, um híbrido entre variedades europeias e a *A. mellifera scutellata*. Também são criadas no país, mas em menor proporção, algumas espécies de abelhas sem ferrão, as melíponas (p. ex., Jataí, Jandaíra), que apresentam menor produtividade, mas seus produtos têm valor diferenciado no mercado.

Apesar da evidente importância da apicultura, as doenças das abelhas são relativamente pouco estudadas, especialmente no Brasil, havendo escassez de dados relativos a farmacologia e terapêutica aplicadas a estes animais.

Sob o ponto de vista sanitário, as abelhas não podem ser avaliadas como seres individuais, mas sim pela colmeia como um todo, sendo as abelhas suas partes. Neste sentido, as decisões sobre questões sanitárias e terapêuticas em uma colmeia também devem levar em consideração as demais colmeias do apiário, bem como outros apiários. Este fato é importante, pois as doenças têm capacidade variável de disseminação, e falhas na administração de medicamentos podem resultar em contaminação de outras colmeias.

As abelhas apresentam comportamento higiênico que auxilia na prevenção de doenças. De fato, colmeias com deficiente comportamento higiênico são mais suscetíveis a doenças, motivo pelo qual este comportamento deve ser considerado nos programas de seleção e melhoramento genético das abelhas. De modo geral, as abelhas africanizadas têm melhor comportamento higiênico que as demais variedades.

As doenças das abelhas são classicamente separadas em 2 grupos, as de crias e de adultos. As doenças adquiridas pelas abelhas, bem como ocorre em outras espécies de interesse zootécnico, podem ser causadas por bactérias, fungos, vírus, parasitas e agentes tóxicos. A presença de vírus patogênicos para abelhas não foi relatada no Brasil, não sendo possível afirmar que realmente não estejam presentes no país. As principais doenças que ocorrem no país estão apresentadas no Quadro 37.1.

▶ Doenças de crias

Dizem respeito a doenças que acometem as abelhas nas fases não adultas, isto é, larvas, pré-pupas e pupas. As doenças de crias prejudicam a emergência de novas abelhas, afetando a substituição de operárias mortas. Como a vida das abelhas operárias é curta (média de 38 dias no Brasil), falhas na renovação destas rapidamente resulta em desequilíbrio populacional na colônia. As doenças de crias que ocorrem no Brasil são a cria pútrida europeia (ou loque europeia), a cria gessificada, a varroase (ou varroatose) e a cria ensacada brasileira.

A *cria pútrida europeia*, também conhecida como *loque europeia* ou *podridão europeia*, é uma doença bacteriana causada por *Melissococcus* (*Streptococcus*) *pluton*, cocos gram-positivos. Outras bactérias podem contaminar secundariamente os favos de larvas infectadas pelo *M. pluton*. A doença ocorre predominantemente no período das chuvas,

Quadro 37.1 Principais doenças de abelhas que ocorrem no Brasil.

Nome	Agente etiológico	Tratamento
Doenças de crias (larvas, pré-pupas e pupas)		
Cria pútrida europeia (loque europeia)	*Melissococcus pluton*	Antimicrobianos
Cria gessificada	*Ascosphaera apis*	Sintomático, manejo
Varroase (ou varroatose)	*Varroa destructor*	Acaricidas
Cria ensacada brasileira	Pólen de *Stryphnodendron* sp.	Não há
Doenças de abelhas adultas		
Varroase (ou varroatose)	*Varroa destructor*	Acaricidas
Acariose	*Acarapis woodi*	Acaricidas
Nosemose	*Nosema apis*	Antimicrobianos
Amebíase	*Malpighamoeba mellifica*	Não há
Intoxicações por xenobióticos	Defensivos agrícolas, plantas tóxicas, medicamentos	Não há

quando a elevação da umidade do ambiente favorece o desenvolvimento destas bactérias. As larvas ingerem as bactérias por meio de pólen contaminado. As bactérias multiplicam-se no mesêntero das larvas, preenchendo-o quase totalmente e formando depósitos brancos, e as larvas morrem em 4 a 5 dias. A eliminação da bactéria ocorre pelas fezes, contaminando as paredes dos ninhos. As larvas doentes apresentam coloração amarelo-parda a marrom-escura, e as mortas tornam-se liquefeitas e rapidamente secam, formando uma crosta escura na parede da célula. Na colmeia afetada são encontrados alvéolos escuros não operculados, ficando a aparência de favos falhados. As operárias podem identificar e eliminar as larvas infectadas ou mortas antes do fechamento do alvéolo, e este comportamento higiênico pode reduzir bastante a quantidade das bactérias na colmeia. Para confirmação do diagnóstico, pode ser feito o isolamento de *M. pluton* em ágar com glicose, amido e fosfato de potássio (KH_2PO_4) em pH 6,6. Em alguns países, é uma doença de notificação obrigatória, sendo o tratamento restringido e monitorado por agências oficiais. O tratamento pode ser feito com antibiótico, especialmente a oxitetraciclina.

A *cria pútrida americana*, ou *podridão americana*, é causada pela bactéria *Paenibacillus* (*Bacillus*) *larvae*. Não se sabe se a doença ocorre no Brasil, mas o agente etiológico está presente no país, pois já foi identificado em amostras de mel. Os sintomas são parecidos com os da cria pútrida europeia, afetando pré-pupas e pupas em alvéolos operculados. Os alvéolos com crias mortas apresentam perfurações feitas pelas operárias, e as crias mortas podem passar a apresentar um cheiro pútrido característico. O tratamento da doença é feito com uso de antibiótico, especialmente a oxitetraciclina, mas é difícil, sendo recomendado queimar as colônias afetadas.

A *cria gessificada*, ou *cria giz*, é causada pelo fungo *Ascophaera apis*. O esporo do fungo germina no tubo digestório da larva, forma micélios e penetra na parede do tubo digestório formando micélios brancos por toda a larva e corpos de frutificação na superfície externa. Para a formação dos corpos de frutificação e, consequentemente, dos esporos, é necessária a interação entre 2 diferentes cepas do fungo. Eventualmente, pode haver infecção por fragmento de micélio. A morte da larva ocorre após o fechamento do alvéolo, geralmente em 2 dias. As crias normalmente são recobertas por filamentos brancos, e nos casos em que o fungo esporula, a cria afetada apresenta coloração cinzenta ou preta. Esta doença parece estar relacionada com o estresse, e sua ocorrência é pouco provável em colmeias com quantidade suficiente de operárias para manejar os ninhos. Não há tratamento eficaz. É recomendado queimar os quadros com crias doentes. As caixas retiradas de colmeias infectadas devem ser preferencialmente queimadas ou, alternativamente, ser desinfetadas com ácido fênico a 60% ou timol a 25% como fumegante ou por contato.

A *varroase* ou *varroatose* é uma doença parasitária causada por *Varroa destructor*, um ácaro de origem asiática visível a olho nu. As fêmeas de *Varroa* entram nas células abertas de crias e começam a depositar seus ovos nas larvas das abelhas após 60 h do fechamento do alvéolo. Os ácaros no estágio larval de instar infestam larvas e ninfas em alvéolos operculados, alimentando-se da hemolinfa, reduzindo o tempo dos estágios larvais e causando atrofia e deformidades. Quando a abelha emerge do alvéolo, os ácaros adultos saem aderidos e vão para outras células larvais não seladas, repetindo o ciclo. Também afetam abelhas adultas, pois o ácaro pode alimentar-se da hemolinfa e causar impressionante perda corpórea de até 48% em poucas horas. Casos iniciais da infestação podem não ser notados, pois os ácaros encontram-se no interior de alvéolos operculados. O comportamento higiênico das abelhas pode reduzir a infestação, e colônias com bom comportamento higiênico são menos sensíveis. Devido à variedade de abelha africanizada e às condições climáticas do Brasil que limitam sua proliferação, este ácaro costuma produzir baixa infestação (menor que 5%), não havendo necessidade de tratamento. Para os casos em que se faça necessário, são utilizados os piretroides flumetrina ou fluvalinato, administrados como tiras plásticas impregnadas pelo piretroide. Alternativamente, o tratamento pode ser feito com ácido fórmico (60 a 80%) ou com ácido láctico (15%). O ácido fórmico é embebido em chumaços que são colocados em vasilha rasa a ser colocada sobre o ninho; o ácido fórmico volatiliza e mata ácaros presentes nos alvéolos operculados. A aplicação do ácido láctico deve ser por meio de borrifação sobre os quadros, tendo ação por contato. Deve-se tomar cuidado com estes produtos, pois o ácido fórmico é corrosivo e o ácido láctico pode causar queimaduras na pele e é irritante respiratório.

A *cria ensacada brasileira* é uma doença de causa tóxica produzida pelo pólen de barbatimão (*Stryphnodendron* sp.), mas outras espécies de plantas ainda não identificadas também devem causar a doença. A larva afetada não consegue pupar, apresenta acúmulo de fluido abaixo da pele e passa a ter coloração variando de branco-pérola a amarelo-pálido. As larvas morrem e em alguns dias passam a apresentar coloração marrom-escura. Os favos afetados não apresentam odor pútrido. Não há tratamento.

▶ Doenças de abelhas adultas

As doenças de abelhas adultas encontradas no Brasil são varroase (ou varroatose), acariose, nosemose, amebíase e intoxicações por xenobióticos.

A *acariose* é uma doença parasitária produzida pelo ácaro *Acarapis woodi* Rennie, que pode afetar operárias, zangões e rainha. No Brasil, ocorre principalmente no Rio Grande do Sul e em Santa Catarina. O ácaro utiliza seus espiráculos para perfurar as paredes da traqueia principal e se alimentar, mas pelas lesões produzidas pode haver infecção por agentes oportunistas. Em infestações maciças, há impedimento do fluxo de oxigênio para os músculos do voo, paralisando as asas, e as abelhas permanecem na frente da colmeia com as asas torcidas, um comportamento bem típico desta doença. Por impossibilitar os voos de higiene (as abelhas somente defecam fora da colmeia, durante o voo), a ampola retal apresenta-se intumescida. Em períodos de frio, há redução da atividade das abelhas, e a acariose promove elevada mortalidade. O diagnóstico é feito por dissecação de abelhas infestadas, que apresentam coloração escura irregular na traqueia infestada. Para o tratamento, são utilizados os piretroides flumetrina ou fluvalinato, administrados como tiras plásticas impregnadas pelo piretroide. Alternativamente, pode ser utilizado nitrobenzeno ou salicilato de metila, colocado em uma vasilha rasa, que age por evaporação, repetindo-se o tratamento 3 vezes a cada 12 dias. Outra forma de tratamento é a fumigação da colmeia com cartões enxofados.

A *nosemose* é causada pelo protozoário microsporídeo *Nosema apis* Zander, da família Nosematidae. Trata-se de uma doença de grande importância no Brasil, com mortalidade de 5 a 35%, e redução na produção de mel entre 5 e 100%. A transmissão dos esporozoítos ocorre por meio de água contaminada e outros invertebrados, como borboletas e marimbondos. No interior do trato intestinal, os esporozoítos eclodem, penetram nas células do epitélio e multiplicam-se, formando esporozoítos que são eliminados pelas fezes e podem promover outras infecções. Nos casos de infecções graves, os parasitas atingem as glândulas hipofaringianas, promovendo redução na formação da secreção proteinácea que serve para alimentar as larvas e a rainha. Ainda, a invasão do epitélio intestinal por *N. apis* facilita a infecção por vírus. Muitas vezes a doença ocorre sem sinais evidentes, exceto redução da longevidade das abelhas. Os sintomas podem incluir tremores, dificuldade em andar e voar, e abdome distendido e brilhante. O tratamento preconizado por muitos autores é com o antibiótico fumagilina (5 a 30 mg/ℓ), sem efeitos colaterais para as abelhas. No entanto, esta substância não deveria ser utilizada, pois é oncogênica e genotóxica e gera resíduo no mel. Para o controle da doença, a caixa e o material não metálico utilizado nas colmeias infectadas devem ser desinfetados com ácido acético glacial (80%) em câmara hermeticamente fechada. Após este tratamento, as caixas devem ser ventiladas para remoção de resíduos de ácido acético antes de nova utilização. Os objetos metálicos devem ser escaldados em água quente com detergente ou sabão.

A *amebíase* é uma doença causada pelo protozoário *Malpighamoeba mellificae* Prell. A infecção ocorre por via oral, por meio de fezes ou água contaminada. No trato intestinal, o protozoário penetra nos túbulos de Malpighi e se reproduz nas células epiteliais, nas quais completa o ciclo de 22 a 24 dias antes da eliminação dos cistos nas fezes. O principal sintoma é a disenteria. O diagnóstico é feito pela detecção microscópica dos cistos nos túbulos de Malpighi. O tratamento e as medidas de controle são similares aos da nosemose.

Os principais *xenobióticos* que intoxicam as abelhas são os praguicidas (inseticidas, fungicidas, herbicidas), seguidos por plantas com toxinas presentes no néctar e/ou pólen (p. ex., *Dimorphandra mollis*, *Piptadenia stipulacea*), mas também pode ocorrer intoxicação por medicamentos. A exposição pode ocorrer em decorrência de contato direto ou indiretamente por água, néctar e polens contaminados. A sintomatologia e a mortalidade são bastante variáveis, e não há tratamento.

▶ Tratamento medicamentoso

A administração dos medicamentos para as abelhas pode ser por via oral ou por contato. A administração oral pode ser feita com o uso de alimentadores externos ou internos à colmeia; os internos têm a vantagem de o medicamento administrado ser consumido apenas pelas abelhas às quais se destina, enquanto nos alimentadores externos abelhas de outras colmeias podem consumir o medicamento. Nos alimentadores, o medicamento é misturado em xarope, e os favos de mel devem ser removidos da colmeia para que as abelhas sem alimento aumentem a ingestão do xarope. Outra forma de administrar o medicamento por via oral em abelhas é pela adição ao cândi, uma pasta cremosa feita de mistura de mel com açúcar.

Há diversas formas de administração por contato, incluindo fumigação, pulverização e borrifação. O medicamento também pode ser colocado em uma vasilha rasa, agindo por evaporação. Uma maneira importante de administração de medicamentos para abelhas é por meio de tiras plásticas impregnadas. As tiras são colocadas entre os quadros, atuando por contato direto das abelhas com o medicamento. Quando as abelhas passam pelas tiras, elas espalham o medicamento pela colmeia.

▪ Antimicrobianos

O principal cuidado a ser tomado com relação ao uso de antimicrobianos em abelhas é a possibilidade de deixar resíduos no mel. De fato, diversos antimicrobianos mostraram ser capazes de deixar resíduo no mel, incluindo a oxitetraciclina, o sulfatiazol, a estreptomicina, o cloranfenicol, os nitrofuranos, a tilosina e a fumagilina. A administração de antimicrobiano em épocas de floradas que as abelhas utilizam para a produção melífera faz com que quantidades significativas do antimicrobiano fiquem como resíduos no mel. Assim, o melhor período para este tratamento é o da entressafra.

Oxitetraciclina

A oxitetraciclina é um antibiótico do grupo das tetraciclinas, obtida do metabolismo de *Streptomyces rimosus*. Apresenta efeito bacteriostático e amplo espectro de ação antimicrobiana, atuando sobre bactérias gram-positivas e gram-negativas, riquétsias, clamídeas, micoplasmas e alguns protozoários. A ação antimicrobiana é decorrente da inibição da síntese proteica das bactérias por meio de ligação seletiva à subunidade 30S dos ribossomos bacterianos (ver *Capítulo 7*).

Em abelhas, a oxitetraciclina é utilizada para o tratamento de infecções por *Melissococcus pluton* (cria pútrida europeia) e *Paenibacillus larvae* (cria pútrida americana). No Brasil, para uso em abelhas está disponível no mercado uma formulação de cloridrato de oxitetraciclina associado a cloreto de benzetônio (Terramicina® pó solúvel com Antigerm 77). Recomenda-se dissolver 5 g deste produto (275 mg de cloridrato de oxitetraciclina) em 250 mℓ de água ou xarope (300 g de açúcar em 1 ℓ de água). A solução aquosa deve ser administrada por pulverização nas colmeias, enquanto o xarope pode ser colocado em alimentador. Como orientação geral que se deve fazer para o uso de qualquer medicamento em xarope ou cândi para abelhas, o uso de alimentador interno deve ser o preferido, pois no externo o medicamento pode ser consumido por abelhas de colmeias que não se deseja tratar.

Por ser o único antimicrobiano usado para o tratamento da infecção por *P. larvae*, há quase 50 anos, cepas desta bactéria isoladas de diversas partes do mundo apresentam resistência à oxitetraciclina. Esta resistência é mediada por plasmídios com transferência provavelmente por um mecanismo de conjugação.

Após o início da administração para abelhas, a oxitetraciclina rapidamente produz resíduos no mel. Dentro das colmeias, a meia-vida da oxitetraciclina residual no mel foi estimada em 65 dias, mas em amostras de mel mantidas a 35°C, protegidas da luz, a meia-vida foi de 121 dias.

Macrolídios

Eritromicina e tilosina são antibióticos macrolídios isolados de cultivos de *Streptomyces erythreus* e *Streptomyces fradiae*, respectivamente. A tilmicosina é um antibiótico macrolídio semissintético obtido a partir da modificação química de uma molécula relacionada com a tilosina, desenvolvida exclusivamente para uso veterinário. A tilosina e a tilmicosina desempenham ação bacteriostática contra a maioria das bactérias gram-positivas, micoplasma e algumas bactérias gram-negativas; a eritromicina apresenta menor espectro que as demais (ver *Capítulo 7*). Atuam contra *Paenibacillus larvae*, o que tem merecido destaque em decorrência do desenvolvimento de resistência desta bactéria à oxitetraciclina. A ação antimicrobiana dos macrolídios deve-se à inibição da síntese proteica pelas bactérias por meio de ligação seletiva à subunidade 50S dos ribossomos bacterianos.

Há uma grande variação nos dados referentes à dosagem de macrolídios para o tratamento da infecção por *P. larvae* em abelhas. A tilosina é indicada na concentração de 1,1 g em 200 a 250 mℓ de xarope, e 0,25 g em 70 g de cândi. A tilmicosina é indicada na dose de 1 g adicionada em 55 g de cândi. No entanto, os limites máximos para resíduo de tilosina e tilmicosina em mel ainda não foram estabelecidos no Brasil nem em diversos países, de modo que estes antibióticos não devem estar presentes no mel em níveis detectáveis.

Fumagilina

O antibiótico fumagilina é um composto sequiterpênico produzido pelo fungo *Aspergillus fumigatus*. Este antibiótico e análogos atuam contra protozoários, incluindo tripanossomas, leishmânia, amebas e malária, mas apresentam pouca atividade antibacteriana e antifúngica. A fumagilina também tem ação anticancerígena e inibidora da angiogênese.

Com relação ao mecanismo de ação da atividade antiprotozoária da fumagilina, foi verificado que esta inibe a atividade enzimática da metionina aminopeptidase-2 (MetAP2), uma enzima citosólica que remove a metionina da porção aminoterminal de proteínas recém-sintetizadas para posteriores modificações pós-translacionais, o que é essencial para a estabilidade, atividade e localização intracelular. A inibição ocorre pela ligação covalente irreversível da fumagilina ao radical histidina-231 do local ativo da enzima MetAP2.

A fumagilina atua contra a *Nosema apis*, sendo o tratamento eficaz pela administração em xarope na concentração de 5 a 30 mg/ℓ, sem efeitos colaterais para as abelhas. No entanto, esta substância não deveria ser utilizada, pois é oncogênica e genotóxica e gera resíduo no mel, no qual é estável a 80°C por 35 dias.

Piretroides

A flumetrina e o fluvalinato (Apistan®) são piretroides sintéticos utilizados para o tratamento da varroase. O melhor modo de administração é por meio de tiras plásticas impregnadas com o piretroide, na dose de 3,6 mg/tira para a flumetrina e 10% para o fluvalinato. As tiras podem ser utilizadas terapeuticamente por até 6 semanas.

Apesar de poderem ser tóxicos para as abelhas, os piretroides dispõem de ampla margem de segurança. No caso da flumetrina, a mortalidade máxima do ácaro ocorre na concentração de 1×10^{-7}% e a mortalidade das abelhas inicia-se em 1×10^{-5}%, chegando próximo a 100% na concentração de 0,01%.

Foi verificado que a utilização de piretroides gera resíduos no mel em concentração inferior a 10^{-9}%, o limite de detecção destes compostos no mel. Estes podem penetrar na cera, o que é de suma importância para a venda de mel com favos.

O uso descuidado de piretroide pode resultar em resistência pela *N. apis*. A utilização das tiras com piretroides por período superior ao indicado pode facilitar a resistência por exposição do ácaro a subdosagens. Além disso, pode haver resistência cruzada entre os 2 piretroides. Para evitar a resistência, deve-se realizar o tratamento apenas quando realmente for necessário e as tiras não devem ser utilizadas por período superior ao recomendado, nem se devem reaproveitar as tiras anteriormente usadas.

▶ Bibliografia

Alippi AM, Albo GN, Reynaldi FJ et al. In vitro and in vivo susceptibility of the honeybee bacterial pathogen *Paenibacillus larvae* subsp. *larvae* to the antibiotic tylosin. Vet Microbiol. 2005; 109:47-55.

Alippi AM, López AC, Reynaldi FJ et al. Evidence for plasmid-mediated tetracycline resistance in *Paenibacillus larvae*, the causal agent of American Foulbrood (AFB) disease in honeybees. Vet Microbiol. 2007; 125:290-303.

Arico-Muendel C, Centrella PA, Contonio BD et al. Antiparasitic activities of novel, orally available fumagillin analogs. Bio-org Med Chem Lett. 2009; 19:5128-31.

Bogdanov S. Contaminants of bee products. Apidologie. 2006; 37:1-18.

Cintra P, Malaspina O, Petacci F et al. Toxicity of *Dimorphandra mollis* to workers of *Apis mellifera*. J Braz Chem Soc. 2002; 13:115-8.

Jepson MH. The diseases and healthcare of bees. In: Kayne SB, Jepson MH, eds. Veterinary pharmacy. London: Pharmaceutical Press, 2004. pp. 327-40.

Kochansky J, Knox DA, Feldlaufer M et al. Screening alternative antibiotics against oxytetracicline-susceptible and -resistant *Paenibacillus larvae*. Apidologie. 2001; 32:215-22.

Martel AC, Zeggane S, Drajnudel P et al. Tetracycline residues in honey after hive treatment. Food Addit Contam. 2006; 23:265-73.

Pimentel de Carvalho AC, Message D. A scientific note on the toxic pollen of *Stryphnodendron polyphyllum* (Fabaceae, Mimosoideae) which causes sacbrood-like symptoms. Apidologie. 2004; 35:89-90.

Reynaldi FJ, Albo GN, Alippi AM. Effectiveness of tilmicosin against *Paenibacillus larvae*, the causal agent of American Foulbrood disease of honeybees. Vet Microbiol. 2008; 132:119-28.

Rendall GF. The threat to the European honeybee (*Apis mellifera*) and the importance of a sound veterinary approach. Vet J. 2000; 160:6-9.

Rosenkranz P. Honey bee (*Apis mellifera* L.) tolerance to *Varroa jacobsoni* Oud. in South America. Apidologie. 1999; 30:159-72.

Sammataro D, Gerson U, Needham G. Parasitic mites of honey bees: life history, implications, and impacts. Annu Rev Entomol. 2000; 45:519-48.

Schuch DMT, Tochetto LG, Sattler A. Isolamento de esporos de *Paenibacillus larvae* subsp. *larvae* no Brasil. Pesq Agropec Bras. 2003; 38:441-1.

Shimanuki H, Knox DA. Diagnosis of honey bee diseases. US Department of Agriculture, Agriculture Handbook n. AH-690, 2000.

Stanimirovic Z, Stevanovic J, Bajic V et al. Evaluation of genotoxic effects of fumagillin by cytogenetic tests in vivo. Mutat Res. 2007; 628:1-10.

Stevanovic J, Stanimirovic Z, Radakovic M et al. In vitro evaluation of the clastogenicity of fumagillin. Environ Mol Mutag. 2008; 49:594-601.

Williams DL. A veterinary approach to the European honey bee (*Apis mellifera*). Vet J. 2000; 160: 61-73.

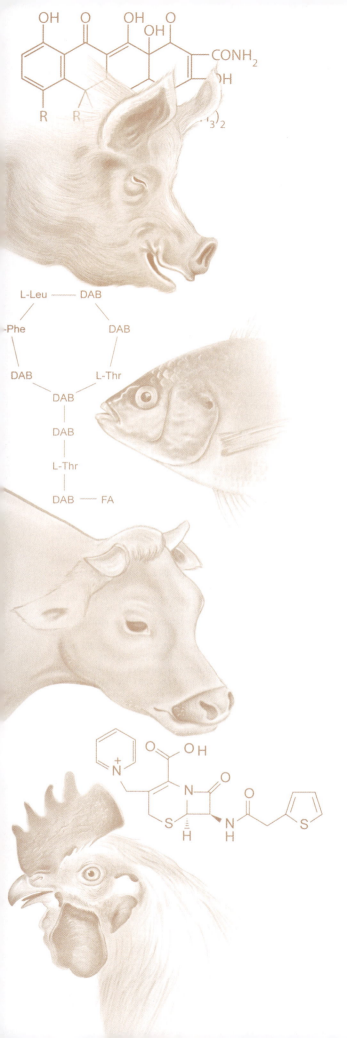

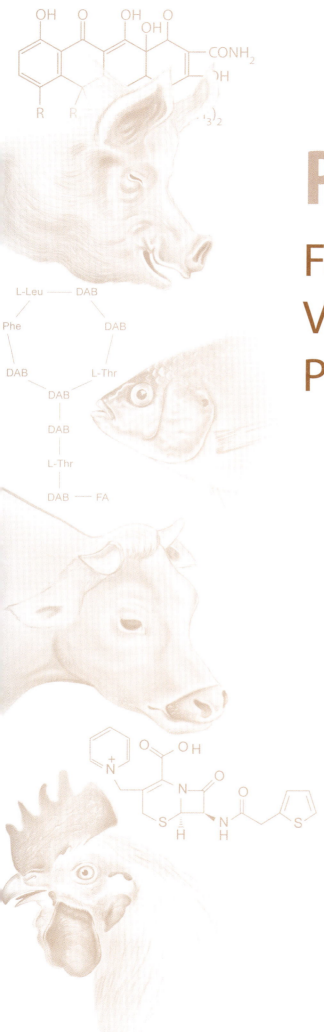

Parte 3

Farmacologia Veterinária e Saúde Pública Veterinária

38
Biosseguridade na Produção Animal

Paulo César Maiorka e Leonardo Pereira Mesquita

▶ Introdução

A biosseguridade pode ser definida como um conjunto de procedimentos técnicos, conceituais, operacionais e estruturais que visam à prevenção ou ao controle de contaminação de rebanhos, ou à criação industrial de animais, por agentes infectocontagiosos. Esses agentes podem ter impacto na produtividade dos animais, ou mesmo da saúde dos consumidores de produtos oriundos destes animais. O conjunto de procedimentos adotados para impedir a contaminação é denominado Plano de Biosseguridade. Pode-se dizer, então, que a biosseguridade está centrada no conceito de isolamento e nos cuidados sanitários e profiláticos de plantéis para impedir a contaminação dos rebanhos por organismos patogênicos. A palavra biosseguridade vem de *bio*, organismo vivo, e *seguridade*, prevenção ou controle, e se refere, desta maneira, aos cuidados mencionados anteriormente.

Biosseguridade não deve ser confundida com biossegurança. A biossegurança está restritamente ligada à saúde humana, que busca obtenção de 0% de risco e 100% de proteção da saúde dos seres humanos. Este é um equívoco muitas vezes associado ao problema de tradução do termo da língua inglesa e uso destes conceitos tão diferentes.

A biosseguridade corresponde às expectativas da indústria e dos consumidores por produtos saudáveis e produzidos de modo sustentável e sem agredir o meio ambiente. Este conjunto de qualidades da produção é um requerimento global atualmente. Resultados previsíveis formam a base de um planejamento de produção e somente assim os melhores resultados econômicos podem ser atingidos, minimizando as chances de perda durante a produção ou distribuição dos produtos de origem animal.

▶ Componentes da biosseguridade

A biosseguridade é o elemento fundamental para o sucesso da criação. O planejamento na criação inicia-se antes da aquisição dos animais. O planejamento do local e das instalações onde estes animais serão criados já corresponde ao início do planejamento de biosseguridade pelo criador e pelo médico-veterinário, que é o técnico responsável pela operacionalização do Plano de Biosseguridade. As principais etapas para elaboração de um plano de biosseguridade estão descritas no Quadro 38.1.

Cada sistema de produção ou criação tem características e objetivos próprios. O plano de biosseguridade deve garantir todo e qualquer sistema de produção na obtenção do seu objetivo máximo em relação ao aproveitamento econômico. A elaboração deste projeto deve contar com o técnico responsável, isto é, o médico-veterinário, bem como com os administradores e operadores do sistema. Os riscos existentes devem ser avaliados e aceitos por todos. Tais riscos devem ser reduzidos ou eliminados quando possível. Para ser eficiente, o plano de biosseguridade deve considerar maior equilíbrio e adaptação possíveis entre as normas de biosseguridade e as do processo produtivo em questão.

▶ Procedimentos a serem adotados em um plano de biosseguridade

Uma série de processos administrativos e organizacionais de gestão de qualidade aceitos internacionalmente, e necessários para elaboração de um plano de biosseguridade, vem

Quadro 38.1 Elementos que compõem um plano de biosseguridade para criação animal.

Elemento	Característica
Planejamento das instalações	Etapa primordial para aproveitamento e otimização do espaço para sua finalidade
Isolamento	Certificação de que o espaço seja controlado quanto à entrada de patógenos
Fontes de contaminação	Controle e eliminação de todas as possíveis fontes de contaminação
Controle de tráfego	Controle de toda a entrada e saída e ações preventivas predeterminadas
Higienização	Etapa fundamental e necessária para controle de possível contaminação
Controle de alimentação e água	Etapa crucial para o controle de entrada de patógenos
Introdução de novos animais ao plantel	Cuidados especiais quanto à origem e ao estado sanitário dos novos animais
Quarentena/medicação/vacinação	Etapa fundamental para manutenção da sanidade do plantel
Monitoramento/registro e comunicação de resultados	Etapa fundamental para identificar falhas e correção de ações operacionais
Erradicação de doenças	Princípio elementar do plano de biosseguridade
Limpeza e desinfecção	Etapa crucial para manutenção de área livre de pátogenos
Vazio das instalações	Parte integrante da manutenção do plano de biosseguridade
Eliminação dos animais mortos	Preferencialmente com necropsia e isolamento de agentes envolvidos; descarte apropriado
Auditorias/atualizações	Planejadas dentro do plano de biosseguridade com comunicação dos resultados
Educação continuada	Formação contínua do pessoal envolvido e treinamento de novos funcionários

sendo construída e aceita nesta última década. Dentre estes procedimentos está a adoção do programa 5S. Este programa refere-se a 5 palavras do idioma japonês, todas iniciadas com a letra "s": *seire,* ou senso de utilização; *seiton,* ou senso de organização; *seisou,* ou senso de limpeza; *seiketsu,* ou senso de higiene; e *shitsuke,* ou senso de ordem mantida. Este procedimento busca o crescimento contínuo dos indivíduos pelo aperfeiçoamento da rotina do trabalho diário, consequentemente, há melhora da qualidade de vida.

Outra forma é a adoção de procedimento operacional padrão (POP), sigla derivada do inglês (*standard operating procedure,* SOP), que se refere à padronização, por escrito, de todos os procedimentos operacionais específicos de determinado processo e à sua utilização pelos operadores. Assim, todos aqueles que realizem a operação podem ter acesso à informação descritiva completa do que deve ser feito em cada processo.

No mesmo sentido, existe a análise de perigo e pontos críticos de controle (APPCC), do inglês *hazard analysis and critical control points* (HACCP), que busca identificar, minimizar ou controlar todos os perigos biológicos ou microbiológicos, químicos ou físicos associados a manufatura e operações de serviços de alimentação.

As boas práticas de fabricação (BPF), do inglês *good manufacturing practices* (GMP), constituem o método utilizado para descrever os procedimentos e as práticas que buscam a prevenção da introdução de agentes patógenos que afetam a saúde dos animais ou causar danos aos consumidores.

Finalmente, também deve ser mencionada a *rastreabilidade,* maneira de acompanhar o animal desde o seu local de nascimento até seu abate, com registro de todos os eventos relativos a sua criação, tratamentos, registro de medicações e vacinações que certifiquem o seu estado sanitário. A rastreabilidade é um sistema preventivo que torna possível ao criador o controle dos riscos antes da exposição dos seus produtos ao mercado consumidor. A rastreabilidade atualmente é um elemento de certificação para segurança alimentar e é uma questão de saúde pública. Caso seja detectado algum problema em um produto de origem animal, como resíduo de medicamento, este pode ser rastreado, identificando-se em que ponto do processo ocorreu o erro.

A exigência de ética e transparência nos processos de produção e distribuição dos produtos de origem animal é crucial para o sucesso da produção animal com vistas aos mercados nacional e internacional.

▶ Bibliografia

Albino JJ. Aplicação das ações de 5 S em aviários de corte e postura. Concórdia: Embrapa Suínos e Aves, 2007. (Embrapa Suínos e Aves, Instrução Técnica para o avicultor, 31.)

Barcellos DE, Mores TJ, Santi M *et al.* Avanços em programas de biosseguridade para a suinocultura. Acta Sci Vet. 2008; 36:S33-46.

Costa MA, Costa MF. Biossegurança de A a Z. 2. ed. Rio de Janeiro: Publit, 2009.

Sesti LA. Biosseguridade em um programa de melhoramento genético de aves. In: Simpósio de Sanidade Avícola, 02, 2000, Santa Maria. Anais. Santa Maria, RS, 2000.

Sesti LA. Filosofias e conceitos de biosseguridade e doenças com potencial de risco para a avicultura brasileira. In: Conferência Apinco de ciência e tecnologia avícolas, 01, Campinas. Anais. Campinas: Centro de Convenções da Unicamp, 2001.

Teixeira P, Valle S. Biossegurança: uma abordagem multidisciplinar. 2. ed. Rio de Janeiro: Fiocruz, 2010.

39
Panorama Mundial sobre o Uso de Medicamentos Veterinários e de Aditivos em Animais de Produção

João Palermo-Neto

▶ Introdução

As demandas da indústria de produção animal, especialmente aquelas ligadas à cadeia de produção brasileira, mudaram substancialmente nas últimas 2 décadas em função de quatro forças principais e inter-relacionadas: globalização, urbanização, avanços tecnológicos e, muito especialmente, exigências do consumidor.

O Quadro 39.1 lista alguns antigos e modernos pensamentos, bem como os valores de empresas ligadas à produção de produtos de origem animal; percebe-se que muitas dessas novas posturas decorrem diretamente das quatro forças citadas, em especial, da existência de um mercado globalizado. Em sentido amplo, a palavra globalização compreende uma economia de mercado "aberta e livre", a existência de rápida e instantânea comunicação mundial, a facilidade de realização de intercâmbios tecnológicos/culturais, a simplificação dos mecanismos ligados à importação/exportação de *commodities* e, dentre tantos outros fatores, a diversidade étnica e o nacionalismo.

Neste contexto, as necessidades econômicas relacionadas com os produtos agropecuários têm vindo acopladas a uma mudança de postura quanto à produção/geração destes bens. Assim, preservada a qualidade, estão sendo trocados produtos advindos de nações que apresentam baixa eficiência de produção (alto custo) por similares procedentes de outros que os obtêm com alta eficiência (baixo custo).

O aumento da velocidade de comunicação global, as facilidades de intercâmbio de informações e as atuais exigências dos consumidores têm acrescentado, por sua vez, importantes mudanças na cadeia de produção animal e na expansão do negócio agropecuário global. De fato, em termos de produção animal, o mundo mudou radicalmente.

Como mostra a Figura 39.1, a partir da 2ª Guerra Mundial, o aumento da produção de alimentos para "saciar a fome" do mundo era o fulcro da cadeia de produção animal; em torno desta demanda, e para mantê-la em pleno vigor, giravam os esforços de todos os elos da cadeia: técnicos e médicos-veterinários; academia; produtores rurais; frigoríficos; consórcios; indústria farmacêutica, de rações e de insumos; mecanização agrícola; varejistas; governo; mídia; e, entre tantos outros, os consumidores. Esta demanda, ainda premente nos dias atuais (para mais detalhes, ver *Capítulo 1*) cedeu espaço, em especial na última década, para as exigências dos consumidores. De fato, neste mundo de rápidas e multifacetadas transformações, as demandas dos consumidores, entendidos aqui como os que importam os produtos ou os que os adquirem para colocação no mercado nacional, acabaram por tornar-se o ponto central da cadeia de produção animal. Como se depreende de nova análise da Figura 39.1, são as exigências destes consumidores e, em especial, aquelas ligadas a segurança alimentar, preservação do meio ambiente e manutenção do bem-estar animal que pautam, na atualidade, o manejo dos animais e o tipo de medicação e de insumos usados em sua produção.

Reforça a relevância que têm as exigências dos consumidores a reflexão sobre alguns dos conceitos que embasam as técnicas de venda dos produtos de origem animal; estes conceitos também mudaram substancialmente. Até alguns anos atrás, partia-se das necessidades dos produtores rurais e dos frigoríficos, focando-se a qualidade e o tipo de produtos a serem comercializados; naquela época, alcançava-se o lucro pelo volume de vendas, volume ampliado por estratégias de promoção. Atualmente os frigoríficos e produtores partem das exigências do mercado-alvo com foco nas necessidades dos consumidores; buscam, assim, o lucro pela satisfação destas necessidades, tornando-as claras ou até mesmo induzindo-as nos consumidores pelas inúmeras técnicas de *marketing*. A Figura 39.2 ilustra estas tendências de mercado.

Há, pois, que saber o que pensam os consumidores sobre os alimentos provenientes dos animais de produção e os produtos veterinários e insumos utilizados durante a produção. De uma busca na internet e em páginas de relacionamento e anais de eventos científicos emergem as seguintes demandas:

- Segurança, isto é, alimentos de boa qualidade, livres de resíduos de substâncias químicas

Quadro 39.1 Antigos e novos paradigmas aplicados às empresas do setor agropecuário.

	Antigos paradigmas	Novos paradigmas
Pensamento das empresas	Racional	Intuitivo
	Análise	Síntese
	Reducionista	Sistêmico/holístico
	Linear	Não linear
Valores das empresas	Expansão	Conservação
	Competição	Cooperação
	Quantidade	Qualidade
	Dominação	Associação

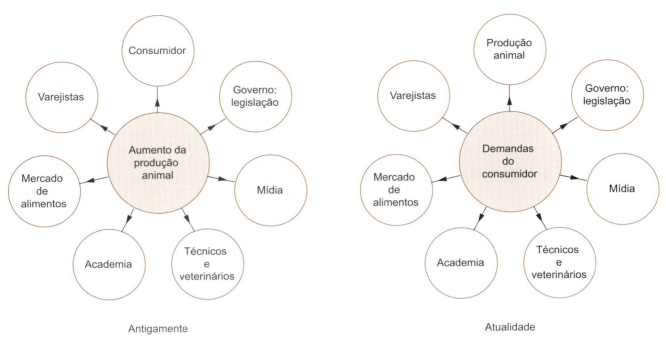

Figura 39.1 Demandas da indústria de produção animal brasileira no passado e na atualidade.

- Produção feita preservando-se o bem-estar dos animais no campo, principalmente no momento do abate
- Responsabilidade ambiental durante toda a cadeia de produção
- Produtos "verdes", naturais ou orgânicos
- Ausência de bactérias resistentes ou não e de determinantes de resistência bacteriana, quer nos alimentos, quer no ambiente em que se faz o manejo.

Embora verdadeiras, é necessário ter em mente que essas demandas são manifestadas por uma minoria de consumidores "falantes" ou dos chamados órgãos ou organizações de defesa do consumidor oficiais ou não governamentais que tomam a liderança, manifestando-se em nome de uma minoria silenciosa. Junta-se a esta fala a impressão errônea calcada na mente dos consumidores de que "*tudo o que é químico é tóxico e tudo o que é orgânico ou natural é seguro*". É desnecessário lembrar que a toxicidade é fruto das propriedades de uma substância química, da concentração ou quantidade da mesma que adentra um organismo, da frequência ou duração da exposição e da via de exposição/administração; no caso em tela, a via oral, isto é, a toxicidade, nada tem a ver com a sua fonte de obtenção. Neste contexto, produtos "naturais ou orgânicos" podem conter resíduos de substâncias químicas variadas e muitas vezes desconhecidas, cujos limites de segurança não são conhecidos ou sequer calculados e estabelecidos nacional ou internacionalmente.

A Figura 39.3 procura apresentar alguns dos critérios utilizados pelos consumidores quando de suas escolhas por alimentos. Ela foi construída considerando-se a divisão hierárquica de necessidades propostas por Abraham Maslow, isto é, necessidades a serem "escaladas" ou satisfeitas pelo ser humano na busca de sua autorrealização. De sua leitura, depreende-se que desponta em 1º lugar a necessidade de alimentação, isto é, a disponibilidade dos alimentos, aqui traduzida por quantidade e preço. Aparecem em 2º lugar as preocupações quanto à qualidade dos alimentos, isto é, suas propriedades organolépticas como apresentação, sabor, aroma, textura, facilidade de preparação e variedade dos produtos. Segue-se a questão da segurança dos alimentos no que diz respeito à presença de resíduos de substâncias químicas ou de microrganismos, resistentes ou não, e fatores de resistência bacteriana. Em 4º lugar surgem os aspectos de natureza social como preocupações com o bem-estar dos animais durante a produção e o abate, e com as boas práticas de produção e responsabilidade dos elos da cadeia de produção. Finalmente, em 5º e último lugar aparecem as questões e necessidades de natureza ética como contaminação ambiental, desmatamento, emissão de gás carbônico, uso de mão de obra infantil durante a produção e, curiosamente e entre outros, o uso dos chamados "produtos naturais ou orgânicos".

Uma busca pelas hierarquias no que diz respeito a estas necessidades alimentares apontadas por algumas organizações não governamentais (ONG) ligadas à defesa do consumidor, em especial aquelas de países ditos "desenvolvidos" e de alguma maneira importada ou copiada por instituições e lideranças brasileiras, também possibilita a construção de uma pirâmide com a distribuição das demandas. No entanto, e segundo se depreende do discurso destas organizações, a

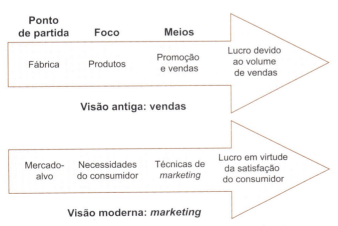

Figura 39.2 Antigas e modernas técnicas de venda aplicadas ao mercado de produtos de origem animal.

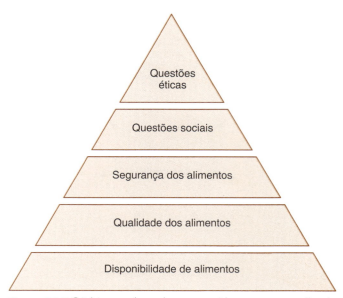

Figura 39.3 Critérios usados pelos consumidores para a escolha de alimentos.

segurança dos alimentos, os aspectos éticos e sociais surgem nos primeiros níveis da pirâmide, e somente após aparecem as necessidades ligadas à qualidade e à disponibilidade dos alimentos. Percebe-se, assim, um enorme descompasso entre o que de fato desejam os consumidores e o que pensam e exigem as instituições e lideranças que os defendem. Há, pois, que se entender que as orientações atuais que pautam a produção animal provêm de percepções e posições de uma "minoria falante", porém altamente influente no Brasil e em outros países, em especial dos chamados "desenvolvidos" que, pelo seu momento atual, têm realidades sociais totalmente diversas daquelas vivenciadas no Brasil e no restante do mundo.

De qualquer maneira, essas "demandas" acabaram por sensibilizar os políticos deste e de outros países que as incluíram em suas campanhas eleitorais e, consequentemente, nas suas agendas depois de eleitos, tornando-as quase sempre, objeto de normativas legais. Como mostra a Figura 39.4, elas acabaram produzindo forte impacto na produção animal em todo o mundo e, principalmente, naquela que se faz no Brasil. Deste modo, é de fundamental relevância que se conheçam os movimentos e as principais ações encetadas por alguns países em relação à questão do uso de medicamentos veterinários e de aditivos em produção animal.

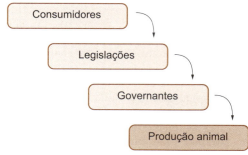

Figura 39.4 Mecanismo pelo qual as demandas dos consumidores ou de organizações que os defendem impactam a produção animal em todo o mundo.

▶ Crises europeias e seus reflexos em produção animal

Interessa-nos examinar as crises pelas quais passaram os países da União Europeia e a atual posição assumida por eles no que diz respeito à produção animal, buscando pelos ensinamentos delas advindos, sejam estes bons ou maus. De fato, uma análise do passado ajuda a compreender o presente e a fazer projeções para o futuro.

Vários incidentes levaram os consumidores europeus a ficarem mais atentos em relação à qualidade dos alimentos que consomem, criando demandas por regulamentação governamental. Dentre estes, podem-se citar: resíduos tóxicos em óleo de cozinha encontrados na Espanha em 1981; dietilenoglicol em vinho austríaco, detectado em 1985; cepas de *Salmonella* isoladas em ovos no Reino Unido em 1988; benzeno em água Perrier na França em 1990; e cepas resistentes de *Escherichia coli* isolada de carne processada na Escócia em 1996. Apesar de estes incidentes terem sido alarmantes, dois outros, no entanto, foram mais devastadores: a encefalopatia bovina (*bovine spongiform encephalopathy*, BSE) relatada na Inglaterra em 1995/1996 e a detecção de dioxina em carne de frangos na Bélgica em 2000. Estas crises agravaram a percepção dos consumidores de todo o mundo e, em especial a dos europeus, em relação à necessidade de segurança sobre a qualidade dos alimentos de origem animal.

As respostas das autoridades governamentais europeias a cada uma destas crises foram rápidas e, em alguns casos, fulminantes, como demissão de ministros ou até mesmo queda de todo um gabinete. No entanto, o mais grave é que produziram uma redução drástica do consumo de carnes, principalmente na Europa, o que levou os distribuidores de produtos de origem animal a exigirem dos produtores rurais a adoção de medidas concretas com relação à manutenção da qualidade dos alimentos de origem animal, dentre as quais: certificado de procedência, rastreabilidade, condições de alojamento e bem-estar dos animais, ausência de resíduos de substâncias químicas e de bactérias resistentes ou não, garantias referentes à segurança e principalmente à qualidade dos alimentos e insumos fornecidos aos animais. De fato, constatou-se que, tanto no episódio da BSE como naquele ligado à dioxina, os problemas surgiram em função da má qualidade da ração fornecida aos animais.

Estas e outras questões semelhantes acabaram por desempenhar um papel relevante no mercado internacional de alimentos e, consequentemente, impactaram o agronegócio em todo o mundo. O conhecimento dos riscos ligados à ingestão de alimentos de origem animal assumiu foro decisivo na escolha de produtos pelos consumidores e, via de consequência, para o comércio entre as nações.

Destaque-se, neste momento, que uma nova crise tem complicado essa situação que já era, de algum modo, complexa. Trata-se da constatação do aumento de prevalência/incidência de microrganismos resistentes aos antimicrobianos e da possível relação deste fato com o uso de antimicrobianos em medicina veterinária e, especialmente, quando empregados como aditivos zootécnicos melhoradores do desempenho. De fato, embora nada tenha comprovado cientificamente essa associação, medidas restritivas foram impostas ao uso de insumos, como de aditivos zootécnicos na Europa e em outros países do mundo, a título de medidas de precaução (para detalhes, ver *Capítulo 41*).

Desta maneira, embora de modo não intencional, essas crises acabaram por tornar necessária a adoção de medidas com relação a segurança alimentar, saúde pública, biossegurança, bem-estar animal e estabilidade/segurança/preservação da vida selvagem e do meio ambiente. Questões como estas acabaram por assumir papel determinante para aqueles que desejam produzir e/ou exportar produtos agropecuários em um mercado cada vez mais globalizado. Embora os grandes distribuidores internacionais de *commodities* agrícolas continuem a buscar produtos economicamente mais viáveis em termos de custo, eles passaram a exigir dos produtores/exportadores garantias de que estes alimentos tenham sido produzidos de acordo com as exigências e expectativas de seus consumidores. E assim o fazem porque precisam manter a lucratividade de seus negócios e suas fatias de participação no mercado global de alimentos. Note que estes distribuidores em momento algum impõem mudanças na legislação brasileira relativa ao uso de produtos veterinários e ao manejo dos animais de produção; e nem poderiam fazer tal imposição. No entanto, ao importarem apenas os alimentos produzidos conforme a legislação de seus países, acabaram por criar um novo nicho de mercado e a demanda por segregação da produção. A Figura 39.5 mostra algumas das variáveis na atualidade que têm incrementado o comércio internacional de alimentos e a expansão do agronegócio.

A mudança de atitude dos consumidores, e, em consequência dos distribuidores, praticamente exigiu que as autoridades governamentais ligadas a produção e/ou importação de alimentos de origem animal em cada país se posicionassem a respeito das questões apontadas anteriormente. Este posicionamento materializou-se e tem se consolidado na forma de alterações ou substituições em legislações referentes à produção animal e aos produtos de origem animal (para mais detalhes, ver *Capítulos 43, 44 e 45*).

▶ Organizações e comitês internacionais envolvidos com o comércio internacional de alimentos

A Organização Mundial do Comércio (OMC ou WTO, World Trade Organization) é, em última instância, a responsável por querelas relativas a importação/exportação de alimentos. A OMC foi criada no dia 1º de janeiro de 1995, como consequência direta do pacote de acordos internacionais conhecidos como Rodada do Uruguai (local em que a reunião foi realizada). Embasou-se em um tratado que existia antes dela, o Tratado de Acordos sobre Tarifas e Comércio, chamado GATT (*General Agreement on Tariffs and Trade*), que cobria os diversos aspectos do comércio internacional de alimentos.

O 1º regulamento do GATT, mantido pela OMC, foi chamado de *National Treatment*; de acordo com o documento, os produtos importados deveriam ser encarados pelas legislações dos países membros do GATT da mesma maneira que seus análogos nacionais. Em casos de existência de legislações diferentes para um mesmo assunto, o 2º regulamento, chamado *Most Favoured Nation*, recomenda que o tratamento legal a ser tomado nestes casos deva corresponder àquele da nação que tiver o posicionamento mais favorável para a questão em análise. A partir daí, foram feitas inúmeras outras reuniões (chamadas de Rodadas); estes encontros têm resultado quase sempre em reduções de tarifas ou em quedas de barreiras impostas ao livre mercado.

O GATT (atualmente parte da OMC) sempre reconheceu a importância de legislações que protejam a saúde dos consumidores e que os amparem no caso de decepção quanto à qualidade de um produto por ele adquirido, como se depreende da leitura do artigo XX dessa organização. Esta postura pró-consumidor, no entanto, não deve ser encarada como absoluta; de fato, a OMC sempre procurou manter uma posição equilibrada diante dos interesses tanto dos consumidores como do comércio internacional, isto é, das nações.

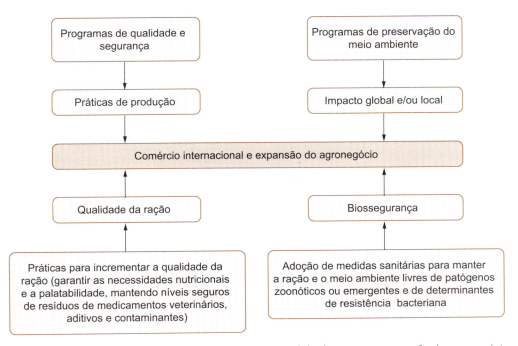

Figura 39.5 Variáveis que alavancam o comércio internacional de alimentos e a expansão do agronegócio.

Quando da criação da OMC, deliberou-se que todos os países signatários dessa organização (os países-membros) deveriam acatar as decisões e os acordos dela emanados. Este fato tem grande importância porque antes da criação da OMC alguns países só assumiam os acordos GATT que lhes interessavam. Destaque-se também, da leitura das resoluções relativas à criação da OMC, um tratado relacionado com *medidas não tarifárias*. Estas medidas têm por objetivo impedir o estabelecimento de barreiras ao fluxo normal dos produtos entre as nações, em especial, das barreiras chamadas de "sanitárias" ou relacionadas com a segurança dos alimentos e de outras embasadas no fornecimento de subsídios aos produtores.

A Rodada do Uruguai incluiu dois importantes acordos à regulamentação de alimentos na OMC: o Acordo sobre Medidas Sanitárias e Fitossanitárias (acordo SPS – *Agreement on the Application of Sanitary and Phytosanitary Measures*) e o Acordo sobre Barreiras Técnicas ao Comércio (acordo TBT – *Agreement on Technical Barriers to Trade*). O acordo SPS tem por finalidade proteger a saúde humana e dos animais e, também, a das plantas. O acordo TBT cobre uma gama maior de assuntos, dentre os quais alguns relativos a questões de alimentos e que não estejam contemplados no acordo SPS, como a questão dos subsídios.

Da leitura dos acordos SPS e TBT, depreende-se que eles oferecem aos países-membros *espadas* e *escudos*. De fato, um país tem o direito de desafiar ou discordar de outro quando se sente prejudicado por barreiras ditas sanitárias ou fitossanitárias impostas a ele, mas que em última instância impedem o livre comércio de seus produtos. Este direito pode, assim, ser encarado como sendo relacionado com a espada. Entretanto, estes acordos contemplam uma série de medidas de proteção, que, neste caso, podem também servir como escudo; de fato, estes acordos especificam que os países-membros têm o direito de, dentro de certas circunstâncias, baixar leis e regulamentos próprios dirigidos à proteção de seus consumidores.

Busca-se, no momento, estabelecer a maior harmonia possível entre as medidas sanitárias e fitossanitárias existentes nos diferentes países-membros da OMC. Nesse sentido, os padrões de referência sobre qualidade dos alimentos emanados do *Codex alimentarius* da Food and Agriculture Organization (FAO)/Organização Mundial da Saúde (OMS ou WHO, World Health Organization) têm sido amplamente usados pela OMC como base para a tomada de decisões ligadas à sanidade dos alimentos. De fato, o acordo SPS dá destaque especial aos padrões do *Codex alimentarius* para questões de segurança alimentar (como os limites máximos de resíduos – LMR etc.), bem como àqueles emanados da Organização Internacional de Epizootias (OIE) para questões relacionadas com a saúde dos animais e às normas da Convenção Internacional sobre Proteção de Plantas (IPPC, International Plant Protection Convention) da FAO para questões de saúde vegetal. A participação dessas três organizações internacionais na OMC é também chamada Organização Mundial da Saúde Animal, tão importante que elas são chamadas de *as três irmãs*; esta denominação mostra claramente o *status* e a posição que ocupam no contexto das decisões da OMC.

- ### Acordo sobre medidas sanitárias e fitossanitárias | Acordo SPS

Como o nome indica, são medidas sanitárias que dizem respeito aos animais e ao ser humano e aquelas ditas fitossanitárias, às plantas e ao meio ambiente. Incluem análises de risco relativas a resíduos de substâncias químicas ou de microrganismos/fatores de resistência bacteriana em alimentos de origem animal. Mais especificamente, os decretos e documentos SPS englobam desde normas ligadas a produção, processamento, envase, etiquetagem, conservação, transporte etc. de produtos de origem animal a outras referentes, por exemplo, à amostragem e ao estabelecimento de métodos para análises de risco.

É importante ressaltar que o acordo SPS foi redigido tendo como premissa básica a necessidade de que as medidas sanitárias e fitossanitárias próprias a serem adotadas pelos diferentes países sejam mantidas apenas à luz de evidências claras de risco à saúde do consumidor, isto é, que não persistam na ausência de embasamento científico. Em outras palavras, o acordo SPS parte do princípio de que as regulamentações locais provenham de análises de risco apropriadas para determinada circunstância. Este último aspecto é muito relevante para o mercado internacional de alimentos de origem animal.

Desta maneira, lê-se no artigo 2º, relacionado com os direitos básicos e obrigações: "Os países-membros deverão assegurar que a aplicação de qualquer medida sanitária ou fitossanitária seja feita somente quando necessário para proteger a saúde humana, dos animais ou das plantas, e que seja sempre feita de acordo com princípios e evidências científicas." O artigo 3º, sobre harmonização, diz: "Com a finalidade de obter-se uma ampla harmonização, as medidas sanitárias e fitossanitárias adotadas pelos países-membros deverão ser embasadas em padrões, guias e recomendações internacionais existentes sobre o assunto." Neste sentido, lê-se no artigo 5º, relativo às avaliações de risco: "Os países-membros deverão assegurar que as medidas sanitárias ou fitossanitárias que venham a tomar sejam embasadas em avaliações científicas do risco para a saúde humana, dos animais ou das plantas, desenvolvidas por organizações internacionais de relevância." Ainda segundo este artigo: "Quando da realização das avaliações de risco, os países-membros deverão levar em conta evidências científicas claras disponíveis na ocasião, bem como os métodos e processos de produção e de inspeção dos alimentos, o tipo de amostragem e de análise realizada, a prevalência de pestes ou de doenças específicas, condições ecológicas e ambientais relevantes e a existência de medidas de proteção alternativas, como, por exemplo, de quarentena."

Em resumo e de interesse ao uso de medicamentos veterinários e aditivos zootécnicos, os países são incentivados pelos acordos SPS da OMC a adotarem os padrões estabelecidos pelo *Codex alimentarius* no que se refere à qualidade (sanidade) dos alimentos de origem animal (a este respeito, ver Capítulos 38 e 40). Ato contínuo, os países-membros que adotam essas medidas sanitárias, como por exemplo, níveis de resíduos de medicamentos veterinários ou de aditivos zootécnicos abaixo dos LMR estabelecidos pelo *Codex* não têm como justificá-los. Da mesma maneira, um determinado país-membro da OMC que recusar um produto que importa de outro país deverá provar que o mesmo contraria os padrões sanitários do *Codex alimentarius*. Neste sentido, a recusa de uma importação, com base na alegação de que os padrões sanitários *Codex* são de algum modo inadequados, somente pode prosperar dentro da OMC se amparada em amplas observações científicas que comprovem a inadequação.

Os participantes do *Codex alimentarius*, portanto, cientes da relevância do papel que desempenham no cenário internacional, têm buscado embasar seus posicionamentos no conhecimento científico. De fato, mesmo sabendo que esses padrões serão presuntivamente aceitos e validados pelo acordo SPS da OMC, os membros do *Codex* buscam sempre consolidá-los do ponto de vista científico, de maneira tal que sejam transparentes e não demandem críticas quanto à sua adequação. Essa atitude tem mantido a credibilidade dos padrões *Codex* como referência para o comércio mundial de alimentos, em especial, para aqueles de origem animal.

Acordo sobre barreiras técnicas ao comércio | Acordo TBT

O propósito do acordo TBT é assegurar que os padrões, os regulamentos técnicos e as medidas com eles relacionadas satisfaçam os interesses dos países-membros sem criar obstáculos ao mercado internacional (artigo 2.2). Ao mesmo tempo, o acordo TBT deixa claro que cada país tem o direito de estabelecer e de manter regulamentos técnicos que protejam a saúde humana e animal, bem como a das plantas e do meio ambiente (preâmbulo do acordo TBT, parágrafo 4).

São 3 as diretivas cobertas pelo acordo TBT:

- *Padrões de referência*: definidos pelas palavras que os denominam, são estabelecidos localmente e em nível internacional
- *Regulamentação técnica*: conjunto de leis, decretos, instruções normativas e demais regulamentos mandatários referentes à manutenção dos padrões de referência
- *Procedimentos que garantam o uso adequado*: medidas que garantam ter sido determinado alimento ou produto obtido e comercializado de acordo com os padrões de referência, isto é, obedecendo à regulamentação técnica a ele pertinente.

Assim, por exemplo, quando um governo aceita os padrões do *Codex alimentarius* sobre etiquetagem (inclusão do nome do produto, do produtor etc.), ele deverá baixar internamente leis, regulamentos técnicos ou instrumentos legais similares que obriguem os produtores de seu país a seguirem esses padrões; ao mesmo tempo, deverá adotar medidas legais (como de inspeção) para garantir o cumprimento das determinações legais por ele fixadas e ligadas ao produto. No Brasil, cabe aos técnicos do Ministério da Agricultura, Pecuária e Abastecimento (MAPA) este tipo de ação (ver *Capítulos 43 e 44*).

Os acordos TBT também encorajam o estabelecimento de harmonizações das legislações próprias dos diferentes países. Diferem, no entanto, dos padrões SPS porque não atribuem um papel especial aos padrões do *Codex alimentarius* da FAO/OMS, da OIE ou da IPCC, isto é, das *três irmãs*. Mesmo assim, questões relativas a subsídios aplicados por alguns países a seus produtos são discutidas neste fórum. Nesse particular, o Brasil tem-se valido frequentemente deste recurso para resolução de pendências relacionadas com os subsídios emprestados por alguns países a seus produtos, sejam eles aviões, aço, suco de laranja, soja, algodão, açúcar, carnes e outras *commodities* agropecuárias ou não.

Codex alimentarius

Codex é o nome simplificado da Comissão do *Codex alimentarius* da FAO/OMS. Ele foi estabelecido em 1963 com a finalidade de desenvolver padrões sanitários internacionais relacionados com a qualidade dos alimentos de maneira tal a proteger a saúde dos consumidores e facilitar as práticas comerciais de alimentos entre os países. Atualmente, a Comissão do *Codex alimentarius* é formada por 185 países-membros, uma organização-membro (União Europeia), 49 instituições observadoras e outras instituições convidadas, como OMC, FAO, OMS e OIE. Com esta composição, estima-se que a Comissão do *Codex* cubra mais de 99% de toda a população mundial.

O *Codex alimentarius* contém disposições relacionadas com a higiene dos alimentos, aditivos zootécnicos, medicamentos veterinários e praguicidas, contaminantes, preparação de etiquetas, forma de apresentação e amostragem; cabe também a esta comissão analisar e estabelecer métodos analíticos para detecção de resíduos de substâncias químicas em produtos de origem animal.

Embora sejam 11 os comitês de especialistas do *Codex alimentarius*, três são mais diretamente relacionados com o uso de medicamentos veterinários e de aditivos em animais de produção:

- O FAO/WHO Joint Expert Committee on Food Additives (JECFA), que analisa questões ligadas a medicamentos veterinários e aditivos
- O Joint FAO/WHO Meeting on Pesticide Residues (JMPR), que analisa questões ligadas a praguicidas
- O Joint FAO/WHO Expert Meeting on Microbiological Risk Assessment (JEMRA), que analisa questões ligadas ao uso de antimicrobianos e ao desenvolvimento de resistência bacteriana.

No caso específico do uso de medicamentos veterinários e de aditivos em animais de produção, é o Codex Committee on Residues of Veterinary Drugs in Foods (CCRVDF) que coordena, dentro da comissão do *Codex*, as atividades relacionadas com estes usos. Cabe ao CCRVDF:

- Estabelecer uma lista de prioridades para o estabelecimento de LMR para os princípios ativos presentes em medicamentos veterinários
- Desenvolver códigos de práticas quando necessário
- Considerar e recomendar métodos de amostragem e de análise devidamente validados para a determinação de resíduos de medicamentos veterinários em alimentos de origem animal.

Neste sentido, o CCRVDF não faz diretamente as avaliações de LMR; embasa-se nas recomendações científicas provindas do JECFA para sua tomada de decisões.

As áreas de atuação do JECFA incluem análises de:

- Aditivos alimentares (intencionalmente adicionados à ração)
- Auxiliares de processamento de rações (intencionalmente adicionados)
- Agentes flavorizantes (pelos grupos funcionais)
- Resíduos de medicamentos veterinários
- Contaminantes
- Toxinas naturais que possam contaminar rações e alimentos para animais.

Cabe, ainda, ao JECFA:

- Empreender estudos de exposição do ser humano aos resíduos de medicamentos veterinários, aditivos, contaminantes etc.
- Estabelecer especificações e métodos analíticos adequados para análise residual e estabelecimento de LMR
- Desenvolver princípios gerais relacionados com a qualidade dos alimentos e a proteção do ser humano quando necessário.

Até o presente momento, o JECFA analisou mais de 2.600 aditivos, 50 contaminantes e toxicantes naturais e 95 princípios ativos de medicamentos veterinários.

► Exigências sanitárias internacionais relacionadas com a qualidade dos alimentos de origem animal

A manutenção da qualidade dos alimentos de origem animal dentro dos padrões sanitários requeridos no Brasil e em outros países exige a adoção de alguns princípios internacionalmente considerados desejáveis. Dentre eles, destacam-se pela relevância na atualidade:

- Análise de Perigos e Pontos Críticos de Controle – APPCC (ou *hazard analysis and critical control points*, HACCP) da cadeia de produção e rastreabilidade
- Manutenção da qualidade dos alimentos fornecidos aos animais (englobando água, pastagens, rações, premixes, aditivos etc.)
- Uso correto de medicamentos veterinários e de aditivos zootécnicos melhoradores da eficiência alimentar e, muito especialmente, dos antimicrobianos.

O aumento das exigências dos consumidores em todo o mundo e dos órgãos ligados à sua defesa, como o Instituto de Defesa do Consumidor (IDEC) no Brasil e o *Consumers International* em nível global, bem como aquelas impostas pela União Europeia e por outros países em relação à qualidade sanitária dos alimentos e, principalmente, em relação ao uso de antimicrobianos e de outros aditivos zootécnicos, como os agonistas de adrenorreceptores beta (ractopamina/zilpaterol) em produção animal, vem tornando indispensável a aplicação destes princípios no Brasil. De fato, somente a aplicação das boas práticas de uso de medicamentos veterinários e de alimentação animal e a implantação da rastreabilidade poderão assegurar os atuais níveis de competitividade do mercado nacional.

A Organização Internacional de Normatização (International Standards Organization, ISO) previu a necessidade e tem recomendado a adoção, por parte das indústrias de produção animal, de requisitos de identificação e rastreabilidade. Rastreabilidade pode ser definida como uma sistemática planejada, implementada e registrada que garanta a identificação de um produto e dos processos pelos quais ele foi produzido (incluindo todos os estágios relacionados com produção e envase) e comercializado (transporte, armazenamento etc.). No caso específico dos alimentos de origem animal, pode-se afirmar que a aplicação de rastreabilidade garante a qualidade dos alimentos *from farm to fork* ou, traduzindo, do *campo à mesa do consumidor*. A Figura 39.6 identifica alguns dos pontos críticos da cadeia de produção animal passíveis de análises relativas à rastreabilidade.

No Brasil da atualidade, o único sistema de rastreabilidade oficial implantado é o sistema brasileiro de identificação e certificação de origem bovina e bubalina (SISBOV), criado e implantado em 2012. Um sistema semelhante de rastreabilidade da cadeia produtiva avícola chamado sistema brasileiro de identificação e certificação avícola (SISAVI) continua sendo discutido pelas autoridades governamentais e pelas entidades do setor, como a União Brasileira de Avicultura e Exportadores

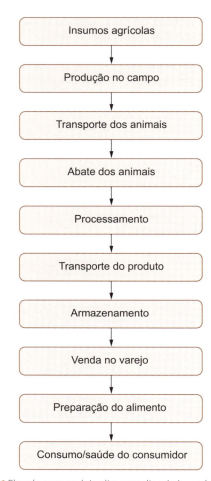

Figura 39.6 Elos de uma cadeia alimentar ligada à produção de carne.

de Frangos (UBABEF). Ressalta-se, no entanto, que embora a rastreabilidade de produtos avícolas ainda não seja uma exigência legal no Brasil, várias indústrias avícolas nacionais vêm adotando esses procedimentos voluntariamente em função, principalmente, das demandas do mercado internacional. Procedimento semelhante tem sido feito também por algumas indústrias ligadas à produção e à exportação de carne suína.

Neste sentido, grande destaque tem sido atribuído dentro da Comissão do *Codex alimentarius* à qualidade da alimentação animal. Diversas forças-tarefa já foram constituídas buscando harmonizar internacionalmente as questões sobre alimentação animal. O que se pretende basicamente com este trabalho é reduzir ou eliminar os riscos de transferência, para o ser humano, de doenças passíveis de veiculação por produtos de origem animal, pela adoção de medidas preventivas, eliminação e controle dos riscos advindos da alimentação fornecida aos animais de produção. Especificamente, pretende-se proteger a saúde dos consumidores mediante fixação de normas de boas práticas de alimentação animal no campo e de boas práticas de produção de rações, premixes e outros alimentos destinados aos animais de produção.

Em síntese, estes textos recomendam que os alimentos ou ingredientes de alimentos destinados aos animais de produção sejam obtidos e mantidos em condições que os protejam de contaminação por pragas, substâncias químicas farmacologicamente ativas, contaminantes físicos ou microbiológicos, durante a produção, o manuseio, o armazenamento e o transporte. Recomendam, portanto, a aplicação da APPCC (ou HACCP) da cadeia de produção. Segundo estas recomendações, há de se manter controle também da qualidade da água e da pastagem fornecidas aos animais.

No que diz respeito aos aditivos zootécnicos ou de alimentação, esses documentos postulam a necessidade de que todos eles sejam testados quanto ao risco para a saúde dos consumidores; neste caso, deverão ser usados apenas e tão somente aqueles que estejam de acordo com as legislações existentes no país. Há uma recomendação específica nestes documentos para que seja feita delimitação clara entre o que é medicamento veterinário e o que é aditivo zootécnico ou de alimentação, de modo a evitar o uso indevido. De fato, e no caso dos antimicrobianos, muitas vezes um mesmo princípio ativo é usado como medicamento veterinário ou como aditivo, diferenciando-se os usos quanto à dose e ao tempo de administração. Estes usos não podem ser intercambiados de maneira simplista, pois caso isto aconteça podem resultar níveis residuais acima dos LMR estabelecidos para eles ou, o que é pior, induzir o desenvolvimento de resistência bacteriana. Os mesmos documentos recomendam que os antimicrobianos "sejam usados como aditivos em alimentação animal *somente* após análise dos possíveis riscos associados a este uso, incluindo-se aqui a questão do desenvolvimento de resistência bacteriana".

Neste contexto, várias reuniões foram realizadas no âmbito da FAO, OMS e OIE para discutir a questão do uso prudente e racional dos antimicrobianos em produção animal e seu envolvimento com desenvolvimento de resistência bacteriana a microrganismos de interesse em medicina humana e veterinária (para detalhes, ver *Capítulo 41*). Embora não caiba especificar as inúmeras e relevantes recomendações advindas destas reuniões, uma delas merece destaque: que se evitem empregar em animais de produção os antimicrobianos considerados criticamente relevantes para o tratamento de enfermidades humanas e de animais. São eles os macrolídios, as quinolonas e as fluoroquinolonas, e as cefalosporinas de 3ª e 4ª gerações.

Considerações finais

A segurança na produção de alimentos de origem animal é uma das características atuais mais importantes para a decisão do consumidor por este ou aquele produto, por esta ou aquela marca. Esta atitude reflete, por certo, aquela dos grandes distribuidores destes produtos que, como se mostrou, acaba por definir padrões e critérios relativos ao mercado internacional de alimentos. Os clientes, as redes de distribuição e os consumidores desejam transparência com relação às condições e aos métodos de produção e de processamento dos alimentos que consomem, bem como dos procedimentos usados para assegurar a inocuidade desses produtos.

É preciso que todos os envolvidos na cadeia produtiva entendam, definitivamente, que as demandas dos consumidores mudaram radicalmente; esta mudança, que é progressiva e irreversível, traz à luz a necessidade de constante atualização e de reflexões sobre alguns focos de tensão que vêm se tornando recorrentes em querelas nacionais e internacionais relativos ao tema saúde humana e qualidade dos alimentos de origem animal. São eles:

- Uso apenas de ração com componentes de origem vegetal
- Abandono progressivo de tecnologias de produção que se valham do uso de aditivos antimicrobianos ou de outros aditivos de produção
- Uso racional da medicação veterinária, em especial de antiparasitários e antimicrobianos
- Cuidados com o bem-estar dos animais de produção
- Uso de boas práticas veterinárias de manejo
- Implantação de técnicas de análise de perigos e pontos críticos de controle (APPCC ou HACCP) e de rastreabilidade.

Algumas destas fontes de tensão podem ser questionadas por serem polêmicas e carecerem de embasamento científico, como a restrição do uso de antimicrobianos como aditivos ou de outros aditivos de produção. No entanto, não há como discutir a necessidade de implantação de boas práticas de produção e de rastreabilidade. De qualquer modo e frente a um mercado globalizado, o mínimo que se pode fazer é analisá-las cuidadosa e criteriosamente, aplicando-as quando possível. Neste sentido, o cumprimento das normas e recomendações do *Codex alimentarius* e da OIE garantirá, no mínimo, uma posição confortável e defensável para o produtor e para as autoridades governamentais do Brasil quando da necessidade de defesa de posições e interesses conflitantes junto aos importadores dos produtos brasileiros de origem animal.

Bibliografia

Allen P. Future antibiotics use in animals – evolution or revolution? In: International Conference on Responsible use of Antibiotics in animals. Netherlands, 2011. pp. 19-20.

FAO/OIE. Good practice on animal production. Disponível em: http://www.oie.int/esp/publicat/BULLETIN%20PDF/Bull%202008-3ESP.pdf.

FAO/WHO. Animal food production. 1. ed. Rome: FAO/WHO, 2005, 195 pp.

FAO/WHO. Codex alimentarius Commission. Procedural Manual. 28. ed. Rome: FAO/WHO, Food Standards Program, 2011.

FAO/WHO. Good practices for the feed industry. Implementing the *Codex alimentarius* code of practice on good animal feeding. Food Animal Production and Health, Manual. 1. ed., Rome: FAO/WHO, 2010, 120 pp.

FAO/WHO. Joint FAO/WHO/OIE Expert Meeting on critically important antimicrobials. Rome, 2007, 95pp.

FAO/WHO. The Codex code of practice on good animal feeding. Geneva: CAC/RCP 54, 2004, 68 pp.

FAO/WHO. Working principles for risk analysis for food safety for application by governments. 1. ed. Rome: FAO/WHO, 2007, 35 pp.

Feagri N. A rastreabilidade e suas implicações na Avicultura Nacional. Ave World. 2003; 4:16-22.

Gillespie J. Global food industry means changing roles, new opportunities for food animal veterinarians. Feedstuffs. 1999; 21:16-9.

Halpern N. The evolution of status and regulations governing the use of antibiotic in animals – how you can make a difference. In: International Conference on Responsible Use of Antibiotics in Animals. Netherlands, 2011. pp. 22-4.

Holton LR. Risk analysis and the law: international law, the World Trade Organization, *Codex alimentarius* and national legislation. Food Addit Contam. 2001; 18:1057-67.

Maslow A. Hierarquia de necessidades. Disponível em: http://www.sobreadministracao.com/a-piramide-hierarquia-da-necessidades-de-maslow. Acessado em 21 de janeiro de 2013.

MAPA. Ministério da Agricultura Pecuária e Abastecimento. Legislação referente a produtos destinados à alimentação animal. Brasília: MAPA, 2008.

Moreira J, Mendes AA. Rastreabilidade e certificação. Avicultura Industrial. 2004; 3: 22-4.

Page S. Antimicrobial agent delivery to animals in the feed: responsible or irresponsible? In: International Conference on Responsible use of Antibiotics in animals. Netherlands, 2011. pp. 46-7.

Palermo-Neto J. Efeitos de aditivos antimicrobianos sobre a saúde humana. In: Simpósio sobre Manejo e Nutrição de Aves e Suínos, 2003. Campinas: Anais do Simpósio sobre Manejo e Nutrição de Aves e Suínos, 2003. pp. 285-304.

Shaw A. Public understanding of food risks: expert and lay views. Foodinfo. 2003; 2:2-3.

Stolker L. Is there a future for medicated feed? The Dutch approach. In: International Conference on Responsible Use of Antibiotics in animals. Netherlands, 2011. pp. 55-7.

40
Avaliações de Risco | Resíduos de Medicamentos Veterinários em Produtos de Origem Animal

João Palermo-Neto e Dario Abbud Righi

Quadro 40.1 Exemplos de perigos que, estando presentes em um alimento, podem causar efeito adverso à saúde dos consumidores.

Biológicos	Químicos	Físicos
Bactérias, fungos, parasitas, toxinas produzidas por microrganismos, vírus, príons	Toxinas naturais, aditivos, resíduos de praguicidas, resíduos de produtos veterinários, contaminantes ambientais, alergênios	Metais, vidros, joias, pedras, pedaços de ossos, pedaços de metais

▶ Introdução

Risco é a probabilidade de ocorrência de determinado evento adverso envolvendo um perigo específico. Uma análise de risco, como mostra a Figura 40.1, é composta por três componentes intimamente relacionados entre si: avaliação de risco, manejo do risco e comunicação do risco. A avaliação do risco, por sua vez, é dividida em quatro partes: identificação do perigo, caracterização do perigo, avaliação da exposição e caracterização da exposição ao perigo.

Entende-se como um perigo agente químico, biológico ou físico presente em um alimento que pode, potencialmente, causar efeito adverso à saúde dos consumidores, como exemplificado no Quadro 40.1. No caso em questão, o perigo seria representado por resíduos de um produto veterinário em alimentos provenientes de animais que o receberam para finalidade terapêutica, profilática ou como aditivo zootécnico melhorador da eficiência alimentar ou do desempenho. Incluem-se aqui, necessariamente, os praguicidas de uso em animais de produção.

A avaliação do risco de um princípio ativo é absolutamente relevante, uma vez que ela possibilitará o estabelecimento dos chamados valores de referência toxicológica, fundamentais para o estabelecimento do período de carência para produtos de uso veterinário. Denomina-se período de carência ou de retirada o intervalo de tempo transcorrido entre o término da administração de um produto veterinário a um animal de produção (para finalidades terapêutica, profilática ou como aditivo) e o momento em que os tecidos (músculo, fígado, rins e pele/gordura) ou produtos provenientes desses animais (leite e ovos) possam ser ingeridos com segurança pelo ser humano, por conterem quantidades consideradas seguras de resíduos.

Os valores de referência toxicológica usados para caracterização do risco de resíduos de produtos veterinários são os seguintes:

- *NOEL (do inglês, no effect dose level)*: a maior dose administrada de uma substância química que não produz quaisquer efeitos adversos na mais sensível das espécies animais estudadas (uma delas não roedora)
- *LOEL (do inglês, lowest effect level)*: a menor dose de um produto veterinário que produziu efeitos na mais sensível das espécies animais testadas
- *IDA (ingestão diária aceitável)*: quantidade de resíduos de uma substância química (em mg/kg ou µg/kg) presente em um alimento de origem animal e que pode ser ingerida por dia pelo ser humano, durante toda a sua vida e que não lhe cause efeitos adversos
- *LMR (limites máximos de resíduos)*: a maior quantidade de resíduos (em mg/kg ou µg/kg) de um produto veterinário usado terapeuticamente, profilaticamente ou como aditivo e recomendada pela Comissão do *Codex alimentarius* ou por uma agência reguladora de determinado país, como legalmente permitida, isto é, como aceitável e segura à saúde do consumidor.

São várias as agências internacionais que, por meio de seus comitês de especialistas, se encarregam da realização das avaliações de risco. Dentre elas, cabem destacar o *Codex alimentarius* da Food and Agriculture Organization/Organização Mundial da Saúde (FAO/OMS), a European Medicines Agency (EMEA) da União Europeia e a Food and Drug Administration (FDA) dos EUA. No Brasil, estes estudos ainda não são feitos; o Ministério da Agricultura, Pecuária e Abastecimento (MAPA) refere-se à Agência Nacional de Vigilância Sanitária (Anvisa) e, esta por sua vez, ao *Codex alimentarius* sempre que necessita de parâmetros para gestão de risco. No entanto, na ausência destes dados, não é incomum que se recorra a outros, como os provenientes da EMEA ou da FDA. Salienta-se, no entanto, que nem sempre os valores de referência obtidos por estas três principais agências de avaliação são iguais. De fato, embora os especialistas destas agências quase sempre trabalhem com o mesmo "pacote" de dados toxicológicos e de exposição (encontrados na literatura aberta ou produzidos pelos laboratórios farmacêuticos veterinários), estes especialistas não são os mesmos e nem sempre trabalham em um mesmo contexto histórico, político e social.

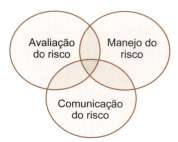

Figura 40.1 Componentes de uma análise de risco.

Neste sentido, o *Codex* (nome simplificado da Comissão do *Codex alimentarius* da FAO/OMS) foi criado para desenvolver padrões internacionais para alimentos, em especial, visando proteger a saúde dos consumidores e facilitar as práticas comerciais de alimentos entre os países. Desta maneira, o *Codex alimentarius* contém disposições relacionados com higiene dos alimentos, aditivos, resíduos de medicamentos veterinários e de praguicidas, contaminantes, preparação de etiquetas, forma de apresentação, métodos de análise e de amostragem.

Uma vez que as decisões e recomendações do *Codex alimentarius* são embasadas em dados provenientes de avaliações de risco, alguns princípios fundamentais foram propostos para este tipo de trabalho. São eles:

- As avaliações de risco deverão seguir os quatro passos propostos para o processo de avaliação
- As avaliações de risco deverão ter embasamento científico, sendo transparentes
- Deve existir uma separação funcional entre quem avalia o risco e quem o maneja, embora se espere intensa colaboração e troca de informações entre estes profissionais
- As avaliações de risco deverão se valer sempre que possível de informações quantitativas
- A caracterização do risco deve ser apresentada de modo compreensível e de fácil emprego.

Quadro 40.2 Informações solicitadas pelo *Codex alimentarius* para avaliações de risco de produtos veterinários.

Identificação e natureza	Da substância química e de sua aplicação
	Da origem e fonte de obtenção
	Da posologia a ser recomendada
	Da fórmula
	Da denominação internacional (INN)
	De sinonímia, se houver
	Do grau de pureza e especificação de impurezas, se houver
	De informação sobre presença de isomeria ou de formas quirais
	Da manufatura, lote, partida
	De possível relação estrutura-atividade
	Da exposição
Dados farmacológicos	Estudos de farmacocinética
	Estudos de farmacodinâmica
Avaliações toxicológicas	Toxicidade sistêmica após dose única
	Toxicidade sistêmica após tratamento repetido
	Toxicidade crônica
	Toxicidade sobre a reprodução, incluindo: teratogenicidade, embriofetotoxicidade e toxicidade sobre o desenvolvimento
	Genotoxicidade
	Mutagenicidade/carcinogenicidade
	Imunotoxicidade
	Neurotoxicidade
	Efeitos sobre a biota humana
	Observações provenientes de seres humanos
	Tolerância para as espécies-alvo do tratamento

▶ Princípios e métodos do Codex alimentarius para avaliações de risco

Quando se faz uma avaliação de risco, é necessário considerar a toxicidade da substância química em estudo (identificação e caracterização do perigo), bem como a exposição do ser humano aos resíduos desta substância química ou de seus metabólitos, presentes nos tecidos de animais tratados (avaliação da exposição e caracterização da exposição).

Mais especificamente, e como se depreende da análise do Quadro 40.2 para avaliação de risco de resíduos de medicamentos veterinários em alimentos de origem animal, o *Codex alimentarius* solicita que sejam apresentadas informações precisas sobre a substância química em estudo; são solicitados, ainda, estudos farmacológicos relevantes que possibilitem a avaliação da segurança dos resíduos da substância em questão e, finalmente, os delineamentos experimentais e os resultados obtidos para esta substância química em vários testes de avaliação toxicológica (avaliação do perigo).

▪ Identificação e natureza da substância química

A(s) substância(s) química(s) presente(s) no produto de uso veterinário objeto da solicitação deve(m) ser clara e especificamente identificada(s). Especial atenção deve ser dedicada para o lote ou partida, incluindo-se as informações sobre pureza (tipo e concentração de impurezas), razões de isomeria e enantiômeros, solubilidade e outros fatores que possam interferir na atividade (atenção especial para os adjuvantes). Todos os lotes ou partidas dos produtos que tenham sido usados nos testes devem ser identificados. As substâncias químicas testadas devem ser semelhantes àquelas que serão usadas comercialmente, principalmente no que diz respeito a impurezas (qualitativa e quantitativamente).

▪ Dados de farmacologia

Alguns estudos farmacológicos podem ajudar a compreensão de ocorrências toxicológicas. Dados de farmacodinâmica possibilitam compreender e interpretar os potenciais efeitos adversos de uma resposta farmacológica exagerada; de fato, para algumas substâncias químicas, a NOEL ou LOEL empregadas para a estimativa da IDA podem se basear em um efeito farmacodinâmico se esse efeito ocorrer após o emprego de doses menores do que as requeridas para produzir toxicidade ou efeitos adversos sobre a biota do trato gastrintestinal humano. Conhecimentos de farmacocinética, por outro lado, podem auxiliar o estabelecimento da rotina a ser usada nos estudos de toxicidade.

Dados de farmacodinâmica

Os estudos de farmacodinâmica trazem informações úteis sobre o mecanismo de ação e sobre os efeitos farmacológicos do(s) princípio(s) ativo(s) em análise nos órgãos e tecidos dos animais tratados. Os estudos devem mostrar e definir claramente os efeitos farmacodinâmicos primários (intencionais) e os secundários (colaterais) da substância química em questão. Esses estudos devem mostrar as relações de dependência entre as doses e os efeitos que produzem e identificar, quando possível, uma NOEL/LOEL.

Dados de farmacocinética

O *Capítulo 4* trata especificamente de farmacocinética. Em se tratando de avaliações de risco, estes estudos devem prover informações sobre a absorção do medicamento, sua distribuição e persistência nos tecidos, seu metabolismo e sua excreção. Os dados de farmacocinética (obtidos principalmente pelo uso de substâncias químicas marcadas radioativamente em animais de laboratório) modelam o destino da substância quando ingerida por seres humanos. A via oral deve ser aquela preferencialmente escolhida para os estudos de farmacocinética. Esses estudos podem ser de grande valia para a interpretação dos dados toxicológicos, como a ausência de relação dose × resposta para medicamentos pouco absorvidos por via oral, sendo fundamentais para o cálculo da exposição (ver mais adiante).

Os dados de farmacocinética gerados nas espécies-alvo do tratamento são particularmente relevantes, uma vez que tornam possível a completa identificação dos metabólitos que podem estar presentes, como resíduos nos tecidos e produtos derivados dos animais medicados. É importante lembrar que muitas vezes a toxicidade de uma substância química reside nos metabólitos que ela forma no interior do organismo. Neste caso, os ensaios de toxicidade (discutidos a seguir) devem incluir, também, informações sobre este(s) metabólito(s).

• Dados de toxicidade

Princípios éticos aplicados ao cálculo de toxicidade

Para a realização dos ensaios de toxicidade, é fundamental seguir rigidamente as normas éticas vigentes e relativas ao uso de animais de laboratório em pesquisa. No Brasil, estes estudos são regulamentados pela chamada Lei Arouca, publicada em abril de 2009. Esta lei "estabelece normas e define as responsabilidades administrativa, civil e penal no uso das técnicas de criação, experimentação e comercialização de animais para uso científico, visando preservar a utilização ética e segura dos animais, bem como a fiscalização das atividades dedicadas ao ensino, à pesquisa e ao desenvolvimento tecnológico, à produção, comercialização e atividades afins". Diz o artigo 2º desta lei que ela "se aplica a todas as espécies do filo Cordata"; no entanto, especifica em seu parágrafo único que "não são consideradas técnicas de experimentação animal as intervenções ligadas às práticas agropecuárias não experimentais". De grande relevância é o artigo 8º que diz: "nenhum projeto ou atividade envolvendo animais, na forma do artigo 2º desta lei poderá ser iniciado sem a prévia licença de órgão específico atuante no sistema nacional de laboratórios (Sinlab), na forma do regulamento, com exceção dos casos previstos nesta lei." Em outras palavras, os testes de toxicidade só podem ser realizados se devidamente aprovados por uma comissão de ética da instituição na qual forem conduzidos.

De modo geral, as comissões de ética no uso de animais (CEUA) solicitam aos pesquisadores que sigam rigidamente os princípio dos *3R*, propostos por Russel e Busch em 1959: *replacement* (substituição), *reduction* (redução) e *refinement* (refinamento), aos quais costuma-se associar um *4º R*, de *responsibility* (responsabilidade). Atende-se ao primeiro R a substituição, quando possível, de procedimentos *in vivo* com animais de laboratório por outros passíveis de serem realizados *in vitro* ou, ainda, reduzindo-se as doses de substâncias químicas reconhecidamente irritantes ou muito tóxicas antes do início dos testes. De modo geral, consegue-se redução do número de animais quando se empregam:

- Melhores procedimentos e delineamentos experimentais
- Melhor qualidade de manejo dos animais
- Melhor qualidade genética e microbiológica das linhagens estudadas

- Alimentação adequada
- Melhores condições de biotério
- Diminuição do número de repetições
- Uso de linhagens isogênicas
- Uso de estatística prévia para prever o poder de resolução do teste.

Finalmente, refina-se a análise quando se empregam:

- Condições mais adequadas de alojamento
- Analgesia e anestesia adequadas
- Cuidados pré e pós-operatórios
- Treinamento adequado da equipe de funcionários
- Melhores protocolos experimentais
- Protocolos previamente aprovados por uma CEUA da instituição.

Ensaios de toxicidade

Os ensaios de toxicidade devem ser realizados para cada um dos princípios ativos de um produto veterinário, sendo, de modo geral, divididos em duas categorias. A 1ª é composta por testes delineados especificamente para avaliar os efeitos gerais da substância química em animais de experimentação. Os testes desta categoria diferem entre si basicamente no que diz respeito à duração ou à extensão da exposição dos animais à substância química que está sendo avaliada para delimitação de sua toxicidade geral. Estes testes costumam ser identificados como: agudos, subcrônicos (ou subagudos ou prolongados) e crônicos.

A 2ª categoria de testes toxicológicos consiste naqueles que foram especificamente delineados para avaliar, em maiores detalhes, um tipo específico de toxicidade. Neste sentido, os ensaios prolongados e crônicos apontados anteriormente, ao avaliarem os efeitos tóxicos gerais de uma substância química, podem indicar a existência de alguma toxicidade específica, que orienta o experimentador para a necessidade de realização de estudos toxicológicos mais detalhados. Como exemplos destes ensaios podem ser citados: testes teratogênicos, mutagênicos, carcinogênicos, testes para avaliar interferências com o potencial reprodutivo dos animais, de hepatoxicidade, de nefrotoxicidade ou de efeitos sobre a biota humana etc.

Toxicidade aguda

Um teste que sempre é conduzido para toda substância química de interesse biológico é o ensaio de toxicidade aguda. Este ensaio consiste em administrar a substância química em uma única dose ou em doses múltiplas dentro de um intervalo de 24 h. O objetivo desta avaliação é determinar os sinais e sintomas consequentes à administração da substância química e sua ordem de letalidade, normalmente observando-se os animais por 24 h após a administração. A dose única é utilizada para determinar a potência da substância química, enquanto as doses múltiplas são utilizadas para se avaliar o efeito cumulativo da mesma.

Como procedimento inicial, deve-se fazer uma bateria de avaliações com diferentes doses da substância química em uma única espécie animal. Para que isto ocorra, devem-se selecionar a espécie a ser utilizada e a via de administração. A via oral é a mais indicada em ensaios toxicológicos, particularmente quando se pretende utilizar os resultados para inferência do risco decorrente da ingestão pelo ser humano de resíduos de medicamentos veterinários em alimentos. Entretanto, outras vias de administração também podem ser utilizadas.

A sequência clássica para se determinar a toxicidade aguda de uma nova substância química consiste em realizar um experimento inicial de busca da dose que produza determinado efeito; faz-se depois um novo experimento que restringe as doses efetivas para determinar a letalidade e, finalmente, um experimento definitivo para estabelecer a curva dose-resposta para a letalidade. Obtêm-se, desta maneira, dados extremamente úteis para a seleção da dose a ser usada nos ensaios de toxicidade de médio e longo prazo, além de permitir o cálculo da dose letal 50% (DL50). O Quadro 40.3 mostra os resultados de um estudo conduzido com as tetraciclinas e apresentado aos especialistas do *Codex alimentarius*.

Há de se salientar, no entanto, que em função do elevado número de animais empregados, os modernos testes de toxicidade aguda recomendam que não se use mais a DL50 como parâmetro final para cálculo da toxicidade aguda, mas sim os limites inferior e superior da dose em que se encontra este valor (p. ex., DL50 entre 10 e 30 mg/kg).

Os valores da DL50, além de serem referidos com especificação clara da espécie utilizada, devem, também, especificar o sexo dos animais usados, a via de exposição e o veículo utilizado, pois estes, sabidamente, modificam a toxicocinética da substância que está sendo testada, alterando a expressão do efeito tóxico. Estes valores também devem ser relatados em termos de duração do tempo de observação dos animais. Ocasionalmente, é desejável observar os animais por um período maior que 14 dias; neste caso, observam-se durante este período de tempo os sinais e sintomas de toxicidade, bem como a morte de animais tratados agudamente. Este ensaio é escolhido sempre que a substância química analisada for lentamente absorvida e/ou lentamente biotransformada pelo organismo dos animais expostos.

Toxicidade subaguda, prolongada e subcrônica

As definições de toxicidade subaguda, prolongada e subcrônica são controversas por conta dos intervalos de tempo de exposição à substância química, os quais geralmente não excedem 10% da vida do animal. Normalmente os estudos conduzidos com ratos por um período de 14 a 28 dias são referidos como subagudos ou prolongados, enquanto os estudos com duração maior que 90 dias são referidos como subcrônicos.

Os ensaios de toxicidade subaguda e subcrônica são realizados para avaliar e caracterizar todos os efeitos tóxicos de uma substância administrada repetidamente em animais de experimentação. Em geral, a substância a ser testada é administrada diariamente, por via oral, em três espécies animais (sendo uma, de preferência, não roedora) para determinação da NOEL ou da LOEL, identificando-se e caracterizando-se as eventuais lesões orgânicas induzidas por ela, bem como as alterações hematológicas e bioquímicas. Busca-se, também, com estes testes verificar se os eventuais efeitos tóxicos são reversíveis, definindo-se a necessidade de um período maior de observação pós-tratamento.

Estes ensaios envolvem, ainda, avaliação anatomopatológica e histopatológica de todos os animais ao fim da experimentação. Entretanto, se um animal ficar doente, moribundo ou morrer durante a experimentação, ele deve ser submetido à eutanásia e à necropsia, sendo os seus órgãos retirados para análise.

Os testes realizados com substâncias por um período de 3 meses em animais adultos revelam a maioria das formas de toxicidade, excetuando-se o potencial carcinogênico e algumas outras formas de citotoxicidade.

Uma aplicação adicional dos testes de toxicidade aguda, subaguda e subcrônica é avaliar a possível exposição simultânea dos organismos a dois xenobióticos. Com a finalidade de analisar a interação destes compostos, é comum avaliá-los isoladamente e, em um segundo momento, em associação na proporção de 1:1. Além disso, os testes de toxicidade subaguda e subcrônica são amplamente usados para a escolha da dose a ser utilizada nos estudos de exposição crônica.

Toxicidade crônica

Existem poucas, porém consistentes, razões para se conduzirem ensaios de toxicidade crônica com duração maior do que 1 ano. A razão primária para se conduzirem estes testes é determinar a ausência de toxicidade da substância química a ser testada em doses diárias, verificando se existe um efeito cumulativo. A outra razão é avaliar o potencial carcinogênico da substância, uma vez que os testes de toxicidade subcrônica não são suficientemente seguros para prever efeitos mutagênicos ou carcinogênicos e não têm como objetivo específico a avaliação da teratogênese.

Os ensaios de toxicidade crônica seguem o mesmo protocolo dos testes de toxicidade subcrônica. Entretanto, estes requerem um período de tratamento de até 2 anos em roedores e de no mínimo 1 ano em não roedores. Neste contexto, não existe até o presente momento um método que possa ser aplicado universalmente para estabelecer a duração mais adequada para os ensaios de toxicidade crônica. No entanto, de maneira geral administra-se a substância a ser testada por um período semelhante ao tempo de vida média da espécie utilizada (18 meses a 2 anos para camundongos e 2 a 2,5 anos para ratos).

Utilizam-se, normalmente, animais de ambos os sexos, sendo os grupos experimentais (tratados com a substância química) divididos em subgrupos que recebem baixa, intermediária e alta dose/concentração da substância química a ser testada. Estas doses/concentrações são estabelecidas a partir dos testes de toxicidade subcrônica, utilizando-se como referência e, necessariamente, a NOEL/LOEL previamente estabelecida nos ensaios subagudos.

Assim como nos ensaios subagudos, os testes crônicos também envolvem avaliações anátomo e histopatológicas de todos os animais ao fim da experimentação. Do mesmo modo, se

Quadro 40.3 Dados de toxicidade aguda para tetraciclinas.

Espécie	Sexo	Via de administração	Substância química	Dl50 (mg/kg)
Camundongo	n.e.	Oral	TC	2.250
	M	Oral	TC HCl	> 3.000
			CTC HCl	> 3.000 e 3.350
		Intravenosa	TC	160
	M e F	Oral	TC	808
	F	Oral	CTC HCl	2.150 e 4.200
Rato	M	Oral	TC	> 4.000
			CTC HCl	
	n.s.	Oral	TC HCl	> 3.000
			TC	807
	M e F	Oral	CTC HCl	> 3.000
	F	Oral	CTC Ca^{++}	> 10.000
Cobaia	n.e.	Intravenosa	CTC	100
		Subcutânea	CTC	> 300

n.e. = não especificado; M = macho; F = fêmea; TC = tetraciclina; TC HCl = cloridrato de tetraciclina; CTC = clortetraciclina; CTC HCl = cloridrato de clortetraciclina; CTC Ca^{++} = clortetraciclina cálcica.

ficar doente, moribundo ou morrer durante a experimentação, o animal deverá ser submetido à eutanásia e à necropsia, sendo seus órgãos analisados.

Ensaios para avaliar os efeitos sobre a reprodução

Os ensaios para avaliação de efeitos das substâncias químicas sobre a reprodução avaliam a fertilidade do macho e da fêmea, a gestação e a prole. Portanto, três segmentos de análise costumam ser necessários para que este ensaio seja considerado completo. Desta maneira, estudam-se nos machos, nas fêmeas ou em ambos os efeitos da substância química sobre a fertilidade, destacando-se aqui possíveis alterações nas funções gonadais, no ciclo estral, na taxa de concepção, na implantação e na fertilização do óvulo. Outro segmento deste teste inclui, de maneira geral, observações do desenvolvimento dos fetos, estudando-se possíveis efeitos teratogênicos, mutagênicos ou de mortalidade intrauterina. Finalmente, verificam-se os efeitos sobre a mãe, como efeitos sobre a lactação e o comportamento maternal, e efeitos sobre a prole no que diz respeito ao crescimento e à maturação sexual.

Normalmente, estes experimentos são conduzidos em três gerações sucessivas de animais. Nestes ensaios a substância química em teste é adicionada à água de bebida ou à comida fornecida aos animais das três gerações. Entretanto, como já comentado, deve-se levar em consideração que estas vias de administração podem acarretar um erro na dose a ser administrada. Deste modo, recomenda-se, quando possível, administrar a substância a ser testada pela via oral por gavagem, o que diminui em muito a margem de erro. No entanto, uma vez que o estresse produzido pela administração deste tipo pode interferir nos resultados do experimento, recomenda-se empregar, quando de seu uso, um grupo controle de animais, isto é, administrado por gavagem com idêntico volume de solução fisiológica (NaCl 0,9%).

Ensaios para avaliar o potencial teratogênico

Uma substância química é definida como teratogênica se, quando administrada às mães antes da concepção, durante a prenhez ou diretamente no organismo fetal em desenvolvimento, promover o aumento da ocorrência de anormalidades funcionais ou estruturais da prole. Sabe-se, a este respeito, que o tipo de efeito teratogênico produzido pelas substâncias químicas deve-se, em parte, à dose/concentração da substância química à qual o organismo é exposto e, principalmente, ao período de gestação em que foi administrada e, consequentemente, ao estágio de evolução do feto quando do contato com a substância testada.

Os ensaios efetuados para avaliar o potencial teratogênico de uma substância química iniciam-se com o cruzamento dos animais, a confirmação da gestação e a administração da substância a ser testada na fêmea; por último, avaliam-se os possíveis efeitos teratogênicos morfológicos ou funcionais. Nestes ensaios, as espécies mais utilizadas são rato, camundongo e coelho, devido ao fato de estarem disponíveis na maioria dos laboratórios em número suficiente para satisfazer os requisitos estatísticos.

Pode-se ainda analisar nesta etapa o potencial de toxicidade de uma substância química para o desenvolvimento fetal e/ou da prole. Estudos de toxicologia do desenvolvimento são aqueles que analisam os efeitos adversos sobre os fetos e sobre a prole decorrentes da exposição à substância química durante o período de tempo que abrange o desenvolvimento fetal e o período de desenvolvimento da prole. A Figura 40.2 mostra a linha de tempo associada aos estudos de toxicologia do desenvolvimento em ratos; observa-se que esses estudos englobam os períodos pré-concepção, pré-natal e pós-natal até a maturidade sexual.

Ensaios para avaliar o potencial genotóxico ou mutagênico

Como o próprio nome estabelece, estes ensaios são delineados para verificar se uma substância química tem potencial para provocar modificações no material genético das células, podendo, deste modo, transmitir esta alteração para outras células durante o processo de divisão. Existem dois tipos de alterações do material genético de uma célula que podem ocorrer espontaneamente ou de modo induzido por alguma substância química: mutação pontual e aberrações cromossômicas. A mutação pontual é definida como alteração de um único par de nucleotídios da molécula de DNA; as aberrações cromossômicas incluem mutações estruturais e mudanças no número de cromossomos, alterações que podem ser detectadas por exame citológico dos cromossomos.

Vários são os testes utilizados para avaliar a capacidade mutagênica das substâncias químicas; entretanto, devido à sua praticidade e simplicidade, costuma-se utilizar o teste *in vitro* proposto por Ames em 1975. Neste teste, mais bem explicado quando da abordagem dos ensaios de carcinogenicidade, uma população de salmonelas (5×10^8 bactérias) é exposta à substância química em uma placa de vidro.

Devido à simplicidade e à economia, microrganismos como bactérias, plantas e alguns tipos de insetos podem ser também utilizados nestes testes, pois possibilitam avaliação rápida da capacidade mutagênica de diversas substâncias. Entretanto, estes testes têm algumas desvantagens; de fato, estes organismos não têm a mesma fisiologia e metabolismo dos mamíferos, o que dificulta generalizações. Esta última realidade pode, no entanto, ser parcialmente solucionada adicionando-se homogenatos de fígado de rato ao meio de cultura.

Um estudo mutagênico completo deve envolver não apenas testes *in vitro* mas também testes *in vivo* que se valem do uso de animais de laboratório, como ratos. Os testes *in vivo* incluem a observação de danos cromossômicos em células da

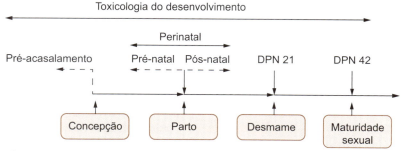

Figura 40.2 Linha do tempo associada aos estudos de toxicologia do desenvolvimento em ratos. DPN = dia pós-natal.

medula óssea em metáfase, o aparecimento de micronúcleos em linfócitos de sangue periférico e o teste do dominante letal, que torna possível detectar aberrações mutagênicas. Um resultado negativo em um destes testes deve ser confirmado e apenas um número significativo de testes positivos é suficiente para sugerir que o agente testado seja potencialmente perigoso para o homem. O Quadro 40.4 mostra alguns resultados de testes de genotoxicidade conduzidos com pirlimpicina (antibiótico do grupo das lincosamidas) e apresentados ao comitê de especialistas do *Codex alimentarius*.

Neste sentido, os testes mutagênicos são empregados, também, para se prever o desenvolvimento do câncer, pois uma das teorias mais aceitas sobre a carcinogênese implica o desenvolvimento de mutação como o evento inicial do processo.

Ensaios para avaliar o potencial carcinogênico

Antes de se efetuarem os ensaios de carcinogenicidade propriamente ditos, deve-se entender que o termo "agente ou substância carcinogênica" vem sendo usado para identificar qualquer substância ou agente capaz de produzir qualquer tipo de tumor, seja este maligno ou benigno.

Uma substância carcinogênica pode induzir nos animais uma resposta que consiste em aumento da incidência do tumor, na ocorrência de um novo tipo de tumor ou em maior incidência de aparecimento de novos tumores. Os testes para avaliar o potencial carcinogênico, neste sentido, são interpretados em termos de aumento da incidência ou da ocorrência do tumor em animais tratados quando comparados com não tratados com a substância testada. Neste sentido, é necessário incluir nos protocolos destas análises um controle negativo (grupo de animais não tratados), uma vez que substâncias químicas, agentes físicos e vírus presentes no meio ambiente são capazes de induzir tumores em animais de laboratório. Interessante lembrar, ainda, que é comum o aparecimento de tumores em diferentes órgãos de animais idosos, especialmente roedores; como os ensaios de carcinogenicidade são muito longos, torna-se ainda mais importante o uso de grupos controles não tratados. Dados epidemiológicos ou históricos de carcinogenicidade dos animais idosos das linhagens do biotério devem ser consultados nestas circunstâncias, pois são muito úteis para a compreensão e interpretação dos resultados

Quadro 40.4 Resultados de estudos de genotoxicidade para a pirlimpicina (antibiótico do grupo das lincosamidas).

Estudo	Tipo de teste	Concentrações	Resultado
In vitro			
Mutação reversa	*Salmonella thyphimurium* linhagens TA98, TA100, TA1535, TA1537 e TA1538	250 a 2.000 µg/placa	Negativo
	S. thyphimurium linhagens TA97, TA98, TA100, TA102 e TA1535	625 a 5.000 µg/placa	
Mutação anterior	Células V79 de mamíferos	0,4 a 1,6 µg/mℓ	Negativo
	Células do ovário de hamster-chinês	50 a 1.500 µg/mℓ	
Alterações do DNA	Hepatócitos de ratos	0,03 a 1,0 µg/mℓ	Negativo
Mutações recessivas letais ligadas ao sexo	*Drosophila melanogaster*	1.000 a 7.500 mg/kg no alimento durante 3 dias	Negativo
In vivo			
Formação de micronúcleos	Células da medula óssea de camundongos	Dose intraperitoneal única de 175 a 375 mg/kg	Negativo
	Células da medula óssea de ratos	Duas doses intraperitoneais de 50 a 200 mg/kg espaçadas de 24 h	

obtidos. Finalmente, há de se verificar se a dose da substância química que induziu carcinogênese é também tóxica para o órgão afetado; de fato, substâncias químicas hepatotóxicas costumam induzir carcinogenicidade. Este fato é muito relevante, pois, nestas circunstâncias, é possível determinar um valor de NOEL para este efeito. O Quadro 40.5 mostra um estudo de carcinogenicidade em que este fato ocorreu.

Os testes de carcinogenicidade envolvem a exposição do agente a ser testado por um longo e significativo período da vida do animal de experimentação. Por exemplo, os testes

Quadro 40.5 Incidência de tumores e lesões tóxicas hepáticas em estudo de carcinogenicidade realizado com flumequina (antimicrobiano do grupo das quinolonas) administrada durante 18 meses em camundongos.

Parâmetros	Controle		Dose menor (400 mg/kg/dia)		Dose maior (800 mg/kg/dia)	
	Machos	Fêmeas	Machos	Fêmeas	Machos	Fêmeas
Número de camundongos com tumores hepáticos[a]	70	64	75	69	78	69
Qualquer tipo	6 (9%)	0 (0%)	28* (37%)	0 (0%)	69* (88%)	9* (13%)
Tumores benignos[b]	6 (9%)	0 (0%)	25* (33%)	0 (0%0)	36* (46%0)	7* (10%)
Tumores benignos e malignos[c]	0 (0%)	0 (0%)	0 (0%)	0 (0%0)	30* (38%)	0 (0%)
Tumores malignos[d]	0 (0%)	0 (0%)	3 (4%)	0 (0%)	3 (4%)	2 (3%)
Lesões hepáticas decorrentes de alterações tóxicas[a]	–	0 (0%)	32* (43)	1 (1,5%)	78* (100%)	39* (57%)

[a] = número de animais que apresentam alterações macro e microscópicas; [b] = hepatoma ou hepatoma atípico; [c] = hepatoma típico ou não típico com presença de carcinoma hepatocelular; [d] = carcinoma hepatocelular. *Difere do controle (p < 0,05; qui-quadrado).

realizados com ratos duram pelo menos 2 a 3 anos e os feitos em cães duram pelo menos 7 anos. Como a maioria dos testes envolve análise do potencial carcinogênico de resíduos de medicamentos veterinários e de aditivos zootécnicos em alimentos de origem animal (portanto, que serão ingeridos pelo ser humano), a via oral é indicada para os estudos de carcinogenicidade, incorporando-se a substância a ser testada na ração e/ou na água de bebida dos animais em teste.

Estudos subagudos de pelo menos 90 dias devem ser realizados antes do início dos testes de carcinogenicidade para estimar com certeza as 3 doses da substância química a serem testadas. Normalmente, utiliza-se como dose mais elevada a maior dose tolerada pelos animais (i. e., que não induz sinais evidentes de intoxicação e/ou lesões anátomo e histopatológicas), sendo as outras duas doses, respectivamente, 1/3 e 1/9 da maior dose.

Durante a experimentação, todos os animais são pesados em intervalos preestabelecidos, ajustando-se a dose. Neste tipo de ensaio, são necessários testes de bioquímica sanguínea, realizados a cada 6 ou 12 meses ou quando os animais apresentarem sinais de doença ou de efeitos provenientes da administração da substância testada. Assim como nos ensaios subagudos e crônicos, os ensaios de carcinogenicidade também envolvem avaliação anatomopatológica e histopatológica de todos os animais ao fim da experimentação. Neste tipo de estudo, os animais que ficarem doentes ou moribundos durante a experimentação devem ser submetidos à eutanásia e à necropsia e tanto eles como outros que eventualmente venham a morrer durante o trabalho devem ter seus órgãos analisados.

Devido ao enorme custo dos ensaios *in vivo*, seja em termos de recursos financeiros ou de tempo, utiliza-se normalmente e preliminarmente a eles o teste *in vitro* proposto por Ames para o rastreamento do potencial carcinogênico da substância a ser testada. Como mostra a Figura 40.3, este teste consiste em colocar esta substância em um meio no qual foi semeada uma cepa mutante de *Salmonella typhimurium*, isto é, que não tem a enzima foforribosil ATP sintetase, necessária para a síntese de histidina, fundamental para o seu crescimento. Quando um agente dito mutagênico é colocado junto a *S. typhimurium*, ela tende a crescer e formar colônias, facilmente detectadas e contadas. Neste sentido, utilizando-se várias concentrações da substância a ser testada e, normalmente, um controle positivo (utilização de uma substância sabidamente mutagênica), a potência mutagênica da substância química pode ser quantificada. Entretanto, deve-se salientar que os testes *in vitro* não substituem os testes *in vivo* para classificar a substância como carcinogênica.

Ensaios para avaliar ações sobre o sistema imune

O sistema imune é um sistema multicelular que compreende granulócitos, linfócitos, macrófagos e mediadores solúveis. As células deste sistema multicelular estão espalhadas por diversos órgãos, como baço, timo, linfonodos e medula óssea. Portanto, os estudos de imunotoxicidade envolvem especificamente a análise de possíveis efeitos adversos provocados por determinada substância química sobre uma ou mais células ou órgãos.

Pode-se aprender muito sobre os efeitos da substância sobre o sistema imune, quando da realização dos testes subagudos ou crônicos. Neste sentido, devem ser incorporados nestes testes análise do peso relativo do baço, timo, linfonodos e histologia destes órgãos.

Alterações do sistema imune induzidas por substâncias químicas podem não ser detectadas em testes de rotina; entretanto, foram desenvolvidos diversos ensaios *in vivo* e *in vitro* para avaliação da imunidade celular e humoral. Tais alterações incluem imunossupressão e sensibilização (alergia). Normalmente são utilizados ratos e camundongos nos testes que avaliam o sistema imune, tanto direta como indiretamente.

Dentre os testes normalmente empregados para avaliar o efeito de uma substância sobre o sistema imune, citam-se, além do peso dos órgãos linfoides, uso de marcadores de superfície, resposta primária a um anticorpo, atividade de células *natural killer* (NK), citotoxicidade do linfócito T, resposta a hipersensibilidade tardia, testes mitogênicos e resistência do hospedeiro.

Estudos de neurotoxicidade, neurotoxicidade do desenvolvimento e neurotoxicidade tardia

Ensaios de neurotoxicidade são requeridos das seguintes substâncias químicas que sabidamente têm efeitos neurotóxicos: organofosforados, piretroides, carbamatos, avermectinas e milbectinas. Devem também ser realizados para as substâncias químicas que, em testes de toxicidade crônica ou em outros testes, tenham produzido alterações histológicas, bio-

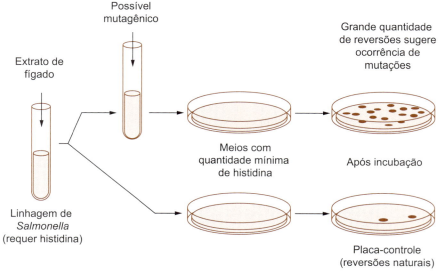

Figura 40.3 Teste de Ames indicando o potencial carcinogênico de uma substância química.

físicas ou bioquímicas no sistema nervoso central. A via oral deve ser a escolhida para os ensaios. A inibição da acetilcolinesterase cerebral, eritrocitária, plasmática e sanguínea total deve ser avaliada quando do estudo dos organofosforados e carbamatos. Esses dados, em geral, são aceitos como indicativos da exposição, em vez daqueles de toxicidade aberta. Para algumas substâncias químicas (como os piretroides) os sinais comportamentais decorrentes da intoxicação podem ser os melhores e mais sensíveis indicadores de neurotoxicidade. A seleção dos estudos neurocomportamentais a serem realizados neste caso depende da substância química em análise e, portanto, não pode ser generalizada.

Os testes sobre neurotoxicidade do desenvolvimento podem ser considerados necessários em algumas condições especiais, por exemplo, quando se mostrou a ocorrência de efeitos neuropatológicos ou neurotóxicos para a substância química em teste com animais adultos ou, ainda, quando foram detectados outros sinais de toxicidade indicativos de envolvimento do sistema nervoso em um período qualquer do desenvolvimento.

Os organofosforados, em particular, podem ser testados para neurotoxicidade em frangos e galinhas, buscando-se especificamente por sinais indicativos de neuropatias ligadas à esterase cerebral. Para esse propósito, devem ser usados tanto os ensaios de exposição única como prolongada. Ressalta-se que as substâncias químicas que produzem neurotoxicidade tardia não têm seu uso recomendado em animais de produção, em função das dificuldades de se estabelecer um limiar toxicológico para esses efeitos.

Ensaios para determinar as propriedades microbiológicas dos resíduos

No caso específico dos antimicrobianos, devem ser considerados os riscos relacionados especificamente com a atividade antimicrobiana que eles desempenham, bem como suas propriedades farmacológicas. De fato, a atividade antimicrobiana pode se tornar o fator determinante para as avaliações de segurança quando a toxicidade da substância química for muito pequena, isto é, quando quantidades muito elevadas de resíduos forem incapazes de produzir efeitos adversos de natureza toxicológica, mas capazes de produzir outros de natureza microbiológica.

Efeitos potenciais sobre a biota humana

A questão a ser resolvida é se a ingestão de resíduos de agentes antimicrobianos presentes em alimentos de origem animal constitui um risco para a ruptura da barreira normal da biota intestinal contra colonização ou para o aumento da população de bactérias resistentes no intestino (aquisição de resistência em bactérias previamente sensíveis ou aumento da proporção de bactérias menos sensíveis).

É importante destacar que os resultados dessas análises de risco devem ser distinguidos claramente daquele associado à ingestão de alimentos de origem animal contendo bactérias resistentes e que foram selecionadas pela pressão de seleção exercida pela antibioticoterapia realizada no campo.

Ao discutir a necessidade de realização de ensaios sobre a biota humana, recomenda-se que sejam consideradas, preliminarmente, as seguintes informações que podem ser obtidas experimentalmente ou da literatura publicada:

- Os resíduos de uma substância química ou seu(s) metabólito(s) são microbiologicamente ativos contra as bactérias mais representativas da biota humana?

Para responder a essa questão, são recomendados dados de concentração inibitória mínima (CIM) obtidos pelos métodos padrão para as seguintes bactérias consideradas relevantes na biota humana: *Escherichia coli*, espécies de *Bacterioides*, *Bifidobacterium*, *Clostridium*, *Enterococcus*, *Eubacterium* (*Collinsella*), *Fusobacterium*, *Lactobacillus* e *Peptoestreptococcus/Peptococcus*. Uma vez que a importância dessas bactérias não é definitiva, e que outras podem ser incluídas nessa relação, recomenda-se realização de busca atualizada na literatura aberta antes do início dos experimentos. No caso da inexistência de informações sobre essa questão, deve-se assumir que os resíduos do antimicrobiano têm efeitos sobre toda a biota, devendo, pois, serem analisados

- Os resíduos da substância química entram no cólon humano? Mais especificamente, que porcentagem do antimicrobiano (ou de seus metabólitos, se ativos) atingem o cólon humano?

Dados de farmacocinética podem prover informações a esse respeito. Caso não existam dados provenientes de estudos em seres humanos, devem-se usar outros dados derivados de experimentos conduzidos com animais. Na ausência dessa informação, deve-se considerar que 100% dos resíduos adentram o cólon

- Os resíduos da substância química que adentram o cólon humano permanecem microbiologicamente ativos?

As respostas para essa pergunta podem ser obtidas a partir de experimentos *in vitro* ou *in vivo*.

Caso as respostas às três questões levantadas sejam negativas, a IDA para a substância química deve ser aquela obtida a partir dos ensaios de toxicidade. Sendo positivas, deve-se considerar, ainda: "Há informações científicas que indiquem que a substância química tenha efeitos sobre a barreira imposta pela biota indígena à colonização intestinal?" "Há informações sobre efeitos dessa substância sobre emergência de bactérias resistentes na biota humana?"

Caso não existam informações científicas na literatura com as quais se possa descartar essas hipóteses, então, elas devem ser examinadas. Nesse caso, deve-se determinar a dose da substância química que não produziu efeitos adversos (NOEL) sobre as bactérias mais representativas da biota humana ou aquela que não produz efeitos adversos observáveis (do inglês, *no-observable adverse effect concentration*, NOAEC) sobre esta biota.

Para fazer esta avaliação (risco dos resíduos de uma substância química presentes em alimentos para a biota dos consumidores), o *Codex alimentarius*, por meio de seus especialistas (Joint Expert Committee on Food Additives, JECFA), emprega resultados de testes realizados *in vivo* e *in vitro*.

Dos testes *in vitro*, destacam-se pela frequência de uso: o realizado com culturas isoladas de bactérias e o sistema de cultura contínua ou semicontínua; em ambos os casos, determina-se a concentração inibitória mínima 50% (CIM50) do antimicrobiano para as bactérias analisadas. No caso de serem várias bactérias, empregam-se para os cálculos subsequentes os valores de centralização (média, moda ou mediana) dos diferentes CIM50 obtidos. Dos testes *in vivo*, chamam a atenção, pela relevância que têm, aqueles realizados com animais de laboratório adaptados (*human biota-associated*, HFA).

O teste de cultura de bactérias isoladas é um ensaio relativamente simples de ser realizado. Neste teste, utilizam-se culturas isoladas das bactérias mais representativas daquelas que colonizam o trato gastrintestinal humano, o que possibilita a determinação das diferentes CIM50 (uma para cada bactéria testada). Entretanto, este tipo de ensaio não é representativo do sistema gastrintestinal humano como um todo, pois não simula toda a biota humana e não leva em consideração o metabolismo do hospedeiro.

O sistema de cultura contínua ou semicontínua, por sua vez, mimetiza a interação existente entre as bactérias da biota humana. Estes ensaios, além de possibilitarem a análise dos possíveis efeitos dos antimicrobianos sobre processos funcionais, como reações de reduções enzimáticas, produção de gás e componentes voláteis e não voláteis, podem ser utilizados para mensurar a pressão seletiva da exposição do antimicrobiano sobre as bactérias que habitam o trato gastrintestinal humano (CIM50), agora tomadas em seu conjunto. Embora estes testes sejam mais completos para a determinação isolada das CIM50, eles não levam em consideração também a existência de um possível metabolismo da substância química no hospedeiro.

Buscando contornar esta deficiência metabólica, testes *in vivo* têm sido usados por vários laboratórios. Estes testes analisam o efeito dos antimicrobianos sobre a biota de roedores. No entanto, como esta biota é muito diferente daquela dos seres humanos, desenvolveu-se outro tipo de ensaio HFA. Neste teste, inocula-se logo após o nascimento (feito por cesariana) uma suspensão de bactérias representativas da biota do trato gastrintestinal humano no sistema digestório de animais criados em ambiente livre de bactérias (*germ-free*). Este teste preserva as interações existentes entre as bactérias e considera um eventual metabolismo da substância química no organismo dos animais. Para isto, diferentes doses do antimicrobiano em teste são administradas, por via oral, aos animais, avaliando-se *in vivo* sua possível pressão de seleção sobre a biota humana que coloniza seu trato gastrintestinal. Evidentemente, uma concentração de antimicrobiano que não interfira na biota destes animais teria mínima possibilidade de induzir pressão para indução de resistência bacteriana. Entretanto, este ensaio tem elevado custo, por utilizar animais e biotérios *germ-free*, dependendo ainda da biota do ser humano doador.

Efeitos potenciais sobre microrganismos usados para processamento industrial

Os efeitos de resíduos de antimicrobianos sobre microrganismos relevantes para a indústria láctea ligada à produção de iogurtes e de queijos são bem conhecidos. Assim, torna-se necessário determinar, também, a maior concentração de antimicrobianos que não produza efeitos adversos nos microrganismos diretamente ligados à fabricação desses produtos. Essa concentração deve ser comparada com os valores de LMR a serem estabelecidos para esses medicamentos no leite, devendo os valores de LMR propostos ser ajustados para menos, se necessário.

Dados provenientes de observações em seres humanos

Estudos conduzidos experimentalmente com seres humanos não são normalmente necessários para se determinar a toxicidade de resíduos de substâncias químicas em alimentos de origem animal. No entanto, é relevante analisar todos os dados obtidos em seres humanos com o uso da substância química em teste. Estes dados podem advir de estudos provenientes de seres humanos (sadios ou não) tratados clínica ou experimentalmente (voluntários) com a substância química em teste; podem também advir de seres humanos involuntariamente expostos aos mesmos (exposição ocupacional). Vale lembrar que muitas substâncias químicas empregadas na formulação de produtos veterinários são também usadas em medicina humana. Desta maneira, dados epidemiológicos, farmacológicos, toxicológicos e clínicos decorrentes do uso humano podem ser de extrema valia na caracterização da toxicidade de uma substância química, uma vez que advêm do uso da mesma por seres humanos, em doses bem maiores que aquelas encontradas como resíduos nos alimentos provenientes dos animais tratados. O Quadro 40.6 mostra dados provenientes de seres humanos tratados experimentalmente, por via oral, com o princípio ativo de um produto destinado a animais de produção.

Dados de tolerância para as espécies-alvo

Estes estudos de tolerância, embora não fundamentais para caracterização da toxicidade da molécula, indicam a segurança da substância química nas espécies-alvo do tratamento. De modo geral, estes dados são de pequena relevância para a identificação da IDA desses produtos. No entanto, eles podem trazer informações relevantes para se garantir a saúde dos consumidores; dessa maneira, dados deste tipo, se existentes, devem ser cuidadosamente analisados.

▶ Avaliação da segurança dos resíduos

Nesse tipo de análise, recomenda-se inicialmente a exclusão das substâncias químicas carcinogênicas, genotóxicas ou que produzam neurotoxicidade tardia, isto é, para as quais quaisquer níveis de exposição (mesmo abaixo do limite de detecção da metodologia analítica) são considerados prejudiciais ao consumidor.

De modo geral, a segurança dos resíduos advém do cálculo da IDA. No entanto, em algumas condições especiais, pode-se pensar, quando do gerenciamento do risco, na possibilidade de serem utilizados limites de segurança alternativos, como para substâncias químicas desenvolvidas há muito tempo e para as quais não existam dados toxicológicos ou de exposição realizados segundo os padrões de boas práticas laboratoriais e técnicas atualmente exigidas.

Quadro 40.6 Valores de NOEL (*no effect dose level*) para os efeitos cardiovasculares da ractopamina (agonista beta-adrenérgico empregado como aditivo melhorador do desempenho e da eficiência alimentar em suínos) administrada por via oral a voluntários humanos saudáveis.

Parâmetro	NOEL (mg/pessoa)	NOEL (µg/kg)*
Sístole eletromecânica	5	67
Tempo de ejeção pelo ventrículo esquerdo	5	67
Velocidade máxima de encurtamento das fibras circunferenciais	5	67
Frequência cardíaca	10	133
Volume sistólico final	10	133
Pressão sanguínea sistólica	10	133
Débito cardíaco	15	200
Volume diastólico final	25	333
Pressão sanguínea diastólica	25	333
Intervalo QT corrigido	40	597
Período de pré-ejeção	40	597

*Com base em peso médio de 75 kg/pessoa.

- **Ingestão diária aceitável**

A IDA pode derivar de estudos farmacológicos, toxicológicos ou microbiológicos descritos anteriormente aos quais se aplicam fatores de segurança que devem ser justificados.

IDA toxicológica

Após realização dos ensaios farmacológicos e toxicológicos, é necessário propor uma IDA ou um limite alternativo para o produto farmacêutico de uso veterinário. Como já apresentado, a IDA é uma estimativa da quantidade de resíduos de um produto veterinário (expressa em função do peso), que pode ser ingerida por dia e durante toda a vida pelos seres humanos e que não represente riscos apreciáveis à saúde dos mesmos.

Quando os efeitos farmacológicos ou toxicológicos forem os pontos finais críticos das análises, a IDA deve basear-se no valor da NOEL. Ocasionalmente, no caso em que todas as doses testadas produzirem efeito, isto é, quando não for possível determinar a NOEL, pode-se calcular a IDA a partir da LOEL; neste caso, no entanto, os efeitos devem ser de pequena magnitude e/ou de pequena relevância toxicológica. No caso dos antimicrobianos, se a IDA derivar de estudos microbiológicos, os métodos usados para sua determinação devem ser claramente definidos (ver a seguir).

Devido às incertezas que acompanham as extensões de dados obtidos de experimentos com animais para o ser humano, um fator de segurança numérico deve ser aplicado ao cálculo da IDA para garantir que o risco potencial de produção de efeitos adversos não seja subestimado. É geralmente aceito que os seres humanos sejam 10 vezes mais sensíveis que a mais sensível das espécies animais usadas nos ensaios realizados e, também, que a sensibilidade humana aos efeitos de medicamentos varie em uma magnitude de 10 vezes. Desta maneira, quando estão disponíveis resultados de estudos toxicológicos adequadamente conduzidos, um fator de segurança igual a 100 é aplicado na derivação da IDA a partir da NOEL (ou LOEL). Esse valor pode ser aumentado e, eventualmente, reduzido, de acordo com os dados toxicológicos obtidos e o(s) princípio(s) ativo(s) analisado(s). Em qualquer dos casos, uma justificativa deve ser incorporada. A fórmula para o cálculo da IDA toxicológica, em geral, é a seguinte:

$$IDA = \frac{NOEL \ (LOEL) \ mg/kg/dia}{Fator \ de \ segurança}$$

Quando os dados provenientes dos ensaios de teratogenicidade realizados em animais revelarem efeitos positivos para doses do medicamento que não produzam toxicidade materna, sugere-se a aplicação de fator maior do que 1.000 à NOEL de teratogenicidade. Para carcinógenos não genotóxicos (que aparecem somente após lesões de natureza tóxica), um fator de segurança da ordem de 1.000 também deve ser aplicado, dependendo do mecanismo envolvido com o tumor. Quando se empregar a LOEL para o cálculo da IDA toxicológica, um fator de segurança adicional, variando de 2 a 5, deve ser aplicado, em função de não se conhecer a distância do valor LOEL do valor NOEL.

Quando se estabelece a IDA tomando-se como base dados provenientes de NOEL/LOEL derivada de estudos em seres humanos, não há, evidentemente, necessidade de se empregar o fator de segurança correspondente à extensão de dados de animais para seres humanos. Nesses casos, se os dados obtidos de seres humanos forem consistentes e bem obtidos, deve ser aplicado apenas o fator de segurança correspondente à variação individual dentro da espécie humana, isto é, 10. No entanto, a existência de dados provenientes de seres humanos não justifica qualquer redução dos valores dos fatores de segurança se a IDA a ser calculada para o produto farmacêutico de uso veterinário derivar de um valor NOEL/LOEL proveniente de ensaios conduzidos com animais.

De tudo quanto exposto, fica claro que os fatores de segurança a serem aplicados para a derivação da IDA devem ter magnitude entre 10 e 1.000; outros valores eventualmente usados ou sugeridos devem ser claramente justificados.

IDA microbiológica

Os procedimentos para realização e os cálculos necessários para derivar a IDA microbiológica estão presentes no documento VICH 467/03.

As CIM50 obtidas para as bactérias mais representativas da biota humana (calculadas segundo metodologia descrita anteriormente) são empregadas para o cálculo da IDA microbiológica, conforme a fórmula a seguir:

$$IDA = \frac{CIM50 \ modal \ (mg/m\ell) \times MCF \ (g)}{FA \times FS \times peso \ (kg)}$$

Em que CIM50 = concentração de um antimicrobiano que iniba *in vitro* ou *in vivo* 50% do crescimento de uma bactéria representativa da biota do trato gastrintestinal; CIM50 modal = o valor modal das CIM50 das bactérias mais representativas da biota do trato gastrintestinal; MCF = média do conteúdo fecal humano por dia (220 g); FA = fração do antimicrobiano disponível com atividade no trato gastrintestinal; FS = fator de segurança (varia de 1 a 10); peso = média de peso corporal humano (70 kg).

Do que foi exposto, depreende-se que para os antimicrobianos são calculados dois valores de IDA: uma IDA toxicológica e outra microbiológica; a menor delas é considerada a IDA para o antimicrobiano, isto é, aquela a partir da qual são derivados os valores de LMR para o mesmo.

▶ Dados de exposição

A avaliação da exposição e a caracterização da exposição a resíduos de produtos de uso veterinário em alimentos são fundamentais para as avaliações de risco. De fato, definem-se e estudam-se nesta etapa os elos da cadeia alimentar que possibilitam a exposição do ser humano aos resíduos de substâncias químicas presentes em produtos veterinários, estimando-se o total destes resíduos passíveis de ingestão. Neste contexto, a estimativa da quantidade passível de ingestão de resíduos implica a necessidade de se conhecer a distribuição destes resíduos nos alimentos e estimativas dos diferentes tipos de dieta humana.

No caso de produtos veterinários, os especialistas do JECFA do *Codex alimentarius* estimam a quantidade real de resíduos passível de ingestão a partir do consumo dos tecidos da cesta básica (300 g de músculo, 100 g de fígado, 50 g de pele/gordura, 50 g de rim, 1,5 ℓ de leite e 100 g de ovos). Há, no entanto, outras possibilidades de estimativa de consumo; por exemplo, quando do estudo de resíduos de praguicidas em alimentos, os especialistas do Joint Meeting on Pesticide Residues (JMPR) do *Codex alimentarius* valem-se de composições mais complexas de dietas que incluem diferentes quantidades de cereais, verduras, frutas e produtos cárneos constantes de guias especificamente definidos para este tipo de estimativa em cada região do mundo (WHO/GEMS/Food, 1986). Em ambos os casos, no entanto, o que se pretende é comparar o valor teórico de resíduos passíveis de ingestão com a IDA, isto é, com a quantidade permitida de ingestão por dia pelo ser humano.

A partir de comparações como esta, torna-se possível definir os LMR para o(s) princípio(s) ativo(s) presente(s) em um produto veterinário; estes LMR tornam possível o cálculo do período de carência para este produto. Note-se que as IDA e os LMR são estabelecidos pelo *Codex alimentarius* ou por outros órgãos de avaliação para o(s) princípio(s) ativo(s) presente(s) em um produto veterinário, enquanto o período de carência é estabelecido para cada produto veterinário *per se*. De fato, cada produto similar de uso em medicina veterinária no Brasil pressupõe que cada um deles, embora possam conter o(s) mesmo(s) princípio ativo(s), apresentam-no em concentrações diferenciadas e em formulações medicamentosas também diferentes (veículos, adjuvantes etc.).

Neste sentido, para avaliações da exposição e para o cálculo do período de carência, são de fundamental relevância os estudos de farmacocinética para o(s) princípio(s) ativo(s) presente(s) no produto veterinário. Em especial, dados de absorção, distribuição, biotransformação e excreção devem ser cuidadosamente analisados de modo a caracterizar o perfil de resíduos do(s) princípio(s) ativo(s) do produto veterinário. É particularmente relevante que se faça uma comparação dos dados farmacocinéticos obtidos em animais de laboratório com aqueles provenientes de ensaios com as espécies-alvo do tratamento e, se possível, com outros obtidos em seres humanos; esta comparação, feita com substâncias químicas marcadas ou não radioativamente, é importante por promover melhor caracterização da NOEL proveniente dos estudos de toxicidade e dos fatores de segurança a serem aplicados na determinação da IDA e dos LMR. De fato, como discutido no *Capítulo 4* e exemplificado no Quadro 40.7 os parâmetros farmacocinéticos variam muito entre as espécies animais.

Especial atenção deve ser dada à caracterização da natureza química dos resíduos encontrados nos tecidos comestíveis dos animais tratados (músculo, fígado, rins, gordura ou gordura com pele, leite e ovos). De fato, os resíduos marcadores de um produto veterinário podem ser o(s) princípio(s) ativo(s) deste produto veterinário ou seus metabólitos; há, ainda, a possibilidade de se considerar como resíduo marcador de um produto veterinário a soma de um dos princípios ativos presentes na formulação com seus metabólitos. Desta maneira, nesta fase da avaliação de risco, devem ser propostos os resíduos marcadores para cada tecido. Deve também ser sugerido um tecido-alvo para as análises residuais de rotina, isto é, o tecido que concentra as maiores concentrações residuais para o produto analisado. Finalmente, caso se confirme a presença de resíduos não extraídos, isto é, que permanecem ligados aos tecidos após a extração, deve ser analisada sua possível reversibilidade e sua relevância para os estudos de biodisponibilidade residual. Na impossibilidade de reversão, deve-se corrigir a quantidade mensurada de resíduos nos tecidos (parte extraída) pela quantidade total (extraída + ligada aos tecidos = quantidade total).

▪ Informações básicas para o cálculo dos LMR

Deve-se estabelecer um LMR para cada tecido comestível (músculo, fígado, rim e gordura) ou produto de origem animal (leite e ovos) das espécies mais relevantes de animais de produção em que se pretenda empregar o produto veterinário. Ressalta-se, no entanto, que têm sido propostas extensões de valores de LMR de espécies mais representativas como bovinos e aves para outras menos representativas como caprinos, ovinos, perus e codornas. Essa extensão, no entanto, ainda está em discussão no âmbito do *Codex alimentarius* e não se aplica aos períodos de carência.

Os LMR de princípios ativos de produtos veterinários são calculados a partir do valor de IDA. Esse valor deriva de ensaios farmacológicos microbiológicos e toxicológicos relacionados com a segurança do(s) princípio(s) ativo(s) do produto. Assim, por exemplo, pode-se começar o cálculo dos LMR, derivando-os da IDA dividida por um fator de segurança (FS) de magnitude 10 (para substâncias com longa história de uso humano ou veterinário) ou maior que este (para moléculas recentemente desenvolvidas e de curta história de uso). Assim, tem-se:

$$LMR = \frac{\text{IDA toxicológica}}{FS}$$

No entanto, é preciso ter em mente que, embora os procedimentos para recomendação dos LMR considerem a IDA, levam também em conta as condições de emprego do produto veterinário e aquelas relacionadas com os estudos de depleção dos resíduos que resultaram desse emprego (exposição). Consideram-se, ainda, resultados de estudos residuais com substâncias marcadas radioativamente, a biodisponibilidade dos resíduos, a identificação do tecido-alvo e do resíduo marcador, a razão entre o resíduo marcador e o total de resíduos, a existência de métodos analíticos práticos, a distribuição tecidual dos resíduos, o peso arbitrário do consumidor e as quantidades de alimento ingerido (estimativa da quantidade teórica máxima de resíduos passível de ingestão em função da aplicação dos LMR recomendados). Desta maneira, nem sempre a fórmula apresentada é empregada para derivação dos LMR.

Assim, por exemplo, ao recomendar LMR para a doramectina (um endoctocida) em tecidos de bovinos, o JECFA do *Codex alimentarius* considerou os seguintes fatos:

- A substância química não se destinava a uso em bovinos de leite
- O tecido-alvo para as análises era o fígado
- O resíduo marcador era a substância química parental, isto é, a própria doramectina
- A porcentagem entre a substância química parental e o total de resíduos era de 55% para o fígado, 80% para a gordura, 70% para o músculo e 75% para os rins
- A quantidade de resíduos que permaneciam ligados aos tecidos após extração era menor que 10%
- O tratamento terapêutico com doramectina implica o uso de dose única

Quadro 40.7 Parâmetros farmacocinéticos (média e desvio padrão) para a moxidectina (endectocida) administrada na dose única de 0,2 mg/kg e por via oral em ratos, bovinos e ovelhas.

Parâmetro	Ratos*	Ovelhas**	Bovinos***
Absorção (%)	18,6 ± 4,6	24,4 ± 21,2	103,3 ± 12,0
$C_{máx}$ (µg/ℓ)	13,1 ± 2,3	8,9 ± 1,7	47,7 ± 9,3
$T_{máx}$ (h)	4,8 ± 1,2	10,8 ± 2,1	8,0 ± 2,0
$T_{1/2}$ (h)	23,45 ± 8	18,21 ± 10	75 ± 19

*5 machos e 4 fêmeas. **6 animais. ***3 machos e 3 fêmeas.

- O limite de quantificação da metodologia analítica para dosagem de doramectina em tecidos de bovinos é 2,5 µg/kg para músculo, fígado e rins e 5,0 µg/kg para gordura.

O Quadro 40.8 mostra os cálculos realizados por este grupo de especialistas quando do estabelecimento dos LMR para a doramectina. De sua leitura, depreende-se que a quantidade teórica máxima de resíduos de doramectina (expressa em equivalentes) passíveis de ingestão pelo ser humano era de 33 µg/kg; esta quantidade residual é totalmente compatível com o valor da IDA estabelecida para a doramectina, que é de 0,5 µg/kg ou 30 µg para uma pessoa de 60 kg.

Finalmente, no caso em que o(s) princípio(s) ativo(s) do produto veterinário for(em) também usado(s) em agricultura (caso específico de alguns praguicidas), a quantidade de resíduos reservada para os produtos e tecidos provenientes de animais medicados deve corresponder a 45% da ingestão permissível. Assim, se a IDA de um praguicida de uso autorizado em agricultura representar mais que 55% da quantidade de resíduos presentes na cesta básica (IDA para uma pessoa de 60 kg), seu uso não deve ser permitido em animais de produção. Por outro lado, o oposto é verdadeiro: quando a quantidade de resíduos de um praguicida presente em vegetais, frutas, legumes e grãos constituintes de determinado padrão dietético for muito pequena, todo o valor excedente da IDA pode ser completado por resíduos provenientes de tecidos e produtos de origem animal.

▶ Estabelecimento do período de carência

O período de carência deve assegurar com alto grau de confiabilidade aos produtores rurais e aos consumidores que as concentrações de resíduos nos tecidos provenientes de animais tratados com produtos veterinários não se encontram acima dos LMR estabelecidos para o(s) princípio(s) ativo(s) deste produto.

O período de carência determinado para o consumo de tecidos ou de produtos (leite e ovos) provenientes de animais tratados deve ser calculado a partir de estudos de depleção de resíduos realizados especificamente com a formulação medicamentosa que se pretende colocar no mercado.

Resultados de estudos de depleção de resíduos obtidos nas espécies mais representativas (bovinos, suínos e aves) não podem ser generalizados, extrapolados ou estendidos entre si. Diferenças existentes entre as espécies no que diz respeito à farmacocinética do(s) princípio(s) ativo(s) representam grandes variações nos níveis de resíduos do medicamento (para mais informações, ver *Capítulo 4*). Assim, os estudos de depleção de resíduos devem ser realizados para todas as espécies animais mais representativas e para as quais o produto veterinário esteja sendo recomendado.

Os valores de LMR têm impacto direto sobre a determinação do período de carência. De modo geral, um LMR calculado para o músculo também se aplica a resíduos presentes no local da injeção para os produtos veterinários aplicados por via subcutânea ou intramuscular. Informações específicas sobre resíduos presentes nos locais da injeção podem ser obtidas na página da EMEA (EMEA/CVMP/542/03-FINAL, http://www.emea.eu.int) ou na página do *Codex* (www.codexalimentarius.net).

▪ Princípios gerais

Os itens a serem contemplados nos estudos de depleção de resíduos de produtos veterinários, sempre realizados *in vivo*, envolvem: uma parte experimental realizada no campo onde o produto veterinário é administrado nas espécies-alvo do tratamento, uma parte analítica na qual os resíduos do produto veterinário são analisados nos tecidos e produtos da cesta básica; e uma parte estatística. A Figura 40.4 apresenta essas etapas e algumas das necessidades a elas inerentes.

As boas práticas clínicas veterinárias (BPC ou do inglês *good clinical practice*, GCP) devem ser seguidas nos estudos de campo. As recomendações estipuladas nos guias VICH-GCP (programa que visa harmonizar os requisitos técnicos para registro de produtos veterinários), em geral, são empregadas nesses experimentos. Essas diretrizes foram especialmente preparadas para assegurar a acurácia, a integridade e a correção dos dados obtidos. Algumas diretrizes relevantes do guia VICH-GCP são as seguintes:

- O pesquisador responsável pelos estudos deve ter conhecimento científico, treinamento e experiência comprovados por dados curriculares
- Os estudos de campo devem seguir os protocolos experimentais, sendo realizados em conformidade com normas de BPC
- As instalações em que os animais são mantidos devem estar em boas condições de uso
- Os equipamentos a serem usados devem estar em boas condições de uso e obedecer aos critérios de boas práticas laboratoriais (BPL) de calibração e apresentar certificação
- O manejo e a alimentação dos animais devem ser cuidadosamente supervisionados
- Os dados devem ser coletados e registrados de maneira apropriada
- O pesquisador deve garantir que todos os espécimes coletados para análise tenham sido identificados corretamente, isto é, de modo claro, acurado e legível

Quadro 40.8 Valores de limite máximo de resíduo (LMR) para doramectina (endectocida) em tecidos de bovinos e quantidade teórica máxima de resíduos passíveis de ingestão.

Tecido	LMR propostos (µg/kg)	Fator RP/RT	Total de resíduos (µg/kg)	Quantidade de alimento (g)	Resíduos consumidos (µg)
Músculo	10	100/70	14	300	4
Fígado	100	100/55	182	100	18
Rins	30	100/75	40	50	2
Gordura	150	100/80	188	50	9
				Total	33

RP = resíduo parental; RT = resíduo total.

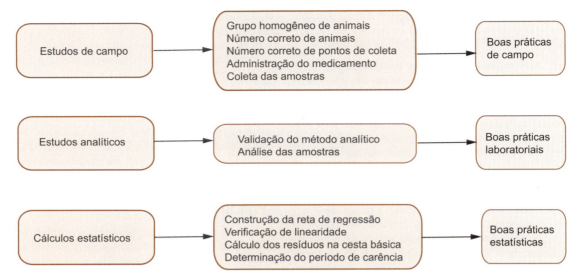

Figura 40.4 Etapas de um estudo de depleção de resíduos visando à determinação do período de carência de um produto veterinário.

- Devem ser registrados cuidadosamente: os tipos de testes ou de análises realizadas com os espécimes coletados, incluindo os tempos de coleta, o intervalo entre as coletas e o modo de armazenamento dos mesmos
- Todos os documentos relativos ao estudo de campo devem ser guardados cuidadosamente e em local seguro por um período de tempo que depende das autoridades de regulamentação locais e conforme recomendações de BPC e BPL.

Para garantir observância dos protocolos VICH de BPC, os animais a serem selecionados para os estudos de depleção de resíduos devem representar corretamente a população daqueles em que o produto veterinário será usado. Assim, esses estudos devem ser conduzidos em animais jovens adultos saudáveis, representativos da espécie, gênero, idade, peso, estado nutricional e maturidade fisiológica nas quais o produto veterinário será usado. Os estudos devem ser realizados com machos e fêmeas. Deve-se restringir o peso dos animais para a menor faixa de variação possível e os animais a serem testados não devem ter recebido qualquer medicação relacionada com o(s) princípio(s) ativo(s) do produto em teste pelo menos por 2 semanas antes dos testes, dependendo esse tempo, ainda, da meia-vida do(s) princípio(s) ativo(s) do produto veterinário em teste.

Alimentos no trato gastrintestinal podem aumentar ou dificultar a absorção oral de produtos veterinários, dependendo das características da formulação medicamentosa usada. A alimentação pode, também, aumentar a variabilidade da cinética de absorção entre os animais. Assim, uma justificativa para a instituição de jejum ou para a presença de alimentos deve constar no protocolo experimental, que deve trazer informações, também, sobre o tipo de alimentação fornecida aos animais.

No que diz respeito à parte analítica, os estudos devem ser realizados e apresentados em conformidade com princípios de BPL e de garantia de qualidade (ABNT NBR ISO/IEC 17025:2005). Especificamente, eles devem ser conduzidos em conformidade com as exigências apontadas pelos especialistas do JECFA do *Codex alimentarius* e/ou de acordo com as diretivas estipuladas pela Comunidade Europeia. A regulamentação proposta pela FDA e, no Brasil, as diretivas da Anvisa e do MAPA também podem ser úteis quando da realização desses estudos.

Nesse sentido, é inquestionável a necessidade da validação apropriada da metodologia analítica a ser usada nos ensaios residuais. Assim, é fundamental que a solicitação de registro seja acompanhada de informações que atestem a qualidade dos métodos usados para extração, purificação e dosagem dos resíduos nos diferentes tecidos dos animais medicados. Os seguintes aspectos devem ser focalizados: especificidade e seletividade, acurácia, linearidade, precisão, limite de detecção (LD ou *limit of detection,* LoD), limite de quantificação (LQ ou *limit of quantification,* LoQ), robustez, exatidão, praticidade e aplicabilidade (para detalhes, ver mais adiante), controle de qualidade das amostras e replicabilidade.

Finalmente, é necessário empregar as boas práticas estatísticas (BPE) quando da análise e interpretação dos dados obtidos.

▪ Requerimentos específicos da parte de campo

Nos estudos de depleção de resíduos, os animais costumam ser separados em diferentes grupos, sendo abatidos em diferentes momentos após a remoção da única ou da última administração do produto veterinário para coleta de tecidos para análise residual. O número de elementos (de animais usados e de pontos para coleta de tecidos e produtos) a ser usado constitui um dos mais frequentes questionamentos quando da realização de estudos de depleção de resíduos. Em geral, para reduzir os custos envolvidos, pretende-se usar o menor número possível de animais e o mínimo de pontos para coleta de tecidos para análise residual. Sugestões para elaboração de figuras a serem usadas são apresentadas no Quadro 40.9.

Dados sobre número de animais e de pontos de coleta, no entanto, não devem ser generalizados, devendo ser analisados com cuidado porque dependem de diversas variáveis, como extensão e velocidade de absorção, pico de concentração plasmática, hipossolubilidade, meia-vida de eliminação, perfil das curvas de depleção, homogeneidade do grupo de animais usados, poder da análise estatística etc.

De modo geral, a eficiência do trabalho aumenta quando se fazem estudos-piloto. No entanto, para aumentar a acurácia e a reprodutibilidade do estudo, os elementos usados (números de pontos de coleta e de animais) devem ser os maiores possíveis. Por certo, o risco de haver necessidade de replicação

Quadro 40.9 Número mínimo de animais e de pontos recomendados nos estudos de depleção residual para determinação do período de carência de produtos veterinários.

Parâmetros	Sugestões
Número de animais*	Bovinos: 12 a 40; suínos: 12 a 50; aves: 18 a 60; pequenos ruminantes: 12 a 40
Número de pontos de coleta	3 a 10 (até o valor do LD)

LD = limite de detecção. *Mínimo e máximo conforme número de pontos dos ensaios de depleção.

do experimento é sempre maior quando se emprega pequeno número de animais ou de pontos de coleta nos estudos. De modo geral, essa repetição demanda maior tempo e mais recursos financeiros, isto é, acaba por resultar no oposto do que se pretendia. Nesse sentido o período de carência é fixado pelo limite superior (com 95% de confiança) da reta de regressão. Assim, reduzido número de animais pode resultar em maior variabilidade dos dados de resíduos e, consequentemente, em maior período de carência.

O protocolo experimental deve incluir análise de resíduos após o uso do produto como especificado na bula ou rótulo do mesmo. Especificamente, a dose do medicamento, a frequência e a via de administração a serem escolhidas (posologia) devem ser aquelas que se pretende usar na prática. No caso de indicação de mais de uma dose ou de uma série de doses, a maior delas deve ser testada. Da mesma maneira, no caso de administrações repetidas, a maior frequência de administração deve ser usada nos ensaios. Atenção especial deve ser dada ao fato, comum entre os antimicrobianos, de indicação de continuidade do tratamento por mais 2 dias após a remissão dos sinais clínicos. Nestes casos, os estudos de depleção também devem ser estendidos por mais 2 dias para contemplar esta indicação. De qualquer modo, devem ser apresentadas justificativas claras para a dose e para o período de administração empregados nos ensaios de depleção residual.

Os tecidos e os produtos a serem coletados para análise de resíduos foram apresentados anteriormente. Resumidamente, amostras representativas de músculo, fígado, rins, gordura (gordura + pele em proporções iguais para aves e suínos) de um número suficiente de animais devem ser coletadas em função do tempo após a única ou a última administração do produto para estudos de depleção (em, no mínimo, três tempos de coleta).

Em alguns casos, é possível apresentar estudos analisando-se apenas a depleção do resíduo marcador no tecido-alvo. Isto é especialmente válido quando não se detectarem resíduos do(s) princípio(s) ativo(s) do produto veterinário em todos os tecidos. Nesse caso, é necessário justificar essa escolha, documentando a existência do resíduo marcador e do tecido-alvo com referências nacionais e/ou internacionais de agências de regulamentação. O valor de LMR estabelecido para o resíduo marcador no tecido-alvo deve ser comparado com os valores residuais encontrados nesse tecido em cada momento pós-suspensão do tratamento.

Amostras de tecidos devem ser coletadas, no mínimo, em duplicata. Especificamente, as amostras de músculo de bovinos devem ser coletadas do músculo diafragmático ou cervical; em ovinos, caprinos e suínos, devem ser coletadas amostras de músculo da região do trem posterior. Quanto à gordura de mamíferos, deve-se optar por aquela da região perirrenal, abdominal ou subcutânea. Em suínos e aves, por outro lado, deve-se coletar quantidade igual de pele e gordura para análise. Quanto a fígado e rins de mamíferos, a quantidade necessária e, se possível, de cada animal, isto é, não misturar tecidos de diferentes animais. O *Codex alimentarius* recomenda que as análises de resíduos sejam feitas em musculatura de cor escura de aves, incluindo-se aquela das coxas; no caso específico de fígado e de rins, recomenda-se a coleta de amostras de até 6 aves, ou de um número suficiente de aves de modo a obter-se a quantidade de tecido necessária para as análises laboratoriais. Quanto à gordura, deve ser coletada, preferencialmente, da região abdominal das aves. O Quadro 40.10 traz algumas sugestões relevantes para uso nos estudos de determinação do período de carência.

Quanto a estudos de depleção de resíduos em leite, devem ser coletadas amostras de leite dos 4 tetos de 12 a 20 animais. As amostras devem ser coletadas em duplicata ou, se possível, em triplicata, 2 vezes/dia (ordenha da manhã e da tarde) de animais que se encontrem em 1ª, 2ª e 3ª lactações. Incluir nos estudos animais de grande e baixa produção leiteira. As amostragens devem se estender até 3 vezes o valor da meia-vida do(s) princípio(s) ativo(s) do produto veterinário.

No que diz respeito a estudos de depleção em ovos, devem-se coletar 10 a 15 ovos por dia após a única ou a última administração do produto veterinário. Devem ser feitas de 6 a 12 coletas, as quais devem continuar até 3 vezes o tempo de meia-vida do(s) princípio(s) ativo(s) do produto veterinário.

Recomenda-se coletar quantidade de tecidos e produtos de origem animal maior que a estipulada anteriormente como referência para as análises laboratoriais (quantidades da cesta básica). As amostras devem ser coletadas de modo que permaneçam livres de qualquer tipo de contaminação por substâncias químicas, sendo armazenadas em sacos plásticos limpos que, depois de lacrados e identificados, devem ser imediatamente congelados em temperatura menor ou igual a −20°C. Excepcionalmente e, na dependência do(s) resíduo(s) a serem analisados, a temperatura de armazenamento pode ser de até −80°C. Todos os cuidados devem ser tomados para que as amostras sejam transportadas ao laboratório de análise devidamente congeladas.

Requerimentos específicos da parte laboratorial

O laboratório deve atestar que recebeu os tecidos para analisar em condições adequadas de armazenamento. A observância das BPL é obrigatória em ensaios que envolvam ava-

Quadro 40.10 Algumas sugestões relevantes sobre parâmetros a serem observados quando dos estudos de depleção residual para determinação do período de carência de produtos veterinários.

Parâmetros	Sugestões
Dose a ser testada	A maior dose a ser usada no tratamento
Frequência de administração	Aquela a ser usada clinicamente
Via de administração	Aquela(s) a ser(em) usada(s) clinicamente
Animais	As espécies-alvo do tratamento
Idade	Jovens adultos saudáveis
Sexo	Em machos e fêmeas
Tecidos e produtos de origem animal a analisar	Músculo + fígado + gordura* + rins + leite + ovos; apenas o tecido-alvo
Resíduo a analisar	Resíduo marcador

*Gordura + pele em proporções iguais para suínos e aves.

liação de resíduos de produtos veterinários. Especificamente, os métodos analíticos desenvolvidos para análise residual de produtos veterinários devem satisfazer os seguintes objetivos:

- Ter eficiência de extração consubstanciada e aceitável
- Ter a capacidade de determinar (identificar e quantificar) todos os componentes incluídos na definição de resíduo
- Ser específicos, isto é, eventuais substâncias interferentes não podem ultrapassar 30% do LQ
- Ter exatidão, precisão e acurácia aceitáveis
- Cobrir todas as espécies animais para as quais o produto veterinário está sendo proposto
- Ser aplicáveis a todos os tecidos e produtos (músculo, fígado, rins, gordura, ovos e leite) provenientes de animais tratados
- Ser validados.

Existem metodologias analíticas padronizadas para a maioria das substâncias químicas; elas podem ser encontradas em publicações do *Codex alimentarius* ou de outros órgãos de avaliação nacional e internacional, como EMEA e FDA. Mais especificamente, as metodologias devem ser conduzidas de acordo com as disposições emanadas das reuniões de número 32, 47 e 52 do JECFA e das diretivas 87/18/EEC e 88/320/EEC da Comunidade Europeia.

Na ausência de metodologias analíticas padronizadas, torna-se necessário desenvolver um método analítico específico. Outras vezes, os métodos analíticos existem, mas torna-se necessário modificá-los para que atendam a necessidades específicas. Em qualquer desses casos, no entanto, o laboratório deve demonstrar que o desempenho do método analítico usado atende aos critérios nacionais e/ou internacionais de validação.

Por tratar-se de componente crítico das análises residuais, deve-se demonstrar, de início, a eficiência do procedimento usado para a extração; essa comprovação é feita pela recuperação de amostras experimentalmente contaminadas com pelo menos 3 concentrações diferentes e crescentes do resíduo marcador (variando do LQ até o valor do LMR ou a maior concentração do resíduo que se espera encontrar nos tecidos). Nesse sentido, recomenda-se empregar um método de extração que tenha sido aprovado para a análise do resíduo em questão e, de preferência, o que foi usado para a determinação dos LMR para o mesmo.

Há que se comprovar, também, a estabilidade do resíduo marcador do produto veterinário nos extratos, uma vez que a análise laboratorial pode não ser completada em uma só sessão ou dia. É relevante ter em mente que essa comprovação deve ser feita empregando-se sempre analitos de referência com pureza comprovada e oficializada, conforme a Farmacopeia Brasileira ou, na ausência desta, por outros códigos autorizados pela legislação vigente. Na inexistência dessas substâncias, é admitido o uso de padrões de trabalho, desde que a identidade e o teor dos mesmos sejam devidamente comprovados.

Validação de um método analítico

Dados de validação de metodologias analíticas para análises de resíduos podem ser encontrados em diversos documentos nacionais e internacionais. Um método de análise de resíduos deve ser validado para os seguintes critérios: especificidade e seletividade, acurácia, linearidade, precisão, LD (sensibilidade), LQ, repetibilidade, praticidade, aplicabilidade, robustez e exatidão. São também solicitados dados sobre praticidade e aplicabilidade do método analítico nas condições de rotina laboratorial.

O procedimento de validação é um ato documentado que atesta que qualquer procedimento, operação, equipamento, material ou sistema conduza aos resultados esperados. Objetiva, pois, apresentar uma evidência documentada de que os resultados gerados a partir do uso do método analítico são confiáveis e que, portanto, estão sob controle, atendendo ao uso pretendido.

No caso de transferência de métodos analíticos de tecidos de uma espécie animal para outra, esse método é considerado válido desde que sejam avaliados os parâmetros de especificidade, linearidade, exatidão/precisão e limites de detecção e quantificação. Nesses casos, uma cópia de toda a documentação original da validação da metodologia analítica deve ser anexada ao processo, de modo a comprovar que ela tenha sido originalmente validada para todos os parâmetros citados anteriormente.

Para a garantia da qualidade dos resultados, todos os equipamentos utilizados na validação devem estar devidamente calibrados. Os analistas também devem ter sido qualificados e adequadamente treinados. Estas exigências demandam comprovação.

Os parâmetros empregados para validação de um método analítico são sumariamente descritos a seguir.

Especificidade e seletividade

Capacidade do método de medir as quantidades de um resíduo com exatidão na presença de outras substâncias químicas, tais como impurezas, produtos de degradação e componentes da matriz. Para a análise qualitativa (teste de identificação), é necessário demonstrar a capacidade que o método tem para selecionar o resíduo de substâncias químicas que porventura estejam presentes nos extratos e que tenham estruturas químicas relacionadas. Isto é confirmado pela obtenção de resultados positivos (preferivelmente em relação ao resíduo marcador) em amostras que o contemplam, comparativamente com resultados negativos obtidos a partir de amostras que não contenham esse resíduo, mas, sim, substâncias químicas estruturalmente semelhantes a ele.

Para análise quantitativa (teor) das interferências, a especificidade pode ser determinada comparando-se dados de quantificação de resíduos obtidos de amostras que contenham o resíduo marcador e que foram experimentalmente contaminadas por impurezas, produtos de degradação e componentes da matriz, com outros provenientes de amostras não contaminadas. Demonstra-se, assim, que o resultado do teste não é afetado por esses materiais.

Quando se empregam métodos cromatográficos, devem-se tomar os cuidados necessários para garantir a pureza dos picos cromatográficos. Recomenda-se, assim, a utilização de testes de pureza de pico (p. ex., com o auxílio de um detector de arranjo de fotodiodos ou de espectrometria de massas) para demonstrar que o pico cromatográfico corresponde a um único componente.

Acurácia

Concordância entre o valor real de um resíduo e o resultado da média de vários testes em que ele foi avaliado. Os erros randômicos ou sistemáticos são, assim, as principais limitações da acurácia.

A acurácia é determinada pelos testes de recuperação de resíduos, usando-se para essa finalidade matrizes "brancas" fortificadas com diferentes concentrações do resíduo marcador (replicações mutuamente independentes). Por exemplo, número suficiente de amostras "brancas" de tecido, fortificadas com 3 concentrações diferentes do resíduo marcador, em geral, 0,5; 1 e 2 vezes o valor do LMR para aquele tecido.

Linearidade

Demonstração da existência de proporcionalidade entre os resultados obtidos com uma metodologia analítica e as concentrações do resíduo marcador presentes na amostra, dentro de um intervalo específico. Recomenda-se que a linearidade seja determinada pela análise de, no mínimo, 3 concentrações diferentes de resíduos (p. ex., 0,5; 1 e 2 vezes o valor do LMR para aquele tecido).

Os resultados devem ser tratados por métodos estatísticos apropriados para determinação do coeficiente de correlação, interseção com o eixo das ordenadas (y), coeficiente angular, soma residual dos quadrados mínimos da regressão linear e desvio padrão relativo. Se não houver relação linear, devem-se fazer as transformações matemáticas que se mostrarem necessárias. O critério mínimo aceitável do coeficiente de correlação (r) deve ser maior ou igual a 0,99. As curvas obtidas devem ser apresentadas no relatório técnico de registro, bem como o tratamento matemático realizado.

Precisão

Precisão é a avaliação da proximidade dos resultados mutuamente independentes obtidos a partir de uma série de medidas de determinações múltiplas da mesma amostra. Ela é considerada em 3 níveis: repetibilidade (precisão intracorrida), precisão intermediária (precisão intercorridas) e reprodutibilidade (precisão interlaboratorial).

Repetibilidade

Concordância, dentro de um intervalo de tempo curto, de resultados residuais obtidos em testes mutuamente independentes conduzidos por um mesmo analista a partir de um mesmo material, em um mesmo laboratório com o emprego de idênticos métodos e da mesma instrumentação.

A repetibilidade deve ser verificada por, no mínimo, 9 determinações realizadas em triplicata e que contemplem o intervalo linear do método, ou seja, 3 concentrações diferentes de resíduos (0,5; 1 e 2 vezes o valor do LMR para aquele tecido). É inferida pelo desvio padrão da média e do coeficiente de variação dos resultados obtidos [(desvio padrão/média aritmética) × 100].

Precisão intermediária | Precisão intercorrida

Concordância entre resultados de análises residuais obtidas em um mesmo laboratório, porém em dias ou momentos diferentes, empregando-se equipamentos diferentes e/ou sendo realizadas por analistas também diferentes.

O coeficiente de variação (CV) calculado para esse tipo de teste não deve exceder aquele que se obtém pela aplicação da equação de Horwitz. Especificamente:

$$CV = 2^{(1 - 0,5 \log C)}$$

Em que C é a concentração do analito expressa em fração decimal (i. e., 1 mg/kg é colocado na equação como 10^{-9}).

Para concentrações inferiores a 100 mg/kg, os valores de CV devem ser os menores possíveis, não excedendo, em cada caso, os valores obtidos pela aplicação da equação de Horwitz. O CV a ser avaliado deve corresponder à média aritmética dos resultados em pelo menos 3 testes.

Reprodutibilidade | Precisão interlaboratorial

Diz respeito à concordância de resultados obtidos em laboratórios diferentes. Geralmente são empregados quando da padronização de metodologias analíticas. Esses dados somente devem ser apresentados no relatório técnico de registro se a metodologia analítica a ser apresentada para a determinação de resíduos for nova, isto é, se não tiver sido incluída em farmacopeias ou referenciada por órgãos de avaliação internacional. Os critérios especificados para repetibilidade e precisão intercorridas podem ser usados para a interpretação dos resultados de reprodutibilidade interlaboratorial.

Limite de detecção

LD é a menor quantidade de um resíduo presente em uma amostra, que pode ser detectada sob as condições experimentais estabelecidas. O LD é estabelecido por meio da análise de concentrações decrescentes e conhecidas do resíduo, até atingir-se o menor nível detectável do mesmo; deve ser determinado em número significativo de amostras, sendo representado pela média aritmética dos valores obtidos com 3 desvios padrão (acima e abaixo).

O valor de LD deve ser no mínimo 3 vezes maior que o ruído da linha de base. A estimativa desse valor é feita pela seguinte equação:

$$LD = (DP \times 3)/IC$$

Em que DP é o valor do desvio padrão de 3 resultados independentes de interseção da curva de calibração com o eixo das ordenadas (y) e IC é a inclinação da curva de calibração.

Limite de quantificação

LQ é a menor concentração de um resíduo presente em uma amostra experimentalmente contaminada e que pode ser determinada com precisão e exatidão aceitáveis sob as condições experimentais estabelecidas. Há recomendações específicas formuladas pelos órgãos de avaliação internacional de resíduos de produtos veterinários em relação ao valor de LQ. São elas:

- Os valores de LMR estabelecidos para o(s) princípio(s) ativo(s) de um produto veterinário devem exceder de modo significativo aqueles de LQ
- Os valores de LQ de metodologias analíticas destinadas à análise residual de princípio(s) ativo(s) de produtos veterinários devem ser validados apenas no caso em que forem menores que metade do valor de LMR. Isto é, LQ ≤ LMR/2
- Os valores de LQ devem ser pelo menos 10 vezes superiores à relação sinal-ruído.

A estimativa do menor valor de LQ é feita pela seguinte equação:

$$LQ = (DP \times 10)/IC$$

Em que DP é o valor do desvio padrão de 3 resultados independentes de interseção da curva de calibração com o eixo das ordenadas (y) e IC é a inclinação da curva de calibração.

Nos casos em que não existir metodologia analítica descrita na literatura que contemple esses critérios e, apenas nesses casos, pode-se justificar o emprego de outra metodologia cujo valor de LQ seja superior a (LMR/2). Esses casos, no entanto, devem ser considerados excepcionais, pois dificultam a implantação de medidas para controle residual.

Robustez

A robustez de um método analítico é a medida de sua capacidade em resistir a pequenas e deliberadas variações dos parâmetros analíticos. Indica a confiança que se pode ter no uso normal da metodologia analítica. Deve ser determinada apenas para metodologias analíticas novas, isto é, que não tenham referência em farmacopeias ou que não tenham sido validadas por agências nacionais e internacionais ligadas à análise de resíduos de produtos veterinários. O Quadro 40.11 mostra os parâmetros que devem ser levados em consideração quando deste cálculo.

No caso de detecção de variações de robustez, devem ser tomadas precauções durante a condução das análises residuais para minimizar o problema detectado. Fatores que reconhecidamente interferem na robustez são: estabilidade dos reagentes, composição das amostras, temperatura de armazenamento das amostras e dos reagentes, estabilidade do resíduo nas amostras.

Exatidão

Avaliada pela proximidade dos resultados de resíduos obtidos pelo emprego da metodologia analítica com o valor verdadeiro dos mesmos. A exatidão deve ser determinada somente após o estabelecimento da linearidade, do intervalo linear e da especificidade do método. Deve ser verificada a partir de, no mínimo, 9 determinações realizadas em triplicada e que contemplem avaliações de amostras brancas de tecido contaminadas com 3 concentrações crescentes de resíduo marcador (0,5; 1 e 2 vezes o valor do LMR para aquele tecido). A exatidão é expressa como porcentagem de recuperação da concentração residual conhecida, isto é, pela relação entre a média aritmética das concentrações determinadas experimentalmente e as concentrações teóricas correspondentes. Assim, tem-se:

$$\text{Exatidão} = \frac{\text{média das concentrações experimentais}}{\text{concentração teórica}} \times 100$$

Para metodologias analíticas novas, pode-se aceitar a comparação de dados de exatidão dessa metodologia com outros, provenientes do emprego de metodologias constantes de farmacopeias, isto é, já validadas.

Praticidade

A praticidade de um método analítico não pode ser padronizada. Ela depende do objetivo da análise e de requerimentos a ela inerentes, como: disponibilidade de padrões analíticos, de reagentes e de equipamentos a serem usados, do tipo de amostra e dos custos envolvidos. Trata-se de uma característica que deve ser apresentada apenas quando se tratar de metodologia analítica nova, isto é, que não tenha referência em farmacopeias ou que não tenha sido validada por agências nacionais e internacionais ligadas à análise de resíduos de produtos veterinários.

As seguintes exigências mínimas devem ser cumpridas:

- O método deve empregar padrões, reagentes e equipamentos disponíveis comercialmente
- O método deve ter condições de ser desenvolvido por analistas treinados e, de preferência, não empregar substâncias químicas que possam ser prejudiciais aos mesmos
- O método deve promover a condução de um número razoável de determinações em um período também razoável de tempo.

Aplicabilidade

Refere-se à comodidade e à facilidade do uso de um método analítico de acordo com sua descrição ou empregando-se pequenas variações em relação à mesma. Tratando-se de análise de resíduos de princípio(s) ativo(s) de produtos veterinários em alimentos, é necessário que o método analítico tenha aplicabilidade, isto é, que possibilite, com certa facilidade e/ou comodidade, a caracterização de valores residuais que variem em torno dos LMR estabelecidos para eles.

■ Requerimentos específicos da parte estatística

Deve-se calcular o momento em que 95% dos animais tenham quantidades de resíduos abaixo dos valores de LMR estabelecidos para seus tecidos e produtos. Emprega-se, para isso, um procedimento estatístico que envolve o estabelecimento de um limite de tolerância de 95%. A Figura 40.5 ilustra o procedimento usado pelo JECFA do *Codex alimentarius* para este tipo de estudo. Especificamente, a figura mostra a depleção do resíduo marcador de um produto veterinário em tecidos-alvo provenientes de animais tratados; é importante que se note nessa figura que o LMR é um ponto na curva correspondente ao limite superior da depleção (com 95% de confiança) e não naquela que representa os valores médios da reta de regressão.

Neste sentido, existem programas computacionais especialmente desenvolvidos pelos especialistas da EMEA ou do *Codex alimentarius* da FAO/OMS para calcular o período de carência. Na ausência deles, no entanto, pode-se construir a reta de regressão correspondente à depleção dos resíduos do(s) princípio(s) ativo(s) do produto veterinário e, empregando-se interpolação gráfica ou a equação da reta, calcular o momento em que a reta representativa do LMR da substância química naquele tecido cruza o limite superior da reta de regressão construída para a depleção de resíduos.

É relevante ter em mente que devem ser construídas várias retas de regressão: uma para cada princípio ativo do produto veterinário em cada tecido/alimento da cesta básica (músculo, fígado, rins e pele/gordura, leite e ovos). Desta maneira, devem ser obtidos vários períodos de carência para cada um dos princípios ativos em análise (um para cada tecido). O maior valor de carência encontrado deve ser usado para definir o período de carência do produto veterinário. O Quadro 40.12 exemplifica esta questão para um produto veterinário fictício à base de clortetraciclina, sulfametazina e trimetoprima. De sua análise, depreende-se que o maior valor encontrado para o período

Quadro 40.11 Parâmetros a serem considerados quando da análise da robustez de metodologias empregadas nos estudos de depleção residual para determinação do período de carência de produtos veterinários.

Condição	Parâmetros
Preparo das amostras	Estabilidade das soluções analíticas
	Tempo de extração
Espectrofotometria	Variação do pH da solução
	Temperatura
	Diferentes fabricantes dos solventes
Cromatografia líquida	Variação do pH da fase móvel
	Variação na composição da fase móvel
	Diferentes lotes ou fabricantes de colunas
	Temperatura
	Fluxo da fase móvel
Cromatografia gasosa	Diferentes lotes ou fabricantes de colunas
	Temperatura
	Velocidade do gás de arraste

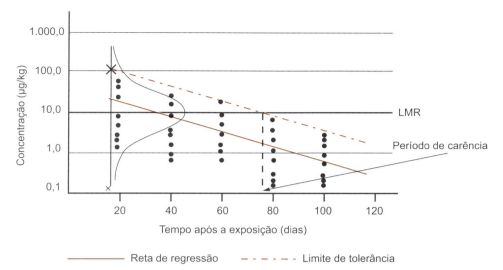

Figura 40.5 Depleção do resíduo marcador de um produto veterinário em matriz (músculo, fígado, rins, gordura, leite ou ovos) proveniente de animais tratados com o mesmo. Note que o período de carência corresponde à interseção da reta representativa do LMR com o limite superior da reta de regressão.

de carência foi de 13 dias, correspondente aos resíduos de sulfametazina no fígado de suínos; este, portanto, deve ser o período de carência a ser recomendado para o produto veterinário.

No entanto, e de acordo com critérios internacionais, somente é possível calcular o período de carência para um produto veterinário empregando-se regressão linear quando existem, no mínimo, 3 pontos de abate distintos com, no mínimo, 3 animais apresentando concentrações diferentes de resíduos/ponto; concentrações que precisam ser, necessariamente, maiores que o LD da metodologia analítica; e quando todas as premissas de homogeneidade das variâncias, linearidade da linha de regressão e normalidade dos erros forem cumpridas. Quando uma destas premissas não estiver presente, recomenda-se a aplicação de um método alternativo de cálculo do período de carência. Especificamente, recomenda-se usar o 1º ponto de abate em que as concentrações de resíduos de todos os animais estiverem abaixo do LMR, adicionando-se a essa estimativa um intervalo de confiança de 30% de dias a mais (EMEA/CMVP/036/95 – FINAL, 1996).

Níveis residuais abaixo do valor do LQ da metodologia analítica em todos os pontos avaliados nos estudos de depleção de resíduos de um produto veterinário devem ser considerados um indicativo de carência zero para esse produto; essa assertiva, no entanto, somente é válida se a metodologia analítica empregada tiver sido validada; e se essa metodologia tiver sido indicada por agências nacionais ou internacionais de regulamentação como a mais apropriada para analisar os resíduos do princípio ativo daquele produto.

Finalmente, recomenda-se calcular a quantidade máxima real de resíduos do princípio ativo (se for único) ou de cada um dos princípios ativos da formulação (se forem múltiplos) no momento estabelecido como período de carência para este produto veterinário, fazendo-se as necessárias correções (resíduo total/resíduo marcador), de modo a caracterizar o total de resíduos de cada princípio ativo passível de ingestão naquele momento. O Quadro 40.8 mostra o modelo a ser aplicado. Neste caso, porém, os dados da coluna em que se colocaram os LMR propostos devem ser substituídos pelos valores reais de resíduos encontrados para cada princípio ativo no momento estabelecido como de carência. Obtidos estes valores, eles devem ser comparados à IDA/pessoa de 60 kg para cada um dos princípios ativos do produto veterinário, de modo a caracterizar a margem de segurança deste produto para o ser humano. Evidentemente, espera-se que os valores totais de resíduos encontrados sejam menores que a IDA para uma pessoa de 60 kg.

Quadro 40.12 Exemplo de cálculo do período de carência para um produto veterinário destinado a suínos, e que contém 3 princípios ativos: sulfametazina, clortetraciclina e trimetoprima.

Princípio ativo	Tecido	Período de carência* (dias)
Sulfametazina	Músculo	7
	Fígado	13
	Rins	10
	Pele/gordura	10
Clortetraciclina	Músculo	7
	Fígado	7
	Rins	7
	Pele/gordura	2
Trimetoprima	Músculo	7
	Fígado	7
	Rins	7
	Pele/gordura	2

*Momento em que a reta representativa do LMR corta o limite superior da reta de regressão construída para a depleção residual dos princípios ativos do produto veterinário.

Bibliografia

Andrade A, Pinto SC, Oliveira RS. Animais de laboratório – criação e experimentação. Rio de Janeiro: Fiocruz, 2002.

Anvisa, Agência Nacional de Vigilância Sanitária. Guia para validação de métodos analíticos e bioanalíticos. Resolução RE 899 de 29/5/03. Diário Oficial da União, 2 de junho de 2003.

APVMA, Australia. Analytical methods for veterinary drug residue. In: Residue guideline 26, 2007. pp. 9-15. Disponível em: http://www.apvma.gov.am/publications/guidelines/rql_26.php#typesofanalyticalmethods. Acessado em 05/05/14.

Brasil. Ministério da Agricultura, Pecuária e Abastecimento. Guia para validação de métodos analíticos e controle de qualidade interna das análises de monitoramento do plano nacional de resíduos e contaminantes – PNCRC animal. Instrução Normativa nº 24 de 14 de julho de 2009.

Brasil. Ministério da Agricultura, Pecuária e Abastecimento. Instrução Normativa nº 26 de 9 de julho de 2009. Disponível em: http://sistemasweb.agricultura.gov.br/sislegis/action/detalhaAto.do?method=gravarAtoPDF&tipo=INM&numeroAto=00000026&seqAto=000&valorAno=2009&orgao=MAP&codTipo=&desItem=&desItemFim=. Acesso em 05/05/14.

Brasil. Ministério da Agricultura Pecuária e Abastecimento. Manual de garantia da qualidade analítica. Ministério da Agricultura Pecuária e Abastecimento. Secretaria de Defesa Agropecuaria. Brasília: MAPA/ACS, 2011.

Casarett LJ, Doull I. Toxicology – The basic science of poisons. 6 ed. New York: Pergamon Pres Inc., 2002.

Cernicglia CE, Kotarski S. Evaluation of veterinary drug residues in food for their potencial to affect human intestinal microflora. Regul Toxicol Pharmacol. 1999; 29:238-61.

Dietert RR, Holsapple MP. Methodologies for developmental immunotoxicology (DIT) testing. Methods. 2007; 41:123-31.

Echobion DJ. The basis of toxicology testing. Boca Raton, FL: CRC press, 1992.

EMEA. Development and validation of a proposed regulatory analytical method. In: Notice to applicants and Guideline Veterinary Medical Products. The rules governing medical products in the European Union. 8, 2005, 68-75.

EMEA. Position paper on requirements for LOQ/MRL ratio. EMEA/CVMP/274/96.

EMEA. Statistical approach to the establishment of withdrawal periods. EMEA/CVMP/036/95.

EMEA/CMVP. Note for Guidance. Approach towards harmonization of withdrawal periods. EMEA/CMVP/036/95.

EU. European Commission Decision 2002/657/EC. Implementing Council Directive 96/23/EC concerning performance of analytical methods and the interpretation of results. Oficial Journal of the European Communities, 2002. pp. 221-8.

FAO. Doramectin. In: Residues of some veterinary drugs in animals and foods. FAO Food and Nutrition Paper. 1996; 41: 85-98.

FAO. Moxidectin. In: Residues of some veterinary drugs in animals and foods. FAO Food and Nutrition Paper. 1996; 41: 107- 24.

FAO/WHO. General criteria for the selection of methods of analysis. In: Procedural Manual, *Codex alimentarius* Commission, 2005. pp. 72-82.

FAO/WHO. Muestreo para el control de residuos de medicamentos veterinarios en productos carnicos. In: *Codex alimentarius*, Residuos de medicamentos veterinarios en los alimentos. 2 ed. 1995. pp. 35-45.

FAO/WHO. New procedure for establishing chronic dietary intakes. In: Evaluation of certain veterinary drug residues in food. Report of the 66th Meeting of the Joint Expert Committee on Food Addictives (JECFA), 2006. pp. 15-6.

FAO/WHO. Procedures for recommending maximum residue limits – residue of veterinary Drugs in food. Rome: FAO/WHO, 2000.

FAO/WHO. Updating the principles and methods of risk assessment: MRL for pesticides and veterinary drugs. Rome, FAO/WHO, 2006.

FDA. General principles for evaluating the safety of compounds used in food-producing animals. Disponível em: http://www.fda.gov/cvm.

FDA. Guidance for approval of a method of analysis for residues. In: US/FDA Guidance to Industry, 2006. pp. 17-21.

FDA. Guideline for establish a withdrawal period. Disponível em: http://www.fda.gov/cvm. Acesso em 05/05/14.

Huber L. Validation and qualification in analytical laboratories. Boca Raton, FL: Interpharm/CRC Press, 1998.

Hutchinson D, Garden C. Golden GCP rules for veterinary studies. Guildford, Surrey: Canary Publications, 2001.

Inmetro, Instituto Nacional de Metrologia, Normalização e Qualidade Industrial. DOQ-CGCRE-008. Orientação sobre Validação de Métodos de Ensaios Químicos. Rio de Janeiro: Inmetro, 2007. Rev. 02.24p.

Lu FC. Basic toxicology fundamentals, target organs and risk assesment. 2 ed. Nova Iorque: Hemisphere Publishing, 1991.

Righi DA, Palermo-Neto J. Avaliação de toxicidade. In: Spinosa HS, Górniak SL, Palermo-Neto J, eds. Toxicologia aplicada à medicina veterinária. São Paulo: Manole, 2008. pp. 41-67.

Sonich-Mullin C, Fielder R, Wiltse J et al. IPCS conceptual framework for evaluating a mode of action for chemical carcinogenesis. Regul Toxicol Pharmacol. 2001; 34:146-52.

Thompson M, Ellison SL, Wood R. Harmonized guidelines for single laboratory validation of methods of analysis. Pure Appl Chem. 2002; 74:150-60.

VICH. Guideline 9. Good Clinical Practice. The European Agency for Evaluation of Medical Products – EMEA, Veterinary Medicines and Information Technology Unit. CVPM/VICH/595/98Final. London, 2000.

VICH. Guideline GL 48. Studies to evaluate the metabolism and residues kinetics of veterinary drugs in food-producing animals: marker residue depletion studies to establish product withdrawal periods, 2009. Disponível em: http://www.vichsec.org. Acesso em 05/05/14.

VICH. Guideline 49. Validation of analytical methods used in residues depletion studies, 2009. Disponível em: http://www.vichsec.org. Acesso em 05/05/14.

Westlake WJ. Bioavailability and bioequivalence of pharmaceutical formulations. In: Peace KE, ed. Biopharmaceutical statistics for drug development. Nova Iorque: Marcel Decker, 1988. pp. 329-52.

WHO. Chlortetracycline and tetracycline. In: Toxicological evaluation of certain veterinary drugs in food. WHO International Programme on Chemical Safety. WHO Food Additives Series. 1996; 36: 85-117.

WHO/GEMS/Food. Report of the 4th International Workshop on Total Diet Studies. Beijing, 2006. Disponível em: http://www.who.int/foodsafety/publications/chem/TDS_Beijing_2006_en.pdf. Acessado em 27 de janeiro de 2013.

WHO. Flumequine. In: Toxicological evaluation of certain veterinary drugs in food. WHO International Programme on Chemical Safety, WHO Food Additives Series. 1994; 33:85-8.

WHO. Pirlimycin. In: Toxicological evaluation of certain veterinary drugs in food. WHO International Programme on Chemical Safety, WHO Food Additives Series. 2005; 53: 97-118.

WHO. Ractopamine. In: Toxicological evaluation of certain veterinary drugs in food. WHO International Programme on Chemical Safety, WHO Food Additives Series. 2005; 53:119-64.

41
Resistência Bacteriana

Ricardo Titze de Almeida, João Palermo-Neto e Helenice de Souza Spinosa

▶ Introdução

O uso de antimicrobianos em animais de produção tem motivado discussões intensas quanto aos potenciais riscos que este manejo traria à saúde do consumidor final destes alimentos, ou seja, o ser humano. Há argumentos fortes e consistentes de quem se posiciona a favor ou contra o uso dos antimicrobianos em animais produtores de alimento, mas, felizmente, estas discussões vêm progressivamente cedendo espaço para a construção de propostas consensuais para contenção da resistência, envolvendo agências internacionais que representam a saúde humana e animal.

Há, basicamente, dois focos de questionamento quanto ao uso de antimicrobianos em animais de produção: resíduos de antimicrobianos – "Os eventuais resíduos destas substâncias químicas presentes nos alimentos, como a carne de bovinos, suínos ou frangos, o leite ou ovos poderiam ser prejudiciais à saúde do consumidor?"; e resistência bacteriana – "O uso de antimicrobianos nos animais de produção poderia contribuir para o aumento da resistência bacteriana aos antimicrobianos de uso humano?".

Quanto à primeira questão, o emprego de antimicrobianos em animais de produção pode, de fato, acarretar resíduos dos mesmos ou de seus metabólitos nos respectivos produtos e estes serem prejudiciais à saúde, conforme foi abordado no *Capítulo 40*. Cabe destacar que a simples presença de uma substância química em um alimento não possibilita, *per se,* qualquer compreensão do risco que ela possa ter para a saúde daqueles que a ingiram em quantidades residuais. É necessário determinar o resíduo detectado, a metodologia analítica e a quantidade presente no alimento. Ou seja, se a toxicidade de uma substância química pode ser experimentalmente determinada, então o risco da ingestão de resíduos de antimicrobianos pode ser cientificamente determinado por metodologias validadas internacionalmente. O principal organismo de normatização é o *Codex alimentarius*, ligado à Food and Agriculture Organization/Organização Mundial da Saúde (FAO/OMS). A partir destas metodologias científicas, é possível calcular a ingestão diária aceitável (IDA) de um produto veterinário, os limites máximos de resíduos (LMR) desta substância química em tecidos e produtos provenientes de animais tratados com o mesmo e os períodos de carência, que devem ser cumpridos antes do abate dos animais, de modo a manter os níveis residuais do produto veterinário abaixo dos valores fixados como LMR (ver *Capítulo 40*).

Além disso, as análises de risco realizadas com antimicrobianos incluem, necessariamente, uma avaliação dos efeitos destas substâncias químicas sobre a biota do trato gastrintestinal (TGI) humano, conforme descrito no *Capítulo 40*. De modo geral, estes estudos são conduzidos *in vitro*, determinando-se a concentração inibitória mínima 50% (CIM50) do antimicrobiano sobre as espécies bacterianas mais representativas do TGI humano e mantidas em cultura. Também podem ser realizados *in vivo*, utilizando-se de modelos animais de biota humana ou com a participação de voluntários. Determinadas as CIM50, busca-se a mediana ou a moda dos resultados obtidos, empregando-se este dado para o cálculo da IDA e, consequentemente, dos LMR e do período de carência para o antimicrobiano em estudo. A lógica destes estudos pressupõe que, em concentrações abaixo deste valor de LMR, o antimicrobiano não tenha qualquer possibilidade de produzir reações adversas ou de interferir na biota do TGI humano, incluindo-se aqui os efeitos decorrentes de uma pressão de seleção, isto é, a possibilidade de selecionar formas de resistência bacteriana.

No relativo à segunda questão, os antimicrobianos são amplamente usados para tratamento e prevenção de doenças infecciosas humanas ou animais, o que tem contribuído para o aumento da resistência bacteriana. O emprego de antimicrobianos em animais de produção, neste sentido, tem sido objeto de muitas discussões em inúmeras reuniões científicas. Até o presente momento, não é possível estabelecer uma relação causal e definitiva entre o uso de antimicrobianos em animais de produção e o aumento da resistência em bactérias que causam infecção no ser humano, o que torna esta questão objeto de imensa polêmica nos meios científicos e leigos, sejam nacionais ou internacionais. Entretanto, a resistência em bactérias de origem veterinária e com potencial zoonótico, como *Salmonella*, *Campylobacter* e *Escherichia coli*, é objeto de intensa preocupação e tem projetado ações de controle. Para fins de fundamentação do tema, são apresentados, a seguir, uma brevíssima conceituação do tema resistência microbiana, os tipos de resistência, os mecanismos e também aspectos da genética microbiana que dão sustentação ao surgimento deste fenômeno biológico.

▶ Conceitos e abrangência

Foi comentado no *Capítulo 7* que a resistência bacteriana é uma das causas do insucesso da terapia antimicrobiana. De fato, a resistência bacteriana é o fenômeno biológico que promove, aos microrganismos, a capacidade de multiplicação ou persistência na presença de níveis terapêuticos do antimicrobiano em questão. A abrangência do termo *bactéria resistente*, por sua vez, pode ser mais bem compreendida se for analisada, por exemplo, a partir da visão de diferentes áreas do conhecimento, como se segue:

- *Visão clínica*: a infecção não é mais controlada, pois a bactéria sobrevive à antibioticoterapia
- *Visão farmacológica*: o antimicrobiano, mesmo atingindo níveis adequados nos diversos compartimentos orgânicos, não é efetivo, pois o seu mecanismo de ação está prejudicado
- *Visão microbiológica*: linhagens de bactérias resistentes apresentam CIM superior àquela normalmente encontrada em sua espécie. Entenda-se CIM como a menor concentração de um agente antimicrobiano capaz de prevenir o crescimento visível de um microrganismo em meios de cultura para testes de sensibilidade

- *Visão molecular*: a bactéria resistente apresenta genes que codificam proteínas envolvidas em mecanismos moleculares que prejudicam a ação dos antimicrobianos
- *Visão evolutiva*: a bactéria resistente apresenta material genético que lhe confere vantagem competitiva e que garante a sobrevivência e a proliferação de sua linhagem na presença do antimicrobiano, condição normalmente limitante para os indivíduos sensíveis desta população.

▸ Tipos de resistência

A resistência bacteriana é classificada em *natural* ou intrínseca, quando decorre de uma propriedade comum aos microrganismos da espécie, e em *adquirida*, nos casos em que é resultante da aquisição de mecanismos normalmente ausentes na população de bactérias daquela espécie. A resistência de bacilos gram-negativos (*Escherichia coli*, *Proteus*) à penicilina G é exemplo bem conhecido de resistência natural. Tais bactérias sintetizam enzimas que inativam este antibiótico (betalactamases) e apresentam envoltórios que dificultam o acesso desta penicilina ao seu alvo. Com relação a este mesmo antibiótico, a maioria das cepas de *Staphylococcus aureus* não apresentava, a princípio, resistência; porém, já nos primeiros anos que se seguiram à sua utilização, foram detectadas linhagens resistentes a este antibiótico betalactâmico. Introduziu-se, assim, a meticilina (penicilina semissintética) para antibioticoterapia de *S. aureus* resistentes à penicilina G. Em pouco tempo, detectaram-se linhagens de *S. aureus* resistentes à meticilina, que foram denominadas *methicillin-resistant S. aureus* (MRSA). A resistência de *S. aureus* aos antibióticos betalactâmicos é um exemplo clássico e importante de resistência adquirida. A seguir, são comentados os mecanismos genéticos que tornam possível que as bactérias adquiram e transferiram a outras bactérias os genes que carregam a mensagem para a resistência microbiana e as consequências disto no metabolismo do microrganismo.

▸ Mecanismos genéticos de aquisição e transferência de resistência

As bactérias podem adquirir resistência devido a mutações cromossômicas ou, mais frequentemente, por intermédio de aquisição de material genético: a denominada transferência de genes de resistência (transferência horizontal). Neste caso, os genes de resistência podem ser transferidos por 4 mecanismos principais: transformação, transdução, conjugação e transposição.

Na transferência de genes por *transformação*, fragmentos de DNA exógeno contendo gene de resistência, livres no ambiente, são captados pela bactéria. Posteriormente, este material genético pode ser incorporado de modo estável no genoma da bactéria ou em elementos genéticos extracromossômicos móveis, como os plasmídios (Figura 41.1). A aquisição do gene de resistência à penicilina PBP2 pelos estreptococos é exemplo de resistência adquirida por transformação.

Na transferência por *transdução*, o DNA é incorporado por um vírus bacteriano denominado bacteriófago e, então, é transferido para outra bactéria. Apesar de não ser considerado um mecanismo importante, a transferência do gene de resistência da betalactamase pode ser feita por transdução nos estafilococos (Figura 41.2).

A transferência de resistência por *conjugação*, por sua vez, requer o contato físico entre duas células bacterianas (ponte citoplasmática), denominadas doadoras e receptoras. Após este contato, os genes de resistência contidos em plasmídios são transferidos entre as bactérias, de maneira que a célula doadora mantenha algumas cópias dos plasmídios e a célula receptora, após receber tal material genético, torne-se uma doadora em potencial (Figura 41.3).

Além de os plasmídios desempenharem papel importante na veiculação da resistência, um segundo tipo de elemento genético extracromossômico merece destaque: o transpóson, responsável pela transferência por *transposição*. Transpósons são sequências curtas de DNA que podem ser transferidas entre plasmídios, entre plasmídios e o cromossomo bacteriano ou vice-versa. Além disso, podem mover-se ou mesmo

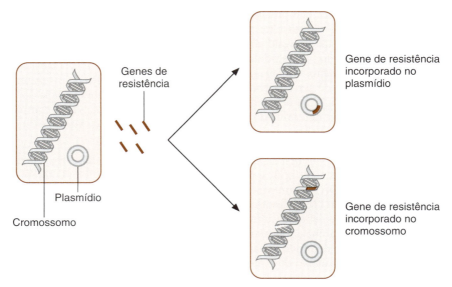

Figura 41.1 Transferência de genes de resistência por transformação. Os fragmentos de DNA exógeno, livres no ambiente, são captados pela bactéria, sendo incorporados de modo estável no genoma da bactéria ou em elementos genéticos extracromossômicos móveis, como os plasmídios.

replicar-se no cromossomo bacteriano independentemente da divisão binária do microrganismo (Figura 41.4). Um exemplo importante é o transpóson Tn1546 que codifica a resistência de enterococos à vancomicina.

▶ Consequências da aquisição de resistência no metabolismo do microrganismo

Foi citado anteriormente que a resistência adquirida é um fenômeno biológico que promove às bactérias persistência ou multiplicação na presença de níveis terapêuticos do antimicrobiano. Citou-se também que esta informação situa-se no DNA de diferentes elementos genéticos, que irão codificar proteínas com papéis na resistência microbiana, ou seja, proteínas responsáveis pelos mecanismos de resistência. A seguir, são comentadas quais as principais consequências da aquisição de resistência no metabolismo do microrganismo, explicando como as bactérias conseguem sobreviver ou se multiplicar na presença de determinado antimicrobiano.

As principais consequências da aquisição de resistência aos antimicrobianos são: inativação enzimática; alteração do seu alvo celular; e redução do nível intracelular do antimicrobiano.

A inativação enzimática consiste na atuação de enzimas bacterianas sobre o antimicrobiano, como ocorre em S. aureus produtores de enzimas betalactamases (penicilinase e cefaloporinase) que hidrolisam o anel betalactâmico de penicilinas

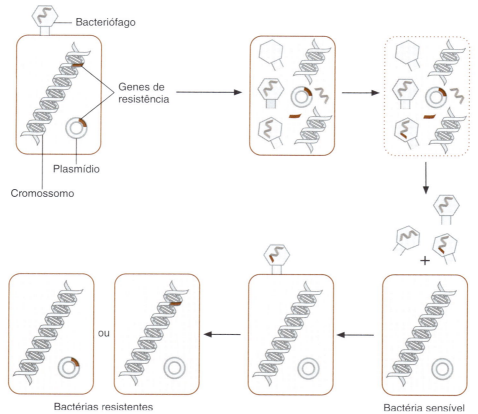

Figura 41.2 Transferência de genes de resistência por transdução. O bacteriófago introduz seu material genético na bactéria com gene de resistência; esta se desorganiza e possibilita a replicação do bacteriófago. A bactéria desintegra-se, liberando no meio os bacteriófagos, inclusive aquele com gene de resistência. Esse bacteriófago entra em contato com uma bactéria sensível, introduzindo nela o gene de resistência. O gene de resistência é, então, incorporado de modo estável no genoma da bactéria ou no plasmídio.

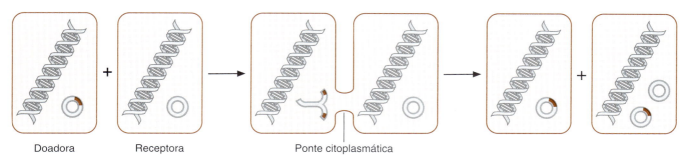

Figura 41.3 Transferência de genes de resistência por conjugação. Para a conjugação ocorrer, deve-se estabelecer uma ponte citoplasmática entre as bactérias doadora (resistente ao antimicrobiano) e receptora (sensível ao antimicrobiano) para a troca de material genético. O gene de resistência presente no plasmídio é, então, duplicado e transferido para a bactéria receptora.

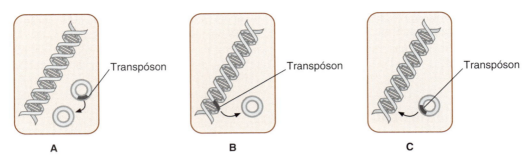

Figura 41.4 Transferência de genes de resistência por transposição, com a participação de transpósons. Transpósons são sequências curtas de DNA que podem ser transferidas entre plasmídios (**A**), entre o cromossomo e o plasmídio bacteriano (**B**) ou vice-versa (**C**); também podem mover-se ou mesmo replicar-se no cromossomo bacteriano independentemente da divisão binária do microrganismo.

e cefalosporinas. Com a quebra do anel betalactâmico, penicilinas e cefalosporinas perdem a capacidade de impedir a síntese da parede celular bacteriana, ou seja, o mecanismo de ação do antibiótico foi prejudicado. Outro exemplo de modificação enzimática é aquele ligado a alterações induzidas no local de ação dos antimicrobianos. Assim, por exemplo, o gene codificador de resistência produz enzimas que modificam a estrutura da canamicina por N-acetilação, O-fosforilação ou ainda O-adenilação; estas alterações reduzem a afinidade do antimicrobiano pelo RNA ribossomal bacteriano, o que confere resistência, pois a bactéria consegue manter a síntese de proteínas mesmo na presença da canamicina.

A segunda estratégia de resistência consiste em alterar ("camuflar") o alvo do antimicrobiano, mecanismo utilizado, por exemplo, pelos enterococos resistentes à vancomicina. Neste caso, o resíduo de alanina de um precursor da parede celular bacteriana é substituído por lactato, o que reduz a afinidade da vancomicina pelo seu alvo na bactéria, garantindo a síntese da parede celular bacteriana. A resistência à oxacilina em estafilococos também utiliza a mesma estratégia, na medida em que a bactéria altera o alvo do antimicrobiano, fazendo com que este não reconheça a proteína de ligação.

Finalmente, alguns microrganismos apresentam as chamadas bombas de efluxo, que são proteínas capazes de carrear o antimicrobiano para fora da célula bacteriana, reduzindo rapidamente seu nível intracelular; o antimicrobiano, assim, não atinge a concentração necessária para exercer o efeito antimicrobiano. A resistência de estafilococos a antibióticos macrolídios, como a eritromicina, está relacionada com o mecanismo das bombas de efluxo.

Outros mecanismos menos comuns de resistência e que foram relatados para as sulfas incluem variações da via metabólica. Neste caso, a bactéria adota uma via alternativa para produzir um metabólito essencial como o ácido p-aminobenzoico (PABA) e/ou incremento de concentração intracelular deste metabólito (aumentando, por exemplo, seus estoques intracelulares de PABA). O Quadro 41.1 mostra o alvo, a ação e os mecanismos de resistência considerados atualmente como mais relevantes para a resistência aos antimicrobianos.

Resistência microbiana na área de medicina veterinária

A resistência bacteriana é um fenômeno biológico que vem sendo observado desde a introdução dos agentes antimicrobianos nas áreas médica e médico-veterinária, razão pela qual afeta também os animais de produção. Neste sentido, estu-

Quadro 41.1 Antimicrobianos | Mecanismos de resistência bacteriana.

Mecanismo de ação do antimicrobiano	Alvo	Efeito	Mecanismo de resistência
Síntese da parede celular			
Antibióticos betalactâmicos (penicilinas e cefalosporinas)	Transpeptidases e transglicosilases (PBP)	Bloqueio da atividade de enzimas responsáveis pelas ligações cruzadas dos peptidoglicanos da parede celular	Betalactamases, PBP mutantes
Vancomicina	Terminação d-Ala-d-Ala dos precursores da parede celular	Sequestro do substrato necessário para a ligação cruzada dos peptidoglicanos	Alteração da terminação d-Ala-d-Ala para d-Ala-d-Lac ou d-Ala-d-Ser
Síntese proteica			
Macrolídios (eritromicina)	Peptidiltransferases, ribossomo	Bloqueio da síntese proteica	Metilação do RNA ribossomal, efluxo do antimicrobiano
Tetraciclinas	Peptidiltransferases	Bloqueio da síntese proteica	Efluxo do antimicrobiano
Aminoglicosídios	Peptidiltransferases	Bloqueio da síntese proteica	Modificação enzimática do antimicrobiano
Oxazolidinonas (antimicrobianos de uso experimental)	Peptidiltransferases	Bloqueio da síntese proteica	Sob investigação
Replicação/reparo do DNA			
Fluorquinolonas	DNA-girase	Bloqueio da replicação do DNA	Mutações da DNA-girase

PBP = proteínas de ligação da penicilina.

dos recentes mostram aumento considerável na proporção de microrganismos resistentes, o que revela o agravamento do problema para alguns antimicrobianos e para determinadas espécies de animais de produção, conforme comentado a seguir. São exemplos desta afirmação o uso médico de cefalosporinas de 3ª geração e o surgimento de resistência em *S. aureus* e em bacilos gram-negativos e, também, o uso de fluorquinolonas e a respectiva resistência em *Streptococcus pneumoniae*. Na área veterinária, o uso de avoparcina como promotor de crescimento exerceu pressão seletiva para enterococos resistentes à vancomicina (*vancomycin-resistant enterococci*, VRE). Na área médica, por sua vez, a utilização de vancomicina e de cefalosporinas de 3ª geração teve igual impacto sobre os VRE. A redução do uso do antimicrobiano naturalmente resulta em redução da ocorrência de linhagens resistentes. Porém, a restrição de uso é sempre complexa, uma vez que, ao se reduzir o uso de determinada classe de antimicrobiano, automaticamente se está aumentando o uso de outra e a resistência, consequentemente, pode emergir para esta 2ª classe. Tal fato poderia explicar, por exemplo, a incidência de infecções por *Pseudomonas aeruginosa* resistentes ao imipeném, cujo uso foi aumentado em substituição às cefalosporinas de 3ª geração, após a verificação de que as mesmas estariam selecionando *Klebsiellas* produtoras de betalactamases de espectro ampliado (*extended-spectrum beta-lactamases,* ESBL).

Neste contexto, a possibilidade de que antimicrobianos usados em animais de produção selecionem bactérias resistentes e que possam comprometer a terapêutica de doenças infecciosas nos animais é de extrema importância. Quanto à saúde humana, microrganismos que adquirirem resistência e estiverem no TGI de aves, por exemplo, poderiam contaminar alimentos provenientes destes animais, representando um risco aos consumidores. O presente tópico aborda o tema da resistência bacteriana no âmbito dos animais produtores de alimentos, com base em informações da literatura científica nacional e internacional disponível no momento sobre este assunto.

Inicialmente, cabem considerações sobre esta classe de medicamentos com características bastante peculiares, os antimicrobianos. De fato, eles apresentam diferenças marcantes com medicamentos de outros grupos, que se iniciam na farmacodinâmica. Ao contrário dos demais medicamentos, que modificam funções fisiológicas, os antimicrobianos atuam sobre os microrganismos, protegendo os hospedeiros. Em segundo lugar, o emprego clínico deste grupo farmacológico exige de quem o faz uma abordagem coletiva: deve-se considerar que as mudanças na biota de um único indivíduo do rebanho, após uma terapia antimicrobiana, podem ser transmitidas aos demais. Assim, o benefício que a medicação antimicrobiana pode oferecer a um indivíduo deve ser confrontado com o risco de toda uma população. Um terceiro aspecto está ligado à efetividade clínica; os demais medicamentos normalmente não perdem sua ação com o passar dos anos. Em geral, são substituídos apenas quando novas moléculas mais eficazes, seletivas ou com menos efeitos adversos são desenvolvidas. Os antimicrobianos, ao contrário, podem perder rapidamente a efetividade, caso os microrganismos adquiram resistência, fenômeno que pode ocorrer simultaneamente para antimicrobianos do mesmo grupo (resistência cruzada), ou de grupos diferentes. Esta circunstância somente seria suplantada caso a indústria farmacêutica desenvolvesse novas gerações de antimicrobianos ou mesmo novos grupos de antimicrobianos, em uma velocidade que superasse a do surgimento de resistência, o que é inviável visto que estes processos demandam tempo e grandes investimentos. Finalmente, o uso de antimicrobianos no âmbito da medicina veterinária tem uma peculiaridade única, a de serem utilizados, também, para melhorar o desempenho de animais produtores de alimento. São os aditivos zootécnicos melhoradores de desempenho, comumente referidos como "promotores de crescimento".

Como já comentado, é consenso internacional que o uso de antimicrobianos em seres humanos, em animais, plantas ou até mesmo em processamento de alimentos pode contribuir para a resistência microbiana. Deve-se salientar, entretanto, que o surgimento e a própria magnitude da resistência variam em função do microrganismo que está sob a pressão seletiva, do antimicrobiano e, também, do hospedeiro. Aqui residem importantes diferenças entre o uso de antimicrobianos na área médica e na área veterinária, particularmente quando se utilizam sistemas de produção envolvendo confinamento de animais, como é o caso da avicultura. Vivem no mesmo ambiente alto número de animais de mesma linhagem, idade e perfil imunológico, criados sob iguais condições de manejo, compartilhando bebedouros e comedouros. Este conjunto de fatores de risco é de extrema importância do ponto de vista sanitário, representando sério impacto sobre o manejo de doenças infecciosas, sobre a rentabilidade do agronegócio e, finalmente, sobre a qualidade do alimento produzido. Assim, diferentemente do que ocorre em medicina, em que se trata o indivíduo doente, nos casos de doenças infecciosas aviárias, por exemplo, a terapêutica antimicrobiana é instituída para toda a população do galpão.

Da mesma maneira, quando são utilizados antimicrobianos como aditivos zootécnicos em avicultura, a pressão seletiva é exercida sobre diferentes linhagens de espécies bacterianas presentes na biota de um grande número de indivíduos. A seleção de variantes resistentes ao aditivo e a transferência dos mesmos entre indivíduos do plantel representa um fato já observado na Europa em estudos sobre resistência bacteriana em granjas de frangos de corte. Neste sentido, já se relatou, também na Europa, que a suspensão do uso de um antimicrobiano usado como aditivo resultou em redução do número de microrganismos resistentes ao mesmo. Também se relatou, nestas circunstâncias, aumento do uso de outros antimicrobianos, que passaram a ser empregados como terapêutica curativa para enfermidades que surgiram e acometeram o TGI dos animais privados do uso de aditivos zootécnicos.

Com base no que está sendo exposto, pode-se compreender melhor o motivo de tamanha celeuma relacionada com os riscos decorrentes do uso de antimicrobianos em animais produtores de alimentos. De fato, e conforme já salientado, esta questão tem motivado a realização de diversas discussões em âmbito nacional e internacional. A primeira destas discussões ocorreu na Inglaterra, em 1969, quando o Comitê Swann, ao analisar surtos de salmonelose, encaminhou uma recomendação no sentido de que os antimicrobianos utilizados como aditivos não deveriam pertencer aos mesmos grupamentos químicos daqueles utilizados com fins terapêuticos nas áreas humana e veterinária. Em 1980, a Academia Nacional de Ciências dos EUA, atendendo a uma solicitação da Food and Drug Administration (FDA), reuniu dados científicos e concluiu que não havia evidências concretas quanto ao possível risco à saúde humana relacionado com o uso veterinário destes aditivos. Depois destas, inúmeras reuniões foram feitas para tratar deste assunto, quer em instituições nacionais como na Agência Nacional de Vigilância Sanitária (Anvisa), no Ministério da Saúde e no Ministério da Agricultura, Pecuária e do Abastecimento (MAPA), quer em outras de foro internacional, como a Office International des Epizooties (OIE), a Organização Mundial para Saúde Animal, a OMS, o *Codex alimentarius* e a FDA. Em todas elas tem-se buscado uma alternativa que torne possível "administrar" esta questão.

▶ Alimentos como veículos de bactérias resistentes

De modo geral, pode-se dizer que os alimentos carreiam potencial para veicular grande número de microrganismos, em sua maior parte inofensivos ao homem. Doenças infecciosas de origem alimentar ocorrem quando bactérias patogênicas do hospedeiro, ou oportunistas, são ingeridas e, posteriormente, superam barreiras orgânicas, como o pH e as enzimas gástricas, o muco, a biota normal do TGI e a ação de leucócitos do sistema imune, podendo causar intoxicação ou infecção. As infecções são a primeira preocupação no que se refere à ingestão de alimentos contaminados com bactérias resistentes, uma vez que a terapia antimicrobiana pode ser ineficaz. De qualquer modo, como mostra a Figura 41.5, a instalação de um processo infeccioso causado por bactérias resistentes não é fato de simples ocorrência. Assim, uma vez selecionada, uma bactéria resistente deverá: contaminar a carcaça durante o processamento, ultrapassar as barreiras que surgem durante a preparação dos alimentos (calor, condimentos etc.), ser consumida pelo ser humano, vencer as barreiras naturais do TGI humano, multiplicar-se e produzir a infecção e, finalmente, resistir aos tratamentos convencionais de maneira a afetar o desfecho clínico da infecção. No entanto, e mesmo assim, esta colonização é possível e já foi relatada. Uma segunda preocupação seria a da transferência de genes de resistência das bactérias de origem animal para aquelas presentes na biota humana.

Os organismos internacionais que representam a saúde humana e a dos animais, a OMS e a OIE, respectivamente, têm proposto a priorização das seguintes bactérias para o monitoramento da resistência em animais de produção: *Salmonella* spp., *Campylobacter* spp. e *Escherichia coli*. São feitos, a seguir, breves comentários a esse respeito.

Consideradas enterobactérias, as salmonelas podem ser isoladas do TGI dos animais e do homem, e também do meio ambiente. A infecção geralmente ocorre após a ingestão de alimentos como carne bovina, frango, ovos ou mesmo água contaminada com fezes humanas ou animais. Enterocolite é o sinal mais frequente desta doença, podendo ocorrer febre, bacteriemia e outras infecções focais, cuja gravidade varia em função do sorotipo da salmonela. *Salmonella tiphymurium* DT104 e *Salmonella newport* são consideradas cepas de grande virulência, e com resistência a vários antimicrobianos.

Outro exemplo de enterobactéria é a *Escherichia coli*, agente comensal presente no TGI dos indivíduos e que pode causar infecções sob condições predisponentes (imunossupressão) ou, também, infectar indivíduos inicialmente sadios, como ocorre, por exemplo, com cepas patogênicas de *Escherichia coli* êntero-hemorrágica (enterohaemorrhagic *Escherichia coli*, EHEC).

Bactérias que pertencem ao gênero *Campylobacter* podem ser isoladas do TGI de frangos, de suínos e de animais de companhia. São consideradas bactérias zoonóticas, como ocorre com as salmonelas. As infecções, geralmente por *Campylobacter jejuni* e por *Campylobacter coli*, ocorrem a partir da ingestão de alimentos, incluindo-se aqui carne de aves, leite cru, ou de água contendo a bactéria. A resistência destes microrganismos aos antimicrobianos do grupo das quinolonas, particularmente enrofloxacino e sarafloxacino, é objeto de intenso debate no cenário internacional atual.

Finalmente, as discussões sobre resistência têm sido direcionadas também sobre os enterococos, patógenos oportunistas que colonizam o TGI do ser humano e dos animais. As espécies de maior interesse são *Enterococcus faecium* e *Enterococcus faecalis*, principalmente após adquirirem resistência à vancomicina, os denominados VRE. De fato, podem causar infecções graves e surtos hospitalares de difícil controle, conforme observado inicialmente em São Paulo e depois em vários estados do Brasil. Algumas investigações epidemiológicas mostraram maior ocorrência de VRE em granjas de frangos e suínos que utilizavam avoparcina como aditivo zootécnico; vale destacar que a avoparcina apresenta estrutura química semelhante à vancomicina (de uso médico). Assim, embora os VRE tenham sido também encontrados em alguns países que nunca usaram a avoparcina como aditivo zootécnico, mas que usavam a vancomicina como medicação humana, alguns países europeus, assim como o Brasil, resolveram adotar uma atitude de precaução em relação ao uso da avoparcina, suspendendo-a como aditivo zootécnico em animais de produção.

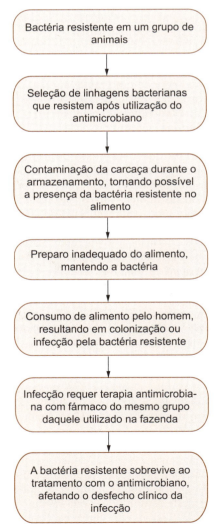

Figura 41.5 Sequência de eventos que podem resultar na aquisição de bactérias resistentes via cadeia alimentar.

O Quadro 41.2 apresenta alguns perfis de resistência bacteriana já relatados para antimicrobianos usados em animais de produção e a respectiva resistência cruzada com medicamentos de uso humano.

▶ Resistência bacteriana em diferentes espécies de animais de produção

O conhecimento sobre a evolução da resistência microbiana torna possível concluir que este fenômeno biológico poderá ocorrer em diferentes espécies de animais de produção. Os padrões de uso de antimicrobianos variam consideravelmente entre estas criações, bem como variam o manejo e a prevalência das doenças infecciosas. Desta maneira, optou-se por apresentar algumas considerações sobre a resistência de microrganismos com potencial zoonótico isolados na produção de aves, bovinos e suínos, sem a pretensão de esgotar um assunto de tal magnitude.

Os principais patógenos zoonóticos isolados de frangos são *Salmonella* e *Campylobacter jejuni* e, em menor extensão, o *Campylobacter coli*. Quanto às bactérias indicadoras, destacam-se *Escherichia coli* e os enterococos. A maioria dos sorovares de *Salmonella* é carreada por frangos sem sinais de doença, e podem ser fontes de doenças em seres humanos. Além disso, esta bactéria é mais frequentemente isolada de carne de frangos, quando comparada com os isolamentos de carnes vermelhas, incluindo-se aqui suínos e bovinos. A resistência bacteriana varia de acordo com o país, o ano de isolamento, o sorovar, a fonte (frango de corte ou de postura) e, obviamente, a molécula do antimicrobiano. Clones dominantes também são responsáveis pela disseminação de padrões de resistência, como ocorre na linhagem multirresistente DT104 de *S. typhimurium*. Outro aspecto que tem sido observado é o de que a resistência é mais frequente em frangos de postura do que em frangos de corte. Quanto às moléculas de antimicrobianos, a resistência às tetraciclinas e à estreptomicina tende a ser relativamente maior, podendo ocorrer isolados resistentes à gentamicina ou ao ciprofloxacino. Quanto ao *Campylobacter*, o frango é considerado a principal fonte de infecção para seres humanos. A resistência também varia entre os países e de acordo com os padrões de uso de antimicrobianos. Quando está presente, a resistência tende a ser maior para as tetraciclinas e pode ocorrer, também, para as fluorquinolonas, como o ciprofloxacino, e para os macrolídios, em destaque a eritromicina. Resistência em *E. coli* isoladas de frango também tem sido relatada. Novamente, a resistência varia de acordo com o país e com a molécula de antimicrobiano; tende a ser relativamente maior para as tetraciclinas, a estreptomicina, a ampicilina e à trimetoprima-sulfametoxazol. A resistência a ciprofloxacino, gentamicina, cloranfenicol é geralmente baixa e, para as cefalosporinas, é ausente.

As infecções bacterianas em *suínos* causam comumente problemas entéricos, respiratórios ou septicêmicos. Quanto às infecções entéricas por *E. coli*, estas costumam acometer animais jovens, às vezes após o desmame, e causam diarreia, desidratação e até mortalidade. Os padrões de resistência variam de acordo com o país, sendo necessário o conhecimento da situação local para a escolha do antimicrobiano. Quanto à *Salmonella*, a maioria do isolados apresenta baixa patogenicidade para suínos. No entanto, a questão zoonótica é preocupante, principalmente devido ao isolamento de espécies patogênicas e com perfil de multirresistência a ampicilina, tetraciclinas e sulfas.

O fenômeno da resistência também tem sido relatado em *bovinos*, e tem sido particularmente observado na bovinocultura de leite. Nesta exploração mais intensiva, o uso de antimicrobianos é maior devido à necessidade de tratamento das mastites infecciosas. Estas doenças da glândula mamária geralmente são causadas por bactérias gram-positivas, mas também podem ter etiologia de gram-negativas. Assim, há relatos de resistência de *Staphylococcus aureus* aos betalactâmicos, cuja prevalência varia de acordo com o país em estudo. A resistência de *Streptococcus* spp. à penicilina, entretanto, mantém-se baixa. Quanto à *Salmonella*, há relatos de resistência em *Salmonella* entérica sorovar Dublin, um sorovar adaptado à espécie bovina.

▶ Propostas consensuais para contenção da resistência bacteriana em animais

Nos últimos anos tem emergido uma forte tendência nos organismos internacionais no sentido de construir propostas consensuais para contenção da resistência, uma vez que o tema é multidisciplinar e de interesse das áreas da saúde humana e animal. Neste sentido, foi publicado em 2004 um documento de conclusão do segundo *workshop* reunindo FAO, OIE e OMS sobre contenção da resistência microbiana no âmbito da medicina veterinária. Neste encontro, foram estabelecidas 8 ações prioritárias. São elas:

- Estabelecer programas de vigilância nacionais sobre o uso não humano de agentes antimicrobianos

Quadro 41.2 Resistência bacteriana já relatada para antimicrobianos utilizados em animais de produção.

Antimicrobiano	Resistência adquirida	Resistência cruzada com antimicrobiano de uso humano
Avilamicina	*Enterococcus faecalis, E. faecium*	Everninomicina
Flavomicina	*E. faecium*	Colistina
Avoparcina	*E. faecium*	Vancomicina
Monesina, salinomicina	Enterococos	—
Tilosina, espiramicina, lincomicina	Pneumococos, coliformes *Staphylococcus aureus, Campylobacter, E. faecium*, *E. faecalis*	Eritromicina
Carbadox/olaquindox	*Escherichia coli*	Quinolonas
Salinomicina/virginamicina	Enterococos	Quinupristina/dalfopristina

- Estabelecer programas de vigilância sobre resistência microbiana em bactérias presentes nos animais e nos alimentos
- Implementar estratégias para prevenir a transmissão de bactérias resistentes de animais para seres humanos via cadeia alimentar
- Implementar os princípios globais para contenção da resistência microbiana em animais produtores de alimento para consumo humano propostos pela OMS, bem como seguir as recomendações da OIE sobre o uso prudente e responsável de antimicrobianos
- Implementar estratégias específicas para prevenir a emergência e a disseminação de bactérias resistentes a antimicrobianos de importância crítica para o ser humano
- Implementar procedimentos de análise de risco necessários para a seleção de opções de gerenciamento do risco
- Aumentar a capacidade dos países, particularmente daqueles em desenvolvimento, de:
    - Conduzir programas de monitoramento de uso de antimicrobianos e de vigilância de resistência
    - Implementar estratégias de contenção da resistência microbiana
    - Implementar processos de avaliação de risco para apoiar as alternativas de gerenciamento de risco
- Conduzir o gerenciamento de risco da resistência microbiana em âmbito internacional.

No ano de 2007 foi realizado um novo encontro de FAO, OIE e OMS na cidade de Roma, com o objetivo de apreciar listas de antimicrobianos de relevância, visando identificar sobreposições entre antimicrobianos utilizados para saúde humana e para saúde animal. O esforço tornaria possível ponderar sobre eventuais riscos à saúde pública e sobre prioridades de gerenciamento de risco em termos de combinações: patógenos humanos, antimicrobianos e espécies de animais. De acordo com o nível de importância de cada molécula, os antimicrobianos de uso veterinário e de uso médico foram classificados em 3 categorias: criticamente importantes, altamente importantes e importantes.

Na área médica, dois critérios foram utilizados para classificação: ser o antimicrobiano a única terapia ou uma das poucas terapias disponíveis para tratar doenças humanas graves; e ser o antimicrobiano útil para tratamento de infecções microbianas adquiridas de fontes não humanas ou no caso de doenças causadas por microrganismos que possam adquirir genes de resistência a partir de fontes não humanas.

Em medicina veterinária, os dois critérios de classificação foram: taxa de respostas situando o antimicrobiano como criticamente importante; e relevância do antimicrobiano para o tratamento de doenças graves e a falta de alternativas terapêuticas. O Quadro 41.3 apresenta a lista dos antimicrobianos considerados criticamente importantes, mostrando clara sobreposição das classes farmacológicas de amiglocosídios, cefalosporinas (3ª e 4ª geração), macrolídios, penicilinas, quinolonas e tetraciclinas entre as áreas médica e médico-veterinária.

Com base no levantamento de importância das moléculas de antimicrobianos, este mesmo encontro apontou 3 classes de antimicrobianos considerados de maior prioridade para o desenvolvimento de estratégias para gerenciamento de risco: quinolonas, cefalosporinas de 3ª e 4ª gerações e macrolídios. Neste mesmo sentido, foram priorizados os seguintes microrganismos: *Salmonella* spp., *Campylobacter* spp. e *Eschericha coli*. É intenção dos organismos internacionais (FAO, OMS,

Quadro 41.3 Antimicrobianos criticamente importantes utilizados nas áreas médica e médico-veterinária.

Antimicrobianos criticamente importantes utilizados em medicina humana	Antimicrobianos criticamente importantes utilizados em medicina veterinária
Aminoglicosídios; cefalosporinas – 3ª e 4ª gerações; macrolídios; penicilinas – naturais, aminopenicilinas e antipseudomônicas –; quinolonas; tetraciclinas (apenas tigeciclina); ansamicinas; carbapenêmicos; glicopeptídios; oxazolidinonas; estreptograminas; medicamentos utilizados unicamente para tratamento de tuberculose e outras micobacterioses	Aminoglicosídios; cefalosporinas – 3ª e 4ª gerações; macrolídios; penicilinas; quinolonas; tetraciclinas; fenicóis; sulfas

OIE) propor análises de risco como estas, bem como os procedimentos básicos para manejo e comunicação do risco de resistência bacteriana até o final de 2011.

▶ Análise de risco

Foi exposto que algumas espécies de bactérias presentes em animais produtores de alimento representam maior preocupação quanto à possibilidade de causarem infecções em seres humanos. Torna-se necessário avaliar, portanto, qual o potencial risco à saúde humana decorrente do uso de determinado antimicrobiano nos animais de produção. Esta resposta pode ser alcançada por intermédio de processo que recebe a denominação de análise de risco e contempla, assim, ações de avaliação, gerenciamento e comunicação do risco (Figura 41.6), sobre as quais são feitas, a seguir, breves considerações.

A primeira etapa consiste em avaliar o potencial risco à saúde humana relacionado com o uso veterinário de determinado antimicrobiano. Risco, neste caso, seria representado pela perda de eficácia de antimicrobianos de uso humano em decorrência do uso veterinário de molécula capaz de desencadear resistência aos antimicrobianos. Desta maneira, há, inicialmente, identificação e caracterização do perigo, ou seja, define-se a bactéria que constitui o risco e as consequências da doença por ela causada, em termos de gravidade e de recursos terapêuticos, estimando-se as taxas de letalidade, morbidade e mortalidade relacionadas. Verificam-se, também, o nível de exposição das pessoas, o nível de contaminação dos alimentos e as formas de comercialização e consumo.

Com base nas informações geradas nesta primeira etapa, inicia-se a fase de gerenciamento do risco. São propostas ações para sua redução que incluem, por exemplo, instruções para o uso prudente do antimicrobiano, restrições de uso ou mesmo revogação de registro. O impacto resultante da implementação dessas medidas é avaliado, possibilitando redirecionamento de ações visando melhor administrar o risco.

A comunicação do risco, terceira etapa do processo, é, então, desencadeada. Visa transmitir informações relativas ao próprio processo de análise de risco, promovendo um intercâmbio de conhecimentos que busca conscientizar os indivíduos quanto ao risco em questão.

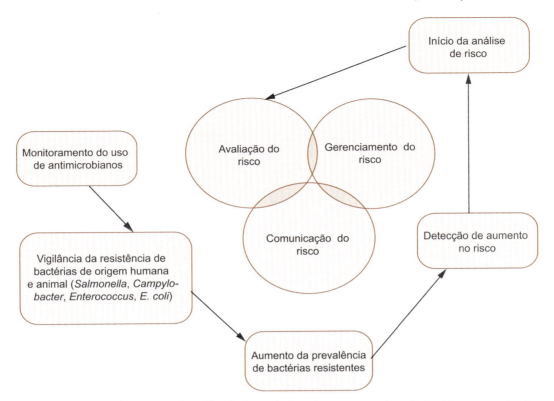

Figura 41.6 Etapas do processo de análise de risco relacionadas com o uso de antimicrobianos em animais.

Cabe destacar que o sucesso de um processo de análise de risco implica a execução organizada das etapas de avaliação, gerenciamento e comunicação do risco, pois cada uma delas irá gerar informações necessárias para a execução das demais. Além disso, é de grande importância manter investigações permanentes sobre o volume de uso de antimicrobianos e sobre a prevalência da resistência microbiana, de modo a identificar o foco de ação do processo de análise de risco, em termos de espécie animal, microrganismo e antimicrobiano.

No encontro de 2007, na cidade de Roma, especialistas da FAO, OIE e OMS avaliaram antimicrobianos utilizados nas áreas médica e veterinária. Nesse mesmo encontro, foram avaliados critérios para priorização de estudos de análise de risco sobre a combinação de três enfoques: *commodities* da espécie de animal, agente antimicrobiano e patógeno transmitido via cadeia alimentar. Desta maneira, foram consideradas relevantes as seguintes questões:

- O antimicrobiano utilizado em medicina veterinária é o tratamento de escolha para infecções alimentares de seres humanos?
- Qual a incidência da infecção alimentar?
- Qual a gravidade da infecção alimentar?
- O agente antimicrobiano é um tratamento usual para o patógeno em questão?
- Em quais espécies de animais o agente antimicrobiano é utilizado?
- Qual o volume utilizado e qual a via de administração empregada?
- Existem dados de monitoramento sobre resistência microbiana?
- Qual a frequência de utilização, volume e modo de uso, incluindo via de administração, esquema posológico e duração do tratamento?
- O antimicrobiano é utilizado para doenças de animais comuns ou graves?
- Há uso do antimicrobiano fora dos padrões recomendados?
- O antimicrobiano é utilizado sem prescrição veterinária?
- Há evidências de aumento da resistência em bactérias isoladas de seres humanos, alimentos ou animais?
- Qual o volume de consumo de acordo com as *commodities* de determinada espécie animal?
- Qual a extensão das *commodities* em termos de comércio internacional?
- Qual a prevalência da bactéria de origem alimentar nos diferentes alimentos?
- Qual o potencial do agente antimicrobiano e da bactéria resistente de persistirem no ambiente?
- Qual o potencial de disseminação ambiental?

No ano de 2010, o *Codex* reuniu-se na cidade de Muju, República da Coreia, para estabelecer recomendações sobre análise de risco de resistência microbiana veiculada por alimentos, o que certamente representa um avanço significativo no sentido da harmonização internacional dos procedimentos. O escopo da proposta incluiu diretrizes baseadas em procedimentos científicos sobre processos e metodologias para análise de risco e sua aplicação para resistência microbiana em alimentos, relacionada com o uso não humano de agentes antimicrobianos. Essas diretrizes objetivam acessar, assim, o possível risco à saúde humana associado à presença de microrganismos resistentes ou de determinantes de resistência em alimentos, bem como a sua transmissão via cadeia alimentar, no sentido de prover informações sobre atividades de gerenciamento de risco, com o objetivo de, a partir dos resultados, reduzir este mesmo risco.

Atitudes e posições adotadas em relação à resistência bacteriana

Essencialmente, duas posições têm emergido. A primeira afirma que a resistência bacteriana aos antimicrobianos de relevância para o tratamento de infecções de seres humanos foi gerada nos animais, tendo-se espraiado deles para o ser humano e apresentando potencial para produzir um mal maior, razão pela qual se preconiza a adoção de medidas imediatas para minimizar o problema. A segunda posição advoga que esta resistência pode, de fato, ter acontecido, após uso de antimicrobianos em animais como, de resto pode acontecer, também, após medicação do ser humano e até mesmo de vegetais com estes medicamentos; porém, alega-se que não existem evidências científicas e, portanto, comprovação, de que ela tenha se espalhado dos animais para o ser humano e que, portanto, não existem razões científicas que justifiquem adoção de medidas drásticas e imediatas relacionadas com o uso de antimicrobianos em animais, pois não existe potencial comprovado de que a continuação deste uso venha a produzir qualquer tipo de malefício ao ser humano.

Qual destas posições é a correta? Difícil dizer; é possível que ambas contenham parte da verdade. Neste sentido, ambas são concordantes em um ponto: o fato de que a resistência bacteriana foi impulsionada pelo uso de antimicrobianos seja em medicina humana, seja em medicina veterinária, em especial em animais de produção. Muitos debates têm acontecido nos últimos anos a respeito desta questão; e, eles continuarão acontecendo porque nenhum estudo conseguiu até o momento quantificar e, portanto, demonstrar cientificamente e de maneira irrefutável a relevância (ou percentual de participação) desta forma de transmissão.

Assim, em resposta a pressões exercidas por aqueles que optaram pela posição de que "existe perigo", a União Europeia adotou o chamado "princípio da precaução", suspendendo o uso de avoparcina, virginamicina, espiramicina, tilosina e bacitracina de zinco como aditivos zootécnicos em animais de produção, tentando minimizar a seleção de bactérias resistentes de interesse humano. Decretou, também, o banimento de outras quatro moléculas usadas como aditivos zootécnicos (monensina, avilamicina, salinomicina, flavomicina) até janeiro de 2006. Curiosamente, deixaram de fora desta relação as fluorquinolonas; muito provavelmente porque estes medicamentos não eram empregados como aditivos zootécnicos na Europa. Por certo, a adoção do "princípio de precaução" reduz a possibilidade e a oportunidade de verificar se, realmente, o emprego desta medicação representa risco para o ser humano.

O Centro de Medicina Veterinária e a FDA dos EUA resolveram adotar outra posição: a do "princípio da prova", isto é, verificar se é possível provar cientificamente a existência de um problema para, posteriormente, adotar medidas para contorná-lo. Com base neste princípio, o uso de fluorquinolonas em avicultura foi, recentemente, banido nos EUA.

O *Codex alimentarius* da FAO/OMS tem adotado o "princípio da prova" para as análises de risco ligadas a resíduos de medicamentos veterinários em alimentos. Tanto quanto se saiba, o Brasil tem acompanhado as decisões do *Codex*, à exceção da atitude adotada em relação à avoparcina; como já comentado, neste caso, optou-se no Brasil pelo "princípio de precaução".

De novo, cabe a pergunta: qual destas posições é a mais correta? Independentemente do posicionamento que se venha a tomar, e existem centenas de argumentos a favor e contra ambas, uma terceira posição emerge como a mais relevante alternativa para esta questão: o "princípio do uso prudente".

Princípios para uso prudente de antimicrobianos

Embora de difícil definição, estes princípios assentam-se no conhecimento da ecologia da resistência (onde estão os reservatórios e qual o tamanho deles?); da transmissão de bactérias resistentes e de genes de resistência (quais os mecanismos usados para transferência de bactérias e de genes?); das relações entre uso de antimicrobianos e amplificação do fenômeno de resistência (como o uso de antimicrobianos interfere no aumento dos reservatórios de bactérias resistentes?); e das medidas efetivas de intervenção que possam ser tomadas para minimizar esta questão (quais mecanismos de controle resultaram em redução efetiva dos reservatórios de resistência?).

Neste contexto, acredita-se que o emprego dos "princípios de uso prudente" levará à busca de informações científicas que embasem regras preventivas de uso e que promovam uma direção mais segura às autoridades que respondem pelas avaliações deste tipo de risco. De fato, muitas informações necessárias para a implantação de um "uso prudente" ainda são inexistentes e muitos estudos são urgentemente necessários para solidificar a posição daqueles que devem manejar a questão da resistência.

A OIE reuniu recentemente especialistas em resistência bacteriana que, após amplo debate, detalharam uma proposta com base em 3 eixos de ação: implementação de medidas imediatas para conter e reduzir a resistência microbiana, item que inclui iniciativas voltadas ao uso prudente e responsável de antimicrobianos; desenvolvimento de metodologias para avaliar e gerenciar o risco à saúde humana e animal (análise de risco) e harmonização dos sistemas de vigilância de resistência e dos métodos laboratoriais; e incremento na obtenção de informações sobre resistência microbiana, em âmbito mundial. Com base nestas recomendações, os países poderiam implementar programas de contenção da resistência de modo objetivo e transparente, fundamentados em dados científicos.

A OMS, por sua vez, elaborou um conjunto de recomendações visando proteger a saúde humana. As seguintes linhas de ação foram determinadas:

- *Atribuir responsabilidades às autoridades de regulamentação (p. ex., MAPA no caso do Brasil) quanto ao registro de medicamentos antimicrobianos*: recomenda a OMS que sejam avaliados o impacto à saúde humana (considerando-se dados sobre resistência em patógenos de relevância clínica) e os processos ligados à produção dos medicamentos, distribuição e comercialização. Propõe que seja realizada análise de risco quanto aos promotores de crescimento e que, na ausência da mesma, seu uso seja suspenso caso o antimicrobiano pertença à mesma classe de outros utilizados em terapêutica humana ou animal
- *Vigilância de resistência bacteriana e do uso de antimicrobianos*: deve ser direcionada aos patógenos animais, aos agentes zoonóticos (p. ex., *Salmonella* spp., *Campylobacter* spp.) e às bactérias indicadoras (*Escherichia coli*, *Enterococcus* spp.), incluindo isolados de animais, de produtos de origem animal e, também, do ser humano. Paralelamente, a magnitude

de uso de antimicrobianos deve ser monitorada e comparada com dados de resistência em análises epidemiológicas pertinentes
- *Uso prudente de antimicrobianos*: o objetivo é implementar medidas visando melhorar as condutas terapêuticas e, ao mesmo tempo, reduzir a ocorrência de resistência. Os médicos-veterinários assumiriam a responsabilidade pela prescrição destes produtos nas condições e em regimes terapêuticos apropriados
- *Educação e treinamento*: neste ponto, devem ser implementadas ações de ensino no âmbito da graduação, pós-graduação e, também, na educação continuada com vistas a promover o uso racional dos antimicrobianos
- *Pesquisa*: a investigação científica sobre resistência bacteriana deve ser considerada prioridade e receber suporte financeiro de governos, universidades e fundações de apoio à pesquisa.

Para facilidade didática e de atribuição de tarefas, podem-se traduzir as propostas da OMS e da OIE especificadas anteriormente, materializando-as em alguns "princípios de uso prudente" de acordo com os responsáveis pela sua execução. Os mais comumente citados poderiam ser adaptados para a realidade brasileira do seguinte modo:

- Responsabilidades das autoridades governamentais
  ○ Fazer vigilância e monitoramento de bactérias resistentes em condições de campo e no Brasil, em particular de *Salmonella, Campylobacter* e *E. coli*
  ○ Incrementar e incentivar pesquisas nacionais na área de resistência bacteriana, em especial, ligadas aos mecanismos de transferência de bactérias ou de genes de resistência de animais para o ser humano e vice-versa, ou, dentre outras, à avaliação do risco que representam as práticas avícolas adotadas no Brasil em relação a esta problemática
  ○ Continuar e incrementar o controle sobre fabricação, distribuição, eficácia terapêutica, pressão de seleção e eficiência clínica de antimicrobianos de uso em avicultura
  ○ Continuar a manter vigilância sobre a qualidade dos antimicrobianos colocados no comércio
  ○ Analisar resíduos de antimicrobianos em alimentos de origem animal para verificação do atendimento aos LMR fixados no país para estes antimicrobianos
  ○ Estimular e criar condições para que o ensino de farmacologia aplicada a animais de produção inclua em seu conteúdo curricular conhecimentos específicos relacionados com o tratamento massal de animais, com as análises de risco associadas a resíduos de medicamentos veterinários em alimentos, com a questão da resistência bacteriana e, não menos importante, com os princípios de uso prudente de antimicrobianos em animais de produção
- Responsabilidades da indústria farmacêutica
  ○ Incluir nos dossiês dos antimicrobianos informações sobre pressão de seleção, efeitos sobre a biota do TGI humano, resistência bacteriana e segurança ambiental
  ○ Cuidar para que o *marketing* dos antimicrobianos, como de resto, de todos os produtos que comercializem, seja feito de modo ético e correto
  ○ Insistir e trabalhar para que o uso de antimicrobianos em aves e em outros animais de produção seja feito sempre sobre a supervisão do veterinário, que é o profissional realmente qualificado para tal
  ○ Chamar atenção nas bulas e nos rótulos dos produtos para o fato de que o uso de antimicrobianos deve ser feito apenas de acordo com normas de boas práticas de uso
- Responsabilidades dos médicos-veterinários, considerando-se o uso como aditivos zootécnicos ou como promotores de crescimento
  ○ Utilizar apenas produtos que tenham indicação exclusiva para este tipo de atuação e que tenham esta atividade cientificamente comprovada, isto é, evitar o uso indiscriminado de antimicrobianos como aditivos zootécnicos, muito especialmente daqueles que estejam sendo comercializados apenas para uso terapêutico
  ○ Nunca empregar como aditivos os antimicrobianos que tenham uso terapêutico humano ou veterinário ou que sejam relacionados quimicamente com estes, em especial, os chamados antimicrobianos de segunda ou terceira escolha, isto é, usados quando outros (de primeira escolha) falham
  ○ Dar preferência, quando da escolha, ao uso para os antimicrobianos que não sejam absorvidos a partir do TGI dos animais
  ○ Recomendar que sejam usadas luvas, máscaras e roupas próprias durante a preparação de rações medicadas com aditivos antimicrobianos
  ○ Ter sempre em mente que o uso contínuo de antimicrobianos pode causar a emergência de formas de resistência bacteriana
  ○ Manter e fazer cumprir recomendações ligadas aos períodos de carência ou de retirada.

  Com relação aos cuidados relacionados com o uso preventivo ou terapêutico de antimicrobianos, estes já foram listados anteriormente (ver *Capítulo 7*). No entanto, e para que fiquem solidificados no contexto desta discussão, recomendam-se os seguintes princípios:
  ○ Fazer diagnóstico correto
  ○ Escolher o antimicrobiano corretamente, isto é, verificar e comprovar a eficácia do mesmo ou da formulação em que ele está contido antes de indicá-lo para o tratamento de um processo infeccioso; se possível, fazer prova de avaliação laboratorial
  ○ Verificar se existe risco deste uso em relação ao meio ambiente e ao ser humano; fazer, se possível uma avaliação de risco × benefício: risco para o meio ambiente ou saúde humana × benefício para os animais a serem medicados
  ○ Dedicar atenção maior aos antimicrobianos ditos sistêmicos, isto é, que sejam absorvidos a partir do TGI dos animais; estes medicamentos têm maiores chances de deixar resíduos na carcaça dos animais
  ○ Verificar se o antimicrobiano que se pretende usar é recomendado para os animais de produção e se foi aprovado pelo MAPA para tal
  ○ Não usar produtos de procedência desconhecida ou similares (genéricos) que não tenham prova de bioequivalência comprovada; lembrar que um mesmo princípio ativo pode estar contido em formulações diferentes que darão a ele diferentes perfis de farmacocinética e farmacodinâmica (ver *Capítulo 4*)
  ○ Evitar o uso de associações de antimicrobianos e, se for fazê-las, cercar-se de máximo cuidado e utilizar em condições de real necessidade
  ○ Empregar normas de boas práticas de uso, com extremo cuidado no que diz respeito à posologia recomendada
  ○ Manter o registro do antimicrobiano receitado tanto na propriedade como em suas anotações

- Se o que se pretende é o uso profilático, ter conhecimentos sobre transmissão vertical ou horizontal, histórico do incubatório, condições de alojamento, fatores que possam provocar imunossupressão, nutrição, condições climáticas, higiene e desinfecção, entre tantas outras
- Procurar, tanto quanto possível, fazer uso de tratamentos individualizados em detrimento dos massais
- Manter e fazer cumprir recomendações ligadas aos períodos de carência ou de retirada
- Responsabilidades dos produtores rurais
  - Usar antimicrobianos apenas sob supervisão de médicos-veterinários ou de profissionais habilitados para tal
  - Usar antimicrobianos apenas conforme a prescrição
  - Manter os períodos de carência ou de retirada dos antimicrobianos
  - Cuidar dos dejetos animais de maneira apropriada e, muito especialmente, estar atento a um possível uso da cama de frangos tratados com antimicrobianos
  - Manter registro dos produtos usados, do fabricante, da posologia recomendada e do nome de quem o receitou.

Medicina veterinária e resistência bacteriana

Certamente os seguintes pontos devem ser considerados com relação ao uso de antimicrobianos em medicina veterinária: implementação de programas para vigilância da existência de resistência microbiana em animais e em produtos de origem animal; criação de normas técnicas de modo a garantir que o uso de antimicrobianos seja feito de maneira prudente; e instituição de um programa de apoio às pesquisas ligadas ao estudo dos mecanismos de resistência, da transmissão da resistência dos animais para o ser humano e do impacto causado pelo uso de antimicrobianos em medicina veterinária.

Neste contexto, um programa de monitoramento destinado a identificar as mudanças de perfil de sensibilidade das bactérias aos antimicrobianos torna-se essencial, pois possibilitará ações de planejamento e de controle que repercutirão de modo dramático nos processos de análise de risco, nas recomendações ligadas ao uso prudente, na definição de prioridades e, não menos importante, no desenvolvimento de novos medicamentos.

O Brasil situa-se entre os países que conduzem programas de vigilância de resistência em nível nacional por ação de governo, como também ocorre de modo destacado na Dinamarca (DANMAP) e nos EUA (NARMS). O programa criado a partir de uma reunião conjunta de especialistas exclusivamente convocados pelo MAPA e pela Anvisa para esta finalidade denomina-se Programa Nacional de Monitoramento da Prevalência e da Resistência Microbiana em Frangos (PREBAF) e está sob responsabilidade da Anvisa. Neste programa, foram analisadas 2.710 carcaças congeladas de frangos coletadas no comércio, oriundas de 14 estados brasileiros, no período de agosto de 2004 a julho de 2006. Determinaram-se prevalência e perfil de sensibilidade de enterococos e salmonela frente a antimicrobianos de importância, cujos resultados são hoje objeto de avaliação pelos órgãos competentes. Cabe ressaltar que este programa de monitoramento deveria ser estendido para o restante da cadeia alimentar, em particular, para amostras obtidas de granjas que abastecem a indústria avícola. Também deveria incluir outras matrizes alimentares, de modo a obter uma avaliação mais abrangente em termos da tríade espécie animal–antimicrobiano–bactéria resistente, o que tornaria possível a condução de medidas sanitárias específicas para cada sistema produtivo. Neste contexto, o MAPA publicou em 10 de junho de 2009 um regulamento técnico relativo à fabricação, ao controle de qualidade, à comercialização e ao emprego de produtos antimicrobianos de uso veterinário. Nesse regulamento, especificam-se as necessidades serem satisfeitas quando dos estudos de eficácia e segurança, e da determinação do período de carência. Especifica, ainda, que antimicrobianos, anfenicóis, tetraciclinas, betalactâmicos (benzilpenicilâmicos e cefalosporinas), quinolonas e sulfas sistêmicas têm comercialização terapêutica exclusiva, isto é, fica vedada sua utilização como aditivos zootécnicos melhoradores do desempenho ou como conservantes de alimentos para animais. A aplicação desse regulamento deverá contribuir para a redução do desenvolvimento de resistência de bactérias aos antimicrobianos de uso em animais produtores de alimentos.

Quanto ao uso prudente, algumas considerações relevantes já foram registradas no *Capítulo 34*; contudo, em relação ao uso de antimicrobianos em animais de produção, as mais importantes recomendações devem englobar a observação dos seguintes itens:

- Os antimicrobianos devem ser usados somente sob a supervisão de médicos-veterinários
- Os antimicrobianos só devem ser usados nos casos em que se suspeite ser o agente causal não apenas de natureza infecciosa, como também sensível ao medicamento escolhido
- A escolha de um agente antimicrobiano deve ser feita tendo como base as relações risco × benefício (à saúde humana e animal)
- Devem ser feitos testes de sensibilidade (antibiogramas) sempre que possível
- As instruções quanto à posologia devem ser seguidas rigidamente quanto a dose, via de administração, intervalo entre doses, períodos de carência e formas de armazenamento
- Os antimicrobianos devem ser usados pelo menor tempo possível, porém pelo tempo necessário para que ocorra a total remissão do agente causal
- Deve-se buscar manter um registro dos animais tratados, dos medicamentos usados, da posologia empregada, do período em que foi feito o tratamento e a identificação de quem os prescreveu e forneceu
- O uso de antimicrobianos em animais de produção deveria ser comunicado a um programa de monitoramento de resistência bacteriana local e, deste, a outros programas semelhantes estaduais e federais
- Tanto quanto possível, deveria ser evitada a utilização, em medicina veterinária, de antimicrobianos empregados em medicina humana ou que possam selecionar resistência aos compostos de uso humano.

Considerações finais

As discussões sobre resistência bacteriana têm evoluído bastante no Brasil, tanto no âmbito científico como, também, na esfera do Governo Federal. Algumas iniciativas e conclusões ligadas a este assunto podem ser encontradas nos *Capítulos 20, 28 e 34*.

No entanto, é momento mais do que tarde para que se fuja dos debates sobre uso de antimicrobianos em medicina veterinária e sobre a amplificação do problema da resistência bacteriana. Os participantes destes debates seriam ainda mais beneficiados se considerassem que o uso de antimicrobianos em animais de produção encaixa-se em um contexto de uso maior, que engloba aquele feito em medicina humana, na agricultura, no processamento de alimentos vegetais e animais, em animais de companhia e em outros animais como em aquicultura (ver *Capítulo 36*), em horticultura etc.

Neste sentido, muito já se aprendeu sobre resistência bacteriana a partir de resultados de estudos realizados no próprio ser humano. Assim, por exemplo, é notório que assumem relevância nesta questão:

- O uso indiscriminado, e às vezes desnecessário, do antimicrobiano, fato que tem sido considerado como o de maior relevância para este problema
- O uso de antimicrobianos de amplo espectro de ação
- A ampliação dos reservatórios de resistência pelo uso indiscriminado de antimicrobianos ou por transmissão de linhagens resistentes ou, ainda, por uma combinação destes fatores
- A manutenção de indivíduos enclausurados e em grandes grupos, como em hospitais, centros de pronto-atendimento etc.

Por outro lado, há de ser compreendido por todos que a resistência bacteriana em animais, especialmente naqueles ditos de produção, é altamente indesejável também em medicina veterinária, pois reduziria a eficiência do agronegócio. Neste sentido, é possível e desejável que se apliquem também em medicina veterinária medidas para minimizar e, se possível, eliminar o que foi listado anteriormente e que se aprendeu a partir do uso humano dos antimicrobianos. E, assim deve ser feito, pois os animais necessitam de tratamento com estes medicamentos, pelas mesmas razões que impelem o uso entre os seres humanos. Em ambos os casos, é premente que se coloquem em prática estratégias que tornem possível preservar a eficácia dos tratamentos.

Assim, os médicos-veterinários, zootecnistas e outros profissionais ligados ao agronegócio, incluindo-se aqui os produtores rurais, precisam juntar seus esforços aos dos médicos e profissionais ligados à área de saúde humana, não apenas no sentido de fazer uso racional e seguro dos antimicrobianos, mas controlar a dispersão de bactérias resistentes ou de genes de resistência. Esta é a posição que vem sendo empregada e recomendada como estratégia global por OMS e OIE para o controle e manejo da resistência antimicrobiana. Neste sentido, embora à comunidade médica caiba a tarefa fundamental de controlar a resistência bacteriana aos antimicrobianos de uso humano, esta responsabilidade não exclui, de modo algum, aquela dos profissionais ligados à agropecuária. No entanto, e como já se disse, é preciso que esta tarefa vá além dos debates e que seja livre de paixões. De fato, se a questão da resistência bacteriana ficar restrita apenas aos debates ou às pressões para que se adotem posturas pró-União Europeia ("princípio de precaução") ou pró-EUA ("princípio da prova"), todos terão a perder. Mais do que nunca, é preciso deixar a teoria e buscar a práxis.

Bibliografia

Apley MD, Brown SA, Fedorka-Cray PJ *et al*. Role of veterinary therapeutics in bacterial resistance development: animal and public health perspectives. J Am Vet Med Assoc. 1998; 212: 1209-13.

Arber W. Genetic variation: molecular mechanisms and impact on microbial evolution. FEMS Microb Rev. 2000; 24: 1-7.

Aarestrup FM, Duran CO, Burch DG. Antimicrobial resistance in swine production. Animal Health Res Rev. 2008; 9: 135-48.

Aarestrup FM, Seyfarth AM, Emborg HD *et al*. Effect of abolishment of the use of antimicrobial agents for growth promotion on occurrence of antimicrobial resistance in fecal Enterococci from food animals in Denmark. Antimicrob Agents Chemother. 2001; 45: 2054-9.

Aarestrup FM, Wegener HC, Collignon P. Resistance in bacteria of the food chain: epidemiology and control strategies. Expert Rev Anti Infect Ther. 2008; 6: 733-50.

Alekshun MN, Levy SB. Molecular mechanisms of antibacterial multidrug resistance. Cell. 2007; 128: 1037-50.

Bager F, Madsen M, Christensen J *et al*. Avoparcin used as a growth promoter is associated with the occurrence of vancomycin-resistant *Enterococcus faecium* on Danish poultry and pig farms. Prev Vet Med. 1997; 31: 95-112.

Bezoen A, Haren W, van Hanekamp JC. Human health and antibiotic growth promoters: reassessing the risk. Amsterdam: Heidelberg Appeal Nederland Foundation, 2000.

Boisseau J. Basis for the evaluation of the microbiological risks due to veterinary residues in food. Vet Microbiol. 1993; 35: 187-92.

Bonten MJ, Willens R, Weinstein RA. Vancomycin-resistance Enterococci: why are they here, and where do they come from? Lancet Infect Dis. 2001; 1: 314-25.

Call DR, Davis MA, Sawant AA. Antimicrobial resistance in beef and dairy cattle production. Animal Health Res Rev. 2008; 9: 159-67.

Carl EC, Susan K. Evaluation of veterinary drug residues in food for their potential to affect human intestinal microflora. Regul Toxicol Pharmacol. 1999; 29: 238-61.

Casawell M, Friis C, Marco E *et al*. The European ban on growth-promoting antibiotics and emerging consequences for human and animal health. J Antimicrob Chemother. 2003; 52: 159-161.

Codex Alimentarius Comission. Report of the fourth session of the Codex ad hoc intergovernmental task force on antimicrobial resistance. Muju, Coreia, 2010.

Committee for veterinary medicinal products. CVMP working party on the safety of residues. Guideline document. v. III/5619/94-EN. 1994.

Corpet DE. An evaluation of methods to assess the effect of antimicrobial residues on the human gut flora. Vet Microbiol. 1993; 35: 199-212.

DANMAP 2009, Danish Integrated Antimicrobial Resistance Monitoring and Research Programme DAMNAP 2006. Use of antimicrobial agents and occurrence of antimicrobial resistance in bacteria from food animals, foods and humans in Denmark. Disponível em: www.danmap.org, 2006.

DANMAP. Consumption of antimicrobial agents and occurrence of antimicrobial resistance in bacteria from food animals, foods and human beings in Denmark. Copenhagen, Dinamarca: Danish Veterinary and Food Administration, Danish Medicines Agency, Danish Veterinary Laboratory, 2001.

Courvalin P. Predictable and unpredictable evolution of antibiotic resistance. J Intern Med. 2008; 264: 4-16.

Emborg H, Ersboll A, Heuer O *et al*. The effect of discontinuing the use of antimicrobial growth promoters on the productivity in Danish broiler production. Prev Vet Med. 2001; 50: 53-70.

Evans MC, Weneger HC. Antimicrobial growth promoters and *Salmonella* spp., *Campylobacter* spp. in poultry and swine, Denmark. Emerg Infect Dis. 2003; 9:489-92.

FAO/WHO/OIE. 2008. Joint FAO/WHO/OIE Expert Meeting on Critically Important Antimicrobials. Report of a meeting held in FAO, Rome, Italy, 26–30 November 2007. FAO, Rome, Italy, and WHO, Geneva, Switzerland. Disponível em: www.fao.org/ag/agn/agns/files/Prepub_Report_CIA.pdf, Itália, 2007.

Giguère S, Prescott JF, Baggot JD *et al*. Antimicrobial therapy in veterinary medicine. 4. ed. Iowa: Blackwell, 2006.

Gyles CL. Antimicrobial resistance in selected bacteria from poultry. Anim Health Res Rev. 2008; 9: 149-58.

Henrik CW, Frank MA, Lars BJ *et al*. Use of antimicrobial growth promoters in food animals and *Enterococcus faecium* resistance to therapeutic antimicrobial drugs in Europe. Emerg Infect Dis. 1999; 5: 329-35.

JEFCA. Evaluation on certain veterinary drug residues in food. Thirty-eighth report of the Joint FAO/WHO Expert Committee on Food Additives. Annex 5, WHO report 815, 1977.

Levy SB, Marshall B. Antibacterial resistance worldwide: causes, challenges and responses. Nat Med. 2004; 10: S122-29.

Mallett AK, Bearne CA, Rowland IR et al. The use of rats associated with human faecal flora as a model for studying the effects of diet on the human microflora. J Appl Bacteriol. 1987; 63: 39-45.

Martinez JL, Baquero, F. Interactions among strategies associated with bacterial infection: pathogenicity, epidemicity, and antibiotic resistance. Clin Microbiol Rev. 2002; 15:647-79.

McDonald LC, Kuehnert MJ, Tenover FC et al. Vancomycin-resistant enterococci outside the health-care setting: prevalence, sources, and public health implications. Emerg Infect Dis. 1997; 3: 311-7.

Monroe S, Polk R. Antimicrobial use and bacterial resistance. Curr Opin Microbiol. 2000; 3: 496-501.

Murray BE. Vancomycin-resistant enterococcal infections. N Engl J Med. 2000; 342: 710-21.

OIE Ad hoc Group of experts on antimicrobial resistance. Antimicrobial resistance. Rev Sci Tech Off Int Epiz. 2001; 20: 797-868.

Palermo-Neto J, Titze-de-Almeida R. Antimicrobianos como aditivos em animais de produção. In: Spinosa HS, Górniak SL, Bernardi MM. Farmacologia aplicada à medicina veterinária. 5. ed. Rio de Janeiro: Guanabara Koogan, 2011. pp. 608-29.

PREBAF 2008, Programa nacional de monitoramento da prevalência e da resistência bacteriana em frango. Agência Nacional de Vigilância Sanitária – Anvisa, 2008.

Singer RS, Finch R, Wegener HC et al. Antibiotic resistance – the interplay between antibiotic use in animals and human beings. Lancet Infect Dis. 2003; 3:47-51.

Tacconi G, Asdrubali G, Bertorota G. Evaluation of the efficacy of apramycin against *Salmonella pullorum* infection in chickens. Avian Pathol. 1987; 16: 319-26.

Trabulsi LR, Alterthum F. Microbiologia. 3. ed. São Paulo: Atheneu, 1999.

Turnidge J. Antibiotic use in animals – prejudices, perceptions and realities. J Antimicrob Chemother. 2004; 53: 26-7.

US Food and Drug Administration. Proposed guideline: Microbiological testing of antimicrobial drug residues in food. Rockville, MD: FDA, 1993.

US Food and Drug Administration. Guidance: Microbiological testing of antimicrobial drug residues in food. Rockville, MD: FDA, 1996.

van den Bogaard AE, Willems R, London N et al. Antibiotic resistance of faecal enterococci in poultry, poultry farmers and poultry slaughterers. J Antimicrob Chemother. 2002; 49: 497-505.

Veronesi R, Focaccia R. Tratado de infectologia. São Paulo: Atheneu, 1999.

Walsh C. Molecular mechanisms that confer antibacterial drug resistance. Nature. 2000; 406: 775-81.

Wegener HC, Aarestrup FM, Jensen LB et al. Use of antimicrobial growth promoters in food animals and *Enterococcus faecium* resistance to therapeutic antimicrobial drugs in Europe. Emerg Infect Dis. 1999; 5: 329-35.

WHO/FAO. Comission del *Codex alimentarius*. Manual de procedimento. Secretaria del Programa Conjunto FAO/OMS sobre normas alimentares. Roma: FAO, 1993.

WHO/FAO. Global principles for the containment of antimicrobial resistance in animals intended for food. WHO/CDS/CSR. 2000; 4: 1-21.

42
Farmacovigilância Veterinária | Aspectos Gerais e Aplicados

Fabiana Galtarossa Xavier

▶ Introdução

De acordo com a Organização Mundial da Saúde (OMS), a farmacovigilância é a ciência e a atividade relacionada com a detecção e a investigação dos efeitos adversos e de outros problemas relacionados com o uso de medicamentos. O marco para o seu desenvolvimento foi a tragédia da talidomida, um medicamento utilizado como sedativo em mulheres gestantes na década de1960, cuja administração promoveu o nascimento de milhares de crianças com malformações (focomelia). Desde então, iniciaram-se os primeiros esforços internacionais para o monitoramento da segurança dos medicamentos disponíveis no mercado e para coleta e disseminação das informações a respeito de novos efeitos adversos.

Por sua complexidade, a farmacovigilância interage com diversas outras disciplinas, destacando-se a farmacologia, a toxicologia, a estatística e a epidemiologia. Nesta última, insere-se a chamada farmacoepidemiologia, que consiste na avaliação dos efeitos dos medicamentos em uma ampla população.

Em medicina veterinária, o desenvolvimento e o emprego da farmacovigilância são relativamente recentes, e a definição dos termos pertinentes, bem como a operacionalização dos programas de monitoramento em diversos países, foram basicamente transpostos ou construídos a partir daqueles empregados em medicina humana.

A farmacovigilância veterinária (FV), por sua vez, consiste no processo de detecção, investigação, avaliação, compreensão e prevenção dos efeitos indesejáveis resultantes do uso de medicamentos veterinários, principalmente no que diz respeito a segurança e eficácia em animais. A FV também considera os efeitos decorrentes da exposição de seres humanos aos medicamentos veterinários e constitui ferramenta importante da autoridade regulatória para a avaliação e o monitoramento de produtos veterinários registrados disponíveis no mercado.

Sendo assim, a FV é voltada para a vigilância dos medicamentos veterinários na fase pós-registro ou de comercialização. Antes dessa etapa, a avaliação de todos os aspectos de qualidade, eficácia e segurança de um produto para uso em animais é realizada pela autoridade regulatória por meio de estudos apresentados pelo detentor do registro do produto antes da concessão da licença. Entretanto, é a ampla utilização do medicamento em uma diversidade de situações, na população-alvo de animais, que possibilita que os efeitos indesejáveis sejam mais aparentes. Além disso, esses efeitos também podem decorrer de desvios de qualidade do produto ou ser desencadeados por fatores predisponentes ou características próprias do indivíduo exposto ou do seu ambiente.

Desse modo, as diferenças entre os estudos realizados antes da comercialização e o uso habitual do produto em ampla escala condicionam a limitação do conhecimento dos efeitos indesejáveis do medicamento veterinário em uma população não selecionada, derivados de interações, uso crônico e, principalmente, sobre as reações adversas consideradas graves e raras.

De maneira geral, a FV torna possível identificar precocemente os efeitos indesejáveis e as interações medicamentosas ainda desconhecidas, determinar a frequência de efeitos indesejáveis conhecidos, identificar os fatores de risco relacionados com o uso de medicamentos veterinários, estimar a relação risco-benefício e contribuir para a promoção do uso prudente desses produtos nas práticas clínicas habituais.

Além disso, a FV atua como meio auxiliar para a política de aprimoramento da qualidade dos medicamentos veterinários, principalmente por meio do fornecimento de subsídios técnicos para as ações regulatórias. A partir do conhecimento gerado, diversas medidas preventivas e corretivas podem ser adotadas a fim de minimizar os riscos decorrentes da manutenção do uso desses medicamentos em determinadas circunstâncias.

Sabendo-se da importância crescente dos medicamentos veterinários no controle e no tratamento de doenças animais, e considerando o aumento do saber científico e tecnológico, a FV constitui um componente essencial para o conhecimento do perfil de toxicidade de um medicamento veterinário, para a avaliação constante do benefício da sua utilização e para a garantia de que mantém a sua eficácia e segurança durante o amplo uso, auxiliando no incremento da saúde e bem-estar de animais.

Por ser um sistema de monitoramento da segurança de medicamentos, os elementos que compõem um programa de FV são gerais e aplicam-se a todas as espécies animais. Sendo assim, as particularidades relacionadas com os animais de produção estão associados basicamente ao modo de relatar uma ocorrência indesejável no âmbito de aplicação do próprio programa, podendo incluir, por exemplo, a vigilância das violações aos limites de segurança estabelecidos para os resíduos de medicamentos de uso veterinário em produtos de origem animal, os chamados limites máximos de resíduos (LMR).

Por esse motivo, este capítulo aborda a FV aplicada aos medicamentos veterinários em seus aspectos gerais e comuns a todas as espécies animais, ressaltando, quando pertinente, os itens aplicáveis aos animais de produção.

▶ Conceitos

Para facilitar a leitura deste capítulo, serão apresentados alguns conceitos de importância na FV. Outros conceitos importantes em farmacologia também podem ser encontrados no *Capítulo 3*.

▶ **Medicamento veterinário.** Referido na legislação brasileira como "produto de uso veterinário de natureza farmacêutica" ou "produto farmacêutico de uso veterinário", é todo produto aprovado para uso interno e uso externo em animais ou no seu *habitat*, com a função de prevenir, diagnosticar, curar ou tratar doenças. Também pode ser produto que proteja, higienize, embeleze, restaure ou modifique as funções orgânicas e fisiológicas do animal. Neste capítulo, o termo "medicamento veterinário" não inclui vacinas e soros e os aditivos para produtos destinados à alimentação animal.

▶ **Autoridade regulatória.** Responsável pelos medicamentos veterinários, é o órgão público dotado de poder de regulamentação, fiscalização e controle desses produtos e estabelecimentos com eles relacionados. No Brasil, a autoridade regulatória responsável por todos os produtos de uso veterinário e aditivos é o Ministério da Agricultura, Pecuária e Abastecimento (MAPA).

▶ **Causalidade.** Avaliação da possibilidade de o medicamento ter sido o agente causador de uma reação adversa, ou seja, é a relação determinada, a partir da investigação do evento adverso, entre a utilização do produto e a reação adversa ou efeito indesejável observado no indivíduo exposto.

▶ **Crise.** Termo usado em farmacovigilância para indicar a situação que surge após o recebimento de uma nova informação relacionada com falha na segurança de um produto, que pode causar grave impacto e que requer a tomada de ação imediata.

▶ **Desvio de qualidade.** Inclui qualquer alteração nos parâmetros de qualidade aprovados para um medicamento veterinário registrado e distribuído no mercado, incluindo defeitos de fabricação, deterioração, contaminação física, química ou microbiológica.

▶ **Detentor do registro ou empresa detentora do registro.** Estabelecimento nacional ou estrangeiro que solicitou e recebeu a permissão de uma autoridade regulatória para a comercialização de um medicamento veterinário, dada pelo licenciamento, sendo o proprietário do registro desse produto.

▶ **Efeito colateral.** Qualquer efeito indesejável de um medicamento veterinário que ocorra após as doses normalmente utilizadas em animais e que esteja relacionado com suas propriedades farmacológicas.

▶ **Espécie animal-alvo.** Espécie animal para a qual o medicamento é indicado.

▶ **Evento adverso.** Qualquer alteração clínica ou laboratorial que ocorra durante ou após o uso de medicamentos veterinários em animais e que possa ou não ter sido causada por esse uso. Estão incluídos também a ineficácia e os efeitos nocivos observados em seres humanos expostos a esses produtos.

▶ **Idiossincrasia.** Sensibilidade peculiar de alguns indivíduos a um dado medicamento, motivada pela estrutura do sistema enzimático e, geralmente, de base genética.

▶ **Limite máximo de resíduo.** Concentração máxima de resíduo de um princípio ativo ou de seus metabólitos no alimento de origem animal considerada aceitável e segura à saúde do consumidor.

▶ **Manifestação clínica.** Sinal clínico anormal ou uma alteração em resultado laboratorial. Pode ser representada por um conjunto de sinais clínicos ou alterações laboratoriais semelhantes.

▶ **Notificação.** Relato de qualquer evento adverso relacionado com o medicamento veterinário a ser submetido à autoridade regulatória responsável por esses produtos.

▶ **Partida de um medicamento veterinário.** Quantidade específica produzida em um único processo ou série de processos, cujas características essenciais são homogeneidade e qualidade dentro dos limites especificados.

▶ **Período de carência (ou de retirada).** Intervalo de tempo entre a suspensão da administração do medicamento veterinário até o momento em que os resíduos de relevância toxicológica, nas matrizes estudadas sejam iguais ou inferiores aos LMR permitidos.

▶ **Posologia.** Compreende o estabelecimento de doses, frequência de administração e duração do tratamento.

▶ **Reação adversa.** Qualquer efeito nocivo e não intencional do medicamento veterinário observado em animais.

▶ **Reação adversa inesperada.** Qualquer reação adversa cuja natureza ou intensidade não esteja prevista na rotulagem do medicamento veterinário, incluindo também aquelas relacionadas de maneira sintomática ou patofisiológica com os efeitos adversos descritos na mesma.

▶ **Resíduos de medicamentos veterinários.** Constituem os princípios ativos originais e/ou os seus metabólitos encontrados em qualquer porção comestível do produto de origem animal.

▶ **Rotulagem.** Representa a bula, o rótulo-bula, o cartucho-bula, o rótulo, o cartucho ou o invólucro do medicamento veterinário.

▶ **Uso extrabula.** Refere-se à utilização do medicamento veterinário em desacordo com as condições aprovadas pela autoridade regulatória e que estão expressas na rotulagem desses produtos. Inclui, por exemplo, o uso por via de administração, posologia, indicação ou para espécie diferente daquela para o qual o medicamento teve o seu registro aprovado.

▶ **Usuários de medicamentos veterinários.** Médicos-veterinários, pesquisadores, criadores ou proprietários de animais ou, ainda, qualquer outra pessoa que administre o medicamento veterinário aos animais.

▶ Objetivos e desafios

A FV consiste em um processo complexo de coleção de dados, avaliação e distribuição de informações com o objetivo geral de monitorar a segurança de medicamentos veterinários e prevenir possíveis efeitos indesejáveis, desvios de eficácia e qualquer outro problema relacionado com esses produtos. Nesse sentido, envolve mecanismos e procedimentos legais, científicos, fiscais e educativos que visam, em maior ou menor proporção:

- Identificar e quantificar precocemente as reações adversas desconhecidas previamente e detectar as reações adversas já conhecidas e previstas na literatura, com a finalidade de estimar a sua real incidência na população animal
- Identificar os fatores de risco e mecanismos envolvidos, realizar a avaliação de risco quantitativa e a análise, e divulgar amplamente a informação
- Identificar animais particularmente suscetíveis às reações adversas, principalmente considerando as características de espécie, raça, idade, sexo, estado fisiológico e doença de base
- Caracterizar as reações adversas de acordo com as características do animal (espécie, raça, idade, sexo), do medicamento (dose, tempo de tratamento, indicações terapêuticas) e da própria reação (características clínicas, duração e evolução)
- Monitorar continuamente a segurança de um medicamento veterinário nas espécies para os quais é autorizado, de modo a avaliar se o risco inerente à sua utilização é aceitável
- Promover o desenvolvimento científico pela compilação de dados que auxiliam na avaliação das extensões de uso de produtos licenciados, como nas solicitações de novas indicações e de inclusão de espécies

- Comparar o perfil de reações adversas de um dado medicamento com outro com a mesma aplicação terapêutica, sejam eles indicados ou não para a mesma espécie
- Detectar as ocorrências e os efeitos resultantes de prescrição e administração inapropriadas e de usos extrabula
- Criar conhecimentos adicionais sobre a farmacologia e a toxicologia do medicamento e os mecanismos relacionados com a manifestação de efeitos indesejáveis
- Detectar as interações medicamentosas, promovendo o incremento das informações pertinentes aos médicos-veterinários e demais envolvidos no manuseio desses produtos
- Identificar e monitorar os eventos adversos relacionados com desvios de qualidade de medicamentos veterinários
- Aumentar a sensibilização dos médicos-veterinários e demais usuários sobre as reações adversas relacionadas com os medicamentos veterinários e a importância da sua notificação, contribuindo para a promoção do uso racional desses produtos
- Monitorar e detectar os desvios de eficácia relacionados com a resistência microbiana e parasitária, orientando as estratégias de contenção e minimização desse problema
- Prover dados sobre as reações advindas de usos não autorizados, negligências, falsificações, adulterações e desvios de qualidade
- Promover o desenvolvimento da estrutura necessária para coleta, processamento e análise dos dados gerados no programa de farmacovigilância, incluindo o desenvolvimento de sistemas informatizados e de bancos de dados
- Aprimorar a fiscalização e a legislação aplicada aos medicamentos veterinários e contribuir para o desenvolvimento do setor industrial envolvido.

De acordo com a legislação de cada país, a FV também pode incluir como objetivo:

- A identificação das reações adversas advindas da exposição de seres humanos a medicamentos veterinários, incluindo exposição ocupacional (no trabalho), acidental (p. ex., durante o manuseio ou aplicação do produto) ou intencional (uso indevido, suicídio ou homicídio)
- A avaliação dos efeitos ambientais decorrentes de o uso, fabricação, distribuição ou descarte de medicamentos veterinários
- A violação dos LMR decorrente do não cumprimento do período de carência estabelecido para o consumo seguro dos alimentos provenientes dos animais de produção tratados.

Entretanto, assim como ocorre na medicina humana, o maior desafio da FV é despertar a importância da notificação dos eventos adversos pelos usuários de produtos veterinários, pois essa participação é a base para o sucesso de qualquer programa de monitoramento em segurança de medicamentos.

▶ Elementos

A Figura 42.1 ilustra os elementos básicos da FV e o fluxo simplificado de informações necessárias para que um problema relacionado com o uso de um medicamento veterinário possa ser conhecido, identificado, avaliado e monitorado, bem como para a aplicação das medidas regulatórias necessárias para a redução do risco de novas ocorrências. Nessa figura, observa-se que os elementos-chave da FV são o medicamento veterinário, o animal exposto (nesse caso, também pode ser

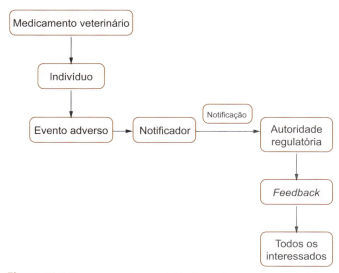

Figura 42.1 Elementos básicos da FV. O medicamento veterinário, o indivíduo (animal ou pessoa exposta ao medicamento veterinário), o evento adverso, o notificador e a notificação e a autoridade regulatória, que retorna (*feedback*) os resultados de sua avaliação para todos os interessados.

uma pessoa exposta a esse produto), o evento adverso, a notificação (e quem a realiza, ou seja, o notificador) e a autoridade regulatória, que retorna os resultados obtidos para todos os envolvidos e demais interessados. Sendo assim, a FV representa um mecanismo constante de monitoramento e fiscalização da autoridade regulatória de um país, exercido por meio de programas ou sistemas oficiais de notificação de eventos adversos relacionados com medicamentos veterinários.

▪ Medicamento veterinário

Independentemente de seus efeitos benéficos, todos os medicamentos podem produzir efeitos indesejáveis. Neste sentido, considerando que a FV é uma ferramenta importante para garantia da segurança dos medicamentos registrados ao longo do seu período de comercialização, todos os tipos de medicamentos veterinários podem ser incluídos em um programa de farmacovigilância.

De acordo com o escopo do programa e a legislação de cada país, a FV corresponde também ao monitoramento dos medicamentos de fórmula idêntica comercializados no país e também no exterior, com ampliação do fluxo e da quantidade de informações disponibilizadas. Além disso, pode incluir também os eventos adversos observados nos estudos realizados durante a etapa pré-comercialização ou durante qualquer pesquisa científica que envolva a administração de um medicamento veterinário a animais.

Sendo assim, a FV pode monitorar os seguintes produtos usados em animais:

- Medicamentos em geral, como os antimicrobianos e anti-inflamatórios
- Produtos biológicos, como as vacinas e soros
- Aditivos zootécnicos, como os melhoradores de desempenho antimicrobianos e agonistas de adrenorreceptores-β e os aditivos anticoccidianos
- Produtos diagnósticos, como os corantes e contrastes
- Modificadores de funções fisiológicas, como os modificadores orgânicos e os produtos empregados em manejo reprodutivo, como na sincronização de cio

- Produtos veterinários fitoterápicos e homeopáticos
- Produtos veterinários sem efeitos terapêuticos, preventivos ou diagnósticos, mas utilizados nos animais ou em seu *habitat*, como os eliminadores de odores e os produtos indicados para a higiene e o embelezamento de animais.

Alguns tipos de medicamentos veterinários tendem a estar mais relacionados com eventos adversos do que outros, não apenas devido às suas próprias características farmacológicas ou toxicológicas, mas também de acordo com a espécie-alvo ou categoria animal e a sua forma de administração.

Dessa maneira, um produto inovador introduzido no mercado tende a gerar um grande número de relatos de casos nos primeiros meses de sua introdução no mercado, geralmente relacionado com o próprio aprendizado e a prudência do usuário por tratar-se de um produto novo. Da mesma maneira, há diferença no que se refere ao medicamento indicado para animais de companhia e animais de produção entre produtos utilizados de modo individual e usados como medicação coletiva, como ocorre comumente na produção animal.

Por exemplo, excluindo-se as possíveis peculiaridades fisiológicas de uma dada espécie que possam influenciar a resposta do organismo ao medicamento, espera-se que um produto veterinário indicado para cães e gatos receba um número maior de relatos do que outro produto semelhante indicado para uso em animais de produção. Isso ocorre porque animais de companhia tendem a estar mais próximos e ser muito mais observados pelos seus proprietários dos que os animais de produção.

Além disso, há uma diferença entre os níveis de concordância desses proprietários em relação à intensidade aceitável de um dado sinal clínico indesejável relacionado com o uso de um medicamento veterinário. Por exemplo, edema ou dor local após injeção pode ser considerado inaceitável para um dono de cão ou gato e originar uma notificação de evento adverso, enquanto um fato semelhante em um animal de produção pode não ser percebido ou mesmo ser ignorado e, por isso, provavelmente, nunca ser relatado.

Outra diferença entre os animais de produção e os animais de companhia, particularmente cães e gatos, é que nos últimos é maior a probabilidade de relatos variados e a possibilidade de avaliação de fatores predisponentes e de interações medicamentosas, dados a maior variedade de raças criadas, a expectativa de vida, o diagnóstico e o tratamento prolongado de condições patológicas diversas.

Em adição às particularidades inerentes ao tipo de animal medicado, a forma de administração do produto também influencia a interpretação do evento adverso. Sistemas coletivos de produção animal, como a avicultura, a piscicultura e a apicultura, tendem a apresentar, desde já, uma dada taxa "basal" de mortalidade. Logo, uma reação adversa grave que resulte em óbito de um ou mais animais pode não ser relatada, passando inadvertidamente dentro da taxa normal de óbitos da propriedade. Nesse sentido, tais eventos adversos acabam sendo relatados apenas quando resultam em aumento da incidência de mortalidade ou quando há variação importante nas taxas de produção esperadas. Nesses casos, mesmo assim, a inclusão de possível reação adversa a um medicamento pode não fazer parte do diagnóstico diferencial ou ser apenas a última das possibilidades levantadas.

Outra diferença envolvida em relação aos animais de produção é o número de indivíduos envolvidos, que é comumente maior, e a maior suscetibilidade de erros de medicação, principalmente quando se relaciona com volume ou com quantidade de medicamento a ser adicionada à ração ou à água antes de sua administração aos animais. Um erro simples no manejo ou no preparo da ração ou na água de bebida medicadas pode gerar consequências potencialmente muito mais graves em relação ao uso do mesmo produto administrado individualmente. Daí a importância do treinamento em boas práticas agropecuárias, do uso prudente dos medicamentos e do acompanhamento de um médico-veterinário.

Sendo assim, o risco de uma crise relacionada com medicamentos veterinários indicados para animais de produção criados coletivamente tende a ser maior, em virtude da menor tendência à notificação e maior risco relacionado com o grande número de animais expostos, volume de medicação e forma de administração envolvida.

Outro parâmetro importante é o tipo de uso, se preventivo ou curativo. A medicação usada preventivamente tende a gerar maior número de notificações, já que é administrada a animais sem qualquer tipo de manifestação clínica. Dessa maneira, a tolerância à ocorrência de um efeito indesejável por um proprietário de animais saudáveis tende a ser menor e, por isso, ser mais notificado. Adiciona-se a isso o fato de que a reação adversa promovida por um medicamento veterinário usado no tratamento de uma enfermidade pode ser mascarada pelo próprio estado patológico do animal, não sendo reconhecida como efeito indesejável. Neste caso, a reação adversa acaba sendo correlacionada à própria evolução da doença.

Animal exposto

Como mencionado anteriormente, o foco principal da FV consiste em avaliar os efeitos do uso do medicamento veterinário em animais, independentemente de sua espécie, modo de administração (individual ou coletivo) e finalidade de uso, ou seja, terapêutica, profilática, metafilática, diagnóstica, entre outras. Portanto, todos os medicamentos veterinários utilizados em animais de produção, de companhia, de laboratório e de esporte e trabalho (equídeos), silvestres e aves ornamentais estão incluídos.

No âmbito internacional (EUA e Europa), as espécies animais costumam ser subdivididas em duas categorias, maiores e menores, e, em relação ao uso do medicamento veterinário, como usos menores e maiores. As espécies maiores correspondem aos equinos, bovinos, suínos, frangos, perus, cães e gatos, e as menores são as demais, incluindo animais silvestres, peixes e aves ornamentais, animais de laboratório e outras espécies de produção importantes, como caprinos, ovinos e abelhas. Usos menores são aqueles destinados às doenças que ocorrem com pouca frequência ou em áreas geográficas limitadas e em pequeno número de animais anualmente, sendo os usos maiores, todos os demais. Independentemente dessa classificação, todos os medicamentos veterinários são monitorados pela FV e seguem os mesmos critérios gerais para a notificação dos eventos adversos.

Além da avaliação dos efeitos indesejáveis dos medicamentos veterinários em animais, alguns programas de FV incluem também a notificação dos eventos adversos observados em seres humanos expostos a esses produtos durante o seu manuseio ou administração aos animais ou relacionada com a exposição ambiental ou ocupacional. Esta inclusão visa à detecção de falhas nas indicações de precauções e recomendações necessárias ao manuseio seguro desses produtos por seres humanos antes, durante e após a aplicação em animais.

Ainda em relação aos seres humanos, a FV também pode contribuir no monitoramento da segurança alimentar, quando incorpora entre seus objetivos a vigilância ao atendimento dos LMR permitidos para o consumo de produtos oriundos de animais tratados com medicamentos veterinários.

- ### Eventos adversos

Os eventos adversos incluem as reações adversas, a falta de eficácia e os efeitos indesejáveis que podem decorrer, por exemplo, do desvio de qualidade de um medicamento veterinário. Vale ressaltar que, até que se estabeleça uma relação causal entre o efeito não desejado e o uso do medicamento veterinário, a ocorrência é chamada de evento adverso.

Reações adversas

Os mecanismos envolvidos no desenvolvimento de reações adversas aos medicamentos veterinários podem estar relacionados com as alterações farmacológicas, imunológicas, metabólicas ou genéticas, sendo as manifestações clínicas bastante diversas e variáveis.

Neste sentido, as reações adversas podem se manifestar por meio de sinais inespecíficos e comuns a outras enfermidades e, por isso, há diversas circunstâncias que tendem a dificultar o seu diagnóstico e levar à busca de outras etiologias. Entre estas, pode ser incluído: quando o efeito indesejado não se relaciona com a ação farmacológica do medicamento; quando o efeito se manifesta de modo não imediato ou após a suspensão do tratamento; ou quando o produto agrava a doença para a qual estava sendo administrado.

Tendo em vista a diversidade e a heterogeneidade das reações adversas, várias classificações foram propostas na tentativa de agrupá-las e, entre elas, a subdivisão em três diferentes grupos, A, B ou C, sempre levando em conta o uso do medicamento em condições apropriadas.

As reações adversas do tipo A são os efeitos indesejáveis decorrentes das propriedades farmacológicas da substância envolvida, constituindo as mais prevalentes. De maneira geral, há uma relação de dose-resposta, de modo que, quanto maior a dose, maior será a frequência e a intensidade dos efeitos. Além disso, o tempo para a sua manifestação depende das propriedades farmacocinéticas e farmacodinâmicas da substância envolvida, embora o efeito também possa se desenvolver após o uso prolongado. Geralmente, esses efeitos podem ser reproduzidos experimentalmente e foram identificados antes da comercialização do medicamento. Entre as reações adversas do tipo A estão as decorrentes de:

- Seletividade da lesão a determinado órgão, tecido ou estrutura devido ao acúmulo de metabólicos tóxicos, por exemplo, no caso dos aminoglicosídios e a ototoxicidade
- Efeitos tardios, como a carcinogenicidade e a mutagenicidade, embora, na maioria dos casos, esses efeitos possam ser previstos pelos testes pré-clínicos
- Indivíduos com estados patofisiológicos ou fisiológicos que predisponham à ocorrência de efeitos tóxicos, como animais gestantes, filhotes, idosos, nefropatas, hepatopatas e cardiopatas
- Ocorrência de interações medicamentosas.

As reações adversas do tipo B são aquelas que ocorrem em alguns animais, ou seja, o medicamento é bem tolerado pela maioria dos animais da população, mas alguns se comportam de modo peculiar após a exposição ao produto. Na maioria dos casos, essas reações são agudas, inesperadas, graves e não há estabelecimento de relação dose-resposta. Há uma relação temporal sugestiva e, em relação às reações do tipo A, elas são mais raras e difíceis de serem reproduzidas experimentalmente. Como exemplos estão as reações alérgicas de natureza imunológica (como a urticária e a anafilaxia), as idiossincráticas (determinadas pelas características do próprio animal) e as reconhecidas como decorrentes de intolerância metabólica (resposta normal, mas excessiva, a uma dose usual do medicamento).

As reações adversas do tipo C são conhecidas como "efeitos estatísticos", ou seja, são verificadas por meio de relatórios que correlacionam o aumento da ocorrência de alguma doença particular em indivíduos que usam determinado medicamento. Como costumam se relacionar com exposição a longo prazo, a ocorrência desses efeitos pode coincidir com outras variáveis e o estabelecimento de relação causal pode ser muito difícil. Essas reações constituem os maiores desafios dos programas de farmacovigilância.

Outro tipo de classificação das reações adversas é mostrado no Quadro 42.1, sendo conhecido como classificação de Rawlins e Thompson. É mais simples que o descrito anteriormente e divide as reações adversas apenas em dois grupos: A (aumentada) e B (bizarra).

Nesse tipo de classificação, as reações adversas do tipo A são relacionadas com os efeitos farmacológicos normais da substância, manifestados de maneira aumentada ou exagerada após doses terapêuticas habituais (p. ex., a hemorragia por anticoagulantes, a diminuição da motilidade intestinal por anticolinérgicos e a sonolência por anti-histamínicos). Muitas delas estão relacionadas com as propriedades inerentes do princípio ativo e não estão vinculadas ao efeito terapêutico esperado. Geralmente são farmacologicamente possíveis de prever, identificadas e avaliadas antes da comercialização e dose-dependentes. Têm alta incidência e morbidade, baixa mortalidade e geralmente podem ser controladas com o ajuste da dose.

As do tipo B são as reações adversas inesperadas e anormais e não decorrentes de ações farmacológicas do medicamento, como ocorre nas reações anafiláticas aos antimicrobianos penicilânicos. Essas reações não são farmacologicamente previsíveis, têm incidência e morbidade baixas, alta mortalidade, não são dose-dependentes e, para o seu controle, a administração do medicamento deve ser suspensa. Entre as causas estão os desvios de qualidade do produto, as características de toxicidade relacionadas com os excipientes ou veículos do medicamento ou produtos de degradação dos princípios ativos, que podem ser originados, por exemplo, quando o

Quadro 42.1 Reações adversas dos tipos A e B, segundo a classificação de Rawlins e Thompson.

Característica	Tipo de reação adversa	
	A	B
Efeito farmacológico	Normal, mas aumentado	Aberrante, inesperado
Mecanismo	Conhecido	Desconhecido
Previsibilidade	Sim	Não
Dose-dependência	Sim	Não
Incidência	Alta	Baixa
Letalidade	Baixa	Potencialmente alta

Adaptado de Figueiras et al., 2002.

produto não é armazenado de modo correto ou é utilizado fora do prazo de validade. Em relação às causas farmacológicas, fatores relacionados com o próprio animal tratado ou com o modo de administração, como raça, peso, idade, sexo, estado de saúde, estado fisiológico, via e tempo de administração, influenciam a resposta do organismo a um dado medicamento, produzindo respostas quantitativas ou quantitativas diferentes e difíceis de serem conhecidas previamente.

O Quadro 42.2 mostra a classificação da reação adversa de acordo com as circunstâncias de ocorrência, podendo ser subdivididas em A, B, C, D e E. As do tipo A correspondem aos efeitos indesejados conhecidos e são as mais comuns e as do tipo B são aquelas difíceis de serem previstas, pois dependem das características do animal e do seu estado de saúde. A ocorrência de reações do tipo B requer, muitas vezes, alterações da rotulagem do produto de maneira a destacar melhor as precauções e acrescentar contraindicações ou informações adicionais sobre o uso em determinados animais e enfermidades. As do tipo C também podem ocorrer por falhas nas informações da rotulagem que predisponham ao uso incorreto do produto. As do tipo D e E não ocorrem por falta de informação, sendo intencionais. As do tipo E, particularmente, estão relacionadas também com as substâncias que têm potencial para abuso por seres humanos devido às suas propriedades farmacológicas, como os medicamentos estimulantes, depressores ou com propriedades anabolizantes.

Em relação à causalidade, ou seja, relação entre o uso do produto e a reação adversa, alguns países (como os da Europa) adotam a chamada classificação "ABON", sendo A – provável; B – possível; O – desconhecida (quando dados enviados são inconclusivos) e N – improvável (Quadro 42.3). Outra classificação semelhante é mostrada no Quadro 42.4, que inclui, além das relações provável, improvável, possível e inconclusiva, a não aplicável e a definida, ou seja, quando o efeito indesejável foi mesmo promovido pelo medicamento veterinário suspeito.

Por fim, de acordo com a gravidade, a reação adversa pode ser classificada em:

- *Leve*: quando não requer tratamento
- *Moderada*: quando requer a interrupção da terapia com o medicamento suspeito e tratamento do animal acometido
- *Grave*: quando ameaça a vida, causa dano permanente e/ou requer tratamento intensivo
- *Letal*: quando promove, de maneira direta ou indireta, a morte do animal.

Embora as vacinas não sejam o escopo deste capítulo, vale ressaltar que as reações adversas relacionadas com esses produtos podem ser divididas em quatro tipos. Do tipo 1 incluem os efeitos sistêmicos, como anafilaxia e hipersensibilidade, febre e letargia persistente (mais que 48 h), tremores musculares, sialorreia, alterações oculares e neurológicas.

Quadro 42.3 Categoria, classificação e critérios de inclusão para a avaliação da causalidade de medicamentos veterinários de acordo com o sistema "ABON".

Categoria	Classificação	Critérios de inclusão
A*	Provável	Há associação temporal entre a administração do medicamento veterinário e o início e a duração do evento adverso
		A descrição da manifestação clínica é consistente ou possível em relação às propriedades farmacológicas e toxicológicas conhecidas do produto
		Não há outra explicação igualmente possível para o caso
B	Possível	A reação adversa ao produto é uma das possíveis causas da manifestação clínica observada
O	Inconclusiva	Para os casos em que não houver informações suficientes para a avaliação da causalidade
N	Improvável	Para os casos em que houver informações suficientes para estabelecer que o medicamento veterinário provavelmente não foi a causa do evento adverso

*No caso da categoria A, devem ser considerados todos os critérios de inclusão.

As reações adversas do tipo 2 incluem morte ou aumento da mortalidade, e as do tipo 3, efeitos locais persistentes, como edema, alopecia, granuloma, fibrose e dor excessiva no local de injeção. A ineficácia representa as alterações do tipo 4.

Ineficácia de medicamentos veterinários

A eficácia de um medicamento pode ser definida como o nível de melhora por ele promovido e a proporção de indivíduos, provenientes de uma população selecionada e bem definida (estudos controlados), que respondem à administração desse produto. A efetividade, por outro lado, refere-se ao desempenho resultante do uso de determinado produto veterinário em condições reais de uso na população de animais (pós-registro). Neste sentido, um medicamento comprovadamente eficaz pode se comportar com baixa efetividade em algumas situações ou em determinados indivíduos.

Embora a falta de efetividade (referida, de maneira geral, como falta de eficácia ou ineficácia) de um medicamento veterinário não seja uma reação adversa, as consequências que decorrem dela podem ser muito graves e são objeto frequente de monitoramento nos programas de FV. Essa ausência do efeito esperado pode se manifestar como resposta terapêutica fraca ou ausente, de início demorado, de curta duração ou que diminui ou desaparece após um período de efeitos satisfatórios.

De modo geral, essa ineficácia pode ser decorrente do uso incorreto por parte do usuário, de prescrição médico-veterinária inadequada, de desvios de qualidade durante a fabricação

Quadro 42.2 Tipos de reação adversa de acordo com a circunstância envolvida.

Tipo	Circunstância
A	Ação direta do medicamento
B	Ação do medicamento em determinados animais ou condições patológicas
C	Mau uso não intencional
D	Mau uso intencional
E	Uso abusivo

Quadro 42.4 Escores finais que estabelecem a causalidade entre o medicamento veterinário e o evento adverso.

Escore final	Causalidade
– 9	Não aplicável
– 7 a – 8	Inconclusiva
– 1 a – 6	Improvável
0 a 2	Possível
3 a 5	Provável
6 a 7	Definida

ou armazenagem de uma ou mais partidas de um produto, de mecanismos farmacológicos (como interação medicamentosa e tolerância promovida pela indução enzimática) e de desenvolvimento de resistência microbiana ou parasitária, no caso de produtos com ação antimicrobiana e antiparasitária, respectivamente. Além disso, pode também ser consequência da utilização de produtos adulterados ou falsificados. Sendo assim, a ineficácia pode estar relacionada com um ou mais fatores ligados ao próprio animal, ao produto veterinário e ao usuário, bem como à interação entre eles, como ilustra a Figura 42.2, que traz também alguns exemplos desses fatores.

Uso inapropriado e intoxicação

Quando um medicamento veterinário não é utilizado de maneira adequada, o risco da ocorrência de efeitos indesejáveis é maior, incluindo a sua frequência e a gravidade, podendo resultar em quadros graves de intoxicação, muitas vezes, fatais.

O uso inadequado, portanto, decorre da utilização acidental ou intencional do medicamento para usos não aprovados pela autoridade regulatória, incluindo espécie, indicação, posologia e via de administração. Decorre também de mau entendimento ou negligência do usuário em relação às recomendações e precauções indicadas pelo fabricante na rotulagem do produto. A utilização intencionalmente inadequada do medicamento veterinário com a finalidade de intoxicar fatalmente animais também se inclui nesse tipo de evento adverso.

A ocorrência desses eventos desperta a importância e a necessidade de educação dos usuários e da implementação das boas práticas agropecuárias e de uso de produtos veterinários, bem como da necessidade de incremento e destaque das informações relacionadas com as precauções na rotulagem desses produtos.

No caso de animais de produção, o uso indevido de determinado medicamento, costumeiramente relacionado com posologia, indicação e espécie não aprovada, ou, ainda, não respeitando o período de carência, pode acarretar prejuízos importantes não somente ao animal exposto, mas também à saúde pública, já que a segurança alimentar pode estar em risco em decorrência da violação aos LMR seguros para o consumo dos produtos oriundos dos animais tratados.

Outro exemplo inclui a não utilização de equipamentos de proteção individual necessários para a segurança do usuário durante o manuseio ou a aplicação de alguns tipos de produtos, como os praguicidas veterinários, comumente utilizados como ectoparasiticidas. Esse tipo de negligência pode dar origem aos eventos adversos de medicamentos veterinários relacionados com seres humanos.

Efeitos indiretos do medicamento veterinário

Esses efeitos não se relacionam com o uso direto do produto no animal, mas com os efeitos decorrentes da fabricação, distribuição e demais desvios de qualidade, bem como o descarte inadequado dos produtos, podendo levar à exposição de outros animais e pessoas e à contaminação ambiental. Esses tipos de efeitos também podem ser objeto da FV.

▪ Notificação, notificador e autoridade regulatória

O notificador é aquele que relata às autoridades regulatórias o evento adverso relacionado com o medicamento veterinário. A iniciativa de notificar pode ser livre, gerando a chamada notificação voluntária ou espontânea, ou ser legalmente determinada, na chamada notificação compulsória ou obrigatória.

A notificação voluntária é realizada pelo usuário de medicamentos veterinários, ou seja, o médico-veterinário, o proprietário de animais, o pesquisador ou qualquer outra pessoa que deseje comunicar qualquer problema relacionado com determinado medicamento veterinário para a autoridade regulatória. O usuário também pode relatar o evento adverso diretamente ao próprio detentor do registro do produto.

A notificação voluntária pode ser considerada um método científico, um instrumento de regulação e uma fonte de informação para a autoridade regulatória e para o benefício dos usuários em geral e dos demais interessados. Entre os principais notificadores voluntários estão os proprietários de animais e os médicos-veterinários. Para estes profissionais,

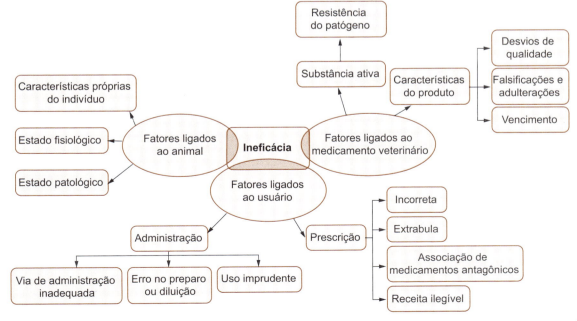

Figura 42.2 Ineficácia de medicamentos veterinários e a relação com fatores ligados ao animal, ao usuário e ao próprio produto.

embora não exista a obrigatoriedade legal de relatar, existe a obrigação ética relacionada com o próprio exercício da profissão, considerando sua responsabilidade como agente de saúde e bem-estar animal e também de saúde pública.

Dado o seu conhecimento técnico, detenção do histórico e da terapia empregada e dos demais dados clínicos dos animais envolvidos, o médico-veterinário desempenha um papel-chave para o monitoramento da segurança de medicamentos veterinários, garantindo um relato adequado, completo e de boa qualidade. Para tanto, há necessidade que inclua em seu diagnóstico diferencial a possível relação entre o medicamento veterinário e o efeito indesejado observado no animal que recebeu o produto.

Nesse contexto, observa-se a importância da interação das autoridades regulatórias com os conselhos de classe, as instituições de ensino e pesquisa e demais organizações ligadas à medicina veterinária para a promoção da FV e a motivação dos médicos-veterinários em participar desse programa. Essas ações podem ser feitas por meio de informação técnica e publicação de guias, treinamentos e também da divulgação permanente dos resultados obtidos na vigilância dos produtos veterinários. Esse *feedback* dado pela autoridade competente, de modo permanente e em tempo adequado, é fundamental para a motivação não somente do médico-veterinário, mas de todos os envolvidos e interessados em segurança de medicamentos.

Por outro lado, embora fundamental para a FV e representando a base do seu sucesso, a notificação voluntária de baixa qualidade pode ocasionar dados tendenciosos, mal relatados e bastante variáveis, produzindo associações falsas. Essas heterogeneidades e incertezas prejudicam a análise e a interpretação das informações, podendo o relato ser perdido ou gerar a necessidade de investigação adicional para o estabelecimento da causalidade.

A notificação compulsória é aquela feita pelo detentor do registro do medicamento veterinário nacional ou importado, obrigado a notificar continuamente os eventos adversos ligados aos seus produtos ao órgão oficial competente, em intervalos de tempo determinados na legislação, de acordo com o tipo de relato envolvido.

Ao contrário do que possa parecer, a FV também apresenta vantagens importantes para a empresa proprietária do produto, devendo ser desmistificado o fato de que conhecer os problemas prejudica a "imagem" do produto e do estabelecimento no mercado. O acompanhamento de seus produtos, sob o ponto de vista ético, assegura que os riscos associados ao medicamento sejam conhecidos e compreendidos pelos usuários, prevenindo a ocorrência de eventos adversos que provocam danos e sofrimento ao animal, acidentes com seres humanos e prejuízos econômicos diversos. A empresa também garante o atendimento às exigências legais e auxilia no desenvolvimento do conhecimento científico relacionado com a farmacologia, a toxicologia e a terapêutica de medicamentos veterinários. Comercialmente, a FV possibilita ao estabelecimento conhecimento melhor da relação entre o risco e o benefício do uso do seu produto e dos fatores predisponentes aos eventos adversos, facilitando a análise mercadológica e a garantia da satisfação de seus clientes.

Para que seja possível aproveitar essas vantagens, é necessária a implementação de um serviço de FV eficaz no âmbito das empresas, cuja estrutura operacional pode ser relativamente simples em termos de recursos humanos e materiais. Deve ser composto basicamente por um sistema de atendimento ao público gratuito, formulários de investigação padronizados e que atendam aos requisitos legais e por uma equipe de profissionais treinados em farmacovigilância. A padronização dos procedimentos de coleta dos dados e de investigação pela empresa é importante para que a informação final seja homogênea e completa.

De modo geral, na FV, é o médico-veterinário o responsável pelo serviço e por todas as notificações e investigações necessárias para o esclarecimento dos casos. Vale ressaltar, entretanto, que a efetividade de todo o processo depende da integração dos diversos setores da empresa, da dedicação e da responsabilidade de todos os envolvidos e da promoção interna de treinamentos para capacitação e atualização dos funcionários.

A autoridade regulatória é a responsável pelo recebimento dos relatos advindos dos usuários ou das empresas, sua análise e avaliação da causalidade, e divulgação dos resultados entre todas as partes interessadas, incluindo o estabelecimento detentor do produto, os usuários e a população em geral. Também deve estabelecer as medidas de gerenciamento de risco e fiscalizar o cumprimento da legislação e das demais exigências advindas das notificações.

Para estimular um fluxo contínuo de notificações, a autoridade regulatória deve garantir que todos os relatos recebidos sejam tratados com confidencialidade, assegurando a manutenção da privacidade das informações recebidas e que a divulgação se restringirá às informações e aos dados necessários ao conhecimento e à garantia do uso seguro do medicamento veterinário envolvido, após a conclusão de toda a investigação.

▶ Programas

Como foi abordado neste capítulo, a implementação de programas de FV pelas autoridades regulatórias responsáveis pelos medicamentos veterinários é relativamente recente no mundo, mas tem se tornado um requisito importante, se não imprescindível, para atestar a qualidade desses produtos, avaliar o seu emprego, monitorar a relação risco-benefício e aperfeiçoar as medidas de fiscalização empregadas internamente.

Há diversos países que já implementaram programas de FV, como os EUA, Canadá, Austrália e países da União Europeia, que apresentam abordagens bastante comuns, embora haja particularidades que dependem do universo legal de cada país, como ocorre na França.

O programa francês, embora estabelecido legalmente em 1999, foi operacionalizado em 2002 pela Agência Nacional de Medicamentos Veterinários (Agence Nationale du Médicament Vétérinaire – ANMV). Além das notificações compulsórias enviadas pelas empresas detentoras dos medicamentos veterinários, eles adotam um modelo interativo composto por centros de FV localizados em hospitais veterinários universitários (localizados em Lyon e Nantes), de onde é possível relatar eventos adversos e esclarecer dúvidas mais emergenciais. Funcionam como postos intermediários entre a população e a agência regulatória, pois são eles que recebem e encaminham as notificações voluntárias. Os relatos podem ser feitos pelo telefone. Profissionais treinados em farmacovigilância coletam as informações importantes e as remetem para a ANMV por meio de um formulário eletrônico padronizado.

A semelhança entre os programas de FV de países como os EUA, o Japão e os da União Europeia se deve principalmente à iniciativa estabelecida pela International Cooperation on Harmonisation of Technical Requirements for Registration of Veterinary Medicinal Products (VICH), que visa à harmonização dos procedimentos técnicos de registro de medicamentos veterinários entre esses membros. Atualmente, a FV é abordada em diversos guias da VICH (GL 24, 29, 30, 35 e 42). Pela qualidade técnica que apresentam, vêm sendo utilizados como referência internacional aceita por outros países, como o Brasil.

A implementação da FV no Brasil é de responsabilidade do MAPA, a autoridade regulatória responsável pelos produtos de uso veterinário. Por meio da Portaria nº 152/2008, o MAPA publicou uma consulta pública estabelecendo as diretrizes do programa nacional de farmacovigilância veterinária (PNFV), de responsabilidade do Departamento de Fiscalização de Insumos Pecuários da Secretaria de Defesa Agropecuária (DFIP/SDA/MAPA). Embora o PNFV esteja em fase de estruturação e operacionalização após as sugestões recebidas durante o período de consulta pública, e ainda não em vigência, a minuta publicada possibilita a observação dos aspectos gerais que regerão essa atividade no Brasil.

A citada regulamentação propõe a criação de um programa para o monitoramento dos eventos adversos observados em animais após a administração de produtos veterinários (farmacêuticos e biológicos) e aditivos registrados e comercializados no país, de origem nacional ou importados. Inclui-se nela a notificação dos eventos adversos pelos estabelecimentos que detêm produtos idênticos comercializados no país e também do exterior, devendo ser notificados todos os eventos recebidos, independentemente do local de ocorrência. Além disso, pretende-se incluir os efeitos indesejáveis observados em seres humanos expostos a esses medicamentos durante o seu manuseio ou aplicação em animais. O PNFV também irá abranger a falta de eficácia relacionada com os produtos veterinários, incluindo aquela resultante do desenvolvimento de resistência microbiana ou parasitária.

Os princípios do PNFV serão semelhantes aos aplicados em outros países, baseando-se no recebimento das notificações de eventos adversos enviados voluntariamente pelo usuário (notificação voluntária) e obrigatoriamente pelos estabelecimentos detentores de produtos veterinários e aditivos (notificação compulsória). O projeto estabelece também que essas empresas devem ter um serviço de FV de responsabilidade de um médico-veterinário, que esteja disponível ao usuário, cujo modo de contato (telefone e via eletrônica) deve ser indicado na rotulagem do produto.

Dada a importância da padronização dos relatos, a referida Portaria nº 152/2008 inclui em seus anexos modelos de formulários oficiais para a notificação voluntária e compulsória. O modo de avaliação da relação causal sugerido para os medicamentos veterinários segue o algoritmo de Kramer modificado (Quadro 42.5).

Fluxo da informação

O processo é iniciado a partir do relato do evento adverso observado em um ou mais animais, o qual é recebido pelo detentor do registro do produto ou pela autoridade regulatória, conforme ilustra a Figura 42.3.

Cada relato é referente a um evento adverso e um medicamento veterinário suspeito. No caso de mesma manifestação clínica observada em vários animais de produção criados em grupo e tratados com o mesmo produto veterinário, pode-se fazer uma única notificação, porém devem ser ressaltados o número total de animais tratados e o número de animais que manifestaram o efeito indesejável, a média de idades e de pesos, bem como o menor e o maior valor estimado para cada uma dessas variáveis (idade do animal mais novo e do mais velho e maior e menor peso). No caso de água e ração medicada, deve ser descrito o modo de mistura, o total do medicamento veterinário suspeito misturado por quilograma de ração ou litro de água e a dose do medicamento recebida por cada um dos animais tratados.

A Figura 42.4 exemplifica o fluxo usuário–autoridade regulatória. Como pode ser observado, o usuário pode relatar a ocorrência de um efeito indesejável diretamente ao programa de FV do órgão fiscalizador, por meio de formulários padronizados para esse tipo de relato ou por outras vias de comunicação, como telefone, fax, correio ou *e-mail*. A notificação voluntária passa por uma triagem, de maneira a selecionar apenas os eventos adversos relacionados com medicamentos veterinários e escopo do programa. Se pertinente, pode-se realizar uma primeira classificação do evento adverso e inseri-lo no banco de dados. Em seguida, o detentor do registro é comunicado para conhecimento e demais providências relacionadas com a investigação do caso, conforme a necessidade de maiores informações. De posse dessas informações, retorna à autoridade que toma as medidas pertinentes, após a revisão do relato, a avaliação da relação causal e atualização do banco de dados. Dependendo do tipo de evento adverso e do risco envolvido, a autoridade pode tomar medidas corretivas ou preventivas imediatas.

Por outro lado, a Figura 42.5 ilustra um fluxo usuário-empresa, ou seja, aquele no qual o usuário relata o evento adverso diretamente ao estabelecimento detentor do produto, o qual passa a ter a obrigação legal de notificar à autoridade regulatória. A partir do recebimento do relato, o detentor do registro tem um prazo para essa notificação, que varia de acordo com o tipo de evento adverso envolvido. Para esse trâmite, de modo geral, são adotados os seguintes tipos de notificações:

- *Grave*: quando o evento adverso promove a morte ou ameaça a vida, requer intervenção médica, causa aborto, natimortalidade, parto prematuro, infertilidade, anormalidades congênitas ou é incapacitante de modo temporário ou permanente. Para os eventos graves, o prazo para a notificação é em torno de 10 a 15 dias. Em alguns países, a interpretação do que é considerado evento grave para algumas espécies de animais de produção (aves, abelhas e peixes) criados e medicados em grupo é diferente, só sendo notificado como tal quando há aumento da taxa de mortalidade, manifestação de um sinal grave ou mudança significativa nas taxas de produção. Entretanto, se o animal de produção, independentemente da espécie, é tratado de maneira individual, todo evento que resulte em óbito é considerado grave
- *Alerta*: quando o evento adverso ainda não ocorreu, mas a empresa detectou algum problema ou desvio de qualidade no produto que possa levar à ocorrência de um evento adverso, como a contaminação microbiológica de um produto injetável e a troca de embalagens de produtos. Para esse tipo de ocorrência, o prazo varia entre 3 e 5 dias, já que a notificação tem um objetivo emergencial de prevenir possíveis efeitos indesejáveis relacionados com desvios de qualidade do produto

Quadro 42.5 Elementos ou partes para a classificação dos eventos adversos de acordo com o algoritmo de Kramer modificado.

Parte 1 | Experiência prévia com o medicamento

+1	Esta MC é geralmente atribuída a esta espécie na dosagem recebida
0	Esta MC não é geralmente atribuída a esta espécie na dosagem recebida, embora já tenha sido previamente relatada em medicina veterinária ou humana
	A MC não foi relatada previamente e o medicamento veterinário com ela relacionado não tem uso clínico ou utilização consistente ou consagrada (tempo e/ou quantidade comercializada)
−1	Esta MC não foi relatada previamente e o medicamento veterinário com ela relacionado tem uso clínico ou utilização consistente ou consagrada (tempo e/ou quantidade comercializada)

Parte 2 | Etiologia alternativa

+2	Não há nenhuma etiologia alternativa que possa explicar a MC, a não ser a administração do medicamento veterinário
0	Há etiologia(s) alternativa(s) para a MC, mas ela(s) não explica(m) adequadamente a ocorrência
	Esta MC ocorre comumente de maneira espontânea neste tipo de paciente e situação, geralmente sem qualquer outro possível agente etiológico
−1	Há outra(s) etiologia(s) alternativa(s) para a MC que pode(m) explicar a ocorrência, além da administração do medicamento veterinário suspeito

Parte 3 | Tempo de ocorrência

+1	O tempo de ocorrência foi compatível com o esperado para este tipo de MC e medicamento veterinário
0	O tempo de ocorrência esperado é desconhecido
−2	O tempo de ocorrência foi incompatível com o esperado para este tipo de MC e medicamento veterinário

Parte 4 | Evidência de sobredosagem

+1	Esta MC é claramente dose-dependente e houve evidência inequívoca de que o total recebido pelo animal caracteriza sobredosagem
0	Esta MC não é dose-dependente ou não há evidência de sobredosagem

Parte 5 | Interrupção da terapia ou diminuição da dosagem

+1	Esta MC diminuiu ou desapareceu após a interrupção da terapia ou administração do medicamento veterinário suspeito ou após o uso de antídoto/antagonista específico
	Esta MC é conhecida como dose-dependente e a mesma diminuiu ou desapareceu após a redução da dosagem do medicamento veterinário suspeito
0	A interrupção do uso ou da terapia foi difícil, impossível ou inapropriada para o caso
	Foi administrado fármaco não específico, geralmente empregado neste tipo de MC, que promoveu melhora clínica
	Esta MC foi transitória e episódica (resolveu-se rápida e espontaneamente), não sendo possível estabelecer se a melhora coincidiu com a interrupção do uso ou da terapia com o medicamento veterinário suspeito
	Esta MC foi dose-dependente e não diminuiu ou desapareceu após a redução da dosagem do medicamento veterinário suspeito
−1	Esta MC não diminuiu ou desapareceu após a interrupção da terapia com o medicamento veterinário suspeito
	A MC melhorou sem a interrupção do uso ou da terapia com o medicamento veterinário suspeito

Parte 6 | Retorno da terapia

+1	A MC retornou inequivocamente ou se exacerbou após o retorno do uso ou da terapia com o medicamento veterinário suspeito
0	Não houve retorno do uso ou da terapia com o medicamento veterinário suspeito
	Foi administrado fármaco inespecífico que dificultou a avaliação da resposta em relação à MC
	A MC não retornou ou se agravou com o reinício do uso ou da terapia com o medicamento veterinário suspeito, mas a dosagem e a duração do tratamento foram substancialmente menores que aquela relacionada com a MC original
	Não foi possível verificar a recorrência ou exacerbação da MC, pois o quadro estava evoluindo negativamente, dificultando qualquer avaliação
−1	Não houve piora ou exacerbação da MC após o retorno do uso ou da terapia com o medicamento veterinário suspeito

MC = manifestação clínica.

- *Relatórios periódicos*: quando os eventos adversos não se enquadram nas notificações anteriores. Esses relatórios devem ser apresentados durante todo o tempo de validade da licença do produto, em intervalos de tempo que variam de acordo com a legislação de cada país. Exemplificando, pode-se enviar a cada 6 meses, a partir da data de registro do medicamento, durante os dois primeiros anos e, em seguida, anualmente
- *No caso de medicamentos veterinários novos ou inovadores*: os prazos para a notificação dos eventos adversos costumam ser diferenciados, considerando que não há muitos dados disponíveis sobre a substância ativa contida no medicamento. Geralmente esse tipo de notificação também inclui prazos curtos para a ciência da autoridade regulatória para os eventos adversos não graves e esperados, durante os primeiros anos de registro do produto.

Sendo assim, conforme ilustra a Figura 42.5, a empresa é a responsável por toda a investigação necessária para o esclarecimento do caso, podendo iniciar logo após o recebimento do relato ou após a ciência e solicitação da autoridade responsável. Da mesma maneira que ocorre na notificação voluntária, é o programa de FV do órgão oficial o responsável por revisão e classificação dos eventos adversos e definição da relação causal.

O relatório periódico também é analisado pelo órgão oficial, que avalia a relação risco-benefício e estabelece as correlações pertinentes. Em geral, deve conter um estudo de incidência de todos os eventos adversos recebidos no período determinado, considerando o medicamento veterinário, os dados dos animais (como a espécie, a raça, o sexo, a idade, o peso, o estado fisiológico e, para os animais de produção, a categoria, ou seja, reprodução, cria, recria, engorda e terminação)

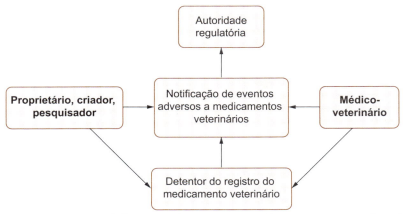

Figura 42.3 O fluxo da informação nos programas de farmacovigilância veterinária. Observa-se que os usuários de medicamentos veterinários (*em destaque*) podem relatar o evento adverso para o detentor do produto ou diretamente à autoridade regulatória.

e do evento adverso (como sinais clínicos, falta ou diminuição de eficácia, desvios de qualidade, uso recomendado ou extra-bula). Dessa maneira, o relatório periódico pode tornar possível, entre outros:

- Avaliação da incidência de eventos adversos com determinado medicamento ou tipo de medicamento
- Detecção de alterações na incidência de eventos adversos relacionados com o medicamento e monitoramento da relação risco-benefício
- Identificação de fatores de risco ligados ao uso de um produto ou princípio ativo e à espécie-alvo e ao ambiente
- Avaliação da necessidade de medidas preventivas e corretivas para a redução das ocorrências

- Fornecimento de dados para a divulgação de informes técnicos e estudos epidemiológicos relacionados com a segurança dos medicamentos veterinários
- Confecção de um banco de dados para consulta e divulgação para a população em geral.

▶ Aspectos gerais da avaliação

O licenciamento de um medicamento veterinário depende dos resultados da avaliação risco-benefício baseada nos estudos e dados apresentados na ocasião da solicitação de registro. Essa relação é considerada positiva quando as informações disponíveis para dada espécie, indicação e condições de uso mostram que o benefício para animais-alvo, saúde pública, ambiente e segurança alimentar, no caso dos animais de produção, é superior aos possíveis riscos inerentes à sua utilização.

Desse modo, o registro de um medicamento veterinário se fundamenta em todos os dados gerados durante os estudos pré-clínicos e clínicos que compõem a etapa pré-comercialização, bem como nos demais dados relevantes disponíveis na literatura científica. Quando todas essas informações demonstram que os benefícios decorrentes da utilização daquele produto se sobrepõem ao risco de ocorrerem efeitos indesejáveis, o produto é licenciado. Dentro desse processo decisório, o órgão regulamentador estabelece quais são as medidas iniciais necessárias para que o seu uso seja seguro e, entre elas, podem ser citadas a aprovação de impressos contendo todas as precauções e recomendações importantes, a educação contínua do usuário para o uso responsável de medicamentos veterinários, a fiscalização para a garantia da qualidade do produto e para o cumprimento das demais exigências legais pertinentes.

A entrada de um produto no mercado fornece, portanto, elementos adicionais para o monitoramento da segurança do produto e para a verificação de que os riscos permanecem ainda em escala aceitável. Daí a importância indiscutível da FV como sistema eficiente para avaliar e tratar os riscos e crises relacionados com a segurança de medicamentos veterinários, estabelecendo medidas administrativas de redução do risco, estratégias específicas para a prevenção de novas ocorrências e, ainda, tornando possível a comunicação a todos os interessados da existência de risco, das medidas adotadas e recomendações pertinentes.

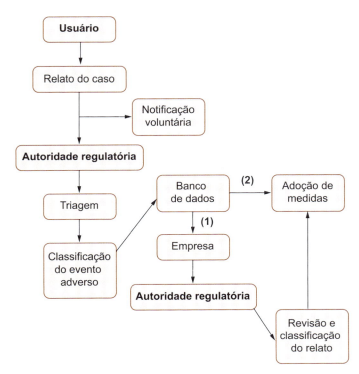

Figura 42.4 Fluxo da informação gerado a partir da notificação do evento adverso pelo usuário à autoridade regulatória. A partir do recebimento e triagem do relato, a autoridade regulatória o encaminha para a empresa, para o seu conhecimento e providências pertinentes (**1**), e/ou adota as medidas preventivas ou corretivas imediatas (**2**).

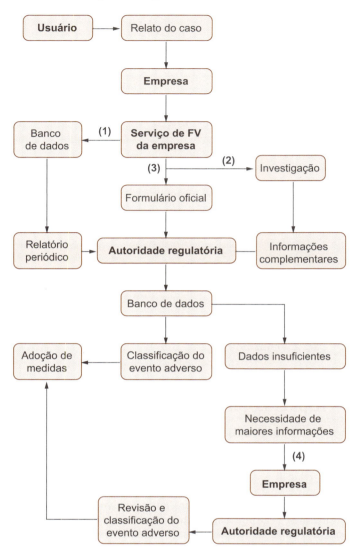

Figura 42.5 Fluxo da informação gerado a partir do relato do evento adverso pelo usuário à empresa detentora do registro do medicamento veterinário, que passa a ter a obrigação legal de notificar à autoridade regulatória. O serviço de farmacovigilância veterinária (FV) da empresa pode incluir esse relato no banco de dados para a confecção de relatórios periódicos (**1**), iniciar investigação complementar (**2**) e/ou notificar imediatamente ao órgão oficial (**3**), dependendo do tipo de evento envolvido. A autoridade regulatória pode solicitar à empresa a apresentação de dados complementares (**4**) para reavaliação do caso e estabelecimento da relação de causalidade.

Uma dificuldade inerente à farmacovigilância é distinguir um efeito decorrente do medicamento de outra doença espontânea. Muitos eventos adversos são indistinguíveis do ponto de vista clínico, patológico ou bioquímico de outras enfermidades. Sendo assim, para que haja avaliação correta por parte da autoridade regulatória e a garantia da segurança do medicamento veterinário ao longo de sua comercialização, é necessário que o relato seja adequado. A falta de dados suficientes para análise impossibilita a determinação apurada da relação causal, o que torna evidente a importância de que os relatos contidos nas notificações sejam completos.

Considerando essas dificuldades, a identificação dos chamados sinais é uma estratégia que possibilita auxiliar na correlação entre o problema e determinado medicamento e na identificação de situações que necessitem de alerta. Segundo a OMS, o sinal em farmacovigilância está relacionado com a informação relatada sobre uma possível relação causal entre um evento adverso e um medicamento, sendo essa relação desconhecida ou documentada de maneira incompleta anteriormente. Geralmente é necessário mais de um relato para gerar um sinal, de acordo com a gravidade do evento e a qualidade da informação.

O desenvolvimento dos sinais tem sido representado graficamente por uma curva que pode ser dividida em três fases, desde o seu início (hipótese) até o estabelecimento da relação causal (Figura 42.6). A fase 1 é a geração do sinal e representa o período latente, ou seja, quando ocorre a primeira suspeita do evento adverso. A fase 2 representa o fortalecimento ou reforço do sinal, havendo o acúmulo de dados relacionados com o evento e aumento da intensidade do sinal. Esta é a fase mais importante para a farmacovigilância, pois há a transformação de uma fraca hipótese em uma suspeita real e fundamentada. Nesta fase, dependendo da gravidade da ocorrência, medidas preliminares podem ser necessárias e determinadas pela autoridade competente, como a correção da rotulagem do produto, a divulgação dos dados obtidos e de alertas e informes terapêuticos. A fase 3 representa o seguimento e a confirmação do sinal e, consequentemente, da relação entre o medicamento e a reação adversa, sendo estabelecidas as medidas regulatórias necessárias de modo a impedir ou minimizar o risco de novas ocorrências.

Independentemente dessas fases, a autoridade regulatória deve sempre selecionar as opções para gerenciar o risco relacionado com a manutenção do medicamento no mercado, as quais dependem da gravidade e da frequência de ocorrência do efeito indesejável e da necessidade de informações adicionais.

De modo geral, uma vez identificado um problema, pode-se intensificar a solicitação de relatórios periódicos, de alterações de registro (como da fórmula, das apresentações comerciais, das indicações e posologias) ou modificação da rotulagem do produto (p. ex., com inclusão de novas contraindicações, reações adversas e precauções de uso), emissão de informes (divulgação ampla, mas não urgente) e alertas públicos (referentes a evento grave, correspondendo à divulgação ampla e urgente), cancelamento da licença do produto (nos casos em

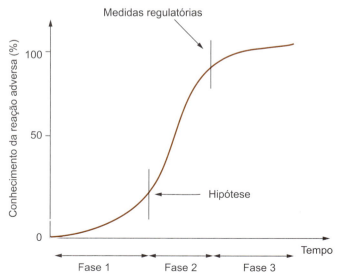

Figura 42.6 Desenvolvimento dos sinais em farmacovigilância: fase 1 (geração do sinal); fase 2 (fortalecimento do sinal); fase 3 (seguimento do sinal). Adaptada de Meyboom *et al.*, 1997.

que os riscos se sobrepõem aos benefícios e não há medidas factíveis e adequadas para o seu controle), recolhimento do mercado das partidas envolvidas, entre outras medidas regulatórias.

- **Avaliação da causalidade**

Para a análise científica dos relatos de eventos adversos, a autoridade regulatória utiliza critérios previamente estabelecidos a fim de que todos os casos recebam o mesmo tipo de análise e tratamento, auxiliando na sua tomada de decisão, no estabelecimento da relação causal e na divulgação de dados confiáveis a todos os interessados.

Existem diversos métodos para a avaliação da causalidade, os quais foram originalmente desenvolvidos para a medicina humana e constituem critérios objetivos, baseados em algoritmos e tabelas de decisão, para o estabelecimento de uma relação causal. Os algoritmos consistem em uma sequência lógica de perguntas e uma escala de classificação que possibilita a análise menos subjetiva, estabelece dados de incidência mais acurados, facilita os estudos epidemiológicos e as ações de monitoramento e de tomada de decisão por parte da autoridade regulatória. A partir da adaptação à medicina veterinária, os algoritmos também passaram a ser utilizados na FV.

De modo geral, os chamados algoritmos correspondem a uma avaliação semiquantitativa de cada relato por meio de escores, ou seja, para cada característica encontrada para aquele caso, é atribuído determinado número de pontos. A interpretação do resultado obtido pela soma de todos os pontos estabelece uma relação de causalidade, ou seja, indica se aquele evento adverso é possível, improvável, inconclusivo etc.

A fim de explicar esse processo, é apresentado a seguir um exemplo de avaliação de causalidade baseado na utilização do algoritmo de Kramer modificado, composto por seis partes ou elementos. Esse modelo é utilizado atualmente pela autoridade regulatória de medicamentos de uso veterinário dos EUA, a United States Food and Drug Administration (FDA), e proposto pelo MAPA para ser adotado no Brasil no PNFV (Portaria nº 152/2008). Os elementos do algoritmo, com as respectivas pontuações, são apresentados no Quadro 42.5 e os escores finais utilizados para o estabelecimento da relação de causalidade, no Quadro 42.4.

Os critérios básicos a serem considerados para a análise desse algoritmo são:

- Em primeiro lugar, é necessária a leitura de todos os dados do relato, a fim de obter noção completa da história clínica
- O algoritmo deve ser aplicado para cada manifestação clínica que ocorre após a administração de um único medicamento veterinário, em determinado período de tempo
- No caso de a manifestação clínica ter ocorrido após a administração de vários medicamentos veterinários, em determinado período de tempo, cada um deles deve ser analisado separadamente
- Devem ser atribuídos seis escores individuais, correspondentes a cada elemento ou parte do algoritmo, cuja somatória vai conferir o escore final ou pontuação
- Escores negativos ou positivos variam de acordo com evidências, claras ou não, da relação de causalidade entre o evento adverso e o medicamento veterinário. Deve ser atribuído escore zero nos casos em que não houver determinada informação ou quando esta for insuficiente, equivocada ou contraditória
- No caso do uso combinado de medicamentos veterinários, aquele que obtiver o maior escore será considerado como o mais provável causador do evento adverso. Todos os demais medicamentos veterinários que receberam escores menores devem, então, ter seus escores modificados em relação à parte 2 (o escore passa a ser –1), já que o produto com o maior escore passa a ser a etiologia alternativa provável para a manifestação clínica
- No caso de suspeita de interação medicamentosa, deve-se proceder à avaliação dos elementos do algoritmo substituindo a palavra "medicamento" (sentido de produto único) por "interação medicamentosa". A probabilidade de o evento adverso ter sido causado pela interação depende do escore final obtido em relação à avaliação dos medicamentos individualmente, ou seja, deve ser superior aos demais
- Podem ser consideradas alternativas etiológicas para a manifestação clínica (indicada na parte 2 do algoritmo):
  - Uma condição clínica prévia, ou seja, aquela que já existia antes da administração do medicamento veterinário suspeito. Entretanto, deve-se lembrar que o princípio ativo pode promover o agravamento do sinal clínico
  - Uma condição clínica nova, representada por uma doença que tenha se desenvolvido após a administração do medicamento
  - Outras condições clínicas novas, como procedimentos diagnósticos ou terapêuticos realizados no animal e que não estejam relacionadas com o medicamento em análise
- A relação entre o tempo de ocorrência e a manifestação clínica (parte 3 do algoritmo) deve ser avaliada considerando-se a farmacocinética do medicamento. É muito importante avaliar se o tempo de interrupção da terapia foi adequado e suficiente para avaliar a melhora da manifestação clínica (parte 5 do algoritmo).

Outro modelo possível de avaliação de causalidade é o representado pela classificação conhecida como "ABON", mostrada no Quadro 42.3.

- **Considerações finais**

A FV tem mostrado expressivo desenvolvimento nos últimos anos, e diversos países já dispõem de programas específicos de monitoramento de medicamentos veterinários, como os EUA, ou estão em fase de treinamento e implementação de seus sistemas, como é o caso do Brasil. Como nos demais ramos da ciência, há muito ainda para se aprimorar na FV, especialmente no que diz respeito aos aspectos científicos, estruturais e de pesquisa, bem como na ampla participação dos usuários. Espera-se que o determinado legalmente resulte no monitoramento real da segurança dos medicamentos veterinários comercializados e de sua utilização.

Como ocorre em todas as substâncias químicas, também há relação entre os benefícios e o potencial para danos nos medicamentos veterinários. Para minimizar os problemas, não basta apenas a fiscalização efetuada pela autoridade competente, sendo imprescindível que produtos de boa qualidade, segurança e eficácia disponibilizados no mercado sejam usados racionalmente.

Nesse contexto, a FV constitui uma estratégia essencial para a promoção do uso prudente e seguro dos medicamentos veterinários, gerando impacto direto nas políticas de prevenção e minimização de riscos, por meio do fluxo constante de informações entre usuários, autoridade regulatória e setor privado, por intermédio de um sistema efetivo de comunicação entre todos os interessados. A permuta de dados sobre o uso desses produtos e seus efeitos, bem como sua avaliação científica, promove a compreensão e a educação do público e a capacitação técnica do médico-veterinário, que absorve a importância de relatar e passa a participar de modo atuante do desenvolvimento do programa de FV.

▶ Bibliografia

Brasil. Ministério da Agricultura, Pecuária e Abastecimento. Portaria nº 152, de 30 outubro de 2008. Submete à consulta pública pelo prazo de 90 (noventa) dias, a contar da data de publicação desta Portaria, o projeto de Instrução Normativa que cria o Programa Nacional de Farmacovigilância Veterinária. Disponível em: http://extranet.agricultura.gov.br/sislegis-consulta/consultarLegislacao.do.

Brasil. Ministério da Saúde. Agência Nacional de Vigilância Sanitária. Conceitos de Farmacovigilância. Disponível em: http://www.anvisa.gov.br/farmacovigilancia/conceito_glossario.htm.

Cornez B. Essencial elements of veterinary pharmacovigilance and the role and duties of the qualifies person. In: Woodward KN. Veterinary pharmacovigilance: adverse reactions to veterinary medicinal products. Chichester: Wiley-Blackwell, 2009. pp. 177-208.

Dias MF, Souza NR, Bittencourt MO et al. Vigilância sanitária e gerenciamento do risco em medicamentos. Fármacos e Medicamentos. 2007; 2: 1-9.

Figueiras A, Napchan BM, Bergsten-Mendes G. Farmacovigilância em ação. Programa de farmacovigilância: ação na reação. Programa de Farmacovigilância. Centro de Vigilância Sanitária. São Paulo: Secretaria de Estado da Saúde, 2002. 150 p.

Figueiras A, Napchan BM, Bergsten-Mendes G et al. Farmacovigilância em ação. Programa de Farmacovigilância. Centro de Vigilância Sanitária. Secretaria de Estado da Saúde. São Paulo: Uni-Repro, 2003. 214 p.

Frana TS, Elsken LA, Karli SA. Summamry of adverse event reports for veterinary biologic products received by the USDA from 1999 through 2005. JAVMA. 2006; 229: 1100-2.

Freitas MST, Romano-Lieber NS. Condições de implantação e operação da farmacovigilância na indústria farmacêutica no Estado de São Paulo, Brasil. Cad Saúde Pública. 2000; 23:167-75.

Inman WHW. Monitoring for drug safety. 2. ed. Lancaster: MPT, 1986. 757 p.

International Cooperation on Harmonisation of Technical Requirements for Registration of Veterinary Medicinal Products. Pharmacovigilance of veterinary medicinal products: controlled list of terms. GL 30, 2007. Available from: http://www.vichsec.org.

International Cooperation on Harmonisation of Technical Requirements for Registration of Veterinary Medicinal Products. Pharmacovigilance of veterinary medicinal products: data elements for submission of adverse event reports (AERs). GL 42, 2007. Available from: http://www.vichsec.org.

International Cooperation on Harmonisation of Technical Requirements for Registration of Veterinary Medicinal Products. Pharmacovigilance of veterinary medicinal products: eletronic standards for transfer of data. GL 35, 2007. Available from: http://www.vichsec.org.

International Cooperation on Harmonisation of Technical Requirements for Registration of Veterinary Medicinal Products. Pharmacovigilance of veterinary medicinal products: management of adverse event reports (AERs). GL 24, 2007. Available from: http://www.vichsec.org.

International Cooperation on Harmonisation of Technical Requirements for Registration of Veterinary Medicinal Products. Pharmacovigilance of veterinary medicinal products: management of periodic summary update reports. GL 29, 2007. Available from: http://www.vichsec.org.

Keck G, Pineau X. Veterinary pharmacovigilance in France. In: Woodward KN. Veterinary pharmacovigilance: adverse reactions to veterinary medicinal products. Chichester: Wiley-Blackwell, 2009. pp. 55-64.

Lorenzi MC. Farmacovigilância: conceito moderno de uma antiga necessidade. Arquivos Int Otorrinolaringol. 1999; 3: 88.

Menon SZ, Lima AC, Chorilli M, Franco YO. Reações adversas a medicamentos. Saúde Rev. 2005; 7: 71-9.

Meyboom RHB, Gribnau FWJ, Hekster YA et al. Characteristics of topics in pharmacovigilance in the Netherlands. Clin Drug Invest. 1996; 12: 207-19.

Meyboom RHB, Hekster YA, Egberts ACG et al. Causal or casual? The role of causality assessment in pharmacovigilance. Drug Safety. 1997; 17: 374-89.

Meyboom RHB, Lindquist M, Egberts ACG. An ABC of drug-related problems. Drug Safety. 2000; 22: 415-23.

Meyboom RHB, Lindquist M, Flygare A et al. The value of reporting therapeutic ineffectiveness as an adverse drug reaction. Drug Safety. 2000; 23: 95-9.

Organização das Nações Unidas para Agricultura e Alimentação/Organização Mundial da Saúde. Animal Food Production. Roma: FAO/WHO, 2008.

Organização das Nações Unidas para Agricultura e Alimentação/Organização Mundial da Saúde. Comisión del Codex Alimentarius. Manual de procedimiento. 18 ed. Roma: FAO/WHO, 2009. Disponível em: ftp://ftp.fao.org/codex/Publications/ProcManuals/Manual_18s.pdf.

Organização Mundial da Saúde. A importância da Farmacovigilância. Monitorização da segurança dos medicamentos. Brasília: Organização Pan-Americana da Saúde, 2005. 48p.

Organização Mundial da Saúde. Glossary of terms used in pharmacovigilance. Available: http://who_umc.org/graphics/8321.pdf

Organização Mundial da Saúde. Segurança dos medicamentos. Um guia para detectar e notificar reações adversas a medicamentos. Por que os profissionais precisam entrar em ação. Brasília: OPAS/OMS, 2004. 18 p.

Organização Mundial da Saúde. The safety of medicines in public health programmes: pharmacovigilance an essential tool. Geneva: WHO Press, 2006. 60 p.

Rozenfeld S. Farmacovigilância: elementos para a discussão e perspectivas. Cad Saúde Pública. 1988; 14: 237-63.

Rozenfeld S, Rangel ITM Rangel. A farmacovigilância. Cad Saúde Pública. 1988; 4: 336-41.

The European Agency for Evaluation of Medicinal Products. Guideline on Pharmacovigilance for veterinary medicinal products. Guidance on procedures for marketing authorization holders. 2004. Available from: http://www.emea.eu.int

United States Food and Drug Administration. Data analysis for adverse drug events reported to CVM. 2008. Available from: http://www.fda.gov/cvm/kramer.htm

Woodward KN. Elements of veterinary pharmacovigilance. In: Woodward KN Veterinary pharmacovigilance: adverse reactions to veterinary medicinal products. Chichester: Wiley-Blackwell, 2009. pp. 9-17.

World Organisation for Animal Health. Responsible and prudent use of antimicrobial agents in veterinary medicine. OIE Terrestrial Animal Health Code, 2009. Available from: http://www.oie.int/eng/normes/mcode/en_chapitre_1.6.10.pdf

43
Legislação e Registro de Medicamentos e Aditivos Veterinários

Fabiana Galtarossa Xavier, Suzana Bresslau, Guilherme Maia Mendes e Helenice de Souza Spinosa

▶ Introdução

O Brasil é um dos líderes mundiais na produção e no fornecimento de alimentos de origem animal. Nos últimos anos, o crescimento acelerado e diversificado do agronegócio brasileiro trouxe novos desafios ao Governo Federal, incluindo a exigência do setor produtivo por políticas públicas e serviços mais eficientes e de qualidade, bem como do mercado consumidor, por segurança alimentar e produção sustentável.

Para atender adequadamente a essas demandas, o Ministério da Agricultura, Pecuária e Abastecimento (MAPA) alterou sua estrutura administrativa no início de 2005, definindo uma nova missão: "Promover o desenvolvimento sustentável e a competitividade do agronegócio em benefício da sociedade brasileira." Na perspectiva do MAPA, entende-se por competitividade "a capacidade que os produtos agropecuários gerados no país têm de competir, em preço, qualidade e outros atributos desejados pelo mercado, com seus similares produzidos no exterior".

De acordo com os mais recentes relatórios de avaliação do plano plurianual que analisa as ações e programas sobre a responsabilidade do MAPA, a consolidação da posição de liderança e a participação brasileira crescente no comércio internacional dos produtos do agronegócio devem-se a uma combinação de fatores, entre eles, a capacidade empreendedora, altos investimentos em pesquisa, infraestrutura, tecnologia, regulação em sanidade e qualidade dos produtos. Contribuem também a integração das cadeias produtivas, englobando fornecedores de insumos, produtores, indústrias processadoras, distribuidores e prestadores de serviços.

Dentro da cadeia produtiva de alimentos de origem animal, os medicamentos veterinários e os aditivos localizam-se junto a sua origem e fazem parte dos chamados insumos pecuários (Figura 43.1). Eles constituem parte fundamental para o início de um sistema bem-sucedido, já que a qualidade e o uso responsável desses produtos garantem a saúde animal e humana (em relação às doenças zoonóticas), a segurança alimentar (em relação aos resíduos de medicamentos e aditivos), a melhoria dos índices produtivos, a competitividade dos produtos brasileiros e a sua aceitação por parte de consumidores cada vez mais exigentes.

Considerando os produtos veterinários e os dados disponibilizados pelo International Federation for Animal Health (IFAH), 63% do mercado mundial de saúde animal é representado pelos produtos farmacêuticos e 25% aos biológicos, com o principal faturamento (59%) relacionado com os animais produtores de alimentos. No Brasil, de acordo com os dados de 2011 publicados pelo Sindicato Nacional da Indústria de Produtos para a Saúde Animal (Sindan), em primeiro lugar estão os antiparasitários, seguidos dos antimicrobianos. Em relação ao mercado de alimentação animal, dados de 2011 indicam que a produção total de rações no Brasil foi de 64,5 milhões de toneladas, sendo 50% destes para aves e 24% para suínos. A demanda no mesmo ano por aditivos melhoradores de desempenho foi de 4.650 toneladas e por aditivos anticoccidianos, de 32.000 toneladas.

Sendo assim, a fiscalização de medicamentos veterinários e aditivos para produtos destinados à alimentação animal constitui requisito imprescindível para a sanidade animal e para a produção de alimentos seguros e de alta qualidade. A responsabilidade pelas ações regulatórias pertinentes a esses produtos no Brasil é do MAPA, e toda a legislação relacionada está disponível em seu portal na internet (www.agricultura.gov.br). Pode ser acessada por meio do Sistema de Consulta à Legislação (Sislegis), no qual haverá informação sobre sua vigência, revogação de artigos e novas redações.

Considerando a regulamentação brasileira, os produtos de uso veterinário e os aditivos para produtos destinados à alimentação animal são regulamentados por diferentes coordenações do Departamento de Fiscalização de Insumos Pecuários (DFIP) e da Secretaria de Defesa Agropecuária (SDA),

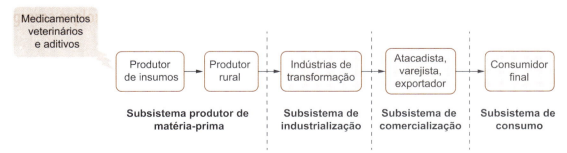

Figura 43.1 Cadeia produtiva de alimentos de origem animal (adaptada de Dantas, 2009), com destaque para a inserção dos medicamentos veterinários e aditivos.

sendo tratados por normatizações específicas. Por este motivo, neste capítulo, os medicamentos veterinários e os aditivos são abordados separadamente.

▶ Medicamentos veterinários

• Conceitos

Em relação aos medicamentos veterinários, recentemente foi promulgada a Lei nº 12.689 de 19 de julho de 2012 (que altera o Decreto-Lei nº 467 de 13 de fevereiro de 1969), que introduz o conceito de produto veterinário, medicamento de referência, medicamento similar e genérico de uso veterinário (para detalhes, ver *Capítulo 3*). Em particular, conceitua-se como *produto de uso veterinário*:

> "Toda substância química, biológica, biotecnológica ou preparação manufaturada cuja administração seja aplicada de modo individual ou coletivo, direta ou misturada com os alimentos, destinada à prevenção, ao diagnóstico, à cura ou ao tratamento das doenças dos animais, incluindo os aditivos, suprimentos promotores, melhoradores da produção animal, medicamentos, vacinas, antissépticos, desinfetantes de uso ambiental ou equipamentos, pesticidas e todos os produtos que, utilizados nos animais ou em seu *habitat*, protejam, restaurem ou modifiquem suas funções orgânicas e fisiológicas, e também os destinados ao embelezamento dos animais".

Outras definições importantes relacionadas com os medicamentos veterinários para efeito neste capítulo serão descritas a seguir.

▶ **Farmacoquímicos.** Insumos utilizados na fabricação dos produtos de uso veterinário, como as substâncias ativas, os excipientes e os veículos.

▶ **Boas práticas clínicas (BPC).** Padrão de qualidade ética e científica para a elaboração, condução, monitoria, auditoria, análise, emissão de relatórios e notificações dos estudos clínicos veterinários, envolvendo a participação de animais.

▶ **Concentração inibitória mínima (CIM).** Menor concentração de um antimicrobiano capaz de inibir o crescimento microbiano.

▶ **Concentração bactericida mínima (CBM).** Menor concentração de um antimicrobiano capaz de reduzir a contagem microbiana em 99,9%.

▶ **Controle de qualidade.** Conjunto de medidas destinadas a verificar e assegurar a qualquer momento que as partidas do produto cumpram com a qualidade preestabelecida.

▶ **Denominação comum brasileira (DCB).** Denominação do fármaco ou princípio farmacologicamente ativo aprovado pelo órgão federal competente. Na sua ausência, aceita-se a nomeação do ingrediente farmacêutico por meio da *denominação comum internacional* (DCI), recomendada pela Organização Mundial da Saúde (OMS), ou, na sua falta, a denominação reconhecida pela comunidade científica internacional.

▶ **Espécie animal-alvo.** Espécie animal para a qual o medicamento veterinário é indicado.

▶ **Limites de aceitação.** Limites físico-químicos estabelecidos para um medicamento veterinário, garantindo que o produto esteja em conformidade durante o seu prazo de validade.

▶ **Limites de conformidade.** Limites físico-químicos e microbiológicos dentro dos quais um medicamento veterinário conserva suas características de qualidade, eficácia e segurança.

▶ **Limite máximo de resíduo (LMR).** Concentração máxima de resíduo permitida de um medicamento original e/ou de seus metabólitos no alimento de origem animal, considerada aceitável e segura à saúde do consumidor.

▶ **Partida de um medicamento veterinário.** Quantidade específica produzida em um único processo ou série de processos, cuja característica essencial é a homogeneidade e a qualidade dentro dos limites especificados.

▶ **Período de carência (ou de retirada).** Intervalo de tempo entre a suspensão da administração do medicamento veterinário até o momento em que os resíduos de relevância toxicológica, nas matrizes estudadas, sejam iguais ou inferiores aos LMR permitidos.

▶ **Posologia.** Compreende o estabelecimento das doses, frequência de administração e duração do tratamento.

▶ **Preparação magistral.** Refere-se àquela que é preparada em estabelecimento que manipula produto de uso veterinário para ser dispensado, a fim de atender prescrição médica veterinária, a qual estabelece sua composição, forma farmacêutica, posologia e modo de usar.

▶ **Preparação oficinal.** Aquela preparada no estabelecimento que manipula produto de uso veterinário e cuja fórmula esteja inscrita nas farmacopeias, compêndios ou formulários reconhecidos pelo MAPA.

▶ **Protocolos de produção de medicamentos veterinários.** Documentos individuais de cada partida produzida por um estabelecimento fabricante, que contém, de maneira padronizada e de acordo com as *boas práticas de fabricação* (BPF), todas as informações essenciais, desde as matérias-primas, fórmula padrão, controles em processo até a liberação da partida pelo controle de qualidade.

▶ **Resíduos de medicamentos veterinários.** Constituem os princípios ativos originais e/ou os seus metabólitos encontrados em qualquer porção comestível do produto de origem animal.

▶ **Rotulagem.** Representa a bula, o rótulo-bula, o cartucho-bula, o rótulo, o cartucho ou o invólucro do medicamento veterinário.

▶ **Usuários de medicamentos veterinários.** Médicos-veterinários, pesquisadores, criadores ou proprietários de animais ou, ainda, qualquer outra pessoa que administre o medicamento aos animais.

• Autoridade regulatória

Dentro da estrutura organizacional do MAPA, é a coordenação de Fiscalização de Produtos Veterinários (CPV), por meio da Divisão de Fiscalização de Produtos Farmacêuticos (DPF), a responsável por todas as atividades regulatórias pertinentes aos medicamentos veterinários e aos estabelecimentos com eles relacionados. Essas ações incluem as responsabilidades afetas ao registro, licenciamento, renovação e demais atos legais para a inspeção, fiscalização e controle, de modo a assegurar identidade, qualidade e segurança desses produtos.

As ações são efetuadas de maneira central (na sede do MAPA em Brasília, Distrito Federal, localizada na Esplanada dos Ministérios) e também nas unidades descentralizadas do MAPA em cada Unidade da Federação (Superintendência Federal da Agricultura, Pecuária e Abastecimento – SFA, por meio do Serviço de Fiscalização Agropecuária – SEFAG e Unidade Técnica Regional de Agricultura, Pecuária e Abastecimento – UTRA). Os profissionais responsáveis por todos os procedimentos regulatórios ocupam o cargo de fiscal federal agropecuário, com formação superior em medicina veterinária ou em ciências farmacêuticas.

A CPV está inserida no DFIP/SDA, conforme mostra a Figura 43.2.

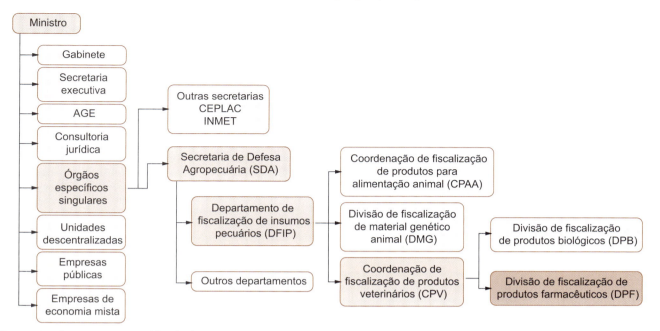

Figura 43.2 Organograma simplificado do MAPA, com destaque para as áreas responsáveis pela fiscalização de medicamentos veterinários.

De modo geral, segundo o regimento interno da SDA (estabelecido pela Portaria MAPA nº 45/2007), são competências da CPV a coordenação de todas as atividades fiscalizadoras relativas aos produtos de uso veterinário (incluindo os farmacêuticos, biológicos e farmacoquímicos), como fabricação, controle de qualidade, manipulação, importação, exportação, distribuição, transporte, pesquisa clínica veterinária, comercialização, monitoramento e uso; registro desses produtos, consoante normas específicas; as análises de alterações de registro (p. ex., alterações de fórmulas, inclusão de espécies-alvo etc.); e elaboração, atualização, orientação e fiscalização da aplicação dos regulamentos pertinentes.

O MAPA não cobra taxas para a fiscalização de medicamentos veterinários e dos estabelecimentos com eles relacionados, incluindo o registro desses produtos, de acordo com a Lei nº 8.522/1992.

▪ Atividades regulatórias do MAPA

Na área de medicamentos veterinários, as atividades regulatórias do MAPA incluem normalização, fiscalização (desde a fabricação até o uso) e atividades de informação e educação dirigidas aos usuários desses produtos e demais indivíduos interessados. Essas ações estão baseadas nos pontos a seguir:

- Registro e licenciamento dos estabelecimentos que fabriquem, manipulem, fracionem, envasem, rotulem, controlem a qualidade, comerciem, armazenem, distribuam, importem ou exportem medicamentos veterinários e farmacoquímicos para si ou para terceiros
- Inspeções anuais para fins de renovação de licença de funcionamento dos estabelecimentos citados no item anterior
- Fiscalização do comércio de medicamentos veterinários, realizadas pelas SFA ou, no caso de delegação de competência pelo MAPA, pelas Secretarias de Agricultura dos Estados e do Distrito Federal. A ação fiscalizadora abrange todo e qualquer medicamento veterinário e farmacoquímico, os estabelecimentos de comercialização e qualquer outro estabelecimento que possa conter medicamentos veterinários, bem como o conteúdo da informação publicitária dos produtos, quaisquer que sejam os meios de comunicação
- Controle, fiscalização e análise das solicitações de importação e exportação de medicamentos veterinários e farmacoquímicos
- Registro para fins de licenciamento dos medicamentos veterinários, bem como as análises de renovações de licença e de alterações de registro
- Controle dos medicamentos veterinários que contenham substâncias sujeitas a controle oficial
- Criação e atualização de toda a regulamentação pertinente a medicamentos veterinários, em conformidade com as mais rigorosas normas e padrões de qualidade estabelecidos nacional ou internacionalmente
- Monitoramento dos resíduos de medicamentos veterinários em produtos de origem animal e investigação das violações (se os níveis da substância investigada estiverem acima dos LMR permitidos) e indícios de resíduos de substâncias de uso veterinário proibidas. Esse monitoramento é efetuado pelo Plano Nacional de Controle de Resíduos e Contaminantes (PNCRC) em carnes, mel, leite, ovos e peixes, instituído pela Instrução Normativa nº 42/1999
- Divulgação de orientações aos profissionais do setor regulado, dos usuários e dos demais interessados em assuntos pertinentes aos medicamentos veterinários e ao seu uso prudente, bem como o recebimento e apuração das denúncias e reclamações relativas a esses produtos
- Condução dos processos administrativos referentes às infrações e penalidades relacionadas com o descumprimento da legislação relativa aos medicamentos veterinários
- Participação em reuniões nacionais e internacionais relacionadas com os medicamentos veterinários, como do *Codex alimentarius*, fórum criado em 1962 pela Organização das Nações Unidas para Agricultura e Alimentação (FAO) e pela OMS, do qual o Brasil é signatário. O *Codex alimentarius* tem a função, entre outras, de desenvolver normas alimentares que objetivem a proteção da saúde dos consumidores e assegurem as práticas equitativas no comércio internacional de alimentos

- Desenvolvimento de programas de controle e pesquisa (incluindo o seu fomento em parceria a outros órgãos governamentais) nas áreas de interesse à sanidade animal e de medicamentos veterinários.

Legislação brasileira e medicamentos veterinários

A base da legislação brasileira referente aos medicamentos veterinários é a Lei nº 12.689/2012 (que altera o Decreto-Lei nº 467/1969), que estabelece, entre outros: a obrigatoriedade de fiscalização da indústria, do comércio e do uso dos medicamentos veterinários no território nacional; a necessidade de registro de todos os estabelecimentos relacionados com os medicamentos veterinários e destes junto ao MAPA para fins de licenciamento, com validade de 10 anos para produtos nacionais e 3 para importados.

Há também outros atos normativos complementares para a fiscalização e a padronização desses produtos, como o Decreto nº 5.053/2004, que traz informações gerais sobre a fiscalização dos medicamentos veterinários e dos estabelecimentos relacionados, entre outros. Por tratar-se de uma das mais importantes normas relacionadas com esses produtos, será destacado a seguir um breve sumário dos 22 capítulos que o compõem.

▶ **Capítulo I | Disposições preliminares.** Reitera a competência regulatória do MAPA para os medicamentos veterinários e estabelecimentos pertinentes.

▶ **Capítulo II | Dos estabelecimentos.** Traz informações sobre procedimentos para licenciamento de estabelecimentos, alterações e prazos para seu cumprimento. No caso de proprietário ou fabricante estabelecido no exterior e que pretenda exportar para o Brasil, determina a obrigatoriedade de representante brasileiro exclusivo e legalmente habilitado (importador).

▶ **Capítulo III | Das instalações.** Estabelece a necessidade de cumprimento das BPF e apresenta a descrição dos requisitos técnicos requeridos para as instalações. Neste capítulo, vale destacar a obrigatoriedade de instalações separadas (dotadas de sistema de ar independente) para a fabricação de cefalosporínicos, citostáticos, hormônios, penicilânicos e praguicidas de uso veterinário.

▶ **Capítulo IV | Da terceirização.** Apresenta a possibilidade de terceirização das atividades relacionadas com a produção de medicamentos veterinários e seus requisitos técnicos e legais.

▶ **Capítulo V | Da responsabilidade técnica.** Institui a obrigatoriedade de os estabelecimentos relacionados com medicamentos veterinários terem responsável técnico com qualificação profissional e legal (registrado no órgão de fiscalização do exercício profissional pertinente), devendo ser obedecidas as qualificações apresentadas no art. 18 e no Quadro 43.1. Em relação ao produto em si, esse artigo estabelece a responsabilidade técnica de um médico-veterinário ou farmacêutico para o medicamento veterinário e do químico industrial ou farmacêutico para o farmacoquímico. Ainda no Capítulo V, ressalta-se a grande importância do art. 20, no qual estão discriminadas as atividades de responsabilidade desse profissional em relação ao medicamento veterinário:

- Produtos fabricados ou comercializados devem ser registrados no MAPA
- Produtos expostos à venda devem estar dentro do prazo de validade e, quando expirado, devem ser recolhidos para inutilização

Quadro 43.1 Qualificação profissional de acordo com o tipo de atividade exercida pelo estabelecimento relacionado com o medicamento veterinário.

Tipo de atividade		Formação profissional		
		Médico-veterinário	Farmacêutico	Químico industrial
Fabricação	Medicamento	x	x	–
	Farmacoquímico	–	x	x
Controle de qualidade	Medicamento	x	x	–
	Farmacoquímico	–	x	x
Manipulação		x	x	
Fracionamento		x	x	
Armazenamento		x	x	
Distribuição		x	–	
Comercialização		x	–	
Importação		x	x	
Exportação		x	x	

- Devem ser respeitados os cuidados necessários para a correta conservação dos produtos em relação à exposição a luz, temperatura e umidade
- Produtos suspeitos de adulteração devem ter sua comercialização suspensa, sendo informado ao MAPA e ao fabricante
- Produtos devem ser adquiridos de estabelecimentos licenciados
- Deve ser obedecida a legislação relativa às especialidades farmacêuticas que contenham substâncias sujeitas ao controle especial ou às recomendações inerentes à prescrição obrigatória do médico-veterinário contidas na rotulagem
- Produtos devem ser vendidos na embalagem original, sem violação do dispositivo de fechamento ou lacre e sem fracionamento na revenda
- Devem ser adotados os procedimentos de segurança no estabelecimento quanto aos produtos que ofereçam risco ao meio ambiente, aos animais ou ao homem, especialmente quando houver acidente que provoque vazamento ou exposição de seu conteúdo
- Comprador ou usuário deve receber orientação adequada quanto a conservação, manuseio e uso correto do produto
- Cada produto acondicionado em embalagens coletivas deve estar acompanhado da respectiva bula para a venda unitária.

▶ **Capítulo VI | Do registro dos produtos de uso veterinário.** Traz a documentação necessária a ser apresentada junto ao MAPA nas solicitações de registro de produtos nacionais e importados, prazos para análise e respostas, validade de licenças e renovações, prorrogações de prazos, critérios para alterações de formulação e outros. Neste capítulo, também estabelece a obrigatoriedade de autorização prévia do MAPA para a fabricação de qualquer partida (experimental ou piloto) de medicamentos veterinários.

▶ **Capítulo VII | Da rotulagem.** Estabelece todos os itens obrigatórios a serem incluídos na rotulagem de modo a possibilitar a sua correta identificação, padronização, conservação e uso. No caso de animais de produção, destaca-se a necessidade de informar o período de carência.

▶ **Capítulo VIII | Da transferência de titularidade.** Ou seja, trata dos procedimentos para a transferência de propriedade do medicamento veterinário.

▶ **Capítulo IX | Da isenção de registro.** Estabelece os produtos veterinários que são isentos de registro. Neste caso, juntamente com o estabelecido pela Instrução Normativa nº 37/1999, tem-se isenção de registro para:

- O produto desprovido de ação profilática, terapêutica e diagnóstica e que não oferece riscos ao meio ambiente, à saúde animal e humana
- O produto destinado exclusivamente à higiene e ao embelezamento dos animais
- O instrumental cirúrgico, material para sutura, gases, gesso, bandagem elástica, penso, esparadrapo, pistola dosadora, seringas e agulhas para injeção, água destilada e bidestilada ampolada para injeção, sonda, estetoscópio e aparelhos diversos para o uso em medicina veterinária
- O artigo de seleiro ou de correeiro para qualquer animal, incluindo trelas, joelheira, focinheira, manta de sela e artigos semelhantes, de couro ou reconstituído e de quaisquer outros materiais
- A areia para deposição de excremento ou micção de animal
- O artefato, acessório, brinquedo e objetos de metal, de plástico, de couro, de madeira, de tecido e de outros materiais destinados à identificação, ao adestramento, ao condicionamento, à contenção ou à diversão de animal
- O produto para aplicação em superfícies como tapete, cortina, parede, muro, mobiliário, almofada e assemelhados, destinado exclusivamente a afastar animais e desprovido de ação profilática e terapêutica, apresentado sob a forma de cristais, grânulos, *pellets*, aerossol, líquidos concentrados, líquidos premidos, produtos desodorizantes de ambiente e outros
- Alguns tipos de produtos importados, incluindo aquele para uso individual e importado por pessoa física, o que é usado para fins de pesquisa, programas sanitários oficiais e os semiacabados para fabricação de medicamentos veterinários registrados. Para estes casos, estabelece os documentos necessários a serem apresentados ao MAPA para fins de autorização de importação.

▶ **Capítulo X | Do controle de qualidade.** Estabelece os requisitos para o cumprimento das normas de qualidade e segurança, de acordo com a natureza do produto e os itens obrigatórios a serem incluídos nos protocolos de produção, os quais devem respeitar as normas estabelecidas pelas BPF. Ressalta-se que, além dos itens discriminados neste capítulo, todas as matérias-primas e produtos acabados devem cumprir com as mais exigentes normas de qualidade em conformidade com os compêndios oficiais, ou seja, com a Farmacopeia Brasileira e, no caso de dados inexistentes nesta, com outras farmacopeias reconhecidas internacionalmente e aceitas pelo MAPA, como a americana (USP – *United State Pharmacopeia*) e a britânica.

▶ **Capítulos XI e XII | Da análise de fiscalização e Da fiscalização de produto veterinário importado, respectivamente.** Apresentam requisitos e informações específicos para as atividades de fiscalização.

▶ **Capítulo XIII | Da comercialização.** Estabelece a classificação dos produtos quanto à obrigatoriedade de prescrição (venda livre ou com receita veterinária) e à exclusividade de comercialização de farmacoquímicos para fabricantes de produtos veterinários licenciados no MAPA. Além disso, determina que, para sua exposição, comercialização ou divulgação, o medicamento veterinário deve estar:

- Registrado
- Acondicionado em embalagem original de fabricação, intacta, sem violação, rompimento ou corrosão
- Mantido em temperatura adequada para sua conservação
- Dentro do prazo de validade
- Com a rotulagem de acordo com o texto aprovado pelo MAPA, sem rasuras, emendas ou danos
- Com suas características físico-químicas mantidas
- Com o número de bulas correspondente ao número de unidades do produto
- Com o cumprimento da exigência de prescrição do médico-veterinário, quando aplicável.

▶ **Capítulo XIV | Das fraudes, alterações e adulterações.** Identifica quais são os produtos considerados alterados, adulterados, falsificados ou impróprios para uso veterinário, sendo importante o seu conhecimento pelos médicos-veterinários e demais usuários. Esses produtos são aqueles que:

- Estejam misturados ou adicionados a outras substâncias que possam modificar ou reduzir o seu valor terapêutico
- Apresentem composição diferente da registrada no licenciamento por retirada ou substituição de um ou mais dos elementos da fórmula, no todo ou em parte, ou acrescido de substâncias estranhas ou elementos de qualidade inferior, na sua composição, ou modificado em sua dosagem
- Apresentem pureza, qualidade e autenticidade em condições discordantes com o estabelecido na legislação vigente
- Apresentem invólucros ou rótulos rasurados ou com alterações do número da partida, da data da fabricação ou do vencimento, e outros elementos que possam induzir a erro, texto em língua estrangeira e qualquer outra simbologia ou selo em desacordo com os impressos aprovados
- Apresentem concentrações dos constituintes da fórmula diferentes daquelas aprovadas no licenciamento
- Apresentem o prazo de validade vencido
- Estejam mantidos em temperatura inadequada para a sua conservação
- Tenham sido reprovados na análise de fiscalização.

▶ **Capítulos XV a XXI | Do procedimento administrativo e de fiscalização; Dos documentos de fiscalização; Da fiscalização; Das infrações e penalidades; Da reincidência; Das medidas cautelares; Da instrução processual.** Apresentam procedimentos específicos para as atividades do fiscal federal agropecuário e suas atividades de fiscalização, incluindo a descrição das penalidades e demais procedimentos administrativos, de acordo com o tipo e a gravidade da infração.

▶ **Capítulo XXII | Das disposições gerais.** Estabelece os requisitos gerais para os assuntos não abordados nos capítulos anteriores, como as exigências às normas de BPF, a confidencialidade das informações apresentadas ao MAPA, os casos de produtos destinados exclusivamente à exportação, amostras grátis e outras matérias. Destaca-se a proibição de qualquer indicação na rotulagem do medicamento veterinário ou na sua publicidade que possam induzir a interpretações falsas, erros ou confusão ou que lhe atribuam finalidades ou características diferentes das aprovadas pelo MAPA. Também ressalta a responsabilidade do adquirente ou usuário do medicamento veterinário pelo seu uso indevido, em desacordo com seu emprego aprovado ou com a prescrição do médico-veterinário, estando os infratores sujeitos às cominações do Código Penal.

Outros instrumentos normativos

Além desses instrumentos normativos, as seguintes normas vigentes também são gerais e regem as ações de fiscalização dos medicamentos veterinários pelo MAPA:

- A Portaria nº 301/1996 aprova as normas complementares ao Decreto-Lei nº 467/1969. Muitos dos seus artigos foram

substituídos pelo Decreto nº 5.053/2004, mas ela ainda está vigente. Vale destacar o seu art. 17, que determina que os estudos de eficácia e segurança devem ser realizados com a formulação pretendida para o registro, não sendo aceitos apenas dados de literatura
- A Instrução Normativa nº 25/2012, que estabelece os procedimentos para a comercialização das substâncias sujeitas a controle especial quando destinadas ao uso veterinário, relacionadas no Anexo I desta Instrução Normativa, e dos produtos de uso veterinário que as contenham. Esta Instrução Normativa relaciona no Anexo I as substâncias e os medicamentos sujeitos ao controle especial em listas identificadas por letras maiúsculas: A (A1 e A2), B, C (C1, C2, C4 e C5) e D1 (para detalhes, ver o *Capítulo 3*)
- A Instrução Normativa nº 11/2005 disciplina as farmácias de manipulação de produtos de uso veterinário. Estabelece a proibição da manipulação e dispensação de preparações magistrais e oficinais para uso em bovinos, bubalinos, suínos, caprinos, ovinos, aves, peixes e outras espécies utilizadas na alimentação humana, sujeitando o infrator às sanções e penalidades previstas na legislação de produtos veterinários, sem prejuízo civil e criminal cabíveis. No Brasil, portanto, a manipulação de medicamentos veterinários destinados a animais de produção é proibida
- A Instrução Normativa nº 13/2003 constitui um regulamento de BPF de produtos de uso veterinário, cujo atendimento é um dos requisitos mandatórios para o registro dos estabelecimentos com eles relacionados junto ao MAPA.

A BPF é a parte da garantia da qualidade que assegura que os produtos sejam consistentemente produzidos e controlados, com padrões de qualidade apropriados para o uso pretendido. Portanto, constitui um instrumento para a garantia de identidade, pureza e segurança necessária para a liberação de um medicamento veterinário para o mercado

A implementação dessa ferramenta deve enquadrar todo o processo produtivo, desde as matérias-primas até o produto final, passando pelos sistemas de gestão da qualidade, instalações, almoxarifados, sistemas de obtenção de água e tratamento de efluentes, produção e controle de qualidade. Cada etapa é abordada na referida normativa

Juntamente com a Instrução Normativa nº 13/2003, há um roteiro instituído por meio do Ato nº 10/2005 pela CPV/DFIP/MAPA para a verificação do cumprimento das BPF durante as inspeções pela autoridade fiscal. Esse documento classifica cada item avaliado do roteiro como imprescindível, necessário, recomendável ou informativo, baseado no risco potencial que representa o não cumprimento de cada um deles em relação à qualidade do produto e à segurança ocupacional
- A Instrução Normativa nº 37/1999 regulamenta o cadastramento dos produtos isentos de registro. De acordo com essa norma, embora isentos de registro, os produtos desprovidos de ação profilática, terapêutica ou diagnóstica devem ser cadastrados junto ao MAPA. O solicitante deve protocolar na unidade da Federação de jurisdição do seu estabelecimento, com antecedência mínima de 30 dias à sua comercialização, os seguintes documentos:
  ○ Solicitação de cadastramento contendo o nome comercial do produto (completo); fórmula qualiquantitativa; finalidade, modo de conservação e data do lançamento no mercado
  ○ Modelos de rotulagem de acordo com o determinado nos arts. 2º, 4º e 5º da normativa em questão, incluindo a frase "Produto isento de registro"

Esses produtos, embora não recebam um número de licença, recebem um número de cadastramento junto ao MAPA, que deve constar na sua rotulagem. É proibida a inclusão ou menção de indicação ou expressão, mesmo que subjetivas, de qualquer ação terapêutica ou tratamento na rotulagem ou propaganda desses produtos, incluindo todos os meios de divulgação, comunicação ou publicidade
- A Portaria nº 11/1997 apresenta os modelos e formulários a serem utilizados no exercício da atividade de fiscalização, incluindo os termos de interdição, inutilização e coleta de amostra, o modelo da relação dos produtos de uso veterinário interditados e dos autos de multa, apreensão e infração
- O Ato nº 04/2007 apresenta o formulário de solicitação, alteração ou cancelamento de registro de produtos de uso veterinário (Figura 43.3), juntamente com a lista dos tipos de alterações e os procedimentos para o preenchimento e encaminhamento desse formulário. Incluem-se nas alterações as mudanças de fórmulas, no nome do produto, alterações dos impressos (com ou sem mudança das informações técnicas); da indicação ou vias de administração, inclusão ou supressão da espécie animal-alvo, alteração do dispositivo aplicado, do local de fabricação, do controle de qualidade, mudança no prazo de validade, entre outras
- A Instrução Normativa nº 9/2003 proíbe a fabricação, a manipulação, o fracionamento, a comercialização, a importação e o uso dos princípios ativos cloranfenicol e nitrofuranos e os produtos que contenham esses princípios ativos, para uso veterinário e suscetível de emprego na alimentação de todos os animais e insetos. Sendo assim, não há nenhum medicamento veterinário registrado no Brasil contendo cloranfenicol e nitrofuranos, sendo também vedada a importação e uso em animais de qualquer produto que os contenham, incluindo a utilização em animais de produção
- A Instrução Normativa nº 55/2011 proíbe a importação, a produção, a comercialização e o uso em bovinos de corte de substâncias hormonais naturais ou artificiais com atividade anabolizante para fins de crescimento e ganho de peso. Essa normativa possibilita a utilização desses produtos para fins exclusivamente terapêuticos e de manejo reprodutivo em animais, ficando sua utilização e comercialização permitidas mediante a prescrição e a orientação do médico-veterinário. O uso em experimentação animal só é autorizado após aprovação prévia do MAPA
- A Portaria nº 191/1986 proíbe a fabricação, a importação e a comercialização de produtos de uso veterinário à base de organoclorados. Sendo assim, não há, no Brasil, medicamentos registrados para uso em animais que contenham essas substâncias. E também é vedada a importação dos produtos que as contenham para fins de utilização veterinária
- As normas específicas para o registro dos medicamentos veterinários – Portaria nº 74/1996, Instrução Normativa nº 26/2005, Instrução Normativa nº 15/2005, Portaria nº 48/1997 e Instrução Normativa nº 26/2009 – serão apresentadas a seguir.

Registro dos medicamentos veterinários no Brasil

Entre os instrumentos oficiais de fiscalização e controle dos medicamentos veterinários, o registro destaca-se como parte importante de todo processo, pois torna possível ao MAPA conhecer todas as suas etapas de produção e de controle de qualidade, bem como as características relacionadas com eficácia, inocuidade e segurança do produto. No caso de

```
┌─────────────────────────────────────────────────┐
│                          ┌──────────────────┐   │
│                          │ Número do documento no│
│                          │       MAPA         │   │
│                          │ Colocar a etiqueta aqui│
│                          └──────────────────┘   │
│              Produto de uso veterinário          │
│    ☐ Produto biológico    ☐ Produto farmacêutico │
│ ┌───────────────────────────────────────────┐   │
│ │           Solicitação de (1)              │   │
│ │ ☐ 1. Fabricação de partida-piloto         │   │
│ │ ☐ 2. Registro inicial de produto          │   │
│ │ ☐ 3. Análise de resposta à exigência      │   │
│ │ ☐ 4. Análise de recurso ao indeferimento  │   │
│ │ ☐ 5. Cancelamento do requerimento de registro de produto │
│ │ ☐ 6. Cancelamento do registro de produto  │   │
│ │ ☐ 7. Alteração                            │   │
│ │    ☐ Tipo A                               │   │
│ │    ☐ Tipo B                               │   │
│ └───────────────────────────────────────────┘   │
│ Observações do solicitante                       │
│                                                  │
│ Estabelecimento solicitante                      │
│ Razão social:                                    │
│ CNPJ:                                            │
│ Endereço:                                        │
│ Nº de registro no MAPA:                          │
│ Responsável técnico:                             │
│ Telefone:     Fax:     Endereço eletrônico:      │
│ Produto                                          │
│ Nome do produto:                                 │
│ Nº de registro do produto:                       │
│ Nº do processo inicial: 21000.000000.2000-00     │
│                                                  │
│            _____              │
│                  Local e data                    │
│            _____              │
│                   Assinatura                     │
│         (Nome completo do responsável técnico)   │
│                  Qualificação:                   │
│            Nº de registro no conselho de classe: │
│                                                  │
│ (1) Assinalar                                    │
└─────────────────────────────────────────────────┘
```

Figura 43.3 Requerimento padronizado pelo Ato nº 4/2007 para as solicitações de registro e outros pleitos relacionados com medicamentos veterinários junto ao MAPA.

animais de produção, a avaliação da segurança inclui o estudo de depleção de resíduos para a determinação do período de carência necessário para o consumo seguro do alimento de origem animal proveniente dos animais tratados.

Vale ressaltar que, juntamente com uma análise consistente por parte da autoridade regulatória durante o registro, o efeito final do medicamento veterinário depende também de um processo robusto de pesquisa e desenvolvimento da formulação, da sua produção, armazenamento, distribuição e prescrição veterinária adequadas, bem como de sistemas eficientes de monitoramento do medicamento veterinário no mercado e da sua utilização prudente e responsável por parte dos usuários.

Processo de registro

Para o registro de medicamentos veterinários, a empresa interessada (devidamente regularizada no MAPA) deve protocolar a documentação completa do produto junto ao MAPA na Unidade da Federação de jurisdição do estabelecimento.

Em seguida, esse processo passa por uma triagem, com o objetivo de avaliar se contém todos os documentos necessários para dar o prosseguimento em sua análise. Caso seja deferido, é encaminhado para a DPF/CPV em Brasília para análise técnica detalhada. De acordo com o estabelecido pelo Decreto nº 5.053/2004, o prazo para manifestação do MAPA sobre o pedido de registro de um medicamento veterinário é de, no máximo, 180 dias contados a partir da data do recebimento da documentação pelo órgão oficial.

Após a análise técnica, o processo pode ser deferido ou indeferido, ou sofrer exigências. No caso de indeferimento, a empresa pode protocolar o recurso contra o ato emanado até dez dias após a sua ciência, e o recurso administrativo pode tramitar no máximo por três instâncias.

Quando forem solicitadas informações complementares (exigências), o interessado dispõe de 45 dias para sua resposta, embora este prazo seja passível de prorrogação por solicitação do requerente após análise de sua pertinência e autorização prévia do MAPA. Após a protocolização pelo interessado da documentação com as respostas às exigências, o processo é reencaminhado para a análise técnica na DPF/CPV, podendo ser deferido ou indeferido.

Quando houver deferimento da solicitação de registro do medicamento veterinário, o solicitante é comunicado via ofício emitido pela CPV e recebe a licença do produto, juntamente com os modelos de rotulagem aprovados ou aprovados com emendas (quando houver necessidade de correções). Nesta última situação, a empresa deve apresentar as novas vias dos modelos de rotulagem na unidade regional do MAPA para a sua aprovação definitiva. As etapas do processo de registro estão ilustradas na Figura 43.4.

A rotulagem aprovada recebe os dizeres "Licenciado no Ministério da Agricultura, Pecuária e Abastecimento sob o nº X em dia/mês/ano".

Etapas do registro

De modo didático, pode-se dividir o processo de registro de um medicamento veterinário em três partes: documentos gerais e relatório técnico, documentos farmacêuticos e documentos veterinários. O registro dos produtos destinados aos animais de produção segue os mesmos trâmites legais e técnicos para os medicamentos veterinários em geral, respeitando-se as particularidades das espécies durante a análise dos estudos de eficácia e segurança pertinentes e dos requisitos legais já mencionados nas seções anteriores deste capítulo.

Parte 1 | Documentos gerais e relatório técnico

Os documentos incluem:

- Um requerimento, que deve ser elaborado de acordo com o modelo estabelecido pelo Ato CPV/DFIP/SDA nº 4/2007 (Figura 43.3) assinado pelo responsável técnico do estabelecimento
- Uma declaração do encarregado técnico assumindo a responsabilidade pela fabricação do produto no Brasil
- Um modelo de rotulagem elaborado conforme a disposição legal
- No caso de produto importado, deve constar a declaração do importador assumindo a responsabilidade sobre o produto; a cópia da documentação original de registro, que comprove as informações do relatório técnico do produto; o documento que comprove sua representação exclusiva e responsabilize seu representante pelo cumprimento das exigências legais; o certificado de habilitação oficial do estabelecimento proprietário e fabricante no país de origem; e o certificado oficial de registro ou autorização de venda livre no país de origem (este deve conter a fórmula completa ou composição, as indicações e a respectiva validade)

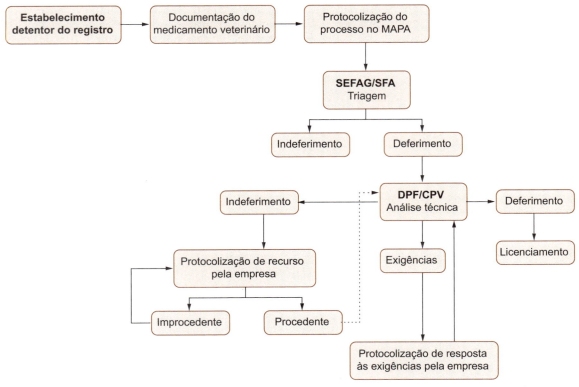

Figura 43.4 Fluxo sumarizado do processo de registro de um medicamento veterinário junto ao MAPA.

- O relatório técnico do medicamento veterinário, elaborado de acordo com o roteiro definido pelo MAPA por meio da Portaria nº 74/1996. Este constitui uma compilação de todas as informações do produto, desde sua fórmula até os dados referentes à produção, ao controle de qualidade, à farmacologia, à terapêutica e à toxicologia. Com base na referida Portaria, para o registro de um medicamento veterinário, o estabelecimento deve apresentar a descrição dos seguintes dados e informações, juntamente com a documentação comprobatória:
  ○ Nome comercial do produto (marca), estabelecimento solicitante, fabricante, importador e fracionador
  ○ Forma farmacêutica e de apresentação (incluindo dados da embalagem)
  ○ Fórmula qualiquantitativa
  ○ Modo de fabricação
  ○ Métodos de controle de qualidade das matérias-primas, produto semiacabado e acabado, incluindo físicos, físico-químicos, biológicos e microbiológicos
  ○ Descrição do produto
  ○ Indicações de uso (principais e complementares para cada espécie animal; no caso de antimicrobianos e antiparasitários, a indicação deve especificar os agentes etiológicos suscetíveis e as provas de eficácia devem comprovar tais indicações para cada agente e espécie animal indicada)
  ○ Via e forma de administração
  ○ Preparação do produto para seu correto uso (pré-mistura, soluções, emulsões, entre outras)
  ○ Duração máxima de uso depois de sua reconstituição ou preparação (para este item, deve apresentar os testes de estabilidade de utilização, conforme determinado pela Instrução Normativa nº 15/2005)
  ○ Dosagem (para aplicação curativa e preventiva, segundo a via de administração, espécie e idade; intervalo entre doses, duração do tratamento e margem de segurança)
  ○ Farmacocinética/biodisponibilidade (princípios ativos e/ou seus metabólitos) e farmacodinâmica
  ○ Efeitos colaterais, incompatibilidade, antagonismos farmacológicos, contraindicações, limitações do uso e precauções (antes, durante e depois da administração do produto)
  ○ Intoxicação e superdosagem nos animais, incluindo os dados sobre os sinais clínicos, medidas de emergência e tratamento
  ○ Intoxicação no homem, com a descrição da sintomatologia, tratamento e dados de centros toxicológicos de referência no país
  ○ Efeitos biológicos não desejados, incluindo informações toxicológicas, como efeitos carcinogênicos, teratogênicos, mutagênicos, reprodutivos e sobre a flora normal, além de resistência aos agentes patógenos, discrasias sanguíneas, neurotoxicidade e hipersensibilidade
  ○ Controle sobre resíduos de medicamentos (dados sobre a ingestão diária aceitável [IDA], LMR e período de carência)
  ○ Precauções gerais, incluindo o modo correto de armazenagem, transporte, destruição ou eliminação do produto e das embalagens que possam constituir fator de risco para a saúde pública, para o animal e para o meio ambiente
  ○ Causas que possam modificar a qualidade do produto, a data de vencimento, os rótulos, os invólucros e as bulas
  ○ Trabalhos científicos ou monografias. Devem ser adicionados aqueles pertinentes ao produto (ativos, metabólitos, excipientes ou veículos) e que sustentem as informações apresentadas no relatório técnico, mormente aqueles referentes às suas propriedades físicas e químicas, bem como sobre sua farmacologia e toxicologia.

No caso específico dos antimicrobianos de uso veterinário, o relatório técnico deve trazer no mínimo as informações solicitadas no anexo I da Instrução Normativa nº 26/2009. Esses requisitos foram sumarizados no Quadro 43.2.

Parte 2 | Documentos farmacêuticos

Constituem os dados de produção do medicamento veterinário, os estudos de estabilidade e todos os relatórios de validação pertinentes, como aqueles referentes à validação de metodologias analíticas dos controles de qualidade e dos estudos de determinação do período de carência.

Os dados de produção do medicamento veterinário são estabelecidos pela Instrução Normativa nº 26/2005, que trata da chamada partida piloto. A partida piloto é formada por três partidas de produção consecutivas, fabricadas nas mesmas condições, equipamentos e instalações da partida comercial, podendo ter o mesmo volume desta ou, no mínimo, 10% da sua quantidade ou, ainda, a capacidade mínima do equipamento industrial utilizado (quando esta for superior a 10%).

Quadro 43.2 Informações e dados mínimos a serem incluídos no relatório técnico do medicamento antimicrobiano veterinário, segundo a Instrução Normativa nº 26/2009 do Ministério da Agricultura, Pecuária e Abastecimento (MAPA).

1. Do insumo farmacêutico ativo antimicrobiano

Dados gerais: fórmula estrutural e molecular; peso molecular, sinonímia e referência completa; forma física do sal; ponto de fusão; solubilidade; rotação óptica específica; propriedades organolépticas; descrição de isômeros (estruturais, geométricos, ópticos); polimorfismo, discriminando as características do polimorfo utilizado e de outros relacionados com o princípio ativo; descrição da relação sal/base; espectro de infravermelho da molécula ou outras análises utilizadas na correta identificação e quantificação da molécula; rota de síntese; nome e limites das impurezas ou contaminantes

Farmacologia: farmacodinâmica (mecanismo de ação e efeitos) e farmacocinética (pKa, meia-vida biológica, volume de distribuição, absorção, distribuição, armazenamento, biotransformação e excreção); interações farmacológicas

Toxicologia: parâmetros toxicológicos de estudos *in vivo* e *in vitro* (toxicidade aguda, subcrônica e crônica, irritação ocular e dérmica, sensibilização dérmica, toxicidade inalatória, toxicidade reprodutiva, carcinogenicidade, neurotoxicidade, teratogenicidade, mutagenicidade); dados sobre a IDA e LMR; dados ambientais sobre estudos complementares que compreendam a dissipação e a degradação no solo e água

Dados sobre resistência ao antimicrobiano

2. Do produto antimicrobiano de uso veterinário

Dados gerais, de produção e conservação: fórmula qualiquantitativa (conforme DCB ou DCI), descrição da função de cada componente na fórmula, os limites de aceitação e de conformidade; a descrição dos métodos analíticos de controle de qualidade; causas que possam modificar a qualidade do produto; conservação correta do produto e data do vencimento; procedimentos específicos para a inativação do produto, visando à sua inutilização e ao seu descarte, em conformidade com as normas de segurança biológica e ambiental existentes

Farmacologia, toxicologia e terapêutica: indicações de uso (especificando os agentes etiológicos suscetíveis para cada espécie animal), via e forma de administração, preparação do produto para seu correto uso e duração máxima de uso depois de sua reconstituição ou preparação; a posologia na aplicação preventiva ou curativa, para diferentes espécies e idades; margem de segurança, reações adversas, efeitos colaterais e intoxicações, incluindo medidas emergenciais de tratamento e controle; contraindicações, limitações de uso, incompatibilidades e precauções

Relatórios: da partida-piloto, dos estudos de estabilidade, dos estudos de eficácia, dos estudos de segurança (inocuidade). No caso de animais de produção, os relatórios dos estudos de determinação do período de carência em cada espécie animal-alvo

IDA = ingestão diária aceitável; LMR = limite máximo de resíduo; DCB = denominação comum brasileira; DCI = denominação comum internacional.

Ela tem o objetivo de detalhar todo o processo produtivo e demonstrar a capacidade de o estabelecimento reproduzir o processo de fabricação de modo robusto, de acordo com as BPF, e de atender às especificações farmacotécnicas.

De maneira geral, estes documentos incluem a apresentação dos protocolos de produção de cada uma das partidas (cópia do documento original), juntamente com um estudo de similaridade que inclui os controles de processo e as análises físicas, físico-químicas, microbiológicas e outras adequadas para comprovar a qualidade dos produtos e a similaridade entre as partidas que constituem a partida piloto. Esta avaliação leva em consideração as especificações do produto e seus limites de aceitação e a comparação estatística dos resultados encontrados entre as três partidas produzidas.

A apresentação desses dados é realizada por meio do chamado "relatório de elaboração da partida piloto", que contempla:

- A cópia do documento de solicitação de produção da partida piloto e a autorização emitida pelo MAPA (lembrando-se que a produção de qualquer partida experimental ou piloto só pode ser efetuada após a aprovação prévia do MAPA). No caso dos produtos importados, possibilita-se a apresentação de partida comercial em substituição à partida piloto
- A relação das matérias-primas e materiais de embalagem, com suas especificações técnicas, origem e procedência
- A relação dos controles de qualidade realizados nas matérias-primas, no processo de fabricação e no produto acabado, juntamente com as respectivas metodologias, suas referências e laudos analíticos
- O estudo de similaridade entre as partidas que constituem a partida piloto.

A Instrução Normativa nº 15/2005 define os critérios para a realização dos estudos de estabilidade dos medicamentos veterinários e os dados mínimos a serem apresentados no relatório desses estudos. De modo geral, são colocadas as condições em que os testes de estabilidade acelerada e de longa duração devem ser conduzidos para prever, determinar e monitorar o prazo de validade desses produtos.

De maneira simplificada, os testes acelerados definem um prazo de validade provisório e são conduzidos em condições controladas e forçadas de armazenamento (em câmaras climáticas), em período curto de tempo. Quando a degradação das substâncias ativas for igual ou inferior a 5% e os demais parâmetros de qualidade permanecerem dentro das especificações técnicas, o medicamento veterinário recebe um prazo de validade provisório de 24 meses. Sendo assim, a empresa pode apresentar este teste para o registro do produto e, caso seja licenciado, deve ratificar o prazo concedido por meio da apresentação do estudo completo de estabilidade de longa duração.

Os testes de longa duração são realizados nas condições preconizadas de armazenamento e por período de tempo igual ou superior à validade do produto. Os testes de longa duração são utilizados para estabelecer o prazo de validade definitivo, o período de utilização (prazo de validade do medicamento após sua reconstituição ou sua embalagem ser aberta ou, ainda, após ser misturado à ração ou à água de bebida) e a estabilidade de acompanhamento (constitui uma maneira obrigatória de monitoramento da estabilidade dos medicamentos já registrados pelos estabelecimentos).

Os testes para determinação da validade definitiva e de acompanhamento são realizados em condições controladas (em câmaras climáticas), e os testes do período de utilização são realizados nas condições críticas de utilização, de conservação e mimetizando as condições de uso. Em todos esses casos, todas as especificações técnicas do produto devem continuar dentro dos limites estabelecidos. O Quadro 43.3 apresenta algumas características dos estudos de estabilidade determinadas pela Instrução Normativa nº 15/2005.

Por fim, a documentação farmacêutica inclui todos os relatórios de validação das metodologias analíticas que compõem o processo de registro do produto, incluindo as empregadas no controle de qualidade das matérias-primas e dos produtos acabados, nos estudos de estabilidade, de farmacocinética e biodisponibilidade e, no caso de medicamentos destinados a animais de produção, nos estudos de determinação do período de carência. Além dos relatórios de validação, são apresentados também os laudos analíticos e cromatogramas obtidos em todas as análises.

O MAPA não dispõe de normas específicas para os relatórios de validação pertinentes ao registro de medicamentos veterinários, mas eles devem ser sempre baseados em referências nacional ou internacionalmente aceitas e reconhecidas pelo MAPA.

Parte 3 | Documentos veterinários

Constituem os relatórios dos estudos pré-clínicos (no caso de substâncias novas) e clínicos que comprovam a eficácia e a segurança do medicamento veterinário nas condições indicadas pelo detentor do registro.

Todos os estudos devem ser realizados de acordo com as BPC e a legislação pertinente ao bem-estar animal nas atividades de pesquisa científica, determinadas pela Lei nº 11.794/2008 (Lei "Arouca") e Decreto nº 6.899/2009. Além disso, os estudos clínicos devem ser realizados em cada uma das espécies animais-alvo e com o medicamento objeto de registro, ou seja, com a formulação declarada no relatório técnico.

Os estudos de eficácia têm o objetivo de comprovar que o medicamento veterinário é eficaz nas indicações terapêuticas propostas, na posologia recomendada, condições de uso e espécie animal-alvo. Os estudos de segurança correspondem à avaliação da inocuidade do produto em cada uma das espécies animais-alvo e posologia indicadas, por meio de avaliações clínicas e laboratoriais completas dos animais. No caso de animais de produção, os estudos de segurança incluem os testes para a determinação do período de carência. Vale ressaltar que estes estudos também devem ser realizados no caso de medicamentos veterinários destinados a animais produtores de ovos, leite e mel.

Sabe-se que a farmacocinética das substâncias ativas depende da formulação do medicamento veterinário, da espécie animal-alvo, da via de administração e da posologia indicada (para detalhes, ver *Capítulo 4*). Por isso, a apresentação dos estudos de depleção de resíduos para a determinação do período de carência é obrigatória para o registro de todos os medicamentos indicados para uso em animais destinados à produção de alimentos para consumo humano. A única exceção se faz quando a substância ativa que compõe o medicamento veterinário foi julgada oficialmente como segura para os consumidores e, por isso, não demanda a fixação de um LMR. Exemplos dessas substâncias incluem vitaminas, minerais e aminoácidos. Entretanto, a empresa deve sempre apresentar uma justificativa para a ausência dos estudos nesses casos, fundamentada cientificamente por meio de referências aceitas pelo MAPA.

Os estudos de determinação do período de carência são realizados em três etapas básicas, que são os estudos de campo (fundamentados nas BPC) e analíticos (incluindo a validação dos métodos), e os métodos estatísticos utilizados para calcular o período de carência (para detalhes, ver *Capítulo 40*). De maneira geral, a espécie animal-alvo, a posologia mais crítica (no mínimo), a via e a forma de administração, os LMR e matrizes biológicas estabelecidas pelo *Codex alimentarius* ou em legislação específica (na sua ausência, os reconhecidos internacionalmente e aceitos pelo MAPA) são pontos essenciais. Os demais critérios utilizados no delineamento experimental também devem ser referenciados e justificados cientificamente.

A regulamentação específica para os medicamentos antimicrobianos de uso veterinário, incluindo os antissépticos e desinfetantes, é dada pela Instrução Normativa nº 26/2009, que inclui os princípios básicos para a condução dos estudos de eficácia, com base na especificação da enfermidade, espécies dos agentes etiológicos sensíveis e espécie animal em que atua, e os estudos de segurança (inocuidade e período de carência). Os critérios mínimos exigidos por essa norma para a apresentação dos relatórios dos estudos de eficácia e segurança de antimicrobianos em animais de produção incluem:

- Sumário
- Local de realização
- Pesquisador principal e patrocinador

Quadro 43.3 Características dos estudos de estabilidade dos medicamentos veterinários, segundo a Instrução Normativa nº 15/2005 do Ministério da Agricultura, Pecuária e Abastecimento (MAPA).

Tipo de teste de estabilidade		Realizado em câmara climática	Temperatura*/umidade relativa (UR)/duração	Tempo de análise
Acelerada** (Prazo de validade provisório)		Sim	40°C ± 2°C/75% ± 5% UR/6 meses ou 50°C ± 2°C/90% ± 5% UR/3 meses	0, 1, 2, 3 e 6 meses 0, 1, 2 e 3 meses
Longa duração**	Prazo de validade definitivo	Sim	30°C ± 2°C/65% ± 5% UR/prazo de validade declarado	0, 3, 6, 9, 12, 18, 24 meses e anualmente até o prazo de validade declarado
	Acompanhamento	Sim	30°C ± 2°C/65% ± 5% UR/prazo de validade declarado	0 e anualmente até o prazo de validade declarado
	Período de utilização***	Não	Condições críticas de utilização	0 e mais três pontos equidistantes, contemplando todo prazo de validade de utilização

*Estabelecidas para a zona climática IV (quente e úmida) na qual o Brasil está inserido. **Os produtos de degradação devem ser identificados e quantificados quando apresentarem relevância terapêutica ou toxicológica. ***Para os medicamentos veterinários misturados à ração, realizar nos perfis indicados por categoria dentro de cada espécie; para os dissolvidos em água, utilizar água potável clorada e não clorada.

- Identificação da partida utilizada no estudo
- Descrição do método de criação e alimentação fornecida aos animais
- Características dos animais estudados
- Origem e destino dos animais estudados
- Delineamento experimental, incluindo a justificativa estatística ou científica para o tamanho da amostra
- Parâmetros avaliados
- Análise estatística
- Resultados
- Discussão
- Conclusão.

De acordo com essa normativa, os estudos de eficácia podem ser realizados com animais doentes (infecções naturais ou experimentais) ou sadios, sendo, neste último caso, necessária a demonstração da correlação entre a farmacocinética e a concentração plasmática eficaz e os resultados obtidos nos estudos *in vitro* para cada agente etiológico para o qual o produto é indicado. Os estudos *in vitro* incluem a determinação da CIM ou CBM, realizados de acordo com os protocolos internacionais padronizados pelo Clinical and Laboratory Standards Institute (CLSI).

A Instrução Normativa nº 26/2009 estabelece também, entre outros, a prescrição obrigatória dos antimicrobianos veterinários (ver *Capítulo 3*) e a necessidade de comprovação do sinergismo das associações entre agentes antimicrobianos (do tipo potenciação) ou entre agentes antimicrobianos e outras classes de medicamentos (do tipo adição). Além disso, determina a complementação das bulas com informações resumidas sobre a farmacodinâmica e a farmacocinética das substâncias ativas que constituem o medicamento.

No caso dos medicamentos antiparasitários, a Portaria nº 48/1997 disciplina os testes de eficácia e de comprovação da ação prolongada ou longa ação do produto. Apresenta também os requisitos específicos a serem incluídos na rotulagem dos ectoparasiticidas veterinários, destacando-se as informações de segurança, precauções e cuidados no manuseio do produto. O Quadro 43.4 apresenta alguns dos principais testes de eficácia aplicáveis em animais de produção disciplinados pela Portaria nº 48/1997.

Para as demais classes de medicamentos veterinários ou indicações não contempladas nas normativas citadas, o MAPA não dispõe atualmente de legislação específica. Entretanto, todos esses estudos devem obrigatoriamente ser baseados em referências nacional ou internacionalmente aceitas e reconhecidas pelo MAPA.

De modo geral, são aceitas normas e guias publicados por autoridades regulatórias internacionais, como a United States Food and Drug Administration (FDA), dos EUA, a European Medicines Evaluation Agency (EMEA), da União Europeia (UE), a Australian Pesticides and Veterinary Medicines Authority, da Austrália, e a New Zealand Food Safety Authority, da Nova Zelândia. Além disso, também são aceitos outros documentos técnicos e científicos, como os guias para a avaliação toxicológica de substâncias químicas da Organization for Economic Co-Operation and Development (OECD) e os guias do International Cooperation on Harmonisation of Technical Requirements for Registration of Veterinary Medicinal Products (VICH). O VICH é um programa trilateral (EUA, Japão e UE) para a harmonização dos procedimentos técnicos de registro de medicamentos veterinários.

Quadro 43.4 Características gerais de alguns testes de eficácia aplicados a animais de produção para avaliação de medicamentos antiparasitários de uso veterinário, de acordo com a Portaria nº 48/1997 do Ministério da Agricultura Pecuária e Abastecimento (MAPA).

	Tipo de teste de eficácia	N (por grupo)	Tempo de avaliação	Critério para registro
Bernicida em bovinos (contra larvas de *Dermatobia hominis*)	Animais infestados naturalmente	10	7 dias	90% eficácia
	Animais estabulados e infestados artificialmente	4	7 dias	90% eficácia
	Determinação do período residual (infestação natural ou artificial)	4	5 a 7 dias	Avaliação até eficácia < 90%
Mata-bicheiras (contra larvas de *Cochliomyia hominivorax*)*	Animais infestados naturalmente após excisão cirúrgica	5	48 h (tópico) ou 72 h (sistêmico)	100% eficácia
Anti-helmínticos em ruminantes** (com indicação específica do gênero, espécie e estádio de infecção; infecções naturais ou artificiais)		6	4 a 12 dias	Efetivo > 90% Moderadamente efetivo 80 a 89%
Carrapaticida em bovinos (contra o *Boophilus microplus*)	Testes de estábulo	5	23 dias	95% eficácia
	Testes de campo	10	7 e 14 dias	95% eficácia
Mosquicidas	Em instalações rurais	–	7 dias	80% eficácia
	De produtos com forma de iscas	–	A cada 30 min	80% eficácia
	Produtos tópicos	15	42 dias	80% eficácia
Sarnicidas (infestação natural ou artificial)		4	28 a 60 dias	100% eficácia
Piolhicidas (infestação natural ou artificial)		20 (aves) e 5 (demais espécies)	28 dias	100% eficácia
Anticoccidianos em frangos de corte** (*Eimeria ascervulina*, *E. maxima* e *E. tenella*)		300	14 dias	Diferença estatística ($p \leq 0,05$)
Hemoparasitas em bovinos (*Babesia bovis* e *Babesia bigemina*)		8	30 dias	Diferença estatística ($p \leq 0,05$)

*Para produtos de uso tópico, o experimento em uma espécie serve de base para as demais. **Envolve eutanásia dos animais.

▶ Aditivos

▪ Conceitos

A legislação brasileira define *aditivo para produtos destinados à alimentação animal* como "substância, microrganismo ou produto formulado, adicionado intencionalmente, que não seja utilizado normalmente como ingrediente, tenha ou não valor nutritivo, e que melhore as características do alimento ou dos produtos de origem animal, melhore o desempenho dos animais sadios, atenda às necessidades nutricionais dos animais ou tenha efeito anticoccidiano" – item 2.1 do Regulamento aprovado pela Instrução Normativa nº 13/2004.

Outras definições importantes relacionadas com os aditivos para efeito neste capítulo serão descritas a seguir.

▶ **Boas práticas de fabricação (BPF).** Procedimentos higiênicos, sanitários e operacionais aplicados em todo o fluxo de produção, desde a obtenção dos ingredientes e matérias-primas até a distribuição do produto final, com o objetivo de garantir a qualidade, conformidade e segurança dos produtos destinados à alimentação animal.

▶ **Contaminação cruzada.** Ocorre quando um produto destinado à alimentação animal é contaminado por outro durante o processo de produção, ou quando há contato indevido de ingrediente, insumo, superfície, ambiente, pessoas ou produtos contaminados, de modo a afetar sua inocuidade.

▶ **Lote.** Produto homogêneo obtido em um ciclo de fabricação, sob as mesmas condições.

▶ **Produto destinado à alimentação animal.** Substância ou mistura de substâncias, elaborada, semielaborada ou bruta que se emprega na alimentação de animais.

▶ **Relatório técnico do produto.** Documento apresentado pela empresa que caracteriza o produto e possibilita a decisão sobre o pedido de registro pela autoridade responsável.

▶ **Rótulo ou etiqueta.** Toda inscrição, imagem ou matéria descritiva ou gráfica que esteja escrita, impressa, estampada gravada, gravada em relevo ou litografada, que identifique o produto.

Segundo o Anexo II da Instrução Normativa nº 13/2004, os aditivos são classificados em tecnológicos, sensoriais, nutricionais, zootécnicos e anticoccidianos (para detalhes, ver *Capítulo 1*), cujas funções são apresentadas no Quadro 43.5.

Na classe dos aditivos zootécnicos, há os grupos funcionais digestivo (aditivos enzimáticos), equilibrador de flora (aditivos probióticos, prebióticos e acidificantes) e melhorador de desempenho (aditivo antimicrobiano e agonista de adrenorreceptores beta). Os *aditivos antimicrobianos* são substâncias quimicamente definidas com essa ação que melhoram os parâmetros de produtividade e eficiência alimentar dos animais sadios (ver *Capítulos 28 e 34*). Os *aditivos agonistas* são substâncias quimicamente definidas com ação sobre receptores beta-adrenérgicos, que atuam como repartidores de nutrientes melhorando parâmetros de produção (ver *Capítulos 20 e 28*).

Para fins didáticos, considerando que os aditivos melhoradores de desempenho antimicrobianos, os agonistas de adrenorreceptores beta e os anticoccidianos são aqueles à base de medicamentos, constituindo o foco deste capítulo, eles serão referidos por meio da terminologia geral "aditivos".

▪ Aspectos gerais

Há décadas, o emprego de aditivos tem contribuído na redução dos custos de produção de alimentos, sendo considerados uma ferramenta importante no cenário atual de adensamento da pecuária e aumento da população mundial e da demanda por produção de alimentos. Sua indicação é exclusiva para animais de produção, havendo produtos aprovados no Brasil para aves (frangos, galinhas, perus e codornas), suínos, bovinos, ovinos, caprinos e coelhos.

Os aditivos aumentam a eficiência alimentar e reduzem a necessidade de tratamentos terapêuticos; entretanto, não devem substituir ineficiências. Deve-se lembrar que a produtividade dos animais é influenciada por diversos fatores, destacando-se o manejo, a saúde, a genética e a alimentação.

Para o uso prudente dos aditivos, é fundamental que os profissionais envolvidos e os produtores detenham informação a respeito do aditivo, façam uso sob orientação do médico-veterinário e utilizem somente produtos registrados, dentro dos níveis permitidos e respeitando o período de carência.

Em relação às principais preocupações quanto ao seu uso, ou seja, a possibilidade de resíduos nos alimentos de origem animal e o desenvolvimento de resistência microbiana, o MAPA atua por meio do PNCRC e da coordenação dos Grupos Técnicos do Comitê *Codex alimentarius* de Resíduos de Medicamentos Veterinários em Alimentos (CCRVDF) e da Força-Tarefa de Resistência Antimicrobiana (FTAMR).

▪ Autoridade regulatória

Dentro da estrutura organizacional do MAPA, a Coordenação de Fiscalização de Produtos para Alimentação Animal (CPAA), por meio da Divisão de Fiscalização de Aditivos (DFA), é responsável por todas as atividades regulatórias pertinentes aos aditivos e estabelecimentos com eles relacionados. Essas ações incluem as responsabilidades afetas a registro, renovação e demais atos legais para inspeção, fiscalização e controle, de modo a assegurar identidade, qualidade e segurança desses produtos.

Quadro 43.5 Classificação dos aditivos e suas funções de acordo com a Instrução Normativa nº 13/2004 do Ministério da Agricultura, Pecuária e Abastecimento (MAPA).

Classificação	Funções	Exemplos
Tecnológico	Manter ou modificar as características físicas, químicas ou biológicas dos produtos destinados à alimentação animal	Adsorventes, aglomerantes, antiaglomerantes, antioxidantes, antiumectantes, conservantes
Sensorial	Melhorar ou modificar as propriedades organolépticas ou visuais dos produtos destinados à alimentação animal	Corantes e pigmentos, aromatizantes, palatabilizantes
Nutricional	Atender às exigências nutricionais dos animais	Vitaminas, pró-vitaminas, oligoelementos, aminoácidos
Zootécnico	Influir positivamente no desempenho produtivo dos animais sadios ou no bem-estar animal	Algumas enzimas; probióticos, prebióticos, simbióticos, ácidos orgânicos; antimicrobianos; agonistas de adrenorreceptores beta; ionóforos; somatotropina bovina
Anticoccidiano	Inibir o crescimento de protozoários	–

As ações são efetuadas de maneira central e nas unidades descentralizadas do MAPA em cada Unidade da Federação. Os profissionais responsáveis por todos os procedimentos regulatórios ocupam o cargo de fiscal federal agropecuário, com formação superior em Medicina Veterinária, Zootecnia ou Engenharia Agronômica.

A CPAA está inserida no DFIP/SDA, conforme mostra a Figura 43.5.

De modo geral, segundo o regimento interno da SDA (estabelecido pela Portaria MAPA nº 45/2007), são competências da CPAA a coordenação de todas as atividades fiscalizadoras relativas aos produtos destinados à alimentação animal, como fabricação, controle de qualidade, manipulação, importação, exportação, distribuição, transporte, comercialização, monitoramento e uso; registro dos produtos, consoante normas específicas; e elaboração, atualização, orientação e fiscalização da aplicação dos regulamentos pertinentes.

A CPAA objetiva garantir as condições adequadas no processo de fabricação, inclusive higiênico-sanitárias, assegurar a conformidade e a inocuidade dos produtos destinados à alimentação animal e garantir a segurança dos alimentos consumidos pelo homem.

À DFA compete: controlar e orientar fiscalizações e auditorias de produção e utilização de aditivos; elaborar, propor e atualizar regulamentos relacionados; conceder, renovar e cancelar registros de aditivos; trabalhar em articulação com a Coordenação Geral de Apoio Laboratorial – CGAL/SDA, Coordenação de Controle de Resíduos e Contaminantes – CCRC/SDA e Coordenação de Biossegurança e Organismos Geneticamente Modificados – CBIO/SDA; e participar em fóruns, comitês, grupos de trabalho nacionais e internacionais e outros eventos concernentes aos temas de competência.

Da mesma maneira que para os medicamentos veterinários, o MAPA não cobra taxas para a fiscalização de aditivos e dos estabelecimentos com eles relacionados, incluindo o registro desses produtos, de acordo com a Lei nº 8.522/1992.

- **Atividades regulatórias do MAPA**

As atividades regulatórias do MAPA na área de aditivos incluem a normalização, a fiscalização (desde a fabricação até o uso) e as atividades de informação e educação dirigidas aos usuários desses produtos e demais interessados. Essas ações estão baseadas nos pontos a seguir:

- Registro, com validade de 5 anos, dos estabelecimentos que produzem, fabricam, manipulam, fracionam, importam e comerciam os aditivos
- Inspeções, fiscalizações e auditorias dos estabelecimentos para verificação do cumprimento às BPF e às demais legislações pertinentes
- Controle, fiscalização e análise das solicitações de importação e exportação de aditivos
- Registro dos aditivos, bem como as análises de renovações e de alterações de registro
- Criação e atualização de toda a regulamentação pertinente a aditivos, em conformidade com as mais rigorosas normas e padrões de qualidade estabelecidos nacional ou internacionalmente
- Monitoramento dos resíduos de aditivos em produtos de origem animal, efetuado pelo PNCRC em carnes, mel, leite, ovos e peixes, e investigação das violações (substância investigada em níveis acima dos LMR permitidos) e indícios de resíduos de substâncias de uso proibido
- Divulgação de orientações aos profissionais do setor regulado, dos usuários e dos demais interessados em assuntos pertinentes aos aditivos e ao seu uso prudente, bem como recebimento e apuração das denúncias e reclamações relativas a esses produtos
- Condução dos processos administrativos referentes às infrações e penalidades relacionadas com o descumprimento da legislação relativa aos aditivos
- Participação em reuniões nacionais e internacionais relacionadas com os assuntos pertinentes aos aditivos, como do *Codex alimentarius*

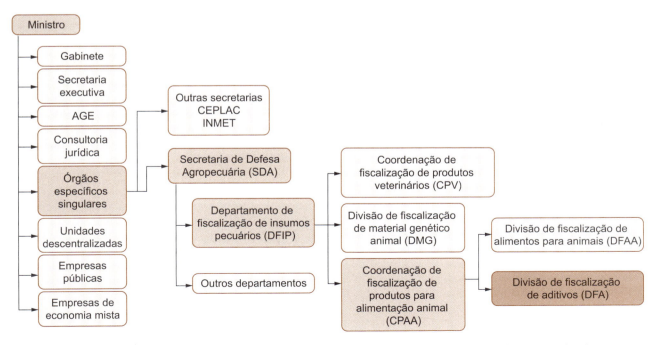

Figura 43.5 Organograma simplificado do MAPA, com destaque para as áreas responsáveis pela fiscalização de aditivos.

- Desenvolvimento de programas de controle e de pesquisa (incluindo o seu fomento em parceria com outros órgãos governamentais) nas áreas de interesse à alimentação animal e aos aditivos.

Legislação brasileira e aditivos

A base da legislação brasileira referente aos aditivos é a Lei nº 6.198/1974, que dispõe sobre a inspeção e a fiscalização obrigatórias dos produtos destinados à alimentação animal e dá outras providências.

A referida Lei nº 6.198/1974 está atualmente regulamentada pelo Decreto nº 6.296/2007 (anteriormente, pelo Decreto nº 76.986/1976), que estabelece as normas gerais sobre inspeção e fiscalização da produção, do comércio e do uso de produtos destinados à alimentação animal. Em seus capítulos aborda os estabelecimentos e produtos; as garantias; a responsabilidade técnica; a produção e a comercialização; a embalagem, a rotulagem e a propaganda; a importação, o armazenamento, o transporte e o comércio; a inspeção e fiscalização; o controle da qualidade e a análise de fiscalização e pericial; as obrigações e as proibições; as sanções administrativas; as infrações e o processo administrativo.

A partir desses instrumentos legais, foram publicados atos normativos complementares, com regras técnicas específicas referentes à produção, ao comércio e ao uso de produtos destinados à alimentação animal, apresentados a seguir:

- A Instrução Normativa nº 13/2004 aprova o regulamento técnico sobre aditivos para produtos destinados à alimentação animal. Por tratar-se de norma específica para aditivos, destacam-se a seguir os seus principais pontos:
  ○ Apresenta os procedimentos básicos a serem adotados na avaliação, registro, comercialização e uso dos aditivos na alimentação animal, a fim de garantir um nível adequado de proteção da saúde humana, dos animais, do meio ambiente, bem como a sua identidade e eficácia
  ○ Estabelece que o aditivo deve ser indispensável à adequada tecnologia de fabricação do produto; influir positivamente nas características do produto destinado à alimentação animal, da produtividade dos animais ou dos produtos de origem animal; ser utilizado na quantidade estritamente necessária à obtenção do efeito desejado, garantindo o cumprimento das condições e restrições autorizadas para a sua comercialização, utilização e manipulação; ser registrado pela autoridade competente do MAPA
  ○ Determina que a concessão do registro não exime a empresa de produtos destinados à alimentação animal de sua responsabilidade civil e penal em relação ao aditivo e que o detentor do registro deve comunicar imediatamente a autoridade competente do MAPA sobre informações novas que possam influir na avaliação da segurança do aditivo, além de qualquer proibição ou restrição imposta pela autoridade competente de um terceiro país no qual se comercie este aditivo
  ○ Estabelece a competência do MAPA para a reavaliação dos aditivos autorizados, bem como a inclusão de novos aditivos, podendo qualquer aditivo ser excluído ou ter seus limites anteriormente fixados alterados, baseando-se nos avanços da ciência, a fim de garantir a proteção da saúde humana, dos animais e do meio ambiente
- A Instrução Normativa nº 04/2007 aprova o regulamento técnico sobre as condições higiênico-sanitárias e de BPF para estabelecimentos fabricantes de produtos destinados à alimentação animal e o roteiro de inspeção. Trata-se da principal ferramenta para garantia da qualidade e inocuidade desses produtos, destacando-se a seguir seus principais pontos:
  ○ Apresenta os requisitos higiênico-sanitários de instalações, equipamentos e utensílios, do pessoal e da produção. Ressalta-se a necessidade de o estabelecimento garantir origem, qualidade e inocuidade das matérias-primas, ingredientes e embalagens; que devem ser tomadas medidas eficazes para evitar a contaminação cruzada em todas as etapas do processo e fluxo de produção; que deve ser estabelecida uma sequência fixa para o processo de fabricação dos diferentes produtos considerando o emprego de ingredientes de origem animal, aditivos, produtos veterinários e a sensibilidade das diferentes espécies e categorias; e que a empresa deve dispor de programa de treinamento e capacitação dos funcionários em BPF
  ○ Estabelece a implementação dos procedimentos operacionais padrão (POP), contemplando, no mínimo: qualificação de fornecedores e controle de matérias-primas e de embalagens; limpeza e higienização de instalações, equipamentos e utensílios; higiene e saúde do pessoal; potabilidade da água e higienização de reservatório; prevenção de contaminação cruzada; manutenção e calibração de equipamentos e instrumentos; controle integrado de pragas; controle de resíduos e efluentes; programa de rastreabilidade e recolhimento de produtos (*recall*)
  ○ Determina que cada estabelecimento deve ter um manual de BPF próprio e específico, que tenha base científica e que atenda às exigências regulamentares
  ○ Apresenta o roteiro de inspeção das BPF para avaliação do estabelecimento e dos POP, com pontuação para itens necessários e imprescindíveis, possibilitando a classificação do estabelecimento em diferentes grupos, segundo a conformidade em relação à legislação vigente: grupo 1 – 81 a 100 pontos; grupo 2 – 61 a 80 pontos; grupo 3 – 41 a 60 pontos; grupo 4 – 0 a 40 pontos
  ○ Determina que os estabelecimentos fabricantes de produtos com medicamentos veterinários devem estar classificados no grupo 1; que os estabelecimentos classificados nos grupos 2 ou 3 têm prazos para se adequarem; e que os estabelecimentos classificados no grupo 4 devem sofrer interdição temporária até adequação
- A Instrução Normativa nº 65/2006 aprova o regulamento técnico sobre os procedimentos para a fabricação e o emprego de rações, suplementos, premixes, núcleos ou concentrados com medicamento para os animais de produção. Destaca-se a importância dessa legislação por estabelecer os procedimentos para que um estabelecimento receba a autorização pelo MAPA para a fabricação de produtos destinados à alimentação animal contendo medicamentos veterinários.

Para esses casos, o estabelecimento deve estar classificado no grupo 1 de BPF e apresentar um plano de prevenção da contaminação cruzada, com programa validado de limpeza de equipamentos e sequência de fabricação dos produtos; além disso, deve ter um local separado, de acesso restrito e com controle de temperatura e umidade, para armazenamento e pesagem dos medicamentos.

Entre as condições previstas para a fabricação de produto com medicamento veterinário destacam-se a necessidade de prescrição veterinária, que o produto não contenha aditivos melhoradores de desempenho ou anticoccidianos com o mesmo princípio ativo do medicamento a ser incorporado e que o produto possibilite uma mistura homogênea e estável com o medicamento

- A Instrução Normativa nº 29/2010 aprova os procedimentos para a importação de produtos destinados à alimentação animal, visando garantir a sua segurança e rastreabilidade. Estabelece, entre outros, que a importação de aditivos zootécnicos melhoradores de desempenho e anticoccidianos para fins de pesquisa ou análise laboratorial é autorizada pelo órgão central e que não é permitida a importação de aditivos por pessoa física
- A Instrução Normativa nº 15/2009 aprova os procedimentos para registro dos estabelecimentos e dos produtos destinados à alimentação animal. Em relação aos aditivos, estabelece, entre outros, que para seu registro seja informada a composição qualiquantitativa de todos os constituintes, não sendo permitida a substituição de qualquer componente. Autoriza o uso simultâneo de um aditivo antimicrobiano e um anticoccidiano na formulação dos produtos destinados à alimentação animal
- A Instrução Normativa nº 22/2009 aprova o regulamento técnico acerca de embalagem, rotulagem e propaganda de produtos destinados à alimentação animal. Determina que a embalagem, a rotulagem e a propaganda desses produtos devem assegurar informações corretas, claras, precisas, ostensivas e em português sobre suas características, qualidades, quantidade, composição, preço, garantia, prazo de validade e origem, bem como sobre os riscos que apresentam à saúde animal e à segurança dos consumidores; que as informações contidas no rótulo devem ser fiéis às aprovadas no registro do produto e que os aditivos utilizados na formulação de produto acabado devem ter seus respectivos níveis de garantia, restrições, contraindicações e período de carência declarados no rótulo de maneira clara e precisa
- A Portaria nº 808/2003 – "Análise específica das moléculas: carbadox, olaquindox, bacitracina de zinco, espiramicina, virginiamicina e fosfato de tilosina" – e a Portaria nº 40/2006 – "Análise específica das moléculas: monensina, maduramicina, avilamicina, flavomicina, enramicina." A partir da publicação dessas Portarias, foram formados grupos de trabalho sob a coordenação do MAPA, que apresentaram relatórios técnicos a respeito do uso de antimicrobianos como aditivos e seus reflexos na saúde pública, com a avaliação de risco e análise de moléculas quanto a sua toxicidade, dados microbiológicos e dados relativos à resistência bacteriana. Quanto às conclusões específicas desses grupos de trabalho, ressalta-se que:
  - Para o carbadox, foi recomendado o prazo de 3 anos aos detentores dos registros desta molécula junto ao MAPA para que apresentassem novas evidências científicas que descartassem seus efeitos carcinogênicos ou, então, que este prazo fosse cancelado caso surgissem novas evidências científicas comprovando a carcinogenicidade da molécula. Diante da disponibilização pela OMS das informações sobre estudos toxicológicos que evidenciaram o caráter genotóxico e potencial carcinogênico dessa molécula e de alguns de seus metabólitos, a fabricação, a importação, a comercialização e o uso de produtos destinados à alimentação animal contendo carbadox foi proibida pela Portaria nº 35/2005
  - Para o olaquindox, foi recomendado proibir a sua fabricação, importação, comercialização e uso como aditivo promotor de crescimento em animais produtores de alimentos, o que foi efetuado por meio da Portaria nº 11/2004
  - Para a bacitracina de zinco, foi recomendada a manutenção da utilização
  - Para a espiramicina (ver adiante), fosfato de tilosina e virginiamicina, foram recomendadas a manutenção e a reavaliação à luz de novos conhecimentos, salvo o aparecimento de novas evidências científicas que justificassem outras medidas
  - Para as demais moléculas (monensina, maduramicina, avilamicina, flavomicina e enramicina), concluíram não haver impeditivo para a continuidade do uso como aditivos zootécnicos melhoradores de desempenho
- A Instrução Normativa nº 14/2012 proibiu em todo o território nacional a importação, a fabricação e o uso das substâncias antimicrobianas espiramicina e eritromicina com finalidade de aditivo zootécnico melhorador de desempenho na alimentação animal.

Continuamente o MAPA reavalia, com base nos avanços da ciência e com o objetivo de garantir a proteção da saúde humana, as substâncias autorizadas para uso na alimentação animal. Nesse contexto, o Quadro 43.6 apresenta as substâncias proibidas pelo MAPA para uso como aditivos na alimentação animal e o Quadro 43.7, os aditivos antimicrobianos, agonistas de adrenorreceptores beta e anticoccidianos atualmente permitidos no Brasil para uso em animais produtores de alimentos.

Registro dos aditivos no Brasil

Para o registro dos aditivos, o estabelecimento interessado deve estar registrado no MAPA na categoria de fabricante ou importador de aditivos. O registro dos estabelecimentos é realizado nas unidades descentralizadas do MAPA em cada Unidade da Federação, após atendimento às exigências documentais e inspeção prévia pelo MAPA.

O interessado deve enviar o relatório técnico completo do aditivo à DFA e realizar seu cadastro no Sistema Integrado de Registro de Produtos e Estabelecimentos. Após a análise do relatório técnico e do cadastro do aditivo, a comunicação entre a DFA e o responsável técnico do estabelecimento é feita por intermédio do referido sistema.

Uma vez atendidas todas as exigências, a solicitação é deferida. Então, o Sistema gera o número de registro do aditivo e possibilita a emissão do Certificado de Registro de Produto pelo MAPA. O número de registro tem como padrão:

Quadro 43.6 Aditivos proibidos na alimentação animal, legislação e atos complementares correspondentes.

Aditivo	Legislação e atos complementares
Avoparcina	Ofício Circular DFPA nº 047/1998
Anabolizantes para bovinos	Instrução Normativa nº 55/2011
Arsenicais e antimoniais	Portaria nº 31/2002
Cloranfenicol e nitrofuranos	Instrução Normativa nº 09/2003
Hormônios como aditivos alimentares em aves	Instrução Normativa nº 17/2004
Olaquindox	Instrução Normativa nº 11/2004
Carbadox	Instrução Normativa nº 35/2005
Violeta genciana	Instrução Normativa nº 34/2007
Anfenicóis, tetraciclinas, betalactâmicos (benzilpenicilâmicos e cefalosporinas), quinolonas e sulfas sistêmicas	Instrução Normativa nº 26/2009
Espiramicina e eritromicina	Instrução Normativa nº 14/2012

Quadro 43.7 Classificação e substâncias atualmente autorizadas pelo MAPA para uso como aditivos.

Classificação	Substâncias autorizadas
Antimicrobianos	Avilamicina, bacitracina metileno dissalicilato, bacitracina de zinco, bambermicina, clorexidina, colistina, enramicina, halquinol, lasalocida, lincomicina, monensina, salinomicina, tiamulina, tilosina, virginiamicina
Agonistas de adrenorreceptores beta	Ractopamina, zilpaterol
Anticoccidianos	Amprólio associado ao etopabato, clopidol, clopidol associado ao metilbenzoquato, decoquinato, diclazurila, halofuginona, lasalocida, maduramicina, maduramicina associada à nicarbazina, monensina, monensina associada ao ácido 3-nitro, narasina, narasina associada à nicarbazina, nicarbazina, robenidina, salinomicina, salinomicina associada ao ácido 3-nitro, senduramicina, senduramicina associada ao ácido 3-nitro

UF-YYYYY ZZZZZ, em que UF corresponde à Unidade Federativa, YYYYY ao número de registro do estabelecimento e ZZZZZ ao número sequencial do produto.

O registro tem validade em todo território nacional por 5 anos, podendo ser renovado a pedido do interessado. No caso de produto importado, o procedimento de importação pode ser realizado por outra unidade da empresa detentora, desde que registrada na mesma categoria.

▪ Relatório técnico

O relatório técnico tem como objetivo possibilitar a avaliação do aditivo quanto aos aspectos de identidade, segurança e eficácia. Deve ser acompanhado pelo requerimento de registro e apresentar todas as páginas numeradas e rubricadas pelo responsável técnico.

Para o registro dos aditivos melhoradores de desempenho e anticoccidianos (produtos formulados e farmoquímicos), o relatório técnico deve atender, no mínimo, aos itens que serão relacionados em seguida.

Caracterização do aditivo

- Razão social, endereço completo e número de registro do estabelecimento no MAPA
- Razão social e endereço completo do fabricante do aditivo, no caso de produto importado. O detentor do registro do aditivo no país de origem deve ser identificado, quando diferente do fabricante
- Nome comercial do aditivo
- Classificação do aditivo por grupo funcional, em conformidade com o Anexo II da Instrução Normativa nº 13/2004
- Composição. Deve ser especificado cada componente do aditivo, inclusive os veículos ou excipientes, identificando as proporções, em porcentagem, no produto final. As inscrições das substâncias em Farmacopeias, *Chemical Abstracts Service* (CAS) ou outras referências de conceituação científica reconhecida devem ser relacionadas
- Níveis de garantia dos princípios ativos
- Conteúdo ou peso líquido
- Forma física de apresentação do aditivo e características da embalagem
- Indicações de uso. Devem ser relacionadas com a função do aditivo e as espécies e categorias (como frangos de corte, galinhas poedeiras ou suínos em terminação) a que se destina. Para os aditivos anticoccidianos, a indicação dos efeitos profiláticos deve especificar os agentes etiológicos sensíveis
- Modo de usar. Deve ser indicada a dosagem recomendada e a forma de administração para cada espécie ou categoria animal a que se destina, além da indicação do período de carência do aditivo, quando couber
- Restrições de uso e cuidados de manipulação. Devem ser relacionadas as contraindicações, incompatibilidades e efeitos colaterais, além de informações de segurança ao manipulador na produção e utilização do aditivo
- Modelo do rótulo. Deve atender à Instrução Normativa nº 22/2009. Ressalta-se a necessidade de constar o responsável técnico e seu número de registro no conselho profissional.

Para farmoquímicos registrados como matéria-prima de aditivos, deve constar no rótulo (no item indicações de uso) a seguinte frase: "Uso exclusivo para fabricação de aditivo à base de (princípio ativo). Proibida a comercialização ou qualquer outra forma de distribuição direta aos criadores ou uso direto nos premixes, nas rações e em outros produtos destinados à alimentação animal". Da mesma maneira, no item modo de usar, deve ser indicada a seguinte sentença "O fabricante do aditivo deve obedecer às indicações autorizadas para uso na alimentação animal".

Fabricação

Deve ser descrito o processo de fabricação do aditivo, informando todos os componentes e etapas, além da apresentação do fluxograma de fabricação.

Métodos de controle

Devem ser descritos os métodos analíticos de controle para avaliação qualiquantitativa das matérias-primas e do aditivo, juntamente com as respectivas metodologias, suas referências e laudos analíticos. Os laudos devem estar assinados pelo responsável pelas análises laboratoriais com a clara identificação do aditivo e lote.

Devem ser apresentados os estudos de estabilidade em zona climática IV (30°C ± 2°C e umidade relativa de 65% ± 5%) do aditivo na embalagem original, misturado aos produtos destinados à alimentação animal e em relação ao processamento industrial (peletização, extrusão ou outros), em conformidade com a Instrução Normativa nº 15/2005.

Segurança

A segurança dos aditivos deve ser comprovada por meio de dados e informações científicas disponibilizadas em referências reconhecidas (Joint FAO/OMS Expert Committee on Food Additives – JECFA, *Codex alimentarius*, VICH, FDA, EMEA ou outros organismos internacionais aceitos pelo MAPA) ou por experimentação própria. Devem ser relacionados os dados toxicológicos gerais da substância ativa como: toxicidade crônica e aguda, carcinogenicidade, teratogenicidade, mutagenicidade e avaliação da resistência microbiana, bem como os estudos de segurança para a espécie-alvo.

Em relação à segurança alimentar, devem ser apresentados os valores da IDA e os LMR nas matrizes de interesse (fígado, rim, músculo, gordura, leite e ovos), bem como os estudos de depleção de resíduos para a determinação do período de carência do aditivo. Os estudos devem estar acompanhados da validação da metodologia analítica e sua referência. Caso o aditivo seja considerado oficialmente como seguro para os consumidores, sem a necessidade de definição de LMR e determinação de período de carência, o estabelecimento deve apresentar uma justificativa para a ausência dos estudos, fundamentada cientificamente por meio de referências aceitas pelo MAPA.

Eficácia

Devem ser apresentados estudos que comprovem estatisticamente a eficácia do aditivo nas condições de uso propostas. Dentre os parâmetros avaliados, destacam-se o ganho de peso, a conversão alimentar, a produção de leite ou ovos e características de carcaça. Para os aditivos anticoccidianos, os estudos de eficácia devem estar em conformidade com o item 2.9 da Portaria nº 48/1997 ou de acordo com recomendações internacionalmente reconhecidas. Os estudos referentes ao aditivo, quando não disponíveis em publicações científicas, devem ser assinados pelo responsável por sua realização e ser apresentados em formato científico (introdução, metodologia, resultados, discussão, conclusões e referências).

Para o registro dos farmacoquímicos utilizados como matéria-prima de aditivos, fica dispensada a apresentação dos estudos de eficácia e de determinação do período de carência, uma vez que esses estudos são realizados apenas com os produtos formulados.

Aditivos importados

Para o registro de aditivos importados, o interessado deve apresentar uma cópia do rótulo original do aditivo (como comercializado no país de origem) e a documentação estabelecida na legislação, a saber:

- Documento legal, emitido pelo proprietário no exterior, que habilite o representante no Brasil a responder perante o MAPA por todas as exigências regulamentares, inclusive eventuais infrações ou penalidades decorrentes do registro
- Certificado de habilitação oficial do estabelecimento proprietário e fabricante no país de origem
- Certificado oficial do registro, autorização de venda livre ou autorização de fabricação exclusiva para exportação do produto no país de origem, especificando a composição
- Declaração ou Certificado de BPF do estabelecimento fabricante, emitido pela autoridade competente do país de origem ou por organismo de avaliação oficialmente credenciado para este fim no país de origem.

Considerações finais

A importância do uso de medicamentos veterinários e de aditivos na produção animal é incontestável, refletindo-se no destaque do Brasil como uma das nações de liderança na produção de alimentos de origem animal de qualidade. Além de seu papel-chave na segurança alimentar, os produtos de uso veterinário são imprescindíveis para a manutenção da saúde animal e, consequentemente, da saúde humana.

O MAPA também insere-se nesse cenário como autoridade regulatória responsável pela fiscalização desses produtos, que são considerados insumos pecuários, ou seja, elementos de destaque no início da cadeia produtiva. Entretanto, para a garantia da qualidade, inocuidade e eficácia dos medicamentos veterinários e dos aditivos, não basta todo o controle emanado pela legislação vigente e a análise criteriosa dos produtos na fase pré-comercialização ou de registro. É necessário que esses insumos sejam utilizados de modo absolutamente correto e que as recomendações sejam seguidas de maneira ética por todos os envolvidos. É por isso que se tem difundido mundialmente a relevância dos conceitos relacionados com as boas práticas, principalmente os que se referem às boas práticas agropecuárias e de uso prudente dos medicamentos e aditivos para animais.

Sem a incorporação desse padrão de qualidade, todo o controle do produto pela indústria e autoridade competente se transforma apenas em elos soltos de uma cadeia produtiva sob o risco de promover prejuízos econômicos e sanitários desnecessários e de grande impacto para todo o país. Conforme ilustra a Figura 43.6, para a segurança alimentar, produtividade animal e saúde animal e pública, o resultado final do uso de medicamentos veterinários e aditivos depende da interação e da execução dos papéis de cada um dos participantes do

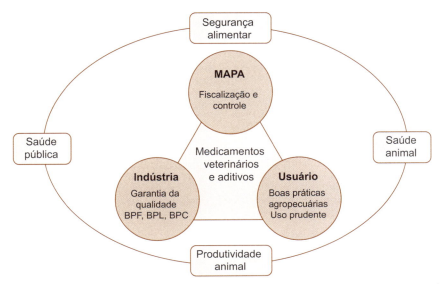

Figura 43.6 Ações fundamentais da autoridade regulatória (MAPA), da indústria e do usuário em relação aos medicamentos veterinários e aditivos para promoção e garantia da segurança alimentar, produtividade animal, saúde pública e animal. BPF = boas práticas de fabricação; BPL = boas práticas de laboratório; BPC = boas práticas clínicas.

processo: da indústria, com a adoção da garantia da qualidade (incluindo, entre outras medidas, as BPF, as BPC e as boas práticas de laboratório – BPL); do MAPA, disciplinando o mercado e fiscalizando o cumprimento da legislação; e do usuário, aderindo às boas práticas agropecuárias e usando os produtos de modo prudente e responsável sempre.

▶ Bibliografia

Andrade Jr AA, Cotta MABO. Legislação e procedimentos para registro de produtos de uso veterinário. Controle de contaminação, 2008; 115.

Australian Pesticides and Veterinary Medicines Authority. Information for the Pesticide and Veterinary Medicines Industries. Disponível em: http://www.apvma.gov.au/industry/subpage_industry.shtml.

Brasil. Ministério da Agricultura, Pecuária e Abastecimento. Ato nº 04, de 24 de abril de 2007. Preenchimento e encaminhamento do formulário de solicitação, alteração ou cancelamento de registro de produtos de uso veterinário. Disponível em: http://extranet.agricultura.gov.br/sislegis-consulta/consultarLegislacao.do.

Brasil. Ministério da Agricultura, Pecuária e Abastecimento. Ato nº 10, de 16 de setembro de 2005. Torna público o roteiro para inspeção de boas práticas de fabricação de produtos veterinários de natureza farmacêutica. Disponível em: http://extranet.agricultura.gov.br/sislegis-consulta/consultarLegislacao.do.

Brasil. Ministério da Agricultura, Pecuária e Abastecimento. Instrução Normativa nº 4, de 23 de fevereiro de 2007. Aprova o regulamento técnico sobre as condições higiênico-sanitárias e de boas práticas de fabricação para estabelecimentos fabricantes de produtos destinados à alimentação animal e o roteiro de inspeção. Disponível em: http://extranet.agricultura.gov.br/sislegis-consulta/consultarLegislacao.do.

Brasil. Ministério da Agricultura, Pecuária e Abastecimento. Instrução Normativa nº 9, de 27 de junho de 2003. Proíbe a fabricação, a manipulação, o fracionamento, a comercialização, a importação e o uso dos princípios ativos cloranfenicol e nitrofuranos e os produtos que contenham estes princípios ativos, para uso veterinário e suscetível de emprego na alimentação de todos os animais e insetos. Disponível em: http://extranet.agricultura.gov.br/sislegis-consulta/consultarLegislacao.do.

Brasil. Ministério da Agricultura, Pecuária e Abastecimento. Instrução Normativa nº 11, de 24 de novembro de 2004. Proíbe a fabricação, a importação, a comercialização e o uso da substância química denominada Olaquindox, como aditivo promotor de crescimento em animais produtores de alimentos. Disponível em: http://extranet.agricultura.gov.br/sislegis-consulta/consultarLegislacao.do.

Brasil. Ministério da Agricultura, Pecuária e Abastecimento. Instrução Normativa nº 11, de 8 de junho de 2005. Aprova o regulamento técnico para registro e fiscalização de estabelecimentos que manipulam produtos de uso veterinário. Disponível em: http://extranet.agricultura.gov.br/sislegis-consulta/consultarLegislacao.do.

Brasil. Ministério da Agricultura, Pecuária e Abastecimento. Instrução Normativa nº 13, de 03 de outubro de 2003. Aprova o regulamento de boas práticas de fabricação de produtos de uso veterinário e o glossário. Disponível em: http://extranet.agricultura.gov.br/sislegis-consulta/consultarLegislacao.do.

Brasil. Ministério da Agricultura, Pecuária e Abastecimento. Instrução Normativa nº 13, de 30 de novembro de 2004. Aprova o regulamento técnico sobre aditivos para produtos destinados à alimentação animal, segundo as boas práticas de fabricação, contendo os procedimentos sobre avaliação da segurança de uso, registro e comercialização, constante dos anexos desta instrução normativa. Disponível em: http://extranet.agricultura.gov.br/sislegis-consulta/consultarLegislacao.do.

Brasil. Ministério da Agricultura, Pecuária e Abastecimento. Instrução Normativa nº 14, de 17 de maio de 2012. Dispõe sobre a proibição de importação, fabricação e uso das substâncias antimicrobianas espiramicina e eritromicina com finalidade de aditivo zootécnico melhorador de desempenho na alimentação animal. Disponível em: http://extranet.agricultura.gov.br/sislegis-consulta/consultarLegislacao.do.

Brasil. Ministério da Agricultura, Pecuária e Abastecimento. Instrução Normativa nº 15, de 12 de maio de 2005. Aprova o regulamento técnico para testes de estabilidade de produto farmacêutico de uso veterinário. Disponível em: http://extranet.agricultura.gov.br/sislegis-consulta/consultarLegislacao.do.

Brasil. Ministério da Agricultura, Pecuária e Abastecimento. Instrução Normativa nº 15, de 28 de maio de 2009. Regulamenta o registro dos estabelecimentos e dos produtos destinados à alimentação animal. Disponível em: http://extranet.agricultura.gov.br/sislegis-consulta/consultarLegislacao.do.

Brasil. Ministério da Agricultura, Pecuária e Abastecimento. Instrução Normativa nº 17, de 18 de junho de 2004. Proíbe a administração, por qualquer meio, na alimentação e produção de aves, de substâncias com efeitos tireostáticos, androgênicos, estrogênicos ou gestagênicos, bem como de substâncias beta-agonistas, com a finalidade de estimular o crescimento e a eficiência alimentar. Disponível em: http://extranet.agricultura.gov.br/sislegis-consulta/consultarLegislacao.do.

Brasil. Ministério da Agricultura, Pecuária e Abastecimento. Instrução Normativa nº 22, de 2 de junho de 2009. Regulamenta a embalagem, rotulagem e propaganda dos produtos destinados à alimentação animal. Disponível em: http://extranet.agricultura.gov.br/sislegis-consulta/consultarLegislacao.do.

Brasil. Ministério da Agricultura, Pecuária e Abastecimento. Instrução Normativa nº 25 de 8 novembro de 2012. Estabelece os procedimentos para a comercialização das substâncias sujeitas a controle especial, quando destinadas ao uso veterinário, relacionadas no Anexo I desta Instrução Normativa, e dos produtos de uso veterinário que as contenham. Disponível em: http://extranet.agricultura.gov.br/ sislegis-consulta/consultarLegislacao.do.

Brasil. Ministério da Agricultura, Pecuária e Abastecimento. Instrução Normativa nº 26, de 29 de setembro de 2005. Aprova o regulamento técnico para elaboração de partida-piloto de produto de uso veterinário de natureza farmacêutica. Disponível em: http://extranet.agricultura.gov.br/sislegis-consulta/consultarLegislacao.do.

Brasil. Ministério da Agricultura, Pecuária e Abastecimento. Instrução Normativa nº 26, de 09 de julho de 2009. Aprova o regulamento técnico para a fabricação, o controle de qualidade, a comercialização e o emprego de produtos antimicrobianos de uso veterinário. Disponível em: http://extranet.agricultura.gov.br/sislegis-consulta/consultarLegislacao.do.

Brasil. Ministério da Agricultura, Pecuária e Abastecimento. Instrução Normativa nº 29, de 14 de setembro de 2010. Estabelece os procedimentos para a importação de produtos destinados à alimentação animal e a uso veterinário. Disponível em: http://extranet.agricultura.gov.br/sislegis-consulta/consultarLegislacao.do.

Brasil. Ministério da Agricultura, Pecuária e Abastecimento. Instrução Normativa nº 34, de 13 de setembro de 2007. Proíbe o registro e a autorização para a fabricação, a importação, a comercialização e para o uso de produtos destinados à alimentação animal contendo a substância química denominada Violeta Genciana (Cristal Violeta), com a finalidade de aditivo tecnológico antifúngico. Disponível em: http://extranet.agricultura.gov.br/sislegis-consulta/consultarLegislacao.do.

Brasil. Ministério da Agricultura, Pecuária e Abastecimento. Instrução Normativa nº 35, de 14 de novembro de 2005. Proíbe a fabricação, a importação, a comercialização e o uso de produtos destinados à alimentação animal contendo a substância química denominada Carbadox. Disponível em: http://extranet.agricultura.gov.br/sislegis-consulta/consultarLegislacao.do.

Brasil. Ministério da Agricultura, Pecuária e Abastecimento. Instrução Normativa nº 36, de 07 de junho de 2002. Torna obrigatória a venda sob prescrição de médico-veterinário os produtos farmacêuticos de uso veterinário que contenham as substâncias listadas. Disponível em: http://extranet.agricultura.gov.br/sislegis-consulta/consultarLegislacao.do.

Brasil. Ministério da Agricultura, Pecuária e Abastecimento. Instrução Normativa nº 37, de 08 de julho de 1999. Por não se enquadrarem na definição constante das normas legais referidas no art. do citado regulamento por não se destinarem a prevenir, diagnosticar ou curar doenças dos animais e por não terem ação sobre agentes patógenos que acometem os animais e que não ofereçam riscos ao meio ambiente, a saúde animal e humana. Disponível em: http://extranet.agricultura.gov.br/sislegis-consulta/consultarLegislacao.do.

Brasil. Ministério da Agricultura, Pecuária e Abastecimento. Instrução Normativa nº 55, de 1º de dezembro de 2011. Dispõe sobre a proibição de importação, produção, comercialização e uso de substâncias naturais ou artificiais, com atividade anabolizantes hormonais, para fins de crescimento e ganho de peso em bovino de abate e revoga a Instrução Normativa nº 10, de 27 de abril de 2001. Disponível em: http://extranet.agricultura.gov.br/sislegis-consulta/consultarLegislacao.do.

Brasil. Ministério da Agricultura, Pecuária e Abastecimento. Instrução Normativa nº 65, de 21 de novembro de 2006. Aprova o regulamento técnico sobre os procedimentos para a fabricação e o emprego de rações, suplementos, premixes, núcleos ou concentrados com medicamento para os animais de produção. Disponível em: http://extranet.agricultura.gov.br/sislegis-consulta/consultarLegislacao.do.

Brasil. Ministério da Agricultura, Pecuária e Abastecimento. Organograma. Disponível em: http://www.planalto.gov.br/ccivil_03/leis/L9784.htm.

Brasil. Ministério da Agricultura, Pecuária e Abastecimento. Portaria nº 11, de 14 de março de 1997. Aprova os modelos de formulários, em anexo, a serem utilizados pelos agentes do Serviço Público Federal, no exercício das atividades de fiscalização de produtos de uso veterinário e dos estabelecimentos que os fabriquem e/ou os comerciem, de que se tratam o Decreto-Lei nº 467/69 e o Decreto nº 1.662/95. Disponível em: http://extranet.agricultura.gov.br/sislegis-consulta/consultarLegislacao.do.

Brasil. Ministério da Agricultura, Pecuária e Abastecimento. Portaria nº 31, de 29 de janeiro de 2002. Determina o cancelamento dos registros, na área de alimentos para animais, de todos produtos formulados com princípios ativos à base de arsenicais e antimoniais. Disponível em: http://extranet.agricultura.gov.br/sislegis-consulta/consultarLegislacao.do.

Brasil. Ministério da Agricultura, Pecuária e Abastecimento. Portaria nº 45, de 22 de março de 2007. Aprova o Regimento Interno da Secretaria de Defesa Agropecuária, na forma do Anexo à presente Portaria. Disponível em: http://extranet.agricultura.gov.br/sislegis-consulta/consultarLegislacao.do.

Brasil. Ministério da Agricultura, Pecuária e Abastecimento. Portaria nº 48, de 12 de maio de 1997. Aprova o regulamento técnico, em anexo, elaborado pelo Departamento de Defesa Animal a ser observado na produção, no controle e no emprego de antiparasitários de uso veterinário. Disponível em: http://extranet.agricultura.gov.br/sislegis-consulta/consultarLegislacao.do.

Brasil. Ministério da Agricultura, Pecuária e Abastecimento. Portaria nº 74, de 11 de junho de 1996. Aprova os roteiros para elaboração de relatórios técnicos visando o registro de produtos: biológicos, farmacêuticos, farmoquímicos, e de higiene e/ou embelezamento de uso veterinário. Disponível em: http://extranet.agricultura.gov.br/sislegis-consulta/consultarLegislacao.do.

Brasil. Ministério da Agricultura, Pecuária e Abastecimento. Portaria nº 91, de 06 de junho de 2008. Submete à consulta pública pelo prazo de 60 (sessenta) dias, a contar da data de publicação desta Portaria, o Projeto de Instrução Normativa com seus Anexos, que normatiza a comercialização de substâncias sujeitas a controle especial e dos produtos de uso veterinário que as contenham, sob prescrição obrigatória do médico-veterinário. Disponível em: http://extranet.agricultura.gov.br/sislegis-consulta/consultarLegislacao.do.

Brasil. Ministério da Agricultura, Pecuária e Abastecimento. Portaria nº 191, de 06 de maio de 1986. Proibir a fabricação, a importação e a comercialização de produtos de uso veterinário à base de organoclorados, principalmente, DDT, LINDANE e HCH Total. Disponível em: http://extranet.agricultura.gov.br/sislegis-consulta/consultarLegislacao.do.

Brasil. Ministério da Agricultura, Pecuária e Abastecimento. Portaria nº 301, de 19 de abril de 1996. Aprova as normas complementares anexas, elaboradas pela Secretaria de Defesa Agropecuária, a serem observadas pelos estabelecimentos que fabriquem e ou comerciem produtos de uso veterinário. Disponível em: http://extranet.agricultura.gov.br/sislegis-consulta/consultarLegislacao.do.

Brasil. Ministério da Agricultura, Pecuária e Abastecimento. Produtos veterinários: orientações para o uso responsável. Brasília: MAPA/SDA, 2008.

Brasil. Ministério da Agricultura, Pecuária e Abastecimento. Relatório de avaliação do plano plurianual 2008-2011. Exercício 2009. Ano base 2008. Brasília: MAPA, 2009. Disponível em: http://www.agricultura.gov.br.

Brasil. Ministério da Agricultura, Pecuária e Abastecimento. Serviços – Alimentação Animal. Aditivos. Ofício Circular DFPA nº 47/1998. Avoparcina. Disponível em: http://www.agricultura.gov.br.

Brasil. Ministério da Agricultura, Pecuária e Abastecimento. Serviços – Alimentação Animal. Aditivos. Aditivos. Relatório técnico da Portaria nº 40, de 08 de janeiro de 2006. Brasília: MAPA, 2006. Disponível em: http://www.agricultura.gov.br.

Brasil. Ministério da Agricultura, Pecuária e Abastecimento. Serviços – Alimentação Animal. Aditivos. Aditivos. Relatório técnico da Portaria nº 808, de 06 de novembro de 2003. Brasília: MAPA, 2004. Disponível em: http://www.agricultura.gov.br.

Brasil. Presidência da República. Decreto nº 1.662, de 06 de outubro de 1995. Aprova o regulamento de fiscalização de produtos de uso veterinário e dos estabelecimentos que os fabriquem e comerciem e dá outras providências. Disponível em: http://extranet.agricultura.gov.br/sislegis-consulta/consultarLegislacao.do.

Brasil. Presidência da República. Decreto nº 5.053, de 22 de abril de 2004. Aprova o regulamento de fiscalização de produtos de uso veterinário e dos estabelecimentos que os fabriquem ou comerciem e dá outras providências. Disponível em: http://extranet.agricultura.gov.br/sislegis-consulta/consultarLegislacao.do.

Brasil. Presidência da República. Decreto nº 6.296, de 11 de dezembro de 2007. Aprova o regulamento da Lei nº 6.198, de 26 de dezembro de 1974, que dispõe sobre a inspeção e a fiscalização obrigatórias dos produtos destinados à alimentação animal, dá nova redação aos arts. 25 e 56 do Anexo ao Decreto nº 5.053, de 22 de abril de 2004. Disponível em: http://extranet.agricultura.gov.br/sislegis-consulta/consultarLegislacao.do.

Brasil. Presidência da República. Decreto nº 6.899, de 15 de julho de 2009. Dispõe sobre a composição do Conselho Nacional de Controle de Experimentação Animal – CONCEA, estabelece as normas para o seu funcionamento e de sua Secretaria-Executiva, cria o Cadastro das Instituições de Uso Científico de Animais – CIUCA, mediante a regulamentação da Lei nº 11.794, de 8 de outubro de 2008, que dispõe sobre procedimentos para o uso científico de animais, e dá outras providências. Disponível em: http://extranet.agricultura.gov.br/legisindex/action/detalhaAto.do?method=consultarLegislacaoFederal.

Brasil. Presidência da República. Decreto nº 76.986, de 06 de janeiro de 1976. Dispõe sobre a inspeção e a fiscalização dos produtos destinados à alimentação animal. Disponível em: http://extranet.agricultura.gov.br/sislegis-consulta/consultarLegislacao.do.

Brasil. Presidência da República. Decreto-Lei nº 467, de 13 de fevereiro de 1969. Dispõe sobre a fiscalização de produtos de uso veterinário, dos estabelecimentos que os fabriquem e dá outras providências. Disponível em: http://extranet.agricultura.gov.br/sislegis-consulta/consultarLegislacao.do.

Brasil. Presidência da República. Lei nº 6.198, de 26 de dezembro de 1974. Dispõe sobre a inspeção e a fiscalização obrigatórias dos produtos destinados à alimentação animal e dá outras providências. Disponível em: http://extranet.agricultura.gov.br/sislegis-consulta/consultarLegislacao.do.

Brasil. Presidência da República. Lei nº 8.522, de 11 de dezembro de 1992. Extingue taxas, emolumentos, contribuições, parcela da União das Custas e Emolumentos da Justiça do Distrito Federal, e dá outras providências. Disponível em: http://www.planalto.gov.br/ccivil_03/leis/L8522.htm.

Brasil. Presidência da República. Lei nº 9.784, de 29 de janeiro de 1999. Regula o processo administrativo no âmbito da Administração Pública Federal. Disponível em: http://www.planalto.gov.br/ccivil_03/_ato2007-2010/2008/lei/L11794.htm.

Brasil. Presidência da República. Lei nº 11.794/08, de 08 de outubro de 2008. Regulamenta o inciso VII do 1º do art. 225 da Constituição Federal, estabelecendo procedimentos para o uso científico de animais; revoga a Lei nº 6.638, de 8 de maio de 1979; e dá outras providências. Disponível em: http://www.planalto.gov.br/ccivil_03/leis/L9784.htm.

Brasil. Presidência da República. Lei nº 12.689, de 19 de julho de 2012. Altera o Decreto-Lei nº 467, de 13 de fevereiro de 1969 e estabelece o medicamento genérico de uso veterinário; e dispõe sobre o registro, a aquisição pelo poder público, a prescrição, a fabricação, o regime econômico-fiscal, a distribuição e a dispensação de medicamentos genéricos de uso veterinário, bem como sobre a promoção de programas de desenvolvimento técnico-científico e de incentivo à cooperação técnica para aferição da qualidade e da eficácia de produtos farmacêuticos de uso veterinário). Disponível em: www.planalto.gov.br/ccivil_03/_Ato2011-2014/–/lei/L12689.htm.

Dantas RM. Análise sobre o uso de ivermectina na bovinocultura de corte e sua correlação com os níveis de resíduos detectados e violados em carne de bovinos abatidos no Centro-oeste. [monografia] Brasília: Faculdade de Agronomia e Medicina Veterinária, Universidade de Brasília, 2009.

EMEA. Veterinary Medicines. Scientific Guidelines for Veterinary Medicinal Products. Disponível em: http://www.emea.europa.eu/htms/vet/vetguidelines/background.htm.

FAO/WHO. Codex alimentarius. Disponível em: http://www.codexalimentarius.net/web/index_en.jsp.

FAO/WHO. Residues of some veterinary drugs in foods and animals. Disponível em: http://www.fao.org/ag/agn/jecfa-vetdrugs/search.html.

FDA. Center for Veterinary Medicine. Guidance for Industry. Disponível em: http://www.fda.gov/AnimalVeterinary/GuidanceComplianceEnforcement/GuidanceforIndustry/default.htm.

IFAH. Animal Health Industry Global Market Review. Disponível em: http://www.ifahsec.org.

NZFSA. Agricultural compounds and veterinary medicines Registration standards and guidelines. Disponível em: http://www.nzfsa.govt.nz/acvm/publications/standards-guidelines/index.htm

OECD Guidelines for the Testing of Chemicals. Disponível em: http://puck.sourceoecd.org/vl=2574549/cL=23/nw=1/rpsv/cw/vhosts/oecdjournals/1607310vezes/v1n4/contp1-1.htm.

Palermo-Neto J, Spinosa HS, Górniak SL. Farmacologia aplicada à avicultura. Boas práticas no manejo de medicamentos. São Paulo: Roca, 2005.

Sindan. Mercado 2013. Disponível em: http://www.sindan.org.br.

Sindirações. Demanda de macro e microingredientes e produção de rações em 2008. Disponível em: http://www.sindiracoes.org.br/images/stories/noticias/sindiracoes_boletim_mar2009%20prova.pdf

Sorio A. Estudo de viabilidade técnica e econômica destinado à implantação do Parque produtivo nacional de aditivos da indústria de alimentação de animais de produção. Passo Fundo: Méritos, 2012.

Spinosa HS, Górniak SL, Bernardi MM. Farmacologia aplicada à medicina veterinária. 4th ed. Rio de Janeiro: Guanabara Koogan, 2006.

VICH guidelines. Disponível em: http://www.vichsec.org/en/guidelines.htm.

44
Plano Nacional de Controle de Resíduos em Produtos de Origem Animal

Leandro Diamantino Feijó, Héber Brenner Araújo Costa, Rodrigo Moreira Dantas e Luciano Marcio Leocádio Rosa

▶ Introdução

Atualmente há grande preocupação e demanda sobre as questões correlacionadas à alimentação da população mundial, tanto no que diz respeito à quantidade como à qualidade e à segurança dos alimentos disponibilizados ao consumo humano e animal. Nesse contexto, sabe-se que o Estado tem papel de grande importância para a sociedade como provedor de bens e serviços que não podem ser supridos por outros agentes, seja por não haver incentivos para tanto ou pelo fato de a natureza dos agentes não lhes conferir suficiente credibilidade para suprir certos bens para a sociedade. No Brasil, conforme legislação específica, cabe ao Ministério da Agricultura, Pecuária e Abastecimento (MAPA) planejar, normatizar, coordenar e supervisionar as atividades de defesa agropecuária, em especial a saúde animal e a fiscalização e inspeção de produtos, derivados, subprodutos e resíduos de origem animal; análise laboratorial como suporte às ações de defesa agropecuária; e certificação sanitária animal. Dentre as ferramentas existentes para o alcance destes objetivos precípuos, faz-se necessária a implementação de um plano nacional do controle de resíduos em produtos de origem animal (PNCR) amplo e efetivo por parte do Estado, a fim de prover garantias de fornecimento de alimentos seguros.

▶ O Estado como provedor de segurança alimentar

A garantia de segurança alimentar como premissa básica para desenvolvimento de um povo sempre permeou as ações e intenções governamentais e das sociedades civis organizadas. Para um país potencialmente agrícola como o Brasil, essa condição permeia necessariamente a produção em grande escala de alimentos seguros.

Assim, são enfatizados os conceitos de *food security* (caracterizado basicamente como provisão de alimentos em quantidade e distribuição para garantia de alimentação a uma população) e, principalmente, de *food safety* (caracterizado basicamente como provisão de alimentos seguros/inócuos a uma população). Ambos os conceitos dependem da interação de diversos representantes da sociedade e das cadeias produtivas e distribuidoras de alimentos, havendo responsabilidades específicas primárias e compulsórias ao setor privado. Mas, ao mesmo tempo, é importante ressaltar que cabe ao Estado a garantia de que suas responsabilidades sejam efetivamente aplicadas e promovidas por meio de políticas públicas amplas e não discriminatórias, assumindo-se que o gerenciamento da segurança alimentar (*food safety*) e da sanidade na agricultura (*agriculture health*) são, predominantemente, uma responsabilidade do setor público, podendo ser considerado, inclusive, um bem público que deve ser fornecido pelo Estado.

Para estes fins, todos os entes privados participantes do *continuum* produtivo de uma cadeia agroalimentar têm, independentemente do seu porte, responsabilidades primárias intransferíveis de garantia da qualidade, segurança e inocuidade dos seus produtos. Adicionalmente, apresentam responsabilidades partilhadas, sendo corresponsáveis por garantia da qualidade, segurança e inocuidade dos produtos em toda a cadeia produtiva até o consumidor final, de maneira que cabe ao Estado regulamentar, normatizar e realizar as respectivas verificações de conformidade, as auditorias e controles oficiais, devendo implementar suas ações e cumprir com suas responsabilidades com o máximo da eficiência, eficácia e efetividade possíveis, atestando as garantias de qualidade e segurança dos alimentos.

Diante desta dicotomia, diversos países e blocos econômicos vêm implementando medidas restritivas e padrões que visam assegurar que suas populações tenham acesso irrestrito a alimentos em quantidade e qualidade necessárias, e que estes sejam seguros do ponto de vista de saúde pública (*food safety*). Para tanto, padrões e requisitos restritivos (sanitários e tarifários) vêm sendo impostos a países produtores e fornecedores de alimentos como o Brasil. Estes requisitos devem ser apresentados como prioridade do Estado, o qual deve assegurar o acesso a alimentos seguros para sua população e para os países terceiros importadores de alimentos.

Países importadores frequentemente requerem garantias de que os produtos sejam provenientes de áreas livres de certas pragas ou doenças e que haja controle de questões sanitárias, como a encefalopatia espongiforme bovina ("doença da vaca louca") e a gripe aviária. Além disso, exigem que requisitos e padrões mínimos de higiene sejam aplicados no processamento, empacotamento e distribuição, e que os produtos de origem animal estejam livres de excessos de resíduos de artigos de uso veterinário, praguicidas e de outros contaminantes (químicos, ambientais e microbiológicos). O país exportador deve ter a capacidade de cumprir com estes requisitos, bem como demonstrar a conformidade dos mesmos.

Segundo o *Codex alimentarius*, e diante dos resultados de diversos estudos científicos que demonstram, por exemplo, a provável correlação entre a ingestão de carnes, leite, ovos, produtos da aquicultura, mel, dentre outros, contendo resíduos de antimicrobianos e a indução de resistência bacteriana (para mais informações, ver *Capítulos 40* e *41*), as questões afins à implementação de um PNCR amplo e efetivo por parte do Estado têm sido consideradas o principal tema de discussões no âmbito do próprio *Codex* e de outros fóruns internacionais de discussão técnica sobre a saúde da população e da exposição ao risco pela mesma.

Caso o Estado não consiga demonstrar confiabilidade em seu sistema, conforme discutido anteriormente, os obstáculos que se concretizam nos mercados internacionais na forma de neoprotecionismo com base em atributos de qualidade são potencializados, trazendo mais problemas. Além das questões primárias e principais relacionadas com a saúde pública, padrões e requisitos de segurança alimentar (*food safety*) e de sanidade na agricultura (*agriculture health*) podem impedir o comércio, especialmente para países em desenvolvimento, por meio de banimentos nas importações de produtos específicos ou por meio do alto custo de conformidade com os padrões restritivos, os quais podem diminuir a competitividade. Em certas circunstâncias, entretanto, o novo panorama da prolífera e crescente restrição correlacionada aos restritivos padrões de segurança alimentar e de sanidade na agricultura pode ser a base para o reposicionamento da competitividade e o aumento do desempenho das exportações dos países em desenvolvimento. O ponto principal para isto está na habilidade de estes países aumentarem sua capacidade e de fazerem os ajustes necessários em estrutura e operacionalização de suas cadeias produtivas.

Entretanto, variações nos requerimentos de *food safety* e de *agriculture health*, atreladas às progressivas mudanças em direção às medidas e ações na base dos processos, têm evidenciado a importância da equivalência de padrões e requerimentos nacionais e de sistemas que, na maioria das vezes, não são harmonizados nem definidos mundialmente. Considerando os acordos sanitários e fitossanitários (*Sanitary and Phytosanitary Measures – SPS Agreement*) da Organização Mundial do Comércio (OMC), estes protegem o direito de os países arbitrarem sobre a aplicação de níveis apropriados de proteção, e guiam seus membros para levarem em conta o objetivo de minimizar os efeitos negativos ao comércio. Entretanto, é evidente que os membros da OMC variam amplamente em seu entendimento sobre os acordos SPS e nas suas habilidades em angariar vantagem dos direitos e responsabilidades que estes definem.

▶ Segurança alimentar

A produção e o consumo de alimentos são fundamentais em qualquer sociedade e apresentam consequências econômicas, sociais e, em muitos casos, ambientais. Embora a proteção da saúde seja sempre prioritária, estas questões devem ser levadas em consideração igualmente no âmbito da política alimentar. Além disso, o Estado e a qualidade do ambiente, designadamente dos ecossistemas, podem afetar diversas fases da cadeia alimentar. A política ambiental desempenha, pois, um papel importante no que se refere a garantir ao consumidor a segurança alimentar.

A importância econômica e a onipresença dos alimentos na vida das populações implicam que a segurança dos alimentos deve ser um dos principais interesses da sociedade em geral e, em particular, das autoridades públicas e dos produtores rurais. O direito de a população de um dado país ter acesso ao alimento seguro é fator determinante em sua sociedade, devendo ser oferecida aos consumidores variedade suficiente de produtos seguros e de elevada qualidade provenientes de todos os países.

Neste contexto, a cadeia de produção alimentar (ou *continuum* produtivo) torna-se cada vez mais complexa, de maneira que, para assegurar proteção adequada da saúde dos consumidores, todos os elos desta cadeia devem ser igualmente sólidos. Este princípio deve aplicar-se a todos os alimentos, quer sejam produzidos em um país, quer sejam importados de outros. Cada elemento faz parte de um ciclo e, assim, as evoluções no âmbito do processamento dos alimentos podem exigir modificações da regulamentação existente, ao passo que as informações provenientes dos sistemas de controle podem ajudar a identificar e gerir os riscos existentes ou potenciais. Cada parte do ciclo deve funcionar adequadamente para que seja possível assegurar o cumprimento das mais rigorosas normas de segurança dos alimentos, de maneira que todas as fases de produção, transformação, armazenamento ou transporte inseridos em determinada cadeia agroalimentar tenham autocontroles instituídos, eficazes e completamente auditáveis, passíveis de verificações e controles oficiais.

Além disso, a aplicação de conceitos de qualidade é uma vantagem competitiva que diferencia uma empresa de outra, pois os consumidores estão cada vez mais exigentes em relação à sua expectativa no momento de adquirir determinado produto. Logo, as empresas que não estiverem preocupadas com a busca pela qualidade poderão ficar à margem do mercado consumidor, já que, a partir de agora, o mesmo dita as regras do mercado e sinaliza o tipo de alimento e as características que são desejáveis e que determinarão a sua escolha e fidelidade. Quando se fala em qualidade para a indústria de alimentos, o aspecto de segurança do produto (*food safety*) é sempre um fator fundamental, pois qualquer desvio a este respeito pode comprometer a saúde do consumidor. Além disso, a perda de credibilidade de um alimento pode certamente arranhar a sua imagem e determinar insegurança e abandono da fidelidade junto ao mesmo, culminando, talvez, no encerramento das atividades de uma empresa.

Uma política eficaz de segurança dos alimentos deve reconhecer as interconexões que caracterizam a produção alimentar. Tal política implica a avaliação e o controle dos riscos que as matérias-primas, as práticas agrícolas e as atividades de processamento dos alimentos apresentam para a saúde do consumidor, exige medidas regulamentares eficazes para gerir esses riscos e impõe a criação e o funcionamento de sistemas de controle destinados a supervisionar e assegurar o cumprimento dessa regulamentação. Devem ser adotadas todas as medidas destinadas a melhorar e tornar coerente o corpo de legislação que abrange todos os aspectos associados aos produtos alimentares da exploração agropecuária do campo até a mesa ("*from farm to fork*"). Desse modo, a política "*from farm to fork*", que abrange todos os setores da cadeia alimentar, incluindo a produção de alimentos para animais, a produção primária, o processamento dos alimentos, a armazenagem, o transporte e o comércio varejista, deverá ser aplicada sistemática e coerentemente.

Para determinar a origem dos perigos encontrados e promover ações corretivas aos mesmos a fim de que haja mitigação dos riscos, uma política alimentar eficaz implica a rastreabilidade dos alimentos para consumo humano e dos alimentos para os animais, bem como dos respectivos ingredientes. Para isso, é necessário introduzir procedimentos adequados para facilitar a rastreabilidade na produção. Entre estes, importa referir a obrigação, por parte das empresas do setor alimentar e de alimentação animal, de dispor de procedimentos adequados para retirar do mercado os produtos alimentares e os alimentos para animais sempre que existir risco para a saúde dos consumidores. Os operadores devem igualmente manter registros adequados dos fornecedores de matérias-primas e de ingredientes, para que seja possível identificar a fonte de um eventual desvio. Convém sublinhar, no entanto, que o rastreamento inequívoco dos produtos alimentares e dos alimentos para animais, bem como dos respectivos ingredientes, é uma questão complexa que deve levar em consideração a especificidade dos diferentes setores e produtos (para mais informações, ver *Capítulo 40*).

A legislação em segurança do alimento é geralmente entendida como conjunto de procedimentos, diretrizes e regulamentos elaborados pelas autoridades, direcionados para a proteção da saúde pública. Conforme observado anteriormente, no Brasil, cabe ao MAPA planejar, normatizar, coordenar e supervisionar as atividades de defesa agropecuária, como a fiscalização e a inspeção de produtos, derivados, subprodutos no que diz respeito, inclusive, aos resíduos químicos de origem animal e vegetal.

▶ Resíduos e contaminantes em alimentos

Atualmente, grande parte da segurança dos alimentos está alicerçada no controle de remanescentes residuais, em decorrência do uso de praguicidas e de produtos de uso veterinário nos sistemas de produção de alimentos, ou por acidentes envolvendo contaminantes ambientais. O Brasil, detentor de uma agropecuária exuberante e um dos mais importantes países em termos de produção de alimentos, necessita desse controle, visto que essa prática é quase uma imposição no contexto do comércio internacional de produtos agropecuários *in natura* e processados.

A garantia da inocuidade de grande parcela dos alimentos ofertada ao consumo, quanto a resíduos decorrentes do emprego de produtos de uso veterinário, agroquímicos e contaminantes ambientais, é possibilitada pelo controle de resíduos e contaminantes. Dessa maneira, devem ser monitoradas as cadeias agroalimentares em relação os resíduos de produtos de uso veterinário, agrotóxicos (denominação dada pela legislação brasileira aos praguicidas) e contaminantes de interesse e que apresentem potencial de risco à saúde do consumidor, tanto via autocontroles, quanto via monitoramento oficial dos produtos de origens animal e vegetal produzidos no Brasil.

Assim, o PNCR tem como premissa verificar a promoção, as garantias e a proteção, dos pontos de vista da segurança química dos alimentos, da saúde dos consumidores, da produção e dos produtos agropecuários nacionais. Neste contexto, é um programa oficial de Estado, com o objetivo maior de ser uma ferramenta de gerenciamento dos riscos químicos associados e correlacionados aos alimentos, avaliando e fiscalizando a adoção e a implementação de princípios e práticas adequadas de produção, armazenamento, transformação e transporte de alimentos, atestando as garantias de qualidade e segurança promovidas pelos entes privados desde o campo até o consumidor final.

Os objetivos gerais do PNCR são: verificar e avaliar as garantias de qualidade e segurança química fornecidas pelos sistemas agroalimentares e seus produtos, subprodutos e derivados de valor econômico de origem animal; gerenciar e comunicar, com base nos dados e informações advindas da avaliação de risco, os riscos químicos advindos, associados ou correlacionados aos sistemas agroalimentares e seus produtos, subprodutos e derivados de valor econômico de origem animal.

Além destes, o PNCR apresenta vários objetivos específicos, que são:

- Verificar e avaliar o uso das tecnologias e insumos destinados à produção agropecuária
- Monitorar o cumprimento e identificar os possíveis desvios, falhas e deficiências nas boas práticas agropecuárias (BPAP) na utilização dos ingredientes ativos, produtos de uso veterinário e dos agrotóxicos e afins nas cadeias agroalimentares de produtos de origem animal, subprodutos e derivados de valor econômico, de acordo com legislações específicas
- Identificar, do ponto de vista da segurança química, os desvios, falhas e deficiências do cumprimento e atendimento das boas práticas de fabricação (BPF), procedimentos padrões de higiene operacional (PPHO), análise de perigos e pontos críticos de controle (APPCC) e demais autocontroles implementados, bem como das práticas de armazenamento e de transporte nas cadeias agroalimentares de produtos de origem animal, subprodutos e derivados de valor econômico
- Contribuir para a promoção de garantias de qualidade, inocuidade e segurança higiênico-sanitária dos produtos de origem animal, seus subprodutos e derivados de valor econômico nacionais colocados à disposição do consumidor brasileiro
- Contribuir para a promoção de garantias de qualidade, inocuidade e segurança higiênico-sanitária dos produtos de origem animal, subprodutos e derivados de valor econômico importados colocados à disposição do consumidor brasileiro
- Contribuir para a promoção de garantias de qualidade, inocuidade e segurança higiênico-sanitária dos produtos de origem animal, subprodutos e derivados de valor econômico nacionais a serem exportados
- Contribuir para conhecer o potencial de exposição da população brasileira aos resíduos de produtos de uso veterinário, agrotóxicos e afins, e contaminantes potencialmente nocivos à saúde do consumidor, parâmetro orientador para a adoção de políticas nacionais de saúde pública e de saúde animal, de fiscalização agropecuária e de fiscalização sanitária
- Contribuir para o adequado gerenciamento de risco e evitar o consumo e a comercialização de produtos de origem animal, subprodutos e derivados de valor econômico, oriundos de produção na qual se tenha evidenciado a ocorrência de não conformidades, segundo o PNCR, por meio de notificações oficiais de outros países, a critério da autoridade sanitária competente brasileira
- Contribuir para a implementação de garantias de sistema de segurança dos alimentos, que possibilitem o reconhecimento de equivalência sanitária internacional, no que tange à segurança e à inocuidade nas cadeias agroalimentares de produtos de origem animal, seus subprodutos e derivados de valor econômico
- Contribuir para a estruturação e implementação de melhorias nas cadeias agroalimentares brasileiras, por meio do fornecimento de informações que possam subsidiar adoção de medidas preventivas, corretivas e sistemáticas ao longo do *continuum* produtivo
- Contribuir para a promoção nacional e internacional do agronegócio brasileiro, fornecendo garantias adicionais de sistema de segurança dos alimentos e promovendo a oferta de produtos que sejam competitivos aos consumidores
- Verificar se as ações de Estado, no âmbito do PNCR, também estão ocorrendo de maneira efetiva, eficaz e inteligente, promovendo a implementação das melhorias contínuas necessárias

- Contribuir para fomentar a consolidação de um sistema nacional de controle de resíduos químicos e contaminantes em Alimentos, com a participação e equivalência sanitária dos demais serviços e órgãos oficiais agropecuários brasileiros
- Contribuir para fomentar uma ampla e efetiva rede nacional de análise de risco químico em alimentos, conforme as definições, conceitos e demais critérios de análise de risco descritos em literatura.

Para gerenciamento de risco mais adequado, o PNCR prevê a adoção de programas setoriais para as diversas espécies animais contempladas no plano, que devem ser reavaliados e republicados anualmente segundo os resultados estatísticos encontrados e atualizações necessárias.

Na legislação brasileira específica, para melhor execução do PNCR, faz-se necessário dividir os programas setoriais de cada espécie animal em quatro subprogramas que serão abordados a seguir.

Subprograma de monitoramento

Ferramenta administrativa para o gerenciamento do risco químico em alimentos, parte integrante do PNCR, que gera dados e informações espaço-temporais sobre frequência, prevalência, incidência, níveis e distribuição dos resíduos de ingredientes ativos, produtos de uso veterinário, de agrotóxicos ou afins, e de contaminantes no país. Seus resultados norteiam e iniciam as ações adicionais de investigação, fiscalização e controle, assim como retroalimentam todo o processo de análise de risco. No monitoramento de possíveis violações dos limites máximos de resíduos dos produtos de uso veterinário e agrotóxicos de uso permitido, é essencial que a amostragem seja aleatória, em base anual, e feita na cadeia agroalimentar. No monitoramento dos resíduos dos produtos de uso veterinário e agrotóxicos de uso proibido ou sem registro no MAPA, a amostragem também é aleatória, em base anual ou sazonal, de acordo com a espécie e o tipo de resíduo a serem considerados. O número de amostras coletadas (Figura 44.1) bem como o escopo analítico do PNCR vêm sendo adequados ao longo dos últimos anos, em consonância com os principais produtos de uso veterinário utilizados em animais destinados à produção de alimentos (Figura 44.2). Esta adequação é dinâmica, visando assegurar que os analitos de relevância estejam sob monitoria sistemática do programa.

Os resíduos/contaminantes a serem pesquisados são selecionados com base no potencial de risco e na disponibilidade de método analítico adequado aos objetivos do monitoramento. O número de amostras, o limite máximo de resíduo (LMR)/teor máximo de contaminante (TMC), o método analítico, as matrizes e os analitos a serem monitorados bem como os laboratórios da rede oficial e credenciados participantes constam da programação anual dos programas específicos, considerando cada espécie animal. As amostras são coletadas por Fiscais Federais Agropecuários nos estabelecimentos registrados na égide do Serviço de Inspeção Federal (SIF), os quais estão distribuídos em várias unidades da federação (Figura 44.3), e enviadas aos laboratórios da Rede Nacional de Laboratórios Agropecuários, sob gestão do MAPA.

Ao longo dos últimos anos, o escopo analítico do PNCR foi adequado, considerando os principais produtos de uso veterinário nas espécies monitoradas pelo Programa. Para tal intento, levam-se em consideração a existência de registro destes produtos no MAPA bem como as informações coletadas no país acerca da comercialização dos mesmos. A partir desta avaliação, o programa vem incluindo novos métodos analíticos para a pesquisa destes resíduos em todas as espécies de animais de produção (p. ex., bovina de corte e leite, suína, aves de corte e de postura, avestruz, caprina e ovina, mel e pescado), sendo que este escopo está sendo constantemente atualizado, considerando modernizações na prática sanitária dos setores produtivos envolvidos e o lançamento de novas moléculas para uso em animais destinados à produção de alimentos (Figuras 44.4 a 44.6).

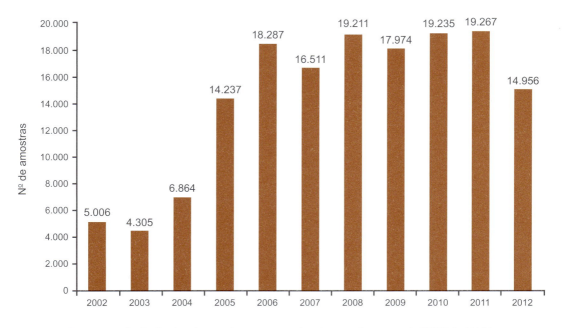

Figura 44.1 Evolução do número de amostras coletadas anualmente pelo PNCR do MAPA.

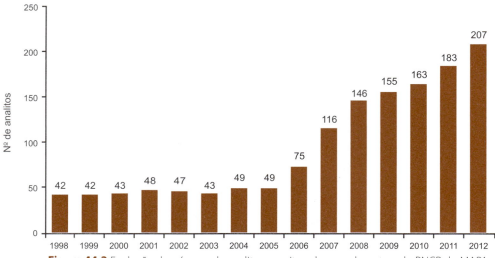

Figura 44.2 Evolução do número de analitos monitorados anualmente pelo PNCR do MAPA.

• Subprograma de investigação

Ferramenta administrativa para o gerenciamento do risco químico em alimentos, parte integrante do PNCR, que visa investigar, fiscalizar e avaliar os produtos potencialmente não conformes e produtores rurais, fornecedores de matérias-primas e insumos, estabelecimentos de abate ou processamento, bem como os que armazenam ou distribuem produtos de origem animal, seus subprodutos ou derivados de valor econômico. Também tem como meta investigar e controlar o movimento de produtos de origem animal potencialmente violados ou sabidamente não conformes do ponto de vista químico, sendo que uma não conformidade evidenciada no PNCR indica, primariamente, ausências, deficiências ou falhas na implementação e no cumprimento das boas práticas de produção e dos autocontroles nas cadeias agroalimentares, assim como indica, secundariamente, produtos potencialmente não conformes e impróprios ao consumo humano e animal. A amostragem é tendenciosa e dirigida, em função das informações obtidas no subprograma de monitoramento.

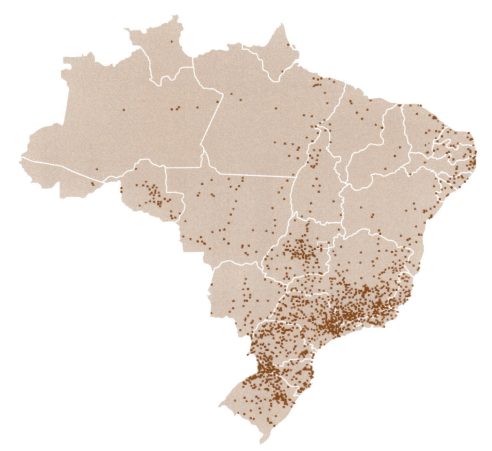

Figura 44.3 Distribuição dos estabelecimentos registrados no serviço de inspeção federal (SIF) no Brasil.

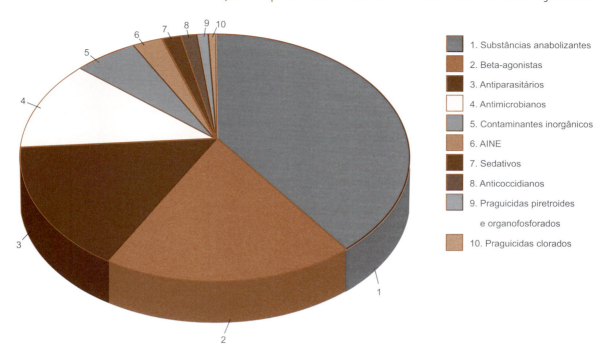

Figura 44.4 Escopo analítico do PNCR em bovino de corte (ano 2014).

Este subprograma investiga produtos e propriedades suspeitas de violar os LMR/TMC ou de empregar produtos de uso veterinário e agrotóxicos de uso proibido, por meio de denúncias fundamentadas, por requerimento dos serviços oficiais de saúde animal ou das autoridades de saúde pública, ou por observações durante a inspeção *antemortem* dos animais.

Neste caso, as amostras são coletadas em triplicata (amostra para envio ao laboratório, contraprova do serviço oficial e contraprova do estabelecimento amostrado), sendo que o número estabelecido neste subprograma, para cada não conformidade detectada, é de uma amostra de cada um dos cinco lotes consecutivos do proprietário identificado como origem da não conformidade no subprograma de monitoramento. Como o número de não conformidades não pode ser determinado previamente, estas não constam da programação anual das análises de resíduos e contaminantes. A propriedade de origem inserida neste subprograma fica sob investigação até a obtenção de cinco resultados analíticos consecutivos conformes dos lotes de animais/produtos fornecidos ao SIF e das conclusões do relatório de investigação realizada pelo MAPA *in loco*, com as conclusões das possíveis causas da ocorrência da violação. Ações de orientação são realizadas neste processo com o intuito de prover esclarecimentos junto aos funcionários e responsáveis da propriedade para que seja evitada a ocorrência de uma nova violação.

- **Subprograma exploratório**

Ferramenta administrativa para o gerenciamento do risco químico em alimentos, parte integrante do PNCR, estabelecida, a critério da autoridade sanitária competente, em situações ou demandas especiais, tendo em comum o fato de os resultados das análises e das informações terem finalidade primariamente prospectiva e, dessa maneira, não serem necessariamente utilizados para a promoção de ações regulatórias, nem conduzirem, em um primeiro momento, ao subprograma de investigação, apesar de também servirem para retroalimentação de todo o processo de análise de risco. O planejamento e a execução desse tipo de programa ocorrem geralmente por solicitações de outras instituições, com o objetivo de possibilitar o estudo da ocorrência de resíduos de compostos para os quais ainda não existam LMR estabelecidos. Assim, são planejados tantos subprogramas quantos forem necessários, para gerar informações a respeito da frequência e dos níveis em que os resíduos das substâncias estudadas ocorrem no território nacional ou em regiões previamente selecionadas, conforme a solicitação. A amostragem, nesse caso, pode ser aleatória, como a utilizada no subprograma de monitoramento, ou dirigida à obtenção de informações, como os mais elevados índices de resíduos de determinada substância. Todos os resultados gerados por esses subprogramas são tabulados e remetidos à instituição solicitante.

- **Subprograma de controle de produtos importados**

Além dos subprogramas anteriormente descritos, está previsto o controle de resíduos e contaminantes em produtos importados, que consiste na coleta de amostras, com o objetivo de verificar se o programa de resíduos do país exportador é efetivo e se o produto importado atende aos mesmos requisitos estabelecidos para o produto nacional. Portanto, é uma ferramenta administrativa para o gerenciamento do risco químico em alimentos, parte integrante do PNCR, que gera as informações sobre frequência, prevalência, incidência, níveis e distribuição dos resíduos de ingredientes ativos, produtos veterinários, agrotóxicos ou afins, e de contaminantes em produtos de origem animal, seus subprodutos e derivados de valor econômico que ingressam no país.

De modo geral, nos programas dos diferentes países, os resíduos/contaminantes são incluídos no monitoramento oficial considerando-se:

- Se uma substância (produto de uso veterinário, agrotóxico) deixa resíduo ou se é passível a presença/ocorrência de contaminantes em determinado produto

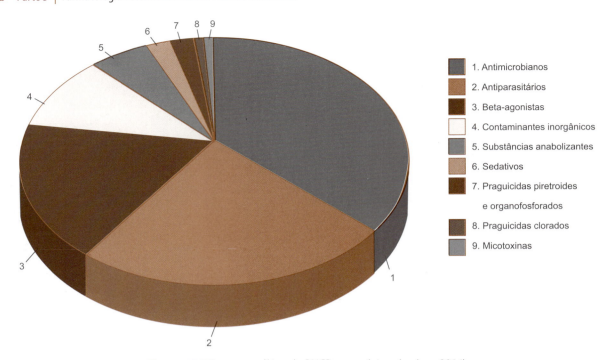

Figura 44.5 Escopo analítico do PNCR na espécie suína (ano 2014).

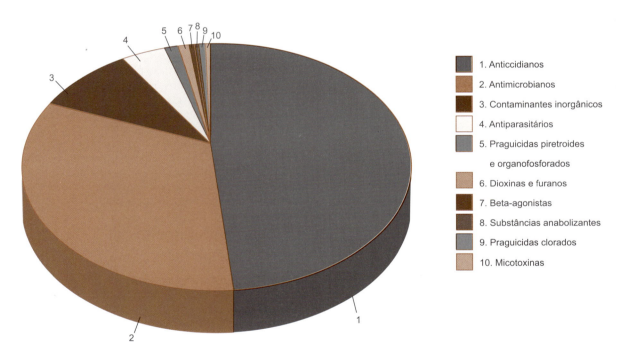

Figura 44.6 Escopo analítico do PNCR em aves de corte (ano 2014).

- Toxicidade do resíduo/contaminante para a saúde do consumidor
- Potencial de exposição da população ao resíduo/contaminante, referenciado pelos hábitos alimentares e poder aquisitivo das populações, pelos sistemas de criação e de tecnologias utilizadas na produção de alimentos para o homem e para os animais e pela poluição ambiental
- Utilização inadequada dos produtos de uso veterinário, agrotóxicos que resultam vem resíduos, evitada pelas boas práticas agrícolas e pecuárias (indicação de uso, dosagem, via de administração, tempo de carência e descarte das embalagens, entre outras)
- Disponibilidade de métodos analíticos adequados, confiáveis, exequíveis e compatíveis com os recursos laboratoriais disponíveis
- Implicações no comércio internacional, participação do país em blocos econômicos e problemas que tragam riscos à saúde pública
- Resíduos/contaminantes que possam constituir barreiras às exportações de produtos de origem animal.

A adoção de um plano amostral adequado e estatisticamente definido no âmbito do PNCR deve ser considerada, a fim de que o Estado possa prover a adequada avaliação das garantias de qualidade e segurança dos sistemas produtivos brasileiros. Considerando o plano amostral adotado pelo PNCR, podem-se monitorar resíduos de substâncias químicas em um número considerável de amostras. No entanto, mesmo por meio de métodos analíticos mais simples, seria impossível inspecionar individualmente cada animal ou produto para detectar resíduos/contaminantes, em uma população muito grande. Dessa maneira, a adoção de amostragem representativa é um modo inteligente de reunir informações seguras sobre a real incidência de resíduos na população amostrada.

Em decorrência dos diversos tipos de resíduos e dos alimentos passíveis de contaminação, existem diferentes enfoques para estabelecer um plano de amostragem. Sem dúvida, na maioria dos planos estatísticos conhecidos são inferidas algumas suposições estatísticas básicas, tais como: "Os resíduos encontram-se uniformemente distribuídos em toda a população monitorada, em determinado período de tempo?"; "Qual a probabilidade de encontrarem-se exatamente "X" animais ou produtos que superem o LMR/TMC em uma amostra aleatória 'n' dentro de uma população 'N' com 'X' animais ou produtos que superem o LMR distribuído hipergeometricamente?"

Em grandes populações, a distribuição hipergeométrica pode aproximar-se da distribuição binomial. Os planos de amostragem do PNCR do Brasil e os de vários outros países baseiam-se no princípio estatístico referido. Normalmente, os programas de controle estão destinados a garantir, com base em um coeficiente estatístico definido, que a porcentagem de não conformidades em uma população animal ocorra abaixo de um valor determinado. Caso sejam encontrados "X" casos positivos, podem ser calculados limites de confiança para obter-se a verdadeira porcentagem de não conformidades (violações de LMR/TMC ou detecção de substância de uso proibido ou sem registro no MAPA) na população estudada. O número de amostras a serem analisadas nos programas do PNCR depende da classificação do risco das substâncias a analisar.

A amostragem estatística do PNCR, no que se refere aos subprogramas de monitoramento e exploratório, tem como referência a metodologia recomendada pelo *Codex Alimentarius* para a coleta de amostras, visando à determinação de remanescentes residuais em produtos de origem animal (Quadro 44.1). Esta metodologia é recomendada quando o tamanho da população é grande o suficiente para não influenciar direta e estatisticamente o plano amostral, conforme ocorre com grandes populações animais, rebanhos e produtos de origem animal em larga escala. Cabe ressaltar que a aplicação deste modelo de inferência estatística tem como objetivo prover garantias de amostragem de sistema e não de cada partida de produção, o que tornaria inviável a sua execução dos pontos de vista logístico e econômico.

Esse modelo estatístico é apropriado para o caso, pois as populações de interesse consistem em milhares de indivíduos e/ou unidades. Assim, por exemplo, para que se tenha 95% de probabilidade de detectar uma não conformidade (intervalo de confiança [IC] = 95%), se ela ocorrer em 1% da população (prevalência [P] = 1%), basta pesquisar o evento em 299 (n = duzentos e noventa e nove) indivíduos e/ou unidades dessa população, número esse que é arredondado para 300 (n = trezentos) para fins práticos. Portanto, ao se coletarem aleatoriamente 300 amostras (n = 300 indivíduos, lotes, contêineres etc.), tenderão a serem detectadas, com 95% de confiança (IC = 95%), três amostras não conformes caso haja prevalência de 1% (P = 1%). Estes dados são importantes porque revelam com que grau de segurança os produtos são disponibilizados ao consumo e às exportações, de modo que, seguindo o exemplo anterior, para cada 300 contêineres vendidos seja possível garantir com 95% de segurança que serão encontrados três contêineres não conformes, caso ocorra 1% desta não conformidade específica neste referido produto/espécie analisado. Este raciocínio deve ser feito para cada analito (produto de uso veterinário, agrotóxico, contaminante) e cada espécie, a fim de ser determinado o plano amostral anual específico (*Codex alimentarius*, 2009).

Quadro 44.1 Número das amostras requeridas para detectar ao menos uma violação com probabilidades predefinidas (*i. e.*, 90, 95 e 99%) em uma população que tenha prevalência conhecida de violação.

Incidência percentual de limites superiores estabelecidos em uma população	Número mínimo de amostras necessárias para detectar um caso de limites superiores estabelecidos com nível de confiança		
	90%	95%	99%
35	6	7	11
30	7	9	13
25	9	11	17
20	11	14	21
15	15	19	29
10	22	29	44
5	45	59	90
1	230	299	459
0,5	460	598	919
0,1	2.302	2.995	4.603

Sistema laboratorial e PNCR

Atualmente problemas relacionados com a segurança do alimento tornaram-se um "fenômeno" recorrente. A fim de alcançar adequado nível de proteção é necessária a existência de métodos analíticos sofisticados e robustos. Uma importante ferramenta para que o país monitore os resíduos e assegure o atendimento aos limites de segurança estabelecidos é a instituição do PNCR/MAPA.

Uma rede laboratorial operando sob o PNCR é crucial para a disponibilização de dados confiáveis para a correta avaliação da exposição dos setores produtivos aos resíduos/contaminantes. A partir deste fato, pela expedição de resultados analíticos, os laboratórios podem, de maneira ampla, fazer parte da verificação e convalidação dos controles construídos ao longo da cadeia de produção de alimentos ("da produção ao consumo").

Para a efetiva condução e o cumprimento do PNCR, são necessárias acuradas modais tecnológicas, instrumentos de aferição e reagentes químicos/biológicos dentro dos mais exigentes padrões de qualidade, além de pessoal qualificado para a execução de todas as suas etapas e boas práticas de laboratório (BPL), e acreditação dos laboratórios, requisitos da Associação Brasileira de Normas Técnicas (ABNT) NBR ISO/IEC 17025:2005.

A implantação de sistemas de garantia da qualidade nestes laboratórios representa, pois, elevados custos, principalmente pela necessidade permanente de adequação frente a qualquer inovação tecnológica (aquisição de novos equipamentos), além da necessidade contínua de promoção de treinamentos nas áreas de ensaios químicos, biológicos e físico-químicos, usados nas determinações dos mais diferentes tipos de resíduos nas matrizes que são alvo do monitoramento. Nos últimos tempos, o MAPA envidou esforços no sentido de investir recursos financeiros substanciais na área de laboratórios (Figura 44.7) para a aquisição de equipamentos de última geração (*state of the art*), para manutenção dos sistemas de garantia da qualidade e treinamento do corpo técnico responsável pela operacionalização e gestão dos laboratórios nacionais agropecuários (Lanagros) participantes da rede nacional de laboratórios agropecuários do MAPA.

Chama-se atenção para o fato de que todos os métodos analíticos devem ser validados, internacionalmente aceitos e sujeitos ao controle de qualidade analítica. Estes pré-requisitos técnicos e econômicos são fundamentais para plena execução do PNCR, uma vez que, especificamente, o plano desenvolve suas atividades visando: conhecer o potencial de exposição da população aos resíduos nocivos à saúde do consumidor, parâmetro orientador para a adoção de políticas nacionais de saúde animal e fiscalização sanitária; e impedir o abate para consumo de animais oriundos de propriedades onde se tenha constatado violação dos LMR e, sobretudo, o uso de produtos de uso veterinário e agrotóxicos proibidos no território nacional ou sem o devido registro de uso no MAPA para a espécie animal específica. Isto se faz pelo fato de o bem-estar e a saúde dos seres humanos serem direitos universalizados, sendo, portanto, dever de todos os governos preservar e manter a saúde das pessoas, dos rebanhos, das culturas e dos ecossistemas.

A partir dos fatos expostos, pode-se concluir que, por meio da priorização de investimentos na infraestrutura laboratorial e na melhoria das condições analíticas, os governos podem certamente alcançar resultados positivos em seus programas de resíduos, em termos de expansão do seu escopo. Ganhar sensibilidade para detectar violações de LMR ou o abuso de substâncias de uso proibido e obter confiança nos resultados laboratoriais que dão suporte a estas ações estão entre os benefícios em se ter um sistema analítico forte e moderno.

▶ Benefícios da implantação do PNCR pelo Estado brasileiro

Considerando os conceitos de agronegócio, da relação do governo com a economia, bem como a conceituação de bens públicos e de segurança alimentar (*food safety*), vê-se que o controle dos resíduos e contaminantes presentes nos alimentos e nocivos à saúde do consumidor engloba todos os demais conceitos, demonstrando claramente que é papel intransferível do Estado prover as garantias de segurança alimentar (*food security* e *food safety*) à população de seu país e aos demais parceiros comerciais e importadores de alimentos deste, devendo, portanto, o Estado brasileiro assumir seu papel na implantação do PNCR.

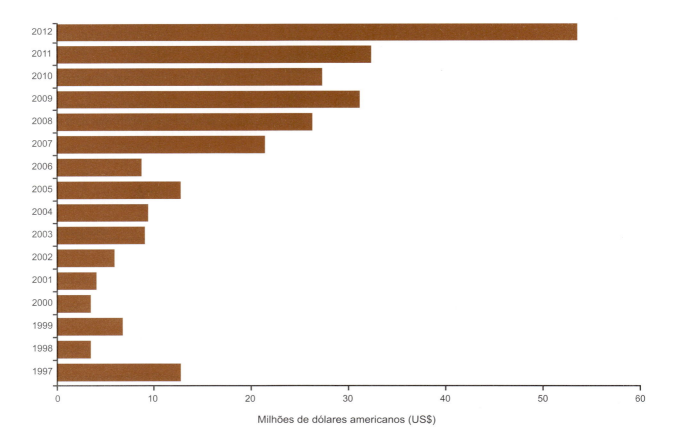

Figura 44.7 Evolução do orçamento anual (em milhões de dólares americanos – U$) da área de laboratórios da rede nacional de laboratórios agropecuários do MAPA.

Costa (2008) iniciou um estudo com a análise dos dados econômicos específicos do agronegócio brasileiro nos últimos anos, mensurando, portanto, preliminarmente, o possível impacto negativo com as perdas econômicas diretas frente à não implementação do PNCR de maneira ampla e eficaz pelo Estado, observando que em 1991 o produto interno bruto – PIB do agronegócio correspondia a R$ 11,3 bilhões (cerca de 6,84% do PIB total brasileiro) e em 2005 correspondia a R$ 145,8 bilhões (cerca de 7,52% do PIB total brasileiro). Neste período (1991 a 2005), o PIB total brasileiro cresceu quase 1.200% e o PIB do agronegócio cresceu quase 1.300%.

Observou também que o agronegócio sempre representou entre 35 e 45% do total das exportações brasileiras, e que houve um crescimento de cerca de 355% no período de 1989 a 2006. As importações vinham aumentando em números absolutos, mas a porcentagem (%) nas importações totais vinha diminuindo gradativamente e caiu cerca de 230% no mesmo período (1989 a 2006). O saldo positivo vinha crescendo substancialmente, chegando a cerca de U$ 43 bilhões em 2006, e cresceu em torno de 400% no período (1989 a 2006). Em 2006 o agronegócio foi responsável por 92,73% do saldo positivo total da balança comercial brasileira. Mesmo no período entre 1995 e 2000, quando a política de controle cambial manteve o real supervalorizado em relação ao dólar, o que levou, dentre outros fatores, à diminuição das exportações e ao aumento das importações brasileiras, com saldo total negativo da balança comercial brasileira, o saldo do agronegócio manteve-se positivo e constante.

Ao se observar a importância relativa de cada bloco econômico específico nas relações comerciais de produtos do agronegócio do Brasil com estes blocos, Costa (2008) também pôde determinar a grande representatividade da Europa como um todo e, principalmente, da União Europeia (UE) nas exportações brasileiras, em que somente esta última foi responsável por mais de 30% do total exportado. Este fato reforça a importância da relação bilateral entre Brasil e UE, de maneira que, atualmente, o Brasil é o principal fornecedor mundial de alimentos para a UE, bloco bastante exigente em termos de qualidade e segurança dos alimentos disponíveis a sua população. Além da UE, a Ásia tem um papel fundamental nas exportações brasileiras, principalmente quando o Oriente Médio também é considerado, pois, juntos, representam mais de 27% do total, seguido pelas Américas com mais de 24%.

Considerando dados sobre o agronegócio brasileiro em 2007, as exportações do agronegócio brasileiro em novembro de 2007 subiram 12,4% em relação ao mesmo mês de 2006 e alcançaram a cifra de US$ 4,9 bilhões. Entre janeiro e novembro de 2007, o Brasil exportou US$ 53,7 bilhões em produtos do agronegócio, o que representou um aumento de 18,76% das exportações equivalentes ao mesmo período do ano passado. Nos 12 meses correspondentes ao período de dezembro de 2006 a novembro de 2007, o agronegócio exportou US$ 57,9 bilhões, 18,3% acima do correspondente ao período de dezembro de 2005 a novembro de 2006.

Carnes, cereais e preparações, complexo soja, fumo e suco de fruta foram os itens que mais contribuíram para o incremento das exportações em novembro de 2006. O aumento dos preços das carnes bovina, de frango e suína foi determinante para que essas exportações alcançassem a marca de US$ 1,07 bilhão em novembro (18,8% maior que novembro de 2006), embora o volume exportado de carne bovina (–2,13%) e de frango (–2,7%) tenha sido reduzido. Apenas a carne suína registrou alta tanto no preço (+13,1%) como na quantidade vendida (+1,97%).

As exportações do complexo soja totalizaram US$ 633,3 milhões em novembro de 2006, correspondendo a 16,1% acima do valor exportado em igual período de 2005. Esse desempenho foi ocasionado pelo aumento do preço médio (+52%), pois a quantidade exportada reduziu em 23,6% com relação a novembro de 2006. A soja em grão (–15,3%), o farelo de soja (–33,6%) e o óleo de soja (–6,2%) tiveram queda na quantidade exportada. Em novembro de 2007, as exportações do agronegócio para o Mercosul cresceram 35,2%, enquanto para a UE e para a Associação Latino-Americana de Integração (ALADI), o aumento foi de 27,4% e 34,5%, respectivamente. A UE continuava sendo o principal bloco econômico importador do agronegócio brasileiro, com aumento de participação de 33,5% no mês de novembro de 2006 para 38,0%, em 2007. Segundo Costa (2008), estes dados foram fundamentais para mostrar a tendência de manutenção e, principalmente, de ampliação da participação proporcional dos produtos do agronegócio brasileiro no cenário internacional, fator que demandará cada vez mais profissionalismo dos setores produtivos e eficiência crescente do Estado no sentido de minimizar burocracias e, principalmente, cumprir os acordos e regras internacionais de comércio. Dentre estas regras, tem importância o fornecimento das garantias de segurança alimentar (*food safety*), com destaque para o PNCR.

Ao analisar os produtos exportados do agronegócio brasileiro no ano de 2006 que podem ser diretamente considerados alimentos ou base para fabricação de produtos alimentícios para consumo humano e, portanto, passíveis de serem monitorados oficialmente pelo PNCR, a fim de serem fornecidas garantias suplementares e necessárias de segurança alimentar (*food safety*), os alimentos foram responsáveis por cerca de 64,62% das exportações do agronegócio brasileiro naquele ano.

Uma vez considerados os valores relativos ao agronegócio brasileiro e, especificamente, àqueles referentes às exportações de alimentos do Brasil para os demais países parceiros comerciais dos produtos brasileiros, devem-se considerar os custos anuais totais com cada uma das análises previstas no PNCR, a fim de se obter uma base de dados comparativa entre estes custos e as receitas específicas com o agronegócio brasileiro. Dessa maneira, pode ser realizada a avaliação da relação entre os custos e os benefícios de o Estado brasileiro implementar o PNCR de maneira ampla e eficaz e, assim, assumir seu papel intransferível em prover garantias oficiais de que os alimentos consumidos e exportados são seguros (*food safety*) aos consumidores.

Assim, considerando os investimentos para o custeio das análises laboratoriais previstas no PNCR, Costa (2008) observou que seriam necessários anualmente cerca de R$ 6.887.749,00 (seis milhões, oitocentos e oitenta e sete mil, setecentos e quarenta e nove reais) para plena execução do plano na área animal, bem como R$ 8.034.795,00 (oito milhões, trinta e quatro mil, setecentos e noventa e cinco reais) para plena execução do plano na área vegetal, totalizando um investimento anual para o custeio das análises laboratoriais previstas em todo o PNCR na ordem de R$ 14.922.544,00 (quatorze milhões, novecentos e vinte e dois mil, quinhentos e quarenta e quatro reais).

Ao se realizar a comparação simples e objetiva entre os investimentos necessários para o custeio total das análises laboratoriais previstas no PNCR e as receitas obtidas com as exportações brasileiras de alimentos, o mesmo estudo observou que, realizando esta comparação e baseando-a nos dados de exportação de alimentos do ano de 2006, tinha-se uma percepção maximizada da correlação entre os custos e os benefícios no custeio destas análises por parte do Estado brasileiro (Figura 44.8), demonstrando que, ao se fazer a relação entre receitas de exportação de alimentos em 2006/custo anual total com análises do PNCR, é obtida a relação 4.659,75:1.

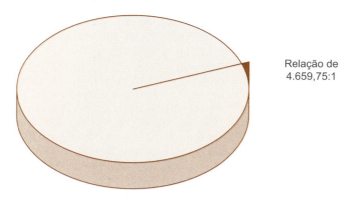

Figura 44.8 Comparação entre o custo anual estimado com as análises laboratoriais do PNCR e as receitas obtidas com as exportações brasileiras de alimentos em 2006 (em R$).

Considerando as possíveis justificativas de ordem econômico-financeira para que o Estado brasileiro custeasse os valores necessários para realização das análises laboratoriais previstas no PNCR, observou-se que, mesmo apenas considerando a proporção entre as receitas com a exportação de alimentos no ano de 2006 em relação ao custo anual total com análises do PNCR (animal e vegetal), a garantia das receitas seria 4.659,75 vezes maiores do que os gastos com o custeio anual do PNCR. Esta proporção pôde ser evidenciada ao se fazer a relação entre receitas de exportação de alimentos em 2006/custo anual total com análises do PNCR, obtendo-se a relação 4.659,75:1. Coube ressaltar que, no referido estudo, não foram consideradas as receitas com alimentos consumidos no mercado interno nem mensuradas a correlação e a proporção entre as receitas com o total de alimentos consumidos no mercado interno e exportados (receita brasileira total com a produção e venda de alimentos), com o custeio do PNCR em análises laboratoriais, evidenciando que esta relação (1:4.659,75), que já é extremamente relevante e inquestionável, se encontra, além de tudo, bastante subestimada. Ou seja, para cada real investido no custeio anual com as análises totais necessárias para plena execução do PNCR da área animal e da área vegetal, acreditou-se ter a garantia de mercado, considerando apenas a receita com alimentos exportados, de R$ 4.659,75 (quatro mil, seiscentos e cinquenta e nove reais e setenta e cinco centavos). Este valor demonstra que os valores investidos pelo Estado brasileiro ao assumir o custeio anual com as análises totais necessárias para plena execução do PNCR são extremamente irrisórios quando comparados às receitas advindas com a manutenção e a ampliação de mercados importadores de alimentos e, assim, das exportações de alimentos brasileiros para o mundo.

Portanto, considerando os valores e a correlação encontrados, mesmo que a base de comparação tenha sido apenas a receita com alimentos exportados, evidencia-se e demonstra-se correlação econômico-financeira extremamente favorável entre os custos e os benefícios que o país, setores produtivos e a população brasileira têm se o Estado brasileiro assumir o custeio destas análises do PNCR e, portanto, prover garantias suplementares de segurança alimentar (*food safety*) aos consumidores brasileiros e aos dos demais países terceiros importadores de alimentos do Brasil.

Da mesma maneira, evidenciam-se e demonstram-se também as prováveis perdas em receitas diretas com o fechamento ou não abertura de novos mercados importadores caso o Brasil não cumpra os acordos de comércio internacional, cabendo ressaltar que, dentre as regras e acordos internacionais de mercado para comercialização de alimentos, destaca-se, mais uma vez, a plena execução e equivalência do PNCR com os programas oficiais de controle de resíduos e contaminantes em alimentos dos demais países, provendo, assim, garantias suplementares e inegociáveis de segurança alimentar (*food safety*). Assim, para cada R$ 1,00 (um real) não investido pelo Estado no custeio das análises laboratoriais previstas no PNCR, sem contar as perdas indiretas e aquelas com os gastos adicionais em saúde pública, o país poderá perder a quantia de R$ 4.659,75 (quatro mil, seiscentos e cinquenta e nove reais e setenta e cinco centavos) em exportações de alimentos.

▶ Considerações finais

Compete ao setor produtivo de alimentos ou cadeia agroalimentar a responsabilidade primária de adotar todas as ações e medidas, como programas de autocontrole e implementação de práticas adequadas de produção, a fim de promover a qualidade e a inocuidade química da matéria-prima adquirida para processamento dos alimentos advindos do *continuum* produtivo, controlando e mitigando os riscos relativos ao consumidor e aos animais. Neste sentido, considerando a premissa básica da garantia do fornecimento de alimentos seguros à população brasileira, a implementação do PNCR de maneira ampla e efetiva por parte do Estado é, como premissa e ferramenta para o gerenciamento de risco, uma tarefa exclusiva deste e indelegável a qualquer segmento privado do país.

A fim de convalidar as ações deste controle faz-se necessária a instituição de uma rede laboratorial robusta para a expedição de resultados analíticos confiáveis, que nortearão a adoção de medidas por parte das autoridades sanitárias brasileiras e por parte do controle de qualidade das indústrias processadoras de alimentos de origem animal. Os investimentos realizados pelo Estado no controle de resíduos/contaminantes incorrem em benefícios para a melhoria da qualidade dos produtos disponibilizados junto à sociedade brasileira e para possibilitar o escoamento da produção excedente para os diversos países que fazem parte do agronegócio brasileiro.

▶ Bibliografia

Agrostat Brasil. Balança comercial brasileira e balança comercial do agronegócio: 1989-2006. A partir de dados da SECEX/MDIC. Elaboração: CGOE/DPIA/SRI/MAPA. Disponível em: http://www.agricultura.gov.br/pls/portal/url/ITEM/2CA7D34E3B4D53B9E040A8C075020715.

Análise das Informações de Comércio Exterior. Balança Comercial Agronegócio 2005-2006. Elaboração: CGOE/DPIA/SRI/MAPA. Disponível em: http://www.agricultura.gov.br/pls/portal/url/ITEM/2CA7D34E3B4753B9E040A8C075020715.

Análise das Informações de Comércio Exterior. Balança Comercial Agronegócio Novembro 2007. Elaboração: CGOE/DPIA/SRI/MAPA. Disponível em: http://www.agricultura.gov.br/pls/portal/url/ITEM/2CA7D34E3B4953B9E040A8C075020715.

Arendz AW. Food safety and total quality management. Food Control. 1998; 9: 2-3.

Athayde A. Sistemas GMP e HACCP garantem produção de alimentos inócuos. Engenharia de Alimentos. 1999; 5(23).

Banco Central do Brasil. Cotações de Fechamento Ptax do DOLAR-DOS-EUA, Código da Moeda: 220, Símbolo da Moeda: USD, Tipo da Moeda: A. Período de 01/01/2006 a 30/06/2006 e de 01/07/2006 a 31/12/2006. Disponível em: http://www.bcb.gov.br/?TXCOTACAO – Cotações e boletins.

Brasil. Presidência da República. Regulamento de Inspeção Industrial e Sanitária de Produtos de Origem Animal (RIISPOA). Decreto nº 30.691, de 29 de março de 1952.

Brasil. Presidência da República. Dispõe sobre a pesquisa, a experimentação, a produção, a embalagem e rotulagem, o transporte, o armazenamento, a comercialização, a propaganda comercial, a utilização, a importação, a exportação, o destino final dos resíduos e embalagens, o registro, a classificação, o controle, a inspeção e a fiscalização de agrotóxicos, seus componentes e afins, e dá outras providências. Lei nº 7.802, de 11 de julho de 1989.

Brasil. Presidência da República. Dispõe sobre a proteção do consumidor e dá outras providências. Lei nº 8.078, de 11 de setembro de 1990.

Brasil. Presidência da República. Promulga a Ata Final que Incorpora os Resultados da Rodada Uruguai de Negociações Comerciais Multilaterais do GATT. Decreto nº 1.355, de 30 de dezembro de 1994.

Brasil. Câmara dos Deputados. Aprova a Ata Final da Rodada Uruguai de Negociações Comerciais Multilaterais do GATT, as listas de concessões do Brasil na área tarifária (Lista III) e no setor de serviços e o texto do Acordo Plurilateral sobre Carne Bovina. Decreto Legislativo nº 30, de 15 de dezembro de 1994.

Brasil. Presidência da República. Lei nº 9.712, de 20 de novembro de 1998. Altera a Lei nº 8.171, de 17 de janeiro de 1991, acrescentando-lhe dispositivos referentes à defesa agropecuária.

Brasil. Ministério da Agricultura, Pecuária e Abastecimento. Aprovar a Instrução anexa, que dispõe sobre o reconhecimento de sistemas de inspeção sanitária e habilitação de estabelecimentos estrangeiros, licenças de importações, reinspeção, controles e trânsito de produtos de origem animal importados. Portaria nº 183, de 9 de outubro de 1998 (e Anexo).

Brasil. Ministério da Agricultura, Pecuária e Abastecimento. Alterar o Plano Nacional de Controle de Resíduos em Produtos de Origem Animal – PNCR e os Programas de Controle de Resíduos em Carne – PCRC, Mel – PCRM, Leite – PCRL e Pescado – PCRP. Instrução Normativa nº 42, de 22 de dezembro de 1999.

Brasil. Presidência da República. Aprova o Regulamento de Fiscalização de Produtos de Uso Veterinário e dos Estabelecimentos que os Fabriquem ou Comerciem, e dá outras providências. Decreto nº 5.053, de 22 de abril de 2004.

Brasil. Presidência da República. Reestrutura a remuneração e define as competências dos ocupantes dos cargos da Carreira de Fiscal Federal Agropecuário e dá outras providências. Lei nº 10.883, de 16 de junho de 2004.

Brasil. Regulamenta os arts. 27-A, 28-A e 29-A da Lei nº 8.171, de 17 de janeiro de 1991, organiza o Sistema Unificado de Atenção à Sanidade Agropecuária, e dá outras providências. Decreto 5.741, de 30 de março de 2006.

Brasil. Ministério da Agricultura, Pecuária e Abastecimento. Manual de Procedimentos Operacionais da Vigilância Agropecuária Internacional. Instrução Normativa nº 36, de 10 de novembro de 2006.

Brasil. Ministério da Agricultura, Pecuária e Abastecimento. Cenários do Agronegócio: Mundial e Brasil 2006/2007 a 2016/2017. Assessoria de Gestão Estratégica, 2006. Disponível em: http://www.agricultura.gov.br/pls/portal/url/ITEM/2909DCC5111A4D7BE040A8C0750251C9.

Brasil. Presidência da República. Aprova o Regulamento da Lei nº 6.198, de 26 de dezembro de 1974, que dispõe sobre a inspeção e a fiscalização obrigatórias dos produtos destinados à alimentação animal, dá nova redação aos arts. 25 e 56 do Anexo ao Decreto nº 5.053, de 22 de abril de 2004, e dá outras providências. Decreto nº 6.296, de 11 de dezembro de 2007.

Brasil. Ministério da Agricultura, Pecuária e Abastecimento. Estabelecer os critérios para credenciamento, reconhecimento, extensão de escopo e monitoramento de laboratórios no Ministério da Agricultura, Pecuária e Abastecimento, de forma a integrarem a Rede Nacional de Laboratórios Agropecuários do Sistema Unificado de Atenção à Sanidade Agropecuária. Instrução Normativa nº 1, de 16 de janeiro de 2007.

Brasil. Ministério da Agricultura, Pecuária e Abastecimento. Define os requisitos e critérios específicos para funcionamento dos Laboratórios de Análises de Resíduos e Contaminantes em Alimentos integrantes da Rede Nacional de Laboratórios Agropecuários. Instrução Normativa nº 24, de 14 de julho de 2009.

Brasil. Ministério da Agricultura, Pecuária e Abastecimento. Estabelece responsabilidade do PNCRB na SDA, Fixa tamanho do lote e define requisitos de coleta. Portaria SDA nº 396, de 23 de novembro de 2009.

Brasil. Ministério da Agricultura, Pecuária e Abastecimento. Manual de Legislação – Programa Nacional de Saúde Animal – 2009.

Brasil. Ministério da Agricultura, Pecuária e Abastecimento. Proibir a importação, a produção, a comercialização e o uso de substâncias naturais ou artificiais, com atividade anabolizantes hormonais, para fins de crescimento e ganho de peso em bovinos de abate. Instrução Normativa nº 55, de 1º de dezembro de 2011.

Brandimarti L. Comer é questão de vida ou de morte. Banas Qualidade. 1999; junho.

Coase RH. The lighthouse in economics. The Journal of Law and Economics. 1974; 17(2): 357-76.

Codex Alimentarius – FAO/WHO Food Standards. Codex Alimentarius Standards Disponível em: http://www.codexalimentarius.org/standards/en/.

Codex Alimentarius – FAO/WHO Food Standards. Manual de Procedimentos. 20. ed. Disponível em: http://www.codexalimentarius.org/roster/detail/en/?dyna_fef%5Buid%5D=80349.

Codex Alimentarius – FAO/WHO Food Standards. A Guide for National food safety Authorities, 2006. Disponível em: http://www.who.int/foodsafety/publications/micro/riskanalysis06/en/.

Codex Alimentarius – FAO/WHO Food Standards. Guidelines for design and implementation of national regulatory food safety assurance programme associated with the use of veterinary drugs in food animal producing animals. CAC/GL 71, 2009. Disponível em: http://www.codexalimentarius.net/web/more_info.jsp?id_sta=11252.

Costa HB. A. Impactos econômicos no agronegócio brasileiro correlacionados à implementação do Plano Nacional de Controle de Resíduos e Contaminantes – PNCRC de forma ampla e eficaz pelo Estado. Monografia de conclusão de Curso de Alta Especialização em Gestão de Agronegócios. FAV/UnB, 2008.

Davis JH, Goldberg RA. A concept of agribusiness. division of research – graduate school of business administration. Boston: Harvard University, 1957. 136p.

Delgado G. Capital financeiro e agricultura no Brasil. São Paulo: Ícone, 1985.

Dosi G, Orsenigo L. Coordination and transformation: an overview of structures, behaviours and change in evolutionary environments. In: Dosi G et al. (eds). Technical change and economic theory. London: Pinter, 1988. pp. 13-37.

Edwards G. Economics, government and the food industry. In: Wallace, Schroder. Government and the food industry: economic and political effects of conflict and co-operation. Boston: Kluwer Academic Publishers, 1997.

FAO/WHO. Evaluation of Certain Food Contaminants, 2006. Disponível em: http://www.who.int/ipcs/publications/jecfa/reports/trs940.pdf.

Figueiredo VF de, Neto PL de OC. Implantação do HACCP na indústria de alimentos. Gestão & Produção. 2001; 8(1): 100-11. Disponível em: www.cca.ufscar.br.

Filho J dos SC. Manual do direito administrativo. 13. ed. Rio de Janeiro: Lúmen Júris, 2005.

Frank R, Microeconomia e comportamento. Lisboa: McGraw-Hill, 1991.

Instituto Brasileiro de Geografia e Estatística. Sistema de contas nacionais trimestrais. Disponível em: www.ibge.gov.br.

International Life Science Institute. A simple guide to understanding and applying the hazard analysis critical control point concept. 2nd ed. 1997. Disponível em: http://www.ilsi.org/pubs/ilsihace.pdf.

Jaffee SM, Henson S. Agro-food exports from developing countries: the challenges posed by standards. Global Agricultural Trade and Developing Countries – The International Bank for Reconstruction and Development/The Word Bank, 2005. Disponível em: http://siteresources.worldbank.org/INTGAT/Resources/GATfulltext.pdf.

Maurício A, Lins E, Alvarenga M. A national residue control plan from the analytical perspective –the Brazilian case. Analytica Chimica Acta. 2008; 1637: 333–6.

Mercosul. Regulamento Técnico MERCOSUL sobre limites máximos de contaminantes inorgânicos em alimentos. Resolução GMC nº 12/2011.

Norma ABNT NBR ISO/IEC 17025:2005. Requisitos gerais para a competência de laboratórios de ensaio e calibração. Disponível em http://www.inmetro.gov.br/credenciamento/acre_lab.asp.

Norma ISO 22000:2005. Food safety management systems – Requirements for any organization in the food chain. Disponível em: http://www.iso.org/iso/catalogue_detail?csnumber=35466.

Norma ISO 22005:2007. Traceability in the feed and food chain. General principles and basic requirements for system design and implementation. Disponível em: http://www.iso.org/iso/catalogue_detail?csnumber=36297.

North DC. Institutions, institutional change and economic performance. Cambridge: Cambridge University Press, 1990.

Pindyck RS, Rubinfeld DL. Microeconomia. 6. ed. São Paulo:Pearson Prentice Hall, 2006.

Stolker A, Brinckman U. Analytical strategies for residue analysis of Veterinary drugs and growth-promoting agents in food-producing animals – a review. Journal of Chromatography A. 2005; 1067:15-53.

The International Bank for Reconstruction and Development. Global Agricultural Trade and Developing Countries. The World Bank, 2005. Disponível em: http://siteresources.worldbank.org/INTGAT/Resources/GATfulltext.pdf.

União Europeia. Chemical Safety of Food, Residues of Veterinary Medicinal Products and Food Contaminants. Introduction, 2007. Disponível em: http://ec.europa.eu/food/food/chemicalsafety/index_en.htm, http://ec.europa.eu/food/food/chemicalsafety/residues/index_en.htm e http://ec.europa.eu/food/food/chemicalsafety/contaminants/index_en.htm.

Varian HR. Microeconomia: princípios básicos. 7. ed. Rio de Janeiro: Campus, 2006. União Europeia. White Paper on food safety. COM (1999) 719 final, 2000. Bruxelas, Bélgica. Disponível em: http://ec.europa.eu/food/food/intro/white_paper_en.htm.

Zylbersztajn D. Papel do Estado nos agronegócios: mecanismos para indução da qualidade nos alimentos. IV SemeAd – Política de Negócios e Economia de Empresas, 1999. Disponível em: http://www.ead.fea.usp.br/semead/4semead/artigos/pnee/Zylbersztajn.pdf.

45
Legislação Internacional para Registro de Produtos Veterinários

João Palermo-Neto

▶ Introdução

Atualmente o Brasil é um dos maiores exportadores de produtos cárneos do mundo. Nossos produtos estão, no momento, circulando em mais de uma dezena de países que apresentam normativas e legislações muitas vezes diferentes em relação à produção animal e, muito especialmente, no que tange ao uso de medicamentos veterinários e aditivos zootécnicos. De fato, embora a grande maioria desses países seja membro e siga as decisões e os padrões de referência estabelecidos pelo *Codex alimentarius* da Food and Agriculture Organization/Organização Mundial da Saúde (FAO/OMS) (para detalhes, ver *Capítulos 39* e *40*), há situações em que o manejo de risco realizado por um país em particular segue orientações diferentes das que embasaram a avaliação de risco realizada pelos membros do Joint Expert Committee on Food Additives (JECFA) do *Codex*.

Tal situação, que pode parecer estranha a olhos desarmados, ganha significado e relevância se levarmos em conta que o manejo ou a gestão do risco é uma atribuição particular de cada país, podendo embasar-se cientificamente em dados gerados no âmbito do *Codex* ou de outras agências de avaliação internacional, mas também em princípios de precaução, ou mesmo em outros princípios assemelhados que, embora não científicos, são vigentes em um dado país. Em outras palavras, os países podem decidir pela proibição do uso de um ou mais medicamentos ou produtos veterinários ou até mesmo contrariar decisões do *Codex*, como, por exemplo, aquelas relativas ao uso de um antimicrobiano como aditivo zootécnico ou que embasam o estabelecimento do limite máximo de resíduo (LMR), ainda que elas tenham sido cientificamente avaliadas e aprovadas pelo comitê do *Codex alimentarius* em resíduos de medicamentos veterinários (CCRVDF, do inglês Codex Committee on Residues of Veterinary Drugs in Foods).

Neste sentido, embora os tratados sobre medidas sanitárias e fitossanitárias (Acordo SPS – *Agreement on the Application of Sanitary and Phytosanitary Measures*) da Organização Mundial do Comércio (OMC) legislem de acordo com as decisões emanadas do *Codex alimentarius* (para detalhes, ver *Capítulo 39*), nem sempre os países exportadores de produtos cárneos se valem deste recurso, preferindo, ao contrário, adaptar-se aos pedidos e exigências apresentados por determinado país ou bloco econômico, buscando manter o mercado. Para tanto, adaptam-se às expectativas dos distribuidores e dos consumidores de uma *commodity* particular que pretendem exportar, seguindo a legislação de um país em especial, isto é, diversificando ou segregando a produção animal a ele destinada.

É preciso, portanto, conhecer a legislação de alguns destes países, para que se tenha condição de instituir um manejo que não implique recusa do produto por determinado país importador ou, o que é pior, destruição ou devolução do mesmo em função da presença de resíduos de medicamentos veterinários acima dos LMR estabelecidos por este país ou que não deveriam ter sido encontrados no alimento por serem proibidos por ele.

Seguem algumas considerações sobre as legislações ligadas ao uso de medicamentos veterinários e de aditivos zootécnicos em animais de produção de alguns países. Foram escolhidas aquelas de países que apresentam relevância no contexto da exportação cárnea brasileira, em especial a da União Europeia (UE) e a dos EUA.

▶ Legislação europeia

Atualmente os 27 países que fazem parte da UE são: Alemanha, Áustria, Bélgica, Bulgária, Chipre, Dinamarca, Eslováquia, Eslovênia, Espanha, com legislação especial nas Ilhas Canárias, Estônia, Finlândia, França, Grécia, Holanda, Hungria, Irlanda, Itália, Letônia, Lituânia, Luxemburgo, Malta, Polônia, Portugal, Reino Unido (mas não as Ilhas do Canal), República Checa, Romênia e Suécia. Todos são membros da OMC e do Comitê do *Codex alimentarius*. De modo geral, estes países seguem e, portanto, aceitam a legislação do *Codex*, mas algumas exceções relevantes devem ser cuidadosamente analisadas e consideradas.

A legislação da UE é composta de uma série de documentos chamados comumente de regulamentos ou diretivas. Tais regulamentos ou diretivas são aplicáveis diretamente a todos os países-membros. Espera-se, na Europa, que esses países adotem ou aceitem diretivas em suas próprias legislações, ao menos no que diz respeito à produção ou à importação de *commodities* destinadas ao continente europeu. Os principais documentos a serem consultados por aqueles que desejam conhecer detalhes sobre a legislação europeia relacionada com medicamentos veterinários são:

- *Council Regulation (European Economic Community – EEC) nº 2.344/90*: baixa os procedimentos a serem usados para estabelecer os LMR para medicamentos de uso veterinário
- *Council Regulation (EEC) nº 2.309/93*: estabelece procedimentos para registro de medicamentos de uso veterinário e cria a Agência Europeia para Avaliação de Medicamentos de Uso Veterinário (EMEA, do inglês European Medicines Evaluation Agency)
- *Diretiva nº 2001/82/EC (European Community – EC) do Parlamento Europeu e do Conselho*: que baixa um código da comunidade relacionado com produtos médicos veterinários, incluindo guias de testes para tais produtos.

Os documentos mais relevantes relacionados com o uso de aditivos zootécnicos ou de produção, por sua vez, são:

- *Council Directive nº 70/524 (EEC)*: fixa regras para o controle dos aditivos de produção. Diversas emendas desta diretiva especificam as condições em que é permitido o uso de aditivos autorizados (concentrações máximas e mínimas nos alimentos, períodos de carência ou retirada etc.). Esta diretiva (que ainda deve ser consultada, para detalhes) *foi substituída* pelo regulamento EC nº 1831/2003, do Parlamento Europeu e do Conselho, relativo aos aditivos para uso em nutrição animal (excetuando-se as regras que dizem respeito à etiquetagem de produtos que contenham aditivos para alimentação animal)
- *Council Directive nº 84/587 (EEC)*: emenda a Council Directive nº 70/524 (EEC) que exige que os níveis de aditivos incorporados à alimentação dos animais sejam inócuos para saúde destes, do homem e do meio ambiente
- *Council Regulation nº 178/2002*: cria a autoridade europeia de segurança alimentar (European Food Safety Authority – EFSA), seus comitês científicos e de especialistas
- *Council Directive nº 1.831/2003 do Parlamento Europeu e do Conselho*: substitui a Council Directive nº 70/524 como legislação básica para controle dos aditivos de produção (aditivos zootécnicos). Neste sentido, algumas emendas da Council Directive nº 70/524, como aquelas que estabelecem as condições de uso dos aditivos de produção já autorizados (concentrações máximas e mínimas, períodos de retirada etc.) permanecem válidas até o momento.

Legislação para medicamentos veterinários

A Diretiva nº 2001/82 (EC) define produto veterinário como "qualquer substância ou combinação de substâncias apresentadas para o tratamento ou prevenção de doenças de animais". Ou, ainda, como "qualquer substância ou combinação de substâncias que podem ser administradas aos animais visando a realização de diagnóstico ou a restauração, correção ou modificação das funções fisiológicas dos animais" (para conhecer o conceito brasileiro de produto veterinário, ver *Capítulo 1*).

Um medicamento veterinário, para ser comercializado na UE, precisa ter seu uso aprovado pelas autoridades governamentais. Como acontece também no Brasil, tal aprovação é específica para determinado produto veterinário, sendo concedida apenas para determinado tipo de uso, incluindo-se aqui as espécies a serem tratadas, as doses e as vias de administração. A aprovação do uso implica a existência de um LMR e de um período de retirada para o medicamento.

Desta maneira, é necessário que, antes da aprovação, seja comprovado que o medicamento é eficaz e seguro para os animais a serem tratados e, em termos residuais, também seja seguro para o ser humano, além de ter boa qualidade. Os critérios usados para tais análises estão fixados na Diretiva nº 2001/82 (EC), existindo guias explicativos para os mesmos. Os guias são concordes com aqueles estabelecidos na Conferência Internacional de Harmonização de Requerimentos Técnicos para Registro de Produtos Veterinários (VICH). Os guias VICH foram escritos a partir da harmonização daqueles usados nos EUA, Japão e UE. Assim, e pelo menos *a priori*, apenas um grupo de dados (dossiê) precisa ser preparado pelas indústrias farmacêuticas para registro de medicamentos nestas três regiões. O Quadro 45.1 lista os dados que, obrigatoriamente, devem constar do dossiê de um produto veterinário que se pretenda seja usado como medicamento veterinário nestes países (todos da UE, Japão e EUA). Tal relação harmonizada tem sido usada também por outros países, como o Brasil, por exemplo.

Da leitura desses dados infere-se que o dossiê dos produtos veterinários a serem comercializados na UE abrange análise, pelos membros da Comissão para Produtos para Medicina Veterinária (CPMV), da segurança desse medicamentos para a espécie animal a que se destina, para os técnicos e veterinários que os utilizarão, para o meio ambiente e para o consumidor. Destaque-se a necessidade de comprovação de que o produto e/ou metabólitos dele resultantes não sejam tóxicos para o ser humano nem prejudiciais à integridade da biota gastrintestinal humana. Após esta análise, e quando couber, fixam-se valores de ingestão diária aceitável (IDA) e LMR com os respectivos períodos de carência. Este cálculo, embora realizado por um comitê próprio de especialistas (CPMV), segue, em linhas gerais, o utilizado pelos especialistas do *Codex alimentarius* (para detalhes, ver *Capítulo 40*).

Quadro 45.1 Dados propostos pelo VICH (requerimentos técnicos para o registro de produtos veterinários estabelecidos na Conferência Internacional de Harmonização) para composição de dossiê a ser utilizado no registro de um medicamento veterinário ou aditivo zootécnico para uso em animais de produção.

Seção I

Sumário dos dados apresentados no dossiê

Seção II

Identificação, caracterização química, estabilidade e condições de uso do medicamento ou aditivo

Informações da ausência de organismos geneticamente modificados

Métodos desenvolvidos para controle de qualidade do produto

Seção III

Estudos relacionados com eficácia do produto na espécie a ser tratada/medicada

Sobre as características da água ou da ração (se administrado por via oral)

Sobre o bem-estar animal

Sobre a produtividade dos animais

Sobre a qualidade dos animais, da carne ou dos produtos (leite ou ovos etc.) derivados dos animais tratados

Sobre as características dos dejetos e da cama proveniente dos animais tratados

Seção IV

Estudos relacionados com a segurança do uso do medicamento ou do aditivo

Estudos de toxicidade nas espécies e linhagens de animais em que o produto será usado

Estudos de metabolismo e da cinética de distribuição e eliminação do produto e de seus metabólitos nos animais em que o produto será usado

Estudos de metabolismo e da cinética de distribuição e eliminação do produto e de seus metabólitos em animais de laboratório

Estudos da toxicidade do produto e de seus metabólitos em animais de laboratório e em outros animais: genotoxicidade, carcinogenicidade, teratogenicidade, dados de toxicidade aguda e crônica, toxicidade sistêmica, perinatal e estudos especiais, como sobre a imunidade e o comportamento, e, para os antimicrobianos, efeitos sobre a biota do trato gastrintestinal humano

Avaliações de risco para o consumidor de produtos derivados dos animais tratados com o produto (cálculos de NOEL, IDA, LMR e períodos de carência)

NOEL = *no observed effect level* (nível de efeito adverso não observado); IDA = ingestão diária aceitável; LMR = limites máximos de resíduos.

Após análise pelos membros da CPMV, os ingredientes farmacologicamente ativos dos produtos veterinários são classificados em um dos quatro tipos, segundo os anexos da Regulamentação nº 37/2010. São eles:

- *Anexo I*: lista as substâncias farmacologicamente ativas que receberam LMR completo e definitivo
- *Anexo II*: lista as substâncias farmacologicamente ativas julgadas seguras para o consumidor e que, por isso, não demandam fixação de LMR
- *Anexo III*: lista as substâncias farmacologicamente ativas que receberam LMR provisórios em função da necessidade de avaliação de alguns dados complementares julgados relevantes a respeito delas (toxicidade ou metodologia de análise). Normalmente a validade desta liberação provisória é de 4 anos
- *Anexo IV*: lista as substâncias farmacologicamente ativas que não foram autorizadas para uso em animais de produção por ter sido impossível estabelecer LMR ou outros índices que garantam a saúde dos consumidores.

Os produtos veterinários atualmente proibidos na UE para emprego em animais de produção são os seguintes: cloranfenicol, clorofórmio, clorpromazina, colchicina, dapsona, dimetridazol, metronidazol, nitrofuranos (incluindo-se a furazolidona), ronidazol e hormônios anabolizantes. O uso de antimicrobianos, bem como de agonistas de adrenorreceptores-beta (ractopamina e zilpaterol), como aditivos zootécnicos também está proibido. Ressalte-se que a proibição de um antimicrobiano centra-se em seu uso como aditivo, mas não no uso da molécula, que pode ter aprovação para uso terapêutico.

Na UE, os praguicidas utilizados em animais de produção são abordados como medicamentos veterinários, e devem obedecer à regulamentação de registro destes produtos. Desinfetantes, rodenticidas, preservantes de madeira, inseticidas e acaricidas que não tenham uso em pecuária devem ser registrados conforme legislação específica para tal.

Legislação para aditivos zootécnicos

As substâncias farmacologicamente ativas, quando administradas por intermédio da ração ou da água de bebida, buscando efeitos sobre a produção, são classificadas como aditivos na UE. Neste caso, é preciso que não tenha ocorrido solicitação anterior de registro de uma substância química para o seu uso terapêutico ou curativo.

A Diretiva nº 1.831/2003 define aditivo de produção como: "quaisquer substâncias, microrganismos ou preparações que sejam componentes de alimentos ou de premixes e que sejam intencionalmente adicionadas à comida ou à água, visando propiciar uma ou mais das funções mencionadas no artigo 5º." Este artigo, por sua vez, classifica como aditivos de alimentação as substâncias, microrganismos ou preparações que:

- Afetem favoravelmente as características dos alimentos
- Afetem favoravelmente a cor de peixes e de aves ornamentais
- Satisfaçam as necessidades nutricionais dos animais
- Afetem favoravelmente o meio ambiente e o bem-estar dos animais
- Afetem favoravelmente a produção animal, particularmente o desempenho, por modificarem a biota do trato gastrintestinal e a digestibilidade dos alimentos
- Tenham efeito coccidiostático ou histomonostático (para conhecer o conceito brasileiro de aditivo, ver *Capítulo 1*).

Os principais grupos de substâncias farmacologicamente ativas, controladas por tal mecanismo, são os aditivos zootécnicos melhoradores do desempenho (antes denominados promotores do crescimento ou aditivos de produção, como os antimicrobianos e outros, como os agonistas beta), os coccidiostáticos, as vitaminas e os minerais essenciais. É muito relevante ressaltar que o artigo 5º (parágrafo 4º) desta Diretiva nº 1.831/2003 diz, textualmente, que os "antimicrobianos que não sejam coccidiostáticos ou histomonostáticos não deverão ser autorizados para uso como aditivos em alimentação animal".

O pedido de registro dos aditivos é feito com a submissão de todos os dados farmacocinéticos, farmacodinâmicos e toxicológicos disponíveis a respeito da molécula de um aditivo para a comissão europeia e para a autoridade europeia de segurança alimentar (EFSA). Os dados solicitados são similares àqueles necessários para o registro como medicamento veterinário (Quadro 45.1). A EFSA pode submeter os dados a um grupo de especialistas (FEEDAP, do inglês Feed Additives Panel) para avaliação. Os relatórios da comissão FEEDAP e EFSA são tornados públicos em página da internet, sendo encaminhados para o Comitê de Agricultura da UE (Standing Committee of DG – Agriculture Commission) que, após analisar os dados recebidos, tira conclusões e toma providências para manejar os riscos associados ao uso deste aditivo dentro da UE.

Controle de resíduos de substâncias farmacologicamente ativas

De modo geral, é aceita na Europa a premissa básica de que "toda substância farmacologicamente ativa que não tenha sido aprovada para uso em animais de produção é proibida" (Council Directive nº 2001/82/EC). Desta maneira, espera-se que os países-membros da UE implementem programas para o monitoramento de resíduos de produtos veterinários e contaminantes que impeçam o uso ilegal de medicamentos proibidos, mantendo os níveis residuais dessas substâncias abaixo dos LMR para elas estabelecidos e evitando o uso inapropriado ou o mau uso de substâncias farmacologicamente ativas em animais de produção (Council Directive nº 96/23/EC).

Para alcançar tais objetivos, as autoridades do Food and Veterinary Office (FVO) da UE formularam e mantêm atualizado um plano de monitoramento residual, que, juntamente com outros feitos à sua semelhança pelos diversos países-membros da UE, garante a qualidade dos alimentos de origem animal oferecidos ao consumidor europeu. Mais especificamente, cada membro da UE tem um departamento central encarregado de estabelecer as coordenadas de um programa de monitoramento residual. Tais departamentos devem estabelecer, também, as atividades necessárias para que esse monitoramento seja feito (amostragem, coletas, laboratórios analíticos, validação de métodos etc.) e para receber, ordenar e analisar os dados residuais obtidos, encaminhando-os para a Comissão Central de Monitoramento da UE. Neste sentido, os europeus esperam que os países que para eles exportam mantenham níveis semelhantes de garantia de qualidade dos alimentos e segurança aos consumidores. Para tal deverão implementar programas de monitoramento afinados ao europeu.

Os laboratórios de referência para controle de resíduos de substâncias farmacologicamente ativas dentro da UE (CRL, do inglês *control reference laboratories*, ou EU-RL, do inglês *EU-Reference Laboratories*) são escolhidos pelo FVO. Outros laboratórios locais, chamados de NRL (*National Reference Laboratories*), são escolhidos dentro de cada país-membro da UE, sendo de responsabilidade direta destes países. No entanto, atuam de maneira harmônica aos CRL.

As principais diretivas empregadas na UE no que diz respeito às análises residuais são: Council Directive nº 96/23, relativa ao monitoramento de resíduos; Council Directive nº 96/22, relacionada com hormônios banidos; Council Directive nº 86/363, relacionada com monitoramento de praguicidas; Commission Decision nº 97/747/EC, relacionada com frequência de amostragem oficial; Commission Decision nº 98/179, relativa à quantidade de amostra a ser colhida, tecidos-alvo para análise etc.; Commission Decision nº 97/747/EC, relacionada com regras específicas para análises residuais em leite, ovos, mel e tecidos de coelhos; Commission Decision nº 2005/34/EC, relacionada com testes residuais padrões a serem realizados em produtos de origem animal importados de países não membros da UE; e Regulation EC nº 124/2009, relacionada com coccidiostáticos em alimentos de origem animal por *carry over*.

De especial relevância no contexto da exportação de produtos cárneos para os países-membros da UE é a decisão EC nº 2005/34/EG. O documento faz referência à harmonização dos padrões a serem empregados nos testes de avaliação de resíduos em produtos de origem animal importados pela Europa, estabelecendo o que se convencionou chamar de MRPL (*minimum required performance limit*) dos métodos analíticos. Tais limites são considerados como pontos críticos de referência para a tomada de ações relacionadas com os resíduos de substâncias farmacologicamente ativas que não apresentam LMR ou que são proibidas na UE. Neste sentido, a decisão recomenda que sejam tomadas medidas restritivas à importação de determinada *commodity* caso persistam nela certos resíduos, mesmo em concentrações inferiores ao MRPL.

Saliente-se que, em função da evolução das metodologias e aparelhos destinados à análise residual, os valores de MRPL são extremamente pequenos, como, por exemplo, 0,3 µg/kg para o cloranfenicol em todos os produtos de origem animal; 1,0 µg/kg para o acetato de medoxiprogesterona em gordura de suínos; 1,0 µg/kg para os nitrofuranos em produtos avícolas e de aquicultura; e 2,0 µg/kg para o verde malaquita em produtos de aquicultura. É relevante comentar que alguns experimentos têm mostrado que concentrações tão pequenas de resíduos como estas podem aparecer em alimentos como resultado de *carry over* de substâncias químicas empregadas como aditivos zootécnicos ou como medicamentos em rações, mesmo após 5, 6 e até mais "batidas" de veículos ou de ração isenta dos mesmos. Sugere-se, então, cuidado ou, o que seria ainda melhor, a dedicação de equipamentos destinados à fabricação de ração medicada destinada a animais cujos produtos serão exportados para países da UE.

▶ Legislação dos Estados Unidos da América

Os EUA são membros da OMC desde 1995 e, também, do *Codex alimentarius* da FAO/OMS. A questão do risco inerente ao uso de substâncias farmacologicamente ativas em animais de produção está presente nas duas peças legais mais relevantes dos EUA: a lei relacionada com alimentos e medicamentos, ou *Wiley's act*, de 1906, e o atual *Federal food, drug and cosmetic act*, de 1938. Emendas relativas a praguicidas aprovadas em 1997 trazem, ainda, algumas informações sobre análises de risco.

Desde a recomendação original, feita mais de um século atrás, proíbe-se a alteração de produtos, dentre os quais incluem-se aqueles destinados aos animais de produção, bem como os alimentos derivados destes animais e destinados ao consumo humano. Para isto, ela contempla uma série de "atos proibitivos" que norteiam a ação das agências de regulamentação. Em alguns casos, certas leis estaduais podem reforçar as ações legais relativas à manutenção da qualidade dos produtos de origem animal.

Em 1958, introduziu-se importante emenda na legislação de 1938. Tal emenda, chamada de *Reasonable certainty of no harm*, estabeleceu o princípio de análise de risco. Introduziu, também, na legislação americana, a chamada cláusula Delaney, que barra a aprovação pela Food and Drug Administration (FDA) de qualquer produto que tenha potencial carcinogênico, seja aditivo zootécnico ou produto veterinário. Graças a essa emenda, foram introduzidos os ensaios de carcinogenicidade e de teratogenicidade nas análises de risco de substâncias farmacologicamente ativas. A cláusula Delaney tornou-se lei nos EUA em 1968 e, desde então, tem sido acatada em todo o mundo (veja, por exemplo, Quadro 45.1).

A National Academy of Sciences e o National Research Council têm auxiliado as ações da FDA. Assim, por exemplo, em 1987 descreveram o conceito de risco improvável ou negligenciável (*negligible risk*). Tal conceito tornou-se muito relevante, pois possibilita a tomada de decisões quando constatada a presença de quantidades mínimas de resíduos de substâncias farmacologicamente ativas em alimentos provenientes de animais tratados com as mesmas. De fato, os modernos métodos analíticos, como já dito, têm possibilitado a detecção de quantidades mínimas de resíduos de substâncias químicas em alimentos de origem animal (da ordem de até uma parte por trilhão), quantidades estas que, na maioria das vezes, não têm qualquer significado toxicológico (para detalhes, ver *Capítulo 40*). Percebe-se, pois, que as ações dos EUA quanto a resíduos destas substâncias químicas contrastam com as adotadas pelos países-membros da UE em idêntica situação (ver considerações sobre MRPL anteriormente citadas).

Em 1997, a ciência trouxe importante e relevante contribuição às avaliações de risco feitas nos EUA; embasou a lei chamada de *Food quality protection act*, aplicável ao uso de praguicidas. Especificamente, esta legislação torna possível à Agência de Proteção Ambiental Americana (EPA, do inglês Environmental Protection Agency) estabelecer ou não níveis de tolerância ou de segurança para determinado praguicida, à luz do que seja ou não cientificamente seguro.

No momento, as autoridades da FDA, bem como aquelas ligadas ao *Codex alimentarius*, à OMS e à Organização Mundial da Saúde Animal (também denominada Organização Internacional das Epizootias – OIE) e outras organizações em todo o mundo estão empenhadas na análise dos riscos ligados à contaminação microbiológica de alimentos, especialmente por patógenos, como *Salmonella* spp., *Escherichia coli* e *Campylobacter* spp., sejam elas resistentes ou não (para detalhes, ver *Capítulo 40*).

Todas as leis americanas podem ser encontradas em páginas da internet apresentadas no Quadro 45.2, ao final deste capítulo, e, especificamente no U.S. Code of Federal Regulation (CFR). A seção 360 do título 21 deste código contém as leis aplicáveis aos medicamentos veterinários e aos aditivos zootécnicos. Muitas delas foram, entretanto, emendadas ou até mesmo elucidadas mediante divulgação de guias de procedimentos. Em especial, citam-se:

- *Exigências para registro de medicamentos e aditivos*: 21 CFR, parte 514
- *Lista de doses para uso oral/novos medicamentos para animais*: 21 CFR, parte 520
- *Lista de resíduos de medicamentos aprovados para uso veterinário*: 21 CFR, parte 556
- *Lista de produtos aprovados para alimentação animal*: 21 CFR, parte 558
- *Lista de substâncias químicas farmacologicamente ativas banidas*: parte 530, parágrafo 41
- *Critérios necessários para que um medicamento seja reconhecido como seguro (GRAS, do inglês Generally Recognized as Safe)*: 21 CFR, parte 560 parágrafo 30.

A avaliação dos pedidos de registro de medicamentos veterinários e de aditivos zootécnicos deve ser encaminhada ao centro de medicina veterinária (CVM, do inglês Center of Veterinary Medicine) da FDA. Cabe ao CVM regulamentar a manufatura e a distribuição de alimentos e produtos farmacologicamente ativos para uso em animais de produção e de companhia (*pets*). As atividades deste centro estão diretamente relacionadas com a proteção da saúde do consumidor, uma vez que asseguram a eficácia e a segurança dos medicamentos veterinários e dos aditivos zootécnicos. Portanto, cabe aos especialistas do CVM a fixação das normas de uso destes produtos em animais de produção, em especial, dos LMR e dos períodos de retirada ou carência. Isso feito, garantem a inocuidade dos alimentos provenientes dos animais tratados. Neste sentido, as análises de risco efetuadas pelas autoridades do CVM são feitas com base em um dossiê preparado e apresentado pelos fabricantes dos produtos a serem registrados. Desta maneira, seguem as exigências harmonizadas pela VICH e apresentadas no Quadro 45.1. Cabe também ao CVM o monitoramento dos produtos de uso veterinário existentes no mercado americano, tarefa que é executada pelo OS&C (Office of Surveillance and Complience), subordinado ao CVM.

O Quadro 45.2 elenca páginas da internet, nas quais podem ser encontrados os documentos listados anteriormente. Em especial, destaca-se na página do CVM o acesso ao chamado livro verde (*Green Book*), que especifica os medicamentos aprovados para uso nos EUA. Finalmente, referências adicionais sobre legislação americana podem ser obtidas no *Feed Additive Compendium*, um livro preparado pela Associação Americana de Controle de Alimentos (AAFCO, do inglês Association of American Feed Control Officials), que, divulgado anualmente, contém informações sobre ingredientes permitidos ou não nos EUA para uso em alimentação animal. A AAFCO é composta por autoridades estaduais, federais e internacionais que regulamentam a produção e a etiquetagem segura de produtos para uso animal. Assim, a FDA e a AAFCO trabalham juntas na área de regulamentação, particularmente no estabelecimento de definições e usos de ingredientes de alimentação, como os aditivos zootécnicos.

De modo geral, os limites de tolerância residual estabelecidos nos EUA são semelhantes aos do *Codex*, sendo embasados em valores de IDA e LMR. De relevância, as decisões americanas ligadas ao manejo do risco são, na maioria das vezes, embasadas na ciência e, de maneira alguma, empregam-se nos EUA princípios de precaução ou de qualquer outro tipo quando da tomada de decisões sobre uso de produtos veterinários. Mesmo assim, salienta-se que podem ocorrer algumas discrepâncias entre os LMR estabelecidos pelo *Codex* e pelos EUA para mesma substância química em função, quer por conta do tipo de estudo de toxicidade escolhido para estabelecer o nível de efeito adverso não observado (NOEL), quer dos fatores de segurança empregados na derivação da IDA (para detalhes, ver *Capítulo 40*). As tetraciclinas exemplificam este fato (LMR nos EUA: fígado = 6.000 µg/kg; músculo = 2.000 µg/kg e rim = 12.000 µg/kg; LMR no *Codex*: fígado = 600 µg/kg; músculo = 200 µg/kg e rim = 1.200 µg/kg).

As seguintes substâncias farmacologicamente ativas são proibidas nos EUA para uso em produção animal: cloranfenicol, clembuterol, dietilestilbestrol, dinitridazol, ipronidazol, outros nitroimidazóis, furazolidona, nitrofurazona e outros nitrofuranos, sulfas em animais produtores de leite (exceto sulfadimetoxina, sulfabromometoxazina e sulfaetoxipiridazina), fluoroquinolonas e glicopeptídios. Os hormônios anabolizantes são permitidos.

▸ Legislação da Arábia Saudita

A Arábia Saudita é membro do Conselho de Cooperação do Golfo (GCC, do inglês Gulf Cooperation Council) e do Comitê do *Codex alimentarius* desde 1968. Este país apresenta listas de substâncias farmacologicamente ativas permitidas ou não para uso em animais de produção. A Arábia Saudita segue, preferencialmente, as normas e os LMR estabelecidos pelo *Codex*, e não apresenta restrição à importação de produtos veterinários que contenham resíduos de princípios ativos abaixo dos níveis considerados seguros por instituições internacionais de avaliação, como EMEA e FDA, ou que tenham sido empregados de acordo com estas normas, isto é, que tenham sido usados de acordo com as bulas aprovadas em seus respectivos países.

▸ Legislação do Japão

O Japão é membro da OMC e segue as normativas do *Codex alimentarius* por ser membro desta instituição. No entanto, espera-se que algumas substâncias farmacologicamente ativas usadas em produtos agropecuários (medicamentos veterinários, aditivos zootécnicos ou insumos) não sejam encontradas (*not detected*) em alimentos de origem animal. São elas: 2,5,T; amitrol; azociclotin e ci-hexatina; captafol; carbadox; cloranfenicol; clorpromazina; coumafós; daminorozida; dietilestilbestrol; dimetridazol; furataldona; furazolidona; verde malaquita; metronidazol; nitrofurantoína; nitrofurazona; profano e ronidazol. As autoridades japonesas, durante muito tempo, questionaram a presença de resíduos de nicarbazina em produtos de origem animal provenientes do Brasil, em especial em carne de frango. As questões surgiam em função dos baixos valores de LMR que haviam sido estabelecidos para este medicamento na ocasião. O atuais valores de LMR estabelecidos no Japão (200 µg/kg para músculo, rim, fígado e gordura) têm resultado em menor número de ocorrências de "não conformidade" relatadas pelo governo local. Mesmo assim, recomenda-se cautela quando do emprego deste medicamento em produção animal destinada ao mercado japonês.

▸ Legislação de Hong Kong

Membro da OMC, publica e atualiza frequentemente uma lista de substâncias cujos resíduos não podem ser encontrados em alimentos de origem animal. Para fazer cumprir esta legislação, usa métodos modernos e sofisticados de avaliação residual, apresentando baixos limites de detecção. Geralmente, as autoridades de Hong Kong seguem os LMR estabelecidos pelo *Codex alimentarius*, isto é, não produzem lista própria de LMR. No entanto, elas têm preparada uma lista de substâncias cujos resíduos não podem ser encontrados em alimentos, ou seja, uma lista de substâncias farmacologicamente proibidas. São elas: dienestrol, e todos os seus sais e derivados; dietilestilbestrol, e todos os seus sais; hexestrol; avoparcina; clembuterol; cloranfenicol; salbutamol.

▶ Legislação dos Emirados Árabes Unidos

Membro do Conselho de Cooperação do Golfo (GCC), da OMC e, também, do *Codex alimentarius* desde 1972. De modo geral, as autoridades sanitárias desta confederação seguem as determinações e os LMR estabelecidos pelo *Codex* ou por outras organizações internacionais, como EMEA e FDA, e não têm lista de substâncias proibidas nem outra específica contendo LMR para princípios ativos de produtos veterinários. De qualquer modo, até o momento, não têm criado qualquer problema em relação à importação de produtos de origem animal. A única restrição que fazem é que estes animais tenham sido produzidos e tratados com substâncias químicas farmacologicamente ativas de acordo com as especificações aprovadas para tal nas bulas dos produtos que as contemplam, de maneira a garantir presença de valores residuais abaixo dos LMR estabelecidos para elas.

▶ Legislação da China

A China faz parte da OMC e, desde 1984, também do *Codex alimentarius*. De modo geral, as autoridades chinesas seguem as determinações do *Codex*. No entanto, e mais recentemente, têm se ligado às resoluções da EMEA, em especial no que tange ao uso dos agonistas de adrenorreceptores beta como aditivos zootécnicos. As autoridades chinesas publicaram uma lista de LMR para substâncias farmacologicamente ativas passíveis de uso em animais de produção, além de outra com os nomes das proibidas. Infelizmente, as listas não foram publicadas em inglês. No entanto, podem ser visualizadas em página do Departamento de Agricultura dos EUA (Quadro 45.2).

As seguintes substâncias podem ser usadas, desde que os limites de resíduos fiquem abaixo dos LMR estabelecidos: amitraz, amoxicilina, ampicilina, ácido arsanílico/roxarsona; ácido oxonílico; bacitracina; benzilpenicilina/procaína; ciromazina; colopidol; cloxacilina; colistina; danofloxacino; decoquinato; deltametrina; destomicina A; diclorvós; diclazurila; difloxacino; doxiciclina; enrofloxacino; eritromicina; espectinomicina; etopabato; fention; florfenicol; flubendazol; flumequina; fluvalinato; gentamicina; halofuginona; kitasamicina; lasalocida; levamisol; lincomicina; maduramicina; malation; monensina; narasina; neomicina; nicarbazina; oxacilina; oxitetraciclina/clortetraciclina/tetraciclina; piperazina; robenidina; salinomicina; sarafloxacino; senduramicina; tiamulina; toltrazuril; trimetoprima; tilosina; virginiamicina e zoaleno.

Outros medicamentos têm seu uso autorizado na China, desde que não sejam detectados resíduos dos mesmos nos produtos derivados de animais tratados. Isto é, desde que sejam menores que o limite de detecção das metodologias analíticas usadas em suas determinações. São eles: clorpromazina; diazepam; dimetridazol; benzoato de estradiol; higromicina B; metronidazol; fenilproprionato de nandrolona; propionato de testosterona e xilazina. Neste sentido, é importante lembrar mais uma vez que os modernos equipamentos para análise residual tornem possível a detecção de quantidades de até partes por trilhão de substâncias químicas.

São proibidos na China, exigindo-se ausência de resíduos, isto é, nível residual igual a zero: cloranfenicol; clembuterol; salbutamol; cimaterol; dapsona; dietilestilbestrol; furataldona; furazolidona; lindano; nifurstirenato de sódio; metaqualona; ronidazol; zeranol; trembolona; acetato de melengestrol; nitrofenolato de sódio; nitrovina; camachlor; carbofurano; clordimeform; amitraz; tartarato de antimônio e potássio; triparsamila; verde malaquita; pentobarbital sódico; calomelano; nitrato de mercúrio; acetato de mercúrio; metiltestosterona e trembolona. Ressalte-se que, embora não oficialmente proibidos (não encontrados na lista), os agonistas de adrenorreceptores beta (ractopamina e zilpaterol) devem ser usados com cautela em animais de produção cujos produtos pretendam-se exportar para a China. De fato, as autoridades chinesas têm manifestado restrição a este uso em reuniões do Comitê do *Codex alimentarius*, em especial pela concentração de resíduos dos mesmos no pulmão.

Finalmente, a China publicou uma grande lista de substâncias que podem ser usadas livremente em animais de produção e que não necessitam de análise para detecção de valores residuais, considerados inócuos. Esta extensa lista não será reproduzida neste capítulo, podendo ser acessada na página do departamento de agricultura dos EUA (Quadro 45.2).

▶ Legislação da África do Sul

O país é membro do OMC desde 1995 e da Comissão do *Codex alimentarius* desde 1994. As suas autoridades sanitárias seguem, praticamente sem exceções, as recomendações e os LMR estabelecidos pelo *Codex* e, na sua ausência, seguem as recomendações da EMEA ou da FDA. Não foram elaboradas listas de substâncias permitidas ou proibidas para uso em animais de produção no país. No entanto, é relevante comentar que, na ausência de valores de referência, as autoridades do país têm considerado um limite residual máximo (*limite default*) de 0,05 mg (50 μg ou 50 ppb) como relevante para assegurar a saúde dos consumidores de produtos de origem animal.

▶ Legislação do Mercosul e de países associados

A República Federativa do Brasil, a República Argentina, a República do Paraguai e a República Oriental do Uruguai assinaram, em 26 de março de 1991, o Tratado de Assunção, criando o Mercado Comum do Sul, o Mercosul, constituindo o projeto internacional mais relevante com o qual estão comprometidos esses países. Em 2006, a Venezuela assinou protocolo de adesão ao Mercosul, pretendendo ser o quinto país a ingressar no grupo, e a sua entrada no bloco foi selada em 2012. No entanto, este ato de inclusão aguarda confirmação por parte dos parlamentos dos quatro membros originais do bloco. São estados associados do Mercosul o Chile e a Bolívia, desde 1996, o Peru, desde 2003, e a Colômbia e o Equador, desde 2004.

As implicações desta zona de livre comércio são relevantes e incluem, entre outras, a livre circulação de bens, serviços e fatores produtivos entre os países, e a eliminação dos direitos alfandegários e restrições não tarifárias à circulação de mercadorias e de qualquer outra medida de mesmo efeito, como o estabelecimento de uma tarifa externa comum e a adoção de uma política comercial comum em relação a terceiros países ou blocos econômicos. Desta maneira, fica implícito que produtos originários do território de um país signatário terão, em outro país signatário, o mesmo tratamento aplicado a produtos de origem nacional.

Com a finalidade de harmonização das legislações dos países signatários, especialmente em áreas de importância geral, como comércio exterior, agrícola, industrial e fiscal, e também para fortalecer o processo de integração, foram criadas várias comissões no âmbito do Mercosul. O tema ligado a resíduos de medicamentos veterinários e de aditivos em alimentos foi discutido no âmbito do Mercosul por um grupo de especialistas *ad hoc* criado em 1992 e subordinado à Comissão de Alimentos que, por sua vez, é parte do grupo que legisla sobre assuntos relacionados com Regulamentos Técnicos e Avaliação de Conformidade (SGT). Em decorrência, uma série de resoluções foi aprovada no âmbito do Mercosul, destacando-se:

- 53/94, que aprova o regulamento técnico Mercosul sobre critérios para definir as prioridades de controle de resíduos de princípios ativos de medicamentos veterinários em produtos de origem animal
- 57/94, que aprova o regulamento técnico Mercosul sobre critérios para a validação de métodos analíticos para a determinação de resíduos de princípios ativos de medicamentos veterinários em produtos de origem animal
- 75/94, que aprova o regulamento técnico Mercosul sobre os LMR de princípios ativos de medicamentos veterinários em produtos de origem animal
- 45/98, que aprova o regulamento Mercosul de glossário de termos e definições para resíduos de medicamentos veterinários
- 46/98, que aprova o regulamento Mercosul de métodos de amostragem para o controle de resíduos de medicamentos veterinários de origem animal
- 54/90, que aprova o regulamento técnico Mercosul sobre metodologias analíticas, IDA e LMR de medicamentos veterinários em alimentos de origem animal.

Embora relevantes e necessárias, nenhuma destas resoluções foi, até o momento, internalizada em nosso país ou em outros países-membros ou associados do Mercosul. Desta maneira, cada um destes países continua legislando individualmente sobre questões ligadas ao uso de medicamentos veterinários e de aditivos em animais de produção. De modo geral, as legislações nacionais seguem os princípios e valores de referência (LMR) emanados do *Codex alimentarius*, do qual estes países são membros signatários e, na ausência destes, os produzidos pela EMEA ou FDA, nesta ordem. Assim, o uso de medicamentos veterinários e aditivos zootécnicos é autorizado mediante estudos de comprovação da eficácia, segurança (para os animais e para o ser humano) e determinação do período de retirada ou carência. De igual maneira, a inspeção dos produtos de origem animal para verificação de conformidade residual segue,

também, as orientações e os valores de LMR estabelecidos pelo *Codex*. Destaque-se, no entanto, que podem existir algumas discrepâncias entre estes países no que diz respeito às substâncias farmacologicamente ativas proibidas para uso como aditivo zootécnico ou como medicamento em animais de produção. A ausência de listas dessas substâncias em páginas da internet dos países da América Latina impede sua divulgação.

▸ Informações relevantes sobre legislação internacional

O Quadro 45.2 foi construído para facilitar o conhecimento de informações relacionadas com a legislação pertinente ao uso de medicamentos e de aditivos zootécnicos em animais

Quadro 45.2 Páginas da intenet sobre legislação internacional relacionada com o uso de medicamentos veterinários e aditivos zootécnicos em animais de produção.

Organização Mundial do Comércio (OMC)	
Sobre a organização	www.wto.org/english/thewto_e/whatis_e/whatis_e.htm
Histórico SPS	www.wto.org/english/tratop_e/sps_agreement_cbt_e/c1s1p1_e.htm
Codex alimentarius	
Página	www.codexalimentarius.org/
CCRVDF	www.codexalimentarius.org/commiitees-and-task-forces/en/?provide=committeeDetail&idList=6
JECFA	www.who.int/foodsafety/chem/jecfa/en/index.html
Codex LMR 2012	ftp://ftp.fao.org/codex/weblinks/MRL2_2012.pdf
Codex on line LMR	www.codexalimentarius.net/vetdrugs/data/index.html?lang=en
Procedimentos do JECFA	www.fao.org/fileadmin/templates/agns/pdf/jecfa/2000-06-30_JECFA_Procedures_MRLVD.pdf
União Europeia	
Jornal oficial	www.ec.europa.eu/health/files/eudralex/vol-5/reg_2010_37/reg_2010_37_en.pdf
EUA	
CVM	www.fda.gov/cvm/default.html
MLR	www.mrldatabase.com
Guia para indústria	www.fda.gov/downloads/AnimalVeterinary/GuidanceCompliance Enforcement/GuideforIndustry/UCM052180.pdf
Nitrofuranos	www.fda.gov/AnimalVeterinary/NewsEvents/CVMUupdates/ucm137145.htm
Code of Federal Regulations	http://ecfr.gpoaccess.gov/cgi/t/text/text-idx?c=ecfr&sid=8f2af701dd747744c5979d42822e6704&tpl=ecfrbrowse/Title21/21crf566_main_02.tpl
Arábia Saudita	
Requerimentos para exportadores	www.fsis.usda.gov/wps/portal/fsis/topics/international-affairs/expositing-products/export-library-requirimento-by-country/saudi-arabia
Japão	
Lista positiva	www.ffcr.or.jp/zaidan/FFCRHOME.nsf/pages/MRLs-p
China	
Segurança	www.chinafda-law.com/laws/defail-15b.html
Medicamentos proibidos	http://gain.fas.usda.gov/Recent%20GAIN%20Publications/List%20of%20Veterinary%20Drugs%20Banned%20for%20Use%20for%20Food%20Animals_Beijing_China%20-%20Peoples%20Republic%20of_3-11-2011.pdf

de produção. Especificamente, ela traz algumas páginas da internet em que podem ser obtidas informações sobre legislação pertinente a OMC, *Codex alimentarius*, EUA, UE, Japão, China, Emirados Árabes, Hong Kong e Arábia Saudita.

▶ Bibliografia

Bishop Y (ed). The veterinary formulary. 5. ed. London: Pharmaceutical Press, 2003.

Duquete P. Allowed substances in major producers and import markets. In: Seminário UBABEF sobre Drogas de Uso Veterinário, Resíduos e Contaminantes. Campinas, São Paulo, outubro de 2012.

Jordensen JN. The regulatory situation for feed additive in EU now and in the future. In: Simpósio sobre nutrição de aves e suínos, 2003. Cascavel. Anais do Simpósio sobre Nutrição de Aves e Suínos, 2003, pp. 159-60.

Klein AA. Contaminação cruzada em fábricas de rações: pontos críticos, diagnóstico, avaliação e mitigação. In: Seminário UBABEF sobre drogas de uso veterinário, resíduos e contaminantes. Campinas, São Paulo, outubro de 2012.

NOAH – National Office of Animal Health. Compendium of data sheets for veterinary products. 6. ed. Londres, Inglaterra, 2005.

Mandix M. Control of veterinary drug residues in the european union. In: Seminário UBABEF sobre drogas de uso veterinário, resíduos e contaminantes. Campinas, São Paulo, outubro de 2012.

Shaw A. Public understanding of food risks: exert and lay views. Fooinfo. 2003; 2:2-3.

União Europeia. Regulamento nº 2.377/1990. Diretivas nos 70/534 e 1.831/2003. Disponível em: http://www.ec.europa.eu/health/files/eudralex/vol-reg_2010_37/reg_2010_37_en.pdf. Acesso em 05/05/14.

USA: Code of Federal Regulations. Disponível em: http://ecfr.gpoaccess.gov/cgi/t/text/text-idx?c=ecfr&sid=8f2af701dd747744c5979d42822e6704&tpl=ecfrbrowse/Title21/21crf566_main_02.tpl. Acesso em 05/05/14.

46
Boas Práticas para Utilização de Medicamentos em Animais de Produção

Elisabeth Gonzales e Maria Clorinda Soares Fioravanti

▶ Introdução

Garantir a inocuidade da carne, leite e ovos para o consumo humano deve ser a meta a ser alcançada pelos setores primário (criação de animais) e secundário (industrialização e comercialização) da agropecuária. Garantir a inocuidade significa oferecer ao ser humano produtos comestíveis livres de contaminações biológicas (vírus, bactérias e fungos), medicamentosas ou tóxicas.

As contaminações biológicas nem sempre se originam durante a criação dos animais, sendo de responsabilidade dos setores que industrializam e comercializam os produtos a adoção de medidas preventivas.

Cada setor da cadeia produtiva, portanto, tem a sua parcela de responsabilidade na oferta de carne, ovos e leite saudáveis. Porém, no que se refere à inocuidade por contaminantes medicamentosos, a maior responsabilidade é do sistema de criação, já que os processos de industrialização e comercialização não são capazes de eliminar os possíveis contaminantes originados dos tratamentos ministrados aos animais, exigindo do produtor a adoção de um método de medicação terapêutica rápido, eficiente e o mais econômico possível.

Os medicamentos de uso veterinário são componentes muito importantes na cadeia produtiva de alimentos para consumo humano. Com o uso correto de medicamentos é possível obter uma série de benefícios relacionados com a saúde e o bem-estar dos animais, com a saúde pública, além de garantir retorno econômico para o pecuarista e a indústria farmacêutica. Entretanto, não basta apenas medicar, é preciso também adotar critérios rígidos para a correta utilização dos medicamentos (terapêuticos ou profiláticos), evitando a seleção de bactérias, fungos e parasitas resistentes, a transferência de resistência dos animais para o ser humano, a transmissão de zoonoses, as intoxicações nos animais e a contaminação do meio ambiente e dos produtos comestíveis.

Antes de estabelecer quais seriam as boas práticas é muito importante compreender sua definição. Do ponto de vista da segurança alimentar, pode ser entendida como um conjunto de normas estabelecidas para o correto e eficaz funcionamento da exploração pecuária, de modo a garantir a prevenção e o controle dos riscos que podem afetar o consumidor final. Do ponto de vista técnico, são todas as ações envolvidas em produção, manejo e transporte de animais e/ou produtos de origem animal, de caráter tradicional ou adaptadas às novas tecnologias, sempre orientadas para assegurar a inocuidade do produto, a proteção ao meio ambiente, o bem-estar dos animais e a segurança das pessoas que trabalham na atividade.

Dos produtos medicamentosos usados na prática veterinária rotineira (antimicrobianos, antiparasitários, anti-inflamatórios, agentes endócrinos, fluidos e soluções eletrolíticas, analgésicos, anestésicos, tranquilizantes, produtos de uso tópico, entre outros) os mais preocupantes são os de ação antimicrobiana, pois possibilitam a indução de resistência aos patógenos que afetam o ser humano e os animais. Por isso, neste capítulo, o enfoque maior será sobre o uso de produtos antimicrobianos. Entretanto, as recomendações de boas práticas de medicação a serem mencionadas são válidas para o uso de qualquer substância medicamentosa cujos resíduos, quando presentes, tenham potencial de contaminar o alimento destinado ao consumo humano e o meio ambiente.

▶ Critérios básicos para a prescrição do medicamento

As substâncias químicas utilizadas para medicação do ser humano ou dos animais têm características farmacológicas, físicas e físico-químicas peculiares. Assim sendo, as recomendações de uso de cada produto são próprias e devem ser obedecidas para que a medicação seja efetiva. Existem, entretanto, alguns critérios básicos de uso que independem do medicamento a ser utilizado, que são:

1. Avaliar cuidadosamente a necessidade do uso da medicação, principalmente a terapêutica
2. Utilizar a medicação específica para o tratamento ou controle da doença após o preciso diagnóstico e avaliação laboratorial
3. Garantir que o medicamento utilizado tenha sua recomendação específica para a espécie e categoria dos animais que serão medicados
4. Utilizar medicamentos similares somente quando forem bioequivalentes
5. Usar criteriosamente associações de substâncias
6. Usar a via de administração do medicamento mais adequada
7. Obedecer à prescrição do medicamento quanto à dose e ao período de uso
8. Evitar o uso de antimicrobianos como aditivos zootécnicos melhoradores da eficiência alimentar e, quando necessário, utilizar os produtos exclusivamente recomendados para tal finalidade
9. Cuidar para que não ocorra contaminação do manipulador do produto e do meio ambiente.

▪ Primeiro critério | Avaliação da necessidade da medicação

Antes de decidir pelo emprego de medicamentos, é preciso avaliar se sua utilização é absolutamente necessária e se o produto é adequado à situação. O questionamento deve levar em consideração os itens a seguir.

▸ **Caracterização do problema.** "A doença é de natureza infecciosa?" "O agente infeccioso é um protozoário, uma bactéria, um vírus, um fungo?"
▸ **Eficácia do tratamento medicamentoso.** "Os produtos disponíveis no mercado são adequados para tratamento e/ou controle da doença?" "Quais são a formulação do produto e as características farmacocinéticas do princípio ativo para a categoria animal que se quer medicar?"
▸ **Custo da medicação.** "É economicamente viável tratar o lote de animais?"
▸ **Risco para o meio ambiente e para o ser humano.** "Os produtos disponíveis no mercado para tratamento e/ou controle da doença podem prejudicar o meio ambiente e a saúde do ser humano?" "A doença é uma zoonose, de comunicação obrigatória aos órgãos competentes, e o lote de animais deve ser eliminado e não tratado?" As medidas de biossegurança e imunoprofilaxia devem ser priorizadas, e a principal razão é a econômica. É mais barato evitar doenças do que curá-las. É ainda mais econômico usar métodos de biossegurança e imunoprofiláticos do que a medicação preventiva.

Quanto ao agente infeccioso que se quer combater, é preciso lembrar que atualmente não há substância efetiva e economicamente viável para o combate de doenças determinadas por vírus e fungos. Os produtos que eventualmente poderiam ser utilizados para controlar a multiplicação de vírus no organismo animal, como a interferona, além de indisponíveis para a utilização em pecuária podem determinar danos às células do hospedeiro. Os fungos que causam doenças clínicas são dificilmente eliminados por substâncias antifúngicas, pois costumam ser muito resistentes à ação dos medicamentos, que dificilmente atingem o tecido-alvo da infestação do agente. Além disso, os antifúngicos têm ação antibacteriana e podem causar desequilíbrio da biota normal do trato gastrintestinal dos animais, abrindo caminho para infestações maciças e incontroláveis, bacterianas ou fúngicas. No combate a lesões externas de indivíduos causadas por fungos é possível encontrar produtos que exerçam bom controle. Entretanto, o uso desses produtos exige tratamentos a longo prazo que não devem ser interrompidos.

▸ **Uso indiscriminado de antimicrobianos.** Existe, no mundo inteiro, preocupação com o uso indiscriminado de antimicrobianos, preventiva ou terapeuticamente. Os antimicrobianos de ação sistêmica, que são absorvidos pelo trato gastrintestinal, glândula mamária, pele e mucosa, são os mais problemáticos no que se refere à possibilidade de deixarem resíduos nos produtos de origem animal. Os antimicrobianos usados erroneamente podem deixar resíduos na carne, nos ovos e no leite. Como consequência, há a probabilidade de seleção de bactérias resistentes aos tratamentos convencionais de doenças que atingem o ser humano, como cólera, colibaciloses, pseudomonioses, salmoneloses, estafilococoses, e o desencadeamento de reações de hipersensibilidade nos humanos e até nos animais de companhia. Embora algumas pesquisas indiquem possibilidade de reversão da resistência adquirida pelo uso inadequado de antimicrobianos, devem ser incentivadas todas as ações dirigidas para diminuir o consumo de desses produtos sem prejuízo do bem-estar e da saúde do animal.

Segundo critério | Utilização da medicação específica após diagnóstico

Em produção animal não é fácil efetuar um diagnóstico com base apenas no histórico do lote ou rebanho e, eventualmente, nos achados de necropsia, principalmente quando a enfermidade tem como característica alta morbidade com baixa mortalidade, ou quando é de caráter superagudo ou agudo. O procedimento tecnicamente correto envolve a realização de anamnese e exame clínico detalhado, acompanhados de provas laboratoriais que indiquem qual é o agente causador da doença. Tais procedimentos diagnósticos garantem a prescrição do tratamento mais preciso possível.

Quanto mais urgente e preciso o tratamento, menor o prejuízo econômico do produtor e mais fácil o controle da doença, principalmente quando devemos utilizar antibioticoterapia ou antiparasitários para combate de infecções bacterianas ou parasitárias.

A avaliação laboratorial deve incluir a realização de culturas e antibiogramas, também denominados resistogramas. O diagnóstico, inicialmente, deve buscar agentes bacterianos, causadores primários de doenças ou de infecções secundárias, complicadores de patogenias virais, fúngicas ou parasitárias de maior ocorrência na região. O antibiograma é uma ferramenta poderosa para evitar a utilização de substâncias antimicrobianas de amplo espectro e também associações de produtos de espectros intermediários ou reduzidos para aumentar a abrangência de ação desses medicamentos. Com isso, previne-se a exposição de microrganismos (infecciosos ou da biota normal, uni ou multirresistentes), selecionando-os e tornando possível a transferência de resistência a bactérias sensíveis.

Terceiro critério | Medicamento para espécie e categorial animal específicas

O correto uso do medicamento é limitado pela dificuldade de se encontrar literatura específica dos seus aspectos farmacodinâmicos e farmacocinéticos para a medicação de determinada espécie ou categoria de animais. É muito comum a extrapolação de dados, não só entre categorias (jovens, adultos, improdutivos), mas também entre espécies (aves, suínos, bovinos etc.).

A maior parte dos medicamentos fornecida para os animais de produção é administrada pela via oral. A substância ingerida é absorvida na porção inicial do intestino delgado, mas a biodisponibilidade de determinado medicamento, que é influenciada pela quantidade e taxa de absorção, pode ser muito diferente entre as várias espécies animais (para detalhes, ver *Capítulo 4*).

O trato gastrintestinal dos mamíferos e aves é igualmente dividido em cinco partes: esôfago, estômago, intestino delgado, ceco e intestino grosso. Porém, na dependência da necessidade de priorizar a digestão enzimática ou fermentativa, uma dessas porções pode ser compartimentalizada ou dividida. No caso dos poligástricos, como os bovídeos, o estômago é dividido em quatro compartimentos: rume, retículo, omaso e abomaso, e a prioridade é a fermentação pré-gástrica. Em mamíferos monogástricos com ceco funcional (equinos e coelhos) a fermentação é pós-gástrica, e na maioria das aves, como os galiformes, o "estômago" é constituído por três porções (papo, proventrículo e moela), e o trato intestinal tem dois cecos com pouca capacidade fermentativa. Porém, algumas aves, quando adultas, têm processos fermentativos importantes para a sua nutrição, pré (emas) ou pós (ratitas) gástricos. Nos carnívoros (cães e gatos) a função primordial para preparo dos alimentos para a digestão é química e depende prioritariamente de um estômago simples com grande produção enzimática. Por outro lado, os poligástricos e herbívoros monogástricos, quando jovens, têm digestão semelhante à de monogástricos não herbívoros. Eis alguns exemplos para ilustrar que é impossível manter a mesma prescrição medicamentosa para todas as espécies, considerando as diferenças anatômicas e, por consequência, as diferenças fisiológicas e de biotransformação do ingerido de cada uma das espécies e em cada estágio produtivo.

Quarto critério | Utilização de medicamentos similares

É possível adquirir no mercado, atualmente, além dos medicamentos veterinários de referência, os genéricos e similares (para detalhes, ver *Capítulo 3*).

Ao prescrever o uso do genérico ou similar, o médico-veterinário deve estar atento para alguns aspectos importantes. É preciso verificar se o produto é registrado junto à autoridade competente, isto é, o Ministério da Agricultura, Pecuária e Abastecimento (MAPA), qual é a concentração do princípio ativo do medicamento e compará-lo com o de referência, conferindo se a sua formulação é compatível com a indicação de uso. No entanto, o aspecto mais importante a ser considerado é o da bioequivalência. Para isso, é necessário que a similaridade entre os produtos (referência, genérico e similar) sejam testadas em experimentos controlados, avaliando e comparando as suas características farmacodinâmicas e farmacocinéticas. As companhias fornecedoras de formulações genéricas e similares estão obrigadas a disponibilizar tais informações.

A preocupação com a utilização de produtos genéricos e similares deve ser maior quando se utilizam antimicrobianos. O controle inadequado de doenças infecciosas determinadas por medicamentos de eficácia reduzida pode induzir ao surgimento de resistência e diminuir o tempo útil de uso um princípio ativo.

Quinto critério | Associação de substâncias

A medicação mais apropriada, na maioria das vezes, é o uso de uma única substância química, específica para o combate de uma doença. A legislação brasileira, que regulamenta o registro de medicamentos em veterinária, menciona que os produtos veterinários devem, prioritariamente, veicular apenas uma substância ativa. No entanto, é possível encontrar no mercado produtos com associações de substâncias químicas devidamente testadas e aprovadas, de uso preferencial às associações caseiras.

Quando absolutamente necessário, a associação não regulamentada de substâncias químicas de uso preventivo ou terapêutico só pode ser feita sob a supervisão do médico-veterinário. As propriedades farmacodinâmicas (mecanismo de ação e espectro de atuação) de cada uma das substâncias químicas devem ser analisadas separadamente. Os efeitos sinérgicos, aditivos e antagônicos entre as substâncias devem também ser observados.

O sinergismo é obtido quando a atividade de uma substância química é maior ao ser usada em associação a outra. Tal fenômeno farmacológico é verificado, por exemplo, quando se combina uma sulfa a trimetoprima. A ação sinérgica também ocorre entre antimicrobianos que atuam sobre a parede celular e a membrana citoplasmática e sobre a parede celular e a formação de proteínas defeituosas das bactérias.

O efeito aditivo é verificado quando duas substâncias químicas podem ser usadas em doses menores do que a recomendada isoladamente, obtendo-se, com a somatória de uso, a mesma atividade. Nesse caso, o principal objetivo é diminuir os efeitos colaterais da dose alta, necessária para que uma substância seja efetiva quando usada sozinha.

O efeito antagônico ocorre quando há diminuição da atividade de uma substância se outra for usada simultaneamente, como é o caso da associação de alguns antimicrobianos bacteriostáticos a outros igualmente bacteriostáticos e de certos bactericidas a bacteriostáticos.

Os seguintes medicamentos não devem ser misturados com outras preparações farmacológicas: penicilinas semissintéticas, ampicilina, benzilpenicilina sódica, vitaminas do complexo B, aminoglicosídios (canamicina e gentamicina), fenilbutazona, lincomicina e tetraciclinas. No Quadro 46.1 são indicados os antimicrobianos que não podem ser associados.

Sexto critério | Via de administração mais adequada

Os produtos usados para medicação terapêutica ou preventiva têm propriedades farmacológicas diferentes e, portanto, são administrados por diferentes vias. Adicionalmente, as vias podem variar considerando a natureza e a quantidade do medicamento a ser aplicado. O procedimento de administração de acordo com a via de aplicação reúne características particulares, sendo importante o conhecimento das vantagens e desvantagens, bem como dos riscos e limitações que o uso de cada uma delas implica, de modo que sejam utilizadas corretamente, evitando complicações. As principais formas de aplicação medicamentosa serão descritas a seguir.

▶ **Oral.** Comumente usada em produção animal, por intermédio da água, ração, concentrado, sal mineral ou até com pistolas dosadoras no caso de grandes animais. Para cada modo de administração oral, as principais recomendações serão descritas a seguir.

Água de dessedentação. Os produtos indicados são os totalmente solúveis em água. Os parcialmente solúveis, em suspensão, só podem ser utilizados quando tornam possível a obtenção de uma mistura uniforme, sem que ocorra a decantação do princípio ativo, e se o sistema de fornecimento de água não for passível de contaminação.

Ração/concentrado/sal mineral. A ração é a maneira ideal para a medicação preventiva e de controle no caso de monogástricos e/ou no caso da produção industrial de animais de pequeno porte, como na cunicultura. Substâncias solúveis ou insolúveis podem ser usadas. As solúveis em água costumam ser mais caras do que as insolúveis, por isso o mais econômico é utilizar produtos específicos para cada via de administração.

Quadro 46.1 Antimicrobianos bactericidas e bacteriostáticos cujas associações não são indicadas.

Antimicrobianos bactericidas	Antimicrobianos bacteriostáticos
Penicilinas, ampicilina, cloxacilina, aminocilina, amoxicilina, aminoglicosídios, canamicina, estreptomicina, gentamicina, neomicina, polimixina, cefalosporina, nitrofuranos, sulfa + trimetoprima, fluorquinolonas, danofloxacino, enrofloxacino	Sulfas, tetraciclinas, espiramicina, eritromicina, tilosina, florfenicol, lincomicina, trimetoprima

Em bovinos adultos, a administração por via oral (VO) pela ração é utilizada quase exclusivamente para a administração de ionóforos. Em equinos e ruminantes jovens é frequente sua utilização em profilaxias com anti-helmintícos e para hidratação de animais com diarreia.

Pistolas dosadoras. Quando utilizadas para a dosificação oral, deve-se ter cuidado para evitar ferimentos na orofaringe dos animais. Exige pessoal qualificado para sua aplicação.

▶ **Injetável.** O método exige a utilização de trabalhadores especializados, é muito estressante e, para ser eficiente, não basta uma única aplicação. Tem grande utilização no tratamento de indivíduos, como ocorre na produção bovina, equina, ovina e de outras espécies de grande porte.

▶ **Tópico/local.** O termo tópico refere-se principalmente ao uso de antissépticos, bactericidas/bacteriostáticos ou fungicidas/fungiostáticos para tratar as lesões acidentais da pele, patas e outros apêndices dos animais. Como no caso da medicação injetável, também é mais difícil sua utilização na produção de animais em larga escala. Porém, independentemente do sistema de produção, um animal ferido pode iniciar um processo infeccioso generalizado, exigindo a imediata intervenção do tratador. Nesse caso, é recomendado o tratamento tópico, com substâncias próprias para limpeza e antissepsia, seguido do isolamento do animal machucado até o desaparecimento dos sintomas. Ainda assim, em grandes animais, os medicamentos podem ser aplicados em locais anatômicos específicos, tais como intramamário, intrauterino e intrarruminal. A administração de medicamentos em grandes animais, adicionalmente, deve considerar outros dois fatores no momento de eleição da técnica: o volume do medicamento e o estado clínico do paciente. Em geral, em animais muito debilitados ou muito nervosos, o uso de sondas estomacais/ruminais ou a administração por via intravenosa (IV) prolongada é contraproducente. Nestas situações é preferível a via subcutânea ou intramuscular (IM).

▪ Sétimo critério | Dose e período de uso do medicamento

A dose recomendada para uso de uma dada substância medicamentosa é definida pelo seu fabricante após extensivos estudos de eficácia. Portanto, a prescrição indicada para o medicamento deve ser rigorosamente seguida, sob o risco de acarretar prejuízos econômicos importantes quando negligenciada. As consequências da dosificação inadequada podem ser a falta de controle da doença, por subdosificação, ou o aumento da morbidade e mortalidade por intoxicações, na superdosificação.

A dosificação incorreta, entretanto, nem sempre é intencional, exigindo do produtor uma avaliação rigorosa do método utilizado, principalmente quando o tratamento for massal. Nesse caso, o cálculo da dosagem também envolve estimativas precisas do consumo de água e ração e, para animais de grande porte, o peso vivo obtido em balança, pois a estimativa visual está sujeita a grandes margens de erro.

Pode-se observar também certa tendência, por alegação econômica, de suspensão da medicação quando o criador supõe que o animal ou o lote já se recuperou, não obedecendo ao prazo recomendado de medicação.

No entanto, o problema mais grave, que afeta a saúde pública mais seriamente, é o não atendimento do período de carência, isto é, do tempo que a medicação deve ser suspensa antes do abate do animal ou da comercialização dos ovos e do leite. Os produtos comestíveis (carne, leite ou ovos) não podem ser comercializados para consumo enquanto perdurar a medicação e o período de retirada. A prescrição adequada requer ainda que seja observado o prazo de validade do produto, garantido pelo fabricante na embalagem.

▪ Oitavo critério | Utilização de aditivos zootécnicos

Os efeitos do uso de antimicrobianos como aditivos zootécnicos melhoradores da eficiência alimentar são descritos nos *Capítulos 28* e *34*. Sucintamente, admite-se que o modo de ação primário é o do controle da biota, reduzindo a biota indesejável e favorecendo a colonização da biota desejável no sistema gastrintestinal dos animais. Em relação aos ruminantes, a eficácia dos facilitadores de crescimento ou da produtividade é atribuída ao balanceamento da biota ruminal, diminuindo e controlando o número de bactérias ou protozoários não benéficos para o adequado processo fermentativo.

Os benefícios desses aditivos zootécnicos são importantes e suficientes para justificar economicamente a sua utilização rotineira nas rações de animais jovens e de grande deposição de massa muscular (frangos de corte, suínos, coelhos e bovinos de corte). No entanto, o uso criterioso desses produtos requer a escolha dos exclusivamente indicados para tal finalidade, que devem apresentar as seguintes características:

- Atuar comprovadamente como melhoradores da eficiência alimentar
- Não ser utilizado em terapia humana ou veterinária
- Não estar relacionado, por sua natureza química ou modo de ação, com antimicrobianos de uso em terapia humana ou veterinária
- Ter baixa ou nenhuma capacidade de absorção pelo trato gastrintestinal.

Mesmo assim, o uso contínuo desses produtos deve ser cuidadosamente avaliado, considerando os riscos potenciais de determinar a emergência de resistência ao antibimicrobiano em uma biota gram-positiva e a possibilidade da transferência dessa resistência a bactérias patogênicas; além da emergência de resistência cruzada entre o aditivo zootécnico e um antimicrobiano de uso terapêutico.

▪ Nono critério | Cuidados com a manipulação

A manipulação do produto para sua utilização na água ou ração deve ser feita com o uso de luvas, máscaras e roupas que protejam o corpo do trabalhador. Além disso, é conveniente trabalhar com pré-diluições, preparadas em locais próprios, em uma pequena sala da fábrica de ração destinada para tal finalidade.

Geralmente as substâncias medicamentosas são constituídas por partículas muito pequenas e pulverulentas. O processo de pesar, ou mesmo de abrir os envelopes que contêm os medicamentos para serem incorporados à água ou ração, propicia difusão das substâncias no ar, contaminando mãos e roupas do manipulador e, potencialmente, podem ser aspiradas por ele ou absorvidas pela pele.

O risco de o manipulador apresentar quadros de intoxicações, reações de hipersensibilidade ou de resistência à antibioticoterapia é grande, principalmente quando manipula produtos concentrados muito potentes em baixa dosagens, os quais serão diluídos na água ou ração para muitos animais ao mesmo tempo.

Tome-se, por exemplo, a utilização de um medicamento de uso em ração, cuja recomendação da incorporação é de 5 g do princípio ativo por tonelada (t) de ração. A substância é, portanto, muito potente e o trabalhador será exposto ao produto a cada procedimento de pesagem. Considerando-se uma fábrica de ração com um misturador de 2 t, produzindo 100 t por dia, o responsável pela preparação da pré-mistura terá que manipular o produto 50 vezes/dia, 300 vezes/semana, 1.200 vezes/mês e cerca de 13.000 vezes/ano. Se ele aspirar apenas uma partícula de 1,0 µg cada vez que manipular o produto, o seu organismo terá contato com 50 µg/dia ou, se tiver 80 kg, 0,63 µg/kg peso vivo (p.v.). Um frango de corte, em toda a sua vida útil, de aproximadamente 40 dias, consumiria cerca de 9 µg/kg p.v do produto, que seria o equivalente a, em média, 0,23 µg/kg p.v./dia, três vezes menos do que o trabalhador. Considerando-se, ainda, que o produto tenha margem de segurança muito pequena, o manipulador do produto está potencialmente correndo risco de ser intoxicado diariamente.

O risco diminui, e muito, se o operador utilizar os medicamentos pré-misturados e/ou, no caso de alguns aditivos de ração, na apresentação na forma granulada. No exemplo anterior, podemos encontrar pré-misturas comerciais a 1%, com a indicação de uso de 500 g por tonelada de ração, cujo princípio ativo é carreado por veículos especiais, não apenas para diminuir a contaminação do ser humano e do meio ambiente, mas também para melhorar a sua dispersão na ração. Dessa maneira, é preferível a utilização de produtos comerciais com formulações e concentrações de substâncias ativas que garantam a segurança do trabalhador nos processos de manipulação.

▶ Medicação pela água

A água é o veículo ideal para carrear substâncias solúveis até o tecido-alvo do organismo animal, pois tem a capacidade de se difundir por todos os compartimentos corporais, intra ou extracelulares. Nos processos infecciosos, a primeira defesa do organismo animal determina um quadro febril que induz ao maior consumo de água e deprime a ingestão de ração.

A medicação por meio da água de dessedentação é a via de eleição para o tratamento massal de animais criados em grande densidade, como aves, suínos e outros animais de pequeno porte, principalmente quando o objetivo é o combate a infecções bacterianas, primárias ou secundárias. Para tal condição, é a medicação mais rápida, eficiente e de melhor taxa custo-benefício. Para grandes animais, essa forma de administração de medicamento não tem aplicação rotineira.

As companhias fabricantes/fornecedoras de medicamentos fazem as suas recomendações de diluição dos produtos na água com certa margem de segurança, como uma estimativa do consumo de medicamento por quilo de peso vivo de animais de porte pequeno (aves, suínos, coelhos e outros de criação intensiva), o que está diretamente correlacionado à quantidade de água consumida pelo animal por unidade de peso corporal.

A correta dosagem de uma substância a ser administrada pela água depende de vários fatores. Os erros de dosagem estão relacionados, primariamente, com a solubilidade do produto na água, a qualificação do técnico, a habilidade para calcular corretamente a dose e a diluição do produto e com a correta estimativa do consumo de água.

Os funcionários que trabalham no manejo dos animais costumam ser os encarregados de acompanhar a medicação. Tais funcionários, em geral, têm baixa qualificação técnica e pouco treinamento e, por falta de capacitação, não percebem a importância de seguir rigorosamente as instruções para a incorporação do produto à água. Por isso, a medicação precisa ser instruída pelo médico-veterinário responsável, que indicará o produto mais apropriado, a prescrição (cálculo e período de medicação) e orientará o funcionário para o manejo da medicação durante o período que persistir o tratamento.

Quanto à qualidade da substância a ser dosificada, já foi mencionado que devem ser utilizados produtos que se solubilizem completamente na água. O produtor pode ser incentivado a utilizar um produto parcialmente solúvel por motivos econômicos, pois costumam ser mais baratos. Entretanto, há a possibilidade de o produto decantar na caixa d'água ou ser retido no sistema de distribuição. Nessas condições, o animal não ingere a quantidade suficiente da substância medicamentosa, não há o combate à doença e ocorre a contaminação do todo o sistema de alimentação de água. Por consequência, o prejuízo certamente será maior.

▪ Consumo de água

O consumo de água pelos animais é variável em função de espécie, categoria, idade, estado de saúde, consumo de ração, composição ou concentrado da ração, temperatura do ambiente e da água, luz e qualidade da água (temperatura, pH, níveis de íons, contaminação), palatabilidade da água e/ou do material nela dissolvido. Se o consumo de água for variável, o consumo do medicamento por ela veiculada também o será, afetando a eficiência da medicação por essa via.

O consumo de água por kg de peso vivo é maior nos animais jovens do que nos velhos, nos mais pesados do que nos mais leves, e depende muito do estado de produção (em reprodução, em pico de produção etc.). Os fatores idade e composição gênica estão relacionados com o *turnover* da água no organismo do animal, que é proporcional à sua atividade metabólica. Quanto maior a atividade metabólica, maiores o *turnover* e o consumo de água.

Quando a temperatura do ambiente aumenta, o consumo de água também aumenta. Para o frango de corte, por exemplo, considera-se que há aumento de consumo de água de cerca de 7% para cada 1 grau acima de 21°C, podendo duplicar nos dias em que se registram temperaturas acima de 30°C. Porém, se a temperatura da água de bebida no bebedouro for maior do que 24°C, o que pode ocorrer nos dias quentes, em granjas sem instalações adequadas, a ave diminui drasticamente o consumo. O consumo é totalmente rejeitado quando a temperatura da água ultrapassa em 5,5°C a temperatura corporal da ave, o que em condições práticas é muito difícil de ser observado.

Comparado com o período noturno, o consumo de água durante o dia será sempre maior, mesmo quando o animal é submetido a programas de iluminação artificial. Durante o dia, há picos de consumo de água, relacionados ou não com a temperatura e o horário. Se não houver uma condição de temperatura estressante, o animal consome mais água no período da manhã e, antecipando-se à falta de luminosidade, ao entardecer.

Com relação à dieta, alguns fatores que merecem ser lembrados, e que afetam o consumo de água, são o nível energético da ração (diminui o consumo), a fonte proteica (o farelo de soja, rico em potássio, aumenta o consumo de água), o nível de fibra (aumenta), os anticoccidianos utilizados como aditivos (monensina dimimui, lasalocida aumenta) e o balanço entre cátions e ânions da ração.

Para o ser humano ou o animal, a melhor água é a de pH neutro. No entanto, a água é considerada boa para consumo se o pH estiver entre 5,0 e 7,0. Nessas condições, o consumo não é afetado. Entretanto, os animais podem rejeitar água com pH extremamente ácido, diminuindo o consumo a partir do pH 4,0.

Quando o efeito for de diminuição do consumo de água, o perigo é a subdosagem do medicamento e, por consequência, o não controle da doença. Se houver consumo exacerbado de água, dependendo da margem de segurança da medicação administrada e da capacidade da ave em metabolizar e eliminar o princípio ativo, corre-se o risco de intoxicar o lote ou o animal.

Considerando-se que a administração do medicamento pela água para lotes de criação intensiva (aves, suínos e coelhos, por exemplo) é feita com o uso de diluição do produto na caixa d'água que abastece o galpão, e o consumo de água é variável no decorrer das 24 h do dia, é preciso planejamento adequado de administração do medicamento. A tomada de decisão envolve o conhecimento da estabilidade do produto em solução e das suas propriedades farmacocinéticas, relacionadas com o nível de princípio ativo no órgão-alvo e a sua taxa de biotransformação, indicada pelos níveis sanguíneos do medicamento, para o controle da doença. A dosificação, portanto, deve ser realizada com base no peso médio do lote e no consumo de água por animal para o período considerado de medicação.

A estimativa do consumo de água em condições de termoneutralidade pode, teoricamente, ser determinada em função do dobro do consumo de ração. Entretanto, considerando que são inúmeros os fatores que interferem com o consumo de água, o melhor é registrar o gasto de água de dessedentação com o auxílio de um hidrômetro. Dessa maneira, pode-se fazer uma previsão para os dias de medicação, a mais próxima da realidade do consumo de água, e, portanto, do medicamento.

Para contornar os problemas de variação de consumo de água durante o verão e inverno, nas 24 h do dia e entre o período diurno e noturno, estão sendo utilizados medicamentos, principalmente antimicrobianos, que podem ser administrados uma só vez ao dia (*pulse dosing*). O método só é viável quando o medicamento mantém um nível de concentração no plasma e no órgão-alvo efetivo durante 24 h. Nesse caso, a medicação é veiculada na água para ser consumida rapidamente (30 min), após um jejum hídrico de aproximadamente 2 h no período da manhã. Quando o medicamento não possibilita tal manejo, recomenda-se realizar o racionamento da água medicada no verão e a restrição hídrica de 1 a 2 h, previamente à liberação da água medicada, no inverno.

- **Qualidade da água**

A medicação pela água só pode ser feita com a utilização de água potável, ou seja, a água fornecida ao animal deve ter a mesma qualidade que a consumida pelos seres humaos. A água contaminada, além ser um importante veículo de transmissão de doenças, prejudica a qualidade da medicação. Dependendo da natureza do contaminante da água e do medicamento utilizado, pode ocorrer inativação, adsorção ou retenção no sistema de distribuição da água do princípio ativo. Nas propriedades agropecuárias, entretanto, a qualidade da água é negligenciada e a captação para o consumo dá-se, muitas vezes, diretamente de uma fonte superficial (riachos e lagoas) sem ao menos um processo de decantação. Mesmo os mananciais de água de origem subterrânea, captados nos pontos de afloramentos (minas) ou de poços (freáticos ou livres, semiartesianos, artesianos ou confinados) podem estar contaminados. O mais comum é a ocorrência da contaminação das águas subterrâneas pouco profundas, de poços escavados (freáticos). Entretanto, as águas captadas de poços semiartesianos e artesianos também podem estar contaminadas se houver fissuras nas rochas impermeáveis que protegem o aquífero. Por essas fissuras, as águas de escoamento superficial ou de poços freáticos, carreando contaminantes, infiltram-se nas camadas mais profundas e prejudicam a qualidade dos mananciais subterrâneos confinados. Por isso, independentemente da fonte de água de dessedentação para o abastecimento da propriedade agrária, é preciso que, periodicamente, nas épocas de estiagem e chuva, a sua qualidade seja analisada.

A análise sistemática da água de abastecimento pode revelar contaminantes que só afetam a aparência da água e podem ser detectados com uma simples investigação visual, e aqueles não tão evidentes, como os defensivos agrícolas e as bactérias.

Como regra geral, faz-se uma análise mais simples da água explotada. Se essa análise revelar bactérias ou altos níveis de nitratos (maior do que 10 ppm), recomenda-se a realização de análises adicionais, mais completas, que indiquem a sua potabilidade, de acordo com as características organolépticas, físico-químicas e microbiológicas. Alguns itens do padrão de potabilidade da água de bebida recomendado pela Organização Mundial da Saúde (OMS) e adotado pelo Brasil, segundo a legislação do Ministério da Saúde (Portaria nº 1.469 de 29/12/2000) para água especial (de consumo público), assim classificado pelo Conselho Nacional do Meio Ambiente (Conama, Resolução nº 20) estão apresentados no Quadro 46.2. No Quadro 46.3 são

Quadro 46.2 Alguns itens de potabilidade da água.

Parâmetros		Unidade	VMP
Físicos e organolépticos	Cor aparente	uH	15
	Odor	–	n.o.
	Sabor	–	n.o.
	Turbidez	UT	5
	pH	–	6,5 a 8,5
Químicos	Alumínio	mg/ℓ	0,2
	Amônia	mg/ℓ	1,5
	Cloreto	mg/ℓ	250
	Dureza total	mg/ℓ CaCO$_3$	500
	Etilbenzeno	mg/ℓ	0,2
	Ferro	mg/ℓ	0,3
	Manganês	mg/ℓ	0,1
	Monoclorobenzeno	mg/ℓ	0,12
	Sódio	mg/ℓ	200
	Sólidos totais	mg/ℓ	100
	Sulfato	mg/ℓ	250
	Sulfeto de hidrogênio	mg/ℓ	0,05
	Surfactantes	mg/ℓ	0,17
	Zinco	mg/ℓ	5
	Xileno	mg/ℓ	0,3
Microbiológicos	Coliformes fecais	nº/100 mℓ	0
	Escherichia coli	nº/100 mℓ	0
	Coliformes termotolerantes	nº/100 mℓ	0

VMP = valor máximo permitido; uH = unidade Hazen; n.o.= não objetável; UT = unidade de turbidez.
Adaptado da Portaria MS nº 518/2004.

Quadro 46.3 Requerimentos da água de bebida usada para medicação.

Parâmetro	Limite	Interação
Amônia	< 1,5 mg/ℓ	Valores altos são indicativos de contaminação bacteriana, resultado da decomposição da matéria orgânica
Bactérias	–	Interferem na eficácia dos medicamentos antimicrobianos e podem reinstalar processos infecciosos; afetam a saúde e a produtividade dos animais
Cloro	< 200 mg/ℓ	Interfere na viabilidade de produtos com células vivas bacterianas (probióticos). Pode oxidar medicamentos. Níveis altos de cloretos indicam contaminação por esgoto sanitário
Dureza	< 500 mg $CaCO_3$	Formação de complexos com tetraciclinas e antibióticos betalactâmicos. O nível de cálcio diminui a atividade de colistina. Afeta a palatabilidade e o consumo de água
Ferro	< 0,3 mg/ℓ	Forma complexos com tetraciclina, aminoácidos, inativa sulfas e prejudica a medicação com ácido acetilsalicílico. Confere cor, sabor e odor indesejáveis que prejudicam o consumo
Manganês	< 0,1 mg/ℓ	Confere sabor amargo e coloração turva. Forma quelatos com vitaminas, minerais e aminoácidos
Nitrato	< 10 mg/ℓ	Altos valores podem causar intoxicação. Pode indicar contaminação com fertilizantes
Nitrito	< 0,5 mg/ℓ	Valores altos são indicativos de contaminação bacteriana
pH	5 a 7	pH baixo: precipitação de sulfas e antibióticos betalactâmicos. pH alto: precipitação de tetraciclinas. Afeta o consumo de água
Turbidez	–	Indicação de contaminação bacteriana, poluição e presença de argilas
Cor	–	Indicação de decomposição orgânica, presença de íons metálicos
Metais	–	Altos níveis de Cr, Cu e Ni indicam poluição por despejos industriais

Adaptado de Vermeulen et al., 2002; Leite, 2002; Portaria MS nº 518/2004.

apontados os significados de algumas características da água que requerem especial atenção dos técnicos e produtores.

Tipos e manutenção de equipamentos

A correta medicação pela água só é alcançada quando o produtor tiver equipamentos adequados, em número, qualidade e localização, e com manutenção periódica.

Com relação à caixa d'água, os pontos a serem verificados são capacidade, número e localização. Algumas propriedades têm somente uma caixa d'água para toda a criação. Se a propriedade tiver somente um galpão de produção, não há muitos problemas. Porém, se a propriedade contar com várias unidades produtivas, não é possível fazer medicação seletiva. Nesse caso, o produtor não medica o lote doente ou tem que medicar todos os lotes, inclusive os sãos, com prejuízos técnicos e financeiros.

No entanto, a melhor estratégia da medicação do lote quando se utiliza caixa d'água é diluir o medicamento em uma quantidade de água suficiente para o consumo em 12 h. Para tanto, recomenda-se que cada galpão produtivo tenha duas caixas d'água de medicação. Enquanto a água medicada de uma das caixas estiver sendo utilizada, a outra caixa é preparada, de tal modo que não haverá interrupção da administração do medicamento. É evidente que o produto utilizado deve ter boa estabilidade em solução nas 12 h que estará disponível para consumo.

A caixa d'água não pode ser exposta ao sol. A água, nessas condições, fica com temperatura elevada, determinando dois problemas: diminuição ou suspensão do consumo pela ave e, consequentemente, do medicamento, além de possível inativação dos princípios ativos do medicamento.

As caixas de amianto, além de proibidas, são de difícil manutenção e desinfecção, e podem soltar crostas de material tóxico e entupir o sistema. O recomendado é a utilização de caixas d'água plásticas.

Quando a granja for provida de sistema de distribuição de água do tipo chupeta, o melhor é utilizar dosadores. Qualquer que seja o método, contínuo ou por um período determinado, o manejo da dosificação é mais preciso.

Quanto à manutenção, poucos são os tratadores que limpam a tubulação e a caixa d'água antes da medicação. A crosta de material retido nos equipamentos se constitui em uma barreira física e pode determinar a inativação dos princípios ativos dos medicamentos.

Palatabilidade do produto

Pouca atenção é dada à palatabilidade do produto, com a alegação de que os animais, principalmente as aves, são insensíveis ao gosto. Na realidade, a ave é muito sensível ao sabor amargo, característico de alguns medicamentos, e os suínos são muito seletivos ao sabor, principalmente os jovens, preferindo os doces.

O sistema gustativo tem um papel muito importante na ingestão de água para qualquer espécie animal. Em geral, a oferta de água muito doce ou com substâncias amargas é rejeitada pelos animais. Exemplos de produtos com pouca palatabilidade são a clortetraciclina e a doxaciclina. O resultado é que o animal só consumirá a água medicada quando não puder mais suportar a sede e, mesmo assim, o consumo será em quantidade limitada, provocando subdosagem medicamentosa.

Cuidados para a utilização de probióticos pela água

O uso de probióticos com a finalidade de exclusão competitiva para o controle de doenças bacterianas é uma prática recomendada para administração via água de bebida para animais neonatos e também para os mais velhos submetidos a uma situação estressante – vacinações, pesagens, temperatura ambiental alta, por exemplo – e após terapias antimicrobianas, como meio de restabelecer o equilíbrio saudável da biota do trato gastrintestinal.

O primeiro critério a ser estabelecido, quando se decide pelo uso de um probiótico, é a escolha de uma formulação composta por bactéria(s) útil(eis) para o estabelecimento de biota saudável no trato gastrointestinal, com as seguintes características:

- Habilidade de sobreviver no trato gastrintestinal, colonizando ou se estabelecendo como transiente
- Habilidade de aderir às células epiteliais do trato gastrintestinal
- Habilidade de produzir substâncias antibióticas contra microrganismos patógenos
- Habilidade de estabilizar a biota útil do trato gastrintestinal
- Habilidade antigenotóxica
- Tempo curto de geração
- Boa sobrevida nos procedimentos de obtenção das rações (mistura, peletização, armazenamento e manipulação)
- Não ser patogênica.

O probiótico, portanto, é um produto com bactérias viáveis, as quais devem ser capazes de se estabelecer e/ou colonizar no trato gastrintestinal dos animais. Para que a medicação seja efetiva, é preciso preservar a viabilidade dos microrganismos presentes no produto durante a sua administração. Por isso, as recomendações de administração do probiótico pela água são as mesmas adotadas nas vacinações por essa via, que são:

- Não usar água clorada 3 a 4 dias antes da medicação. Todos os equipamentos devem estar livres de resíduo de cloro ou de desinfetantes no dia da administração do probiótico
- Garantir suficiente pressão do sistema de alimentação de água, inclusive com a localização da caixa d'água a uma altura mínima de 3 m
- Submeter as aves a um período de 1 a 2 h de jejum hídrico antes do fornecimento do probiótico
- No caso de sistemas de alimentação tipo *nipple*, esgotar todo o sistema 30 min antes da medicação, no final do período de jejum hídrico
- Durante o período de consumo, pelo menos 2/3 do lote devem ter acesso à água simultaneamente
- Garantir que o produto seja consumido em até 2 h por todo lote.

► Medicação pela ração

A administração de medicamentos por ração ou concentrado é uma das formas de medicação massal mais utilizada em avicultura (carne ou ovos), suinocultura e cultura de bovinos de corte em confinamento. Dois tipos básicos de medicação são feitos por essa via: terapêutica (ou curativa) e preventiva (ou profilática). Uma terceira medicação pode ser incluída na lista, a denominada melhoradora da eficiência alimentar, visando atuar como facilitadora de crescimento, com o uso de antimicrobianos. Outra possibilidade da utilização dessa via de administração de medicamentos é a terapia de suporte, usando-se a ração como veículo de agentes tidos como antitóxicos (metionina, colina e inositol), bem como vitaminas e probióticos.

A medicação terapêutica via ração só é utilizada em circunstâncias emergenciais, nas quais a medicação via água é contraindicada. Porém, a medicação preventiva veiculada pela ração é rotineiramente utilizada em produção animal para o controle de doenças bacterianas e causadas por protozoários, de maneira altamente eficiente. Como preventivos são também utilizados antifúngicos, com a finalidade principal de evitar a proliferação de fungos e controlar as micotoxicoses do que propriamente para combater as micoses.

A medicação via ração/concentrado chamada facilitadora de crescimento tem o objetivo de manter a saúde gastrintestinal dos animais, melhorando a conversão alimentar e o ganho de peso. A diferença básica entre as medicações terapêuticas, preventivas ou facilitadoras de crescimento é a dosagem do medicamento. Hipoteticamente, a dosagem terapêutica seria 100, a preventiva 40 a 60 e a facilitadora de crescimento 5 a 10. A medicação terapêutica tem o seu uso indicado para um período determinado, enquanto as medicações preventivas e facilitadoras de crescimento são de uso contínuo, com a observância, no entanto, dos períodos de retirada dos medicamentos, de acordo com o produto utilizado. Como aditivos melhoradores do desempenho, os antimicrobianos são os produtos mais utilizados, obtendo-se resultados muito consistentes no aumento da eficiência dietética sobre o ganho de peso de aves, suínos e bovinos, entre outras espécies de animais utilizadas como alimento pelos humanos. Em geral, os animais mais jovens e aqueles submetidos a estresse ambiental e baixas condições sanitárias respondem melhor ao uso de aditivos adicionados ao alimento.

Em relação à medicação via água, o método medicamentoso dietético apresenta algumas vantagens:

- Permite medicação preventiva contínua
- Tem custo mais baixo, pois os medicamentos utilizados não são necessariamente solúveis em água
- A estabilidade do produto na ração é maior, possibilitando tempo de uso da medicação mais prolongado
- As rações são fabricadas em condições mais controladas e com funcionários mais qualificados do que os que trabalham no manejo das aves, o que possibilita melhor veiculação do medicamento
- Em relação ao consumo de água, há menor variação da ingestão de ração e, portanto, o controle da ingestão do medicamento é melhor.

▪ Dosificação

Assim como na medicação via água, as recomendações de uso dos produtos veiculados pela ração/concentrado são baseadas na estimativa do consumo de medicamento por quilo de peso vivo do animal. No entanto, para facilitar sua incorporação, a maior parte das empresas fabricantes/fornecedoras de medicamentos indica a quantidade de produto que deve ser misturada em determinada quantidade de ração (ppm, mg/kg, g/t). O conceito é que, em condições normais, o consumo de ração/concentrado é proporcional ao aumento de peso do animal, ocorrendo, portanto, ajuste da dosificação por quilo de peso vivo. Tal prática é amplamente aplicada no caso de medicação preventiva, de uso contínuo.

Porém, o consumo alimentar dos animais pode ser influenciado por vários fatores, como estado de saúde, condições ambientais (temperatura), sugestões sensoriais e níveis nutricionais (energia, proteína, aminoácido e minerais), composição de ingredientes e forma física da ração, e tudo isto deve ser levado em consideração na dosificação dos produtos medicamentosos, principalmente no caso de substâncias químicas em níveis terapêuticos. Nesse caso, deve-se considerar o consumo de ração diário do animal de acordo com seu tipo, idade e peso vivo, e calcular a quantidade necessária de ração (ou concentrado) medicada para ser consumida em determinado período de tempo. Se, por acaso, a ingestão de ração (ou concentrado) for menor que a esperada, não se recomenda a troca até que a totalidade do alimento medicado seja consumida.

▪ Preparo

Considerando os elementos da ração ou do concentrado, todo medicamento, mesmo o terapêutico, é um microingrediente, já que é incorporado em proporções geralmente inferiores a 1%. Para garantir adequada homogeneidade do princípio ativo no produto final, antes da sua incorporação definitiva, é necessário que se prepare a pré-mistura.

O procedimento de pré-mistura é a fase mais crítica para garantir a qualidade da medicação por via alimentar. A formulação da pré-mistura dever ser realizada com cuidado para manter a medicação ativa, estável e homogênea, assegurando a adequada mistura durante a preparação da ração ou concentrado.

As atividades de manipulação e o controle de uso e preparo das pré-misturas devem ser realizadas em um local específico da fábrica de ração (sala de pré-mistura) e por um funcionário devidamente qualificado (operador de pré-mistura).

Além de fabricar a pré-mistura, esse funcionário é encarregado do controle de estoque, realizado por meio da pesagem do estoque inicial e final ao término do seu turno de trabalho. Tal medida tem como objetivo detectar possíveis erros de inclusão nas pré-misturas fabricadas no período. O balanço de estoque negativo indica uso excessivo do produto, com perigo de intoxicações a campo se a ração for liberada para consumo. O balanço positivo, por outro lado, pode significar o esquecimento de inclusão do produto em alguma batida de pré-mistura. Em ambos os casos, o controle de estoque possibilita que se tomem medidas corretivas antes da expedição da ração.

A sala de pré-mistura deve ser a área mais organizada, limpa e melhor equipada da fábrica de ração. As balanças, o pré-misturador e os equipamentos acessórios devem ser adequados à quantidade de produto que será utilizado na mistura. A manutenção de todos os equipamentos e o controle da aferição das balanças faz parte da rotina de trabalho do responsável pelo setor.

A escolha do veículo da pré-mistura é de fundamental importância para que ele seja facilmente misturado à ração. Normalmente, o veículo da pré-mistura é composto por cereais moídos (principalmente fubá de milho), componentes minerais (caulim, por exemplo) ou casca de arroz moída. A densidade, o tamanho e a geometria da partícula do veículo da pré-mistura devem ser similares aos do medicamento que será misturado. Para que a pré-mistura não seja muito pulverulenta, com possível perda de partículas medicamentosas e contaminação do manipulador, recomenda-se a adição de óleo vegetal no seu preparo, na proporção de até 3%.

Quando possível, deve-se dar preferência ao uso de medicamentos com apresentação na forma granulada. Em relação à apresentação em pó, o produto granulado tem algumas vantagens: aumento da eficácia da mistura, maior estabilidade do medicamento, diminuição de pó, maior resistência a altas temperaturas, diminuição da segregação na ração e diminuição da higroscopia.

Em resumo, os cuidados básicos no preparo da pré-mistura são:

- Aferir diariamente as balanças
- Usar balanças com escalas adequadas para cada tipo de ingrediente da pré-mistura
- Usar misturadores compatíveis com a quantidade de pré-misturas produzidas
- Confirmar a dose de incorporação do princípio ativo na pré-mistura e na ração final, e verificar a concentração do produto que será pré-misturado, já que alguns fornecedores oferecem a mesma medicação em produtos comerciais com diferentes concentrações
- Adequar o tempo de mistura ao tipo de pré-misturador
- Recuperar 100% da pré-mistura no descarregamento. Se necessário, usar vassouras, escovas e pincéis para limpar o misturador, não deixando resíduos para a próxima batida
- Limpar com ar comprimido o pré-misturador, sempre que a composição da próxima pré-mistura a ser produzida for diferente
- Identificar, por meio de rótulos, cada batida produzida, com indicações do tipo de produto, sequenciamento e data de fabricação
- Produzir a pré-mistura no dia do preparo da ração medicada
- Manter um estoque de ingredientes, inclusive o veículo, para no mínimo 3 dias de trabalho
- Controlar o estoque de ingredientes do setor ao final do turno de trabalho.

Após a elaboração da pré-mistura é preciso incluí-la na ração (ou concentrado) final. A atividade de uma fábrica de ração deve seguir um cronograma de mistura, de tal modo que somente um tipo de ração ou concentrado seja produzido durante determinado turno de trabalho. A produção da fábrica precisa ser equacionada para minimizar os erros de mistura, ensaque, rotulagem e estocagem dos diferentes tipos de ração ou concentrado. Além disso, um programa de produção torna possível diminuir o tempo que se perde com a limpeza do misturador entre um tipo e outro de produto. Dependendo da substância utilizada, é absolutamente necessário proceder à limpeza do misturador, batendo-se uma partida de fubá de milho, para prevenir a contaminação da batida subsequente com resíduos da precedente.

Outro ponto importante a ser observado é a identificação da ração ou concentrado medicado, principalmente os que utilizam doses terapêuticas do princípio ativo. A maneira clássica de se fazer essa identificação em produtos ensacados é a rotulagem de todos os sacos que compõem o lote medicado, indicando o princípio ativo utilizado, entre as outras exigências regulamentares. No caso de rações a granel, existem no mercado marcadores coloridos inertes que podem ser incorporados ao produto final, conferindo-lhe rápida identificação visual. O cuidado da identificação da ração ou concentrado medicado é importante nos procedimentos de rastreabilidade, no caso de possível falha da medicação ou de detecção de resíduos nos tecidos e órgãos comestíveis dos animais em níveis acima dos recomendados ou ainda no caso de detecção do uso de medicamentos não permitidos.

▪ Cuidados no fornecimento

O alimento medicamentado com doses terapêuticas não deve ser armazenado. Normalmente, esse tipo de produto deve ser encaminhado para a propriedade imediatamente após sua produção. Ao chegar na propriedade é importante não misturá-lo com outro tipo de ração ou concentrado, esvaziando o silo e os comedouros dos animais antes de descarregá-lo. Após esse procedimento, o fornecimento aos animais deve ser imediato, tomando-se os seguintes cuidados:

- Regular a altura dos comedouros mais baixa do que a usual para facilitar a ingestão da ração

- Monitorar o consumo de ração. Caso seja aquém do esperado, fornecer luz no período noturno
- Aguardar o consumo total da ração medicada e proceder à limpeza do silo antes do abastecimento com a próxima ração, para evitar que resíduo de medicamento a contamine
- Respeitar o período de retirada do medicamento, não encaminhando os animais para abate ou comercializando os ovos e leites durante a medicação e o período de retirada.

Cuidados na utilização de probióticos

A veiculação de probiótico pela ração, de modo contínuo, é mais indicada quando se utilizam produtos à base de bactérias transientes, isto é, que não colonizam o trato gastrintestinal, como é o caso dos *Bacillus* sp.

Os cuidados na inclusão dos probióticos na ração são basicamente os mesmos dos discutidos para os demais medicamentos. Porém, é importante observar que os probióticos são constituídos por organismos vivos (bactérias), e para obterem efeito devem permanecer nessa forma até o momento da sua ingestão pelos animais.

A eficácia do probiótico como substituto do uso de aditivos melhoradores do desempenho antimicrobiano nem sempre é comprovada. Um dos fatores que comprometem a sua eficiência é a resistência das células microbianas aos processamentos da ração. Quando o produto é composto por *Bacillus* sp. (*B. subtilis, B. lincheniformes* e *B. toyi*) na forma de endosporos (um estágio de dormência da célula bacteriana), é mais estável e resistente aos processos de fabricação de rações, fareladas ou peletizadas. No entanto, quando o probiótico é constituído por bactérias que não formam esporos, por exemplo, *Lactobacillus* sp., não deve ser misturado na ração antes da peletização devido à alta temperatura empregada nesse processamento, capaz de inviabilizar os microrganismos presentes no produto.

Outro fator que deve ser considerado na escolha do probiótico para uso via dieta é a compatibilidade com seus demais constituintes, principalmente os aditivos ionóforos, que também atuam contra algumas bactérias. Nesse caso, as bactérias presentes no probiótico devem ser resistentes aos demais aditivos com ação antimicrobiana.

▶ Medicação por via oral em grandes animais

Para medicação VO em grandes animais, utiliza-ze preferencialmente a sonda esofágica/ruminal, que possibilita a administração de qualquer quantidade de líquidos. Quantidades menores de medicamento (de 0,5 a 1 ℓ) podem ser administradas mediante o uso de uma garrafa diretamente na boca. Se o animal for de temperamento nervoso, a administração de medicamentos VO não é aconselhável devido ao risco de produzir-se pneumonia por aspiração. A administração com sonda esofágica realiza-se com o animal contido e o focinho imobilizado. Em seguida, coloca-se o abre-boca ou um tubo-guia (tubo de metal) na boca para evitar que o animal morda a sonda. O tubo ou sonda é passado pelo abre-bocas ou tubo-guia. Em bovinos, na maior parte dos casos, a sonda passa o esôfago e, chegando ao rume, escapa gás pelo tubo. A comprovação de que o tubo está no local correto pode ser feita soprando-se ar pela sonda, enquanto um auxiliar, com um estetoscópio na fossa paralombar esquerda, ausculta o ruído de cascata. Durante a introdução da sonda no esôfago pode-se observar, no lado esquerdo do pescoço, a sua passagem, indicando que a introdução foi correta. Um risco importante neste método é que a sonda se dirija erroneamente à traqueia. Se isso ocorrer, a sonda deve ser retirada e um novo procedimento executado. Para os animais jovens deve ser usada uma sonda de menores calibre e tamanho. Em todas as situações, deve-se introduzir aproximadamente 2/3 da sonda, para em seguida administrar o medicamento diretamente no estômago ou rume do animal. Para a introdução do medicamento, pode ser utilizada uma bomba de duas vias ou administrá-lo por gravidade, com ajuda de um funil, mantendo-se a cabeça do animal mais baixa que a altura do funil.

Os medicamentos também podem ser administrados sob a forma de tabletes ou *bolus* de diferentes tamanhos. Para tanto, com o animal contido e seguro pelo focinho, o operador insere a medicação na base da língua. Para facilitar o procedimento pode-se tracionar a língua para frente, pois quando ela é solta o animal deglute o *bolus*.

A VO é fisiológica, segura, cômoda e barata e os medicamentos normalmente passam para a corrente circulatória por difusão passiva. As desvantagens são o início mais lento de ação e, não sendo tomados os cuidados adequados, possível pneumonia por aspiração.

▶ Medicação injetável

A medicação parenteral é muito pouco utilizada na avicultura e suinocultura industrial pois, sendo individual, necessita da contenção de cada animal, causando muito estresse e demandando muita mão de obra. Contudo, em animais de grande porte (bovinos, ovinos, equinos e avestruzes adultos) e no caso de animais contidos em gaiolas (como poedeiras comerciais e suínos reprodutores) ou no caso dos de grande valor econômico (animais utilizados para seleção genética, por exemplo) a injeção de medicamentos é uma via de aplicação muito utilizada em antibioticoterapia, pois é muito efetiva, controlando rapidamente as doenças infecciosas. Entretanto, a medicação injetável é mais problemática do que a realizada via água ou ração, já que os medicamentos podem ser depositados e sequestrados nos tecidos mais rapidamente e em altas dosagens. Em relação aos resíduos, portanto, é a que exige maior controle do período de retirada, principalmente quando o animal será descartado para abate após a medicação.

Como pela via parenteral intravenosa o medicamento atinge mais rapidamente o local de ação, produzindo rápida resposta, esse modo de aplicação pode ser necessário em situações de emergência, possibilitando também maior precisão da dose administrada e aplicação de grandes volumes de medicamentos. A mesma via, por outro lado, é indicada quando a via enteral não pode ser acessada.

Como desvantagens da via parenteral, podem-se citar: absorção mais rápida do medicamento, que pode resultar em aumento dos efeitos adversos; necessidade de formulação estéril e com técnicas de assepsia da administração; desapropriação dessa via para prescrição de substâncias insolúveis, capaz de desencadear reações alérgicas e dolorosas.

Existem várias possibilidades de aplicação de medicamentos injetáveis, mas as três principais são: subcutânea (SC), intramuscular (IM) e intraperitoneal (IP). Em todas elas, devem-se tomar alguns cuidados para que os medicamentos injetados produzam os efeitos esperados. Assim sendo, é importante:

- Observar a conservação, o modo de armazenamento e a data de validade do produto
- Certificar-se de que o produto seja indicado para a aplicação parenteral
- Utilizar seringas e agulhas descartáveis ou seringas e agulhas esterilizadas
- Adequar o tamanho da agulha ao local de aplicação, tamanho, peso e idade do animal
- Adequar a capacidade da seringa ao volume a ser injetado
- Ao utilizar seringa dosificadora, certificar-se de sua aferição, garantindo a quantidade injetada
- Fazer a assepsia do local de aplicação
- No caso de produtos usados parcialmente, devem ser armazenados para futuras aplicações somente e quando houver recomendação do fabricante
- Não guardar o produto com a agulha na tampa e não utilizar produtos após vários dias de diluição
- Produtos injetáveis devem ser prescritos sob orientação veterinária.

Aplicação por via subcutânea

A aplicação de medicamentos pela via subcutânea deve ser feita em local com suficiente tecido conjuntivo subcutâneo elástico (ou frouxo) e onde o espaço entre a pele e o músculo for suficiente para albergar a quantidade de medicamento a ser injetada, sem que haja pressões excessivas, que poderiam originar distúrbios circulatórios no local de aplicação. O local de eleição deve ser amplamente vascularizado, para se obter rápida difusão do medicamento injetado.

Em aves, em geral, o melhor local para esse tipo de aplicação é a região dorsal do terço médio do pescoço. Uma agulha curta deve ser introduzida na direção craniocaudal, paralela ao pescoço. O produto deve ser injetado entre a pele e os músculos do pescoço. Uma leve tração para cima deve ser realizada na pele para se certificar de que o produto seja injetado no local apropriado.

A região indicada (região dorsal do terço médio do pescoço) é ideal para a aplicação subcutânea, pois não tem grandes vasos ou nervos e a sua musculatura é rígida, facilitando a percepção da agulha invadindo o tecido muscular. Contudo, existem três possibilidades de erro do local de aplicação: na pele (intradérmica), causando bolha similar a uma queimadura; no músculo, causando pressão muscular que faz com que a ave sinta dor e mude a postura do pescoço; e do lado no pescoço, região que apresenta grandes vasos sanguíneos que, atingidos pela agulha, podem causar forte hemorragia. O terço médio do pescoço é um local de fácil aplicação subcutânea e não causa dor, sendo a primeira opção para esse tipo de administração parenteral. No entanto, outros locais nos quais pele é facilmente desprendida também poderão ser utilizados.

Em grandes animais, as regiões anatômicas mais utilizadas são a tábua do pescoço e o codilho. Um medicamento, quando injetado abaixo da pele, não chega ao músculo e sua absorção é menos precisa e muito lenta. Por esta via pode-se administrar medicamentos oleosos, como vitaminas, vacinas, alguns antimicrobianos muito irritantes, implantes hormonais e soluções de cálcio, entre outras.

Aplicação por via intradérmica

A injeção intradérmica é usada com pouca frequência nos animais de produção, à exceção da administração de agentes de diagnóstico, tais como tuberculina. O medicamento é aplicado na derme, na região da tábua do pescoço ou prega caudal. Para este tipo de injeção, é indicado manter o animal contido. Para realizar a aplicação, deve-se colocar a seringa de maneira que a agulha fique paralela à pele, com o bisel para cima. Deve-se levantar a agulha uns 15 a 20° e inseri-la na pele, depois empurrá-la lenta e paralelamente ao tecido cutâneo, de modo que, por meio deste, o bisel fique visível. Se isso não ocorrer, a pele foi perfurada e a agulha encontra-se no tecido subcutâneo. Não deve ser introduzida toda a agulha, somente o bisel e alguns milímetros mais. Para esta via utilizam-se agulhas de um calibre muito pequeno e de comprimento inferior a 10,5 centímetros.

Aplicação por via intramuscular

A via intramuscular (IM) é a mais utilizada na aplicação de produtos injetáveis para qualquer espécie de animais.

Para aves, a maior concentração de massa muscular é na região do peito, sem grandes vasos e nervos, fazendo com que a possibilidade de atingi-los seja quase nula. Portanto, eis o local preferido.

Para outros animais, o local de escolha é a musculatura da coxa, precisamente a lateral externa do músculo gastrocnêmico. Nesse caso, procura-se não aprofundar muito a agulha para evitar atingir vasos e nervos. Para certificar-se que o medicamento não seja injetado na corrente circulatória, ao introduzir a agulha, antes de injetar o produto, aspira-se a seringa. Caso apareça sangue na seringa, retira-se a agulha e outro local é escolhido para a aplicação do produto. Deve-se evitar, igualmente, atingir as articulações.

Nos equinos, por sua distribuição muscular, em geral utilizam-se os seguintes grupos musculares: os glúteos, os músculos da região do pescoço e os peitorais. Para os bovinos é mais indicado, no membro anterior, os tríceps, e no membro posterior os músculos semimembranoso e semitendinoso, mas deve ser evitado o sulco descrito por esses músculos para não atingir estruturas mais profundas (vasos e nervos).

Por esta via, podem-se administrar medicamentos oleosos como vitaminas, vacinas e a maioria dos antimicrobianos. O medicamento deve ser injetado lentamente pois, além de menos dolorosa, tal técnica garante sua correta distribuição no músculo, especialmente quando a quantidade administrada for maior.

Aplicação por via intravenosa

Alguns medicamentos requerem administração diretamente na corrente sanguínea do animal. Vários deles são produtos que causam lesão ao tecido. Portanto, tal via só deve ser usada por recomendação do médico-veterinário. A administração faz com que o medicamento seja lançado diretamente na circulação, além de tornar possível a aplicação de grandes quantidades de líquido e a obtenção de concentrações plasmáticas altas e precisas.

Por esta via podem-se administrar soluções eletrolíticas, soros glicosados e salinos em diferentes concentrações, alguns antimicrobianos (sobretudo diluídos em solução salina), anti-histamínicos, estimulantes cardíacos (epinefrina e atropina), tranquilizantes e anestésicos.

Deve-se desinfetar o local de punção e imobilizar a veia a ser puncionada. A agulha deve ser inserida com o bisel para cima, formando um ângulo de 30 a 40° com a pele. O medicamento deve ser infundido lentamente, e após a retirada da agulha o local deve ser pressionado por alguns segundos.

Em equinos devem-se usar as veias jugular e cefálica. Em bovinos as veias jugular, mamária e safena externa. A coccígea pode ser usada no caso de retirada de sangue para procedimentos diagnósticos. Em pequenos ruminantes usam-se as veias jugular, cefálica e safena externa.

- ### Aplicação por via intraperitoneal

A injeção intraperitoneal, ou na cavidade abdominal, é a via injetável de mais rápida absorção. Raramente é utilizada, mas pode ser uma via de eleição quando se deseja ação rápida do medicamento.

No caso de aves, a técnica recomendada é contê-la de cabeça para baixo, a fim de deslocar as vísceras no sentido cranial, tracionar a pele e injetar o produto na lateral baixa do abdome. É importante não injetar o medicamento nos sacos aéreos nem atingir vísceras.

Em grandes animais é utilizada quando se necessita administrar grandes volumes de solução. Um exemplo é a diálise peritoneal. É uma via comumente usada para tratamento em larga escala de rebanhos. É preciso cuidado ao introduzir a agulha por uma área da parede abdominal, dentro da qual não haverá possibilidade de penetrar um órgão visceral. Em bovinos, o flanco direito é mais adequado para injeção intraperitoneal do que o esquerdo, pois nesta área a agulha poderia facilmente penetrar no rume. No lado direito, os intestinos costumam ser empurrados para o lado pela ponta da agulha. O local correto é o centro da fossa paralombar, um palmo e meio abaixo dos processos transversos das vértebras lombares, para que não haja risco de injetar na gordura peritoneal ou danificar o rim. Antes de iniciar a injeção, a ponta da agulha deve ser movida levemente para dentro e para fora, assegurando-se que esteja livre dentro da cavidade. A solução injetada deve fluir sem resistência.

É uma injeção que deve ser aplicada com muito critério, pois pode trazer problemas sérios de infecções (peritonite). Compostos extremamente irritantes podem induzir peritonite química. É uma aplicação que deve ter a orientação do médico-veterinário.

Antes da aplicação do produto, recomenda-se aspirar a seringa para certificar-se de que a agulha não tenha atingido algum órgão na cavidade abdominal. É também importante observar os cuidados com antissepsia local para evitar a contaminação peritoneal. A via pode ser utilizada para injeção de medicamentos terapêuticos e preventivos. Em animais jovens, não injetar produtos gelados, mantendo-o fora de refrigeração antes da administração, para evitar risco de choque térmico.

▶ Medicação tópica

É uma das vias mais utilizadas em animais de grande porte devido às diversas enfermidades que afetam a pele, e sua fácil aplicação é uma grande vantagem para o médico-veterinário e para o animal, uma vez que diminui o estresse que o manejo pode causar. O procedimento consiste em lavar a zona com água e sabão e aplicar o medicamento. Recomenda-se que o aplicador utilize luvas descartáveis.

Existem ainda os produtos para aplicação em pulverizações, geralmente utilizados em rebanho bovinos para o controle de ectoparasitas. Tais produtos devem seguir algumas recomendações para a obtenção da eficiência esperada e evitar a ocorrência de reações tóxicas, especialmente quando à base de organofosforados. No preparo da solução para aplicação nos animais, seguir as recomendações do fabricante do produto e realizar a mistura de maneira homogênea, garantindo que todos os animais sejam banhados e recebam a mesma quantidade do produto. Os banhos nunca devem ser realizados em horas de sol forte e em dias de chuva ou com animais cansados, minimizando a possibilidade de ocorrência de efeitos tóxicos.

Na aplicação tipo *pour-on,* com doses totais inferiores a 100 mℓ, os produtos devem ser aplicados na pele do dorso. A aplicação *spot-on* tem dose total inferior a 20 mℓ e é derramada sobre a pele da cernelha. Dessa maneira, os medicamentos conferem, além da ação repelente de efeito prolongado contra ectoparasitas, efeito antiparasitário sistêmico, uma vez que se difundem pela camada gordurosa existente sobre a epiderme. Nas formulações costumam ser utilizados produtos à base de piretroides, levamisol e organofosforados.

Também é possível aplicar inseticidas em clipes de plástico mole fixados na orelha do animal como brincos de identificação, impregnados de substâncias próprias (piretroide ou organofosforado), mantendo o efeito de 3 a 5 meses, o que diminui sensivelmente o ataque dos insetos.

▶ Vias específicas de aplicação em grandes animais

- ### Aplicação por via intramamária

A medicação é colocada no interior da glândula mamária. Esta via é utilizada normalmente para o tratamento de enfermidades das glândulas mamárias de bovinos e consiste na introdução de um medicamento pelo canal da teta. A aplicação de medicamentos por essa via é feita usando-se seringas descartáveis ou tubos especiais providos de bicos adequados para inserção na teta.

No tratamento da mastite de animais em lactação é desejável que o medicamento tenha persistência curta na glândula mamária, pois reduz a presença de resíduos no leite após o tratamento, favorecendo a liberação para o consumo. Para tanto, recomenda-se antimicrobiano em veículo aquoso, e sendo o leite uma suspensão aquosa, há melhor difusão do medicamento. Ao contrário, para o tratamento de vacas em período de secagem é desejável longa persistência dos antimicrobianos. Nesses casos, geralmente se associam à formulação óleo mineral e sais insolúveis, bem como se aumenta a concentração do antimicrobiano na formulação.

Para realizar a aplicação intramamária, o quarto do úbere deve ser ordenhado ou drenado com uma sonda de teta, de preferência esterilizada. Primeiro, o bico da teta deve ser cuidadosamente limpo e desinfetado, para impedir a introdução de bactérias com o medicamento. Em seguida, a teta é mantida entre dois dedos e ocorre a introdução do medicamento, geralmente obtido na forma de unguentos ou fórmulas oleosas. Detalhadamente, o procedimento consta de lavagem da teta com água corrente e secagem com uma toalha descartável de papel. Depois, deve-se inserir a cânula com o medicamento no canal da teta, tendo o cuidado de não introduzi-la totalmente, já que podem ocorrer lesões nas estruturas internas, ainda que as seringas antimastíticas atualmente venham acompanhadas de uma cânula curta, e empurrar o êmbolo da seringa para que o medicamento seja introduzido. É importante a utilização de luvas e a aplicação de medidas de higiene rigorosas.

Após a infusão do medicamento, deve-se aplicar massagem, visando orientar o líquido da cisterna da teta para o tecido glandular. Ao final, uma pequena quantidade do preparado é esfregada na extremidade da teta.

Para evitar acidentes com o profissional ou trauma nas tetas das vacas, estas devem ser contidas com uso de peias de corda aplicadas nos membros pélvicos ou contidas pela dobra do flanco, pois o animal costuma reagir escoiceando.

As orientações básicas para o uso adequado de antimicrobianos em vacas leiteiras são:

- Não use antimicrobianos de longa duração
- Não use antimicrobianos que ocasionem a diminuição da produção láctea em vacas lactantes
- Descarte o leite de todos os quartos quando a vaca estiver em tratamento
- Nunca trate a mastite subclínica no período de produção de leite
- Maneje as vacas tratadas ao final da ordenha, se possível com equipamentos separados
- Não use antimicrobianos bactericidas com bacteriostáticos, simultaneamente ou misturados na mesma seringa.

Aplicação por via intrarruminal

Esta via tem seu uso restrito a medicamentos com ação no rume, como é o caso de alguns anti-helmínticos. É adequada para administração de inibidores de fermentação e compostos antiespumantes, em casos de timpanismo.

Possibilita aplicação rápida e distribuição uniforme do medicamento no rume. Devido a uma característica fisiológica do sistema gástrico dos ruminantes em relação à deglutição de líquidos, algumas medicações orais, na forma líquida, têm sua ação anti-helmíntica aumentada quando se utiliza a via intrarruminal.

A medicação é injetada no interior do rume, por meio de uma seringa dosadora com uma agulha longa, especial para tal finalidade. O acesso ao rume situa-se no lado esquerdo do animal, e o local mais apropriado para se administrar um anti-helmíntico intrarruminal é na região do flanco.

▶ Interações e incompatibilidades entre produtos medicamentosos e aditivos da ração

Em todo o mundo, são aproximadamente 140 as substâncias químicas aprovadas para uso veterinário, e cerca de 120 são antimicrobianos. Porém, é escassa a literatura científica sobre as possíveis consequências do uso simultâneo de medicações administradas para os animais, na água e/ou na ração.

As consequências das interações/incompatibilidades entre medicamentos utilizados em animais podem se refletir não somente em um quadro de intoxicação, mas em diminuição da tolerância ao medicamento, diminuição do apetite, diminuição da eficiência alimentar, além de má absorção de nutrientes da dieta e do medicamento. O quadro geral é queda de produtividade do plantel, muitas vezes atribuída à enfermidade primária, não à incompatibilidade entre as medicações. Quando o técnico desconfia dessas complicações, deve efetuar um levantamento detalhado das características farmacodinâmicas e farmacocinéticas de cada medicamento utilizado, na ração e na água, e controle rígido do consumo de ração, de água e do medicamento, em quantidade e período. Ao mesmo tempo, se o tratamento pretender o controle de doenças infecciosas, o melhor é retirar da ração o uso de aditivos que poderiam ter alguma interação com o medicamento e, em seguida, entrar com uma medicação de suporte.

▶ Período de retirada

A medicação dos animais, preventiva ou terapêutica, deve obrigatoriamente seguir a prescrição de interrupção do uso do produto, qualquer que seja a via utilizada, dias antes do abate ou da obtenção de ovos e leite para consumo humano. A essa interrupção dá-se o nome de período de retirada ou de carência.

Os medicamentos ministrados aos animais são absorvidos, distribuídos pelo organismo e, posteriormente, biotransformados e eliminados pelos sistemas hepático e/ou renal. O ciclo absorção-distribuição-biotransformação-eliminação é diferente entre as diversas substâncias, e o período de retirada também.

É obrigatório constar nos rótulos dos medicamentos, terapêuticos ou preventivos, o período de retirada, que deve ser rigorosamente observado. Tal cuidado tem como objetivo principal evitar o consumo de alimentos com resíduos de medicamentos acima do nível considerado inócuo, isto é, superior ao limite máximo de resíduo (LMR).

A indicação do período de retirada que consta em bula é a mínima possível. Ou seja, pode ser maior do que o período assinalado, mas nunca deve ser menor. Quando for utilizada associação de medicamentos, a suspensão da medicação deve ser estabelecida em função do produto com maior período de retirada. No caso de granjas poedeiras e leiteiras, os ovos e leite não devem ser comercializados enquanto perdurar o tempo de medicação e o período de retirada.

A possível ocorrência de resíduo de medicamentos nos alimentos de origem animal tem suscitado muitas dúvidas no público consumidor, alertando os órgãos e autoridades responsáveis pela saúde pública para que exerçam controle rígido do uso de medicamentos pela indústria animal. Com isso, a fiscalização será mais intensa, inclusive com exigência de rastreabilidade. A possível ocorrência de resíduos em níveis não permitidos poderá causar perdas econômicas ao produtor, que será punido com multas ou com o descarte da carne, do leite ou dos ovos.

A retirada de um medicamento também é recomendada 1 semana antes de se realizarem testes para controle de doenças, como pulorose, salmoneloses e micoplasmoses, quando se utilizam remédios de ação bactericida ou bacteriostática em lotes de reprodutoras ou poedeiras comerciais.

Outras recomendações de retirada incluem a suspensão do uso de sulfato de cobre 7 dias antes do abate, pois tal substância determina alteração da consistência do conteúdo cecal, tornando-o mais pastoso e contribuindo para possível contaminação da carcaça durante o abate de aves e suínos.

▶ Estocagem de medicamentos

Ao contrário de estoque de alimentos, as alterações físico-químicas dos medicamentos pela inadequada estocagem, na maioria das vezes, não é facilmente perceptível, merecendo atenção especial. Portanto, todos os medicamentos devem ser armazenados para manter as condições de luminosidade, temperatura e umidade necessárias para preservar a sua qualidade dentro do prazo de validade. O almoxarifado para estoque de medicamentos deve ser bem localizado, administrado, limpo e com local para guardar medicamentos termolábeis ou instáveis à luz. Também, quando necessário, no caso de produtos biológicos (vacinas e soros), o estoque deve ser mantido sob refrigeração.

Como regra geral, todo estoque de medicamento deve ter um inventário para registro de entrada e saída de produtos. Tal critério é muito importante para o caso de estoque de produtos medicamentosos controlados, como recentemente exigido para os antimicrobianos. Esse procedimento, além de atender ao que determina a legislação vigente, torna possível o rastreamento do uso de medicamentos na propriedade e, portanto, a detecção rápida de possíveis problemas relacionados com o mau uso ou utilização indevida (acidental ou não) da medicação.

▶ Medicação e meio ambiente

Todo medicamento, ao ser ingerido ou injetado, passa por quatro etapas: absorção, distribuição, biotransformação e excreção, a última por via urinária e/ou digestiva. Desse modo, o destino final dos medicamentos e/ou de seus metabólitos é a excreta dos animais, fezes e urina.

Em propriedades rurais, as excretas brutas lançadas no solo certamente alcançam os sistemas de pastoreios e efluentes, podendo contaminar outros animais ou até mesmo hortaliças e frutas que serão consumidos pelo ser humano. É imprescindível que as excretas dos animais, antes de sua utilização, sofram um processo de compostagem para eliminar a contaminação bacteriana e conseguir a inativação dos resíduos de substâncias, medicamentosas ou não, nelas presentes. Porém, se os metabólitos ativos dos medicamentos excretados nas fezes e urina não forem biodegradáveis, existe o risco de resíduos no meio ambiente, mesmo em compostagens, e tal resíduo pode atingir os humanos, ainda que não consumam carne, ovos ou leite, e contaminar até mesmo os animais silvestres que residam na área. Apesar desse risco, é muito baixa a informação sobre o grau de contaminação do solo e da água relacionada com a ingestão de medicamentos pelos animais em regiões de produção pecuária no Brasil. Cabe, portanto, ao médico-veterinário tomar todas as precauções na prescrição de medicamentos cujos produtos de excreção possam contaminar o meio ambiente, questionando a quantidade e a atividade dos resíduos medicamentosos excretados e, se necessário, como podem ser inativados.

No caso de frangos de corte, as excretas são recolhidas pela "cama de frango", que, além de fezes e urina, é composta de um material absorvente (maravalha, serragem, sabugo de milho triturado, casca de arroz, de café, capins e restos de culturas), penas, restos de ração e secreções. Na criação de poedeiras comerciais, as excretas são recolhidas sob as gaiolas, junto com restos de ovos quebrados, penas, ração e secreções, constituindo um material denominado "esterco de galinha". Até 2001, as excretas das aves, principalmente a cama de frango, destinavam-se à alimentação de animais ruminantes. A preocupação dos pesquisadores, até então, era de que os resíduos ali presentes pudessem prejudicar a saúde dos animais e atingir o ser humano por conta de sua cadeia alimentar. Porém, com o recrudescimento dos casos de "doença da vaca louca" (encefalopatia espongiforme dos ovinos, ou BSE, *bovine spongiform encephalopathy*) na Europa e a possibilidade de transmissão dessa enfermidade por meio da cama de frango, o Ministério da Agricultura, Pecuária e Abastecimento (MAPA) proibiu, em todo o território nacional, o uso de excretas de aves para a alimentação de ruminantes (artigo 2º, Instrução Normativa nº 15, de 17 de julho de 2002, publicada no *Diário Oficial da União* em 18/07/2001). Desde então, o enfoque passou a ter caráter ambientalista, já que a cama de frango e o esterco de galinha passaram a ser utilizados como adubo orgânico. Especulações sobre possíveis impactos ambientais causados pelos resíduos de medicamentos presentes nessas excretas carecem de bases científicas. Ainda assim, é importante ressaltar que as excretas das aves são fontes consideráveis de nitrogênio, fósforo, potássio e outros minerais, agentes potencialmente muito poluidores.

A simples aplicação das excretas no solo, sem prévio estudo de suas características, da sua composição, da determinação dos resíduos presentes e das características das culturas que serão cultivadas, poderá determinar danos ambientais ao solo, água e ar. A longo prazo, a sua utilização, sem prévia análise química e física do solo, e em quantidades inadequadas, pode prejudicar a produtividade das culturas, devido aos possíveis efeitos fitotóxicos, causando morte de elementos da fauna e biota do solo, proliferação de insetos, vermes e roedores e, finalmente, a deterioração da qualidade dos produtos agrícolas produzidos a partir da área que recebeu a adubação orgânica.

Deve ser lembrado, também, que o consumo de solo com resíduos de medicamentos passíveis de serem ingeridos pelos animais (como no caso de bovinos consumindo pastagens com baixa altura de corte e de aves criadas no sistema tipo "caipira") pode se constituir em fonte de contaminação de carne, leite e ovos.

E o que fazer com o descarte de produtos vencidos, do material acondicionador do medicamento (embalagens e caixas vazias) e dos equipamentos e descartáveis utilizados para a medicação (agulhas, seringas e curativos)? Descartes de medicamentos requerem cuidados especiais. O primeiro é separar os que apresentem riscos ambientais, reservando a eles cuidados que impeçam a exposição de pessoas ou contaminação do ambiente. Quanto aos não classificados como perigosos, existe a possibilidade de reciclagem das embalagens (caixas e bulas). Caso se opte por seguir a recomendação da reciclagem, uma importante questão a ser observada é a de garantir a destinação adequada e segura, de modo que esse material não seja reutilizado com fins fraudulentos. Sendo assim, recomenda-se a sua destruição parcial (triturar e rasgar) antes da destinação de embalagens de papel, plástico e vidro para a reciclagem.

O descarte com resíduos (p. ex., embalagens de papel) deve ser incinerado, bem como o material utilizado para a aplicação tópica (gaze). As seringas, agulhas e recipientes de vidro com resíduos devem ter destinação especial, como o recomendado para o lixo hospitalar. Porém, infelizmente, no meio rural, pouca ou nenhuma atenção tem sido observada com relação a esse aspecto. Seria muito importante que as empresas fornecedoras de medicamentos estabelecessem um programa de retorno desse material, contribuindo com os produtores rurais para a preservação do meio ambiente e estabelecendo uma corresponsabilidade social e ambiental.

Além dos cuidados na prescrição, no uso e no descarte de material de medicamentos para os animais, que devem ser adotados pelo médico-veterinário e pelos produtores, recomenda-se que as autoridades competentes e a indústria farmacêutica estabeleçam ações que possibilitem a obtenção de dados sobre a contaminação ambiental com a medicação de animais, domésticos ou não, com o objetivo de normatizar os procedimentos preventivos e estabelecer programas educacionais para a população em geral.

▶ Falha da medicação

Quando o lote de animais for tratado, seguindo-se o mais rígido critério para que a medicação fosse corretamente prescrita e administrada, mas a doença não for controlada, é necessário que se inclua na lista de boas práticas certos questionamentos auxiliares na tomada de decisão, para implementar as medidas corretivas. E tais questionamentos são:

- O diagnóstico estava errado?
- O microrganismo era resistente ao antimicrobiano usado?
- A posologia foi incorreta?
- A via de administração utilizada não foi a recomendada?
- A administração do produto foi muito tardia?
- A data de validade do produto estava vencida?
- O produto foi estocado de modo incorreto?
- Ocorreu antagonismo entre os medicamentos usados em associação?
- Ocorreu incompatibilidade entre o medicamento utilizado e os aditivos da ração?
- Os efeitos colaterais foram muito graves?
- O período de medicação foi muito curto e o lote reinfectado?
- Houve complicações do quadro patológico, o que prejudicou a eficácia do produto utilizado?
- Houve imunodepressão?
- A terapia de suporte não funcionou?
- O programa de biossegurança é falho e houve recontaminação?
- O técnico que aplicou o medicamento era capacitado e treinado para a função?

▶ Considerações finais

A nova diretriz na produção animal passa pela reorganização dos aspectos técnicos de modo a garantir a geração de alimentos seguros, éticos e obtidos de maneira sustentável. Para atingir tais objetivos são indispensáveis a incorporação de novos atores e a adoção de normativas e estratégias claramente definidas para esse fim. Resumidamente, pode-se assumir que as principais diretrizes desta nova maneira de produzir são:

- Consumidor acima de qualquer outro interesse
- Qualidade e segurança dos produtos "do campo para a mesa"
- Formação de pessoas para atuar no setor produtivo
- Educação do consumidor
- Adoção do princípio da precaução
- Responsabilidade do produtor/empresa.

As boas práticas são uma ferramenta de trabalho que proporciona informações sobre os riscos e sobre as medidas de prevenção e controle; fundamentam-se na aplicação de critérios de higiene e segurança; estabelecem normas para controlar os perigos durante o processo produtivo; e definem as medidas preventivas em todas as etapas da produção. Como a aplicação das boas práticas deve ser demonstrada pelo produtor/empresa, é indispensável o registro de todas as informações inerentes ao processo produtivo.

No caso específico da saúde do animal de produção, a aplicação das boas práticas deve observar o controle dos alimentos utilizados na alimentação animal (resíduos químicos ou biológicos que podem afetar a saúde humana e o meio ambiente), a aplicação de medicamentos e a observação estrita dos períodos de carência dos medicamentos utilizados, bem como a aplicação de práticas de ordenha que favoreçam a inocuidade do leite.

Na fase de implantação das boas práticas são indispensáveis a criação e a execução de um plano de trabalho que envolva as seguintes etapas: biosseguridade do plantel (com o objetivo de manter as condições de saúde do rebanho), serviço veterinário (responsável pelo programa de vigilância sanitária), rastreabilidade dos animais e de seus produtos, manejo da alimentação dos animais (para estabelecer um sistema de controle de qualidade dos alimentos que considere sua origem, transporte e armazenamento), uso de produtos veterinários, criação e manutenção dos registros e estabelecimento de sistemas de procedimentos padrão que devem ser escritos e obedecidos.

Diante deste cenário, fica muito clara a importância do estabelecimento de boas práticas para o uso de medicamentos em animais de produção. A questão é especialmente amplificada quando se considera que uma das grandes preocupações do Estado e da sociedade, bem como dos mercados consumidores do exterior, é o controle de resíduos de medicamentos veterinários em alimentos de origem animal.

▶ Bibliografia

Acco A. Metabolização de drogas em aves. Disponível em: http://pt.engormix.com/ma-avicultura/industria-carne/artigos/metabolizacao-drogas-aves-t309/p0.htm. Acesso em 28/04/14.

Aguawebsite. qualidade da água. Disponível em: www.aguawebsite.hpg.ig.com.br/. Acesso em 28/04/14.

Aramayona JJ, Bregante MA, Solans C et al. Emergence of a debate: AGPs and public health. Amsterdan: HAN, s/d. 132 p.

Booth NH, McDonald LE. Farmacologia e terapêutica em veterinária. 6. ed. Rio de Janeiro: Guanabara Koogan, 1992. 997 p.

Brake JD, Chamblee TN, Schultz CD et al. Daily feed and water consumption of broiler chicks from 0 to 21 days of age. Journal of Applied Poultry Research. 1992; 1:160-3.

Bruno LDG, Macari M. Ingestão de água: mecanismos regulatórios. In: Macari M, Furlan RL, Gonzales E. Fisiologia aviária aplicada a frangos de corte. 2. ed. Jaboticabal: FUNEP, 2002. pp. 201-8.

Burkholder J, Libra B, Weyer P et al. Impacts of waste from concentrated animal feeding operations on water quality. Environmental Health Perspectives. 2007; 115(2):308-12.

Compêndio Brasileiro de Alimentação Animal. São Paulo: Sindirações, 1998.

Dameron G. The chicken health handbook. Vermont: StoreyBooks, 1994. 344 p.

Donoho AL. Biochemical studies on the fate of monensin in animals and in the environment. Journal of Animal Science. 1984; 58(6):1528-39.

Dowling L. Ionophore toxicity in chickens: a review of pathology and diagnosis. Avian Pathology. 1992; 21:355-68.

Fowler NG. Anticoccidial compendium. Breerse: Janssen Pharmaceutica Animal Health, 1995. 73 p.

Furlong J, Prata MCA. Banho carrapaticida bem dado. Instrução técnica para o produtor de Leite. n. 23. Juiz de Fora: Embrapa Gado de Leite, 2006.

Garcia M, Della Libera AMMP, Barros Filho IR. Antibioticoterapia e hidratação em ruminantes. In: Guia online de clínica buiátrica, 2010. Disponível em: www.mgar.com.br/clinicabuiatrica/aspAtbHidrat.asp. Acesso em 28/04/14.

Gazdzinsky P. Timing crucial to prevent drug residue in turkey meat. The Feather File. Verão de 1997. Disponível em: file://A:\Cuddy%20-%20Feather%20File.htm. Acesso em 28/04/14.

Geocites. Perigos de contaminação da água subterrânea. Disponível em: www.geocities.com/ceso1999/perigo_de_contaminação. Acesso em 28/04/14.

Gonzales E. Fisiologia aviária aplicada a frangos de corte. 2. ed. Jaboticabal: FUNEP, 2002. pp. 187-99.

Gonzales E. Ingestão de alimentos: mecanismos regulatórios. In: Macari M, Furlan RL. Garcia MA. Aramayona JJ, Bregante MA, Solans C et al. Pharmacokinetics of fosfomycin in chickens after a single intravenous dose and tissue levels following chronic oral administration. Veterinary Research. 1997; 28(6): 581-8.

Jordan FTW, Howell JM, Howorth J et al. Clinical and pathological observation on field and experimental zoalene poisoning in broiler chicks and the effect of the drug on laying hens. Avian Pathology. 1976; 5(3):175-86.

Judicious use of antimicrobials for poultry veterinarians. Washington: Department of Health Human Services. Food and Drug Administration. Center for Veterinary Medicine, s/d. 12 p.

Kohek Jr I. Guia de controle de parasitas internos em animais domésticos. São Paulo: Nobel, 1998. 112 p.

Laczay P, Varga I, Mora Z et al. Potentiation of ionophorous anticoccidials with dihydroquinolines: reduction of adverse interactions with antimicrobials. International Journal of Parasitology. 1994; 24(3):421-3.

Lehel J, Laczay P, Mora Z et al. Toxicological studies on potentiated ionophores in chickens. I. Tolerance study. Acta Veterinaria Hungarica. 1995a; 43(2-3):321-33. (Summary).

Lehel J, Laczay P, Mora Z et al. Toxicological studies on potentiated ionophores in chickens. II. Compatibility study. Acta Veterinaria Hungarica. 1995b; 43(2-3):335-45. (Summary).

Leite F. Águas. Situação e uso. In: Conferência sobre terapêutica antimicrobiana aviária, 1, Campinas, 25/4/2002. Farmabase: Campinas. 2002. (Não publicado).

Leonart F, Roca E, Callis M et al. Higiene y patologia aviares. 1. ed. Barcelona: Tecnograf, 1991. 421 p.

Manual de produtos veterinários. 2. ed. São Paulo: Livraria Varela, 1999. 711 p.

Muirhead S. Feed Additive Compendium, v. 36. Minnetonka: The Miller Publishing Co., 1998.

NRC: National Research Council. Nutrient requirements of poultry. 9. ed. Washington: National Academy Press, 1994. 155 p.

NRC: National Research Council. The effects on human health of subtherapeutic use of antimicrobials in animal feeds. Disponível em: www.nap.edu/catalog/21.html.

NRC: National Research Council. The use of drugs in food animals. Benefits and risks. Washington: National Academy Press, 1999. 253 p.

Palermo Neto J. Resíduos de antimicrobianos em alimentos. Revista do Conselho Federal de Medicina Veterinária CFMV. 2001; 7(22):65-72.

Palhares JCP. Avicultura e meio ambiente. In: Simpósio Goiano de Avicultura, 5. Goiânia: AGA, 2002, pp. 192-199.

Pesti GM, Amato SV, Minear LR. Water consumption of broiler chickens under commercial conditions. Poultry Science. 1985; (64):803-8.

Ribeiro ACCL. Aplicação de injeções. Instrução técnica para o produtor de leite. n. 35. Juiz de Fora: Embrapa Gado de Leite, 2001.

Rosenberger G. Exame clínico dos bovinos. 3. ed. Rio de Janeiro: Guanabara Koogan, 1993. 419 p.

Santos BM, Pinto AS, Faria JE. Terapêutica e desinfecção em avicultura. Cadernos Didáticos 29. Viçosa: UFV, 1998. 71 p.

Sarkozy G, Semjen G, Laczay P et al. Treatment of experimentally induced Pasteurella multocida infections in broilers and turkeys: comparative studies of different oral treatment regimens. Jounal of Veterinary Medicine B. 2002; 49(3):130-4.

Simon VA, Oliveira C. Vacinação em avicultura através da água de bebida. In: Macari M. (ed.). Água na avicultura industrial. Jaboticabal: FUNPEP, 1996. pp. 73-85.

Sobestiansky J, Wentz I, Silveira PRSE et al. Suinocultura intensiva. Embrapa: Brasília, 1998, 388 p.

Spinosa HS, Górniak SL, Bernardi MM. Farmacologia aplicada à medicina veterinária. 3. ed. Rio de Janeiro: Guanabara Koogan, 2002. 752 p.

Stipkovits L, Csiba E, Laber G et al. Simultaneous treatment of chickens with salinomycin and tiamulina in feed. Avian Diseases. 1992; 36(1):11-6.

Stipkovits L, Salvi G, Glavits R et al. Testing the compatibility of a combination of tiamulina/chlortetracycline 1:3 premix (Tetramutin-Novartis) given in feed at different levels with salinomycin in chickens. Avian Pathology. 1999; 28(6):579-86.

Sumano LH, Gutirrez OL, Zamora MA. Bioequivalence of four preparations of enrofloxacino in poultry. Journal of Veterinary Pharmacology and Therapeutics. 2001; 24(5):309-13.

Sunde ML, Dafwang I, Cook ME et al. Facts about antibiotics in poultry feed still missing. Feedstuffs. 1990; 62(35):38-9.

Tahseen A. Principles of antimicrobial medication via drinking water. World Poultry. 2002; 18(9):53-55.

Valery PPT. Boas práticas de fabricação de produtos farmacêuticos. Brasília: Central de Medicamentos (CEME), 1989. 55 p.

Valery PPT. Boas práticas para estocagem de medicamentos. Brasília: Central de Medicamentos (CEME), 1989. 22 p.

Vermeulen B, De Backer P, Remon JP. Drug administration to poultry. Advanced Drug Delivery Reviews. 2002; 54:795-803.

Wabeck CJ. Chemical and drug checklist: a guide to preventing residues in poultry. Maryland: UM, 1987/1988. 20 p.

Webb KE, Fontenot JP. Medicinal drug residues in broiler litter and tissues from cattle fed litter. Journal of Animal Science. 1975; 41(4).

47
Fundamentos de Homeopatia em Animais de Produção

Nilson Roberti Benites

▶ Introdução

Nos primórdios a homeopatia foi referida pela primeira vez por Hipócrates (460-370 a.C.), que utilizou a Lei dos semelhantes em um de seus aforismos: "O que produz a estrangúria, cura a estrangúria; o que causa o vômito, cura o vômito; o que dá febre a um homem são, cura um homem que tem febre."

No Renascimento (século 16), Paracelsus referiu no item IV do prólogo terceiro (sobre os modos e as maneiras de curar), de *Medicina dos espíritos*:

"Seus médicos cuidam e curam as enfermidades mediante filtros e infusões que coagulam o espírito de determinadas ervas e raízes, cuja própria substância foi anteriormente responsável pela doença (...). Os enfermos que padecem dessas doenças podem se curar graças ao espírito dessas ervas, conforme está escrito nos livros desta seita e da qual fizeram parte grande quantidade de médicos famosos como Hipócrates e todos de sua escola."

A homeopatia foi criada por Samuel Hahnemann (1755-1843), que sistematizou todos os conhecimentos relativos a esta ciência em suas obras *Exposição da doutrina homeopática ou Organon da arte de curar* e *Doenças crônicas, sua natureza peculiar e sua cura homeopática*.

O termo homeopatia, criado por Hahnemann, deriva do grego *homoio pátheia*, que significa conformidade de afecções ou sentimentos. Trata-se de uma medicina no sentido global, abrangendo conceitos próprios de *saúde*, *doença* e *terapêutica*. Pode ser definida como "A ciência e a arte médica que têm por fim dar ao indivíduo condições físicas e mentais para livremente vir alcançar os seus mais altos desígnios, por meio de leis e princípios determinados e segundo uma técnica e uma arte próprias".

Na tradução de *Matéria médica*, de Cullen, em 1790, Hahnemann introduziu uma nota pessoal (como era seu costume quando fazia traduções) sobre o medicamento denominado *Cinchona* ou quina (*Cortex piravianis*). Na nota, ele dizia que a intoxicação pela *Cinchona* causava uma sintomatologia semelhante à observada na *febre palustre*, sendo este o medicamento indicado por Cullen para o tratamento da mesma. Considera-se que a homeopatia tenha surgido nessa época, pois a partir de então Hahnemann realizou, em si mesmo, os primeiros experimentos de intoxicação medicamentosa com quina para observar a sintomatologia por ela provocada em seu organismo.

No início, Hahnemann praticou tal medicina sozinho. Posteriormente ensinou-a a colegas interessados, escreveu sobre o assunto em revistas e jornais médicos e publicou livros a respeito. Ele viveu a homeopatia integralmente, todos os dias da sua vida, por mais de 40 anos. Nesse período, reescreveu algumas vezes os princípios da homeopatia, mantendo a essência, mas alterando ou complementando-os pela observação constante em sua prática médica.

Hahnemann faleceu em 1843, em Paris, mas ainda podemos encontrar suas obras publicadas em diversos livros: *Exposição da doutrina homeopática ou Organon da arte de curar*, sua obra básica, que congrega toda filosofia homeopática; *Doenças crônicas, sua natureza peculiar e sua cura homeopática*, dividido em duas partes: a primeira contém toda a filosofia homeopática relacionada com as doenças crônicas e a segunda, a descrição das intoxicações experimentais provocadas pelos medicamentos que podem curar estes tipos de doenças; *Matéria médica pura*, atualmente dividido em dois volumes descrevendo as intoxicações medicamentosas que não constam da matéria médica contida no livro *Doenças crônicas*. Temos ainda o livro *Escritos menores*, uma coletânea de artigos publicados que discorrem sobre a filosofia homeopática, além de observações de casos descritos pelo autor.

▶ Princípios gerais

A homeopatia se sustenta em duas leis básicas que serão descritas a seguir.

▪ 1ª lei | Lei dos semelhantes

Segundo essa lei, "os semelhantes que se curem pelos semelhantes" (*similia similibus curentur*). Hahnemann observou que, quando um organismo apresentava uma enfermidade e, naturalmente, o mesmo indivíduo era estimulado por um segundo agente mórbido, no caso de o segundo estímulo desencadear uma reação diferente da moléstia inicialmente instalada, haveria três caminhos distintos para a evolução do processo:

- Quando a enfermidade inicial era mais intensa do que o segundo estímulo, a moléstia inicial permanecia em seu curso de maneira inalterada e o segundo agente não sensibilizaria o organismo doente
- Quando o segundo estímulo era mais intenso do que a enfermidade inicial, esta desaparecia e era substituída pela nova moléstia e somente a doença inicial retornaria quando da resolução do segundo processo
- Quando a intensidade da primeira e da segunda enfermidade eram semelhantes, ambas se fundiam formando uma terceira moléstia com caracteres próprios, alguns sinais da primeira e outros sinais da segunda doença, e com curso diferenciado de ambas as enfermidades posteriores.

Por outro lado, Hahnemann verificou que, quando uma doença primária ocorria naturalmente e havia um segundo estímulo no organismo, semelhante à enfermidade inicial, também era possível verificar três alternativas:

- Quando a enfermidade inical era mais intensa do que o estímulo secundário, a moléstia primária permanecia com seus sinais e curso inalterados

- Quando a enfermidade secundária fosse mais intensa do que a primária, esta seria substituída pelo estímulo secundário, seguindo o curso do segundo estímulo; e quando o processo do segundo estímulo chegasse ao fim, a doença primária não retornaria, havendo, portanto, cura completa dos processos primário e secundário
- Quando a intensidade de ambos os estímulos eram semelhantes, ocorria a resolução de ambos os processos no período que perdurasse o segundo estímulo; quando este desaparecesse havia o retorno da moléstia primária, observando-se cura temporária.

A Lei dos semelhantes nada mais é do que uma lei natural observada durante a evolução das moléstias quando, concomitante a elas, intala-se outro processo mórbido semelhante, interrompendo ou curando o processo inicial.

2ª lei | Vitalismo

Condição que rege e harmoniza o ser vivo. Fenômeno imaterial que inexiste na substância morta e que caracteriza a vida. Condição que mantém e harmoniza os fenômenos da vida, sendo de fácil observação, pois diferencia, em sua essência, as coisas vivas das não vivas.

Nos parágrafos 9, 10 e 11 do *Organon*, Hahnemann comentou:

> "No estado de saúde, a força vital de natureza espiritual (autocracia), que dinamicamente anima o corpo material (organismo), reina com poder ilimitado e mantém todas as suas partes em admirável atividade harmônica, nas suas sensações e funções, de maneira que o espírito dotado de razão, que reside em nós, pode livremente dispor desse instrumento vivo e são para atender aos mais altos fins de nossa existência."

O organismo material, destituído da força vital, não é capaz de nenhuma sensação; é somente o ser imaterial, animador do organismo material no estado são e no estado mórbido (o princípio vital, a força vital), que lhe dá toda sensação e estimula suas funções vitais.

Quando o homem adoece, essa força vital de natureza espiritual e atividade própria, presente em toda parte no seu organismo (princípio vital), é a única que inicialmente sofre a influência dinâmica hostil à vida, de um agente morbígeno. Se o princípio vital estiver desequilibrado pode fornecer ao organismo as sensações desagradáveis e impedi-lo de realizar atividades anormais; esses processos chamamos doença. Essa força invisível é reconhecida por seus efeitos no organismo, causando síndromes que médicos-veterinários reconhecem como doença instalada.

Desta maneira, quando a *força vital* que anima um organismo está equilibrada, o mesmo apresenta as suas funções fisiológicas também equilibradas. Entretanto, quando algum estímulo desequilibra essa força, será o organismo material que apresentará as disfunções e, consequentemente, manifestará os sinais clínicos oriundos deste desequilíbrio.

A partir da Lei dos semelhantes e do Vitalismo, surgiram três princípios essenciais à prática da homeopatia: experimentação no indivíduo sadio, individualização e dinamização.

A *experimentação no indivíduo sadio* constitui-se na viga mestra da ciência homeopática, pois determina as respostas dos diferentes organismos ao estímulo de um mesmo medicamento. Algumas experimentações foram feitas em animais. No entanto, devido às características distintas no que tange à fisiologia dos diferentes animais (herbívoros, carnívoros etc.) e também devido à impossibilidade de se obterem sinais clínicos subjetivos (como, por exemplo, os tipos distintos de dor), Hahnemann trabalhou com seres humanos. Não há descrições na literatura de intoxicações dos medicamentos em animais. Portanto, os médicos-veterinários que trabalham com homeopatia devem, obrigatoriamente, adaptar as matérias médicas existentes.

Na *individualização*, uma vez conhecidos os efeitos do medicamento, é necessário conhecer o indivíduo, para que se possa estudar que medicamento deve ser administrado em cada paciente em um determinado momento. O conhecimento do indivíduo se faz pela sua caracterização como um todo único, por meio de sinais identificadores de sua condição diferenciada dos demais seres semelhantes. Cada indivíduo tem características próprias de sua condição biológica e mental, segundo as condições de determinado momento de sua vida.

Por último está a *dinamização* ou o chamado princípio do infinitesimal ou das pequenas doses. Para tratar a força vital, dinâmica, imaterial, faz-se uso do poder medicamentoso também imaterial, dinâmico dos medicamentos. Tal poder imaterial curativo dos medicamentos, antes intuído por Paracelsus, está de acordo com a física newtoniana, a filosofia de Leibnitz e a física quântica. O processo de dinamização do medicamento homeopático implica outros dois processos, a *diluição* e a *sucussão*. As *diluições* homeopáticas são obtidas utilizando-se três escalas diferentes. As escalas hahnemanianas são a centesimal (C ou CH) e a cinquenta milesimal (LM). A terceira, escala decimal (D, X ou DH), foi introduzida na homeopatia por Hering. As *sucussões* correspondem às agitações do medicamento após cada diluição. A *potência* do medicamento é o resultado final de cada etapa do processo de dinamização.

Hahnemann manteve na homeopatia o princípio médico e filosófico da visão global do indivíduo, princípio hipocrático perdido na história da medicina ocidental e fundamental na cultura oriental, o princípio *único*. Deste pensamento derivam os princípios do *indivíduo total* e do *medicamento único*.

O *indivíduo total* é um ser indivisível, uma interação, não uma soma de partes. Uma doença é o reflexo de um todo e nele contida, nunca um produto da alteração de uma parte isolada desse organismo.

O *medicamento único* é necessário ao tratamento do indivíduo em determinado momento. Também é uma consequência da técnica de experimentação dos medicamentos, pois se experimentou um medicamento de cada vez. Cada um dos medicamentos constitui-se em um todo, correspondendo ao todo indivisível do organismo para determinado momento.

Em suas duas últimas décadas de vida, Hahnemann fez um estudo completo das doenças em geral, e deste estudo nasceu o último princípio básico da homeopatia, denominado *miasma*: concepção da doença quanto à causa, ao contágio e à terapêutica, e que abrange tanto a doença crônica quanto a aguda. As doenças são causadas por "contágios semivitais, miasmas". Uma vez desencadeados seus efeitos, os miasmas "difundem-se na totalidade do organismo vivo como uma proliferação parasitária (...) sendo o contágio instantâneo", e manifestam-se após um período de incubação.

Hahnemann classifica as doenças em agudas e crônicas. Segundo ele, as *doenças agudas* matam o indivíduo ou evoluem para cura espontânea. Nas *doenças crônicas*, por sua vez, "o contágio parasitário semivital persiste, mais ou menos latente, difundindo suas ramificações parasíticas em todo o organismo, sem ser afetado pelas condições dietéticas e higiênicas mais adequada nem pela constituição mais robusta".

Prejudica as atividades da vida e as reações, arruinando a saúde, ou alterando as manifestações clínicas após tratamentos realizados, reaparecendo sempre com formas novas e mais graves até o fim da vida. Consequentemente, o que determina que a doença seja aguda ou crônica, do ponto de vista homeopático, é a sua evolução.

Hahnemann descreveu três "contágios parasitários crônicos": *sycosis* e *syphillis* (que são doenças venéreas), e a "doença mais terrível, inveterada, velha de séculos", que ele chamou de *psora*.

A *sycosis* é a "doença da verruga do figo, que normalmente se manifesta primeiro nos órgãos genitais e geralmente, mas nem sempre, vem acompanhada de uma espécie de gonorreia pela uretra, por vários dias ou semanas. Em casos mais raros, aparece na forma de verrugas secas ou assemelhados, frequentemente macias, esponjosas, sangrando facilmente e com formato de crista-de-galo ou couve-flor". Na medicina veterinária, dois tipos de doenças com manifestações semelhantes são observadas: a papilomatose e o linfossarcoma de Sticker. Havendo miasma, o tratamento recomendado por Hahnemann é uma única dose VO de *Thuja* dinamizada, devendo-se aguardar a ação da mesma por 15, 20, 30 e 40 dias, e alternar com *Nitric acidum* dinamizado e administrado de maneira semelhante à *Thuja*. Não há necessidade de se realizar nenhuma aplicação externa, exceto nos casos mais inveterados e difíceis.

O segundo miasma crônico, a *syphillis*, é o miasma da doença propriamente venérea, a doença do cancro. Nunca se observou doença semelhante na medicina veterinária. Hahnemann recomendou a utilização de *Mercurius solubilis* dinamizado VO no tratamento desta doença.

No parágrafo 80 do *Organon*, Hahnemann discorreu:

"Incalculavelmente maior e mais importante que os miasmas crônicos que acabamos de mencionar, há o miasma crônico da *psora*, que (conquanto aqueles dois revelem sua discrasia interna específica, um pelo cancro venéreo, o outro pelas excrescências em forma de couve-flor) também se revela, após o término da infecção interna de todo o organismo, por uma erupção cutânea peculiar, consistindo, às vezes, apenas em pequenas vesículas acompanhadas de prurido forte e voluptuoso (e odor característico), o miasma interno crônico monstruoso: a *Psora*, única *causa fundamental* real, produtora de todas as demais numerosas outras, direi mesmo incontáveis, tipos de moléstias, que com os nomes de debilidade nervosa, histeria, hipocondria, mania, melancolia, demência, furor, epilepsia e convulsões de toda a sorte, amolecimento dos ossos (raquitismo), escrofulose, escoliose e sifose, cárie, câncer, *fungus haematodes*, neoplasmas, gota, hemorroidas, icterícia, cianose, hidropisia, amenorreia, hemorragia gástrica, nasal, pulmonar, vesicular e uterina, asma e úlcera pulmonar, impotência e esterilidade, enxaqueca, surdez, catarata, amaurose, cálculos nos rins, paralisia, defeitos dos sentidos e dores de milhares de espécies etc., figuram nas obras sistemáticas de patologia como doenças peculiares e independentes."

Quanto ao tratamento da *psora*, Hahnemann estudou durante 12 anos, investigando a fonte deste número incrivelmente alto de afecções crônicas, verificando e colidindo informações que permaneceram desconhecidas de todos os observadores, e contemporâneos, e descobrindo, ao mesmo tempo, os principais medicamentos (antipsóricos) que combatem tais processos em todas as suas formas e estágios. Desta maneira, diante de um miasma denominado *psora*, o medicamento homeopático indicado é um antipsórico. A segunda parte do *Doenças Crônicas* de Hahnemann contém a matéria médica pura de 47 medicamentos denominados antipsóricos. O repertório de Bönninghausen, publicado em 1833, cuja introdução é escrita pelo próprio Hahnemann, apresenta seis novos medicamentos, totalizando 53 antipsóricos catalogados até hoje. O Quadro 47.1 mostra a relação dos medicamentos antipsóricos de Hahnemann e aqueles acrescentados por Bönninghausen.

Outras teorias miasmáticas foram desenvolvidas após a morte de Hahnemann, das quais se podem citar as teorias de Kent, Allen, Ghatak, Paschero, Ortega e Elizalde. As maneiras de compreensão da evolução e dinâmica da doença propostas por tais autores diferem da ensinada por Hahnemann, mas esta obra não tem como objetivo estudá-las. Tal diversidade de teorias fez surgir diferentes linhas dentro da homeopatia, mas nenhuma delas é mais prática e objetiva do que a descrita neste capítulo.

▶ Matéria médica homeopática

A escolha do medicamento homeopático envolve a necessidade de comparação dos sinais apresentados pelo animal enfermo ou rebanho acometido com os sinais observados nas experimentações medicamentosas.

Hahnemann, auxiliado por colaboradores (em sua maioria médicos), experimentou ou "provou" medicamentos, anotando meticulosamente as suas observações, na linguagem simples dos provadores, e seguindo um plano definido. Os resultados de suas experimentações iniciais encontram-se registrados na *Matéria médica pura*. As últimas experimentações estão descritas na segunda parte do livro *Doenças crônicas*.

Outros três médicos colaboraram com experimentações de medicamentos. Constantine Hering publicou *Sintomas guias*, uma coleção de 10 volumes. Timothy Allen publicou a *Enciclopédia de matéria médica pura*, constituída de 12 volumes. Benoit Mure editou o *Tratado de patogenesia de medicamentos originários do Brasil*, publicado inicialmente em francês, mas que atualmente pode ser encontrado traduzido para o português.

Quadro 47.1 Relação dos medicamentos antipsóricos cujas matérias médicas puras estão descritas na segunda parte do livro *Doenças crônicas* de Hahnemann e aqueles que Bönninghausen acrescentou.

Relação dos medicamentos antipsóricos de Hahnemann	Relação de medicamentos antipsóricos acrescentados por Bönninghausen
Agaricus, Alumina, Ammonium carbonicum, Ammonium muriaticum, Anacardium orientale, Antimonium crudum, Arsenicum album, Aurum, Baryta carbonica, Borax veneta, Calcarea carbonica, Carbo animalis, Carbo vegetabilis, Causticum, Clematis erecta, Colocynthis, Conium maculatum, Cuprum, Digitalis purpurea, Dulcamara, Euphorbium, Graphites, Guajacum, Hepar sulphuris, Iodium, Kali carbonicum, Lycopodium, Magnesia carbonica, Magnesia muriatica, Manganum, Mezereum, Muriaticum acidum, Natrum carbonicum, Natrum muriaticum, Nitric acidum, Nitrum, Petroleum, Phosphoricum acidum, Phosphorus, Platina, Sarsaparilla, Sepia succus, Silicea terra, Stannum, Sulphur, Sulphuricum acidum, Zincum	*Belladonna, Bovista, Boracicum acidum*

Um trabalho interessante, e que merece nota, foi realizado por Hering, Allen, Bönninghausen, Jahr e Clarke ao publicarem algumas matérias médicas que descrevem os principais sinais produzidos pelos medicamentos, considerando-se cada órgão ou parte do corpo. Não se verifica nelas a complexidade das matérias médicas puras, mas elas podem ser muito úteis na prática homeopática.

Certas publicações de matérias médicas descrevem somente as principais características de cada medicamento. Tais tipos de matérias médicas não devem ser utilizados para verificação da presença de determinado sintoma, mas sim para se obter, de maneira resumida, o perfil de ação de cada medicamento. Os autores com estas características são: H.C. Allen, Boger, Nash, Boericke, Kent, Lathoud, Vannier, Vijnovsky e Tyler.

Repertório

A palavra "repertório" é originária do latim *repertorium*, derivada de *repertus*, particípio passado de *reperire*, que é a combinação de duas palavras *re*, que significa novamente; e *parire*, produzir. Desta maneira, repertório significa "reprodução".

A palavra *repertorium* também pode ser entendida como inventário (descrição, enumeração, levantamento individualizado, lista discriminada etc.), e pode ser utilizada como sinônimo de coleção, compilação, conjunto e índice.

Portanto, o repertório é um índice, um dicionário de sintomas e sinais descritos nas matérias médicas e da experiência clínica dos homeopatas.

Tomada do caso

A tomada do caso corresponde à abrangência *total* do paciente, do rebanho ou doença (como ela está se manifestando), o que em outros termos representa o seu conhecimento *individualizado* por meio dos *sinais modificados* do paciente, do rebanho ou da doença, de acordo com o nível em que haja necessidade de se trabalhar, bem como a descoberta do *medicamento mais indicado* e, finalmente, a prescrição das *condutas médicas*. Deve ser, provavelmente, a maior dificuldade no exercício da homeopatia. Quando a tomada do caso é bem retratada, o trabalho está praticamente finalizado.

Dados individuais

Inicia-se com a identificação do paciente, bem como tem como objetivo informar as eventuais circunstâncias correlacionadas com a sua atual condição vital.

Quando se individualiza o paciente deve-se registrar: nome ou número, idade, espécie, raça, sexo, biotipo e origem. Quando a individualização é do rebanho deve-se destacar: idade, espécie, raça, sexo, biotipo, origem, época do ano, alimentação, instalações, intercorrências etc.

Anamnese

▸ **Confissão.** O proprietário ou o tratador relatam a evolução da moléstia que envolve o paciente ou o rebanho. O médico-veterinário ouve e observa o que há de alterado. Relata os fatos, mantendo-se calado, deixando que lhe indiquem o que têm a dizer, evitando interrompê-los.

▸ **Interrogatório inicial.** Visa dissipar qualquer dúvida referente aos sinais clínicos relatados, especialmente em relação à modalização e ao tempo de instalação e duração dos mesmos.

▸ **Antecedentes mórbidos familiares.** Conhecimento das potencialidades do terreno do paciente. Possibilita prever os caminhos patológicos que poderá vir a percorrer.

▸ **Antecedentes mórbidos pessoais.** Possibilita construir a história patológica do paciente de modo a possibilitar o entendimento de sua evolução pessoal.

▸ **Hábitos e condições de vida.** Possibilita conhecer as condições de instalação e padrão alimentar.

▸ **Interrogatório geral.** Refere-se à busca do conhecimento sobre as condições atuais de funcionamento de todo o organismo do paciente, em especial sobre os sinais não relatados no interrogatório inicial. Deve-se dar ênfase às modalizações, ao tempo de instalação e à duração dos sinais.

Exame físico

A *observação* é realizada a cada instante da tomada do caso. Para complementar o exame físico deve-se proceder a *palpação*, *percussão*, *auscultação* e *mensuração*, bem como avaliação de todos os sinais vitais. Quando se trata de rebanho devem ser observados os sinais que se repetem nos animais, bem como a evolução dos casos.

Todos os dados coletados no interrogatório e no exame físico devem ser acompanhados da *duração* e *modalização* dos mesmos. Isto é, quando se iniciaram e por quanto tempo persistiram, ou se persistem ainda, e também como se agravam ou melhoram (pelas posições do corpo, horários, periodocidade, condições de tempo, alimentação, lateralidade e localizações anatômicas).

Exames complementares

Têm como objetivo auxiliar na formação de *hipóteses diagnósticas clínicas* e *prognósticos*.

As hipóteses diagnósticas podem ser duas: clínica ou homeopática.

As *hipóteses diagnósticas clínicas* possibilitam melhor conhecimento do paciente e do rebanho, e portanto da história natural da moléstia, do prognóstico e das terapêuticas não medicamentosas complementares necessárias ao correto tratamento do paciente. Por outro lado, a *hipótese diagnóstica homeopática* é fundamental para a eleição dessa terapêutica medicamentosa.

Seleção do medicamento

Com o objetivo de se realizar cura, a cada agregado de sintomas mórbidos em um caso deve ser oposto um grupo de sintomas medicinais semelhantes, tão completo quanto possa ser reunido em qualquer único medicamento conhecido.

Desta maneira, conclui-se que é necessário obter um "agregado de sintomas mórbidos" do paciente ou do rebanho para a escolha do melhor medicamento. Para tanto, deve ser feita a hierarquização dos sintomas com o objetivo de selecionar os sinais que mais caracterizam a doença do paciente ou do rebanho.

A designação do medicamento se inicia com a escolha da *síndrome mínima de valor máximo*, e segue com a *repertorização* e *a comparação do quadro com as matérias médicas*.

A seleção dos sintomas apresenta o objetivo de configurar o menor número de sintomas que expresse a atual modificação dinâmica global do indivíduo ou rebanho (*síndrome mínima de valor máximo*). Nesta seleção, dentre os sintomas mais *característicos*, *singulares*, *incomuns* e *peculiares*, devem ser escolhidos os mais recentes, ou seja, os que traduzam com maior precisão a alteração dinâmica atual.

A *síndrome mínima de valor máximo* deve ser constituída de:

- Acordo com o diagnóstico homeopático
- Sintomas de aparecimento mais recente
- Sintomas mais característicos, estranhos e peculiares
- Sintomas gerais ou locais modalizados
- Sintomas mentais somente quando absolutamente claros, espontâneos ou facilmente observáveis.

A *repertorização* consiste na técnica de utilização do repertório homeopático com o objetivo de fazer uma triagem de medicamentos possíveis para o caso em questão.

Após a repertorização deve-se suspeitar de poucos medicamentos. Nesta fase, deve-se consultar a matéria médica dos medicamentos triados para selecionar o medicamento que mais se assemelhe ao quadro de sinais apresentados pelo rebanho ou pelo paciente.

Administração do medicamento

Os medicamentos homeopáticos podem ser aviados como tinturas, pós, glóbulos ou pequenas pílulas, todos de sacarose ou lactose. A medicação deve ser mantida protegida da luz forte, do calor e dos odores, especialmente cânfora.

Podem-se utilizar como vias de administração dos medicamentos a língua, a boca e o estômago. O nariz e os órgãos respiratórios recebem a ação de medicamentos em forma fluida, por meio da olfação. A pele também pode ser utilizada para administração de medicamento, principalmente se for indicada a fricção, bem como as mucosas que apresentem terminações nervosas.

Constituem regras para a prescrição da medicação homeopática:

- Iniciar o tratamento com potências médias (18 a 30 centesimais). Como regra geral, são indicadas potências baixas (6 a 12 centesimais) para os casos mais orgânicos ou lesionais; potências médias para os não muito graves e funcionais; e potências altas (200, 1.000, 10.000 centesimais) para os casos predominantemente mentais
- Não repetir doses na mesma potência. Para repeti-las, utiliza-se o método *plus*, que consiste na diluição dos glóbulos ou gotas de medicamento homeopático dinamizado; e cada vez que se administra nova solução, esta deve sofrer uma nova sucussão, sendo agitada de 6 a 8 vezes
- Nos casos agudos, fazer uso, como regra geral, de potências baixas, regulando a frequência das doses conforme o prognóstico natural da patologia
- No tratamento das fases agudas das doenças mentais, dê preferência ao uso das potências da escala cinquenta milesimal, em doses repetidas ou no método *plus*, ou ainda utilizar as altas potências centesimais, em doses repetidas, no método *plus*
- Cuidar dos possíveis obstáculos à cura, como as condições de higiene geral, a origem e a conservação do medicamento, o horário e a dieta durante a medicação
- Nos casos agudos ou crônicos, prescrever estimulantes e desbloqueadores da energia vital, como indicado por Hahnemann: *Sulphur*, *Hepar sulphuris*, *Mercurius*.

O Quadro 47.2 mostra a relação de doenças e dos medicamentos homeopáticos que podem ser utilizados para cada doença, levando-se em consideração as características da doença no animal e no rebanho envolvido. O Quadro 47.3 mostra as siglas e os respectivos nomes dos medicamentos homeopáticos.

Quadro 47.2 Relação de doenças e medicamentos homeopáticos, levando-se em consideração as características da doença no animal e do rebanho envolvido.

Doença	Medicamento
Bovinos	
Abortamento micótico (lesões tipo dermatoses nos fetos; retenção de placenta; abortamento)	Calc., dulc., hep., iod., nat-c., phos., Sep., sulph.
Actinobacilose (língua de pau em bovinos; abscessos na língua; abscessos na gengiva; abscessos na boca; inchaço dos linfonodos da face)	Ars., aur., aur-m., bar-c., carb-an., con., cupr., kali-i., lyc., merc., mur-ac., petr., plb.
Actinomicose (tumor, câncer abscesso na mandíbula e maxilar)	Ars., aur-m-n., graph., phos., staph.
Anaplasmose (anemia; febre intermitente; perda de peso; septicemia)	Agar., alum., ars., ars-i., calc., calc-p., carb-v., chin-a., ferr., ferr-ar., ferr-i., graph., iod., kali-ar., kali-c., kali-p., lach., lyc., nat-m., nat-s., nit-ac., nux-v., phos., psor., puls., sep., sil., sulph.
Babesiose (anemia; febre intermitente; perda de peso; septicemia)	Agar., alum., ars., ars-i., calc., calc-p., carb-v., chin-a., ferr., ferr-ar., ferr-i., graph., iod., kali-ar., kali-c., kali-p., lach., lyc., nat-m., nat-s., nit-ac., nux-v., phos., psor., puls., sep., sil., sulph.
Bicheira (úlcera necrótica, com secreção serosa e corrosiva, com odor pútrido)	Ars., asaf., carb-v., con., lyc., merc., nit-ac., puls., rhus-t., sil., sulph.
Botulismo (paralisia progressiva; paralisia respiratória; paralisia da língua)	Agar., arg-n., ars., bar-c., calc., carb-v., chin., con., cupr., gels., hydr-ac., kali-c., lach., laur., lyc., mang., op., phos., stann.
Brucelose (abortamento, retenção de placenta, artrites)	Acon., apis., arn., bell., bry., calc., canth., caul., cimic., croc., ferr-p., gels., iod., ip., kali-c., kreos., lyc., merc., nux-v., puls., rhus-t., ruta., sabin., sec., sep., sil., sulph.
Campilobacteriose genital bovina (vibriose bovina – abortamento; ciclos irregulares e prolongados; metrite; retenção de placenta)	Apis., calc., caul., cocc., con., ign., iod., ip., kali-p., kreos., lyc., merc., nux-v., phos., puls., sabin., sec., sep., sil., sulph.
Candidíase em bezerros (erupções vesiculares na língua; diarreia aquosa)	Acon., am-m., ant-c., apis., ars., asar., bar-c., bell., berb., bor., calc., canth.,carb-v., caust., cham., chin-a., chin., cupr., graph., hell., kali-ar., kali-c., kali-i., lach., mag-c., mag-m., manc., merc., mez., mur-ac., nat-a., nat-c., nat-m., nat-p., nat-s., nit-ac., nux-v., phos., puls., rhus-t., rhus-v., sars., sep., squil., stram., thuj., verat., zinc.
Candidíase em adulto (mastite aguda; abortamento; vaginite vesicular)	Apis., bell., bry., bufo., merc., phos., phyt., sil., sulph.
Candidíase e mastite aguda (edema de glândula mamária; dor na glândula mamária; abscessos na glândula mamária)	Apis., bell., bry., bufo., Merc., Phos., Phyt., Sil., sulph.

(continua)

Quadro 47.2 Relação de doenças e medicamentos homeopáticos, levando-se em consideração as características da doença no animal e do rebanho envolvido. (*Continuação*)

Doença	Medicamento
Carbúnculo hemático, antraz, febre esplênica, pústula maligna hiperaguda (andar cambaleante; dificuldade para respirar; tremores; convulsão; septicemia; hemorragia [sangue não coagula])	Anthr., apis., ars., carb-v., crot-h., kali-p., lach., phos.
Carbúnculo hemático, antraz, febre esplênica, pústula maligna aguda (andar cambaleante; dificuldade para respirar; tremores; convulsão; hemorragia pelos orifícios naturais do corpo; septicemia; hemorragia [sangue não coagula])	Anthr., apis., ars., carb-v., crot-h., kali-p., lach., phos.
Carbúnculo hemático, antraz, febre esplênica, pústula maligna crônica (edemas subcutâneos; septicemia; inchaço das tonsilas)	Apis., ars., bapt., bry., carb-v., crot-h., ferr., hippoz., kali-p., lach., lyc., phos., puls., rhus-t., sulph., tarent.
Carbúnculo sintomático (inchaço do membro posterior; gangrena do membro posterior; septicemia; sangue não coagula; crepitação subcutânea)	Anthr., ars., carb-v., crot-h., lach., phos., sec.
Carrapato (anemia; erupções picadas de insetos; perda de peso)	Alum., am-c., am-m., ant-c., arn., ars., bell., bor., bov., bry., calc., camph., canth., carb-s., carb-v., caust., cham., chel., chin., cocc., colch., coloc., con., dros., hell., ip., lach., lyc., mag-c., mang., merc., mez., nat-c., nat-m., nux-v., olnd., op., petr., ph-ac., phos., puls., rhod., rhus-t., sel., sil., spig., spong., stront., sulph., verat.
Colibacilose (diarreia aquosa; diarreia mucosa incolor; congestão do estômago)	Calc., chin., kali-ar., nat-m., phos.
Coronavirose (diarreia de animais jovens; fezes aquosas; fezes com muco)	Acon., aeth., agar., apis., Arg-n., ars., bor., calc-p., cham., cina., crot-t., dulc., ferr., gamb., hell., ip., mag-c., merc., nux-m., phos., podo., psor., puls., sep., sil., sul-ac., sulph.
Criptosporidiose (diarreia em neonatos; perda de peso; diarreia com sangue)	Acon., aeth., agar., apis., arg-n., ars., bar-c., benz-ac., bor., calc-p., calc-s., calc., cham., cina., crot-t., dulc., ferr., fl-ac., hell., ip., iris., kreos., mag-c., mag-m., merc., mez., nat-m., Phos., podo., psor., puls., sabad., samb., sep., Sil., stann., staph., stram., sul-ac., sulph., valer., zinc.
Dermatofitose – dermatomicose (erupções herpéticas circinadas; erupções de cabeça; erupções de pescoço; erupções de períneo)	Anag., bar-c., calc., calc., clem., dulc., graph., hell., lith., nat-c., nat-m., phos., phyt., sep., sulph., tell., tub.
Diarreia viral bovina (BVD)	Apis., calc., hep., lyc., merc., nit-ac., phos., rhus-t., sil.
Diarreia viral bovina (BVD) em bezerros (diarreia aquosa com muco ou sangue; úlceras na boca, gengiva e língua, estômago e intestino; córneas opacas)	Apis., calc., caust., chel., colch., hep., hydr., kali-bi., lach., lyc., merc-c., merc., mur-ac., nit-ac., phos., rhus-t., sil.
Diarreia viral bovina (BVD) em adultos (abortamento)	Bell., canth., caul., cimic., croc., gels., ip., nux-v., puls., sabin., sec., sep.
Edema maligno (inchaço do membro posterior; gangrena do membro posterior; septicemia; sangue não coagula)	Anthr., ars., carb-v., crot-h., lach., phos., sec.
Eimeriose (diarreia de animais jovens; fezes aquosas; fezes com estrias de sangue e/ou coágulos de sangue; fezes com muco; perda de peso; pneumonia)	Agar., apis., arg-n., arn., ars., cham., cina., dulc., ferr., ip., merc., phos., psor., puls., sep., sil., sulph.
Enterite por *Clostridium perfringens* (disenteria hemorrágica; perda de peso; septicemia)	Apis., carb-v., lach., phos.
Ergotismo (gangrena das articulações inferiores distais)	Ant-c., anthr, ant-t, ars., calen, carb-an., carb-v., chin., crot-h., cupr, iod, lach., merc, ph-ac., phos., plb., sec., verat., vip
Erisipela (artrite não supurativa)	Acon., ang., apis., arn., aur., bell., bry., calc., caust., ferr-p., guai., hyper., iod., kali-c., kali-i., kalm., kreos., lach., lact-ac., led., lith., lyc., mang., meny., merc., nat-m., nat-s., phyt., psor., puls., rhod., rhus-t., ruta., sabin., sars., sep., sil., sulph., verat-v.
Esporotricose (abscessos; linfonodos inflamados em cadeia; ulcerações com exsudato na pele)	Aur., bell., bry., calc-s., calc., carb-v., clem., con., dulc., hep., ign., kali-n., kreos., lach., lyc., merc., nit-ac., nux-v., phos., puls., rhus-t., sep., sil., spig., staph., sulph.
Esquistossomíase (enterite hemorrágica; anemia; emaciação)	Agar., alum., am-m., apis., arg-n., arn., ars-i., Ars., bry., calc., canth., carb-v., cham., chin-a., chin., cina., coloc., con., cub., cupr., ferr-ar., ferr-i., ferr-p., ferr., graph., helon., ign., iod., kali-ar., kali-bi., kali-c., kali-p., lach., lyc., mag-c., mag-m., nat-a., nat-c., nat-m., nat-p., nat-s., nit-ac., nux-m., nux-v., petr., phos., plb., psor., puls., rhus-t., ruta., sec., sep., sil., staph., sulph., verat.
Estefanofilariose (úlceras serosas na glândula mamária)	Calc., hep., phos., phyt., sil., sulph.
Dermatofilose, estreptotricose (erupções crostosas; escaras circulares)	Alum., ars., bar-c., bell., bov., bry., calc-s., calc., carb-an., cic., clem., con., graph., hep., kali-bi., kali-s., led., lyc., merc., mez., mur-ac., olnd., ph-ac., puls., ran-b., rhus-t., sabin., sars., sep., sil. staph., sulph., verat., viol-t., zinc.
Fasciolose (anemia; edema submandibular; fraqueza; processos hepáticos; hemorragia)	Acon., arg-n., arn., ars-i., ars., bell., bry., calc., carb-v., cham., chin., coloc., crot-h., cupr., dig., ferr. graph., kali-c., lach., lyc., merc., nat-c., nat-m., nit-ac., nux-m., nux-v., petr., ph-ac., phos., psor., puls., rhus-t. sulph., zinc.
Febre aftosa (úlceras na boca; úlceras no nariz; úlceras na faringe; úlceras nos dedos)	Alum., ars., bor., bry., calc., carb-an., caust., graph., kali-bi., nit-ac., petr., sep., sil., sulph., thuj.
Febre do leite – paresia da parturiente (fraqueza das pernas após parto; cabeça pende para os lados; pupilas dilatadas; atonia digestiva)	Ars., bell., caust., nux-v., sabad.
Ficomicose (granulomas ulcerativos nas narinas e boca; inchaço dos linfonodos da cabeça)	Alum., calc., hep., lach., merc., nit-ac., petr., phos., plb., sil., staph., thuj.
Hepatite necrótica infecciosa (processo hepático: septicemia)	Arg-n., arn., ars., bapt., bry., carb-v., crot-h., ferr., lach., lyc., phos., puls., rhus-t., sulph.
IBR/IPV (rinotraqueíte infecciosa bovina/vulvovaginite pustular)	Ant-c., arn., bry., calc., carb-an., ferr-i., kali-c., lyc., merc., nit-ac., phos., puls., sep., sil., sulph.
IBR/IPV – forma respiratória (úlceras no nariz; coriza; pneumonia)	Ant-c., arg-n., arn., ars-i., ars., aur-m., brom., bry., calc., carb-an., carb-s., ferr-i., iod., kali-bi., kali-c., kali-i., kali-p., lyc., merc., nit-ac., phos., puls., sang., senec., sep., sil., squil., sulph.

(*continua*)

Quadro 47.2 Relação de doenças e medicamentos homeopáticos, levando-se em consideração as características da doença no animal e do rebanho envolvido. (*Continuação*)

Doença	Medicamento
IBR/IPV – infecções genitais (vulvovaginite pustular; abortamento; vulva edematosa com pústula; secreção vaginal purulenta; pústulas no pênis e prepúcio)	Ambr., ant-c., apis., arn., asaf., bell., bry., calc-s., calc., cann-s., canth., carb-an., carb-v., con., ferr-i., helon., kali-c., lyc., merc., nit-ac., nux-v., phos., podo., puls., rhus-t., sec., sep., sil., sulph., verat., zinc.
Leptospirose	Cham., hep., lyc., merc., sep., sulph.
Leptospirose em bezerros (icterícia; anemia; hemoglobinúria; dispneia; fígado edemaciado e com necrose)	Acon., agar., aloe., alum., ambr., ant-c., ant-t., arg-n., arn., ars-i., ars., aur., bell., bry., calc-p., calc., carb-s., carb-v., caust., cham., chin-a., chin., cocc., coloc., con., crot-h., cupr., dig., dulc., ferr-ar. ferr., graph., hell., hep., hydr., iod., kali-ar., kali-bi., kali-c., lach., lyc., mag-m., merc-c., merc., nat-a., nat-c., nat-m., nat-s., nit-ac., nux-v., petr., ph-ac., phos., plb., psor., puls., rhus-t., sabad., sec., sep. sil., spig., sul-ac., sulph., verat., zinc.
Leptospirose em adultos (leite espesso; leite amarelado; leite com sangue; abortamento)	Cham., hep., lyc., merc., sep., sulph.
Língua azul (úlcera com necrose na boca; língua azulada; pneumonia; abortamento)	Ant-c., ars., carb-v., op.
Listeriose	Arn., ars., bell., bry., ferr., lyc., nux-v., phos., puls., rhus-t., sec., sulph.
Listeriose – encefalite (isolamento; não consegue ficar de pé; incoordenação; paralisia)	Alum., bell., calc., caust., con., cupr., gels., nux-v., ph-ac., phos., sec., sulph.
Listeriose – abortamento (perinatal; necrose do fígado fetal; metrite; septicemia; retenção de placenta)	Arn., ars., bell., bry., croc., ferr., lyc., nux-v., phos., puls., rhus-t., sec., sep., sulph.
Listeriose – septicemia (septicemia; necrose do fígado; enterite hemorrágica)	Aloe., am-m., apis., arg-n., arn., ars., bapt., bry., carb-v., crot-h., ferr., lach., lyc., phos., puls., rhus-t., sulph.
Mastite superaguda (edema de glândula mamária; dor na glândula mamária; pulso fraco e rápido; septicemia)	Apis., bell., bry., calc., camph., carb-an., cham., clem., con., lac-c., lyc., merc., phos., phyt., puls., rhus-t., Sil., sulph.
Mastite aguda (edema de glândula mamária; dor na glândula mamária; abscessos na glândula mamária)	Apis., bell., bry., bufo., merc., phos., phyt., sil., sulph.
Mastite subaguda (inflamação da glândula mamária; alteração no leite; abscessos na glândula mamária)	Apis., bell., bry., bufo., cist., hep., lach., merc., phos., phyt., sil., sulph.
Mastite subclínica (aumento das contagens de células somáticas; inflamação da glândula mamária; leite diminuindo; leite ruim)	Bry., bufo., calc., carb-an., cham., crot-t., lach., lyc., merc., phos., phyt., plb., puls., rhus-t., sulph., ust., verat-v.
Metrite (inflamação do útero; atonia do útero; secreção fétida do útero; septicemia)	Ars., bufo., calc., carb-an., caul., chin., coloc., ferr., helon., hydr., kali-i., kali-p., kreos., lach., nux-v., op., psor., puls., sabin., sec., sep., sil., sulph., tril., ust.
Micoplasmose, pneumonia enzoótica dos bezerros (pneumonia; tosse seca; abscessos pulmonares)	Ant-t., calc., crot-h., hep., kali-c., kali-n., kali-p., lach., lyc., merc., phos., psor., puls., rhus-t., sep., sil., sulph.
Mucormicose (abscessos nos linfonodos; fígado; pulmões e rins)	Hep., lach., lyc., merc., sil.
Otomicoses (nódulos granulomatosos ulcerados e fistulosos com secreção serossanguinolenta)	Calc., caust., euphr., hep., lyc., merc., nit-ac., phos., rhus-t., sep., staph., sulph., thuj.
Papilomatose	Acet-ac., alumn., anac., ant-c., arg-n., aur-m-n., aur., benz-ac., calc., caust., cham., cinnb., clem., con., eupho., euphr., hep., iod., kali-chl., kali-i., kreos., lac-c., lach., lyc., med., merc-c., merc., nat-s., nit-ac., petr., ph-ac., phos., phyt., psor., rhus-t., sabin., sang., sars., sep., sil., staph., sulph., teucr., thuj.
Parasitas gastrintestinais (diarreia aquosa; anemia; edema de mandíbula; vermes)	Acet-ac., acon., ars., bell., calc., cham., chin., cina., cupr., ferr., graph., kali-c., mag-c., merc., nat-m., nat-p., nux-v., phos., rhus-t., sec., sep., sil., sulph.
Paratuberculose (edema de mandíbula; queda na produção de leite; diarreia intermitente; perda de peso)	Calc., chin., fl-ac., merc., nit-ac., phos., sulph.
Pasteurelose (pneumonia; secreção nasal mucopurulenta; respiração rápida, superficial; respiração sibilante)	Acon., am-c., ant-t., apis., arn., ars., bell., camph., chin., cupr., gels., hyos., kali-bi., laur., lyc., nux-v., op., phos., puls., spong., stram.
Peste bovina (estomatite necrótica; diarreia aquosa com sangue e muco)	Ars., carb-ac., cocc., crot-h., ferr-ar., hydr., kali-c., lach., merc-c., merc-d., Merc., plb., sec., sil., sul-ac., sulph.
Picada de cobra	Apis., arn., ars., aur., bell., calad., cedr., echi., hyper., lach., Led., seneg., stram., sul-ac.
Piodermite, dermatite piogênica, acne (pústulas; pápulas; lesões circulares; necrose abdome região inguinal)	Clem., graph., hep., nat-m., nit-ac., sulph.
Pododermatite (necrose dos dedos; fissuras nos dedos)	Carb-an., crot-h., lach., phos., sars., sil.
Púrpura bovina (septicemia; anemia)	Arg-n., arn., ars., bry., carb-v., crot-h., ferr., kali-p., lach., lyc., phos., puls., sulph.
Raiva – forma paralítica (paralisia da garganta; paralisia dos masseteres; salivação profusa)	Caust., op., plb.
Raiva – forma furiosa (lactação cessa; animal em estado de vigília; agressividade)	Acon., ant-t., arn., ars., bar-c., bell., bry., bufo., calc., camph., cann-s., carb-s., cham., chel., cic., con., cupr., graph., hep. hyos., hyper., kali-c., lac-c., lach., lyc., merc., nat-m., nit-ac., nux-m., op., phos., sabad., sol-n., stram., sul-ac., sulph., tab., verat., zinc.
Rinosporidiose (pólipos na cavidade nasal)	All-c., alumn., apis., arum-m., aur., bell., calc-i., calc-p., calc., carb-s., con., form., graph., hecla., hep., hydr., kali-bi., kali-n., lem-m., lyc., merc-c., merc-i-r., merc., nit-ac., phos., psor., puls., sang., sep., sil., staph., sulph., teucr., thuj.
Rotavirose (diarreia de animais jovens; fezes aquosas; fezes com muco)	Acon., aeth., ágar., apis., arg-n., ars., bor., calc-p., cham., cina., crot-t., dulc., ferr., gamb., hell., ip., mag-c., merc., nux-m., phos., podo., psor., puls., sep., sil., sul-ac., sulph.
Salmonelose (septicemia; disenteria; fezes com muco; tenesmo)	Apis., arn., ars., bry., carb-v., ferr., lach., phos., puls., rhus-t., sulph.

(*continua*)

Quadro 47.2 Relação de doenças e medicamentos homeopáticos, levando-se em consideração as características da doença no animal e do rebanho envolvido. (*Continuação*)

Doença	Medicamento
Sarcocistoses – sarcosporidiose (emagrecimento; diminuição na produção de leite; anemia; hiperexcitabilidade)	Alum., ambr., ant-c., arn., ars-i., ars., bor., bry., calc., carb-v., caust., cham., chin-a., cupr., ferr-i., graph., ign., kali-bi., kali-c., kali-p., lach., lyc., merc., nat-a., nat-m., nat-p., nit-ac., nux-m., nux-v., petr., phos., psor., rhus-t., sep., sil., sulph., verat., zinc.
Sarna (erupções crostosas na cabeça e pescoço)	Ant-c., ars., bar-c., calc., carb-s., caust., clem., con., dulc., graph., hep., led., lyc., merc., mez., petr., ph-ac., psor., sul-ac., sulph., zinc.
Septicemia bovina por *Haemophilus* (septicemia; ataxia; cegueira; paralisia; opistótonos)	Arg-n., ars., crot-h., ferr., lach., lyc., phos., puls., rhus-t., sulph.
Tricomonose bovina (infertilidade causada por morte fetal: abortamento até 3 meses; metrite; secreção purulenta; anestro)	Acon., apis., aur., calc., canth., caul., cham., chin., cocc., con., ferr., graph., hyos., ign., iod., kali-c., kali-p., kreos., lach., lyc., merc., nat-c., nux-v., phos., puls., sabin., sec., sep., sil., sulph., zinc.
Tuberculose (abscessos pulmonares; abscessos linfonodos da cabeça)	Calc., lach., lyc., phos., sil.
Varíola bovina (úlceras crostrosas na mama; vesículas nas mamas)	Hep., phos.

Caprinos e ovinos

Doença	Medicamento
Actinobacilose ovinos (dermatopatia purulenta; inchaço de linfonodos; abscessos na língua; abscessos na gengiva; abscessos na boca; inchaço dos linfonodos da face)	Ars., aur., bar-c., carb-an., con., kali-i., lyc., merc., mur-ac., petr.
Anaplasmose (anemia; febre intermitente; perda de peso; septicemia)	Agar., alum., ars., ars-i., calc., calc-p., carb-v., chin-a., ferr., ferr-ar., ferr-i., graph., iod., kali-ar., kali-c., kali-p., lach., lyc., nat-m., nat-s., nit-ac., nux-v., phos., psor., puls., sep., sil., sulph.
Artrite e encefalite caprina (CAE) dos animais jovens (fraqueza dos membros posterioses; paralisia ascendente; convulsões)	Acon., agar., alum., ambr., arg-n., ars., ars., art-v., aur., bar-c., bar-m., bell., bry., bufo., calc., carb-s., caust., chin., cic., cocc., coff., colch., con., crot-c., crot-h., cupr., cur., dulc., ferr., form., gels., hydr-ac., hyos., kali-c., kali-i., kalm., lach., laur., lyc., meph., merc-c., merc., nat-m., nit-ac., nux-v., olnd., op., phos., plb., puls., rhus-t., ruta., sec., sep., sil., stann., stram., stront., sulph., tab., tax., verat., vip., zinc.
Artrite e encefalite caprina (CAE) dos animais adultos (claudicação; inchaço das articulações)	Abrot., apis., ars., bry., chin., cocc., colch., con., kali-chl., merc., rhus-t., sil.
Brucelose (abortamento, retenção de placenta, artrites)	Acon., apis., arn., bell., bry., calc., canth., caul., cimic., croc., ferr-p., gels., iod., ip., kali-c., kreos., lyc., merc., nux-v., puls., rhus-t., ruta., sabin., sec., sep., sil., sulph.
Campilobacteriose abortamento (abortamento; retenção de placenta; metrite; septicemia)	Apis., kali-p., lyc., phos., puls., sulph.
Carbúnculo hemático, antraz, febre esplênica, pústula maligna aguda (andar cambaleante; dificuldade para respirar; tremores; convulsão; hemorragia pelos orifícios naturais do corpo; septicemia; hemorragia [sangue não coagula])	Anthr., apis., ars., carb-v., crot-h., kali-p., lach., lach., phos.
Carbúnculo hemático, antraz, febre esplênica, pústula maligna hiperaguda (andar cambaleante; dificuldade para respirar; tremores; convulsão; septicemia; hemorragia [sangue não coagula])	Anthr., apis., ars., carb-v., crot-h., kali-p., lach., lach., phos.
Clamidioses (abortamento; retenção de placenta)	Apis., calc., caul., cocc., con., ign., iod., ip., kali-p., kreos., lyc., merc., nux-v., phos., puls., sabin., sec., sep., sil., sulph.
Coccidioses em ovinos (diarreia com muco; anemia; perda de peso)	Acet-ac., ágar., alum., ant-c., arg-n., arn., ars-i., ars., bor., calc-p., calc.,ˊcarb-v., cham., chin-a., chin., cina., cocc., coloc., con., cupr., dig., ferr-ar.,ferr-i., ferr., graph., hell., iod., kali-ar., kali-bi., kali-c. kali-p., lach., mag-c., mag-m., merc., mez., nat-a., nat-c., nat-m., nat-p., nat-s., nit-ac., nux-m., nux-v., petr., ph-ac., phos., plb., psor., puls., sec., sep., sil., sulph., verat.
Coccidioses em caprinos (fezes fluidas; perda de peso)	Acet-ac., agar., alum., am-m., anac., ant-c., ant-t., apis., arg-n., arn., ars-i., ars., aur-m., bar-c., bar-m., bor., bufo., cact., calc-p., calc., camph., canth., carb-s., carb-v., cham., chel., chin-a., chin., cina., cocc., colch., coloc., con., crot-t., cupr., dig., dulc., ferr-ar., ferr-i., ferr., fl-ac., graph., hell., hep., hydr., iod., ip., kali-ar., kali-bi., kali-c., kali-i., kali-p., kali-s., kreos., lach., mag-c., mag-m., merc., mez., nat-a., nat-c., nat-m., nat-p., nat-s., nit-ac., nux-m., nux-v., op., petr., ph-ac., phos., plb., psor., puls., samb., sars., sec., sel., sep., sil., stram., stront., sulph., sumb., ter., verat.
Distrofia muscular enzoótica – doença do cordeiro rígido – miopatia nutricional (movimentos rígidos; insuficiência cardíaca; respiração difícil)	Acon., am-c., ars-i., ars., brom., calc., caust., cupr., hyos., iod., kalm., lach., laur., lith., mosch., naja., nat-m., op., phos., psor., puls., sars., spong.
Enterotoxemia da cabra (incoordenação; excitação, convulsões)	Agar., alum., arg-n., bell., calc., carb-s., caust., cocc., con., cupr., gels., merc., phos., sec., stram., sulph., tab.
Escabiose ovina – sarna (erupções na pele)	Ambr., ant-c., ant-t., ars., aster., bar-m., bry., calc., canth., carb-ac., carb-an., carb-s., carb-v., caust., clem., coloc., con., cop., crot-t., cupr., dulc., graph., guai., hep., kali-s., kreos., lach., led., lyc., mang., merc-i-f., merc., mez., nat-c., olnd., petr., ph-ac., psor., puls., sabad., sel., sep., sil., squil., staph., sul-ac., sulph., tarax., valer., verat., zinc.
Leptospirose	Cham., hep., lyc., merc., sep., sulph.
Leptospirose em adultos (leite espesso, leite amarelado, leite com sangue, abortamento)	Cham., hep., lyc., merc., sep., sulph.
Língua azul (úlcera com necrose na boca; língua azulada; pneumonia; abortamento)	Ant-c., ars., carb-v., op.
Listeriose	Arn., ars., bell., bry., ferr., lyc., nux-v., phos., puls., rhus-t., sec., sulph.
Listeriose – encefalite (isolamento; não consegue ficar de pé; incoordenação; paralisia)	Alum., bell., calc., caust., con., cupr., gels., nux-v., ph-ac., phos., sec., sulph.

(*continua*)

Quadro 47.2 Relação de doenças e medicamentos homeopáticos, levando-se em consideração as características da doença no animal e do rebanho envolvido. (*Continuação*)

Doença	Medicamento
Listeriose – abortamento (perinatal; necrose do fígado fetal; metrite; septicemia; retenção de placenta)	Arn., ars., bell., bry., croc., ferr., lyc., nux-v., phos., puls., rhus-t., sec., sep., sulph.
Listeriose – septicemia (septicemia; necrose do fígado; enterite hemorrágica)	Aloe., am-m., apis., arg-n., arn., ars., bapt., bry., carb-v., crot-h., ferr., lach., lyc., phos., puls., rhus-t., sulph..
Poliartrite não supurativa dos cordeiros (inchaço articular com dor e aumento de temperatura local)	Acon., apis., apoc., arn., ars., asc-t., aur., bell., bry., calc., chin., cimic., cocc., colch., con., ferr-p., guai., guare., kalm., led., lyc., mang., merc., nat-m., nux-v., rhod., rhus-t., sabin., sil., sol-t-ae., stict., sulph., ter., thuj., verat-v.
Salmonelose (septicemia; disenteria; fezes com muco; tenesmo)	Apis., arn., ars., bry., carb-v., ferr., lach., phos., puls., rhus-t., sulph.
Sarna auricular	Anan., bry., elaps., graph., hydr., iod., lach., lyc., mur-ac., nat-p., psor., puls., sanic., sars., sil., spong.
Sarna em ovinos (erupções no corpo; emagrecimento; anemia)	Ambr., ant-c., ars., bry., calc., carb-v., coloc., con., cupr., graph., lach., lyc., merc., mez., nat-c., petr., ph-ac., psor., puls., sep., sil., staph., sulph., verat.
Sarna em caprinos (erupções na orelha e cabeça)	Anan., elaps., graph., lyc., mur-ac., psor., sars.
Toxoplasmose (abortamento na fase final de gestação; retenção de placenta; metrite)	Apis., calc., caul., cocc., con., ign., iod., ip., kali-p., kreos., lyc., merc., nux-v., phos., puls., sabin., Sec., Sep., sil., sulph.
Tuberculose (abscessos pulmonares; abscessos linfonodos da cabeça)	Calc., lach., lyc., phos., sil.
Varíola caprina e ovina (pálpebras edemaciadas; secreção nasal muco purulenta; eritema com placas circulares)	Acon., anac., arg-m., arn., ars-i., ars., aur., bar-c., bell., bry., calc., carb-s., cham., con., cupr., dig., ferr-ar., ferr-i., ferr-p., ferr., gels., graph., hep., hyos., ign., iod., ip., kali-ar., kali-bi., kali-c. kali-i., kali-p., kali-s., kreos., lach., lyc., mag-m., merc., nat-a., nat-c., nat-m., nat-p., nat-s., nit-ac., nux-m., nux-v., op., phos., plb., psor., puls., rhus-t., ruta., sec., sep., sil., sulph., syph., thuj., verat.

Suínos

Doença	Medicamento
Actinobacilose (septicemia; supuração articular; endocardite; osteomielite; pneumonia; abscessos na língua; abscessos na gengiva; abscessos na boca; inchaço dos linfonodos da face)	Am-c., ars., aur., bry., bufo., calc., ferr., hep., lach., merc., petr., ph-ac., phos., plb., psor., puls., rhus-t., sep., sil., sulph.
Actinomicose (mastite; abscesso mama; leite viscoso e amarelado; abscesso no abdome)	Bry., hep., lach., merc., sil., sulph.
Artrite infecciosa suína – doença de Glasser (articulações inchadas; dispneia; tosse; convulsões)	Ant-t., arn., bell., bry., bufo., calc., chin., con., lach., lyc., nat-m., nux-v., rhus-t.,sil., sulph.
Brucelose (septicemia; aborto; retenção de placenta; artrites)	Acon., apis., arn., bell., bry., calc., canth., caul., cimic., croc., ferr-p., gels., iod., ip., kali-c., kreos., lyc., merc., nux-v., puls., rhus-t., ruta., sabin., sec., sep., sil., sulph..
Carbúnculo hemático, antraz, febre esplênica, pústula maligna (edemas subcutâneos; septicemia; inchaço das tonsilas)	Lach., lyc., phos., puls., sulph.
Coccidiose (diarreia aquosa, amarelada, fétida; emaciação)	Apis., ars., calc., cham., chin., cocc., colch., crot-t., dulc., ip., kali-c., lach., merc., nat-s., ph-ac., phos., plb., puls., sec.
Doença de Aujesky – pseudorraiva – leitões (tremores; excitação; incoordenação; espasmos; convulsão)	Alum., arg-n., bell., calc., carb-s.,caust.,con., cupr., merc., phos., sec., stram., sulph.
Doença de Aujesky – pseudorraiva – fêmeas (abortamento; cegueira)	Acon., ant-c., apis., arg-n., arn., bell., calc., camph., carb-an., cham., chin.,con., croc., crot-h., cycl., ferr.,ferr-p., gels., hyos., ip., kreos., lyc., merc., nit-ac., nux-m., nux-v., op., phos.,plb.,puls., rhus-t.,sec., sep., sil., stram., sulph., verat., zinc.
Doença das patas (claudicação; dor no casco; inflamação no casco)	Apis., caust., colch., con., cupr., sil., zinc.
Encefalomielite viral dos leitões (vômitos; constipação intestinal; emaciação; paralisia da faringe)	Apis., ars., cocc., lach., nux-m., sil.
Encefalomiocardite viral dos suínos (tremores; incoordenação; dispneia)	Agar., alum., arg-n., bell., calc., carb-s., caust., cocc., con., crot-h.,cupr., merc., ph-ac., plb., sec., stram., sulph., zinc.
Endocardite (dispneia; cianose; endocardite)	Acon., ars., aur., bism., bry., calc., cocc., dig., lach., led., naja., nat-m., ox-ac., phos., phyt., plb., spong., tarent., verat-v.
Enterotoxemia dos leitões (disenteria; septicemia)	Apis., arg-n., arn., ars., bapt., bry., carb-v., crot-h., kali-p., lach., lyc., phos., puls., rhus-t., sulph.
Epidermite exudativa – *greesy pig disease* (pele espessada; erupções úmidas e gordurosas; otite purulenta; úlceras na língua; úlceras no nariz)	Ars., calc., graph., kali-bi., kali-c., lyc., merc., nat-m., nit-ac., petr., phos., sep., sil., sulph.
Erisipela – artrites crônicas (inchaço na última falange; fístulas e úlcera com secreção purulenta última falange)	Alum., ant-t., Ars., carb-v., chin., fl-ac, kreos., mur-ac., nat-c., petr., plat., rhus-t., sars., sec., sep., tab., thuj.
Erisipela epidérmica (andar rígido; aversão ao toque; urticária)	Acon., ágar., Ars., bell., bry., calc., cham., chin., cocc., cupr., iod., kali-c., lach., merc., nux-v., sil., stram., thuj., verat.
Erisipela septicêmica (septicemia)	Anthr., apis., arg-n., arn., ars., bapt., bry., carb-v., cench., crot-h., ferr., hippoz., kali-p., lach., lyc., phos., puls., pyrog., rhus-t., sulph., tarent.
Estrogenismo (inchaço na vulva; hipertrofia da glândula mamária; inchaço do útero, prolapso de útero)	Apis., bell., carb-an., con., ferr-i., lach., lyss., merc., puls., sabin.

(*continua*)

Quadro 47.2 Relação de doenças e medicamentos homeopáticos, levando-se em consideração as características da doença no animal e do rebanho envolvido. (*Continuação*)

Doença	Medicamento
Gripe suína – *Influenza* suína (tosse; dispneia; fraqueza muscular; coriza; pneumonia)	Aesc., agar., am-c., ant-c., anthr., ant-t., apis., arg-n., ars., ars-i., bar-c., bell., benz-ac., brom., bry., cact., calc., calc., camph., canth., caps., carb-an., carb-s., carb-v., chin., con., crot-h., cupr., dig., dulc., ferr., ferr-ar., ferr-i., ferr-p. gels., hep., iod., ip., kali-ar., kali-bi., kali-c., kali-chl., kali-n., kali-p., kali-s., kreos., lach., laur., lyc., merc., nat-m., nit-ac., nux-v., puls., rhus-t., sang., seneg., sep., sil., spig., spong., squil., stram., sulph., ter., verat.
Leptospirose (abortamento tardio)	Acon., alet., ambr., ant-c., apis., arg-n., arn., asaf., asar., bell., bry., calc-s., calc., camph., cann-s., canth., carb-an., carb-v., caul., cedr., cham., chin., cimic., cocc., con., croc., crot-h., cupr., cycl., dulc., erig., eup-pur., ferr-i., ferr-p., ferr., gels., ham., helon., hep., hippoz., hyos., ign., iod., ip., iris., kali-c., kali-p., kali-s., kreos., lyc., merc., mill., nat-c., nit-ac., nux-m., nux-v., op., phos., plat., plb., podo., puls., rhus-t., ruta., sabin., sec., sep., sil., stram., sulph., tanac., tril., ust., verat., vib., zinc.
Leptospirose dos leitões (febre; icterícia; hemorragias)	Ambr., chin., crot-h., lach., phos., sul-ac.
Leptospirose (emaciação; diarreia recorrente; rigidez das articulações, espasmos)	Agar., apis., ars., cact., calc., canth., carb-s., clem., cocc., colch., coloc., graph., kali-ar., kali-c., kali-s., lach., lyc., nat-a., nat-m., nat-p., nux-v., petr., phos., psor., puls., sep., sil., sulph.
Micoplasmose (sinovite dos membros; claudicação principalmente de membros anteriores; membranas sinoviais hiperplásicas e edematosas)	Abrot., apis., bry., colch., merc., rhus-t., sil.
Parvovirose (abortamento)	Acon., alet., ambr., ant-c., apis., arg-n., arn., asaf., asar., bell., bry., calc-s., calc., camph., cann-s., canth., carb-an., carb-v., caul., cedr., cham., chin., cimic., cocc., con., croc., crot-h., cupr., cycl., dulc., erig., eup-pur., ferr-i., ferr-p., ferr., gels., ham., helon., hep., hippoz., hyos., ign., iod., ip., iris., kali-c., kali-p., kali-s., kreos., lyc., merc., mill., nat-c., nit-ac., nux-m., nux-v., op., phos., plat., plb., podo., puls., rhus-t., ruta., sabin., sec., sep., sil., stram., sulph., tanac., tril., ust., verat., vib., zinc.
Peste suína africana (anemia; cianose; incoordenação)	Arg-n., bell., calc., cocc., con., cupr., merc., ph-ac., phos., plb., sec.
Peste suína clássica aguda (diarreia; dispneia; ataxia; paresia; convulsões)	Agar., alum., arg-n., ars., calc., caust., cocc., gels., graph., hell., lach., nux-v., phos., plb., sil., sulph., zinc.
Peste suína clássica crônica (diarreia; apetite caprichoso)	Ars., aster., bell., bry., bufo., carb-s., chin., cina., hep., ign., ip., kali-bi., kreos., mag-c., mag-m., petr., phos., puls., sang., sumb., zinc.
Peste suína clássica branda (abortamento)	Acon., alet., ambr., ant-c., apis., arg-n., arn., asaf., asar., bell., bry., calc-s., calc., camph., cann-s., canth., carb-an., carb-v., caul., cedr., cham., chin., cimic., cocc., con., croc., crot-h., cupr., cycl., dulc., erig., eup-pur., ferr-i., ferr-p., ferr., gels., ham., helon., hep., hippoz., hyos., ign., iod., ip., iris., kali-c., kali-p., kali-s., kreos., lyc., merc., mill., nat-c., nit-ac., nux-m., nux-v., op., phos., plat., plb., podo., puls., rhus-t., ruta., sabin., sec., sep., sil., stram., sulph., tanac., tril., ust., verat., vib., zinc.
Púrpura suína septicêmica (septicemia; anemia)	Arg-n., arn., ars., bry., carb-v., crot-h., ferr., kali-p., lach., lyc., phos., puls., sulph.
Sarna (lesões na cabeça; dobras na pele; pele seca; pele áspera; pele inchada)	Ars., bar-c., calc., graph., hep., merc., mez., petr., ph-ac., rhus-t., sars., sulph.
Síndrome necrótica do suíno com artrite (necrose do pavilhão auricular; emaciação; artrite)	Ant-c., apis., arn., bry., calc., dig., iod., lyc., merc., nat-m., nux-v., plb., puls. sil.
Síndrome necrótica do suíno com septicemia (necrose do pavilhão auricular; emaciação; septicemia)	Apis., arg-n., arn., ars., bry., carb-v., lach., lyc., phos., puls.
Tuberculose suína (abscesso em linfonodos; abscesso em linfonodos submandibulares; abscesso em linfonodos cervicais)	Lach., phos., sil.
Varíola (pústulas na face, orelha, pernas e abdome)	Am-c., kali-bi., merc., sulph.

Quadro 47.3 Relação de siglas e respectivos nomes dos medicamentos homeopáticos que podem ser utilizados nas doenças que acometem os animais.

A

Abies-c.	*Abies canadensis*	Abies-n.	*Abies nigra*
Abrot.	*Abrotanum*	Absin.	*Absinthium*
Acal.	*Acalypha indica*	Acet-ac.	*Acetic acid*
Acon-c.	*Aconitum cammarum*	Acon-f.	*Aconitum ferox*
Acon-l.	*Aconitum lycotonum*	Acon.	*Aconitum napellus*
Act-sp.	*Actæa spicata*	æsc-g.	*Æsculus glabra*
æsc.	*Æsculus hippocastanum*	æth.	*Æthusa cynapium*
Agar-em.	*Agaricus emeticus*	Agar-ph.	*Agaricus phalloides*
Agar.	*Agaricus muscarius*	Agn.	*Agnus castus*
Ail.	*Ailanthus*	Alco.	*Alcohol*
Alet.	*Aletris farinosa*	All-c.	*Allium cepa*
All-s.	*Allium sativum*	Aloe.	*Aloe socotrina*

(*continua*)

Quadro 47.3 Relação de siglas e respectivos nomes dos medicamentos homeopáticos que podem ser utilizados nas doenças que acometem os animais. *(Continuação)*

Sigla	Nome	Sigla	Nome
Alst.	*Alstonia constricta*	Alum-m.	*Aluminium metallicum*
Alum-sil.	*Alumina silicata*	Alum.	*Alumina*
Alumn.	*Alumen*	Am-be.	*Ammonium benzoicum*
Am-br.	*Ammonium bromatum*	Am-c.	*Ammonium carbonicum*
Am-caust.	*Ammonium causticum*	Am-m.	*Ammonium muriaticum*
Ambr.	*Ambra grisea*	Ambro.	*Ambrosia artemisiæ folia*
Aml-n.	*Amyl nitrite*	Ammc.	*Ammoniacum gummi*
Amph.	*Amphisbœna*	Amyg.	*Amygdalæ amaræ aqua*
Anac-oc.	*Anacardium occidentale*	Anac.	*Anacardium orientale*
Anag.	*Anagallis arvensis*	Anan.	*Anantherum muricatum*
Ang.	*Angustura vera*	Anil.	*Anilinum*
Anis.	*Anisum stellatum*	Ant-a.	*Antimonium arsenicosum*
Ant-c.	*Antimonium crudum*	Ant-chl.	*Antimonium chloridum*
Ant-ox.	*Antimonium oxydatum*	Ant-s.	*Antimonium sulph. Auratum*
Ant-t.	*Antimonium tartaricum*	Anth.	*Anthemis nobilis*
Anthr.	*Anthracinum*	Anthro.	*Anthrokokali*
Ap-g.	*Apium graveolens*	Aphis.	*Aphis chenopodii glauci*
Apis.	*Apis mellifica*	Apoc-a.	*Apocynum androsæmifolium*
Apoc.	*Apocynum cannabinum*	Apom.	*Apomorphium*
Aral.	*Aralia racemosa*	Aran-s.	*Aranea scinencia*
Aran.	*Aranea diadema*	Arg-c.	*Argentum cyanidum*
Arg-m.	*Argentum metallicum*	Arg-mur.	*Argentum muriaticum*
Arg-n.	*Argentum nitricum*	Arn.	*Arnica montana*
Ars-h.	*Arsenicum hydrogenisatum*	Ars-i.	*Arsenicum iodatum*
Ars-m.	*Arsenicum metallicum*	Ars-n.	*Arsenicum nitricum*
Ars-s-f.	*Arsenicum sulphuratum flavum*	Ars-s-r.-	*Arsenicum sulphuratum rubrum*
Ars.	*Arsenicum album*	Art-v.	*Artemisia vulgaris*
Arum-d.	*Arum dracontium*	Arum-i.	*Arum italicum*
Arum-m.	*Arum maculatum*	Arum-t.	*Arum triphyllum*
Arund-d.	*Arundo donax*	Arund.	*Arundo mauritanica*
Asaf.	*Asa fœtida*	Asar.	*Asarum europæum*
Asc-c.	*Asclepias cornuti (syriaca)*	Asc-t.	*Asclepias tuberosa*
Asim.	*Asimina triloba*	Aspar.	*Asparagus officinalis*
Astac.	*Astacus fluviatilis*	Aster.	*Asterias rubens*
Atro-s.	*Atropia sulphurica*	Atro.	*Atropinium*
Aur-a.	*Aurum arsenicum*	Aur-i.	*Aurum iodatum*
Aur-m-n.	*Aurum muriaticum natronatum*	Aur-m.	*Aurum muriaticum*
Aur-s.	*Aurum sulphuratum*	Aur.	*Aurum metallicum*

B

Sigla	Nome	Sigla	Nome
Bad.	*Badiaga*	Bals.	*Balsamum peruvianum*
Bapt.	*Baptisia tinctoria*	Bar-ac.	*Baryta acetica*
Bar-c.	*Baryta carbonica*	Bar-i.	*Baryta iodata*
Bar-m.	*Baryta muriatica*	Bart.	*Bartfelder*
Bell-p.	*Bellis perennis*	Bell.	*Belladonna*
Benz-ac.	*Ácido benzoico*	Benz-n.	*Benzinum nitricum*
Benz.	*Benzinum*	Berb.	*Berberis vulgaris*
Bism-ox.	*Bismuthum oxidum*	Blat.	*Blatta americana*
Blatta.	*Blatta orientalis*	Bol.	*Boletus laricis*
Bor-ac.	*Boracicum acidum*	Bor.	*Borax*
Both.	*Bothrops lanceolatus*	Bov.	*Bovista*
Brach.	*Brachyglottis repens*	Brom.	*Bromium*
Bruc.	*Brucea antidysenterica*	Bry.	*Bryonia alba*
Bufo-s.	*Bufo sahytiensis*	Bufo.	*Bufo rana*

(continua)

Quadro 47.3 Relação de siglas e respectivos nomes dos medicamentos homeopáticos que podem ser utilizados nas doenças que acometem os animais. (*Continuação*)

C

Sigla	Nome	Sigla	Nome
Cact.	Cactus grandiflorus	Cadm.	Cadmium sulphuratum
Cahin.	Cahinca	Cain.	Cainca
Caj.	Cajuputum	Calad.	Caladium seguinum
Calc-ac.	Calcarea acetica	Calc-ar.	Calcarea arsenica
Calc-caust.	Calcarea caustica	Calc-f.	Calcarea fluorata
Calc-i.	Calcarea iodata	Calc-p.	Calcarea phosphorica
Calc-s.	Calcarea sulphurica	Calc-sil.	Calcarea silicata
Calc.	Calcarea carbonica	Calen.	Calendula officinalis
Calli.	Calliandra houstoni	Calo.	Calotropis gigantea
Calt.	Caltha palustris	Camph.	Camphora officinarum
Canch.	Canchalagua	Cann-i.	Cannabis indica
Cann-s.	Cannabis sativa	Canth.	Cantharis
Caps.	Capsicum	Carb-ac.	Ácido carbólico
Carb-an.	Carbo animalis	Carb-h.	Carboneum hydrogenisatum
Carb-o.	Carboneum oxygenisatum	Carb-s.	Carboneum sulphuratum
Carb-v.	Carbo vegetabilis	Card-b.	Carduus benedictus
Card-m.	Carduus marianus	Carl.	Carlsbad
Casc.	Cascarilla	Cast-eq.	Castor equi
Cast-v.	Castanea vesca	Cast.	Castoreum
Caul.	Caulophyllum thalictroides	Caust.	Causticum
Cean.	Ceanothus americanus	Cedr.	Cedron
Cench.	Cenchris contortrix	Cent.	Centaurea tagana
Cer-s.	Cereus serpentaria	Cere-b.	Cereus bonplandii
Cet.	Cetraria islandica	Cham.	Chamomilla
Chel.	Chelidonium majus	Chen-an.-	Chenopodium anthelminticum
Chen-v.	Chenopodium vulvaria	Chen.	Chenopodium glauci aphis
Chim-m.	Chimaphila maculata	Chim.	Chimaphila umbellata
Chin-a.	Chininum arsenicosum	Chin-b.	Chininum brom
Chin-s.	Chininum sulphuricum	Chin.	China officinalis
Chion.	Chionanthus virginica	Chlf.	Chloroformium
Chlol.	Chloralum	Chlor.	Chlorum
Chol.	Cholesterinum	Chr-ac.	Chromicum acidum
Chr-ox.	Chromicum oxydatum	Cic.	Cicuta virosa
Cimic.	Cimicifuga racemosa	Cimx.	Cimex
Cina.	Cina	Cinch-b.	Cinchona boliviana
Cinch.	Cinchonium sulphuricum	Cinnam.	Cinnamomum
Cinnb.	Cinnabaris	Cist.	Cistus canadensis
Cit-ac.	Citricum acidum	Cit-l.	Citrus limonum
Cit-v.	Citrus vulgaris	Clem.	Clematis erecta
Cob.	Cobaltum	Coc-c.	Coccus cacti
Coca.	Coca	Cocain-m.	Cocainum muriaticum
Cocc-s.	Coccinella septempunctata	Cocc.	Cocculus indicus
Coch.	Cochlearia armoracia	Cod.	Codeinum
Coff-t.	Coffea tosta	Coff.	Coffea cruda
Colch.	Colchicum autumnale	Coll.	Collinsonia canadensis
Coloc.	Colocynthis	Colos.	Colostrum
Com.	Comocladia dentata	Con.	Conium maculatum
Cond.	Cundurango	Conv-d.	Convolvulus duartinus
Conv.	Convallaria majalis	Cop.	Copaiva officinalis
Cor-r.	Corallium rubrum	Cori-r.	Coriaria ruscifolia
Corn-f.	Cornus florida	Corn-s.	Cornus seriea
Corn.	Cornus circinata	Cot.	Cotyledon umbilicus

(*continua*)

Quadro 47.3 Relação de siglas e respectivos nomes dos medicamentos homeopáticos que podem ser utilizados nas doenças que acometem os animais. (*Continuação*)

Croc.	*Crocus sativus*	Crot-c.	*Crotalus cascavella*
Crot-h.	*Crotalus horridus*	Crot-t.	*Croton tiglium*
Cub.	*Cubeba officinalis*	Culx.	*Culex moscæ*
Cupr-ac.	*Cuprum aceticum*	Cupr-ar.	*Cuprum arsenicosum*
Cupr-n.	*Cuprum nitricum*	Cupr-s.	*Cuprum sulphuricum*
Cupr.	*Cuprum metallicum*	Cur.	*Curare*
Cycl.	*Cyclamen europæum*	Cypr.	*Cypripedium pubescens*

D

Daph.	*Daphne indica*	Der.	*Derris pinnata*
Dig.	*Digitalis purpurea*	Dios.	*Dioscorea villosa*
Dirc.	*Dirca palustris*	Dol.	*Dolichos pruriens*
Dor.	*Doryphora*	Dros.	*Drosera rotundifolia*
Dub.	*Duboisinum*	Dulc.	*Dulcamara*

E

Echi.	*Echinacea angustifolia*	Elaps.	*Elaps corallinus*
Elat.	*Elaterium*	Epig.	*Epigea repens*
Equis.	*Equisetum hyemale*	Erech.	*Erechthites hieracifolia*
Erig.	*Erigeron canadense*	Ery-a.	*Eryngium aquaticum*
Ether.	*Ether*	Eucal.	*Eucalyptus globulus*
Eug.	*Eugenia jambos*	Euon.	*Euonymus europæus*
Eup-per.	*Eupatorium perfoliatum*	Eup-pur.	*Eupatorium purpureum*
Eupho.	*Euphorbium*	Euphr.	*Euphrasia officinalis*
Eupi.	*Eupion*		

F

Fago.	*Fagopyrum*	Ferr-ac.	*Ferrum aceticum*
Ferr-ar.	*Ferrum arsenicosum*	Ferr-i.	*Ferrum iodatum*
Ferr-m.	*Ferrum muriaticum*	Ferr-ma.	*Ferrum magneticum*
Ferr-p.	*Ferrum phosphoricum*	Ferr-pic.	*Ferrum picricum*
Ferr-s.	*Ferrum sulphuricum*	Ferr.	*Ferrum metallicum*
Fil.	*Filix mas*	Fl-ac.	*Fluoricum acidum*
Form.	*Formica rufa*	Frag-v.	*Fragaria vesca*

G

Gad.	*Gadus morrhua*	Gall-ac.	*Gallicum acidum*
Gamb.	*Gambogia*	Gels.	*Gelsemium sempervirens*
Genist.	*Genista tinctoria*	Gent-c.	*Gentiana cruciata*
Gent-l.	*Gentiana lutea*	Ger.	*Geranium maculatum*
Get.	*Gettisburg water*	gins.	*Ginseng*
Gland.	*Glanderine*	Glon.	*Glonoin*
Gnaph.	*Gnaphalium*	Goss.	*Gossypium herbaceum*
Gran.	*Granatum punica*	Graph.	*Graphites*
Grat.	*Gratiola officinalis*	Grin.	*Grindelia robusta*
Gua.	*Guaco*	Guai.	*Guaiacum*
Guano.	*Guano australis*	Guar.	*Guarana*
Guare.	*Guarea*	Gymn.	*Gymnocladus*

H

Hæm.	*Hæmatoxylon*	Ham.	*Hamamelis virginica*
Hecla.	*Hecla lava*	Hedeo.	*Hedeoma pulegioides*
Hell.	*Helleborus niger*	Helod.	*Heloderma*
Helon.	*Helonias dioica*	Hep.	*Hepar sulphuris calcareum*
Hipp.	*Hippomanes*	Hippoz.	*Hippozænium*
Hom.	*Homarus*	Hura.	*Hura braziliensis*
Hydr-ac.	*Hydrocyanicum acidum*	Hydr.	*Hydrastis canadensis*
Hydrang.	*Hydrangea arborescens*	Hydrc.	*Hydrocotyle asiatica*
Hyos.	*Hyoscyamus niger*	Hyper.	*Hypericum perforatum*

(*continua*)

Quadro 47.3 Relação de siglas e respectivos nomes dos medicamentos homeopáticos que podem ser utilizados nas doenças que acometem os animais. (*Continuação*)

I

Sigla	Nome	Sigla	Nome
Iber.	*Iberis amara*	Ictod.	*Ictodes fœtida*
Ign.	*Ignatia amara*	Ill.	*Illicium anisatum*
Ind.	*Indium metallicum*	Indg.	*Indigo*
Ing.	*Ingluvin*	Inul.	*Inula helenium*
Iod.	*Iodium*	Iodof.	*Iodoformum*
Ip.	*Ipecacuanha*	Ipom.	*Ipomia purpurea*
Ir-fl.	*Iris florentina*	Ir-fœ.	*Iris fœtidissima*
Ir-g.	*Iris germanica*	Iridium	*Iridium*
Iris.	*Iris versicolor*		

J

Sigla	Nome	Sigla	Nome
Jab.	*Jaborandi*	Jac-c.	*Jacaranda caroba*
Jac.	*Jacaranda gualandai*	Jal.	*Jalapa*
Jatr.	*Jatropha curcas*	Jug-c.	*Juglans cinerea*
Jug-r.	*Juglans regia*	Junc.	*Juncus effusus*
Juni.	*Juniperus virginiana*		

K

Sigla	Nome	Sigla	Nome
Kali-a.	*Kali aceticum*	Kali-ar.	*Kali arsenicosum*
Kali-bi.	*Kali bichromicum*	Kali-br.	*Kali bromatum*
Kali-c.	*Kali carbonicum*	Kali-chl.	*Kali chloricum*
Kali-cy.	*Kali cyanatum*	Kali-fer.	*Kali ferrocyanicum*
Kali-i.	*Kali iodatum*	Kali-m.	*Kali muriaticum*
Kali-ma.	*Kali manganicum*	Kali-n.	*Kali nitricum*
Kali-ox.	*Kali oxalicum*	Kali-p.	*Kali phosphoricum*
Kali-s.	*Kali sulphuricum*	Kalm.	*Kalmia latifolia*
Kaol.	*Kaolin*	Kino.	*Kino*
Kiss.	*Kissingen*	Kreos.	*Kreosotum*

L

Sigla	Nome	Sigla	Nome
Lac-c.	*Lac caninum*	Lac-d.	*Lac defloratum*
Lac-f.	*Lac felinum*	Lach.	*Lachesis*
Lachn.	*Lachnanthes tinctoria*	Lact-ac.	*Ácido láctico*
Lact.	*Lactuca virosa*	Lam.	*Lamium album*
Lap-a.	*Lapis albus*	Lappa-a.	*Lappa arctium*
Lappa-m.	*Lappa major*	Lat-m.	*Latrodectus mactans*
Lath.	*Lathyrus sativus*	Laur.	*Laurocerasus*
Lec.	*Lecithin*	Led.	*Ledum palustre*
Lem-m.	*Lemna minor*	Lepi.	*Lepidium bonariense*
Lept.	*Leptandra virginica*	Lil-t.	*Lilium tigrinum*
Linu-c.	*Linum cathar*	Lith-m.	*Lithium muriaticum*
Lith.	*Lithium carbonicum*	Lob-c.	*Lobelia cardinalis*
Lob-s.	*Lobelia syphilitica*	Lob.	*Lobelia inflata*
Lup.	*Lupulus*	Lyc.	*Lycopodium clavatum*
Lycpr.	*Lycopersicum*	Lycps.	*Lycopus virginicus*
Lyss.	*Lyssin (hydrophobinum)*		

M

Sigla	Nome	Sigla	Nome
Mag-arct.	*Magnetis polus arcticus*	Mag-aust.	*Magnetis polus australis*
Mag-c.	*Magnesia carbonica*	Mag-m.	*Magnesia muriatica*
Mag-p-a.	*Magnetis poli. Ambo*	Mag-p.	*Magnesia phosphorica*
Mag-s.	*Magnesia sulphurica*	Maland.	*Malandrinum*
Malar.	*Malaria officinalis*	Manc.	*Mancinella (hippomanes)*
Mang-m.	*Manganum muriaticum*	Mang.	*Manganum*
Med.	*Medorrhinum*	Meli.	*Melilotus alba*
Menis.	*Menispermum*	Ment.	*Mentha piperita*

(*continua*)

Quadro 47.3 Relação de siglas e respectivos nomes dos medicamentos homeopáticos que podem ser utilizados nas doenças que acometem os animais. *(Continuação)*

Meny.	*Menyanthes*	Meph.	*Mephitis*
Merc-ac.	*Mercurius aceticus*	Merc-c.	*Mercurius corrosivus*
Merc-cy.	*Mercurius cyanatus*	Merc-d.	*Mercurius dulcis*
Merc-i-f.	*Mercurius iodatus flavus*	Merc-i-r.	*Mercurius iodatus ruber*
Merc-n.	*Mercurius nitrosus*	Merc-p-r.	*Mercurius præcipitatus ruber*
Merc-sul.	*Mercurius sulphuricus*	Merc.	*Mercurius vivus*
Merl.	*Mercurialis*	Mez.	*Mezereum*
Mill.	*Millefolium*	Mit.	*Mitchella repens*
Morph.	*Morphinum*	Mosch.	*Moschus*
Mur-ac.	*Muriaticum acidum*	Murx.	*Murex*
Mygal.	*Mygale lasiodora*	Myos.	*Myosotis*
Myric.	*Myrica cerifera*	Myris.	*Myristica sebifera*
Myrt.	*Myrtus communis*		
N			
Naja.	*Naja tripudia*	Naph.	*Naftalina*
Narcot.	*Narcotinum*	Nat-a.	*Natrum arsenicatum*
Nat-ac.	*Natrum aceticum*	Nat-c.	*Natrum carbonicum*
Nat-h.	*Natrum hypochlorosum*	Nat-m.	*Natrum muriaticum*
Nat-n.	*Natrum nitricum*	Nat-p.	*Natrum phosphoricum*
Nat-s.	*Natrum sulphuricum*	Nicc-s.	*Niccolum sulph*
Nicc.	*Niccolum*	Nit-ac.	*Nitricum acidum*
Nit-m-ac.	*Ácido nitromuriático*	Nit-s-d.	*Nitri spiritus dulcis*
Nitro-o.	*Nitrogenium oxygenatum*	Nuph.	*Nuphar luteum*
Nux-j.	*Nux juglans*	Nux-m.	*Nux moschata*
Nux-v.	*Nux vomica*	Nym.	*Nymphæa odorata*
O			
Oci.	*Ocimum canum*	Œna.	*Œnanthe crocata*
Ol-an.	*Oleum animale*	Ol-j.	*Oleum jecoris aselli*
Olnd.	*Oleander*	Onos.	*Onosmodium*
Op.	*Opium*	Orig.	*Origanum majorana*
Osm.	*Osmium*	Ov.	*Ovinine*
Ox-ac.	*Oxalicum acidum*	Oxyt.	*Oxytropis lamberti*
Ozone.	*Ozone (oxygenium)*		
P			
Pæon.	*Pæonia officinalis*	Pall.	*Palladium*
Par.	*Paris quadrifolia*	Pareir.	*Pareira brava*
Paull.	*Paullinia pinnata*	Ped.	*Pediculus capitis*
Pen.	*Penthorum*	Per.	*Persica*
Peti.	*Petiveria*	Petr.	*Petroleum*
Petros.	*Petroselinum*	Ph-ac.	*Phosphoricum acidum*
Phal.	*Phallus impudicus*	Phase.	*Phaseolus nanus*
Phel.	*Phellandrium*	Phos.	*Phosphorus*
Phys.	*Physostigma*	Phyt.	*Phytolacca decandra*
Pic-ac.	*Picricum acidum*	Pimp.	*Pimpinella saxifraga*
Pin-s.	*Pinus sylvestris*	Pip-m.	*Piper methysticum*
Pip-n.	*Piper nigrum*	Plan.	*Plantago major*
Plat-m.	*Platinum muriaticum*	Plat.	*Platinum metallicum*
Plb.	*Plumbum metallicum*	Plect.	*Plectranthus*
Plumbg.	*Plumbago littoralis*	Podo.	*Podophyllum peltatum*
Polyg-h.	*Polygonum hydropiperoides*	Pop-t.	*Populus tremuloides*
Poth.	*Pothos fœtidus*	Prun-p.	*Prunus padus*
Prun-s.	*Prunus spinosa*	Psor.	*Psorinum*
Ptel.	*Ptelea trifoliata*	Puls-n.	*Pulsatilla nuttaliana*

(continua)

Quadro 47.3 Relação de siglas e respectivos nomes dos medicamentos homeopáticos que podem ser utilizados nas doenças que acometem os animais. *(Continuação)*

Sigla	Nome	Sigla	Nome
Puls.	*Pulsatilla nigricans*	Pulx.	*Pulex irritans*
Pyrog.	*Pyrogenium*	Pyrus.	*Pyrus americana*
R			
Rad.	*Radium*	Ran-a.	*Ranunculus acris*
Ran-b.	*Ranunculus bulbosus*	Ran-s.	*Ranunculus sceleratus*
Raph.	*Raphanus*	Rat.	*Ratanhia*
Rheum.	*Rheum*	Rhod.	*Rhododendron*
Rhus-a.	*Rhus aromatica*	Rhus-g.	*Rhus glabra*
Rhus-r.	*Rhus radicans*	Rhus-t.	*Rhus toxicodendron*
Rhus-v.	*Rhus venenata*	Rob.	*Robinia pseudacacia*
Rumx.	*Rumex crispus*	Ruta.	*Ruta graveolens*
S			
Sabad.	*Sabadilla*	Sabal.	*Sabal serrulata*
Sabin.	*Sabina*	Sac-l.	*Saccharum lactis*
Sacc.	*Saccharum album*	Sal-ac.	*Salicylicum acidum*
Sal-n.	*Salix niger*	Salam.	*Salamander*
Samb.	*Sambucus nigra*	Sang-n.	*Sanguinaria nitrica*
Sang.	*Sanguinaria canadensis*	Sanic.	*Sanicula aqua*
Sant.	*Santoninum*	Sarr.	*Sarracenia purpurea*
Sars.	*Sarsaparilla*	Scut.	*Scutellaria lateriflora*
Sec.	*Secale cornutum*	Sel.	*Selenium*
Senec.	*Senecio aureus*	Seneg.	*Senega*
Senn.	*Senna*	Sep.	*Sepia*
Serp.	*Serpentaria*	Sil.	*Silicea*
Sin-a.	*Sinapis alba*	Sin-n.	*Sinapis nigra*
Sol-m.	*Solanum mammosum*	Sol-n.	*Solanum nigrum*
Sol-o.	*Solanum oleraceum*	Sol-t-æ.	*Solanum tuberosum ægrotans*
Sol-v.	*Solidago virg. Aur.*	Spig-m.	*Spigelia marilandica*
Spig.	*Spigelia anthelmia*	Spira.	*Spiranthes*
Spong.	*Spongia tosta*	Squil.	*Squilla hispanica*
Stach.	*Stachys betonica*	Stann.	*Stannum metallicum*
Staph.	*Staphysagria*	Stel.	*Stellaria media*
Stict.	*Sticta pulmonaria*	Still.	*Stillingia sylvatica*
Stram.	*Stramonium*	Stront.	*Strontium*
Stroph.	*Strophanthus hispidus*	Stry.	*Strychninum*
Sul-ac.	*Sulphuricum acidum*	Sul-i.	*Sulphur iodatum*
Sulph.	*Sulphur*	Sulphurium	Sumb.
Sym-r.	*Symphoricarpus racemosus*	Symph.	*Symphytum officinale*
Syph.	*Syphilinum*		
T			
Tab.	*Tabacum*	Tanac.	*Tanacetum vulgare*
Tann.	*Tanninum*	Tarax.	*Taraxacum*
Tarent-c.	*Tarentula cubensis*	Tarent.	*Tarentula hispanica*
Tart-ac.	*Tartaricum acid*	Tax.	*Taxus baccata*
Tell.	*Tellurium*	Tep.	*Teplitz*
Ter.	*Terebinthina*	Teucr.	*Teucrium marum verum*
Thal.	*Thallium*	Thea.	*Thea sinensis*
Ther.	*Theridion*	Thlaspi.	*Thlaspi bursa pastoris*
Thuj.	*Thuja occidentalis*	Til.	*Tilia europœa*
Tong.	*Tongo*	Trif-p.	*Trifolium pratense*
Tril.	*Trillium pendulum*	Trio.	*Triosteum perfoliatum*
Trom.	*Trombidium muscæ domesticæ*	Tub.	*Tuberculinum*
Tus-f.	*Tussilago fragrans*	Tus-p.	*Tussilago petasites*

(continua)

Quadro 47.3 Relação de siglas e respectivos nomes dos medicamentos homeopáticos que podem ser utilizados nas doenças que acometem os animais. *(Continuação)*

U

Upa.	*Upas tiente*	Uran.	*Uranium nitricum*
Urt-u.	*Urtica urens*	Ust.	*Ustilago maydis*
Uva.	*Uva ursi*		

V

Vac.	*Vaccininum*	Valer.	*Valeriana*
Vario.	*Variolinum*	Verat-v.	*Veratrum viride*
Verat.	*Veratrum album*	Verb.	*Verbascum thapsus*
Vesp.	*Vespa crabro*	Vib.	*Viburnum opulus*
Vinc.	*Vinca minor*	Viol-o.	*Viola odorata*
Viol-t.	*Viola tricolor*	Vip.	*Vipera*
Visc.	*Viscum album*		

W

Wies.	*Wiesbaden*	Wild.	*Wildbad*
Wye.	*Wyethia helenioides*		

X

Xan.	*Xanthoxylum fraxineum*		

Y

Yuc.	*Yucca*		

Z

Zinc-ac.	*Zincum aceticum*	Zinc-c.	*Zincum cyanatum*
Zinc-m.	*Zincum muriaticum*	Zinc-ox.	*Zincum oxydatum*
Zinc-s.	*Zincum sulphuricum*	Zinc.	*Zincum metallicum*
Zing.	*Zingiber*	Ziz.	*Zizia aurea*

▶ Bibliografia

Allen TF. The encyclopedia of pure materia medica. B. Jain Publishes Ltd. New Delhi, reimpresso em 1995.

Benites NR. A homeopatia através dos séculos. Clínica veterinária, 1999; 20:36.

Benites NR. Estudo da força vital estimulada por medicação homeopática através do emprego da matéria médica. Clínica veterinária, 2000; 29:36-40.

Benites NR. Homeopatia. In: Spinosa HS, Górniak SL, Bernardi MM. Farmacologia aplicada à medicina veterinária. 5. ed. pp. 800-8. Guanabara Koogan: Rio de Janeiro, 2011.

Benites NR. Matéria médica e a escolha do medicamento homeopático. Clínica veterinária, 1999; 21:42-3.

Hahnemann S. Doenças crônicas (matéria médica). Curitiba: Editora Gráfica Arins Ltda, reimpresso em 2000.

Hahnemann S. Doenças crônicas, sua natureza peculiar e sua cura homeopática. Grupo de Estudos Homeopáticos de São Paulo "Benoit Mure". São Paulo, reimpresso em 1999.

Hahnemann S. Exposição da doutrina homeopática ou Organon da arte de curar. Grupo de Estudos Homeopáticos de São Paulo "Benoit Mure". São Paulo, reimpresso em 1995.

Hahnemann S. Matéria médica pura. Curitiba: Editora Gráfica Arins, reimpresso em 2000.

Hering C. The guiding symptoms of our materia medica. New Delhi, B.J. Publishers, reimpresso em 1994.

Nogueira GWG, Rimoli MFA, Turci MAB *et al*. Doutrina médica homeopática. Grupo de Estudos Homeopáticos de São Paulo "Benoit Mure". São Paulo, 1986.

Tyler ML. Curso de homeopatia. São Paulo: Editorial Homeopática Brasileira, 1965.

Índice Alfabético

A

Abamectina, 122
Abelhas, 364
- doenças de crias, 364
- doenças de abelhas adultas, 365
Absorção, 48
Ação
- analgésica, 65
- anti-inflamatória, 65
- antipirética, 65
Acariose, 365
Ácido 3-nitro-4-hidroxifenilarsônico, 314
Ácido(s)
- araquidônico, 139
- clavulânico, 82
- fólico, 76, 154
- oxolínico, 362
- pantotênico, 155
- orgânicos, 307
Acidose
- láctica ruminal, 243
- metabólica, 243
Acordo
- sobre medidas sanitárias e fitossanitárias (SPS), 376
Acromotriquia, 236
Acurácia, 394
Aditivo(s), 6, 438
- antimicrobianos, importância no desempenho das aves, 343
- caracterização do, 442
- eficácia, 443
- fabricação, 442
- importados, 443
- legislação brasileira e, 440
- métodos de controle, 442
- naturais, 324
- nutricionais, 6
- segurança, 442
- sensoriais, 6
- tecnológicos, 6
- zootécnicos, 6
- - aves, 335
- - legislação para, 460
- - melhoradores do desempenho, 71
- - suínos, 279
- - utilização de, 469
Adjuvantes, 39
Administração de medicamentos, 486
- vias enterais, 50
- - administração oral, 50
- - administração retal, 51
- via intramamária, 52
- vias parenterais, 51
- - formulação de medicamentos por via parenteral, 52
- - via intramuscular, 51
- - via intravenosa, 51
- - via subcutânea, 52

- via percutânea, 52
- via tópica, 52
- - aplicação tipo *pour-on* ou *spot-on*, 52
Adsorventes, 165
Adstringentes, 165
Afecções reprodutivas, ruminantes, 178
Agentes antimicrobianos e sua concentração no disco, 100
Agonistas beta-adrenérgicos, 162
Agonistas de adrenorreceptores β
- ruminantes, 219
- - absorção, 220
- - aplicação, 220
- - biotransformação, 220
- - efeitos sobre o metabolismo proteico, 221
- - eliminação, 220
- - estrutura química, 219
- - mecanismo de ação, 220
- - toxicidade, 222
- suínos, 285
Água
- consumo, 470
- corporal, 239
- de dessedentação, 468
- medicação, 470
- qualidade, 471
Albendazol, 116, 268
Alimentos como veículos de bactérias resistentes, 404
Amebíase, 366
Aminas biogênicas, 305
Aminoglicosídios, 87
Amitraz, 131
Amoebatenia spp., 327
Amprólio, 319
- associado a etopabato, 322
Anabolizantes, ruminantes, 212
- absorção, 213
- aplicação, 213
- biotransformação, 213
- eliminação, 213
- estudos de tumorigenicidade, 217
- fatores que modificam os efeitos dos, 215
- mecanismo de ação, 214
- origem e classificação, 213
- toxicidade, 216
Análise de risco, 406
Anatomia do aparelho genital, 261
Anestro, 263
Anfenicóis, 93
Animal exposto, 416
Anti-helmínticos, 114
- aves, 326
- ruminantes, 195
- suínos, 268
- vias de administração
- - intrarruminal, 116
- - oral, 115
- - parenteral, 116
- - transcutânea, 116

Anti-inflamatórios, 63, 194
- características farmacocinéticas gerais, 65
- efeitos colaterais, 66
- esteroidais, 67, 162
- - características gerais, 68
- - contraindicações, 68
- - efeitos anti-inflamatórios e imunossupressores, 67
- - efeitos colaterais, 68
- - efeitos metabólicos, 67
- - fisiologia, 67
- - precauções, 68
- indicações, 65
- não esteroidais, 64, 162
- precauções, 66
- ruminantes, 195
Antiácidos, 167
Antibiograma, 98
- controle de qualidade, 103
- discos utilizados no, 104
- fontes de erros mais comuns no, 105
- liberação dos resultados, 105
- procedimento-padrão para, 101
Antibiótico, 70
Anticoidianos, 6, 307, 312, 313
- aditivos zootécnicos, 335
- anti-helmínticos, 326
- ectoparasiticidas, 330
- eficácia em perus, 322
- fitases, 346
- prebióticos, 346
- probióticos, 346
- resistência aos, 322
- toxicidade dos, 321
Anticolinérgicos, 162
Antidiarreicos, 168
Antiespumantes, 166
Antifermentativos, 166
Antifúngicos, 95
Antimicrobiano(s), 70, 73, 223, 307
- abelhas, 366
- associação com corticosteroide, 75
- associação de, 74
- atividades bactericida e bacteriostática, 71
- causas do insucesso, 74
- classificação dos, 75
- como promotores de crescimento, 304
- concentração-dependentes, 72
- específicos, 70
- inespecíficos, 70
- período de carência, 75
- princípios para a seleção, 73
- princípios para uso prudente de, 408
- que causam inibição da síntese de ácido fólico, 76
- que inibem a síntese de proteínas, 87, 89
- que interferem na permeabilidade da membrana celular, 83
- que interferem na síntese da parede celular, 78, 82
- que interferem na síntese de ácidos nucleicos, 84

500 Índice Alfabético

- relação farmacocinética/farmacodinâmica, 72
- suínos, 279
- tempo-dependentes, 72

Antisséptico, 70
Antitussígenos, 161
Anvisa, 39
Aplicabilidade, 396
Aplicação
- dos discos, 102
- por via intramamária, 477
- por via intramuscular, 476
- por via intraperitoneal, 477
- por via intrarruminal, 478
- por via intravenosa, 476
- por via subcutânea, 476

Armazenamento nos compartimentos, 54
Arsênio, 237
Ascaridia galli, 326
Ascaridiose, 269
Associação
- de antimicrobianos, 74
- - a corticosteroide, 75
- de substâncias, 468

Atividades regulatórias do MAPA, 429, 439
Atonia
- ruminal, 163
- uterina, 179

Autoridade regulatória, 414, 419, 428, 438
Avaliação(ões)
- da causalidade, 425
- da necessidade da medicação, 466
- da segurança dos resíduos, 388
- de risco, 380

Avermectinas, 121, 132, 268
Aves
- anticoccidianos, 312
- medicamentos com efeitos no sistema digestório, 302
- medicamentos com efeitos no sistema respiratório, 295

Avicultura, probióticos na, 249

B

Bacitracina, 82
Bactérias
- resistentes, 404
- usadas no controle de qualidade, 103

Bactericida, 71
Bacteriostático, 71
Base, 39
- medicamentosa, 39

Benzimidazóis, 115, 268, 328
Betaína, 324
Betalactâmicos, 78
Bezilpenicilina, 79
Biodisponibilidade, 38, 53
Biosseguridade, 370
- componentes da, 370
- procedimentos a serem adotados em um plano de, 370

Biota intestinal, 347
Biotécnicas aplicadas ao manejo reprodutivo, 171
Biotina, 155
Biotransformação, 54
Bitionol, 119
Bloqueadores da secreção de ácido clorídrico, 167
Boas práticas clínicas (BPC), 428
Boas práticas de fabricação (BPF), 438
Bolus, 115
Bordetelose, 250
Borogluconato de cálcio, 195
Broncodilatadores, 161

C

Cálcio, 233
Camarões, doenças dos
- bacterianas, 359
- fúngicas, 359
- parasitárias, 360
- virais, 360

Caracterização do problema, 467
Carbamatos, 130, 207, 331
Carbapenemas, 82
Carcinicultura, 356-363
Catárticos, 169
Causalidade, 414, 425
Cefalosporinas, 81
Cérvice, 262
Cestódios, 327
Ciclo
- biológico de eimérias, 312
- estral, 171, 262

Cio, 263
Cisticercose, 269
Cisto
- folicular, 178
- luteinizado, 178

Clamidiose, 182
Clembuterol, 141, 291
Clopidol, 316
Cloranfenicol, 93
Clordimeforme, 131
Clorfenvinfós, 129
Cloro, 234
Clorpirifós, 129
Closantel, 119
Clostridiose, 254
Cobalto, 237
Cobre, 236
Coccidiose, 257
- aviária, 319

Codex alimentarius, 378
- ractopamina e o, 293

Colecalciferol, 146
Colibacilose neonatal, 254
Colina, 156
Colites espiroquetais, 259
Colo uterino, 262
Composição
- corporal, 290
- da prescrição, 38

Comprimidos, 115
Comprometimento do omaso, 164
Conceitos, 5
Concentração
- bactericida mínima (CBM), 71, 428
- do inóculo, 100
- do princípio ativo, 115
- inibitória mínima (CIM), 71, 428

Concentrado, 468
Condições de incubação, 100
Constipantes, 168
Consumo de água, 470
Contaminação cruzada, 438
Controle
- de doenças respiratórias, 300
- de qualidade, 428
- de resíduos de substâncias farmacologicamente ativas, 460
- do ciclo estral
- - com luteolíticos, 172
- - com progestágenos, 173
- dos endoparasitas nas aves, 328

Corpo lúteo, 140
Corretivos, 39

Cria
- ensacada brasileira, 365
- gessificada, 365
- giz, 365
- pútrida americana, 365
- pútrida europeia, 364

Criptosporidiose, 313
Crise(s), 414
- europeias e seus reflexos em produção animal, 374

Cristaloides, 239
Cromo, 237
Cuidados
- com a manipulação, 469
- no fornecimento, 474

Custo da medicação, 467

D

Dados
- de exposição, 389
- de farmacocinética, 381
- de farmacodinâmica, 381
- de farmacologia, 381
- de toxicidade, 381

Davainea spp., 327
Deficiência
- de sódio, 234
- de tiamina, 151
- de vitamina A, 144
- de vitamina D, 146, 147
- de vitamina E, 149

Demulcentes, 165
Denominação comum brasileira (DCB), 428
Derivados
- de aminoacetonitrilo, 124
- dos fenilpirazóis, 133, 209

Desinfetantes, 70
Despigmentação, 236
Desvio de qualidade, 414
Detentor do registro ou empresa detentora do registro, 414
Di-hidrocloridrato de melarsomina, 124
Diaminopirimidinas, 77
Diazinon, 129
Diclazurila, 315
Diclórvos (DDVP), 130, 269
Diestro, 263
Difusão simples, 49
Digestivos, 169
Diluição, 483
Dinamização, 483
Discos utilizados no antibiograma, 104
Disenteria suína, 259
Disofenol, 119
Distribuição
- de medicamentos, 53
- e equilíbrio, 239

Documentos
- farmacêuticos, 435
- gerais e relatório técnico, 433
- veterinários, 436

Doença(s)
- agudas, 483
- crônicas, 483
- de abelhas adultas, 365
- do edema, 255
- dos camarões
- - bacterianas, 359
- - fúngicas, 359
- - parasitárias, 360
- - virais, 360

Índice Alfabético

- dos peixes, 356
- - bacterianas, 356
- - fúngicas, 357
- - parasitárias, 358
- - tratamento medicamentoso, 360
- - - antimicrobianos, 361
- - - antiparasitário, 362
- - virais, 358
Doramectina, 122
Dose e período de uso do medicamento, 469
Dosificação, 473
Droga, 5

E

Ectoparasitas de ruminantes, 204
Ectoparasiticidas, 128
- aves, 330
- - resistência aos, 333
- químicos, 331
- ruminantes, 204
Efeito(s)
- colateral, 414
- dos medicamentos no organismo, 57
- pós-antibiótico, 72
Eficácia
- da formulação, 115
- do tratamento medicamentoso, 467
Eficiência alimentar, 290
Eiméria, 312
Elementos, 415
Eliminação
- de medicamentos, 54
- imune, 304
Embriões, transferência de, 175
Emolientes, 165
Ensaios
- de toxicidade, 381
- para avaliar
- - ações sobre o sistema imune, 386
- - o potencial carcinogênico, 385
- - o potencial genotóxico ou mutagênico, 384
- - o potencial teratogênico, 384
- - os efeitos sobre a reprodução, 384
- - para determinar as propriedades microbiológicas dos resíduos, 387
Enterite proliferativa suína, 258
Enxofre, 235
Enzimas, 308, 352
Eprinomectina, 123
Equivalência, 240
Erisipela suína, 252
Eritromicina, 90, 362
Escolha do fluido, 242
Escore de condição corporal, 115
Especialidades ou especialidades farmacêuticas, 37
Espécie animal-alvo, 414, 428
Espécies e estágios de parasitas, 115
Especificidade, 394
Espinosinas, 132
Espinosoides, 132
Espiroquetose do cólon, 259
Estabelecimento do período de carência, 391
Estefanurose, 271
Esteroides
- adrenais, 67
- gonadais, 137
Estimulantes
- cardíacos/respiratórios, 195
- de apetite, 165
- de motilidade, 166
Estocagem de medicamentos, 479
Estreptograminas, 93

Estro, 263
- indução do, 265
- sincronização de, 172
Estrógeno, 137
Estrongiloidose, 270
Estudos de neurotoxicidade, neurotoxicidade do desenvolvimento e neurotoxicidade tardia, 386
Etapas do registro, 433
Eubióticos, 309
Eupépticos, 169
Evento(s)
- adverso(s), 414, 417
- metabólicos, 342
- microbiológicos, 337
- morfofisiológicos, 340
- nutricionais, 341
Exatidão, 396
Excipiente, 39
Exclusão
- competitiva, 307
- imune, 304
Excreção, 55
- biliar, 56
- láctea, 56
- pelo ovo, 56
- renal, 55
Expectorantes, 161
Experimentação no indivíduo sadio, 483

F

Fagocitose, 50
Falha da medicação, 480
Fármaco, 5
Farmacocinética, 5, 38
- em peixes, 57
Farmacodinâmica, 5
Farmacologia aplicada aos animais de produção, 4
Farmacoquímicos, 428
Farmacovigilância veterinária, 413
Fembendazol, 117
Fenoximetilpenicilina, 81
Ferro, 235
Filtração, 49
- glomerular, 55
Fitases, 346, 352
Fitato nos ingredientes alimentares, 353
Fitobióticos, 308
Florfenicol, 93, 361
Flubendazol, 116, 328
Fluidoterapia, 239
Flumetrina, 367
Flúor, 236
Fluorquinolonas, 84
Fluvalinato, 367
Fluxo da informação, 420
Formamidinas, 131, 208
Formas
- de suplementação, 232
- farmacêuticas, 59
- - para o manejo reprodutivo, 61
- - para uso intramamário em ruminantes, 62
- - para uso oral, 60
- - para via parenteral, 61
- - para via tópica, 61
- - para vias respiratórias, 61
- - líquidas, 60
- - sólidas e semissólidas, 60
Fórmulas farmacêuticas, 39
Fosfomicina, 83
Fósforo, 233
- na dieta das aves, 353
Fumagilina, 362, 367
Funções dos elementos, 233

G

Ganho de peso, 290
Gel, 115
Genitália externa, 262
Glicopeptídios, 83
Gonadotrofinas, 135
Granulado, 115
Grau de parasitismo, 115
Grupos farmacológicos, 115

H

Halofuginona, 316, 322
Halos de inibição, 102
Helmintos, 326
Helmintoses dos suínos, 269
Hepatoprotetores, 169
Heterakis gallinarum, 327
Hiostrongilose, 270
Hipertonia uterina, 179
Hipervitaminose
- A, 145
- B_1, 153
- B_2, 153
- B_6, 154
- B_{12}, 154
- C, 151
- D, 147
- E, 149
- K, 150
Hipovitaminose
- A, 144
- B_1, 151
- B_2, 153
- B_6, 153
- B_{12}, 154
- C, 151
- D, 147
- E, 148
- K, 150
Homeopatia em animais de produção, 482
Homeostase, 232
Hormônio(s)
- exógenos, 264, 265
- liberador de gonadotrofina, 135
Hospedeiro, 74
Hymenolepis spp., 327

I

Ingestão diária aceitável (IDA), 380
- microbiológica, 389
- toxicológica, 389
Identificação e natureza da substância química, 381
Idiossincrasia, 414
Imidatiazóis, 117, 328
Imipeném, 82
Impactação, 164
Imunidade do sistema digestório, 302
Individualização, 483
Indivíduo total, 483
Indução
- da puberdade, 264
- do estro, 265
- do parto, 179, 266
Ineficácia de medicamentos veterinários, 418
Infecção(ões)
- bacterianas, 305
- específicas do sistema reprodutor, 181
- por *Haemophillus parasuis*, 251
- por *Streptococcus suis*, 251

- respiratórias, suínos, 247
- sistêmicas, 251
- uterina, 180

Informações básicas para o cálculo dos LMR, 390
Ingestão diária aceitável, 389
Inibidores
- da quitina, 132
- da redutase, 77
- de betalactamases, 82
- de quitina, 210

Inoculação das placas, 101
Inseticidas químicos, 332
Intensidade da desidratação, 241
Interpretação dos halos de inibição, 102
Intestino, fatores que afetam o, 303
Intoxicação, 419
- cúprica, 236
- por ferro, 236

Iodo, 237
Ionóforos, 223, 317, 321
- e degradação ruminal dos carboidratos, 224

Ivermectina, 121

J

Jejum sólido dos animais, 115

L

Lactonas macrocíclicas, 132, 205
Lasalocida, 318
Legislação
- brasileira
- - e aditivos, 440
- - e medicamentos veterinários, 430
- da África do Sul, 463
- da Arábia Saudita, 462
- da China, 463
- de Hong Kong, 462
- do Japão, 462
- do Mercosul e de países associados, 463
- dos Emirados Árabes Unidos, 463
- dos Estados Unidos da América, 461
- Internacional para Registro de Produtos Veterinários, 458
- para aditivos zootécnicos, 460

Leite, 185
- produção e a composição de 228

Leptospirose, 182
Levamisol, 118
Liberação
- imediata, 59
- prolongada, 60
- retardada, 60

Limite(s)
- de aceitação, 428
- de conformidade, 428
- de detecção, 395
- de quantificação, 395
- máximo de resíduo (LMR), 75, 380, 414, 428

Lincosamidas, 92
Linearidade, 395
Listeriose, 182
LOEL (*lowest effect level*), 380
Loque europeia, 364
Lote, 438
Luteolíticos, controle do ciclo estral com, 172

M

Má digestão e má absorção de nutrientes, 163
Macroelementos, 232, 233
Macrolídios, 90, 297, 366

Maduramicina, 318
Magnésio, 235
Manejo reprodutivo, biotécnicas aplicadas ao, 171
Manganês, 237
Manifestação clínica, 414
Manipulação, 469
Manutenção da qualidade dos alimentos, 378
MAPA, 42
- atividades regulatórias do, 429

Mastite
- causas de insucesso do tratamento, 191
- de difícil tratamento, 194
- diagnóstico, 187
- etiologia, 186
- produtividade, 185
- qualidade do leite, 185
- saúde pública, 185
- terapia antimicrobiana, 190
- tratamento
- - de mastite subclínica, 188
- - de novilhas primíparas, 189
- - medicamentoso, 188

Matéria médica homeopática, 484
Mebendazol, 116, 268, 328
Mecanismos
- de defesa do sistema digestório, 302
- genéticos de aquisição e transferência de resistência, 400

Mediadores químicos, 63
Medicação
- e meio ambiente, 479
- injetável, 475
- pela água, 470
- pela ração, 473
- por via oral em grandes animais, 475
- tópica, 477

Medicamento, 5
- adjuvantes, 161
- com ação de FSH e LH, 136
- com ação de GnRH, 135
- com ação luteolítica, 137
- com ação ocitócica, 141
- de ação tocolítica, 141
- de referência, 37
- - de uso veterinário, 38
- estocagem de, 479
- farmacopeicos, 37
- genérico, 38
- - de uso veterinário, 38
- magistrais, 37
- para espécie e categorial animal específicas, 467
- preventivos sintéticos, 314
- similar, 37
- - de uso veterinário, 38
- único, 483
- utilizados na reprodução animal, 135
- veterinário(s), 413, 415, 428
- - efeitos indiretos do, 419
- - ineficácia, 418
- - legislação brasileira, 430

Medicina veterinária e resistência bacteriana, 410
Meia-vida de eliminação, 57
Meio(s)
- de cultura, 104
- utilizado(s), 100

Melena, 165
Membranas celulares, 49
Metabolismo
- da glândula mamária, 227
- de carboidratos, 227
- glicídico, 290
- lipídico, 289
- proteico, 289

Metaestro, 263
Metastrongilose, 270
Meteorismo, 163
- espumoso, 164

Metilclorpindol, 316
Metilxantinas, 162
Miasma, 483
Microelementos, 232, 235
Microrganismo, 73
Miíase, 277
Milbemicinas, 123, 132
Modulação da dieta e os coídios, 324
Molibdênio, 238
Monensina, 318
Monobactâmicos, 82
Morantel, 120
Moxidectina, 123
Múltipla ovulação, 175
Mycoplasma hyopneumoniae, 248

N

Narasina, 318
Nematódeos gastrintestinais, 326
Neurotoxicidade, 386
- do desenvolvimento, 386
- tardia, 386

Niacina, 155
Nicarbazina, 316, 322
Niclofolana, 119
Niclosamida, 119
Nitroscanato, 119
Nitroxinila, 119
NOEL (*no effect dose level*), 380
Normas
- da Anvisa, 39
- do MAPA, 42

Nosemose, 365
Notificação, 414, 419
Notificador, 419
Novilhas primíparas, 189
Novobiocina, 86
Nutracêutico, 6

O

Ocitocina, 139, 141, 195
Octadepsipeptídios cíclicos, 124
Oesofagostomose, 270
Óleos essenciais de plantas, 332
Orexígenos, 165
Organização Mundial do Comércio, 375
Organizações e comitês internacionais envolvidos com o comércio internacional de alimentos, 375
Organofosforados, 118, 129, 206, 269, 331
Ormetoprima, 78
Osmolalidade, 240
Osmolaridade, 240
Ovários, 261
- císticos, 178

Oxfendazol, 117, 268
Oxibendazol, 117, 268, 328
Oxitetraciclina, 361, 366

P

Palatabilidade do produto, 472
Parasitas, 115, 305
Parede celular, 78, 82
Partida de um medicamento veterinário, 414, 428
Parto, indução do, 266
Passagem de medicamentos por membranas biológicas, 49

Índice Alfabético

Pasta, 115
Pasteurella multocida, 247
Pasteurelose pulmonar, 250
Pediculose suína, 276
Peixes, doenças dos, 356
- bacterianas, 356
- fúngicas, 357
- parasitárias, 358
- tratamento medicamentoso, 360
- - antimicrobianos, 361
- - antiparasitário, 362
- virais, 358
Penicilina(s), 79
- antipseudômonas, 81
- de amplo espectro de ação, 81
- G, 79
- resistentes às betalactamases, 81
- V, 81
Período de carência
   (ou de retirada), 75, 391, 414, 428, 478
Permeabilidade da membrana celular, 83
pH, pKa e difusão, 48
Pinocitose, 50
Piperazina, 120, 268
Pirantel, 120
Pirazinoisoquinolonas, 120
Piretro, 130
Piretroides, 130, 207, 332
- abelhas, 367
Pirimidinas, 119
Piscicultura, 356-363
Pistolas dosadoras, 469
Plano Nacional de Controle de Resíduos em
   Produtos de Origem Animal, 446
Plantas, 324
Pleurite, 248
Pleuromutilinas, 92
Pleuropneumonia, 249
Pneumonia(s), 248
- micoplásmica dos suínos, 248
Pó, 115
Podridão
- americana, 365
- europeia, 364
Polimixinas, 83
Polissacarídios não amiláceos, 304
Posologia, 414, 428
Potássio, 234
Potencial
- carcinogênico, 385
- genotóxico, 384
- mutagênico, 384
- teratogênico, 384
Praticidade, 396
Praziquantel, 120, 328
Prebióticos, 308, 324, 346, 351
Precisão, 395
- intercorrida, 395
- interlaboratorial, 395
- intermediária, 395
Prêmix, 6
Preparação
- magistral, 428
- oficinal, 428
Preparo, 474
- de tubos da escala de McFarland, 101
- do inóculo, 101
Prescrição, 37
- composição da, 38
- do medicamento, 466
- - sujeitos a controle especial, 39
Princípio(s)
- ativo, 39

- - qualidade do, 115
- - concentração do, 115
- - éticos aplicados ao cálculo de toxicidade, 381
- - para uso prudente de antimicrobianos, 408
Pró-cinéticos, 166
Pró-benzimidazóis, 117
Probióticos, 309, 346, 348
- na avicultura, 249
Processo
- de registro, 433
- inflamatório, 63
Produção
- animal brasileira, 2
- e a composição de leite, 228
Produto(s)
- de exclusão competitiva, 352
- de uso veterinário, 5, 38
- destinado à alimentação animal, 438
Proestro, 263
Profilaxia, 71
Progestágenos
- controle do ciclo estral com, 173
- exógenos, 264
Progesterona, 139, 264
Programas, 420
Propriedades microbiológicas dos resíduos, 387
Prostaglandina $F_{2\alpha}$, 139
Protetores de mucosa, 165
Protocolos de produção de
   medicamentos veterinários, 428
Puberdade, 262
- indução da, 264

Q

Qualidade
- da água, 471
- do princípio ativo, 115
- dos alimentos, 115
Quimioterápico, 70
Quinolonas, 298

R

Raça, 115
Ração, 468
Ractopamina, 222, 292
- e o *Codex alimentarius*, 293
Raillietina spp., 327
Reabsorção tubular, 55
Reação adversa, 414, 417
- inesperada, 414
Receita, 37
Receituário veterinário, 37
Registro
- dos aditivos no Brasil, 441
- dos medicamentos veterinários no Brasil, 432
Regulação imune, 304
Relatório técnico, 442
- do produto, 438
Remédio, 5
Repertório, 485
Repetibilidade, 395
Reprodução animal, medicamentos utilizados na, 135
Reprodutibilidade, 395
Requerimentos específicos
- da parte de campo, 392
- da parte estatística, 396
- da parte laboratorial, 393
Resíduos
- de antimicrobianos no leite, 193
- de medicamentos veterinários, 414, 428
- - em Produtos de Origem Animal, 380
- e contaminantes em alimentos, 448

Resistência
- anti-helmíntica, 199
- aos anticoidianos, 322
- aos antimicrobianos, 192
- aos ectoparasiticidas, 333
- bacteriana, 399
- - adquirida, 88
- - em diferentes espécies de animais
     de produção, 405
- - mecanismos genéticos de aquisição e
     transferência de, 400
- - na área de medicina veterinária, 402, 410
- - tipos de, 400
Retenção de placenta, 180
Retinol, 145
Riboflavina, 153
Rifamicinas, 85
Rinite atrófica progressiva e não progressiva, 247
Risco, 380
- para o meio ambiente e para o ser humano, 467
Robenidina, 317
Robustez, 395
Rodada do Uruguai, 376
Rotulagem, 414, 428
Rótulo ou etiqueta, 438
Rumenites, 163
Ruminal drinking, 163
Ruminantes
- aditivos zootécnicos, 213
- anti-helmínticos, 195
- ectoparasiticidas, 204
- fluidoterapia, 239
- medicamentos com efeitos no
   sistema digestório, 163
- - adsorventes, 165
- - adstringentes, 165
- - antiácidos, 167
- - antidiarreicos, 168
- - antiespumantes, 166
- - antifermentativos, 166
- - bloqueadores da secreção de
     ácido clorídrico, 167
- - catárticos, 169
- - constipantes, 168
- - demulcentes, 165
- - emolientes, 165
- - estimulantes de apetite, 165
- - estimulantes de motilidade, 166
- - eupépticos, 169
- - hepatoprotetores, 169
- - orexígenos, 165
- - pró-cinéticos, 166
- - protetores de mucosa, 165
- medicamentos com efeito no
   sistema reprodutor, 171
- medicamentos com efeitos no sistema
   respiratório, 161
- - agonistas beta-adrenérgicos, 162
- - anti-inflamatórios não esteroidais
     e esteroidais, 162
- - anticolinérgicos, 162
- - antitussígenos, 161
- - broncodilatadores, 161
- - expectorantes, 161
- - medicamentos adjuvantes, 161
- - metilxantinas, 162
- tratamento medicamentoso da mastite, 185

S

Sal mineral, 468
Salicilanilidas, 119

Salinomicina, 318
Saliva, 9
Salmonelose, 257
Sarna
- demodécica, 277
- sarcóptica, 273-276
Secreção tubular, 55
Segurança alimentar, 447
Selamectina, 123
Seleção
- do medicamento, 485
- dos discos antimicrobianos, 102
Selênio, 238
Seletividade, 394
Senduramicina, 318
Simbióticos, 309, 352
Sincronização de estro, 172
Síndrome da diarreia pós-desmame, 256
Sinergistinas, 93
Síntese
- da parede celular, 78, 82
- de ácido fólico, 76
- de ácidos nucleicos, 84
- de proteínas, 87
Sistema
- circulatório, 28-29
- digestório, 7-14
- - das aves, 302
- endócrino, 288
- genital, 18-25
- laboratorial e PNCR, 453
- muscular, 29-32
- reprodutor da fêmea suína, 261
- respiratório, 26-28
- tegumentar, 32-36
- urinário, 14-18
Sistema brasileiro de identificação e certificação avícola (SISAVI), 378
Sistema brasileiro de identificação e certificação de origem bovina e bubalina (SISBOV), 378
Sódio, 234
Solução(ões), 115
- coloides, 241
- cristaloides, 239
- de manutenção, 240
- de reposição, 240
- vias de administração das, 242
Somatotropina, 226
Subprograma
- de controle de produtos importados, 451
- de investigação, 450
- de monitoramento, 449
- exploratório, 451
Substâncias
- abióticas, 309
- antiespumantes, 164
Substitutos fenólicos, 118
Sucussão, 483
Suínos, 246
- aditivos zootécnicos, 279
- anti-helmínticos, 268
- ectoparasiticidas, 273
- medicamentos com efeitos no sistema digestório, 254
- medicamentos com efeitos no sistema reprodutor, 262
- medicamentos com efeitos no sistema respiratório, 246

Sulbactam, 82
Sulfamerazina, 362
Sulfas, 76, 319, 299
Sulfóxido de albendazol, 117
Suplementação, 232
- de vitamina E, 149
Suspensão, 115
- bacteriana, 100

T

Taenia hydatigena, 269
Taenia solium, 269
Tazobactam, 82
Teste(s)
- de difusão de discos, 98
- de sensibilidade, 98
Tetraciclinas, 94, 298
Tetramisol, 117, 118
Textura e forma do alimento, 304
Tiabendazol, 116, 268
Tiacetarsamida sódica, 124
Tiamina, 151
Tiamulina, 92
Tianfenicol, 93
Tilosina, 90
Timerosal, 195
Tocolíticos, 141
Toltrazurila, 319
Tomada do caso, 485
Toxicidade
- da ractopamina, 292
- do clembuterol, 291
Toxinas, 304
Toxoplasmose, 182
Transferência de embriões, 175
Transporte
- mediado por carreador, 49
- sem carreador, 49
Tratado de Acordos sobre Tarifas e Comércio (GATT), 375
Tratamento medicamentoso, 366
- da mastite, 185
Triclabendazol, 117
Triclorfon, 130
Tricomonose, 181
Tricurose, 271
Trimetoprima, 77
Triquinelose, 271
Tubas uterinas, 261
Tumorigenicidade, 217
Tungíase, 278

U

Úlcera, 164
- abomasal, 164
União Brasileira de Avicultura e Exportadores de Frangos (UBABEF), 378
Uso
- extrabula, 414
- extrarrotulagem, 75
- inapropriado, 419
- indiscriminado de antimicrobianos, 467
- metafilítico, 71
- terapêutico, 70
Usuários de medicamentos veterinários, 414, 428
Útero, 261

Utilização
- da medicação específica após diagnóstico, 467
- de aditivos zootécnicos, 469
- de medicamentos similares, 468
- de probióticos pela água, 472

V

Vacas repetidoras, 178
Vacinas, 309, 332
- anticoidianas, 323
Vagina, 262
Validação de um método analítico, 394
Valnemulina, 92
Varroase, 365
Varroatose, 365
Veículo, 39
Veículos da formulação, 115
Via(s)
- de administração
- - da formulação, 115
- - das soluções, 242
- - de medicamentos, 246
- - mais adequada, 468
- enterais, 50
- - administração oral, 50
- - administração retal, 51
- específicas de aplicação em grandes animais, 477
- intramamária, 52
- parenterais, 51
- - via intravenosa, 51
- - via intramuscular, 51
- - via subcutânea, 52
- - formulação de medicamentos por, 52
- percutânea, 52
- tópica, 52
- - aplicação tipo *pour-on* ou *spot-on*, 52
Vibriose genital, 181
Virginiamicina, 93
Vírus, 306
Vitalismo, 483
Vitamina(s)
- A, 143
- B_1, 151
- B_2, 153
- B_6, 153
- B_{12}, 154
- C, 150
- D, 146
- E, 148
- K, 149
- do complexo B, 195
- hidrossolúveis, 150
- lipossolúveis, 143
Volume
- aparente de distribuição, 54
- e velocidade de administração das soluções, 244
Vulva, 262

X

Xenobióticos, 366

Z

Zinco, 236
Zona de inibição, 102
- tamanho da, 104